DIE ERNÄHRUNG

PHYSIOLOGIE · PATHOLOGIE · THERAPIE

BEARBEITET VON

R. F. A. DEAN · W. DIEMAIR · W. H. FÄHNDRICH · R. JÜRGENS · F. KOLLER
J. KÜHNAU · K. LANG · E. LEHNARTZ · K. MELLINGHOFF · A. NITSCHKE
R. SCHOEN · A. VANNOTTI

HERAUSGEGEBEN VON

DR. DR. KONRAD LANG UND DR. RUDOLF SCHOEN

O. Ö. PROFESSOR DER PHYSIOLOG. CHEMIE
DIREKTOR DES PHYSIOLOGISCH-CHEMISCHEN
INSTITUTS DER UNIVERSITÄT MAINZ

O. Ö. PROFESSOR FÜR INNERE MEDIZIN
DIREKTOR DER MEDIZINISCHEN KLINIK DER
UNIVERSITÄT GÖTTINGEN

MIT 61 TEXTABBILDUNGEN

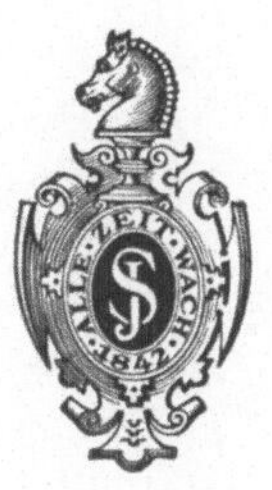

SPRINGER-VERLAG

BERLIN · GÖTTINGEN · HEIDELBERG

1952

ISBN-13: 978-3-540-01627-4   e-ISBN-13: 978-3-642-86255-7
DOI: 10.1007/978-3-642-86255-7

BRÜHLSCHE UNIVERSITÄTSDRUCKEREI GIESSEN

Vorwort.

Experimentelle Forschung und klinische Beobachtung erweisen in immer steigendem Ausmaße die Bedeutung der Ernährung für die Gesundheit und für die Leistungsfähigkeit des Menschen. Die Wissenschaft von der Ernährung hat sich durch die Erfahrungen der neueren Zeit dank der Zusammenarbeit vieler Disziplinen stark ausgeweitet. Eine große Zahl neuer, wesentlicher Nahrungsfaktoren wurde aufgefunden. Als eines der wichtigsten Ergebnisse der Forschung ist zu werten, daß die einzelnen Nahrungsfaktoren nicht beziehungslos nebeneinander stehen, sondern daß sie in vielfacher Hinsicht stoffwechselmäßig und funktionell miteinander verknüpft sind. Es genügt daher nicht, daß der Mensch eine bestimmte Mindestmenge aller unentbehrlichen Nahrungsfaktoren (Mineralstoffe, Spurenelemente, essentielle Fettsäuren, essentielle Aminosäuren, Vitamine) aufnimmt. Vielmehr ist es wichtig, daß er diese Nahrungsfaktoren in bestimmten, ausbalancierten Mengenverhältnissen erhält. Durch Zubereitung, Konservierung und technische Verarbeitung werden chemische und physikalische Veränderungen in den Strukturen der Nahrungsmittel erzeugt. Durch den Zusatz fehlender Stoffe läßt sich der Nährwert von Nahrungsmitteln erhöhen. Die Zugänglichkeit synthetischer Vitamine in praktisch unbegrenzten Mengen hat gezeigt, daß diese Stoffe nicht nur unentbehrliche Nahrungsfaktoren sind, sondern daß sie darüber hinaus auch pharmakologische Wirkungen entfalten können.

Die Vertiefung der theoretischen Kenntnisse blieb nicht ohne Auswirkung auf die Klinik. Eingehende Beobachtungen haben gezeigt, daß Ernährungsschäden kleineren Ausmaßes auch in normalen Zeiten viel häufiger vorkommen, als man früher angenommen hatte. Stoffwechsel und andere Funktionen des Organismus lassen sich in einem erheblichen Umfange alimentär beeinflussen. Daher ist es verständlich, wenn sich die Diätetik einen immer größeren Raum in der Therapie erobert.

Die vergangenen Notzeiten haben vielen Staaten mehr oder minder drastische Rationierungen der Nahrungsmittel aufgezwungen. Fragen der Lenkung der Volksernährung und Probleme der Erziehung der Bevölkerung haben daher eine entscheidende Bedeutung gewonnen.

Eine erfolgreiche Beschäftigung mit Problemen der Ernährung ist, wie auch in allen anderen Zweigen der Medizin und Naturwissenschaften, nur möglich, wenn sich eingehende Spezialkenntnisse mit einer allgemeinen Übersicht über das Gesamtgebiet verbinden. Da im deutschen Sprachgebrauch eine neuere zusammenfassende Darstellung aller der vielen Einzelfragen der Ernährung fehlte, wurde in dem vorliegenden Buche der Versuch unternommen, eine Gesamtübersicht über die Ernährung zu geben. Chemie der Nährstoffe, Verarbeitung der Nahrungsmittel, Physiologie der Ernährung, Schäden durch Über-, Unter- und Fehlernährung, Lenkung der Ernährung, Diätetik, physiologische und klinische Bedeutung der Vitamine werden von Autoren behandelt, die eine größere Erfahrung besitzen und sich eingehend mit diesen Problemen auseinandergesetzt haben.

Mainz und Göttingen, September 1952.

Die Herausgeber.

Inhaltsverzeichnis.

Chemie der Nahrungsstoffe.

Von

E. Lehnartz-Münster (Westf.).

Mit 1 Abbildung.

Die chemische Untersuchung der lebendigen Organismen ergibt, daß sie nur aus relativ wenigen chemischen Grundstoffen bestehen. Im Gegensatz zu der geringen Zahl der „Bioelemente" steht die Fülle der „Baustoffe", die, aus jenen zusammengesetzt, den Körper aufbauen, in mannigfachen Erscheinungsformen seine innere und äußere Struktur bedingen und für seine funktionellen Leistungen notwendig sind. Da Mensch und Tier anders als die Pflanze die Bausteine ihres Körpers nicht unmittelbar aus den Elementen des Bodens und der Luft unter Ausnutzung der strahlenden Energie des Sonnenlichtes aufbauen können, sind sie zur Erhaltung ihres Daseins auf Aufnahme und Verarbeitung einer ausreichenden Nahrung angewiesen. Manche der Bausteine des Körpers sind in der Nahrung schon in ohne weiteres verwertbarer Form enthalten, andere müssen durch die Verdauung erst auf ihre Verwendung im Körper vorbereitet werden. Die hochmolekularen Bestandteile der Nahrung können wegen der Größe ihrer Moleküle durch die Darmwand nicht hindurchtreten, sie besitzen überdies in ihrem feineren Bau eine sehr weitgehende Spezifität, die mit der spezifischen Struktur der gleichartigen Bestandteile des sie aufnehmenden Organismus nicht übereinstimmt. Die bei den Verdauungsvorgängen durch fermentative Spaltungen entstehenden Bruchstücke sind niedermolekular und resorbierbar und haben einen unspezifischen Bau. Der Organismus kann aus ihnen die ihm eigentümlichen Bausteine seiner Substanz wieder zusammenfügen.

Schon seit langem ist bekannt, daß der größte Teil der Körperbausteine chemisch drei Stoffklassen angehört, den Kohlenhydraten, den Eiweißkörpern und den Fetten bzw. den Lipoiden. Angehörige der gleichen Stoffklassen sind auch mengenmäßig die Hauptbestandteile unserer Nahrung. Daneben muß aber die Nahrung andere Bestandteile enthalten, die der Körper als Bausteine seiner Substanz gebraucht: Wasser, anorganische Salze und Vitamine.

Seitdem es eine Wissenschaft von der Ernährung gibt, d. h. seit etwa 100 Jahren, hat man mehr und mehr zu unterscheiden gelernt, welche Stoffe eine Nahrung notwendigerweise enthalten muß und welche in dem Sinne als entbehrlich anzusehen sind, daß sie durch andere ersetzbar sind. So ist es mehr und mehr gelungen, die energetische von der funktionellen Bedeutung der einzelnen Nahrungsstoffe zu unterscheiden. Die Erfahrungen, die das Menschengeschlecht über Nahrungsaufnahme und -verarbeitung und deren Rückwirkung auf die Leistungsfähigkeit des Körpers unbewußt oder bewußt während seines Daseins gemacht hat, sind von Generation zu Generation weitergereicht worden und wurden Ausgangspunkt klarer Fragestellungen für die Forschungen. Aber gerade die Erfahrungen des täglichen Lebens haben sich immer wieder als fruchtbare Grundlagen für Untersuchungen über die einzelnen Faktoren einer in jeder Hinsicht ausreichenden Nahrung erwiesen.

Wie oft in der Geschichte der Wissenschaften, ist auch in derjenigen von der Ernährung der Fortschritt weitgehend durch Verbesserungen der Methodik bedingt. Kurz- oder langdauernde Ernährungsversuche an Menschen oder Tieren haben zunächst vor allem die energetischen Fragen und die Höhe der unbedingt notwendigen Eiweißzufuhr weitgehend geklärt. Aber erst Versuche an großen Tierreihen, besonders an wachsenden Tieren haben die lebenswichtige Bedeutung einer großen Reihe organischer und anorganischer Nahrungsfaktoren bekannter Natur aufgeklärt und haben weiterhin zur Auffindung vieler vorher unbekannter Nahrungsstoffe geführt. Dies gilt vor allem für die Vitamine.

Gewiß sind nicht alle Erfahrungen aus Tierversuchen ohne weiteres auf die menschliche Ernährungslehre übertragbar. Aber einzig und allein der Tierversuch gibt — besonders wegen der raschen Generationenfolge — die Möglichkeit, in relativ kurzer Zeit und unter streng vergleichbaren experimentellen Bedingungen verschiedene Ernährungsformen hinreichend lange zu prüfen und auszuwerten. Wird eine solche Auswertung mit der nötigen Kritik vorgenommen, so werden sich — auch aus Versuchen an einer einzigen Tierart — häufig für alle Lebewesen wichtige und gültige Tatsachen erkennen lassen.

Alle Bestandteile des Körpers stammen aus der aufgenommenen Nahrung, gleichgültig, ob sie in der zugeführten Form ohne weiteres verwertet werden können oder ob sie dazu erst umgeformt werden müssen. Entwicklung, Bestand, Fortpflanzungsfähigkeit und Funktionstüchtigkeit des Körpers hängen demnach von der Aufnahme bestimmter *Nährstoffe* ab. Die Bezeichnung „Nährstoffe" umfaßt alle im chemischen Sinne reinen Nahrungsbestandteile, mit denen der Organismus die oben genannten Aufgaben erfüllen kann. Reine Nährstoffe sind aber nur in sehr seltenen Fällen Bestandteile unserer Nahrung. Selbst das Wasser enthält meist Salze, wenn auch nur in geringen Mengen, und auch im Kochsalz, das den Speisen zugesetzt wird, kommen immer auch Spuren anderer mineralischer Stoffe vor. Die Nahrung besteht tatsächlich aus Bestandteilen, die in sich nicht einheitlich sind: wir bezeichnen sie als *Nahrungsmittel*. Mehl z. B. ist ein Nahrungsmittel, das als wesentlichen Nährstoff Stärke enthält, daneben aber auch andere Nährstoffe in einem Grade, der vom Ausmaß der Ausmahlung abhängt: Eiweißkörper, Salze, Vitamine. Gerade die Tatsache, daß wir mit der Nahrung niemals reine Nährstoffe, sondern Nahrungsmittel, d. h. Nährstoffgemische aufnehmen, ist für die Ernährung bedeutungsvoll, weil die Nahrungsmittel sehr häufig überaus günstige Nährstoffgemische sind.

Die in der Nahrung enthaltenen Nährstoffe lassen sich funktionell in zwei Gruppen einordnen: sie sind entweder *Energieträger* (energy bearing food; aliments énergétiques) oder *Schutzstoffe* (protecting food; aliments protecteurs). Zu den Energieträgern der Nahrung zählt man die Eiweißkörper, die Kohlenhydrate und die Fette, zu den Schutzstoffen die Vitamine, die Mineralstoffe und das Wasser. Die Eiweißstoffe haben dabei eine doppelte Funktion, sie dienen sowohl als Energieträger wie als Schutzstoffe. Möglicherweise gilt für einige in den Neutralfetten vorkommenden Fettsäuren das gleiche.

Die Funktion der Zellen und ihres Fermentapparates ist an gewisse Voraussetzungen geknüpft. Wasser und Salze in einem bestimmten Mischungsverhältnis haben den richtigen Zustand der Zellkolloide, in erster Linie der Eiweißkörper, darunter auch der Fermente, aber auch der Lipoide und der Nucleinstoffe in den Zellkernen zu gewährleisten. Mit Recht bezeichnet man deshalb alle an der Erhaltung der steten Funktionsbereitschaft der Teile und der Gesamtheit des Organismus mitwirkenden Nahrungsstoffe als Schutzstoffe.

Die Nahrung muß stets eine für die Deckung des jeweiligen Eiweißbedarfs ausreichende Menge von Energieträgern, also von Kohlenhydraten und von Fetten enthalten. Auch die Eiweißstoffe werden als Energieträger verwandt, aber ihre Bedeutung als Schutzstoffe ist größer, da sie als solche nicht ersetzbar sind.

Die Einteilung der Nährstoffe in Schutzstoffe und Energieträger ist keineswegs ganz zwanglos durchzuführen. Es ist verständlich, daß die energetische Seite der Ernährung die Ernährungsforschung lange Zeit beherrscht hat, sie ist relativ leicht und in kurzen Versuchen nach quantitativen Gesichtspunkten zu bearbeiten. Die Schutzstoffunktion eines Nährstoffes ist dagegen häufig erst in langdauernden Versuchsreihen und aus dem biologischen Verhalten der Versuchstiere erkennbar. Die energetische Bedeutung der anorganischen Bestandteile der Nahrung und der Vitamine ist zudem bedeutungslos, eine Funktion der Energieträger als Schutzstoffe aber ebenso sicher nicht nur bei den Eiweißkörpern vorhanden. Eine scharfe Abgrenzung ist demnach nur zulässig, wenn man die jeweils hervorstechende Funktion eines Nährstoffes herausstellt.

Kohlenhydrate.

Die Kohlenhydrate bestehen aus Kohlenstoff, Wasserstoff und Sauerstoff, wobei im allgemeinen Wasserstoff und Sauerstoff in ihnen im gleichen Verhältnis enthalten sind wie im Wasser. Da die Zahl der Sauerstoffmoleküle meist gleich der der Kohlenstoffmoleküle ist, ergibt sich für die Kohlenhydrate die allgemeine Formel $C_n(H_2O)_n$. Dieser Zusammensetzung verdanken die Kohlenhydrate ihre Bezeichnung. Ihre chemischen Eigenschaften sind damit aber nicht charakterisiert, sie ergeben sich daraus, daß alle Kohlenhydrate, auch wenn sie nicht der oben angegebenen Summenformel entsprechen, Poly-oxy-aldehyde oder Poly-oxy-ketone sind, denen fast immer eine unverzweigte Kette von Kohlenstoffatomen zukommt. Eine erste Einteilung ergibt sich aus der Zahl der Sauerstoffatome in Triosen, Tetrosen, Pentosen und Hexosen. Für die Ernährung sind in erster Linie wichtig diejenigen Kohlenhydrate, die sich von den sechswertigen Alkoholen ableiten, die Hexosen. Eine gewisse Rolle als Nahrungsstoffe, eine bedeutende als Körperbausteine spielen auch einige Pentosen. Fernerhin sind wesentliche Zwischenprodukte des Kohlenhydratstoffwechsels die Triosen.

Alle Kohlenhydrate, die sich von einem der mehrwertigen Alkohole ableiten, werden als *Monosaccharide* oder einfache Zucker bezeichnet. Zwei und mehr Monosaccharide können sich zum Aufbau höhermolekularer Zucker, der *Oligo-* und der *Polysaccharide*, vereinigen. Alle Kohlenhydrate enthalten asymmetrische Kohlenstoffatome, es gibt also eine große Zahl verschiedener Kohlenhydrate mit gleicher Zahl von Sauerstoffatomen.

Die einfachen Zucker können in verschiedener Weise formuliert werden. Da nicht alle ihrer Eigenschaften aus der einfachen Aldehyd- oder Ketoformel erklär-

$$
\begin{array}{ll}
\mathrm{C}\!\!\diagup^{\displaystyle O}_{\displaystyle H} & \mathrm{CH_2OH} \\
|\ & | \\
\mathrm{CHOH} & \mathrm{C=O} \\
|\ & | \\
\mathrm{CHOH} & \mathrm{CHOH} \\
|\ & | \\
\mathrm{CHOH} & \mathrm{CHOH} \\
|\ & | \\
\mathrm{CHOH} & \mathrm{CHOH} \\
|\ & | \\
\mathrm{CH_2OH} & \mathrm{CH_2OH} \\
\text{Aldohexose} & \text{Ketohexose}
\end{array}
$$

bar sind, wie sie hier für eine Aldohexose und eine Ketohexose angeführt sind, hat man nach anderen Formulierungen gesucht und sie in den Glykosidformeln

gefunden. Diese entstehen, wenn man einen Ringschluß zwischen dem Aldehyd-
oder dem Keto-C-Atom mit einem der C-Atome der Kette annimmt. Das aus dem
Aldehyd- oder Keto-C-Atom entstehende glykosidische C-Atom ist asymmetrisch.
Diese Art von Formeln liegt den Glykosiden zugrunde und trägt daher diesen
Namen.

$$
\begin{array}{ccc}
\text{CHOH} & & \text{CH}_2\text{OH} \\
\text{CHOH} & & \text{COH} \\
\text{CHOH} & \text{O} & \text{CHOH} \\
\text{CHOH} & & \text{CHOH} \\
\text{CH} & & \text{CH} \\
\text{CH}_2\text{OH} & \text{Glykosidformeln} & \text{CH}_2\text{OH}
\end{array}
$$

Bezeichnung der optischen Antipoden. Außer der Triose Dioxyaceton enthalten alle Kohlenhydrate asymmetrische Kohlenstoffatome. Jedes einfache Kohlenhydrat kann also in zwei
stereoisomeren Formen vorkommen, die sich physikalisch durch die Richtung der Drehungs-
änderung des polarisierten Lichtes unterscheiden. Die Bezeichnung dieser beiden Formen
hat im Laufe der Zeit mehrfach gewechselt. Ursprünglich hielt man sich an die Änderung
der Drehungsrichtung und bezeichnete alle linksdrehenden optisch aktiven Substanzen
durch Vorsetzen von l-, alle rechtsdrehenden durch d-. Späterhin, als die stereochemischen
Beziehungen infolge der Fortschritte in der Strukturaufklärung der Stoffe geklärt werden
konnten, drückte man durch diese Buchstaben nicht mehr die Drehungsänderungen, sondern
die stereochemischen Beziehungen aus (FREUDENBERG). Als Bezugssubstanz diente dabei
der Glycerinaldehyd, wobei man in den Formeln das höchst oxydierte C-Atom nach oben
schreibt. Von den beiden optischen Antipoden des Glycerinaldehyds erhielt zunächst völlig
willkürlich der unten formulierte die Bezeichnung d- und ebenso alle Kohlenhydrate, die
an dem zweituntersten C-Atom die gleiche Konfiguration haben wie der d-Glycerinaldehyd.
Da nunmehr die Bezeichnung als d- oder l-Verbindung und die Richtung der Drehungs-
änderung nicht mehr übereinzustimmen brauchen, fügt man den Sinn der Drehung, für
Rechtsdrehung durch (+), für Linksdrehung (—) noch hinzu. Neuerdings sind die amerikanischen und britischen Fachgesellschaften übereingekommen, statt der Buchstaben d- und
l-, zur Vermeidung aller Mißverständnisse die Bezeichnung D- und L- anzuwenden. Die
Drehungsrichtung soll nur dann angegeben werden, wenn dies aus besonderen Gründen
notwendig ist. Hiernach heißt es also statt d (+)-Glycerinaldehyd nunmehr D-Glycerinaldehyd (s. Biochem. J. **42**, 90 (1947) sowie VICKERY).

Monosaccharide.

Die einfachsten Zucker von physiologischer Bedeutung sind die beiden *Trio-*
sen Dioxyaceton und D-Glycerinaldehyd. Beide entstehen als Phosphorsäure-

$$
\begin{array}{ll}
\text{Dioxyaceton} &
\begin{array}{l}
\text{CH}_2\text{OH} \\
\text{C}{=}\text{O} \\
\text{CH}_2\text{OH}
\end{array}
\end{array}
\qquad
\begin{array}{ll}
\begin{array}{l}
\text{C}{\diagup}^{\text{O}}_{\diagdown \text{H}} \\
\text{H}{-}\text{C}{-}\text{OH} \\
\text{CH}_2\text{OH}
\end{array}
& \text{D-Glycerinaldehyd}
\end{array}
$$

ester beim Abbau der Glucose bzw. des Glykogens und der Stärke. In freier und
in phosphorylierter Form sind die Triosen äußerst unbeständig, kommen also in
der Nahrung wohl kaum vor.

$$
\begin{array}{l}
\text{CH}_2\text{OH} \\
\text{C}{=}\text{O} \\
\text{CH}_2\text{O}{-}\text{P}{\diagup}^{\text{OH}}_{\diagdown \text{O}}_{\text{OH}}
\end{array}
\qquad\qquad
\begin{array}{l}
\text{C}{\diagup}^{\text{O}}_{\diagdown \text{H}} \\
\text{H}{-}\text{C}{-}\text{OH} \\
\text{CH}_2\text{O}{-}\text{P}{\diagup}^{\text{OH}}_{\diagdown \text{O}}_{\text{OH}}
\end{array}
$$

Dioxyacetonphosphorsäure   D-Glycerinaldehydphosphorsäure

Die *Pentosen* kommen in freier Form nur in geringen Mengen in der Natur vor. In manchen pflanzlichen Nahrungsmitteln und anderen pflanzlichen Produkten

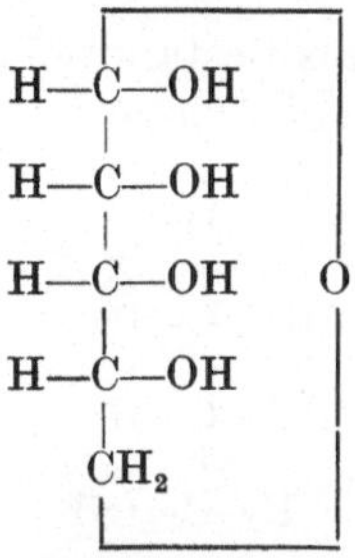

D-Ribose 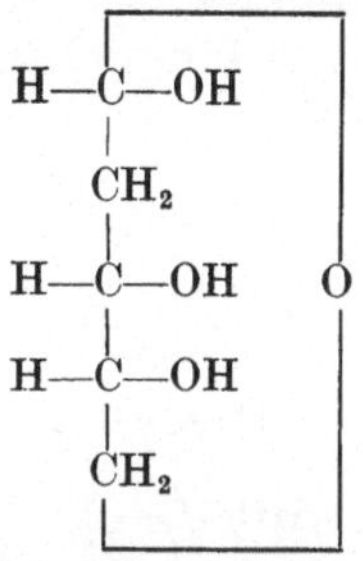   D-2-Ribodesose (Thyminose)

findet man sie reichlich in Form von Polysacchariden, den *Pentosanen*. Für den tierischen Organismus wichtig sind als Bausteine der Nucleinsäuren (s. S. 37) die *Ribose* und die *Thyminose*.

Von den *Hexosen* haben nur vier eine biologische Bedeutung: die Aldohexosen Glucose, Galaktose und Mannose und die Ketohexose Fructose. Von ihnen ist die Glucose die wichtigste. Der in freier Form im Blut und den Geweben vorkommende Zucker ist die D-*Glucose* (Traubenzucker, Dextrose).

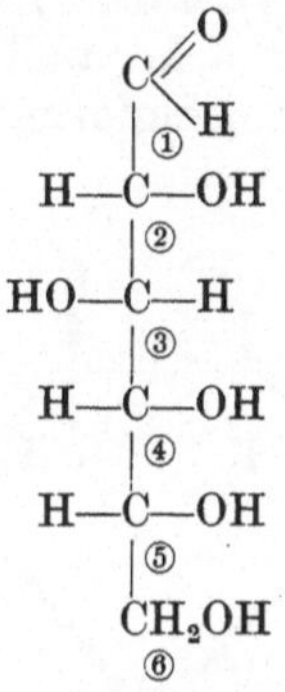

D-Glucose 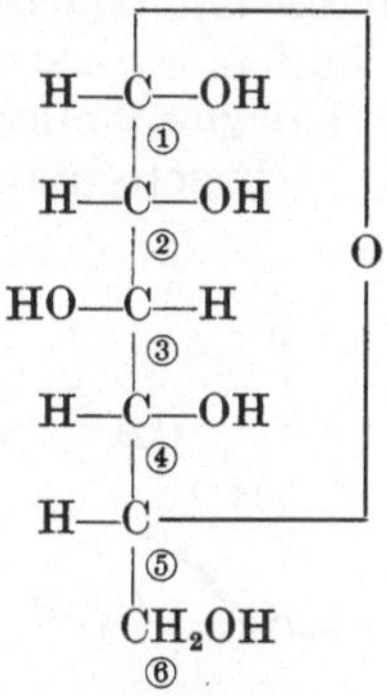   α-D-Glucose 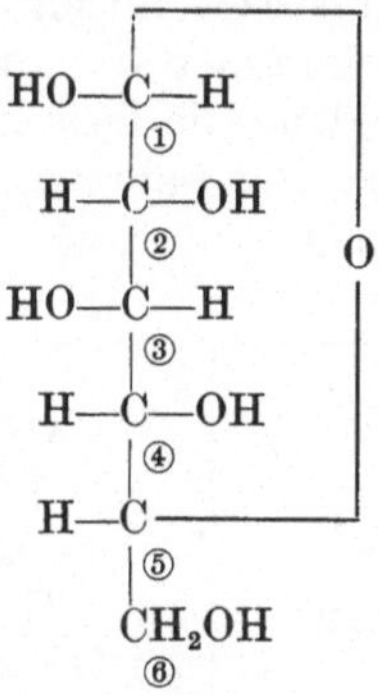   β-D-Glucose

Alle biologisch wichtigen Zucker gehören der D-Reihe an. Da in den obenerwähnten Gykosidformeln das erste C-Atom asymmetrisch ist, ist jeder Zucker in zwei verschiedenen Formen bekannt, die als α- und β-Form voneinander unterschieden werden. Weiterhin kann in den Glykosidformeln die Spannweite der Sauerstoffbrücke verschieden sein. Meist spannt sie sich zwischen den C-Atomen 1 und 5, es entsteht der Pyranring, in seltenen Fällen auch zwischen den C-Atomen 1 und 4, so daß sich der Furanring bildet. Die entsprechenden Zucker werden als *Pyranosen* und *Furanosen* von einander unterschieden. Die Ringformen lassen sich besonders übersichtlich nach der Schreibweise von HAWORTH formulieren,

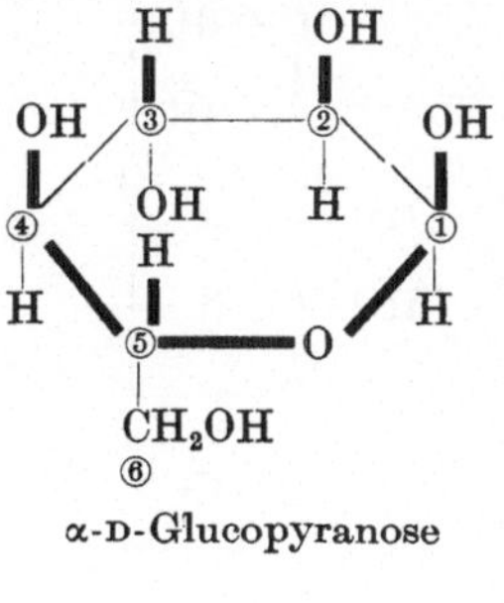

α-D-Glucopyranose 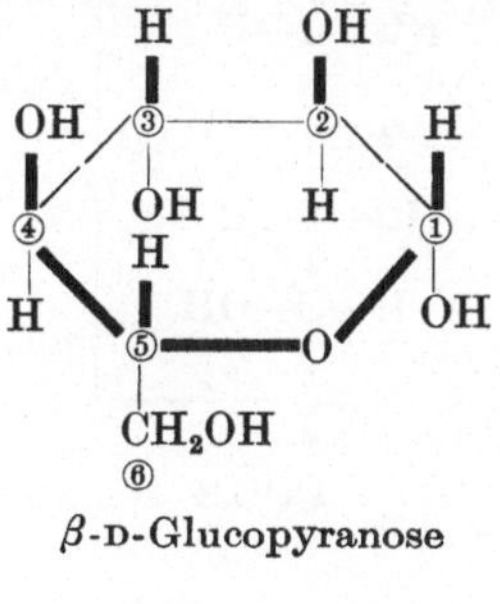   β-D-Glucopyranose

die hier für die beiden Glucopyranosen angeführt ist. Im Organismus besteht gewöhnlich ebenso wie in Traubenzuckerlösungen ein Gleichgewicht zwischen der α- und β-Glucopyranose.

Die D-*Galaktose* ist für die Ernährung wichtig als Bestandteil des Milchzuckers. Als Baustein findet sie sich in den meisten Eiweißkörpern und in Cerebrosiden.

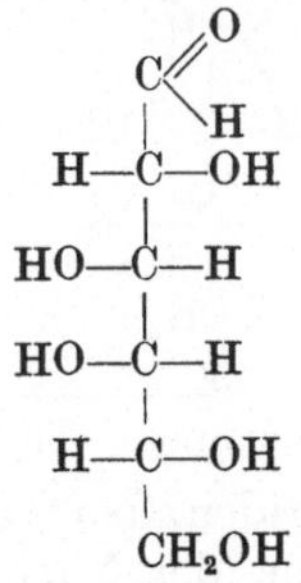

D-Galaktose 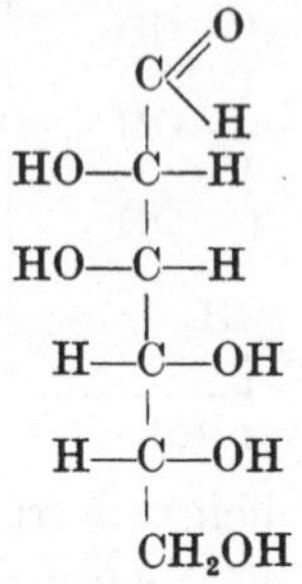   D-Mannose

Die D-*Mannose* kommt im allgemeinen als Bestandteil der Nahrung nicht vor, findet sich aber als Bestandteil vieler Eiweißkörper.

Die D(-)-*Fructose* (Lävulose, Fructose) ist in freier Form gewöhnlich nicht in der Nahrung enthalten, allerdings liegt in Bienenhonig und Kunsthonig ein äquimolekulares Gemisch von Fructose und Glucose vor *(Invertzucker)*. Wichtiger ist das Vorkommen der Fructose in dem Disaccharid Rohrzucker und in einigen Trisacchariden. Die freie Fructose hat gewöhnlich die Pyranringform, die in den Oligosacchariden gebundene ist die β-Fructofuranose.

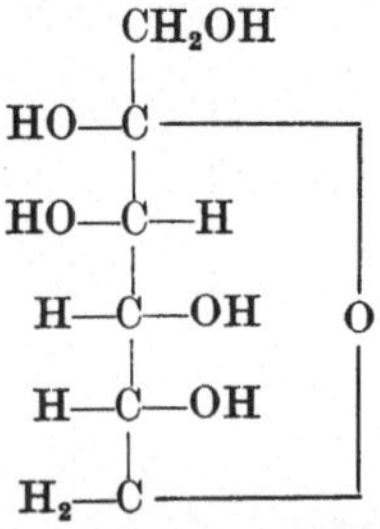

D-Fructopyranose 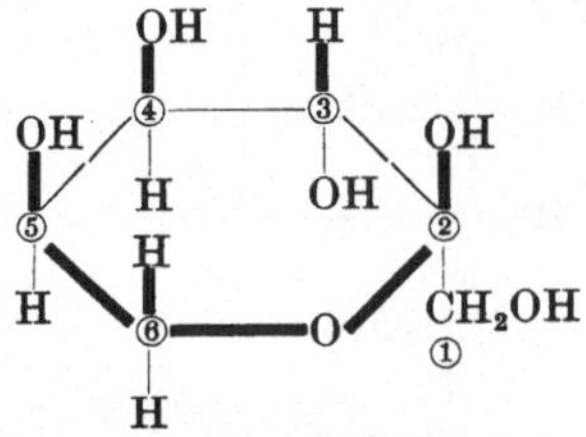   α-D-Fructopyranose 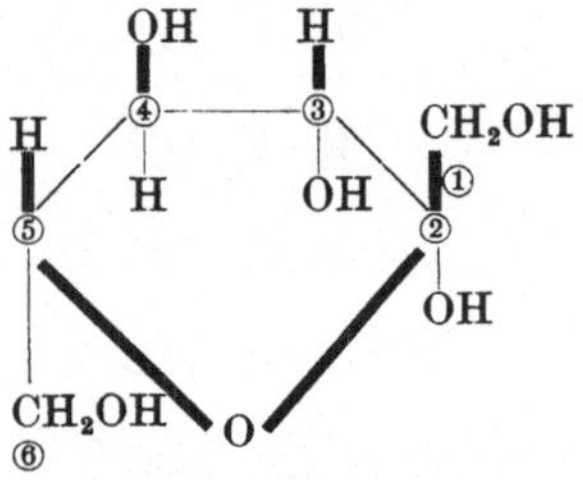   β-D-Fructofuranose

Von den einfachen Zuckern mit 6 O-Atomen leitet sich eine Reihe von physiologisch wichtigen Stoffen ab. Durch Oxydation der primären Alkoholgruppe entstehen die *Uronsäuren*, durch Ersatz der OH-Gruppe am C-Atom 2 durch die Aminogruppe die *Aminozucker* und durch Veresterung mit Phosphorsäure die *Hexosephosphorsäuren*.

Von den Uronsäuren sind die wichtigsten die *Glucuronsäure* und die *Galakturonsäure*; auch das Vitamin C ist eine Uronsäure (s. S. 55). Die Glucuronsäure ist

β-D-Glucuronsäure   Galakturonsäure

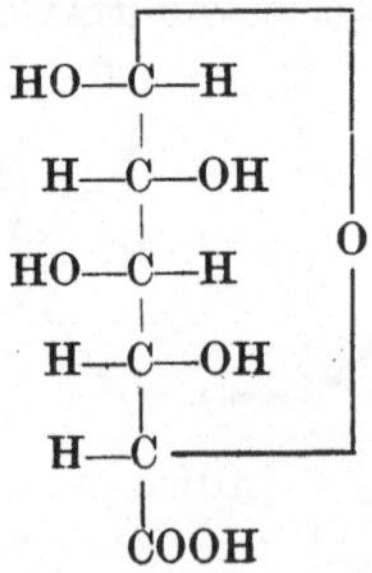

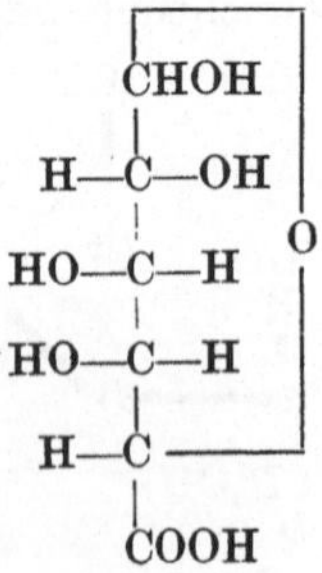

als Baustein der Glykoproteide in der Mucoitin- und der Chondroitinschwefel-
säure enthalten. Sie entsteht auch im Organismus und wird zur Entgiftung von
Phenol und phenolartigen Substanzen verwandt. Die Galakturonsäure ist die
Grundsubstanz der Pektinstoffe (s. S. 11).

Von den Aminozuckern *Chondrosamin* (Aminogalaktose), *Chitosamin* (Amino-
mannose) und *Glucosamin* (Aminoglucose) ist das Glucosamin als Glucosaminodigalaktose und -dimannose am Aufbau der einfachen Eiweißkörper, das Chondrosamin und das Chitosamin in der Chondroitin- und der Mucoitinschwefelsäure
am Aufbau der Glykoproteide beteiligt.

$$
\begin{array}{ccc}
\text{D-Glucosamin} & \text{D-Chitosamin} & \text{D-Chondrosamin}
\end{array}
$$

Von den verschiedenen Phosphorsäureestern der Zucker seien lediglich erwähnt
die *Fructose-1,6-phosphorsäure* (HARDEN-YOUNG-Ester), die *Fructose-* und die

Fructose-1,6-phosphorsäure   Glucose-6-phosphorsäure   Fructose-6-phosphorsäure
(HARDEN-YOUNG-Ester)   Aldehydform   Ketoform
des EMBDEN-ROBISON-Esters

Glucose-6-phosphorsäure, die Keto- bzw. die Aldehydform des EMBDEN-ROBISON-
Esters. Diese beiden Ester können durch eine Gleichgewichtsreaktion ineinander
übergehen.

Zum Schluß sei noch die Klasse der *Cyclite* erwähnt, von denen Vertreter in
manchen Nahrungsstoffen vorkommen. Der wichtigste von ihnen ist der *Meso-
inosit*. Man findet ihn auch in der Muskulatur in größeren Mengen. Zwischen

Mesoinosit

Inosit und Glucose bestehen außer formalen auch stoffwechselmäßige Beziehungen, die aber noch nicht ganz durchsichtig sind. Allem Anschein nach kann der Tierkörper aus Glucose Inosit und aus Inosit Glucose bilden. Der Inosit hat auch dadurch neuerdings an physiologischer Bedeutung gewonnen, daß er als Bestandteil eines Inositphosphatids erkannt werden konnte (s. S. 17).

Oligosaccharide.

Von den Oligosacchariden haben nur wenige physiologische Bedeutung. Von den Disacchariden sind es *Milchzucker (Lactose)*, *Rohrzucker (Saccharose)* und *Malzzucker (Maltose)*, von den Trisacchariden die *Raffinose*. Über das Vorkommen höherer Oligosaccharide ist noch sehr wenig bekannt.

Im *Milchzucker* ist die Galaktose β-glucosidisch mit Glucose verknüpft. Dieser Zucker, der nur in der laktierenden Milchdrüse gebildet wird, ist einer der Hauptbestandteile der Milch und spielt deshalb in der Ernährung des Säuglings und Kleinkindes eine große Rolle. Er wird im Darm durch das Ferment Lactase in Glucose und Galaktose zerlegt.

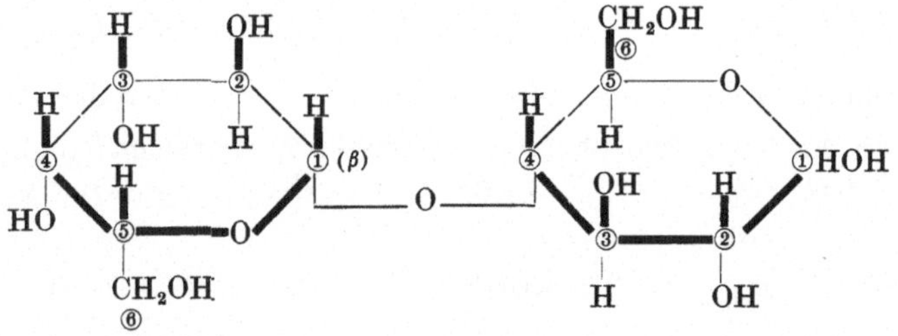

Galaktosidrest   Glucoserest

Milchzucker

Der *Rohrzucker* spielt in der Nahrung, da er der haushaltsübliche Zucker ist, eine relativ große Rolle, allerdings wird er von den verschiedenen Menschen in sehr wechselnder Menge aufgenommen. Durch die Fermente Saccharase (Invertin, β-h-Fructosidase) und Maltase (α-Glucosidase) wird er in Glucose und Fructose zerlegt. Das Gemisch aus äquimolekularen Mengen von Glucose und Fructose wird *Invertzucker* genannt. Es findet sich in Kunst- und Bienenhonig.

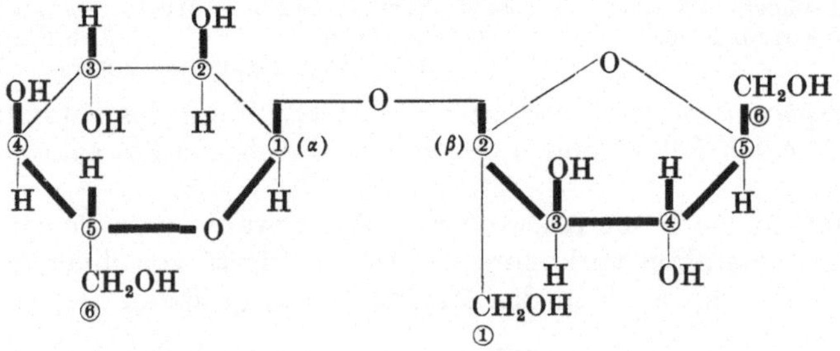

Glucosidrest   Fructosidrest

Rohrzucker

Der *Malzzucker* kommt als solcher in der Nahrung gewöhnlich nicht vor, lediglich das Bier enthält größere Mengen. Er entsteht aber stets bei der Stärkeverdauung, da er das Endprodukt der Wirkung des Fermentes Amylase auf die Stärke ist. Das Ferment Maltase zerlegt den Malzzucker weiter in zwei Moleküle Glucose.

Glucosidrest Glucoserest
Malzzucker

Das Trisaccharid *Raffinose* findet sich neben dem Rohrzucker in vielen Vegetabilien, so auch in der Zuckerrübe, so daß der käufliche Rohrzucker Raffinose
enthalten kann. Sie ist ein Galaktosido-glucosido-fructosid, das sowohl durch
Lactase wie durch Maltase gespalten werden kann. Die Raffinose kann also im
Stoffwechsel ausgenützt werden.

Polysaccharide.

Unter den Polysacchariden hat nur eines als Nahrungsstoff eine — allerdings
überragende — Bedeutung, die *Stärke*, das Reservekohlenhydrat der meisten
pflanzlichen Organismen. Der tierische Organismus enthält als Reservekohlenhydrat das der Stärke nahe verwandte *Glykogen*. Beide Polysaccharide liefern bei
vollständiger Aufspaltung α-D-*Glucose*. Als Baustoff der pflanzlichen Zellmembranen ist die *Cellulose* das in der Natur verbreitetste Polysaccharid. Sie besteht
ebenfalls aus Glucose, in ihr aber sind die Glucosemoleküle durch β-glucosidische
Bindungen miteinander verknüpft, so daß die Cellulose für die Verdauungsfermente
unangreifbar ist. Durch Darmbakterien wird sie hingegen zu Glucose gespalten, die
dann weiterhin bakteriellen Vergärungen unterliegt, die zur Bildung von Fettsäuren führen. Durch Resorption der Umwandlungs- und Spaltprodukte der
Cellulose kann also vielleicht auch ein geringer Teil des Energieinhaltes der Cellulose ausgenutzt werden. Dies gilt auch für andere Polysaccharide, so die Gruppe
der sog. *Hemicellulosen*. Diese nehmen in den Pflanzen eine eigenartige Zwischenstellung ein, indem sie ebenso wie die Cellulose Gerüstsubstanz sind oder ebenso
wie die Stärke als Energiespeicher dienen. Ihre Spaltung liefert teils Hexosen,
teils Pentosen, teils auch Gemische beider Zuckerarten. Es ist aber wahrscheinlich,
daß jede einzelne Hemicellulose in sich einheitlich gebaut ist, also entweder zu den
Hexosanen oder den Pentosanen gehört. Namen wie Araban, Galaktan, Mannan,
Methylpentosan u. a. deuten auf die Natur des eine Hemicellulose aufbauenden
Zuckers hin. Zu den Polysacchariden gehören auch die verschiedenen *Pflanzen-
schleime* und pflanzlichen *Gummiarten*. Besonders erwähnt sei schließlich das
Inulin, ein Polysaccharid aus D-Fructose, das in Dahlienknollen und Zichorie
vorkommt.

Der *chemische Aufbau der Polysaccharide* läßt sich mühelos aus dem Bauprinzip der Oligosaccharide ableiten. Durch immer wiederholte Anknüpfung
eines weiteren Monosaccharidrestes an das glykosidische Hydroxyl des jeweils
endständigen Monosaccharidrestes können lange kettenförmige Moleküle entstehen, die zunehmend mehr den Charakter von Polysacchariden annehmen.
Am klarsten ist dies bei der Cellulose ersichtlich, deren prinzipieller Bauplan aus
dem nachstehenden Formelbild hervorgeht. Daneben finden sich in der Cellulose
in sehr geringer Zahl auch fremde Bindungen (in der Baumwollcellulose z. B. auf
etwa 500 Glucoseeinheiten eine), die wesentlich leichter spaltbar sind als die
normalen Bindungen (sog. Lockerstellen). Die Einzelmoleküle der Cellulose

$$\text{H OH} \qquad \text{CH}_2\text{OH} \qquad \text{H OH} \qquad \text{CH}_2\text{OH}$$

Celluloseformel

bestehen aus mehreren Tausend Glucosemolekülen, die Moleküle haben aber keine einheitliche Größe. Die Cellulose, die übrigen Polysaccharide, auch viele andere hochpolymere Naturstoffe sind Gemische von Polymerhomologen, so daß auf alle diese Stoffe der klassische Molekülbegriff nicht anwendbar ist. Das mittlere Molekulargewicht der Cellulose beträgt etwa 500000. Sehr viele solcher verschieden großer Einzelmoleküle bilden eine Fibrille, zahlreiche Fibrillen die Cellulosefaser.

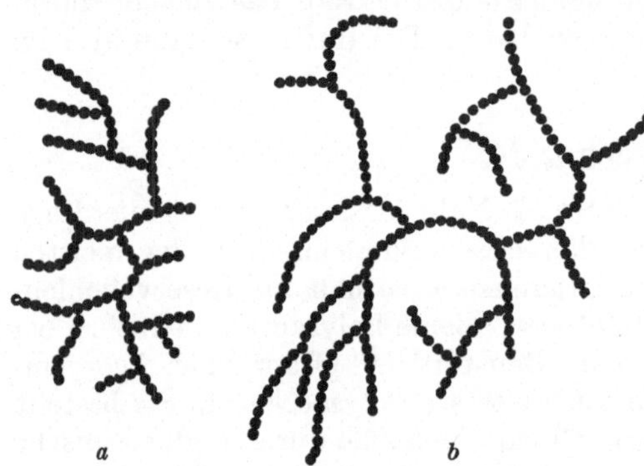

Abb. 1. Schematischer Aufbau a) des Glykogens, b) des Amylopektins. (Nach K. H. Meyer.)

Beim Aufbau der beiden *ernährungsphysiologisch wichtigen Polysaccharide Stärke und Glykogen* findet sich das für die Cellulose geschilderte Bauprinzip auch wieder, es tritt aber ein neuer Faktor hinzu, die Kettenverzweigung, durch die von den primären Alkoholgruppen an C_6 einzelner Monosaccharide der Hauptkette aus glykosidische Bindungen zu den Acetalhydroxylen eines Glucosemoleküls gehen, an die dann kleinere Ketten angegliedert werden können, so daß Amylopektin und Glykogen einen ellipsoiden Bau haben. Stärke besteht aus zwei Fraktionen, dem *Amylopektin* und der *Amylose*. Die Amylose bildet unverzweigte Ketten, ähnlich der Cellulose; das Molekulargewicht kann bis zu 340000 betragen. Das Amylopektin hat wie das Glykogen verzweigte Ketten. Sein Molekulargewicht liegt über 200000, das verschiedener Glykogene wird zwischen 2 und 23 Millionen angegeben. Amylopektin und Glykogen unterscheiden sich voneinander durch die Dichte der Verzweigungen und die Länge der Seitenketten. Die Abb. 1 gibt ein schematisches Bild vom Aufbau der beiden Stoffe. Beim Glykogen folgen die Abzweigungen nach 3, beim Amylopektin nach 8—9 Glucoseresten aufeinander. Die Seitenketten haben beim Glykogen 6—7, beim Amylopektin 15—16 Glucosereste, so daß wegen der häufigeren Verzweigungen und der Kürze der Seitenketten das Glykogen einen kompakteren Bau hat. Amylopektin wie Glykogen sind phosphorsäurehaltig; sie enthalten die Phosphorsäure in Form von Kohlenhydratphosphorsäure als integrierenden Bestandteil der Moleküle.

Tabelle 1. *Amylosegehalt verschiedener Stärkearten.* (Nach Radley.)

Stärke	% Amylose	Stärke	% Amylose
Klebreis	{ 0	Kartoffeln	22
Wachsmais		Weizen	24
Tapioka	{17	Sago	27
Reis		Lilienknolle	34
Mais	21	(wrinkle-seeds) Erbsen	75

Die verschiedenen Stärkearten sind in ihrer Zusammensetzung nicht homogen. Die Tabelle 1 gibt den Amylosegehalt verschiedener Stärkearten an.

Auch das Stärkekorn selber ist nicht homogen. In seinen äußeren Schichten enthält es das Amylopektin, im Innern die Amylose. Nicht nur chemisch sondern auch physikalisch sind die beiden Fraktionen verschieden. Die Amylose löst sich glatt in Wasser, Amylopektin quillt und bildet den Stärkekleister   Amylopektin gibt mit Jod eine violette oder braune Farbe, Amylose das Blau der typischen Jodstärkereaktion. Nur das Amylopektin enthält, wie schon oben gesagt, Phosphorsäure. Bei der hydrolytischen Spaltung der Stärke werden nacheinander die folgenden Stufen durchlaufen:

Stärke → Amylodextrine → Erythrodextrine → Achroodextrine → Maltose → Glucose.

Die Amylase (Diastase, Ptyalin) führt die Spaltung des Stärkemoleküls über die verschiedenen Dextrine bis zur Maltose, erst die Maltase setzt Glucose frei. Als Dextrine werden jene Zwischenstufen der Spaltung bezeichnet, die sich durch Molekülgröße und Jodreaktion von der Stärke unterscheiden, im übrigen aber wenig definiert sind.

Auch das Glykogen läßt sich in zwei Fraktionen aufteilen, die sich in bezug auf Löslichkeit ähnlich verhalten wie die beiden Stärkefraktionen, aber beide phosphorsäurehaltig sind. Die Aufspaltung des Glykogens führt über die gleichen oder ähnliche Zwischenstufen wie die der Stärke zu Glucose.

Pektinstoffe.

Unter Pektinen versteht man Stoffe, die im Pflanzenreich weit verbreitet neben den Cellulosen und den Hemicellulosen im Zellgerüst vorkommen und sich besonders in den Früchten und Wurzeln, aber auch in den grünen Blättern finden. Früher hat man sie den Hemicellulosen zugerechnet.

Von F. EHRLICH u. Mitarb. wurde erkannt, daß die Pektinstoffe Galakturonsäuren enthalten; schon früher hatte v. FELLENBERG ihren Methoxylgehalt nachgewiesen. Nach EHRLICH sollten, teilweise in Bestätigung der Ergebnisse früherer Forscher, in ihnen außerdem Arabinose, Galaktose und Essigsäure vorkommen. Später haben SCHNEIDER und seine Mitarbeiter die Pektinstoffe einer erneuten Untersuchung unterzogen und dabei entdeckt, daß alle bisherigen Pektinpräparate noch Gemische aus Pektinen und anderen Stoffen, vor allem wohl Hemicellulosen sind (s. HENGLEIN, HIRST und JONES; SCHLUBACH und HOFFMANN-WALBECK).

Die reinen Pektine sind Polymerisationsprodukte einer mehr oder weniger weitgehend methylierten Galakturonsäure; sie lassen sich analog der Cellulose etwa folgendermaßen formulieren:

Formel eines Pektins (Methylierungsgrad 75%).

Die Pektine sind danach also hochmolekulare kohlenhydratartige Pflanzenstoffe. Ihr Molekulargewicht im unveränderten Zustand liegt wahrscheinlich über 100000. Die Eigenschaften der Pektine aus verschiedenen Pflanzen werden bestimmt 1. durch ihre Molekülgröße; diese ist entscheidend für ihre Gelierfähigkeit; 2. durch den Grad ihrer Veresterung mit Methylalkohol; dieser bestimmt ihre Löslichkeit in Wasser; 3. durch die sie als Ballaststoffe begleitenden Pentosane. Als *Pektinstoffe* bezeichnen SCHNEIDER und FRITZSCHE die unreinen technischen

Produkte, als *Pektine* die methylierten Polygalakturonsäuren und als *Pektin-säuren* die mehr oder weniger entmethylierten Polygalakturonsäuren.

Die Bedeutung der Pektinstoffe für die Ernährung läßt sich noch schwer übersehen. Wenn aus ihnen das Methoxyl abgespalten wird, bilden sich die unlöslichen Kalksalze der Pektinsäuren, so daß möglicherweise ein Teil des Kalkgehaltes der Pflanzenzelle in dieser Form vorliegt und in den Tierkörper gelangt. Die spontane Gelierung der Obstsäfte scheint auf einer Entmethylierung durch ein Ferment Pektase und der Bildung dieser unlöslichen Ca-Verbindungen zu beruhen. Bei den Verdauungsvorgängen sind sicherlich die adsorptiven und stopfenden Eigenschaften der Pektine, die auf ihrer Kolloidnatur beruhen, bedeutungsvoll. Im Darm scheinen aber die Pektine gespalten zu werden, ob durch Verdauungsfermente oder durch Bakterien, steht nicht fest. Jedenfalls werden Galakturonsäuren resorbiert; denn man sieht, daß beim Versuchstier bei gleichzeitiger Verfütterung von Menthol und von Pektin sehr viel mehr Uronsäure ausgeschieden wird als bei alleiniger Zufuhr von Menthol. Für die Verwertung der Galakturonsäure bei solchen Entgiftungen spricht auch die Tatsache, daß bei den Tieren der Menthol-Pektingruppe viel weniger Eiweiß verbrannt wird als bei denen der Mentholgruppe (Mauville, Bradway und McMinni).

Fette und Lipoide.

Als eigentliche Fette oder *Neutralfette* bezeichnet man die Glycerinester der Fettsäuren, vorwiegend der höheren. Sie werden häufig begleitet, in vielen Organen sogar der Menge nach weitaus übertroffen, durch andere Substanzen, die nach ihrer chemischen Struktur zum Teil nur sehr lockere Beziehungen zu den Neutralfetten haben, ihnen aber in einigen physikalischen Eigenschaften außerordentlich ähnlich sind. Diese Ähnlichkeit betrifft in erster Linie ihre Löslichkeit. Alle diese Substanzen, die sich durch ihre Löslichkeit in „Fettlösungsmitteln", wie Aceton, Benzol, Benzin, Tetrachlorkohlenstoff, Trichloräthylen usw. ähnlich wie die Neutralfette verhalten, hat man zu der Klasse der *Lipoide* zusammengefaßt. Man kann unter ihnen nach ihrer chemischen Struktur unterscheiden Wachse, Cerebroside, Sterine und Carotinoide. Von diesen sind die *Wachse*, Ester höherer einwertiger Alkohole mit höheren Fettsäuren, für die Ernährung bedeutungslos und können daher hier übergangen werden. Die Carotinoide haben für die Ernährung eine sehr große Bedeutung, weil einige von ihnen die Muttersubstanzen des Vitamins A sind (s. S. 143). Phosphatide, Cerebroside und Sterine werden als Bestandteil der Nahrung dem Körper dauernd zugeführt und sind lebenswichtige Bausteine seiner Substanz.

Neutralfette.

Bei der Bildung eines Fettes könnten sich ein, zwei oder drei Fettsäuren mit den alkoholischen Gruppen des Glycerins vereinigen, wobei Mono-, Di- oder Triglyceride entstehen würden. Tatsächlich sind aber die natürlichen Fette Gemische verschiedener Triglyceride. Mono- und Diglyceride kommen, wenn überhaupt, so nur in sehr kleinen Mengen vor. Bildung und Aufbau eines Triglycerids geht aus der nachstehenden Formulierung hervor:

$$
\left.\begin{array}{l}
CH_2O \cdot H \quad HO \cdot OC \cdot R_1 \\
CHO \cdot H \quad\;\; HO \cdot OC \cdot R_2 \\
CH_2O \cdot H \quad HO \cdot OC \cdot R_3
\end{array}\right\} \longrightarrow \left\{\begin{array}{l}
CH_2O \cdot OC \cdot R_1 \\
CHO \cdot OC \cdot R_2 \\
CH_2O \cdot OC \cdot R_3
\end{array}\right.
$$

　　Glycerin 3 Mol Fettsäure　　　　　　　　　　Triglycerid

Triglyceride, in denen alle drei alkoholischen Gruppen des Glycerins mit der gleichen Fettsäure verestert sind, kommen nur sehr spärlich vor, die Hauptmenge der Fette enthält vielmehr zwei oder drei verschiedene Fettsäuren. Aus diesem Grunde und weil das Mengenverhältnis der einzelnen Fettsäuren in den verschiedenen Fetten erhebliche Schwankungen aufweisen kann, unterscheiden sich die Fette verschiedener Herkunft sehr erheblich voneinander. Alle in natürlich vorkommenden Fetten enthaltenen Fettsäuren weisen eine gerade Zahl von C-Atomen auf. Man weiß, daß bei dem quantitativ weit überwiegenden biologischen Abbau der Fettsäuren durch β-Oxydation die Fettsäurekette jeweils um zwei Glieder verkürzt wird. Über den Mechanismus der Entstehung der Fettsäuren ist zwar noch nichts bekannt, jedoch ist es wahrscheinlich, daß auch bei ihrem Aufbau Kettenverlängerungen um jeweils zwei Glieder stattfinden, so daß also die niedermolekularen Fettsäuren Durchgangsstufen beim Auf- und Abbau der höhermolekularen sein können. Neben den gesättigten Fettsäuren der Reihe C_nH_{2n+1} COOH enthalten die Fette auch ungesättigte Fettsäuren, vor allem der Ölsäurereihe C_nH_{2n-1}COOH, daneben der Linolsäurereihe C_nH_{2n-3}COOH und der Linolensäurereihe C_nH_{2n-5}COOH. Auch noch höher ungesättigte Säuren, darunter solche mit einer dreifachen Bindung, also Derivate des Acetylens, sind bekannt. In der Butter hat man aus der Reihe der gesättigten Säuren alle paarig gebauten von C_4 bis C_{26} gefunden, in anderen Fetten kommen die niederen Glieder der Reihe gar nicht oder in sehr viel geringerer Menge vor.

Tabelle 2. *Gesättigte Fettsäuren.*

Name	C-Atome	Formel	Vorkommen
Buttersäure	4	$C_3H_7 \cdot COOH$	Milchfett
Capronsäure	6	$C_5H_{11} \cdot COOH$	Milchfett, Kokosöl, Palmfett
Caprylsäure	8	$C_7H_{15} \cdot COOH$	Kokosöl, Palmfett, Milchfett
Caprinsäure	10	$C_9H_{19} \cdot COOH$	Kokosöl, Palmfett, Milchfett
Laurinsäure	12	$C_{11}H_{23} \cdot COOH$	Milchfett, Kokosöl, Palmfett
Myristinsäure . . .	14	$C_{13}H_{27} \cdot COOH$	Milchfett, Palmfett
Palmitinsäure . . .	16	$C_{15}H_{31} \cdot COOH$	Tierische und pflanzliche Fette
Stearinsäure	18	$C_{17}H_{35} \cdot COOH$	Tierische und pflanzliche Fette
Arachinsäure . . .	20	$C_{19}H_{39} \cdot COOH$	Erdnußöl, Milchfett
Behensäure	22	$C_{21}H_{43} \cdot COOH$	Behennußöl
Lignocerinsäure . .	24	$C_{23}H_{47} \cdot COOH$	Gehirnlipoide, Erdnußöl

Tabelle 3. *Einfach ungesättigte Fettsäuren.*

Name	C-Atome	Formel	Vorkommen
$\varDelta^9$-Decensäure	10	$C_9H_{17} \cdot COOH$	Milchfett
Dodecensäure	12	$C_{11}H_{21} \cdot COOH$	Lorbeeröl
$\varDelta^5$-Tetradecensäure	14	$C_{13}H_{25} \cdot COOH$	Walöl
Myristoleinsäure . . . . . . ($\varDelta^9$-Tetradecensäure)	14	desgl.	Fisch- und Walöle
Palmitoleinsäure . . . . . . ($\varDelta^9$-Hexadecensäure)	16	$C_{15}H_{29} \cdot COOH$	Fisch- und Seetieröle
Ölsäure ($\varDelta^9$-Octadecensäure) . .	18	$C_{17}H_{33} \cdot COOH$	Tier. u. pflanzl. Fette
Petroselinsäure . . . . ($\varDelta^6$-Octadecensäure)	18	desgl.	Samenöle
Gadoleinsäure . . . . ($\varDelta^9$-Eicosensäure)	20	$C_{19}H_{37} \cdot COOH$	Fischöle
Erucasäure . . . . ($\varDelta^{13}$-Docosensäure)	22	$C_{21}H_{41} \cdot COOH$	Rüböl und ähnliche Öle
Cetoleinsäure . . . . ($\varDelta^{11}$-Docosensäure)	22	desgl.	Fischöle
Nervonsäure . . . . ($\varDelta^{15}$-Tetracosensäure)	24	$C_{23}H_{45} \cdot COOH$	Cerebroside

Tabelle 4. *Höher ungesättigte Fettsäuren.*

Name	C-Atome	Formel	Vorkommen
a) *2 fach ungesättigt*			
Linolsäure	18	$C_{17}H_{31} \cdot COOH$	Pflanzl. Öle, Gänsefett,
($\Delta^{9,\,12}$-Octadecadiensäure)			Nierenfett
b) *3 fach ungesättigt*			
Linolensäure	18	$C_{17}H_{29} \cdot COOH$	Leinöl
($\Delta^{9,\,12,\,15}$-Octadecatriensäure)			
($\Delta^{6,\,9,\,12}$-Octadecatriensäure)			
c) *4 fach ungesättigt*			
Arachidonsäure	20	$C_{19}H_{31} \cdot COOH$	Lecithin, Kephalin
d) *5 fach ungesättigt*			
Clupanodonsäure	22	$C_{21}H_{33} \cdot COOH$	Fischöle

In den Tab. 2—4 sind die wichtigsten in den Fetten vorkommenden Fettsäuren sowie ihre ernährungsphysiologisch wichtigsten Vorkommen zusammengestellt. Über die Zusammensetzung vieler Fette lassen sich keine verläßlichen Angaben machen, weil sie bei der chemischen Aufarbeitung sehr leicht Veränderungen erfahren und weil die Trennung der höheren Fettsäuren sehr schwierig ist.

Da die meisten Fette Gemische von vielen Glycerinestern sind, ist es verständlich, daß die Fette der einzelnen Tier- und Pflanzenarten und auch die der verschiedenen Organe durchaus verschieden sind. Dieser Unterschied gibt sich in einfacher Weise an den Schmelzpunkten zu erkennen. Sie liegen um so tiefer, je größer die Menge der ungesättigten und die der niedermolekularen Fettsäuren in einem Fette ist. Bei einem höheren Gehalt an ungesättigten Fettsäuren sind die Fette schon bei Zimmertemperatur flüssig; man bezeichnet sie als Öle. Die Tab. 5 gibt für einige der wichtigsten Fette die Schmelzpunkte wieder. Die an-

Tabelle 5. *Schmelzpunkte einiger natürlicher Fette.*

Fett	Schmelz-punkt °	Fett	Schmelz-punkt °
Hammeltalg	44—51	Hühnerfett	33—40
Rindertalg	42—49	Gänsefett	26—34
Schweinefett	36—46	Menschenfett	17—18

gegebenen Schwankungen beruhen wohl im wesentlichen auf der Herkunft aus verschiedenen Körperteilen, vielleicht hängen sie auch von der Art der Fütterung ab. Im allgemeinen haben die Fette, die aus dem Innern des Körpers stammen, einen höheren Schmelzpunkt als die aus den der Körperoberfläche nähergelegenen Teilen, besonders also die des Unterhautfettgewebes.

Wegen der großen Zahl verschiedener Fettsäuren ist die Zusammensetzung der einzelnen Fette erst in groben Umrissen bekannt. Eine gewisse Vorstellung von der Zusammensetzung des Depotfettes vom Ochsen vermitteln die Tab. 6 u. 7.

Tabelle 6. *Molare Verteilung der Fettsäuren im Depotfett des Ochsen.* (Nach Hilditch und Paul.)

Gesättigte Säuren	%	Ungesättigte Säuren	%
Laurinsäure	0,25	Tetradecensäure	0,6
Myristinsäure	2,4	Hexadecensäure	1,9
Palmitinsäure . . . . : .	33,4	Ölsäure	35,2
Stearinsäure	21,4	Andere ungesättigte Säuren . .	3,6
Arachinsäure (?)	1,3		

Tabelle 7. *Molare Verteilung der Glyceride des Depotfettes vom Ochsen.*
(Nach HILDITCH u. PAUL.)

<pre>
Gesättigte Glyceride 17,4%
     Tripalmitin 3%
     Dipalmitostearin . . .   8%
     Palmitodistearin . . .   6%
     Tristearin . . . . . . <1%

Mono-oleo-glyceride 49%
     Oleodipalmitin 15%
     Oleopalmitostearin . . 32%
     Oleodistearin 2%

Dioleo-glyceride. 33,6%
     Palmitodiolein 23%
     Stearodiolein 11%

Triolein . . . . <1%
</pre>

Bei der Berechnung der Tab. 7 sind Laurin-, Myristin-, Tetradecen- und Hexadecensäure zur Palmitinsäure gerechnet, die übrigen ungesättigten Säuren zur Ölsäure.

Die aus der Tab. 7 folgende Feststellung, daß die Hauptmenge der Säuren, die in dem Depotfett des Ochsen vorkommen, Palmitin-, Stearin- und Ölsäure sind, hat eine allgemeinere Bedeutung. Für die verschiedensten Fette läßt sich die gleiche Feststellung machen. Weiterhin hat sich ergeben, daß an der Zusammensetzung aller Fette, auch der hoch schmelzenden, an hochmolekularen, gesättigten Säuren reichen, die Ölsäure einen erheblichen Anteil hat.

Beim Aufbewahren können Fette eine eigenartige Veränderung erfahren, sie werden ranzig. Durch die Einwirkung von Licht und Luft oder von Fermenten oder Bakterien kommt es primär zu einer Spaltung in Fettsäuren und Glycerin und sekundär zu oxydativen Umwandlungen der freigewordenen Fettsäuren, die dabei in niedere Aldehyde oder Ketone übergehen; diese sind für den ranzigen Geruch und Geschmack ranziger Fette und mancher Käsesorten in erster Linie verantwortlich. Bei Einwirkung von Luftsauerstoff entstehen aus den ungesättigten Fettsäuren zahlreiche Zersetzungsprodukte. Als Ursache der Ranzidität sieht man den Heptyl- und den Nonylaldehyd an. Beim Ranzigwerden durch Einwirkung von Mikroorganismen werden anscheinend die ungesättigten Fettsäuren von der Myristinsäure (C 14) abwärts am β-C-Atom oxydiert und anschließend decarboxyliert, so daß Methylketone entstehen:

$$R \cdot CH_2 \cdot COOH \longrightarrow R \cdot CO \cdot CH_2 \cdot COOH \longrightarrow R \cdot CO \cdot CH_3.$$

Phosphatide.

Im Lichte neuerer Entdeckungen ist es schwierig, eine mehr als oberflächliche Definition der Phosphatide zu geben. Man kann lediglich sagen, daß es sich um acetonunlösliche, phosphorsäurehaltige Lipoide handelt, die Ester- oder Acetalcharakter haben. Die Acetalphosphatide enthalten als Alkohol das Glycerin, die Esterphosphatide entweder Glycerin oder einen höheren zweiwertigen Aminoalkohol, das Sphingosin.

Eine Einteilung der Phosphatide nach dem N:P-Verhältnis läßt sich etwa folgendermaßen vornehmen:

N-freie Phosphatide
Phosphatidsäuren
Inositphosphatide (Lipositole)

Monoaminophosphatide
Esterphosphatide:
    Colaminphosphatide (Kephaline)
    Cholinphosphatide (Lecithine)
    Serinphosphatide
Acetalphosphatide
(Plasmalogene)
Diaminophosphatide
Sphingomyeline

Der Kern der glycerinhaltigen Phosphatide ist die Glycerinphosphorsäure, die in der α- oder der β-Form vorkommen kann, je nachdem, ob eine der primären

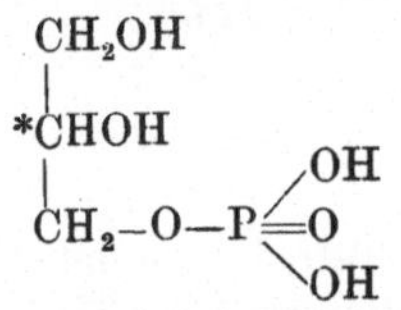

$$
\begin{array}{ll}
\text{CH}_2\text{OH} & \text{CH}_2\text{OH} \\
\text{*CHOH} & \text{CH}-\text{O}-\text{P}{\Large\lessgtr}^{\text{OH}}_{\text{O}} \\
\text{CH}_2-\text{O}-\text{P}{\Large\lessgtr}^{\text{OH}}_{\text{O}} \quad{}^{\searrow\text{OH}} & \text{CH}_2\text{OH} \\
\end{array}
$$

α-Glycerinphosphorsäure β-Glycerinphosphorsäure

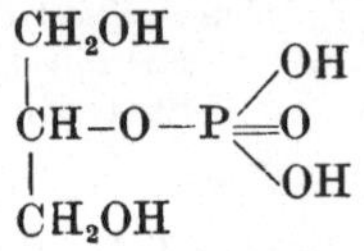

oder die sekundäre Alkoholgruppe des Glycerins mit Phosphorsäure verestert ist. Es ist zu bemerken, daß die α-Glycerinphosphorsäure ein asymmetrisches C-Atom besitzt.

Am einfachsten gebaut sind die *Phosphatidsäuren*, in denen an der Glycerinphosphorsäure die beiden nicht durch Phosphorsäure besetzten Alkoholgruppen des Glycerins mit Fettsäuren verestert sind. Ihre Bedeutung für den tierischen Stoffwechsel ist unbekannt, sie wurden bisher nur im Pflanzenreich gefunden.

Aus den Phosphatidsäuren lassen sich die *Monoaminophosphatide*, soweit sie Ester sind, leicht ableiten. Sie sind dadurch gekennzeichnet, daß die Phosphorsäure mit einer N-haltigen Base verestert ist. Zwei Typen von Phosphatiden dieser Art sind bekannt, die als Basen das *Colamin* und das *Cholin* enthalten.

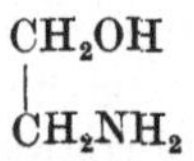

$$
\begin{array}{ll}
\text{CH}_2\text{OH} & \text{CH}_2\text{OH} \\
\text{CH}_2\text{NH}_2 & \text{CH}_2\cdot\overset{\oplus}{\text{N}}(\text{CH}_3)_3 \\
\end{array}
$$

Colamin 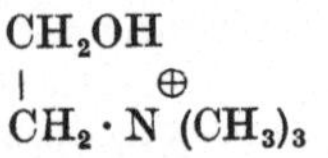   Cholin

Die colaminhaltigen Phosphatide nennt man *Kephaline*, die cholinhaltigen *Lecithine*. Beide kommen in der α-, überwiegend aber in der β-Form vor, je nachdem, ob ihnen die α- oder die β-Glycerinphosphorsäure zu Grunde liegt. Es ist anzunehmen, daß Kephaline wie Lecithine als Zwitterionen vorkommen.

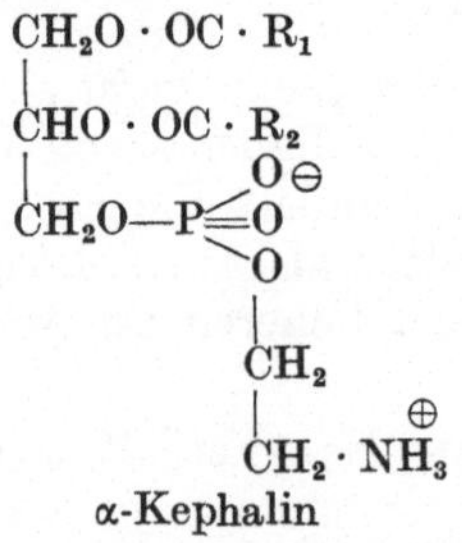

$$
\begin{array}{ll}
\text{CH}_2\text{O}\cdot\text{OC}\cdot\text{R}_1 & \\
\text{CHO}\cdot\text{OC}\cdot\text{R}_2 & \text{CH}_2\text{O}\cdot\text{OC}\cdot\text{R}_1 \\
\text{CH}_2\text{O}-\text{P}{\Large\lessgtr}^{\text{O}\ominus}_{\text{O}} & \text{CHO}-\text{P}{\Large\lessgtr}^{\text{O}\ominus}_{\text{O}} \\
\quad\quad\text{CH}_2 & \text{CH}_2\text{O}\cdot\text{OC}\cdot\text{R}_2 \\
\quad\quad\text{CH}_2\cdot\overset{\oplus}{\text{NH}}_3 & \quad\quad\text{CH}_2 \\
 & \quad\quad\text{CH}_2\cdot\overset{\oplus}{\text{N}}(\text{CH}_3)_3 \\
\end{array}
$$

α-Kephalin β-Lecithin

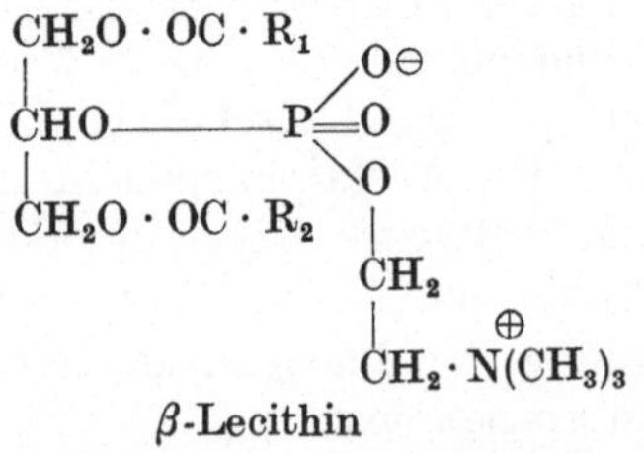

Ebenso wie die Fette sind auch die bisher isolierten Lecithine und Kephaline kaum als chemisch einheitlich zusammengesetzte Stoffe anzusehen. In den Kephalinen und Lecithinen kommen anscheinend die gleichen Fettsäuren vor.

Es sind dies vor allem Palmitin- und Stearinsäure und die ungesättigten Öl-, Linol-, Linolen-, Arachidon- und Clupanodonsäure. Man hat früher angenommen, daß jedes Lecithinmolekül je ein Molekül einer gesättigten und einer ungesättigten Fettsäure enthielte. Nach neueren Untersuchungen scheint aber die Zahl der ungesättigten Säuren die der gesättigten zu übertreffen. In Leber-, Muskel- und Nierenphosphatiden wurden nur etwa 30% gesättigte Säuren gefunden (SINCLAIR). Schon KÜTER fand im menschlichen Fett 52—56% Ölsäure, 10—15% Linolsäure und nur 32—34% gesättigte Säuren. SNIDER und BLOOR fanden in der Rinderleber für die Phosphatide ein Verhältnis der ungesättigten zu den gesättigten Säuren von 55:40. Die ungesättigten Säuren bestanden zu 21% aus Ölsäure, 45% aus Linolsäure, 31% aus Arachidonsäure, die gesättigten zu 17% aus Stearinsäure und zu 29% aus Palmitinsäure. Die beiden Phosphatidarten finden sich in allen Zellen des Körpers, die Kephaline vorwiegend in der Gehirnsubstanz, die Lecithine besonders reichlich im Herzmuskel. Wahrscheinlich sind sie in erster Linie Bestandteile der Zellmembranen.

Nahe verwandt sind den Kephalinen und den Lecithinen die Serin- und die Inositphosphatide. Die *Serinphosphatide* enthalten an Stelle einer N-haltigen

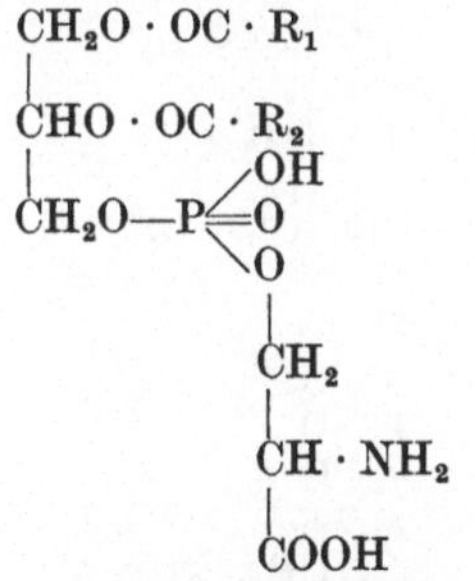

$$CH_2O \cdot OC \cdot R_1$$
$$CHO \cdot OC \cdot R_2$$
$$CH_2O—P{\overset{OH}{\underset{O}{<}}}O$$
$$CH_2$$
$$CH \cdot NH_2$$
$$COOH$$

α-Serinphosphatid

Base die Aminosäure Serin (Formel s. S. 126). Man könnte die Serinphosphatide als Vorstufen der Kephaline auffassen. Über ihre Entstehung und physiologische Bedeutung ist aber noch nichts bekannt.

Über die *Inositphosphatide* ist bekannt, daß sie Fettsäuren, Glycerin und Inositmetadiphosphat enthalten; pro Phosphorsäuremolekül ist eine freie Säuregruppe nachweisbar (Inosit s. S. 7) (FOLCH). Dem Inositmetadiphosphat kommt die nachstehende Struktur zu.

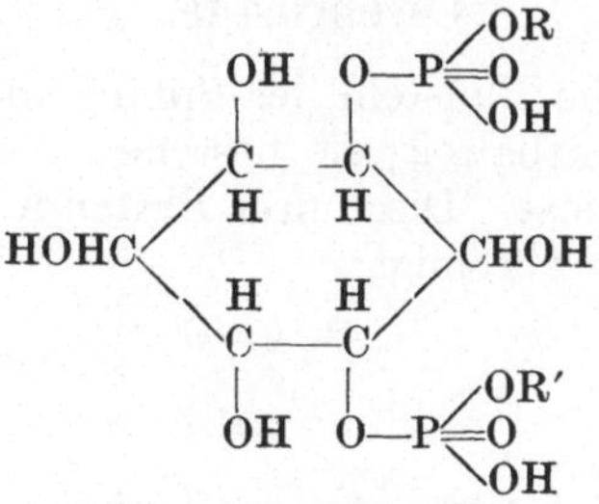

Inositmetadiphosphat

Die *Acetalphosphatide* sind den Kephalinen nahe verwandt. Sie enthalten keine Fettsäuren; mit den nicht mit Phosphorsäure veresterten Gruppen des Glycerins ist vielmehr ein Molekül eines hochmolekularen Aldehyds acetalartig verbunden. Die beiden Palmitalaldehyd enthaltenden Acetalphosphatide sind nachstehend formuliert.

$$\begin{array}{l}
H_2C{-}O \\
\quad\quad\searrow CH \cdot (CH_2)_{14} \cdot CH_3 \\
HC{-}O \nearrow O \\
\quad\quad\quad\; \| \\
H_2C{-}O{-}P{-}O \cdot CH_2 \cdot CH_2 \cdot NH_2 \\
\quad\quad\quad OH
\end{array}$$

$$\begin{array}{l}
\quad\quad\quad\quad O \quad H_2C{-}O \\
\quad\quad\quad\quad \| \quad\quad\quad\searrow \\
H_2N \cdot CH_2 \cdot CH_2{-}O{-}P{-}O{-}CH \quad\quad\; CH \cdot (CH_2)_{14} \cdot CH_3 \\
\quad\quad\quad\quad\quad\; OH \quad H_2C{-}O \nearrow
\end{array}$$

α-Palmital-Plasmalogen β-Palmital-Plasmalogen

Die *Diaminophosphatide*, auch *Sphingomyeline* genannt, unterscheiden sich
von den Lecithinen und Kephalinen durch die Löslichkeit in Äther, sowie durch

$$CH_3{-}(CH_2)_{12}{-}CH{=}CH{-}CHOH{-}\overset{\displaystyle NH_2}{\overset{|}{CH}}{-}CH_2OH$$
Sphingosin

das Fehlen des Glycerins in ihrem Molekül. An seiner Stelle enthalten sie einen
zweiwertigen, N-haltigen Alkohol, das *Sphingosin*, dessen Struktur wahrscheinlich der obenstehenden Formel entspricht. Aus seinen verschiedenen Bausteinen
baut sich das Sphingomyelinmolekül wahrscheinlich in folgender Weise auf:

$$\begin{array}{ll}
R \cdot C{=}O & \text{Fettsäurerest} \\
\quad\; | & \\
\quad NH & \\
\quad\; | & \\
CH_3{-}(CH_2)_{12}{-}CH{=}CH{-}CH{-}CH{-}CH_2OH & \text{Sphingosinrest} \\
\quad\quad\quad\quad\quad\quad\quad\quad\quad\;\; | & \\
\quad\quad\quad\quad\quad\quad\quad\quad\quad\; O & \\
\quad\quad\quad\quad\quad\quad\quad\quad\;\; P{\nwarrow}^{O^{\ominus}}_{O} & \text{Phosphorsäurerest} \\
\quad\quad\quad\quad\quad\quad\quad\quad\quad\; O & \\
\quad\quad\quad\quad\quad\quad\quad\quad\;\; CH_2 & \\
\quad\quad\quad\quad\quad\quad\quad\quad\;\; CH_2 \cdot \overset{\oplus}{N}(CH_3)_3 & \text{Cholinrest}
\end{array}$$
Sphingomyelin

An Fettsäuren sind bisher aus Sphingomyelin die Stearinsäure, die Lignocerinsäure und die Nervonsäure (s. u.) isoliert worden. Die Sphingomyeline sind vor
allem Bausteine des Gehirns und der Nerven, finden sich aber in geringer Menge
auch in vielen anderen Organen.

Cerebroside.

Der eine charakteristische Baustein der Sphingomyeline, das Sphingosin, ist
auch in den Cerebrosiden enthalten; sie bestehen weiterhin noch aus je einem
Molekül Fettsäure und Hexose. Diese drei Bestandteile sind wahrscheinlich in
folgender Weise miteinander vereinigt:

$$\begin{array}{ll}
R \cdot C{=}O & \text{Fettsäurerest} \\
\quad\; | & \\
\quad NH & \\
\quad\; | & \\
CH_3{-}(CH_2)_{12}{-}CH{=}CH{-}CH{-}CH{-}CH_2OH & \text{Sphingosinrest} \\
\quad\quad\quad\quad\quad\quad\quad\quad\;\; O & \\
CH_2OH{-}CH{-}(CHOH)_3{-}C{-}H & \text{Hexoserest} \\
\quad\quad\;\; |{\rule{3em}{0pt}} O {\rule{2em}{0pt}}| &
\end{array}$$
Schematischer Aufbau eines Cerebrosids.

Während früher als Hexosebestandteil der Cerebroside nur die Galaktose bekannt war, kann heute als gesichert angesehen werden, daß auch glucosehaltige Cerebroside vorkommen. Ferner wurden gelegentlich Cerebroside beschrieben, die zwei Moleküle Hexose enthalten. Nach THIERFELDER und KLENK gibt es vier Cerebroside, Kerasin, Nervon, Cerebron (Phrenosin) und Oxynervon. Sie enthalten jeweils eine der folgenden vier C_{24}-Säuren:

$C_{24}H_{48}O_2: CH_3-(CH_2)_{22}-COOH$	Lignocerinsäure
$C_{24}H_{46}O_2: CH_3-(CH_2)_7-CH=CH-(CH_2)_{13}-COOH$	Nervonsäure
$C_{24}H_{48}O_3: CH_3-(CH_2)_{21}-CHOH-COOH$	Cerebronsäure
$C_{24}H_{46}O_3: CH_3-(CH_2)_7-CH=CH-(CH_2)_{12}-CHOH-COOH$	Oxynervonsäure

Das Kerasin enthält die Lignocerinsäure, die übrigen Cerebroside die ihrem Namen entsprechende Säure. Wahrscheinlich enthalten neben diesen 4 Säuren die Cerebroside auch noch geringe Mengen Behensäure (C 24) sowie Hexacosan- und Hexacosensäure (C 26).

Die Cerebroside sind ebenso wie die Sphingomyeline Bestandteile der nervösen Gewebe, finden sich aber lediglich in der weißen Substanz. Wahrscheinlich aber sind sie darüber hinaus auch Bestandteile aller anderen Zellen. Das Vorkommen von Cerebrosiden im Pflanzenreich ist zweifelhaft.

Mit den Cerebrosiden nahe verwandt sind die *Sulfatide*. Sie sind Cerebroside, die an der primären Alkoholgruppe des Galaktoserestes mit Schwefelsäure verestert sind.

Ganglioside. Von KLENK wurde aus Gehirn ein neuartiges Lipoid isoliert, daß wahrscheinlich aus Ganglienzellen stammt. Es ist P-frei und enthält als kennzeichnenden Bestandteil die *Neuraminsäure*, die wahrscheinlich eine Aminosäure von ausgesprochen saurem Charakter ist. Ihr Bau ist im einzelnen noch nicht aufgeklärt. Er läßt sich schematisch folgendermaßen wiedergeben:

Fettsäure + Sphingosin + Neuraminsäure + 3 Hexose — 5 H_2O = Gangliosid.

Sterine.

Die Sterine sind hochmolekulare, sekundäre, einwertige Alkohole, die sich von einem völlig hydrierten 4-gliedrigen Ringsystem, dem *Steran* (Cyclopentanoperhydrophenanthren), ableiten lassen.

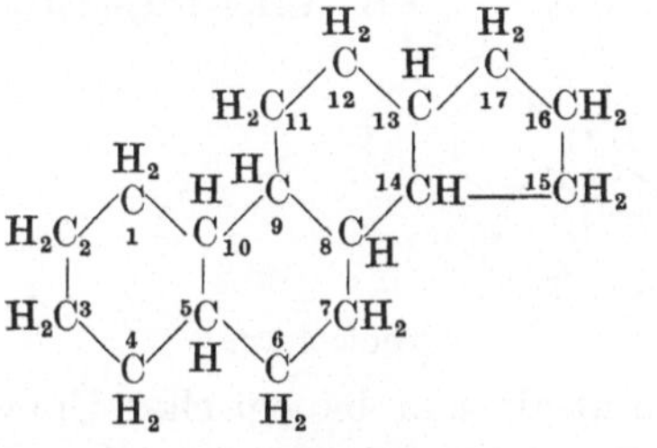

Steran

Von den verschiedenen im Pflanzen- und Tierreich vorkommenden Sterinen sind hier nur wenige zu nennen, da die pflanzlichen Sterine unresorbierbar und daher ernährungsphysiologisch bedeutungslos sind. Allen Sterinen ist strukturchemisch gemeinsam, daß der Steranring in den Stellungen 10 und 13 je eine Methylgruppe trägt, am C-Atom 17 eine Seitenkette von verschiedenartiger Struktur und am C-Atom 3 eine alkoholische Gruppe. Außerdem können sowohl im Ringsystem wie in der Seitenkette Doppelbindungen vorkommen. Wegen des Besitzes von asymmetrischen C-Atomen sind zahlreiche Asymmetriemöglichkeiten gegeben. Von ihnen sind hier nur die an C 3 und C 5 zu erwähnen. Zur

2*

Kennzeichnung der Struktur stellt man sich das Ringsystem in der Ringebene
liegend vor und legt fest, daß die CH_3-Gruppe am C 10 nach oben weisen soll. Die
nach oben weisenden Bindungen sind ausgezogen, die nach unten weisenden
punktiert. (Über die Strukturchemie der Steroide s. Heusner.)

Die den beiden wichtigsten Sterinen, *Cholesterin* und *Koprosterin* zugrundeliegenden Kohlenwasserstoffe *Cholestan* und *Koprostan* haben die nachstehende
Struktur. (In den nachstehenden Formeln sind nur die kennzeichnenden Gruppen
wiedergegeben. Man vergleiche die Steranformel.)

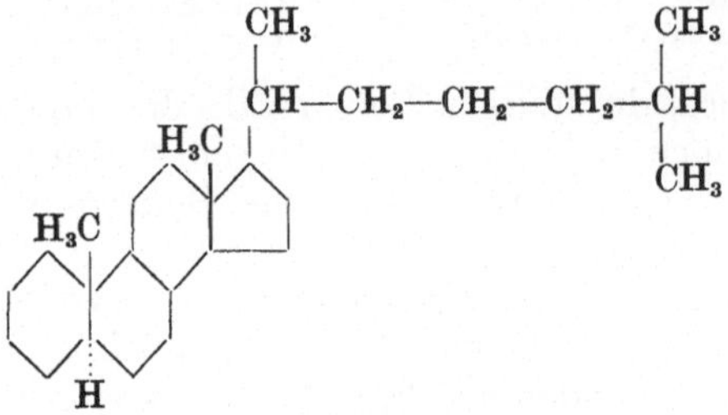

Cholestan 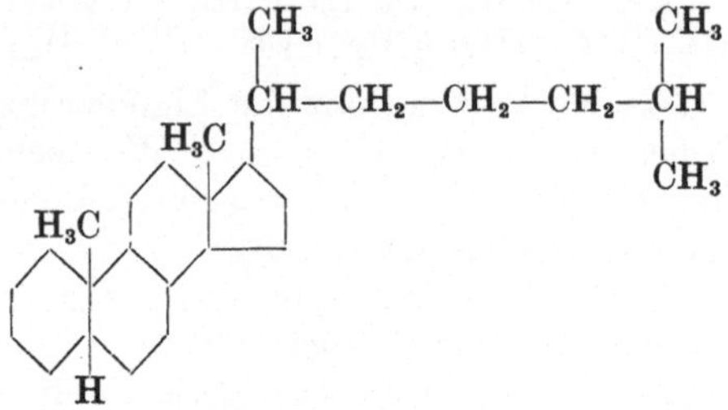   Koprostan

Von ihnen leiten sich durch Einführung einer OH-Gruppe an C_3:

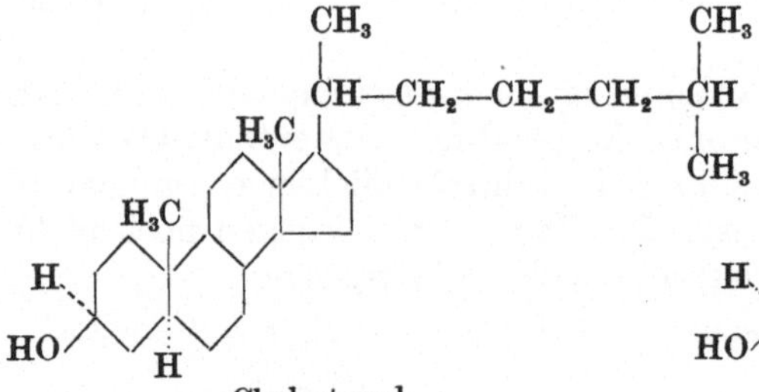

Cholestanol   Koprostanol
(Dihydrocholesterin)   (Koprosterien)

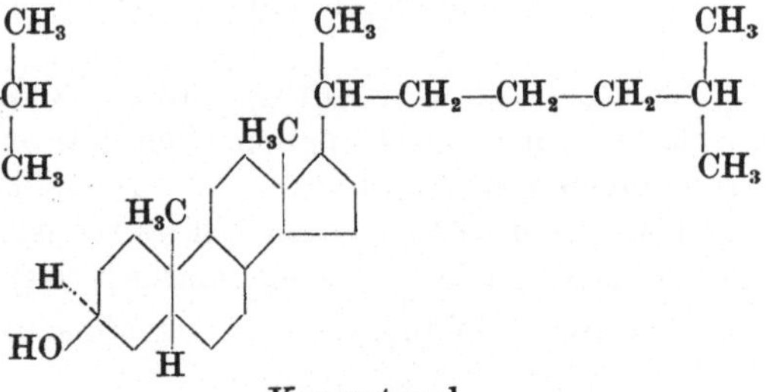

Das Cholesterin entsteht aus dem Cholestanol durch H_2-Abgabe:

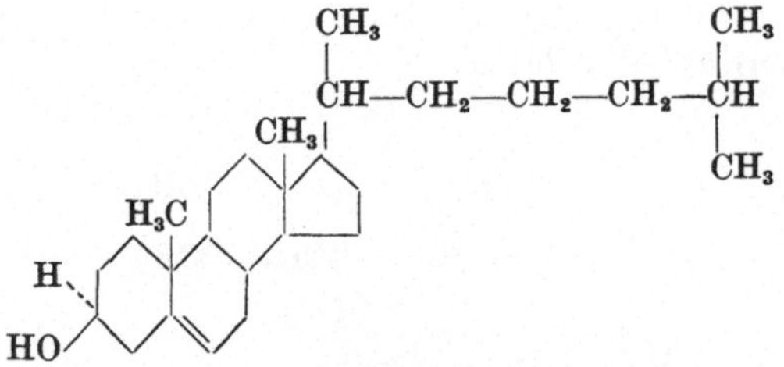

Cholesterin

Dihydrocholesterin kommt als sein biologisches Umwandlungsprodukt immer
mit dem Cholesterin zusammen im Körper vor. Koprosterin entsteht im Darm
aus Cholesterin durch Bakterieneinwirkung. Das Cholesterin kommt in freier
Form oder verestert mit einer Fettsäure in allen Körperzellen und auch im Blutplasma vor. Es spielt allem Anschein nach für die Resorption der Fettsäuren im
Darm und für ihren Transport im Körper eine wesentliche Rolle. Der Körper ist
auf seine Zufuhr durch die Nahrung aber nicht angewiesen, sondern kann es
selber synthetisieren. Das Cholesterin ist im Tierkörper die Muttersubstanz der
Steroidhormone aus Nebennieren und Sexualorganen.

Die Klasse der Sterine hat im Laufe der letzten Jahrzehnte eine ungemeine
physiologische Bedeutung gewonnen. Nachdem ihre Beziehung und strukturelle
Verwandtschaft mit den Gallensäuren schon länger als sichergestellt angesehen

werden konnte, ist zunächst die Verwandtschaft der antirachitischen Vitamine mit bestimmten Sterinen aufgedeckt worden (s. S. 56). Es wurde weiterhin gezeigt, daß die männlichen und weiblichen Sexualhormone, daß die Wirkstoffe der Nebennierenrinde sowie die Saponine, die herzwirksamen Stoffe aus Digitalis und Strophantus und die Krötengifte zu ihnen sehr nahe Beziehungen haben. Man bezeichnet alle diese den Sterinen nahestehenden Stoffen als *Steroide*.

Von den pflanzlichen Sterinen wird nur das *Ergosterin* angeführt, weil es ebenso wie das *7-Dehydrocholesterin* Vorstufe eines der antirachitischen Vitamine ist (s. S. 56).

$$\text{7-Dehydro-cholesterin} \qquad\qquad \text{Ergosterin}$$

Carotinoide.

Die Carotinoide sind Farbstoffe von hellgelber bis violetter Farbe, die nur in Pflanzen gebildet werden. Im Tierkörper kommen sie vor, weil sie mit der Nahrung zugeführt und wegen ihrer Lipoidlöslichkeit in den Körperfetten abgelagert werden. Die mehr oder weniger ausgeprägte gelbe Farbe des Depotfettes beruht auf seinem Carotinoidgehalt.

Die Carotinoide leiten sich ab von dem ungesättigten Kohlenwasserstoff *Isopren* (Methylbutadien) durch Zusammenlagerung einer Anzahl von Isoprenmolekülen. Wegen dieser Herkunft ist ihr Aufbau durch den Wechsel von einfachen

$$H_2C\!=\!C\!-\!CH\!=\!CH_2$$
$$|$$
$$CH_3$$
$$\text{Isopren}$$

und doppelten Bindungen gekennzeichnet; auf dem Besitz dieser konjugierenden Doppelbindungen beruht der Farbstoffcharakter der Carotinoide. Der Aufbau aus einer größeren Zahl von Isoprenmolekülen wird besonders deutlich beim Lycopin, dem Farbstoff der Tomate.

$$\text{Lycopin}$$

Die ernährungsphysiologisch wichtigsten Vertreter dieser Gruppe sind aber die *Carotine* selber sowie einige weitere seltenere Carotinoidfarbstoffe, von denen

$$\alpha\text{-Ionon} \qquad\qquad \text{Pseudoionon}$$

wohl nur das *Kryptoxanthin* als Nahrungsbestandteil vorkommt. Die besondere Struktureigentümlichkeit dieser Stoffe ist der Abschluß der Isoprenkette durch die hydroaromatischen Ringe des α- und des β-Ionons sowie des mit ihnen iso-

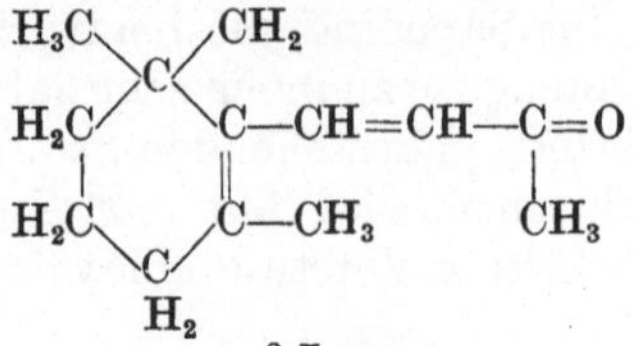

$$\mathrm{H_3C} \diagdown\!\!\diagup \mathrm{CH_2}$$
$$\mathrm{H_2C} \diagup \quad \diagdown \mathrm{C-CH=CH-C=O}$$
$$\mathrm{H_2C} \diagdown \quad \diagup \mathrm{C-CH_3} \qquad \mathrm{CH_3}$$
$$\mathrm{H_2}$$

β-Ionon

meren Pseudoionons. Carotine und ihnen verwandte Carotinoide, die das β-Ionon enthalten, sind Vorstufen des Vitamins A (s. S. 43). Die Formeln dieser Provitamine sind:

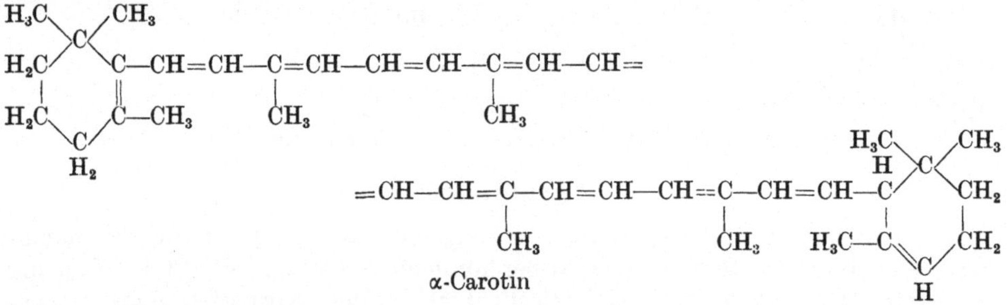

$$\mathrm{C-CH=CH-C=CH-CH=CH-C=CH-CH=}$$

α-Carotin

$$\mathrm{C-CH=CH-C=CH-CH=CH-C=CH-CH=}$$

β-Carotin

$$\mathrm{C-CH=CH-C=CH-CH=CH-C=CH-CH=}$$

γ-Carotin

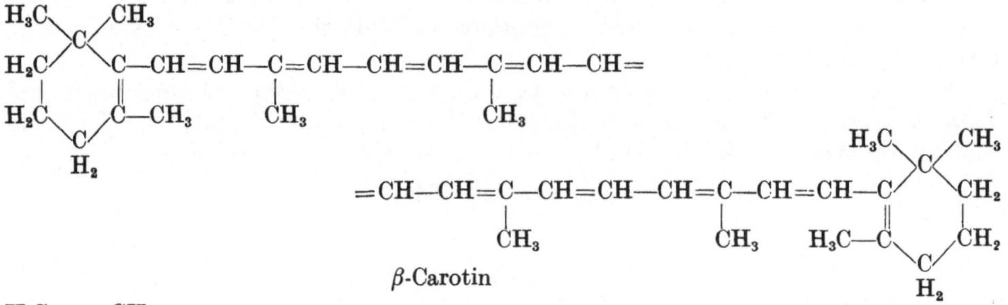

$$\mathrm{C-CH=CH-C=CH-CH=CH-C=CH-CH=}$$

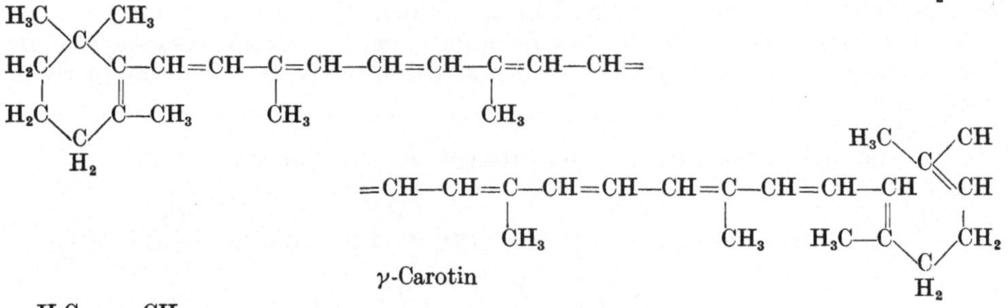

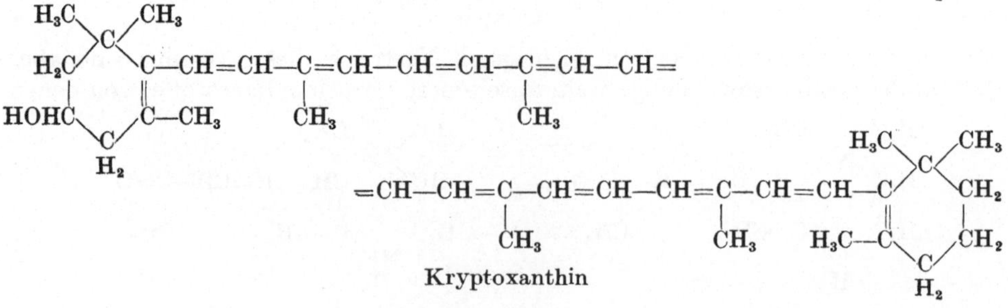

Kryptoxanthin

Das in den meisten Pflanzen vorkommende β-Carotin ist das All-trans-β-Carotin (ZECHMEISTER):

All-trans-β-Carotin.

Eiweißstoffe.

Unter den verschiedenen Energieträgern der Nahrung nimmt das Eiweiß einen besonderen Platz ein, weil es die Grundlage des Strukturgerüstes aller Zellen ist und weil ihm durch die Beteiligung am Aufbau der Fermente eine grundlegende Bedeutung für den Ablauf aller funktionellen Leistungen der Zelle zukommt. Veränderungen in der histologischen Färbbarkeit der Zellkerne weisen darauf hin, daß gerade die Eiweißkörper in den Kernen durch die funktionellen Leistungen der Zelle verändert werden. Ferner ist zu erwähnen, daß eine Reihe von Hormonen (Insulin, Parathormon und sämtliche Hypophysenhormone) Eiweißstoffe sind.

Die Eiweißkörper haben als Stoffe von erheblicher Molekülgröße kolloidale Eigenschaften, und Änderungen dieser Eigenschaften sind sicherlich für die Beteiligung an den Lebensvorgängen von grundlegender Wichtigkeit. Änderungen ihres Kolloidzustands sind wahrscheinlich für das Verhalten der Zellgrenzflächen, also für ihre Oberflächenspannung und Durchlässigkeit verantwortlich. Mit den kolloidalen Eigenschaften hängt auch die Fähigkeit der Eiweißstoffe zur Wasserbindung zusammen. Durch den Wechsel ihres Hydratationsgrades werden so die Eiweißkörper des Blutplasmas zu wichtigen Hilfsmitteln für den Wassertransport im Körper.

Schließlich ist darauf hinzuweisen, daß vor allem in der Pflanzenzelle, anscheinend aber auch im Tierkörper, besonders in der Leber, Eiweiß gespeichert werden kann. Es gibt also eine gewisse Menge Reserveeiweiß.

Der Name Eiweiß leitet sich vom Vorkommen dieser Stoffe im Eiklar ab. Die Eiweißstoffe werden auch als Proteine bezeichnet, ein Name, der sich von πρωτεύειν (= „den ersten Platz einnehmend") ableitet und ausdrücken soll, daß diese Stoffe die stoffliche Grundlage des Lebens sind. Wenn auch inzwischen erkannt worden ist, daß diese Funktion nicht nur den Eiweißkörpern eignet, so drückt doch auch heute noch der Name Proteine die Lebenswichtigkeit der Eiweißkörper in überzeugender Weise aus.

Die Elementaranalyse ergibt, daß die Eiweißstoffe als Hauptelemente Kohlenstoff, Wasserstoff, Sauerstoff, Stickstoff und Schwefel enthalten; dazu kommen bei einigen Proteinen noch Phosphor und in vereinzelten Fällen auch noch andere Grundstoffe, wie Eisen (im Hämoglobin) oder Jod (im Schilddrüseneiweiß). Die Prozentgehalte an diesen Grundstoffen schwanken bei den verschiedenen Eiweißkörpern in gewissen Grenzen, für Kohlenstoff z. B. zwischen 50 und 52%, für Wasserstoff zwischen 6,8 und 7,7%; die Gehalte an den besonders charakteristischen Elementen Stickstoff, Schwefel und Phosphor gibt für einige Proteine die Tab. 8 an. Wenn man im allgemeinen für das Eiweiß einen N-Gehalt von 16% annimmt, den Eiweißgehalt einer Lösung oder eines Stoffgemisches also durch

Tabelle 8.

Eiweißkörper		N-Gehalt	S-Gehalt	P-Gehalt
		in %		
Tierische	Globuline	15,17—16,06	1,03—2,00	
	Albumine	15,00—15,93	1,09—2,25	
	Caseine	15,60—15,91	0,77—0,83	0,35—0,88
Pflanzliche	Globuline	16,18—18,88	0,40—1,30	
	Albumine	15,59—17,32	1,28—1,99	
	Glutenin	17,10—18,01	1,00—1,08	
	Kleberproteine	16,63—18,01	0,78—1,09	

Multiplikation des gefundenen N mit 6,25 errechnet, so macht man damit einen gewissen Fehler, der allerdings nicht sehr wesentlich ist, aber bei der Analyse der Nahrungsmittel pflanzlicher Herkunft stärker ins Gewicht fällt als bei denen tierischer Abkunft oder bei der Berechnung des Eiweißumsatzes aus dem N-Gehalt der Ausscheidungen.

Durch chemische oder fermentative Spaltung lassen sich die Eiweißkörper in eine größere Anzahl kleinerer Bausteine von charakteristischer Struktur, die Aminosäuren, zerlegen, von denen bisher mit Sicherheit als Bausteine von Eiweißstoffen etwa 24 anerkannt worden sind. Bei den meisten Eiweißkörpern ergibt die nähere Analyse, daß an ihrem Aufbau auch bestimmte Kohlenhydrate (s. S. 7) als integrierende Bestandteile teilnehmen. Sehr viele Eiweißkörper liefern weiterhin bei der Aufspaltung außer Aminosäuren und Kohlenhydrat-komplexen Bausteine von charakteristischer chemischer Natur. Man bezeichnet diese Bausteine, die von den Eiweißkörpern zum Teil auch abgespalten werden können, ohne daß diese dabei weitere Veränderungen erfahren, als *prosthetische Gruppen* und unterscheidet je nach dem Fehlen oder Vorhandensein einer solchen Gruppe die *einfachen Eiweißkörper oder Proteine* von den *zusammengesetzten Eiweißkörpern* oder *Proteiden.* In der Natur überwiegen die Proteide weitaus über die Proteine.

Da bei der Aufspaltung der Eiweißkörper eine Vielzahl von Aminosäuren gewonnen wird und diese in ganz verschiedener Reihenfolge miteinander vereinigt sein können, ist es verständlich, daß auch Eiweißkörper, die zur gleichen Klasse gehören, bei verschiedenen Tierarten, ja sogar bei verschiedenen Angehörigen der gleichen Art sich voneinander unterscheiden; sie sind also in hohem Maße spezifisch. Dies gilt auch für die Eiweißkörper aus verschiedenen Organen. Die Spezifität der Eiweißkörper gibt sich am klarsten zu erkennen bei den Abwehrreaktionen, die z. B. auftreten, wenn artfremdes Eiweiß unter Umgehung des Verdauungskanals, parenteral, in den Körper gelangt.

Aminosäuren.

Als Aminosäuren bezeichnet man Fettsäuren, in denen ein H-Atom der Kohlenwasserstoffkette durch die Aminogruppe ersetzt ist. Mit wenigen Ausnahmen, von denen die wichtigste das β-Alanin ist, sind alle natürlich vorkommenden Aminosäuren in der α-Stellung, also der Carboxylgruppe direkt benachbart, substituiert. Alle in der Natur entweder frei oder als Bausteine

$$. . . . . CH_2—CH_2—CH_2—CH_2—COOH$$
$$\quad\quad\quad \delta \quad\quad \gamma \quad\quad \beta \quad\quad \alpha$$

von Eiweißkörpern vorkommenden Aminosäuren gehören strukturell der L-Reihe an, sie drehen aber die Ebene des polarisierten Lichtes teils nach rechts (+), teils nach links (—). Mit Sicherheit sind lediglich aus verschiedenen Antibioticis

mikrobieller Herkunft (Tyrothricin, Tyrocidin, Gramicidin, Polymyxin, Actino-
mycin) einige Aminosäuren der D-Reihe gewonnen worden.

Die Aminosäuren sind wegen des gleichzeitigen Besitzes von Amino- und
Carboxylgruppe Ampholyte. Sie können also sowohl mit Säuren wie mit Basen
Salze bilden. Ob die Aminosäuren mit Säuren

$$R-CH-COOH \qquad\qquad R-CH-COOH$$
$$\qquad | \qquad\qquad\qquad\qquad\qquad | $$
$$\qquad NH_2 \qquad +HCl \longrightarrow \quad NH_3\oplus \quad Cl\ominus$$

oder mit Basen

$$R-CH-COOH+NaOH \qquad\qquad R-CH-COONa+H_2O$$
$$\qquad | \qquad\qquad\qquad\qquad\qquad\qquad\qquad | $$
$$\qquad NH_2 \qquad\qquad\longrightarrow\qquad\qquad\qquad NH_2$$

Salze bilden, hängt von der Reaktion und von der Lage des isoelektrischen Punktes
der Aminosäure ab.

Als *isoelektrischen Punkt* bezeichnet man diejenige Reaktion, bei der die
Dissoziation der sauren gleich der der basischen Gruppe ist.

Man kann unter den Aminosäuren drei Gruppen unterscheiden, deren isoelektrische Punkte im sauren oder im alkalischen Gebiet oder sehr nahe am
Neutralpunkt gelegen sind. Auf diese Weise ist der Organismus in der Lage, da
Eiweißkörper ebenso wie Aminosäuren Ampholyte sind, durch seine Proteine
sowohl saure wie basische Valenzen, die im Organismus entstehen oder in ihn
hineingelangen, abzufangen. Die Proteine tragen damit zur Pufferung in großem
Umfang bei.

Eine weitere Eigenschaft der Aminosäuren, die wegen ihrer biologischen
Bedeutung erwähnt werden muß, ist ihre Fähigkeit, sich unter Wasseraustritt
durch Vereinigung von Carboxyl- und Aminogruppen miteinander zu Peptiden
zu vereinigen. In prinzipiell gleicher Weise sind auch die Eiweißkörper selber
aufgebaut (s. S. 131).

$$R-CH-COOH \qquad\qquad\qquad R-CH-COOH$$
$$\quad | \qquad\qquad\qquad\qquad\qquad\qquad\qquad | $$
$$\quad NH_2 + HOOC-CH-R_1 \longrightarrow \quad HN-CO-CH-R_1$$
$$\qquad\qquad\qquad\quad | \qquad\qquad\qquad\qquad\qquad\qquad | $$
$$\qquad\qquad\qquad\quad NH_2 \qquad\qquad\qquad\qquad\qquad NH_2$$

Bildung eines Dipeptids.

Die Vielzahl der in den Eiweißkörpern vorkommenden Aminosäuren läßt sich
nach bestimmten Gesichtspunkten ordnen. Eine grobe Einteilung ergibt aliphatische und aromatische Aminosäuren. Berücksichtigt man die Zahl der in einer
Aminosäure enthaltenen sauren oder basischen Gruppen, so zeigt sich, daß sowohl
Aminosäuren mit einer sauren und zwei basischen Gruppen wie solche mit einer
basischen und zwei sauren Gruppen vorkommen. Die Aufführung der Aminosäuren folgt hier nach der folgenden Einteilung:

Aliphatische Aminosäuren

Monoamino-monocarbonsäuren (neutrale Aminosäuren)

Diamino-monocarbonsäuren (basische Aminosäuren)

Monoamino-dicarbonsäuren (saure Aminosäuren)

Cyclische Aminosäuren.

Neutrale aliphatische Aminosäuren.

Die einfachste Aminosäure ist das *Glykokoll* (Aminoessigsäure). Es ist, worauf
der Name (= Leimsüß) hindeutet,

$$CH_2-NH_2 \qquad\qquad\qquad CH_2-NH-CH_3$$
$$\quad | \qquad\qquad\qquad\qquad\qquad\quad | $$
$$\quad COOH \qquad\qquad\qquad\qquad COOH$$

Glykokoll   Sarkosin

zuerst unter den Spaltprodukten des Leims aufgefunden worden. Es fehlt in den Eiweißkörpern der Milch, in den meisten Albuminen und im Gliadin des Weizens. Der Organismus kann es in großen Mengen synthetisieren. Glykokoll kann im Organismus quantitativ in Zucker umgewandelt werden. Es kommt ferner gepaart mit Gallensäuren vor.

Vom Glykokoll leitet sich ab die Methylaminoessigsäure, *das Sarkosin*, das als Bestandteil des Muskels bekannt ist.

$$\begin{array}{cc}
CH_3 & CH_2-NH_2 \\
| & | \\
H-C-NH_2 & CH_2 \\
| & | \\
COOH & COOH \\
\text{L-Alanin} & \beta\text{-Alanin}
\end{array}$$

Das nächst höhere Homologon ist das L-*Alanin* [L-(+)-α-Aminopropionsäure]. Auch diese Aminosäure findet sich in fast allen Eiweißkörpern. Bei ihrem Abbau entsteht Brenztraubensäure (CH_3—CO—COOH) und auch Milchsäure (CH_3—CHOH—COOH); umgekehrt gehen, z. B. in der isolierten Leber, Brenztraubensäure und Milchsäure in Gegenwart von Ammoniak in Alanin über. Aus dem Alanin lassen sich durch Substitution formal zahlreiche andere Aminosäuren ableiten.

Das *β-Alanin* ist in freier Form nicht bekannt, sondern kommt als Baustein einiger Dipeptide (Carnosin, Anserin, s. S. 31) sowie des Vitamins Pantothensäure (s. S. 49) vor.

Einfache formale Substitutionsprodukte des Alanins sind die Oxyaminosäure Serin und die S-haltigen Aminosäuren Cystein und Cystin.

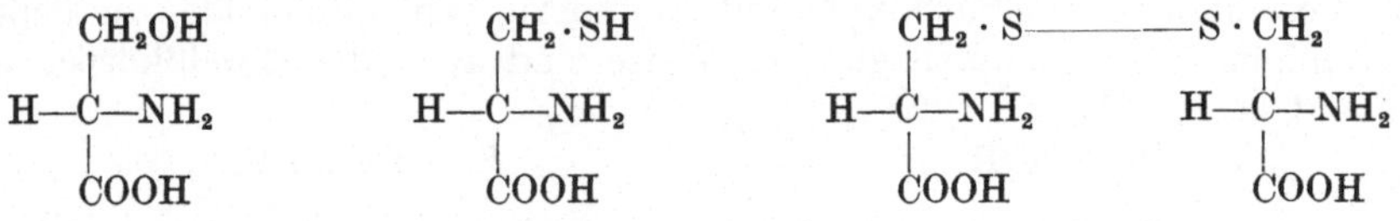

$$\begin{array}{cccc}
CH_2OH & CH_2\cdot SH & CH_2\cdot S\!-\!\!-\!\!-\!\!-S\cdot CH_2 & \\
| & | & | \quad\quad\quad\quad | & \\
H-C-NH_2 & H-C-NH_2 & H-C-NH_2 \quad\quad H-C-NH_2 & \\
| & | & | \quad\quad\quad\quad | & \\
COOH & COOH & COOH \quad\quad COOH & \\
\text{L-Serin} & \text{L-Cystein} & \text{L-Cystin} &
\end{array}$$

L-*Serin* [L-(—)-α-Amino-β-oxy-propionsäure] kommt in den meisten Eiweißkörpern in geringer Menge vor, in freier Form wurde es im Schweiß gefunden. Besonders wichtig ist sein Vorkommen in dem Milcheiweißkörper Casein, in dem es an Phosphorsäure gebunden als Serinphosphorsäure vorliegt (s. S. 38). Im Stoffwechsel kann aus Serin Zucker entstehen.

L-*Cystein* [L-(+)-α-Amino-β-thio-propionsäure] und L-(—)-*Cystin* können durch Oxydation und Reduktion leicht ineinander übergehen. Diese Eigenschaft haben sie auch in dem Tripeptid Glutathion (s. S. 31). Von den Eiweißkörpern sind die zu den Gerüsteiweißen zählenden Keratine besonders reich an Cystin und an Cystein. Die Kohlenstoffkette des Cysteins kann im Körper in Zucker umgewandelt werden. Der Schwefel wird aboxydiert und erscheint als Schwefelsäure im Harn. Ein eigenartiges Oxydationsprodukt des Cysteins ist *das Taurin*, das ebenso wie Glykokoll als Paarling von Gallensäuren, und zwar in der Taurocholsäure vorkommt.

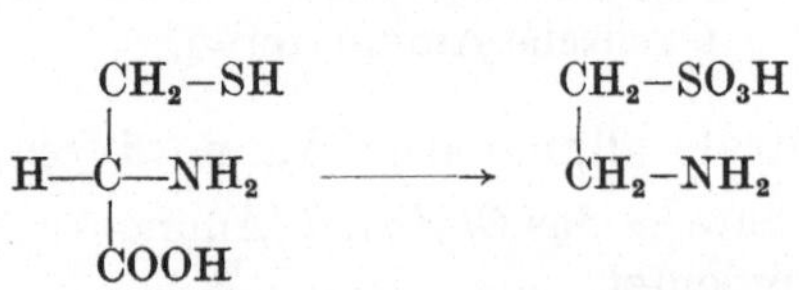

$$\begin{array}{ccc}
CH_2-SH & & CH_2-SO_3H \\
| & & | \\
H-C-NH_2 & \longrightarrow & CH_2-NH_2 \\
| & & \\
COOH & & \\
\text{L-Cystein} & & \text{Taurin}
\end{array}$$

Auch beim Gesunden entgehen kleine Mengen des Cystins dem Abbau und werden als solche ausgeschieden. Bei einer als Cystinurie bezeichneten Stoffwechselanomalie erreicht die Cystinausscheidung so hohe Werte, daß im Harn aus reinem Cystin bestehende Konkremente oder Sedimente auftreten.

Von der Buttersäure leiten sich zwei Aminosäuren ab, das Methionin und das Threonin.

$$CH_2 \cdot S \cdot CH_3 \qquad\qquad CH_3$$
$$|\qquad\qquad\qquad\qquad |$$
$$CH_2 \qquad\qquad OH—C—H$$
$$|\qquad\qquad\qquad\qquad |$$
$$H—C—NH_2 \qquad\quad H—C—NH_2$$
$$|\qquad\qquad\qquad\qquad |$$
$$COOH \qquad\qquad\quad COOH$$

L-Methionin   L-Threonin

Die Isolierung einer L-(+)-*Aminobuttersäure* aus Eiweißkörpern ist zwar verschiedentlich beschrieben, aber bisher nicht hinlänglich gesichert. L-*Methionin* [L-(—)-α-Amino-γ-methylthio-buttersäure] und L-*Threonin* [L-(–)-α-Amino-β-oxy-buttersäure] gehören dagegen zu den wichtigsten Aminosäuren, weil sie im Körper nicht gebildet werden können, also in der Nahrung enthalten sein müssen.

Aus dem Methionin kann im Körper offenbar Cystin gebildet werden, da das Cystin in der Nahrung durch Methionin, nicht aber das Methionin durch Cystin ersetzt werden kann (WOMACK, KEMMERER und ROSE).

L-*Valin* [L-(+)-α-Amino-isovaleriansäure] und L-(+)-*Norvalin* [L-(+)-α-Aminovaleriansäure] sind die beiden Monoaminosäuren mit 5 C-Atomen. Valin

$$\qquad\qquad\qquad\qquad\qquad CH_3$$
$$\qquad\qquad\qquad\qquad\qquad |$$
$$H_3C\diagdown\ \ \diagup CH_3 \qquad\quad CH_2$$
$$CH \qquad\qquad\qquad |$$
$$|\qquad\qquad\qquad\qquad CH_2$$
$$H—C—NH_2 \qquad\quad H—C—NH_2$$
$$|\qquad\qquad\qquad\qquad |$$
$$COOH \qquad\qquad\quad COOH$$

L-Valin   L-Norvalin

kommt fast in allen Eiweißkörpern vor, die Verbreitung des Norvalins ist ziemlich unbekannt. Ebenso weiß man über das Schicksal der beiden Aminosäuren im Organismus nichts Näheres.

L-*Leucin* [L-(—)-α-Amino-isocapronsäure], L-*Isoleucin* [L-(+)-α-Amino-β-methyl-β-äthyl-propionsäure] und L-*Norleucin* [L-(+)-α-Amino-capronsäure] enthalten 6 C-Atome. Lediglich Leucin kommt in nennenswerten oder größeren Mengen in fast allen Proteinen vor. Beim Abbau im Organismus kann es in β-Oxybuttersäure übergehen, es hat also Beziehungen zum Fettstoffwechsel. Auch Leucin und Isoleucin gehören zu den lebenswichtigen Aminosäuren.

L-Isoleucin   L-Norleucin   L-Leucin

Basische aliphatische Aminosäuren.

Die einfachste Diaminosäure ist das L-*Ornithin* (L-(+)-α,-δ Diaminovaleriansäure),
das aber kein primäres Eiweißspaltprodukt ist, sondern aus L-*Arginin* [L-(+)

$$
\begin{array}{ccc}
\mathrm{CH_2-NH-C{\Big\langle}{}^{NH_2}_{NH}} & \mathrm{CH_2-NH_2 + O=C{\Big\langle}{}^{NH_2}_{NH_2}} & \mathrm{CH_2-NH-C{\Big\langle}{}^{NH_2}_{O}} \\
\mathrm{CH_2} & \mathrm{CH_2} & \mathrm{CH_2} \\
\mathrm{CH_2} & \mathrm{CH_2} & \mathrm{CH_2} \\
\mathrm{H-C-NH_2} & \mathrm{H-C-NH_2} & \mathrm{H-C-NH_2} \\
\mathrm{COOH} & \mathrm{COOH} & \mathrm{COOH} \\
\text{L-Arginin} & \text{L-Ornithin}\qquad\text{Harnstoff} & \text{Citrullin}
\end{array}
$$

α-Amino-δ-guanidino-valeriansäure] entsteht, indem durch ein Ferment der Leber,
die Arginase oder auch durch Kochen mit Alkali aus dem Arginin Harnstoff
abgespalten wird. Es fehlt in keinem Eiweißkörper und kommt in den einfachsten Proteinen, den Protaminen und Histonen, in sehr hoher Konzentration vor.
Nach Krebs und Henseleit besteht zwischen Ornithin und Arginin ein enger
biologischer Zusammenhang, indem aus Ornithin durch Anlagerung von Kohlendioxyd und Ammoniak über die Zwischenstufe des Citrullins (α-Amino-δ-ureido-
valeriansäure) Arginin entsteht, das durch die Wirkung der Arginase unter Abspaltung von Harnstoff wieder in Ornithin zurückverwandelt wird. Arginin geht
im Stoffwechsel teilweise in Zucker über.

Das L-*Lysin* [L-(+)-α, ε-Diaminocapronsäure] kommt in allen Eiweißkörpern
vor, die freie Aminogruppen enthalten. Man findet es in allen tierischen Eiweiß-

$$
\begin{array}{c}
\mathrm{CH_2-NH_2} \\
\mathrm{CH_2} \\
\mathrm{CH_2} \\
\mathrm{CH_2} \\
\mathrm{H-C-NH_2} \\
\mathrm{COOH} \\
\text{L-Lysin}
\end{array}
$$

körpern, dagegen fehlt es in manchen pflanzlichen Proteinen, andere enthalten
es nur in geringer Menge. Es ist zur Erhaltung des Wachstums unentbehrlich.
Ein *Oxylysin* konnte bisher nur in der Gelatine nachgewiesen werden.

Saure aliphatische Aminosäuren.

Aus dieser Gruppe sind zwei Vertreter bekannt, die L-*Asparaginsäure* [L-
(—)-α-Aminobernsteinsäure) und die L-*Glutaminsäure* [L-(+)-α-Aminoglutarsäure].

$$
\begin{array}{cccc}
 & & \mathrm{COOH} & \mathrm{CO-NH_2} \\
\mathrm{COOH} & \mathrm{CO-NH_2} & \mathrm{CH_2} & \mathrm{CH_2} \\
\mathrm{CH_2} & \mathrm{CH_2} & \mathrm{CH_2} & \mathrm{CH_2} \\
\mathrm{H-C-NH_2} & \mathrm{CH\cdot NH_2} & \mathrm{H-C-NH_2} & \mathrm{CH\cdot NH_2} \\
\mathrm{COOH} & \mathrm{COOH} & \mathrm{COOH} & \mathrm{COOH} \\
\text{L-Asparaginsäure} & \text{Asparagin} & \text{L-Glutaminsäure} & \text{Glutamin}
\end{array}
$$

Das Vorkommen von *Oxyglutaminsäure* im Eiweiß konnte nicht bestätigt werden. Asparaginsäure kommt in den meisten, Glutaminsäure in allen Eiweißkörpern vor, in größeren Mengen besonders in denen pflanzlicher Herkunft. Aus beiden Säuren kann im Organismus Zucker entstehen. Weiter verbreitet sind anscheinend, vor allem in pflanzlichen Eiweißkörpern, die Halbamide der beiden Aminosäuren, das *Asparagin* und das *Glutamin*. Bei Pflanzen finden sie sich besonders in den unterirdischen Pflanzenteilen und in den Keimlingen und werden daher als Abbauprodukte der Reserveeiweißkörper angesehen. Asparagin und Glutamin sind besonders wirksame Substanzen für die Lieferung von Aminogruppen für die Harnstoffsynthese im Arginin-Ornithincyclus (s. o.).

Cyclische Aminosäuren.

Die meisten cyclischen Aminosäuren lassen sich formal vom Alanin ableiten, so L-(+)-*Phenylalanin* und L-*Tyrosin* [L-(—)-p-Oxyphenylalanin]. Beide Aminosäuren kommen in den meisten Proteinen vor. Der Körper kann anscheinend aus Phenylalanin Tyrosin bilden, da er auf die Zufuhr dieser Aminosäuren nicht angewiesen ist. Durch Decarboxylierung geht das Tyrosin in *Tyramin* über (Formel s. u.).

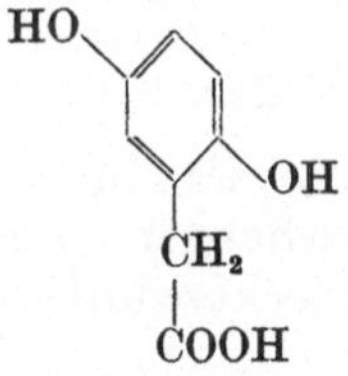

Homogentisinsäure 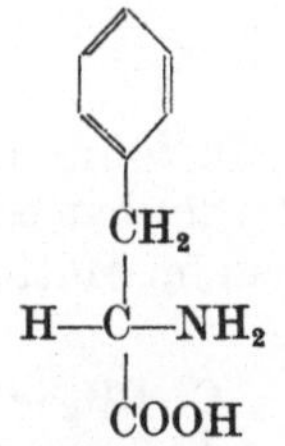   L-Phenylalanin 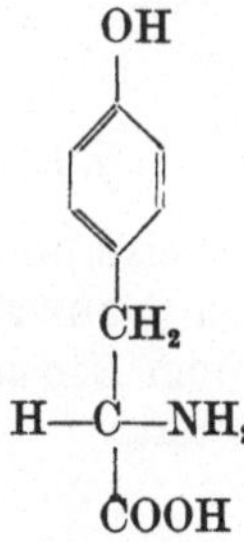   L-Tyrosin

Eine in der Schilddrüse vorkommende Aminosäure, die *Jodgorgosäure* (3,5-Dijodtyrosin) und das Schilddrüsenhormon *Thyroxin* selber weisen sehr nahe strukturelle Beziehungen zum Tyrosin auf. Das gleiche gilt für die beiden Hormone des Nebennierenmarks *Adrenalin* und *Noradrenalin*.

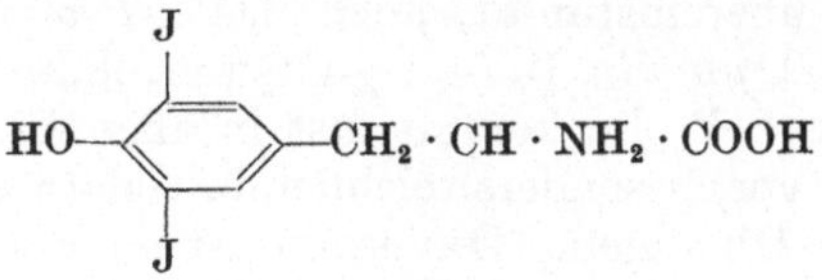

Jodgorgosäure 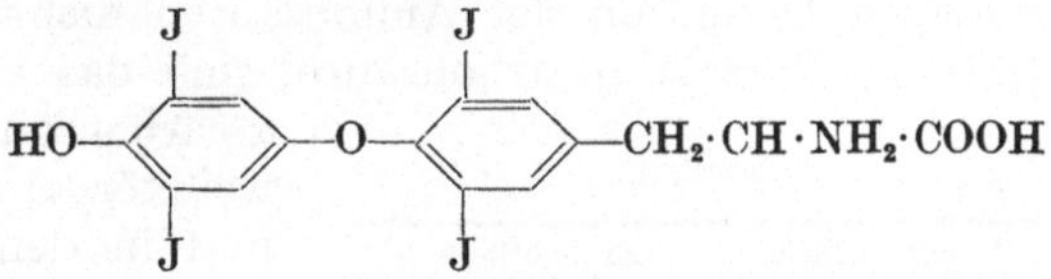   Thyroxin

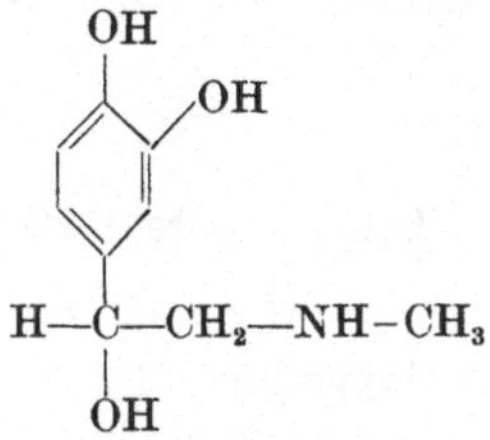

Adrenalin 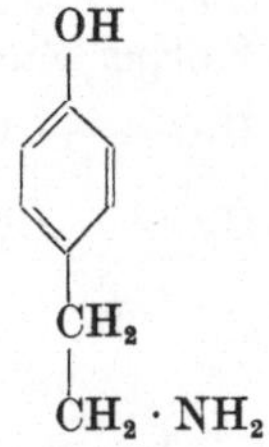   Tyramin 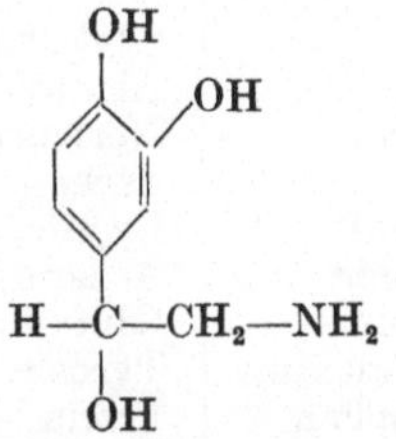   Noradrenalin

Das L-*Tryptophan* [L-(—)-β-Indolylalanin) gehört wie das Phenylalanin zu den Aminosäuren, die der Organismus nicht synthetisieren kann. Es findet sich in den meisten tierischen und in vielen pflanzlichen Proteinen. Bei der Steigerung der

$$
\begin{array}{c}
\qquad\qquad\qquad\ NH_2 \\
\qquad\qquad\qquad\ | \\
\text{(Indol)}-CH_2-\overset{|}{\underset{|}{C}}-COOH \\
\qquad\qquad\qquad\ H
\end{array}
$$

L-Tryptophan

Fäulnisprozesse im Dünndarm entsteht aus ihm durch bakteriellen Abbau das *Indoxyl*, das resorbiert wird und gepaart mit Schwefelsäure als *Harnindikan* ausgeschieden wird.

Einen heterocyclischen Ring enthält das L-*Histidin* [L-(—)-β-Imidazolylalanin], das wegen der basischen Eigenschaften der Iminogruppe des Kerns zu den basischen Aminosäuren gerechnet werden kann. Aus Histidin entsteht durch Decarboxylierung *Histamin*. Besonders reich an Histidin ist das Globin, die Eiweißkomponente des Hämoglobins.

L-Histidin   Histamin

Möglicherweise kommt dem Histidin eine Bedeutung als Muttersubstanz der Purinbasen zu (Stewart). Weiterhin hat es nahe Beziehungen zu einem S-haltigen Betain, dem *Ergothionein*, das im Mutterkorn entdeckt wurde, aber auch im Blute vorkommt.

Ergothionein

Zu den cyclischen Aminosäuren rechnet man, trotzdem ihre Struktur mit der strengen Definition der Aminosäuren nicht übereinstimmt, auch das L-*Prolin* [L-(—)-α-Pyrrolidin-carbonsäure] und das L-*Oxyprolin* [L-(—)-γ-Oxypyrrolidin-α-carbonsäure]. Prolin kommt fast in allen Eiweißkörpern vor, besonders reichlich in Gelatine und in den Gliadinen. Oxyprolin ist in den meisten tierischen Proteinen enthalten, fehlt aber in den pflanzlichen. Aus Prolin kann im Körper Zucker entstehen.

Tabelle 9.

Unentbehrliche	Entbehrliche
Aminosäuren	
Valin	Glykokoll
Leucin	Alanin
Isoleucin	Norleucin
Lysin	Serin
(Arginin)	Cystin
Methionin	Asparaginsäure
Threonin	Glutaminsäure
Phenylalanin	Tyrosin
Tryptophan	Prolin
Histidin	Oxyprolin

L-Prolin   L-Oxyprolin

Im vorangehenden ist bei verschiedenen Aminosäuren darauf hingewiesen worden, daß sie lebensnotwendig sind, also in dem mit der Nahrung zugeführten Eiweiß enthalten sein müssen. In der obenstehenden Tabelle 9 sind nach Untersuchungen insbesondere von W. C. Rose für Ratten die entbehrlichen und die unentbehrlichen Aminosäuren zusammengestellt (s. a. ALBANESE). Das Kriterium für die Unentbehrlichkeit war bei diesen Untersuchungen ein normales Wachstum der Versuchstiere bei Anwesenheit dieser Aminosäuren im Futter. Daß diese Ergebnisse nicht ohne weiteres verallgemeinert werden können, geht daraus hervor, daß beim Menschen bisher als lebensnotwendig erkannt wurden: Threonin, Methionin, Valin, Leucin, Isoleucin, Lysin, Phenylalanin, Tryptophan, nicht dagegen Histidin.

Peptide.

Werden Eiweißkörper durch Hydrolyse nur unvollständig abgebaut, so erhäl t man abhängig vom Grade des Abbaues höher- oder niedermolekulare Peptide. Je nach der Zahl der durch Peptidbindung miteinander vereinigten Peptide sind die niedermolekularen *Dipeptide, Tripeptide, Tetrapeptide* (als *Oligopeptide* bezeichnet) von den hochmolekularen *Polypeptiden* zu unterscheiden. Die Zahl der Aminosäuren in einem Polypeptid ist völlig unbestimmt. Bei der Eiweißverdauung durch Pepsin und Salzsäure entstehen besonders hochmolekulare, als *Albumosen* und *Peptone* bezeichnete Spaltstücke. Aus den verschiedenen Organen ist eine ganze Anzahl von Peptiden verschiedenster Molekülgröße gewonnen worden, so daß auch in der Nahrung diese Eiweißspaltprodukte in größerer Menge enthalten sein können. Es besteht kein Grund zu der Annahme, daß sie für die Ernährung eine andere Bedeutung haben als die Eiweißkörper selber oder die Aminosäuren. Daher ist es auch überflüssig, im einzelnen auf ihre Struktur näher einzugehen. Es sei nur kurz angeführt, daß aus der Muskulatur zwei eigenartige Dipeptide isoliert worden sind, das *Carnosin* (β-Alanyl-histidin) und das *Anserin* (β-Alanyl-methylhistidin), die neben dem Vitamin Pantothensäure (s. S. 49) die einzigen bisher bekannten Vorkommen des β-Alanins sind. Dagegen muß noch besonders erwähnt werden das *Glutathion*, ein Tripeptid aus Glutaminsäure,

$$
\begin{array}{lll}
 & \text{C=O} \text{---} \text{---} \text{NH—CH}_2\text{—COOH} & \\
\text{C=O} \text{---} \text{---} \text{NH—C—H} & & \\
\text{CH}_2 & \text{CH}_2 \cdot \text{SH} & \\
\text{CH}_2 & & \\
\text{H—C—NH}_2 & & \\
\text{COOH} & & \\
\text{Glutaminsäurerest} & \text{Cysteinrest} & \text{Glykokollrest}
\end{array}
$$

Glutathion

Cystein und Glykokoll, dem wegen des schon beim Cystin erwähnten, leichten Wechsels zwischen der -SH-Form und der -S-S-Form eine besondere Bedeutung bei den Oxydationsvorgängen im Gewebe zukommt, und das fernerhin in eine Reihe von fermentativen Vorgängen fördernd oder hemmend eingreifen kann.

Eiweißkörper.

Der chemischen Struktur der Eiweißkörper liegt die Polypeptidkette zu Grunde. Im Prinzip haben also die Eiweißkörper den nachfolgend schematisch skizzierten Bau:

$$
\text{H}_2\text{N—CH—CO—NH—CH—CO} \cdots \text{NH—CH—CO—NH—CH—COOH}
$$
$$
\quad\quad\; \text{R}_1 \quad\quad\quad\quad \text{R}_2 \quad\quad\quad\quad\quad \text{R}_{n-1} \quad\quad\quad\; \text{R}_n
$$

Aus dieser langen Kette ragen also die Reste der verschiedenen Aminosäuren, die ein Eiweiß zusammensetzen, heraus, und bestimmen je nach ihrer Natur (z. B. saurer oder basischer Charakter) die physikalisch-chemischen Eigenschaften eines jeden Proteins. Wahrscheinlich sind in diesen Ketten die Aminosäuren nicht regellos angeordnet, sondern kehren in regelmäßiger Folge wieder.

Es ist anzunehmen, daß in den nativen Eiweißkörpern Zusammenlagerungen mehrerer Polypeptidketten vorliegen. Für die Art der Bindung dieser Ketten aneinander bestehen folgende Möglichkeiten:

1. Salzbindungen zwischen den entgegengesetzt ionisierten Carboxyl- und Aminogruppen benachbarter Ketten:

$$\text{Polypeptidkette—COO}^{\ominus} \cdots {}^{\oplus}\text{H}_3\text{N—Polypeptidkette}$$

2. Wasserstoffbindungen zwischen den Säureamidgruppen benachbarter Ketten, bei denen zwei mesomere Zustandsformen (Keto- und Enolform) miteinander in Resonanz stehen:

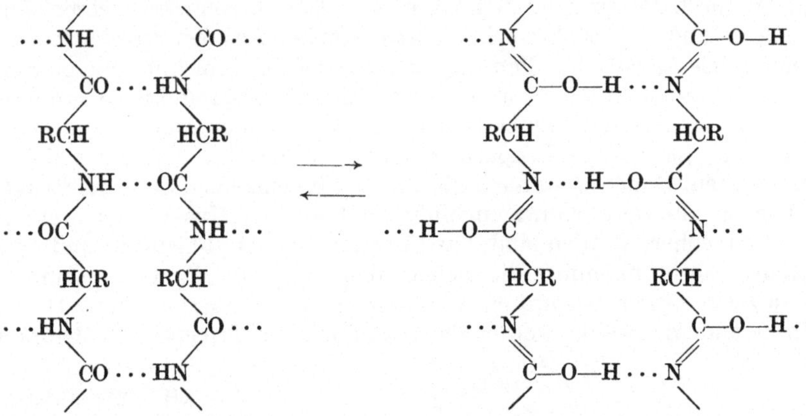

$$\begin{array}{ccccc}
\cdots\text{NH} & & \text{CO}\cdots & & \\
& \text{CO}\cdots\text{HN} & & & \\
\text{RCH} & & \text{HCR} & & \\
& \text{NH}\cdots\text{OC} & & \longrightarrow & \\
\cdots\text{OC} & & \text{NH}\cdots & \longleftarrow & \\
\text{HCR} & & \text{RCH} & & \\
\cdots\text{HN} & & \text{CO}\cdots & & \\
& \text{CO}\cdots\text{HN} & & &
\end{array}$$

3. Wasserstoffbindungen gleicher Art zwischen den Säureamidgruppen von Asparagin- oder Glutaminsäure:

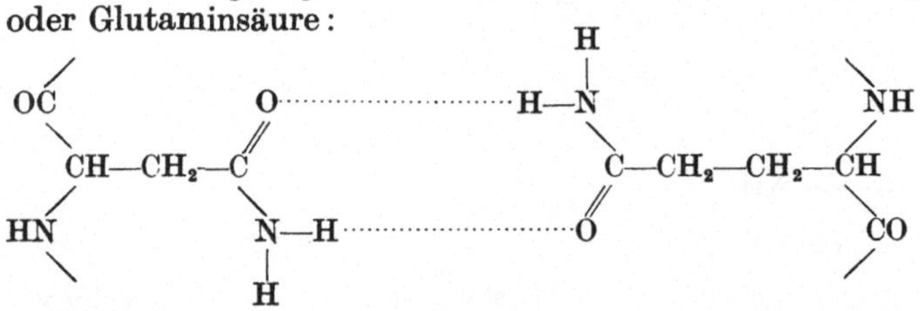

Asparaginsäure-
zweier Polypeptidketten
Glutaminsäurerest

4. Hauptvalenzbindungen durch Disulfidbrücken der Cystinreste benachbarter Ketten:

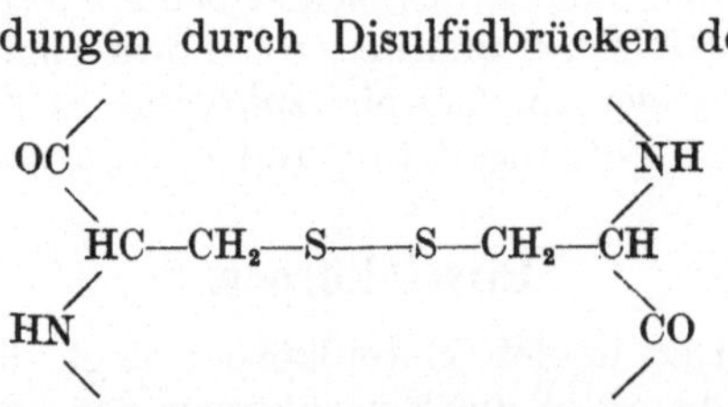

$$\text{OC} \qquad \text{NH}$$
$$\text{HC—CH}_2\text{—S——S—CH}_2\text{—CH}$$
$$\text{HN} \qquad \text{CO}$$

Der Aufbau der Eiweißkörper aus verschiedenen Polypeptidketten ist aus mehreren Gründen wahrscheinlich. So hat sich gezeigt, daß sie unter gewissen Bedingungen reversibel in kleinere Bruchstücke zerfallen können. Besonders aber läßt sich diese Annahme aus den Bestimmungen des Molekulargewichtes der

Eiweißkörper herleiten. Nach SVEDBERG werden hierbei Werte erhalten, die sehr häufig ganzzahlige Vielfache von etwa 17,600 sind. In der Tab. 10 sind die aus der Sedimentation in der Ultrazentrifuge errechneten Werte für einige ernährungsphysiologisch wichtige Eiweißkörper zusammengestellt.

Tabelle 10. *Molekulargewicht einiger Eiweißkörper.*

Eiweiß	Molekular-gewicht	Eiweiß	Mo'ekular-gewicht
Lactalbumin . . .	17400	Serumalbumin .	68000
Gliadin	27000	Hämoglobin . .	68000
Zein	40000	Casein	96000
Lactoglobulin. . .	41500	Serumglobulin .	167000
Ovalbumin . . .	44000	Edestin	310000

Andere Proteine, etwa der Blutfarbstoff der Wirbellosen, das Hämocyanin, oder die Virusproteine haben Molekulargewichte von einigen bis zu vielen Millionen.

Manche Eiweißkörper haben eine gestreckte Form, in ihnen liegen die Polypeptidketten also parallel, andere sind kugelförmig, in ihnen sind also die Ketten wahrscheinlich ungeordnet. Dies ist aber kein prinzipieller Unterschied, da es rein mechanisch gelingt, kugelförmige in gestreckte und gestreckte in kugelförmige Moleküle umzuwandeln. Zwischen die Polypeptidketten ist anscheinend Wasser in relativ fester Bindung eingelagert. Zerstört man die Brückenbindungen zwischen den Ketten, so werden die Proteine unter Freiwerden dieses Wassers irreversibel denaturiert. Andere Eingriffe, so besonders Erwärmen, können unter weitergehenden Veränderungen der Struktur zur Ausfällung oder zur Gerinnung der Proteine führen. Da aber Denaturierung oder Ausfällung die Struktur der Aminosäuren nicht verändern, ist es verständlich, daß z. B. Kochen den Nährwert der Eiweißkörper nicht beeinträchtigt.

Für den Nährwert der Eiweißkörper ist ihr Gehalt an den einzelnen Aminosäuren entscheidend. In Tab. 11 ist deshalb der Aminosäuregehalt in den Eiweißkörpern einiger Nahrungsmittel aufgeführt.

Eine Einteilung der Eiweißkörper nach ihrer chemischen Struktur allein ist nicht möglich, weil in dieser Hinsicht ihre Unterschiede nicht charakteristisch genug sind. Auch die Bestimmung des Gehalts an den einzelnen Aminosäuren, die

Tabelle 11. *Aminosäurezusammensetzung einiger Nahrungsproteine.*

	Hühner-ei	Serum-proteine	Gelatine	Kuh-milch	Leber	Tier-muskel	Fisch-muskel	Soja-bohnen-mehl	Weizen	Weizen-mehl
Glykokoll	2,5		23,6		8,5	4				7,2
Alanin			10,0				7			
Serin			3,3		7,3	5,7	4,5			
Cystein+$^1/_2$ Cystin	2,4	3,6	0,1	0,7	1,4	1,1	1,2	0,6	1,3	1,9
Methionin	4,1	1,9	0,8	3,7	3,2	3,2	3,2	2,0	2,0	3
Threonin	4,9	6,3	1,5	4,6	5,8	5,3	5,1	4,0	3,3	2,7
Valin	7,3	6	2,5	6,6	6,2	5,8	5,8	4,2	3,6	5,0
Leucin, Isoleucin .	17,2	21	5,4	17,5	14,0	14,3	13,1	11,3	9,1	13,6
Arginin	6,4	5,8	9,3	4,3	6,5	7,2	7,4	5,8	2,8	3,9
Lysin	7,2	8,0	5,0	7,5	6,3	7,6	7,8	5,8	2,7	1,9
Asparaginsäure . .			6,2		6,9			3,7		
Glutaminsäure . .			10,2		11,4	15	14	19,1		
Phenylalanin . . .	6,3	5,4	2,5	5,7	7,3	4,5	4,8	5,7	5,7	5,5
Tyrosin	4,5	5,4	0,2	5,3	3,9	3,1	3,6	4,1	3,8	3,8
Tryptophan . . .	1,5	1,7	—	1,6	1,5	1,2	1,3	1,6	1,2	0,8
Histidin	2,1	2,6	1,0	2,5	2,6	2,1	1,9	2,3	1,2	2,2
Prolin			15,3			3	5			
Oxyprolin			—	13,0						

Bausteinanalyse, zeigt zwischen verschiedenartigen Eiweißkörpern häufig keine wesentlichen Unterschiede. Man wählt daher als Grundlage der Einteilung andere Eigenschaften, wie Herkunft, Löslichkeit, Fällbarkeit, Ausflockung durch Salze und sonstige physikalisch-chemische Unterschiede. Daher kommt man zu der Einteilung der Tab. 12.

Tabelle 12. Einteilung der Eiweißkörper.

1. Einfache Eiweißkörper oder Proteine:

α) Protamine,	ε) Globuline,
β) Histone	ζ) Albumine,
γ) Gliadine (Prolamine),	η) Gerüsteiweiße.
δ) Gluteline,	

2. Zusammengesetzte Eiweißkörper oder Proteide:

α) Nucleoproteide,	γ) Glycoproteide,
β) Phosphoproteide,	δ) Chromoproteide.

Bei der Bausteinanalyse der Eiweißkörper darf nicht übersehen werden, daß nach zuerst vor allem von Rimington gemachten Beobachtungen sehr viele, vielleicht sogar alle Eiweißkörper Kohlenhydratkomponenten enthalten, von denen bisher eine *Glucosaminodimannose* und eine *Glucosaminodigalaktose* isoliert werden konnten.

Die einfachen Eiweißkörper.

Die *Protamine* sind nach Kossel einfach gebaute Eiweißkörper von niedrigem Molekulargewicht (einige Tausend), die wegen ihres hohen Gehaltes an den basischen Aminosäuren, vor allem an Arginin, einen stark basischen Charakter haben. Sie sind besonders aus Fischspermien isoliert worden und kommen in ihnen in leicht spaltbarer, salzartiger Bindung an Nucleinsäuren (s. S. 37) vor.

Die *Histone* stehen den Protaminen ziemlich nahe. Sie haben ein höheres Molekulargewicht und enthalten weniger basische Aminosäuren. Sie sind ebenfalls Eiweißkörper der Zellkerne, in denen sie genau wie die Protamine an Nucleinsäuren gebunden sind. Auch diese Bindung hat salzartigen Charakter, ist aber schwerer zerlegbar als die Bindung der Protamine an Nucleinsäuren. Aus dieser Gruppe ist am besten bekannt das *Thymushiston.*

Die *Gliadine* (*Prolamine*) sind Proteine des Getreidekorns. Sie lassen sich durch 50—80%igen Alkohol aus den Mehlen extrahieren, sind aber in reinem Wasser und in reinem Alkohol unlöslich. Der Name „Prolamine" deutet auf ihren hohen Gehalt an Prolin hin. Außerdem sind sie sehr reich an Glutaminsäure, aber ziemlich arm an Arginin und Histidin. Von den unentbehrlichen Aminosäuren fehlt das Lysin oder ist nur in sehr geringen Mengen vorhanden. Biologisch sind sie also nicht vollwertig. Zu ihnen gehören *Gliadin* (Roggen, Weizen), *Hordein* (Gerste), *Zein* (Mais) und *Avenin* (Hafer).

Die *Gluteline* kommen gemeinsam mit den Gliadinen in den Getreidekörnern vor und bilden mit diesen zusammen die Kleberproteine. Sie sind der in Wasser, Alkohol und Salzlösungen unlösliche Teil des Getreideeiweißes, aus dem sie mit verdünnten Säuren oder Basen extrahiert werden können. Die Gluteline enthalten Lysin, können also den Mangel der Gliadine an dieser Aminosäure ausgleichen, so daß die Kleberproteine in ihrer Gesamtheit vollwertiger sind. Die Eiweißkörper des Weizenmehles, nicht die anderer Getreidearten, lassen sich durch Einteigen und nachfolgendes Auswaschen mit Wasser als zäh-elastische Masse gewinnen, die man als *Kleber* oder *Gluten* bezeichnet. Der Kleber gerinnt beim Backen; hierauf beruht die Backfähigkeit des Weizenmehls. Bei den Kleberproteinen sind drei durch räumliches Vorkommen getrennte Fraktionen zu unterscheiden: 1. der echte Kleber in den Kleberkörnchen des Mehlkörpers, 2. das Klebereiweiß aus den Kleberzellen der Kleberschicht, die den Mehlkörper umgibt, 3. das Eiweiß in dem Embryo. Da bei einem niedrigen Ausmahlungsgrad des Mehls die Fraktionen 2 und 3 mit der Kleie verloren gehen, ist die ernährungsphysiologische Bedeutung einer hochgradigen Ausmahlung des Getreides ohne weiteres klar. Es kommt noch hinzu, daß bei der niedrigen Ausmahlung auch die Vitamine und die Mineralstoffe der Kleberschicht und des Embryos verworfen werden.

Die *Globuline* sind die verbreitetste Gruppe unter den Proteinen. Sie sind gekennzeichnet durch ihre Löslichkeit in 5—15%igen Neutralsalzlösungen und ihre Unlöslichkeit in Wasser. Diese besonderen Löslichkeitsverhältnisse beruhen darauf, daß sie mit den Neutralsalzen lösliche Verbindungen bilden, die bei Verdünnung mit Wasser hydrolysiert werden. Die früher übliche Einteilung der Globuline in *Euglobuline* und *Pseudoglobuline* I und II gründet sich auf das Verhalten der verschiedenen Globuline gegen Salzlösungen von steigender Konzentration. Ein Teil der Globuline wird bereits durch geringfügige Salzkonzentrationen gefällt, dies sind die Euglobuline, die in reinem Wasser unlöslich sind. Andere Globuline fallen erst bei höherer Salzkonzentration aus. Diese Pseudoglobuline sind in reinem Wasser in geringem Maße löslich und können auch etwas Euglobulin in Lösung halten. Im allgemeinen rechnet man zu den Globulinen die Eiweißkörper, die durch Halbsättigung mit Ammonsulfat ausgefällt werden können. Von den tierischen Globulinen seien erwähnt die Serumglobuline: Euglobulin, Pseudoglobulin I und II und Fibrinogen. Das letztere wandelt sich beim Stehen des Blutes oder beim Ausfließen aus den Blutgefäßen in das Fibrin um und bewirkt dadurch die Gerinnung des Blutes. Die Anwendung der Elektrophorese auf das Blutplasma hat in neuerer Zeit zu der Einteilung in drei Hauptglobulinfraktionen geführt: α-, β- und γ-Globuline, von denen sich die α- und die γ-Fraktion noch weiter unterteilen lassen. An die Globulinfraktion des Blutplasmas, und zwar an das γ-Globulin sind auch die Antikörper gebunden. Die Milch enthält ebenfalls ein Euglobulin und ein Pseudoglobulin, die — wenigstens bei der Kuh — mit den entsprechenden Plasmaeiweißkörpern identisch sein sollen. Von den Muskeleiweißkörpern gehören zu den Globulinen das *Myosin* und das *Myogen*. Ein spezifisches Globulin ist das jodhaltige *Thyreoglobulin* der Schilddrüse. Von den übrigen Globulinen unterscheidet es sich, weil es nicht bei der Dialyse gegen destilliertes Wasser ausfällt. Die *pflanzlichen Globuline* unterscheiden sich in ihrer Zusammensetzung nicht wesentlich von den tierischen; allerdings sind sie viel reicher an Arginin und an sauren Aminosäuren. Die Neutralsalzkonzentrationen, bei denen sie ausfallen, sind teilweise von denen für die Fällung der tierischen Globuline sehr verschieden. Gegen Erhitzen und andere Eingriffe, die zur Koagulation führen, sind sie wesentlich widerstandsfähiger als die tierischen Globuline. Sie sind die wichtigsten Reserveeiweißstoffe der Pflanze. Am besten bekannt sind die Globuline der Samen: *Legumin* und *Vicilin* aus Bohnen, Erbsen, Linsen und Wicken, *Phaseolin* aus weißen Bohnen, *Glycinin* aus Sojabohnen, *Conglutin* aus Lupinen, *Edestin* aus Hanf, *Excelsin* aus Paranuß, *Amandin* aus Mandeln, *Arachin* aus Erdnuß.

Die *Albumine* kommen meist gemeinsam mit den Globulinen vor. Sie sind in Wasser und verdünnten Salzlösungen löslich und fallen bei Sättigung ihrer Lösungen mit Ammonsulfat aus. Die Albumine sind reich an Schwefel, enthalten aber kein Glykokoll. Zu den tierischen Albuminen gehören das *Serumalbumin*, das *Lactalbumin* und das *Ovalbumin*. Das Lactalbumin ist ziemlich reich an Tryptophan und enthält zum Unterschied von den übrigen Albuminen Glykokoll und größere Mengen von Serin. Das Ovalbumin ist nicht einheitlich, wahrscheinlich besteht es aus vier verschiedenen Eiweißkörpern. Zu den Albuminen zählt auch das *Globin*, die Eiweißkomponente des Hämoglobins, das sich durch seinen hohen Gehalt an Histidin auszeichnet. Die *pflanzlichen Albumine* sind ebenfalls weit verbreitet, kommen aber noch spärlicher vor als die tierischen. Sie unterscheiden sich von diesen dadurch, daß sie schon bei Halbsättigung mit Ammonsulfat ausgefällt werden. Sie finden sich mehr in den aktiv tätigen Zellen der Pflanzen als in den Speicherorganen, die nur geringe Mengen von Albuminen enthalten. *Leukosin* findet sich in Gersten-, Roggen- und Weizenkörnern, *Legumelin* in vielen Leguminosesamen. Aus manchen Pflanzensamen (unter anderem aus Ricinus und Sojabohnen) lassen sich giftige Proteine gewinnen, die den Albuminen nahestehen. Es ist aber noch nicht sicher, ob die Giftwirkung den Eiweißkörpern selber oder Verunreinigungen zukommt.

Die *Gerüsteiweiße* bilden die organische Grundsubstanz des Bindegewebes, der Sehnen, Fascien und Bänder, sie finden sich im Knochen und Knorpel, in der Haut und ihren Anhangsgebilden und auch in den Fischschuppen. Sie sind keine Zelleiweißkörper, sondern bilden die Gerüstsubstanz, in die die Zellen eingelagert sind. Je nach ihren Eigenschaften, vor allem ihrer Härte und Elastizität, kann man drei Gruppen unterscheiden; die *Kollagene*, die *Elastine* und die *Keratine*. Ihre Bedeutung für die Ernährung ist ziemlich gering, da die Keratine überhaupt nicht, die Kollagene und die Elastine nur schwer von den Verdauungsfermenten angegriffen werden. Kollagene finden sich im Bindegewebe, Knorpel und Knochen. Beim Kochen in Wasser gehen sie allmählich in Leim (Gelatine) über, der ebenso wie sie selber frei von Tyrosin und Tryptophan ist. Elastine sind die Bausteine der elastischen Gewebe. Sie bestehen vor allem aus Monoaminosäuren, enthalten aber ebenfalls kein Tryptophan. Die Keratine sind durch ihren hohen Gehalt an Cystin die S-reichsten Proteine. Nur der Vollständigkeit halber sei erwähnt, daß auch die Seide zu den Gerüsteiweißen gehört.

Wenn auch, wie schon eingangs erwähnt, die Bausteinanalyse noch keineswegs für alle Eiweißkörper befriedigend durchgeführt wurde, so ist doch zur Vermitt-

Tabelle 13. *Aminosäurezusammensetzung einiger Eiweißkörper.*

	Gliadin, Weizen	Gluteline Weizen	Zein	β-Lactoglobulin	Lactalbumin	Casein	Eieralbumin	Hämoglobin	Elastin
Glykokoll	0—1	9	—	0—1		0,5	1,9	Spur	27,5
Alanin	2—3	5	9,9	—		5,6	7,4	7—8	6
Serin				4,6	4,9	7,5	7,6	5,2	
Cystein + ¹/₂ Cystin	2,1	1,7	0,8	3,6	4,1	0,4	2—3	0,4—1,8	0,2
Methionin	2,1	3	2,0	3,6	2,8	3,5	5,0	0,5—1,8	0,4
Threonin	2,7	2,5	2,4	6,0	5,3	3,9	3—4	6,8	2,5
Valin			2,4	6,2	4	7,0	6,8	8,2	13
Leucin + Isoleucin	6,1		28	24,3	15	18,6	9,4	18,1	28
Arginin	2,6	3,9	1,6	3,1	3,5	4,1	5,7	3,5	0,9
Lysin	0,7	1,9		10,4	9,0	6,9	7,7	9,0	?
Asparaginsäure	1,3	10	3,4	10,1		6,3	5,2	8,1	—
Glutaminsäure	42	27	35,6	22,1		22,8	16,3	5,7	
Phenylalanin		5,5	6,4	5,3	5,6	5,2	6	7,7	3,4
Tyrosin	2,8	3,8	5,0	4,3	5,3	6,4	4,2	2,4	1,5
Tryptophan	0,8	1,0	0,1	2,0	2,3	1,8	1,4	1,5	
Histidin	1,6	2,2	0,9	1,8	2,0	2,5	2,4	7,6	
Prolin	12	10	9—12			8,2	4—5	2	14,2
Oxyprolin		1				2		—	1,9
Summe	81,8	86,5	109,5	88,4	63,8	113,2	97,5	95,3	99,5

lung einer allgemeinen Vorstellung die Zusammensetzung einiger Proteine in der Tab. 13 zusammengestellt. Diese Zahlen sind selbstverständlich nur Näherungswerte, von denen sowohl nach unten wie oben Abweichungen vorkommen.

Die zusammengesetzten Eiweißkörper.

Die *Nucleoproteide* kommen in allen Zellkernen vor, finden sich aber in geringer Menge auch im Zellplasma und in den meisten Sekreten. Am reichsten an ihnen sind die zellreichen Organe, also Thymus, Pankreas, Leber, Milz und Niere; reich an ihnen sind auch die Hefezellen. Die Eiweißkomponente ist noch nicht für alle Nucleoproteide hinreichend bekannt. In manchen liegen die schon erwähnten salzartigen Verbindungen zwischen Protaminen und Histonen und der prosthetischen Gruppe, der Nucleinsäure, vor; man sollte sie vielleicht wegen der leichten Dissoziierbarkeit der Salzbindung nicht zu den Nucleoproteiden rechnen. Bei den echten Nucleoproteiden ist die Verbindung zwischen Eiweiß

$$\text{Cytosin} \qquad \text{Uracil} \qquad \text{Thymin}$$

$$\text{Adenin} \qquad \text{Guanin}$$

und Nucleinsäure fester. Die *Nucleinsäuren* (Nucleotide) bestehen aus einer Purin- oder Pyrimidinbase, aus einer Pentose und aus einer Phosphorsäure. Die primär in den Nucleotiden vorkommenden Basen sind die Purine *Adenin* und *Guanin* und die Pyrimidine *Thymin, Uracil* und *Cytosin*. Durch Vereinigung

$$\text{Hefeadenylsäure}$$

einer dieser Basen mit den Pentosen *Ribose* oder *Ribodesose (Thyminose)* (s. S. 15) entstehen Nucleoside, die durch Anfügung von Phosphorsäure in die Mononucleotide oder einfachen Nucleinsäuren übergehen. Von diesen seien nur die Formeln der Hefe- und der Muskeladenylsäure angeführt. Die Muskeladenylsäure kommt

$$\text{Muskeladenylsäure}$$

auch als Mononucleotid in den Geweben vor. Ihre Pyrophosphorsäureverbindung, die *Adenosintriphosphorsäure* (ATP), ist ein wichtiges Co-Ferment des Kohlenhydratstoffwechsels, sie spielt weiterhin eine unentbehrliche Rolle bei allen Energieübertragungen im intermediären Stoffwechsel.

Durch Vereinigung zahlreicher Mononucleotide entstehen die *Polynucleotide*. Von ihnen enthält die *Hefenucleinsäure* die Basen Guanin, Adenin, Cytosin und Uracil, die *Thymonucleinsäure* die Basen Guanin, Adenin, Cytosin und Thymin. Zwischen diesen beiden Polynucleotiden besteht auch ein Unterschied hinsichtlich ihrer Kohlenhydratkomponente. Die Hefenucleinsäure enthält Ribose und wird deshalb auch *Ribonucleinsäure* genannt. Die Thymonucleinsäure bezeichnet man wegen ihres Besitzes an Desoxyribose als *Desoxyribonucleinsäure*. Die Desoxyribonucleinsäure findet sich nur im Chromatin der Zellkerne, die Ribonucleinsäure im Cytoplasma und im Nucleolus. Beide Nucleinsäuren haben die größte Bedeutung für die Synthese von Eiweiß in der Zelle, die Ribonucleinsäure für die des Zellplasmas, die Desoxyribonucleinsäure für die Produktion der Gene.

Die *Phosphoproteide* enthalten als prosthetische Gruppe die o-Phosphorsäure. Sie haben daher ziemlich stark sauren Charakter. Der bekannteste Vertreter dieser Gruppe ist das Casein der Milch, ferner gehören ihr an das *Ovovitellin* des Eidotters und das *Ichthulin* aus Fischeiern. Die Phosphorsäure ist im Casein zum größten Teil als Ester des Serins, als Serinphosphorsäure enthalten. Aus dieser Bindung wird sie leicht durch verdünnte Alkalien abgespalten. In der

$$CH_2O{-}PO_3H_2$$
$$|$$
$$H{-}C{-}NH_2$$
$$|$$
$$COOH$$

Serinphosphorsäure

Milch kommt das Casein als Kalksalz vor. Bei der Einwirkung des Labfermentes verliert dies Kalksalz seine Löslichkeit, weil das Casein in einer in ihrem Wesen noch unklaren Reaktion in *Paracasein* umgewandelt wird, dessen Ca-Salz unlöslich ist. Die Caseinatlösungen gerinnen beim Kochen nicht und verhindern auch die Gerinnung der anderen Milcheiweißkörper. Wahrscheinlich kommt das Ca-Caseinat in der Milch in einer Komplexbindung mit Calciumphosphat vor. Das Casein ist wahrscheinlich kein einheitlicher Eiweißkörper. Svedberg erhielt bei seinen Bestimmungen Werte, die zwischen 75000 und 375000 schwankten. Durch Elektrophorese konnten mindestens drei verschiedene Caseinfraktionen unterschieden werden. Das Ovovitellin des Eidotters läßt sich bei seiner Darstellung nur sehr schlecht von den Phosphatiden trennen, so daß möglicherweise zwischen diesen beiden Stoffen eine lockere Bindung besteht.

Die *Glykoproteide* sind eine eigenartige Klasse von Eiweißkörpern, in deren prosthetischen Gruppen reichlich Kohlenhydrate bzw. Kohlenhydratderivate (Uronsäuren und Aminozucker) vorkommen. Außerdem können sie Schwefelsäure- und Essigsäurereste enthalten. Manche Angehörige dieser Stoffgruppe sind so reich an Kohlenhydraten, daß sie engste Beziehungen zu den Polysacchariden haben und deswegen und wegen ihrer physikalischen Beschaffenheit als *Mucopolysaccharide* den Glykoproteiden gegenübergestellt werden, bei denen der Eiweißcharakter ausgesprochener ist. Die Glykoproteide heißen auch *Mucoproteide, Mucine* oder *Mucoide*, weil auch sie Schleimstoffe sind. Wir finden Glykoproteide bzw. Mucopolysaccharide aber auch außer in den eigentlichen Schleimstoffen, die von Schleimdrüsen produziert werden, im Glaskörper des

Auges, in der Gelenkflüssigkeit, in der Nabelschnur, den Kapselsubstanzen von Bakterien, aber auch die spezifischen Blutgruppensubstanzen gehören chemisch hierher.

Die chemische Natur dieser Stoffe ist keineswegs auch nur entfernt aufgeklärt. Soweit bisher zu übersehen, gibt es uronsäurefreie und uronsäurehaltige Mucopolysaccharide, die letzteren sind teils schwefelsäurehaltig teils schwefelsäurefrei.

Mucoitinschwefelsäure

Charakteristische Bausteine sind die Mucoitinschwefelsäure, der die nachstehende Struktur zugeschrieben wird (sie kommt z. B. im Mucin der Magenschleimhaut vor) und die Chondroitinschwefelsäure, die sich gebunden an Eiweiß in den Chondroproteidendes Knorpels findet. Für die *Chondroitinschwefelsäure* wurde neuer-

Chondroitinschwefelsäure-Einheit

dings von MEYER, ODIER und SIEGRIST die folgende Formel angegeben. Es ist anzunehmen, daß die oben angeführte Formel der Mucoitinschwefelsäure revisionsbedürftig ist.

Sulfatfreie Mucopolysaccharide sind aus Nabelschnur, Glaskörper und Synovialflüssigkeit erhalten worden. Eine derartige Substanz ist die *Hyaluronsäure*, die aus gleicher Teilen Acetylglucosamin und Glucuronsäure besteht, die β-glucosidisch miteinander vereinigt sind (MEYER, FELLIG u. FISCHER).

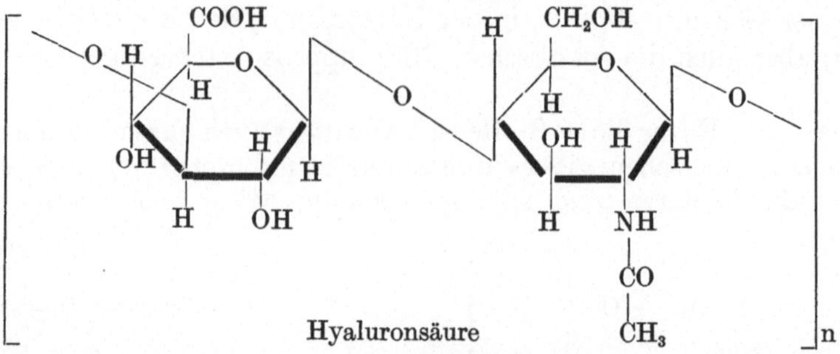

Hyaluronsäure

Die *Chromoproteide* sind eine Gruppe von Proteiden, deren prosthetische Gruppe Farbstoffcharakter hat. Diese Farbstoffe können ganz verschiedenen Körperklassen angehören. Im allgemeinen ist aber im Bau und Stoffwechsel der höheren Tiere und des Menschen die Bezeichnung auf Proteide beschränkt, deren Farbstoffkomponente zu den Häminen gehört. Die verbreitetste dieser Verbindungen ist das *Hämoglobin*, die Verbindung von Globin und Häm. Das *Häm* ist ein Porphyrin, in das zweiwertiges Eisen eingebaut ist; aus ihm entsteht durch Übergang des Eisens in die dreiwertige Form das Hämin. Häminhaltige Proteide sind ebenfalls bekannt. Zu ihnen gehören die *Cytochrome*, die *Peroxydase*

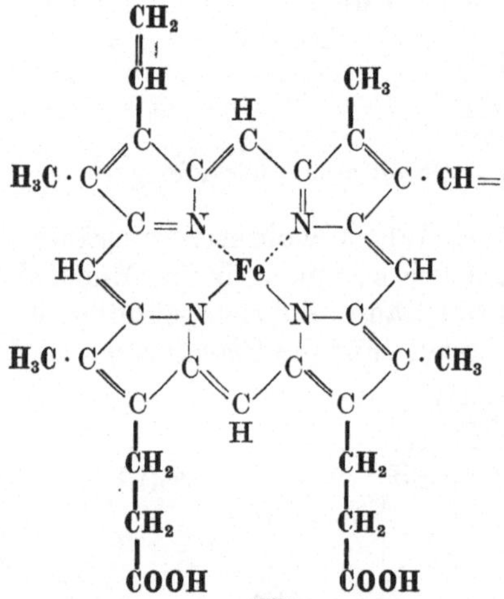

Häm

und die *Katalase*. Auch das *sauerstoffübertragende Ferment der Atmung* von Warburg *(Cytochromoxydase)* gehört zu den häm- bzw. häminhaltigen Proteiden. Man hat früher die Bindung des Eisens im Hämoglobin für ernährungsphysiologisch besonders wertvoll gehalten, weil man der Ansicht war, daß es leichter als anorganisches Eisen zum Aufbau von rotem Blutfarbstoff im Körper verwandt werden kann. Nach den neueren Untersuchungen ist aber gerade das Gegenteil der Fall. Zu den pflanzlichen Porphyrinderivaten, die mit der Nahrung in größerer Menge in den Körper gelangen, gehört das *Chlorophyll*, das einen Mg-haltigen Porphyrinring in Bindung an den hochmolekularen Alkohol Phytol enthält.

Vitamine.

Der Begriff „Vitamine" ist biologisch, nicht chemisch definiert. Tierversuche zeigten, daß Ernährung mit hochgereinigten Gemischen der Hauptnahrungsstoffe — Kohlenhydrate, Lipoide und Eiweiß — unter Zusatz der als lebensnotwendig bekannten Salze kein normales Wachstum der Versuchstiere verbürgte.

Vielmehr wiesen Tiere, die ein durch Wasser und Fettlösungsmittel extrahiertes oder hocherhitztes Futter erhalten hatten, charakteristische Schäden auf, ja bei längerer Versorgung mit einem derartigen Futter starben sie sogar. Durch Zugabe der Extrakte zu dem extrahierten Futter ließen sich dagegen die Schädigungen beheben oder vermeiden. Damit war die Abhängigkeit normalen Wachstums und normaler Entwicklung von in ihrer Struktur vorerst noch unbekannten Bestandteilen der Nahrung erwiesen. Man hat diesen lebensnotwendigen, in sehr geringen Mengen wirksamen Bestandteilen der Nahrung verschiedene Bezeichnungen beigelegt, eingebürgert hat sich nur die Bezeichnung: Vitamine.

Durch Wahl des Extraktionsmittels — Wasser oder Fettlösungsmittel — ließ sich zunächst ein wasserlösliches von einem fettlöslichen Vitamin trennen. Wenn auch schon bald die Uneinheitlichkeit dieser beiden Fraktionen erkannt wurde, so hat es doch jahrzehntelanger, mühevoller Untersuchungen bedurft, diese Fraktionen in zahlreiche Einzelfraktionen aufzutrennen und es ist diese Auftrennung möglicherweise immer noch nicht vollständig gelungen.

Als Vitamin bezeichnet man einen in kleinsten Mengen wirksamen, lebensnotwendigen Bestandteil der Nahrung, also einen Stoff, zu dessen Aufbau der menschliche oder tierische Organismus nicht fähig ist, bei dessen Fehlen außer Verminderung oder Stillstand des Wachstums jeweils charakteristische Ausfallserscheinungen auftreten. Dabei ist bemerkenswert, daß nicht alle als Vitamine erkannten Stoffe auch von allen Tierarten benötigt werden, vielmehr können einige Tierarten bestimmte Vitamine entbehren, weil sie selbst zur Synthese dieser Stoffe fähig sind. Vitamin C kann z. B. von den meisten Wirbeltieren synthetisiert, Tryptophan in Nicotinsäureamid umgewandelt werden; Vitamin D_3 durch UV-Bestrahlung in der Haut aus 7-Dehydrocholesterin entstehen.

Eine Reihe von Vitaminen ist in der Nahrung nicht in der wirksamen Form vorhanden, sondern in Vorstufen — *Provitaminen* —, aus denen durch einfache Umwandlungen der Organismus die Vitamine bereitet.

Über den Angriffspunkt der Vitamine im Stoffwechsel herrschte lange Zeit völlige Unklarheit und er ist auch heute noch nicht für alle Vitamine bekannt. Aber für eine ständig wachsende Zahl von Vitaminen konnte erwiesen werden, daß die Zellen sie als Wirkgruppen — Co-Fermente — bestimmter Fermente nötig haben. Ernährungsstörungen aus Mangel an diesen Vitaminen sind damit auf Funktionsstörungen definierter Zelleistungen zurückgeführt.

Unzureichende Vitaminversorgung führt durchaus nicht immer zum vollausgebildeten Krankheitsbild einer *Avitaminose*; bei geringgradigem Mangel zeigen sich vielmehr durch uncharakteristische allgemeine Störungen gekennzeichnete *Hypovitaminosen*. Dabei kann die Ursache einer Hypovitaminose außer in einer realen Verminderung des Angebotes mit der Nahrung auch in einer gestörten Resorption liegen, wie sie für einige Vitamine erwiesen ist, oder es kann durch Steigerung einzelner Funktionen des Körpers, durch vermehrte Inanspruchnahme des Gesamtorganismus bei körperlichen Leistungen oder durch Infektionskrankheiten der Bedarf an einzelnen Vitaminen erhöht werden.

Für einzelne Vitamine sind *Hypervitaminosen* bekannt geworden, die durch experimentelle oder medikamentöse Überdosierungen zustande kommen können.

Von wesentlicher ernährungsphysiologischer Bedeutung ist es, daß ein normaler, ausreichend ernährter Organismus an den meisten Vitaminen einen erheblichen Vorrat besitzt, durch den es ihm möglich ist, Wochen oder Monate einen Mangel an diesen Vitaminen zu überstehen. Die Kenntnis dieser Tatsache ist von großer Bedeutung außer für die normale Ernährung besonders für die Vitaminforschung, deren experimentelles Fundament der Tierversuch ist. Ein chronischer Vitaminmangel wird sich also u. U. nicht sofort sondern erst nach einer längeren Karenzzeit in den erwarteten Ausfallserscheinungen zu erkennen geben.

Der Tierversuch bot lange Zeit die einzige Möglichkeit, quantitative Vitaminbestimmungen durchzuführen. Solange die chemische Natur der Vitamine nicht bekannt war, konnten Vitamingehalte nur in mehr oder weniger willkürlichen „Einheiten" angegeben werden. Seit Isolierung fast aller Vitamine und Aufklärung ihrer Struktur, der in vielen Fällen ihre Synthese folgte, läßt sich die Wirkung durch die Angabe bestimmter Gewichtsmengen ausdrücken. Die Kenntnis der chemischen Natur eines Vitamins hat auch häufig die Ausarbeitung chemischer Nachweis- und Bestimmungsverfahren möglich gemacht. Damit ist aber, vor allem für die Erforschung ihrer Struktur nach noch unbekannten Substanzen der Tierversuch nicht überflüssig geworden. Nachteile sind lange Dauer der Versuche und hohe Kosten für die Tierhaltung. In jüngster Zeit ist die experimentelle Vitaminforschung wesentlich erleichtert und verkürzt worden durch die Feststellung, daß auch manche Mikroorganismen auf die Zufuhr bestimmter Vitamine angewiesen sind. Allerdings besitzen Bakterien auch ein ausgezeichnetes Vermögen, gewisse Vitamine aus einfachen Bausteinen zu synthetisieren. Dies trifft auch für den Darm besiedelnde Bakterien zu, so daß ein Vitaminmangel in der Nahrung nicht immer zu Mangelerscheinungen führen muß.

Da die chemische Natur der Vitamine lange Zeit unbekannt war, legte man der Einteilung der Vitamine zwangsläufig die Ausfallserscheinungen zu Grunde, die beim Mangel eines Vitamins auftreten. Den für die Entstehung des Scorbuts verantwortlichen Faktor z. B. bezeichnete man als antiscorbutisches Vitamin. Wenn auch heute die chemische Natur der Vitamine in zahlreichen, ja wohl in den meisten Fällen bekannt ist, hat man das auf Löslichkeitsverhalten und physiologische Wirksamkeit begründete ursprüngliche Einteilungsprinzip beibehalten. Der Einfachheit halber hat man die zunächst durch ihre Wirkung bekannt gewordenen Vitamine außerdem durch große Buchstaben (A, B, C, D) unterschieden. Es zeigte sich dann, daß das ursprüngliche Vitamin B ein Gemisch zahlreicher Faktoren ist, die auch heute vielleicht noch nicht alle bekannt sind, so daß man sie durch Indexzahlen kennzeichnete (B_1, B_2 usw.). Nach Aufklärung

Tabelle 14. *Einteilung der Vitamine.*

Buchstaben-bezeich-nung	Chemische Bezeichnung	Funktionelle Bezeichnung
	I. Fettlösliche Vitamine.	
A	Axerophthol	Antixerophthalmisches Vitamin, Epithelschutzvitamin
D	Calciferol (für D_2)	Antirachitisches Vitamin
E	Tocopherol	Antisterilitätsvitamin
K	Phyllochinon	Antihämorrhagisches Vitamin
	II. Wasserlösliche Vitamine.	
B_1	Aneurin, Thiamin	Antineuritisches Vitamin
B_2	Riboflavin, Lactoflavin	
	Nicotinsäure(amid), Niacin(amid)	Pellagraschutzstoff, P.P.-Faktor
	Pantothensäure	
B_6	Pyridoxin, Adermin	
	Pteroylglutaminsäure, Folinsäure	
B_{12}	Cyano-cobalamin	animal protein factor, extrinsic factor, antianämisches Vitamin
	Biotin	Hautvitamin
	p-Aminobenzoesäure	
C	Ascorbinsäure	Antiscorbutisches Vitamin
P	Citrin	

der chemischen Natur der Vitamine hat man sie dann schließlich mit ihre chemische Natur ausdrückenden oder aus ihrer spezifischen Wirkung abgeleiteten Namen belegt. Unter Berücksichtigung dieser Gesichtspunkte ergibt sich die folgende Einteilung, die nur die wichtigsten Vitamine enthält (s. Tab. 14).

Wie bereits oben erwähnt, wurden für eine Reihe von Vitaminen, bevor sie isoliert werden konnten, Vitamineinheiten angegeben, um einen quantitativen Vergleich der Vitamingehalte verschiedener Nahrungsmittel oder Präparate möglich zu machen. Die nebenstehende Tab. 15 enthält für einige Vitamine, deren Konzentration in Nahrungsmitteln noch gelegentlich in „Internationalen Einheiten" (I.E.) angegeben wird, eine Gegenüberstellung dieser Einheiten und der ihnen entsprechenden Mengen an reinen Substanzen.

Tabelle 15. *Vitamineinheiten.*

Vitamin	1 I.E. =
A	$0{,}6\ \gamma\ \beta$-Carotin
B_1	$3{,}3\ \gamma\ B_1$-Hydrochlorid
Biotin	$0{,}1\ \gamma$ Biotin
C	$50\ \gamma$ C
D	$0{,}025\ \gamma\ D_2$
E	1 mg E

Axerophthol (Vitamin A).

Das Vitamin A ist auf Grund der bei seinem Fehlen auftretenden Ausfallserscheinungen seit dem Jahre 1911 bekannt.

Chemie: Seine chemische Struktur wurde 1931—32 aufgeklärt. Die Krystallisation gelang 1937. Erst 1947 aber wurde, nachdem bereits früher der Methyläther des Vitamins und dann die ihm entsprechende Säure dargestellt werden konnten, auch die Synthese des Vitamins durchgeführt (ISLER, HUBER, RONCO und KOFLER). Dem Vitamin kommt die folgende Formel zu:

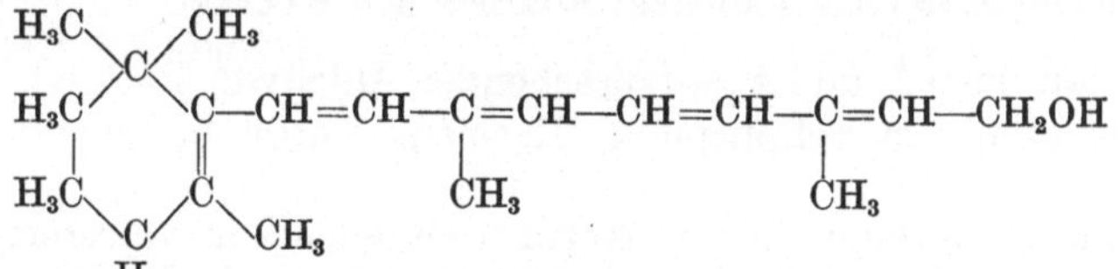

$$H_3C\diagdown\quad\diagup CH_3$$
$$C$$
$$H_3C\diagup\quad\diagdown C-CH=CH-C=CH-CH=CH-C=CH-CH_2OH$$
$$|\qquad\qquad\|\qquad\qquad|\qquad\qquad\qquad|$$
$$H_3C\quad\quad C\qquad\qquad CH_3\qquad\qquad\qquad CH_3$$
$$\diagdown C\diagup\diagdown CH_3$$
$$H_3$$

Axerophthol

Sie kennzeichnet es als Abkömmling der Carotine und einiger Carotinoide, von denen dem Kryptoxanthin ernährungsphysiologisch die größte Bedeutung zukommen dürfte (Formeln s. S. 22). Aus den Provitaminen entsteht das Vitamin durch Spaltung, die entgegen früheren Vorstellungen nicht hydrolytisch sondern oxydativ sein dürfte und für das β-Carotin wahrscheinlich über das Kitol verläuft (Formeln s. umseitig).

Entgegen früheren Vorstellungen geschieht die Umwandlung des Provitamins in das Vitamin nicht in der Leber sondern unmittelbar nach der Resorption der Provitamine in der Darmwand. Damit ist auch die Existenz einer „Carotinase" der Leber fragwürdig geworden. Voraussetzung dafür, daß ein Carotinoid als Provitamin A wirksam ist, ist der Besitz des β-Ionon-Ringes (s. S. 22). Das β-Carotin, das diesen Ring zweimal enthält, sollte darum doppelt so wirksam sein wie die anderen Carotinoide. Nicht alle experimentellen Prüfungen haben diese Voraussage bestätigt. Dies mag zwei Gründe haben: 1. sind die Resorptionsverhältnisse für die Carotinoide im Darmkanal nicht sehr günstig. Sie werden nur bei Gegenwart von Fettsäuren resorbiert und gewöhnlich entgeht ein erheblicher Teil vor allem der in Nahrungsmitteln enthaltenen Carotine und Carotinoide der Resorption. 2. sind Isomerisierungen an den Doppelbindungen im Sinne einer cis-trans-Isomerie möglich.

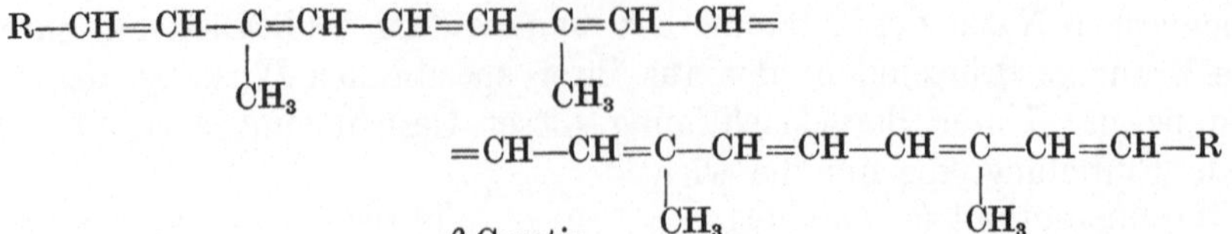

$$R{-}CH{=}CH{-}\underset{\underset{CH_3}{|}}{C}{=}CH{-}CH{=}CH{-}\underset{\underset{CH_3}{|}}{C}{=}CH{-}CH{=}$$

$$={CH}{-}CH{=}\underset{\underset{CH_3}{|}}{C}{-}CH{=}CH{-}CH{=}\underset{\underset{CH_3}{|}}{C}{-}CH{=}CH{-}R$$

β-Carotin

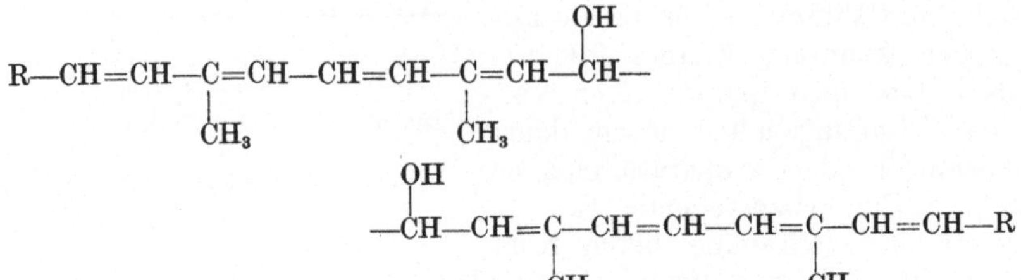

$$R{-}CH{=}CH{-}\underset{\underset{CH_3}{|}}{C}{=}CH{-}CH{=}CH{-}\underset{\underset{CH_3}{|}}{C}{=}CH{-}\overset{\overset{OH}{|}}{CH}{-}$$

$$\overset{\overset{OH}{|}}{CH}{-}CH{=}\underset{\underset{CH_3}{|}}{C}{-}CH{=}CH{-}CH{=}\underset{\underset{CH_3}{|}}{C}{-}CH{=}CH{-}R$$

Kitol

$$R=\quad \begin{array}{c} H_3C{\diagdown} \quad {\diagup}CH_3 \\ \quad C \\ H_3C{-}C \qquad C{-} \\ | \qquad \| \\ H_3C{\diagdown} \quad {\diagup}C \\ \quad C \diagdown CH_3 \\ \quad H_2 \end{array}$$

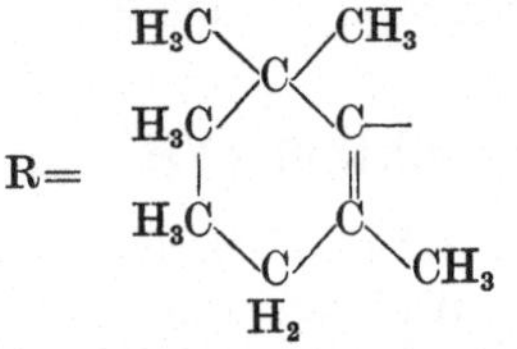

Außer dem Vitamin A ist auch ein *Vitamin A_2* beschrieben worden, das in Fischleberölen, besonders denen von Süßwasserfischen aufgefunden worden ist und sich vom Vitamin A durch seine spektrale Absorption unterscheidet. Seine chemische Konstitution ist noch nicht geklärt. Außerdem soll ebenfalls in Fischleberölen ein *Neo-Vitamin* A vorkommen, das ein cis-Isomeres des Vitamins A sein soll (Isomerie an der der CH_2OH-Gruppe benachbarten Doppelbindung; GILLAM, HEILBRON, JONES und LEDERER; ROBESON und BAXTER).

Die den Vitaminen A_1 und A_2 entsprechenden Aldehyde, Retinen$_1$ und Retinen$_2$, sind Komponenten des Sehpurpurs. Retinen$_2$ wurde bisher nur bei Fischen gefunden.

Das Vitamin A kommt in der Natur weitgehend in veresterter Form vor. Der Lebertran enthält das Vitamin z. B. vollständig als Ester, der Thunfischtran als Palmitinsäureester. Die Esterform ist biologisch wirksamer als der freie Alkohol.

Tabelle 16. *Axerophthol-Gehalt in mg bzw. I.E. pro 100 g.*

Nahrungsmittel	mg %		Gesamtaktivität (in I.E.)
	Vitamin A	Carotin	
Lebertran, Dorsch	1,6—160	—	40000—400000
Lebertran, Heilbutt	800—15000	—	2000000—36000000
Lebertran, Thunfisch	4,1—2700	—	12000—8000000
Leber, Kalb	20—60	?	50000—160000
Leber, Ochse	5—16		12700—41800
Leber, Schwein	5—15		12600—36700
Butter	0,3—1,5	0,1—2	1000—6000
Hühnerei	0,08—0,15	0,16—0,2	450—700
Kuhmilch	0,02—0,03	0,02—0,03	60—200
Mohrrüben	—	2—6	3500—10000
Spinat	—	4,5—8	7000—10000
Kopfsalat	—	1,5	3000
Grünkohl	—	5,5—8	9000—13000
Rosenkohl	—	4—6	6000—10000
Tomate	—	0,3—1,6	500—2500
Grüne Bohnen	—	0,5—2,5	800—4000

Vorkommen: Das reichste Vorkommen von Axerophthol sind die Fischleberöle. Auch bei den übrigen Tieren ist die Leber das an Axerophthol reichste Organ. Von besonderer Bedeutung für die Ernährung ist die provitamin A-haltige pflanzliche Nahrung. Die als Quellen für Axerophthol besonders wichtigen Nahrungsmittel gibt die Tab. 16 wieder[1].

Bedarf: Der mittlere tägliche Bedarf des Menschen beträgt 2—3 mg (= 2500 I.E. Axerophthol bzw. 5000 I.E. Carotin. Ganz allgemein wird für den Menschen und die verschiedensten Tierarten ein Bedarf von 15—25 I.E. pro kg Körpergewicht angenommen.)

Einheiten: 1 I.E. = 0,3 γ Vitamin A = 0,6 γ β-Carotin. In USA: 1 USP (United States Pharmacopea)-Einheit = 1 I.E. oder 1 CLO (Cold Liver Oil)-Einheit = 20 I.E. (s. a. ENGEL).

Nachweis und Bestimmung[2]: Biologisch durch den Wachstums- oder Kolpokeratosetest an Ratten. Chemisch durch die CARR-PRICE-Reaktion: Colorimetrische oder photometrische Auswertung der Blaufärbung mit Antimontrichlorid in Chloroform bei 620 mμ.

Aneurin; Thiamin (Vitamin B$_1$).

Auf die Existenz eines besonderen Nahrungsfaktors, der späterhin Vitamin B$_1$ genannt wurde, wurde zuerst 1896 hingewiesen. 1911 waren bereits hoch wirksame Präparate gewonnen worden, 1926 das Vitamin krystallisiert erhalten, aber erst 1936 wurde seine Struktur aufgeklärt und im gleichen Jahr an verschiedenen Stellen die Synthese durchgeführt (GREWE; ANDERSAG und WESTPHAL; WILLIAMS und CLINE; TODD und BERGEL).

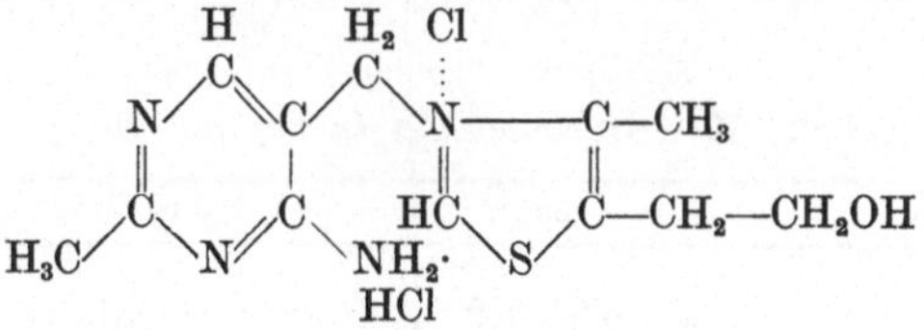

Aneurin

Chemie: Die Formel zeigt, daß Aneurin das Kondensationsprodukt eines Aminomethylpyrimidins mit einem Methyloxyäthylthiazol ist.

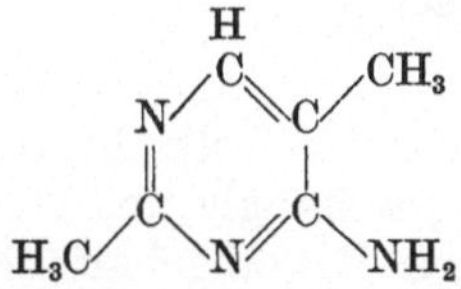

Dimethylaminopyrimidin 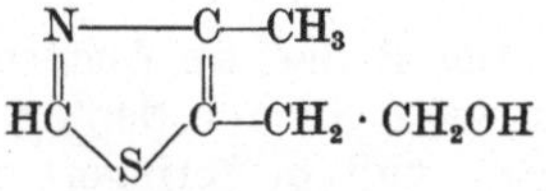   Methyloxyäthylthiazol

Die biologisch wirksame Form des Aneurins ist sein Pyrophosphorsäureester, die Cocarboxylase, das Co-Ferment der Brenztraubensäure decarboxylierenden Carboxylase.

---

[1] Die Werte dieser und der folgenden Tabellen sind größtenteils entnommen aus: LUNDE, G.: Vitamine in frischen und konservierten Nahrungsmitteln. Berlin 1940. — STEPP, W., J. KÜHNAU und H. SCHROEDER: Die Vitamine und ihre klinische Anwendung. 6. Aufl. Stuttgart 1944. — BICKNELL, F., and F. PRESCOTT: The Vitamins in Medicine. 2. Aufl. London 1947.

Da die Schwankungen im Vitamingehalt der Nahrungsmittel z. T. erheblich sind, können alle Angaben nur als angenähert angesehen werden. Darüber hinaus geben die verschiedensten Tabellen der Literatur oft um Größenordnungen verschiedene Werte wieder. Im allgemeinen dürfte den neuesten Werten die größere Zuverlässigkeit zukommen.

[2] Zur chemischen Bestimmung der Vitamine s.: GSTIRNER, F.: Chemisch-physikalische Vitamin-Bestimmungsmethoden. 4. Aufl. Stuttgart 1951. — GYÖRGY, P.: Vitamin Methods. Bd. 1. New York 1950.

$$\text{Cocarboxylase}$$

Da die Cocarboxylase die wirksame Form des Aneurins ist, ist es verständlich, daß Aneurin in der Nahrung zu einem erheblichen Teil nicht frei sondern als Aneurinpyrophosphorsäure vorkommt.

Durch milde Oxydation geht Aneurin in den im UV-Licht bläulich fluoreszierenden Farbstoff *Thiochrom* über. Entsprechend entsteht aus Cocarboxylase

$$\text{Thiochrom}$$

die Thiochrompyrophosphorsäure, die aber im Gegensatz zum Thiochrom nicht in Butylalkohol löslich ist. In Unkenntnis dieser Tatsache ausgeführte Aneurinbestimmungen nach der Thiochrommethode ergeben deshalb zu niedrige Werte.

Vorkommen: Die als Aneurinquellen wichtigsten Nahrungsmittel sind die verschiedenen Getreidearten, Fleisch und Kartoffel. Die Tab. 17 enthält einige nähere Angaben.

Tabelle 17. *Aneuringehalt in mg pro 100 g.*

Nahrungsmittel	Aneurin	Nahrungsmittel	Aneurin
Schweinefleisch	0,9—1,2	Roggenmischbrot	0,1
Ochsenfleisch	0,07—0,3	Weißbrot	0,06
Schweineleber	0,3—0,5	Kartoffel	0,1
Ochsenleber	0,2—0,5	Spinat	0,05—0,1
Hühnerei	0,2	Tomaten	0,1
Kuhmilch	0,04	Bäckerhefe	0,9—6
Roggenvollkornbrot	0,2	Bierhefe	7,5—24
Weizenvollkornbrot	0,3		

Bedarf: Der Bedarf an Aneurin ist nicht durch eine feststehende Zahl anzugeben, er ist vielmehr von der Art der Ernährung abhängig und steigt mit dem Kohlenhydrat- und in geringerem Maße mit dem Eiweißgehalt der Nahrung. Nach Williams soll der Quotient

$$\frac{\text{Aneurinaufnahme in } \gamma/\text{Tag}}{\text{Verbrauch an Nichtfettcalorien/Tag}}$$

nicht unter einem Mindestwert von 0,3 liegen. Wegen des gesteigerten Kohlenhydratumsatzes bei körperlicher Arbeit ist auch der Aneurinbedarf gesteigert. Ein erhöhter Bedarf besteht weiterhin während der Schwangerschaft. Allgemein läßt sich sagen, daß für den gesunden Menschen ein Minimalbedarf von 0,6 mg angenommen werden kann, und daß eine optimale Versorgung durch 1—2 mg/Tag gesichert erscheint.

Einheiten: 1 I.E. = 3 γ Aneurinhydrochlorid. Sherman-Einheit = 0,5 I.E. Die Chick-Roscoe-Einheit entspricht etwa der I.E.

Nachweis und Bestimmung: Biologische Auswertung an Tauben oder Ratten, sowie an dem Schimmelpilz Phycomyces (nach Schopfer). Chemische Bestimmung durch Überführung in Thiochrom und Messung der Fluoreszenz, ferner durch Umsetzung mit diazotiertem Aminoacetophenon und kolorimetrische oder photometrische Auswertung der entstandenen roten Farbstoffe. Es ist zu beachten, daß bei der biologischen Auswertung Aneurin und Cocarboxylase zusammen bestimmt werden, bei den chemischen Bestimmungen nur das freie Aneurin, wenn nicht vorher die Cocarboxylase gespalten wird.

Lactoflavin; Riboflavin (Vitamin B$_2$).

Erst seit 1926 wurde erkannt, daß das Vitamin B$_1$ (Aneurin, Thiamin) nicht einheitlich ist. Vielmehr wurde zu diesem Zeitpunkt das thermolabile B$_1$ von dem thermostabilen B$_2$ unterschieden. Auch das zunächst als Vitamin B$_2$ bezeichnete „Wachstumsvitamin" erwies sich bei näherer Untersuchung als uneinheitlich und ließ sich im Laufe der Zeit in immer zahlreichere Komponenten aufteilen. Erst seit 1932 ist die Existenz des Vitamin B$_2$ im engeren Sinne gesichert. Die Reindarstellung gelang 1934, die Synthese 1935 (KARRER und Mitarbeiter, KUHN und Mitarbeiter).

Chemie: Das Lactoflavin ist ein Derivat des Isoalloxazins. Im Organismus und zwar wahrscheinlich schon in der Darmwand bei der Resorption wird es an

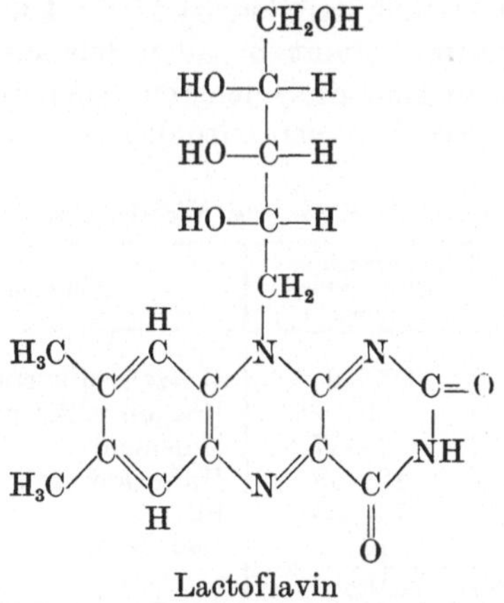

$$\begin{array}{c} CH_2OH \\ | \\ HO-C-H \\ | \\ HO-C-H \\ | \\ HO-C-H \\ | \\ CH_2 \end{array}$$

Lactoflavin

der primären Alkoholgruppe zu Lactoflavinphosphorsäure verestert. Diese ist Bestandteil des Co-Fermentes der gelben Oxydationsfermente.

Vorkommen: Das Lactoflavin ist in der Natur sehr weit verbreitet, so daß erst sehr spät die für seinen Mangel charakteristischen Ausfallserscheinungen erkannt wurden. Die Tab. 18 zeigt den Gehalt in einigen Nahrungsmitteln.

Der *Bedarf* des Menschen an Lactoflavin wird auf 3 mg pro Tag geschätzt.

Tabelle 18. *Lactoflavingehalt in mg pro 100 g.*

Nahrungsmittel	Lactoflavin	Nahrungsmittel	Lactoflavin
Leber, Schwein	2,5—3,7	Kuhmilch	0,2
Leber, Rind	1,0—3,0	Spinat	0,2—0,4
Schweinefleisch	0,15—0,2	Tomaten	0,2—0,3
Kalbfleisch	0,14—0,2	Blumenkohl	0,1
Rindfleisch	0,2—0,3	Kartoffel	0,03
Hühnerei	0,2—0,4		

Einheiten: 1 Ratteneinheit entspricht etwa 2—3 γ Lactoflavin (BOURQUIN und SHERMAN) bzw. 7—8 γ (KUHN, RUDY und WAGNER-JAUREGG). Bei der ersten wird eine wöchentliche Gewichtszunahme von 3 g, bei der zweiten von 10 g gefordert.

Nachweis und Bestimmung: Wachstumsversuche an jungen Ratten. Vermehrung von Lactobacillus casei. Messung der Fluoreszenz des Lactoflavins, evtl. nach Adsorption an Fullererde und Elution mit Pyridin-Methanol-Wasser.

Nicotinsäureamid (PP-Faktor, Niacin).

Die Bedeutung des Nicotinsäureamids als Nahrungsfaktor ist erst seit dem Jahre 1937 mit Sicherheit bekannt. Dies hat mehrere Ursachen. Zum einen finden sich bei der für den Nicotinsäureamidmangel charakteristischen Krankheit, der Pellagra, häufig auch andere Vitaminmangelschäden, zum andern kann als erwiesen gelten, daß die Aminosäure Tryptophan im Organismus in Nicotinsäure (s. hierzu Krehl) umgewandelt wird. Als das eigentliche pellagraverhütende Vitamin ist wegen seiner vorwiegenden Verbreitung in dieser Form das Nicotinsäureamid anzusehen. Doch hat die Nicotinsäure selber die gleiche physiologische Wirkung. Um Verwechslungen mit Nicotin auszuschließen, werden in den USA die beiden Substanzen als Niacin und Niacinamid bezeichnet. Die Nicotinsäure ist ein Derivat des Pyridins.

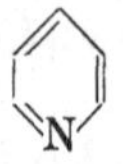

Pyridin 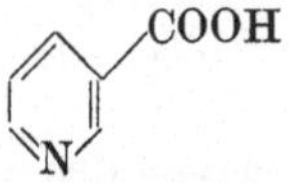 · Nicotinsäure 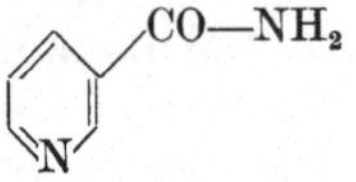 · Nicotinsäureamid

Nicotinsäureamid ist ein Teilstück der Codehydrasen I und II.

Vorkommen: Nicotinsäure kommt in allen lebenden Zellen vor. Von den wichtigsten Nahrungsmitteln sind die reichsten Quellen Leber, Niere, Cerealien und Fleisch. Eine Anzahl von Angaben enthält die Tab. 19.

Tabelle 19. *Gehalt an Nicotinsäure und Nicotinsäureamid in mg pro 100 g.*

Nahrungsmittel	Nicotinsäure + Nicotinsäure-amid	Nahrungsmittel	Nicotinsäure + Nicotinsäure-amid
Rindfleisch	5—6	Weizenvollkornbrot	4
Schweinefleisch	6	Roggenvollkornbrot	2
Kalbfleisch	7—17	Maismehl	0,3
Ochsenleber	12—18	Haferflocken	1,0
Schweineleber	14—23	Pilze	7
Schweineniere	10	Backhefe.	40—50
Kartoffel	1,2		

Bedarf: Der tägliche Bedarf des Menschen wird z. Z. zu etwa 0,15 mg pro kg Körpergewicht angenommen. Doch ist es wegen der oben erwähnten Möglichkeit einer Entstehung von Nicotinsäure aus Tryptophan wohl kaum möglich, für den normal ernährten Menschen eine zuverlässige Schätzung des Bedarfs vorzunehmen. Anders ist dies bei Menschen, deren Nahrung außer an Nicotinsäureamid auch an Tryptophan arm ist. Die Häufigkeit des Auftretens der Pellagra bei vorzugsweiser Ernährung mit Mais ist auf die gleichzeitige Armut dieses Nahrungsmittels an Nicotinsäureamid und an Tryptophan zurückzuführen. So wird denn auch für den Pellagrakranken eine Zufuhr in der Größenordnung von 25—50 mg pro Tag für notwendig gehalten.

Einheiten für Nicotinsäure sind nicht angegeben worden, da seine chemische Natur bekannt war, ehe seine Eigenschaft als Vitamin entdeckt wurde.

Nachweis und Bestimmung: Auswertung an Hunden, bei denen sich nach durch mehrere Monate fortgesetzte nicotinsäureamid-freie Ernährung eine als „black tongue disease" bezeichnete Krankheit entwickelt. Wachstumstest an Staphylococcen. Die chemischen Bestimmungen basieren auf Farbreaktionen des Pyridins. Am meisten angewandt wird die Bestimmung mit Bromcyan und einem primären oder sekundären aromatischen Amin (Metol, Anilin, p-Aminoacetophenon) und die colorimetrische oder photometrische Auswertung der entstehenden Färbung.

Adermin, Pyridoxin (Vitamin B_6).

1934 wurde man auf einen bis dahin unbekannten wasserlöslichen Faktor aufmerksam, dessen Fehlen bei der Ratte eine als *Akrodynie* bezeichnete Dermatitis hervorrief, die wegen der Ähnlichkeit mit den Symptomen der Pellagra auch als

Rattenpellagra bezeichnet wird. Späterhin zeigte sich die Identität des Faktors mit den unter folgenden Namen beschriebenen Faktoren: Y, I, H (nicht zu verwechseln mit *Vitamin H'*), Antidermatitisfaktor. Seine Isolierung gelang 1938 (KERESZTESY und STEVENS, LEPKOVSKY, KUHN und WENDT), die Strukturaufklärung (KUHN, WENDT und WESTPHAL) und die Synthese (KUHN, WESTPHAL, WENDT und WESTPHAL; HARRIS und FOLKERS) 1939.

Chemie: Adermin ist 2-Methyl-3-oxy-4,5-dioxymethylpyridin.

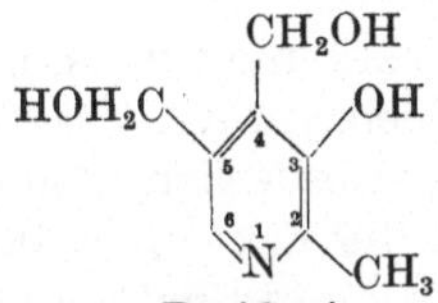

$$\text{Pyridoxin} \qquad\qquad \text{Pyridoxal} \qquad\qquad \text{Pyridoxamin}$$

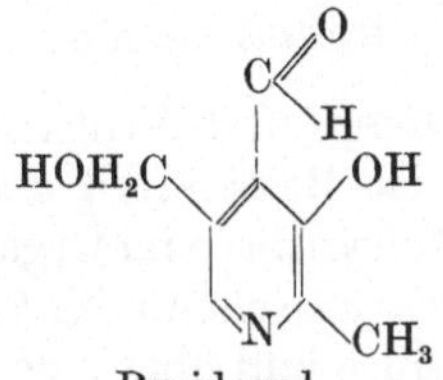

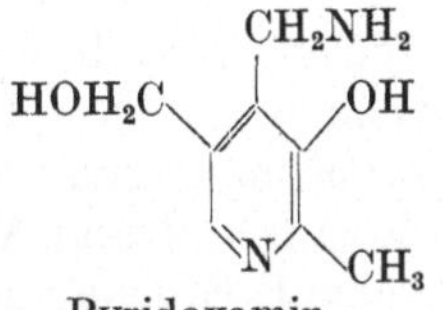

Außer dem Pyridoxin sind zu erwähnen, sein Aldehyd, das *Pyridoxal*, und sein Amin, das *Pyridoxamin*, die beide in der Natur vorkommen. Die drei Stoffe können sich hinsichtlich ihrer Wirkung gegenseitig vertreten. Pyridoxal-5-phosphat ist das Coferment verschiedener Bakteriendecarboxylasen für die Decarboxylierung von L-Aminosäuren (KARRER, VISCONTINI und FORSTER). Pyridoxal ist im Wechsel mit Pyridoxamin ferner Coferment der Transaminasen. Mit der Bedeutung dieser Stoffe für Decarboxylierung und Transaminierung hängt vielleicht auch zusammen, daß bei pyridoxinfreier Kost Tiere Tryptophan nicht mehr in Nicotinsäureamid umwandeln können.

Vorkommen: Der Gehalt der üblichen Nahrungsmittel an Adermin ist ziemlich geringfügig. Die nachfolgende Tab. 20 enthält einige Werte.

Tabelle 20. *Adermingehalt in mg pro 100 g.*

Nahrungsmittel	Adermin	Nahrungsmittel	Adermin
Ochsenleber	0,17	Kartoffel.	0,22—0,32
Ochsenfleisch	0,08	Weizenmehl	0,18
Kalbfleisch	0,06—0,13	Bananen	0,32
Schweinefleisch	0,9—2,7	Hefe	3,6
Spinat	0,09		

Das an Eiweiß gebundene Adermin ist nicht vollständig resorbierbar. Wenn das Vitamin vollständig resorbiert werden soll, müssen die Nahrungsmittel gekocht werden.

Bedarf: Die Notwendigkeit von Adermin für die menschliche Ernährung ist zwar wahrscheinlich, aber nicht sicher erwiesen. Der Bedarf ist deshalb nicht anzugeben. Auf Grund der Tierversuche kann man ihn auf 1,5—2,0 mg schätzen.

Einheiten: 1 Ratteneinheit entspricht 10 γ Adermin.

Nachweis und Bestimmung: Im Tierversuch an Ratten. Chemisch durch Umsetzung mit 2,6-Dichlorchinonchlorimid und Bestimmung des entstehenden blauen Farbstoffs.

Pantothensäure.

1930 wurde bei Hühnchen eine der Pellagra ähnliche Dermatitis entdeckt, die durch einen „Filtratfaktor" aus der Leber (Küken-Antidermatitis-Faktor) behoben werden konnte. Der in dem nach Entfernung der Vitamine B_1, B_2 und B_6 aus dem Filtrat gewonnene Faktor, der das Grauwerden des Fells (Achromotrichie) der Ratte verhindert, erwies sich mit dem „Filtratfaktor" als identisch. Auch der 1933 entdeckte, für das Hefewachstum notwendige, weit verbreitete Faktor erwies sich als Filtratfaktor.

Chemie: 1939 isolierte R. J. Williams den Hefefaktor und klärte 1940 (Williams und Major) seine Struktur als eines α, γ-Dioxy-β, β-dimethylbutyryl-β-alanins, das er als Pantothensäure bezeichnete.

$$HOCH_2-\underset{\underset{CH_3}{|}}{\overset{\overset{CH_3}{|}}{C}}-CHOH-CO-NH-CH_2-CH_2-COOH$$

Pantothensäure

1940 gelang auch die Synthese (Kuhn und Wieland; Reichstein und Grüssner; Stiller u. a.) Pantothensäure ist Bestandteil des sog. „Coenzym A", das für Acetylierungen und für die Peptidsynthese im Organismus als erforderlich erkannt wurde (Lipman und Mitarbeiter). Es scheint im Coenzym A die Pantothensäure über eine P-Brücke mit Adenylsäure und über eine noch unbekannte Bindung mit β-Mercaptoäthylamin, dem Decarboxylierungsprodukt des Cystins gebunden zu sein.

Vorkommen: Die Pantothensäure kommt offenbar in allen Pflanzen und tierischen Organen vor. Nähere Einzelheiten sind der Tab. 21 zu entnehmen.

Tabelle 21. Pantothensäuregehalt in mg pro 100 g.

Nahrungsmittel	Pantothensäure	Nahrungsmittel	Pantothensäure
Ochsenfleisch	0,5	Spinat	0,2
Kalbfleisch	0,1—0,25	Blumenkohl	0,9
Schweinefleisch	0,5—1,1	Kartoffel.	0,3—0,7
Ochsenleber	7,6	Hefe	14—35
Eier	0,85		

Bedarf: Auch für den Pantothensäuremangel beim Menschen sind charakteristische Ausfallserscheinungen nicht bekannt. Aus Tierversuchen und der Ausscheidung beim Menschen wird der Tagesbedarf auf 5—10 mg geschätzt.

Einheiten: 1 Streptobacterium-Einheit = 0,02 γ Pantothensäure.

Nachweis und Bestimmung: Die Auswertung der Pantothensäure im Tierversuch am Küken oder an der Ratte ist zugunsten mikrobiologischer Verfahren aufgegeben worden. Als Testorganismen dienen dabei Milchsäurebakterien (Streptobacterium plantarum, Lactobacillus casei) oder bestimmte Heferassen. — Chemische Nachweis- oder Bestimmungsmethoden sind nicht bekannt.

Pteroylglutaminsäure.

(Pfiffner und Hogan, Hutchings und Mowat.)

Die Entdeckungsgeschichte dieses Vitamins ist ungewöhnlich kompliziert. 1939 wurde gefunden, daß Leber- oder Hefeextrakt für das Wachstum von Lactobacillus casei erforderlich ist. Durch Adsorption an Norit und Elution ließen sich zwei Fraktionen gewinnen. Ein Teil der Wirkung des Filtrats war durch Pyridoxin zu ersetzen, der Rest durch Biotin (s. S. 53). Der Faktor im Eluat des Adsorbates ließ sich mit keinem der bekannten Faktoren identifizieren. Man bezeichnete ihn als „*Norit-Eluat-Faktor*". Auf ihn sind außerdem angewiesen Lactobacillus delbrückii, Propionibacterium pentosaceum und Streptococcus lactis R(=Streptococcus faecalis). 1941 gewann man aus Spinat einen SLR-Faktor, der für das Wachstum von S. lactis R, L. delbrückii und casei nötig ist. Da er allgemein in grünen Blättern sich weit verbreitet fand, nannte man ihn *folic acid (Folsäure)*. Chemisch bestanden keine Differenzen gegenüber dem Norit-Eluat-Faktor, jedoch hatte die Folsäure eine höhere biologische Aktivität. 1941 wurde ferner ein in der Leber enthaltener für L. casei erforderlicher Faktor nachgewiesen, der später auch aus Hefe gewonnen werden konnte. Leber und Hefefaktor waren für

L. casei gleich wirksam, am S. lactis R war der Hefefaktor aber nur halb so wirksam. 1943 wurde ein Streptococcus faecalis R-Faktor (Rhizopterin) beschrieben, der an L. casei unwirksam war. Wird der SLR-Faktor aber zu S. lactis R zugesetzt, so entsteht die für L. casei notwendige Folsäure.

Eine synthetische Diät aus allen damals als notwendig erkannten Faktoren verursachte bei Küken Anämien. Ein Leberfaktor, *Vitamin B_c* verhinderte sie. Auch der Norit-Eluat-Faktor war wirksam. Die vermutete Identität der beiden Faktoren wurde wahrscheinlich, als das Vitamin B_c 1943 krystallisiert werden konnte (PFIFFNER, BINKLEY, BLOOM und O'DELL) und sich am Wachstum von L. casei und L. lactis R als wirksam erwies.

Ferner wurden noch ein „*Gärungs L. casei-Faktor*" und ein „*Neuer Gärungs L. casei-Faktor*" beschrieben.

Alle diese verschiedenen Faktoren erwiesen sich als identisch, als 1946 ANGIER u. a. die Strukturaufklärung des L. casei-Faktors und bald darauf die Synthese gelang. Auf Grund der Struktur (s. u.) wird der Faktor nunmehr als *Pteroylglutaminsäure* bezeichnet. Auch der *Faktor M*, bei dessen Fehlen Macaca-Affen eine makrocytäre Anämie entwickeln, konnte mit dem L. casei-Faktor identifiziert werden.

Eine Diskrepanz scheint sich aus den oben angeführten Beobachtungen zu ergeben, daß L. casei-Faktor aus Hefe und aus Leber an S. lactis R verschieden stark wirksam sind, und daß der SLR-Faktor erst durch Zusatz zu S. lactis R für L. casei verwertbar gemacht wird. Hierzu kommt noch, daß Hefe zwar eine gute Wirkung auf die Anämie der Küken, aber wenig Wachstumswirkung an L. casei und S. lactis R zeigt, diese aber durch Digestion mit Nierenextrakt gesteigert werden kann. Sie wird dadurch verständlich, daß durch eine *Vitamin B_c-Konjugase* das Vitamin B_c aus unwirksamen Vorstufen, den *Vitamin B_c-Konjugaten* in Freiheit gesetzt wird.

Chemie: Durch ANGIER und Mitarbeiter wurde die Struktur des Hefe-L.-casei-Faktors als eines Derivates des Pteridins aufgeklärt, und zwar als N-[{4 [(2-Amino-6-oxy-8-pteridyl-)methyl]-amino}-benzoyl]-glutaminsäure, also einer Kombination von Pteridin, p-Aminobenzoesäure (s. S. 54) und Glutaminsäure. Man bezeichnet sie seitdem als Pteroylglutaminsäure, den glutaminsäurefreien Rest als *Pteroinsäure*.

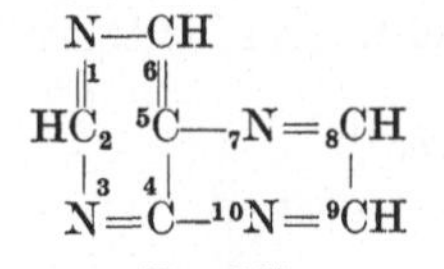

$$N—CH$$
$$HC_2 \quad {}^5C—_7N={}_8CH$$
$$N=C—^{10}N=^9CH$$

Pteridin

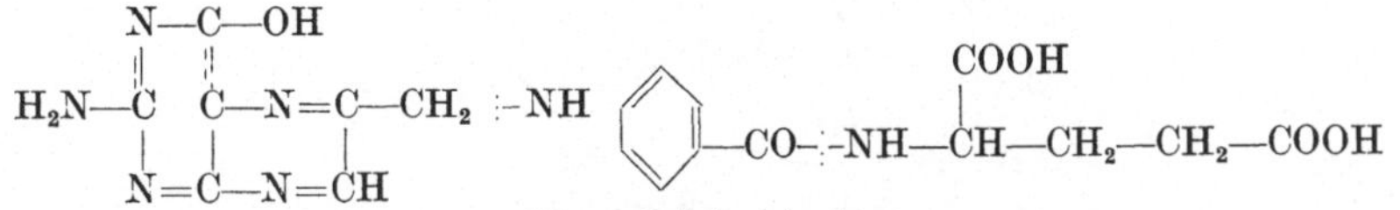

$$N—C—OH$$
$$H_2N—C \quad C—N=C—CH_2\ \text{:-}NH \qquad \text{COOH}$$
$$N=C—N=CH \qquad —CO\text{-:-}NH—CH—CH_2—CH_2—COOH$$

Pteroylglutaminsäure

Die Pteroylglutaminsäure ist identisch mit dem Vitamin B_c. Der Gärungs-L.-casei-Faktor enthält 3 Mol, das Vitamin B_c-Konjugat 7 Mol Glutaminsäure. Wenn man eine normale peptidartige Verknüpfung des Glutaminsäurerestes annimmt, sind diese beiden Verbindungen als Pteroyldiglutaminylglutaminsäure und als Pteroylhexaglutaminylglutaminsäure zu bezeichnen. Die Vitamin B_c-Konjugase, die in den meisten tierischen Geweben, besonders reichlich in Schweineniere, -leber und -darm, im Kükenpankreas, in Kartoffeln und Mandeln vorkommt, ist eine Carboxypeptidase.

52 E. LEHNARTZ:

Vorkommen: Pteroylglutaminsäure kommt weit verbreitet vor, vor allem in jungen Blattgemüsen, aber auch in tierischen Geweben. Die bisher bekannt gewordenen Werte liegen in der Größenordnung von etwa 10—30 γ pro 100 g Nahrungsmittel.

Bedarf: Auf die Bedeutung des Vitamins für die menschliche Ernährung kann daraus geschlossen werden, daß manche Formen der makrocytären Anämie (Sprue, Schwangerschaft) durch seine Zufuhr gebessert werden. Angaben über den Bedarf sind jedoch bisher nicht mit Sicherheit möglich, um so weniger, als anscheinend ebenso wie bei Ratten und Hunden auch beim Menschen die Pteroylglutaminsäure durch Darmbakterien synthetisiert werden kann. Man schätzt den täglichen Bedarf auf 0,1—0,2 mg.

Nachweis und Bestimmung: In erster Linie durch Wachstumsversuche an geeigneten Mikroorganismen: Lactobacillus casei, Streptococcus faecalis, Streptococcus aureus. Eine chemische Bestimmung ist nur bei so hohen Pteroylglutaminsäurekonzentrationen möglich, wie sie in Nahrungsmitteln nicht vorkommen.

Vitamin B_{12} (animal protein factor, extrinsic factor).

(SMITH, E. L.; UNGLEY.)

1932/33 wurden erstmalig Vermutungen geäußert, daß tierisches Eiweiß als Nahrungsmittel Eigenschaften besitzen könnte, die der pflanzlichen Nahrung fehlen. Man nahm einen (oder mehrere) „animal protein factor" (APF) bzw. einen „animal protein factor-complex" an. Während der Kriegsjahre wurde in den USA durch Versuche an Küken sichergestellt, daß diese Vermutung zutrifft. Der Faktor wurde im Kuh- und Hühnermist (nach Inkubation) aufgefunden und auf seine mikrobielle Entstehung geschlossen. 1948 (RICKES u. a.; SMITH, E. L.; UNGLEY) wurde aus Leber eine als Vitamin B_{12} bezeichnete rot gefärbte krystallisierte Substanz erhalten, die die Wirkung von APF hat und gleichzeitig beim Menschen alle Symptome der perniziösen Anämie beseitigt. B_{12} ist identisch mit Kuhmistfaktor (cow manure factor), X-Faktor, Zoopherin, APF, Antiperniciosastoff der Leber, extrinsic factor, L.-lactis-Dorner (LLD)-Faktor, L.-leishmanii-Faktor, Kükenwachstumsfaktor (chicken growth factor).

Chemie: Vitamin B_{12} konnte aus Leber und Kulturen von Streptomyces griseus als Kobalt-Koordinationskomplex erhalten werden, der die Eigenschaften einer sehr schwachen mehrsäurigen Base hat. Als Spaltprodukte konnten bisher isoliert werden: 5,6-Dimethylbenzimidazol, 1-α-D-Ribofuranosido-5,6-dimethyl-benzimidazol und 1-Amino-2-propanol. Ferner ist ein Gehalt von je 1 Atom Co und P pro Molekül gesichert sowie die Bindung einer Cyanogruppe an das Co. So läßt sich heute die folgende Teilformel für B_{12} aufstellen (s. SMITH, E. L.).

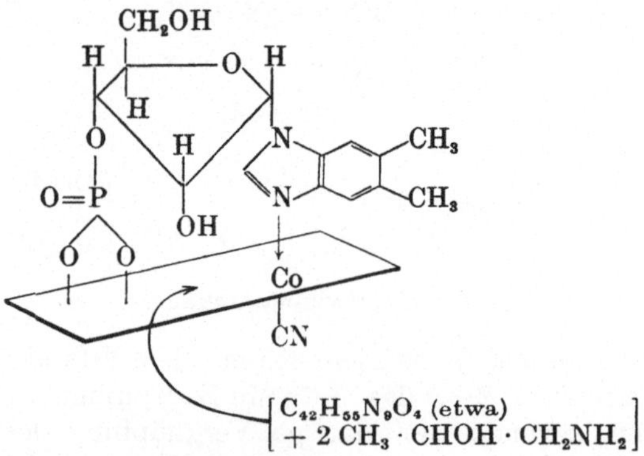

$$\left[\begin{array}{l} C_{42}H_{55}N_9O_4 \text{ (etwa)} \\ + 2\,CH_3 \cdot CHOH \cdot CH_2NH_2 \end{array} \right]$$

Vitamin B_{12}

Neben dem Vitamin B_{12} sind erhalten worden aus Leberextrakt B_{12b} und aus Streptomyces griseus B_{12c} und B_{12d}. B_{12b} ist mit dem künstlich aus B_{12} erhaltenen

B_{12a} identisch; in ihm ist die Cyanogruppe durch eine Hydroxylgruppe ersetzt. In B_{12c} scheint die Cyanogruppe durch Nitrit ersetzt zu sein. B_{12d} entsteht aus B_{12c} durch Entfernung des Nitrits. B_{12c} und B_{12d} haben das gleiche Absorptionsspektrum, sind aber chromatographisch zu unterscheiden.

B_{12} scheint in der Leber als Eiweißkomplex vorzuliegen, auch Streptomyces griseus und andere Vorkommen enthalten B_{12} in gebundener Form. Mit Magensaft bildet B_{12} ebenfalls einen Komplex. Der komplexbildende Faktor ist möglicherweise mit dem „intrinsic factor" identisch.

Vorkommen: Entsprechend den vorstehenden Ausführungen begleitet das Vitamin B_{12} das tierische Eiweiß. Besonders reichlich kommt es wohl in der Leber vor. Im übrigen ist über seine Verbreitung noch kaum etwas bekannt (s. Tab. 22).

Bedarf: Das Vitamin B_{12} ist erst seit so kurzer Zeit bekannt, daß über den Bedarf des Menschen noch nichts ausgesagt werden kann. Bei perniciosakranken Menschen gab die intramuskuläre Injektion von 1 γ eine positive Reaktion (STOKSTAD u. a.), so daß ein Bedarf in dieser Größenordnung angenommen werden kann.

Einheiten sind bisher nicht bekannt.

Tabelle 22. *Vitamin B_{12}-Gehalt in γ-%* (LEWIS, U. J., u. a.).

Nahrungsmittel	Vitamin B_{12}
Ochsenniere . . .	20
Ochsenleber . . .	15
Ochsenfleisch . .	2—3
Hammelfleisch . .	3
Eigelb	1,4

Nachweis und Bestimmung: Wachstumstest an Lactobacillus lactis Dorner oder besser an Lactobacillus leishmanii. Chemische Bestimmungsmethoden, die allerdings nur auf weitgehend gereinigte Präparate anwendbar sind, sind in jüngster Zeit beschrieben worden (FANTES, IRELAND u. GREEN; BOXER u. RICKARDS).

Biotin.

Bereits 1901 wurde die fördernde Wirkung kleiner Mengen von organischem Material für das Hefewachstum erkannt. Der vermutete Wachstumsfaktor wurde als „Bios" bezeichnet. Er ließ sich in der Folge fraktionieren und es wurde die Identität von Bios I mit dem Meso-Inosit, von Bios IIa mit Pantothensäure und von Bios V mit Aneurin erkannt. Ferner sind als Biosfaktoren identifiziert worden: Nicotinsäure, Adermin; es ist anzunehmen, daß der Begriff Bios noch weitere inzwischen als Vitamine bekannte Faktoren umfaßt.

Seit 1936 wurden Versuche zur Isolierung des Bios IIb unternommen, die 1938 zu seiner Gewinnung führten (KÖGL). Der Faktor erhielt die Bezeichnung Biotin. Die Struktur wurde 1942 aufgeklärt (MELVILLE u. a.).

Zur Biotinforschung gewannen 1927 ältere Beobachtungen Beziehung, nach denen Ratten bei Ernährung mit großen Mengen von getrocknetem Eiereiweiß eine Dermatitis entwickelten. Man nahm einen „Schutzstoff gegen Eiweißschädigung" *(Vitamin H)* an, der sich dann als identisch mit Biotin erwiesen hat. Identisch mit Biotin ist auch das *Coenzym R*, das für das Wachstum des stickstoffixierenden Rhizobium nötig ist. Die Eiweißschädigung durch rohes Hühnereiweiß beruht darauf, daß eine *Avidin* benannte Fraktion im Hühnereiweiß sich mit Biotin verbindet und dessen Resorption verhindert. Biotin spielt allem Anschein nach bei der Umwandlung von Brenztraubensäure in Oxalessigsäure in Gegenwart von CO_2 im Organismus eine notwendige Rolle, ferner wird seine Beteiligung bei Decarboxylierungen und Transaminierungen vermutet.

Chemie: Biotin wurde von DU VIGNEAUD u. Mitarbeitern (s. MELVILLE u. a.) als 2′-Keto-3,4-imidazolido-tetrahydrothiophen-n-valeriansäure erkannt. Diese Struktur wurde durch die Synthese 1943 bestätigt (HARRIS u. Mitarb.).

KÖGL hatte eine andere Struktur vorgeschlagen. Sein Befund, daß ein α-Biotin (aus Eigelb) und ein β-Biotin (aus Leber) zu unterscheiden sind, ist bisher unbestätigt geblieben.

$$O=C \begin{array}{c} \overset{\text{H}\ \text{H}\ \text{H}_2}{\text{N—C—C}} \\ | \\ \text{N—C—CH} \\ \overset{\text{H}\ \text{H}}{} \end{array} \overset{}{\underset{}{S}}$$

$$CH_2—CH_2—CH_2—CH_2—COOH$$

Biotin

Vorkommen: Biotin kommt anscheinend in allen Zellen vor. Besonders reich an ihm ist die Leber, aber auch in ihr findet sich nur 0,0002%. Die Tab. 23 enthält einige Angaben.

Tabelle 23. *Biotingehalt in γ pro 100 g.*

Nahrungsmittel	Biotin	Nahrungsmittel	Biotin
Ochsen- und Schweineniere .	100—200	Kalbfleisch	1,4—2,0
Ochsen- und Schweineleber .	250	Spinat	7
Hühnerei	9	Tomaten	4
Ochsenfleisch	2,6	Kartoffel.	0,6
Schweinefleisch	2—5	Hefe	7

Bedarf: Über den Bedarf des Menschen an Biotin liegen keine exakten Angaben vor, sie sind auch schwierig, weil Biotin von den Darmbakterien synthetisiert wird. Die tägliche Zufuhr mit der normalen Nahrung liegt bei 30—40 γ.

Einheiten: 1 Ratteneinheit = 0,1 γ Biotin. 1 Hefewachstumseinheit = Saccharomyces-Einheit (SE) = 0,04 γ Biotin.

Nachweis und Bestimmung: Die Biotinnachweis und -bestimmungsmethoden an Hand der Verhinderung des Eiweißschadens bei der Ratte sind zu Gunsten mikrobieller Bestimmungen verlassen. Als Testorganismen dienen Neurospora crassa, Clostridium butylicum, Rhizobium trifolii, Sacharomyces cerevisiae, Lactobacillus arabinosus und casei.

p-Aminobenzoesäure.

1940 (Woods sowie Fildes) wurde entdeckt, daß p-Aminobenzoesäure die Sulfanilamidwirkung auf Bakterien antagonistisch beeinflußt. In der Folge wurde erkannt, daß p-Aminobenzoesäure für das Wachstum von Bakterien erforderlich ist, daß nur bei ihrer Anwesenheit in der Nahrung das Fell der Ratte eine normale Pigmentierung zeigt, Küken befriedigend wachsen (Ansbacher) und es für die Lactation der Ratte notwendig ist. Ferner wurde ihre Bedeutung als Wachstumsfaktor für Bakterien erwiesen. Nachdem die Bedeutung der Pteroylglutaminsäure gesichert ist, leuchtet auch die Rolle der p-Aminobenzoesäure ein.

Chemie: Die Struktur geht aus dem Namen hervor.

$$\text{NH}_2$$

$$\text{COOH}$$

p-Aminobenzoesäure

Bedarf: Angaben über den Bedarf des Menschen an p-Aminobenzoesäure können nicht gemacht werden, da Ausfallserscheinungen nicht bekannt sind.

Einheiten: 1 mg p-Aminobenzoesäure = 6000000 Streptobacterieneinheiten.

Nachweis und Bestimmung: Wachstumsteste an Mikroorganismen (Clostridium aceto-butylicum, Acetobacter suboxydans, Lactobacillus arabinosus, Leuconostoc mesenteroides, Neurospora crassa 1633).

Ascorbinsäure (Vitamin C).

Der auf dem Mangel an Ascorbinsäure beruhende Scorbut war als Krankheitsbild schon seit Jahrhunderten bekannt und ebenso bekannt war auch seine Verhütung durch Zufuhr bestimmter Nahrungsmittel. Die Anwendung von Citronen zur Scorbutbekämpfung ist bereits 1593 beschrieben worden. 1804 schrieb die englische Kriegsmarine die Aufnahme von Citronensaft in die Tagesration vor. Die moderne Scorbutforschung beginnt 1907, als die experimentelle Erzeugung von Scorbut an Meerschweinchen gelang. 1912 forderte FUNK ein scorbutverhütendes Vitamin C. 1928 wurde Vitamin C erstmalig isoliert (Hexuronsäure: SZENT-GYÖRGYI), ohne daß es als solches erkannt wurde. Dies geschah erst 1932 (WAUGH und KING). Die Strukturformel wurde 1933 von verschiedenen Forschern gleichzeitig ermittelt und im gleichen Jahre die Synthese durchgeführt (REICHSTEIN u. a.). 1939 wurde die Bezeichnung Ascorbinsäure geprägt.

Chemie: Ascorbinsäure ist das Anhydrid der 3-Ketogulonsäure, leitet sich also von der Hexose L-Gulose ab.

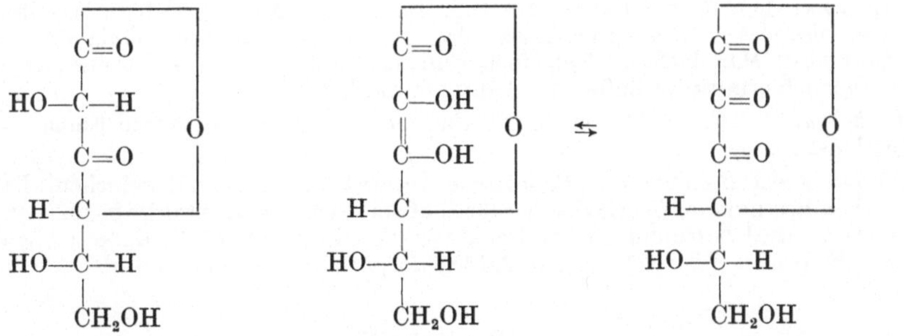

$$
\begin{array}{ccc}
\text{C}=\text{O} & \text{C}=\text{O} & \text{C}=\text{O} \\
\text{HO}-\text{C}-\text{H} & \text{C}-\text{OH} & \text{C}=\text{O} \\
\text{C}=\text{O} \quad\text{O} & \text{C}-\text{OH} \quad\text{O} \;\rightleftarrows\; & \text{C}=\text{O} \quad\text{O} \\
\text{H}-\text{C} & \text{H}-\text{C} & \text{H}-\text{C} \\
\text{HO}-\text{C}-\text{H} & \text{HO}-\text{C}-\text{H} & \text{HO}-\text{C}-\text{H} \\
\text{CH}_2\text{OH} & \text{CH}_2\text{OH} & \text{CH}_2\text{OH} \\
\text{Ketoform} & \text{Enolform} & \text{Dehydro-L-ascorbinsäure} \\
& \text{der L-Ascorbinsäure} &
\end{array}
$$

Sie kommt in einer Keto- und einer Enolform vor und geht leicht reversibel unter Abgabe von 2 H-Atomen in Dehydro-L-ascorbinsäure über. Alle drei Formen sind biologisch gleich wirksam. Die weitere Oxydation der Dehydroascorbinsäure zur unwirksamen 2,3-Diketo-L-gulonsäure ist irreversibel.

Die leichte reversible Oxydierbarkeit legt es nahe, die Ascorbinsäure als Glied der biologischen Oxydo-Reduktionsvorgänge anzusehen. Es ist aber zu betonen, daß ihr ein definierter Platz in diesem Geschehen bisher nicht zugewiesen werden kann. Wie weit die interessante Beobachtung, daß bei Ascorbinsäuremangel der Abbau von Tyrosin und Phenylalanin auf der Stufe der p-Oxyphenylbrenztraubensäure stehen bleibt, zur Aufklärung der biologischen Funktion der Ascorbinsäure beiträgt, ist nicht vorauszusagen. Von Bedeutung erscheint die Beeinflussung (Förderung oder Hemmung) von Fermentaktivitäten.

Vorkommen: Ascorbinsäure kommt offenbar in allen tierischen und pflanzlichen Geweben vor. Die Tab. 24 führt für eine Anzahl der wichtigsten Nahrungsmittel den Gehalt an. Dabei ist zu berücksichtigen, daß das Vitamin in sehr vielen, vor allem pflanzlichen Nahrungsmitteln beim Kochen rasch zerstört werden kann, so daß der Vitamingehalt der kochfertigen Speisen nur einen Bruchteil der ursprünglich vorhandenen Menge betragen kann. In der Tab. 24 sind daher bei stärkeren Kochverlusten die nach dem Kochen zu erwartenden Werte in Klammern angegeben. Diese Zerstörung beruht wahrscheinlich vor allem auf der Wirkung einer Ascorbinsäureoxydase, die beim allmählichen Erwärmen eine erhebliche Steigerung ihrer Aktivität erfährt.

Tabelle 24. *Ascorbinsäuregehalt in mg in 100 g.*

Nahrungsmittel	Ascorbinsäure	Nahrungsmittel	Ascorbinsäure
Schweineleber	20	Kopfsalat	27—43
Ochsenleber	27—40	Spargel	30 (5)
Schweinefleisch	1,9	Sauerkraut	13—40(10)
Ochsenfleisch	1,7	Tomaten	15—18
Kalbfleisch	7,8	Kartoffel	6—30 (5—30)
Kuhmilch	0,7—3,0	Apfelsinen	16—50
Kohlrabi	100 (15)	Citronen	50
Grünkohl	120—130 (15)	Grapefruit	24—45
Rosenkohl	130—150 (10)	Äpfel	0,5—20
Blumenkohl	125—175 (10)	Bananen	8—14
Spinat	100—120 (4)		

(Ein Teil der für Gemüse angeführten Werte ist entnommen aus: Seybold, A., und H. Mehner: S.-B. Heidelberg. Akad. Wiss. 1948, 10. Abh.)

Bedarf: Für kaum ein anderes Vitamin sind so verschiedene Bedarfsangaben gemacht worden wie für die Ascorbinsäure, sie schwanken für den optimalen Bedarf des erwachsenen Menschen zwischen 10 und 150 mg pro Tag. Dabei ist außerdem noch zu beachten, daß bei den verschiedensten Beanspruchungen der körperlichen Leistungsfähigkeit der Bedarf gesteigert wird. Man darf im allgemeinen wohl eine Zufuhr von 50 mg für ausreichend halten. Die tatsächlich ermittelte Zufuhr lag häufig unter diesem Wert.

Einheiten: 1 I.E. = 0,05 mg L-Ascorbinsäure. 1 Meerschweinchen-Einheit = 0,5 mg L-Ascorbinsäure.

Nachweis und Bestimmung: Biologische Auswertung an Meerschweinchen. Die meisten chemischen Bestimmungsmethoden beruhen auf der starken Reduktionswirkung der Ascorbinsäure. Diese wird bestimmt an der Reduktion von Farbstoffen, die dabei in Leukoverbindungen übergehen. Als solche dienen 2,6-Dichlorphenolindophenol und Methylenblau.

Vitamin D.

Die Rachitis wurde als ein eigenes Krankheitsbild 1645 beschrieben. Die ersten Beobachtungen über eine Heilwirkung des Lebertrans von Fischen stammen aus den letzten Jahrzehnten des 18. Jahrhunderts. Doch scheint seine Anwendung erst um die Mitte des 19. Jahrhunderts für die Behandlung der Rachitis einen größeren Umfang angenommen zu haben. Auch der Wert der Butter und des Sonnenlichtes für die Bekämpfung der Rachitis waren zu dieser Zeit schon bekannt. Zu Beginn des 20. Jahrhunderts waren diese Kenntnisse offenbar in Vergessenheit geraten. 1918 wurde durch Versuche an jungen Hunden die Rachitis als Folge mangelhafter Ernährung erkannt (wenn auch nicht überall anerkannt). Man schrieb ihr Auftreten dem Fehlen des „fettlöslichen Faktors A" zu. Gleichzeitig wurde auch die Bedeutung der ultravioletten Strahlung für die Rachitisheilung und -prophylaxe erwiesen.

Die Fraktionierung des Lebertrans ergab, daß sich die antirachitische Wirksamkeit in der Sterinfraktion findet. Die Isolierung gelang zunächst nicht. Dagegen wurde bei der Untersuchung von pflanzlichen Nahrungsstoffen, die antirachitische Wirkung haben oder sie durch UV-Bestrahlung erhalten, erkannt, daß die Vorstufe des Vitamins ein bei 280 mμ absorbierendes Sterin sein müsse. Im Ergosterin wurde ein derartiges Sterin aufgefunden. Es wird durch die Bestrahlung über verschiedene Zwischenstufen in eine antirachitisch wirksame Substanz umgewandelt, die durch weitere Bestrahlung in unwirksame Stoffe übergeht. Das aus Ergosterin durch Bestrahlung 1931 erhaltene Vitamin D_2 erwies sich in der Folge im biologischen Versuch als von dem im Lebertran enthaltenen natürlichen Vitamin verschieden. Dieses wurde 1936 isoliert und identifiziert. Es erhielt die Bezeichnung Vitamin D_3.

Chemie: Vitamin D_2 entsteht durch UV-Bestrahlung aus Ergosterin. Dem Vitamin D_3 liegt das 7-Dehydrocholesterin zugrunde. Durch die Bestrahlung wird, wie ein Vergleich mit den Sterinformeln zeigt, der B-Ring im Ringskelett der

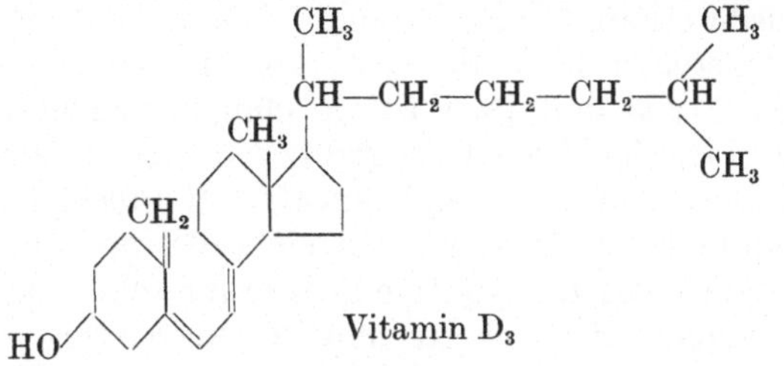

Vitamin D_3

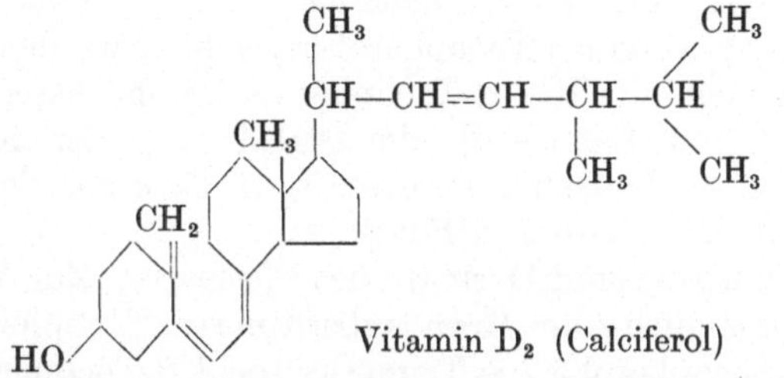

Vitamin D_2 (Calciferol)

Sterine aufgesprengt. Voraussetzung für die Wirksamkeit sind außer der Ringöffnung die Doppelbindungen im Ringsystem. Die Struktur der Seitenkette ist lediglich für die Wirkungsstärke verantwortlich.

Es ist zwar bekannt, daß das Vitamin D für die Verwertung von Calcium- und Phosphationen zum Knochenaufbau notwendig ist, über seinen Wirkungsmechanismus bestehen dagegen nur Vermutungen.

Vorkommen: Bei ausreichender Bestrahlung des Körpers mit Sonnenlicht sollte eine Zufuhr von Calciferol mit der Nahrung nicht nötig sein. Ein guter Ersatz für Sonnenlicht ist Bestrahlung mit UV-Licht („Höhensonne"). In der normalen Nahrung kommt das Vitamin nur in sehr geringen Mengen und in wenigen Nahrungsmitteln, vorzugsweise in Milch und Milchprodukten sowie in Eiern, vor. Dabei hängt der Gehalt sehr weitgehend von der Sonnenbestrahlung der Kühe oder Hühner ab. Einen außergewöhnlichen hohen Gehalt haben die Leberöle von Fischen. Nähere Angaben s. Tab. 25.

Tabelle 25. *Vitamin D-Gehalt in 100 g Nahrungsmittel in γ.*

Nahrungsmittel	γ	Nahrungsmittel	γ
Kalbsleber	0,25	Eidotter, Sommer	10
Schweineleber	1,0—1,25	Eidotter, Winter	3,5
Kuhmilch, Sommer.	0,06—0,09	Pilze	2,5
Kuhmilch, Winter	0,008—0,04	Lebertran, Dorsch	200—750
Butter, Sommer	1,0—2,5	Lebertran, Heilbutt	500—10000
Butter, Winter.	0,25—0,75	Lebertran, Thunfisch . . .	40000-625000

Bedarf: Die Deckung des notwendigen Bedarfs ist vor allem für Säugling und Kleinkind von großer Bedeutung. Die Hauptrolle für die Versorgung sollte der Sonnenbestrahlung zufallen, da Frauenmilch maximal 0,25 γ-% Vitamin enthält, der optimale Bedarf aber auf täglich 10 γ geschätzt wird!

Einheiten: 1 I.E. = 1 USP-E. = 0,025 γ krystallisiertes D_3. 1 Klinische Einheit = 100 Biolog. E. = 12,5—17 I.E. 1 Biologische Einheit (= Schutzdosis für Ratten) = 0,003 bis 0,004 γ D_2.

Nachweis und Bestimmung: Die zuverlässigste Nachweis- und Bestimmungsmethode ist immer noch der Tierversuch: bei rachitischen Tieren (Ratten) gibt sich das gestörte Knochenwachstum an einer Verbreiterung der Epiphysenlinie der langen Röhrenknochen zu erkennen, die leicht röntgenologisch nachgewiesen werden kann.

Tocopherol (Vitamin E).

(Mason)

1922 bewiesen Evans und Bishop das Vorkommen eines Antisterilitätsvitamins. 1931 wurde erkannt, daß Vitamin E-Mangel beim Versuchstier eine Muskeldystrophie entstehen läßt, die der progressiven Muskeldystrophie des Menschen entspricht. 1935 und 1938 wurde man darauf aufmerksam, daß ein solcher Mangel neurologische Veränderungen hervorruft, die denen der amyotrophischen Lateralsklerose und der Tabes dorsalis entsprechen. Weiterhin wurde erkannt, daß „Vitamin E" Repräsentanten einer Gruppe von Inhibitoren enthält, die pflanzliche Fette gegen oxydative Zerstörung schützen. Außerdem stabilisieren sie in vitro auch tierische Fette und Fettsäuren gegen Oxydation. Vitamin E ist ein Gemisch von drei (vielleicht sogar vier) nahe verwandten Substanzen, die als α-, β-, γ- (und δ-) Tocopherol bezeichnet werden. Ihre biologische Aktivität ist verschieden, die des α-Tocopherols am höchsten. Die Isolierung gelang 1936 (Evans und Emerson), die Aufklärung der Konstitution 1937 (Fernholz). 1938 wurde α-Tocopherol synthetisiert (Karrer, Fritzsche, Ringier und Salomon; Smith, Ungnade und Prichard).

Chemie: Die Tocopherole sind Derivate des *Chromans.* Zur Vereinfachung der Nomenklatur wird das nicht im Kern substituierte Tocopherol als *Tocol* bezeichnet. Dann ist α-Tocopherol 5,7,8- Trimethyltocol, β-Tocopherol 5,8- Dimethyltocol, γ-Tocopherol 7,8-Dimethyltocol und δ-Tocopherol 8-Methyltocol.

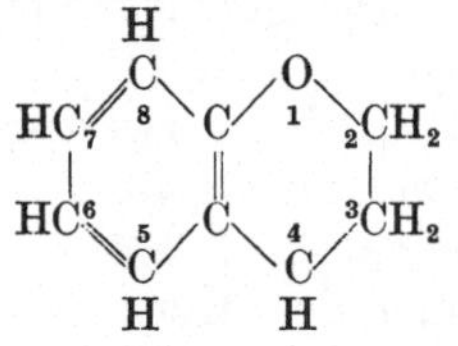

Chroman 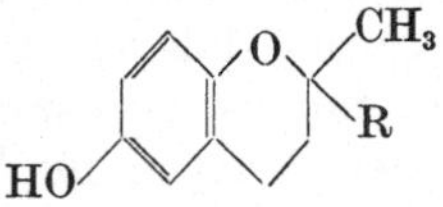   Tocol

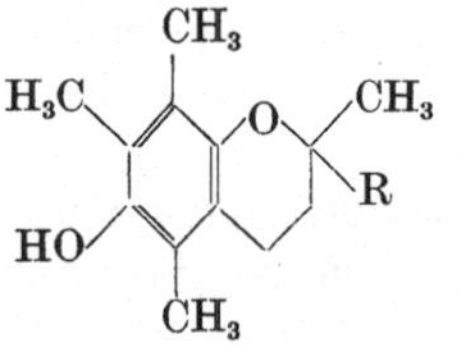

α- β- γ-

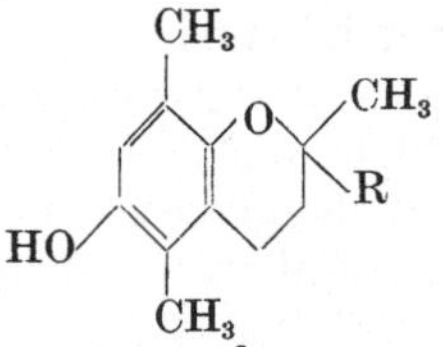

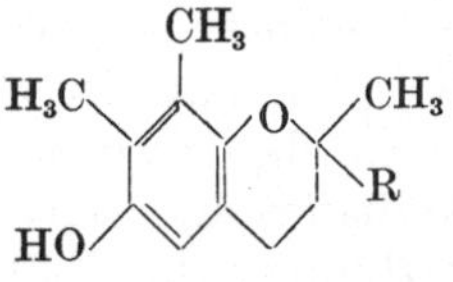

Tocopherol

$$R = \text{Phythylrest} = -(CH_2)_3-\underset{\overset{|}{CH_3}}{CH}-(CH_2)_3-\underset{\overset{|}{CH_3}}{CH}-(CH_2)_3-\underset{\diagdown CH_3}{CH}$$

Vorkommen: Die einzigen reichlichen Quellen für Tocopherol sind Weizenkeime und grüne Vegetabilien. Es ist zu beachten, daß Ranzidität das Vitamin sehr schnell zerstört. Die Tab. 26 enthält eine Reihe von quantitativen Angaben.

Tabelle 26. *Tocopherolgehalt in 100 g Nahrungsmitteln in mg-%.*

Nahrungsmittel	Tocopherol	Nahrungsmittel	Tocopherol
Rindfleisch	1,2	grüne Erbsen	5,4—6,4
Schweinefleisch	0,8	Spinat	1,7
Rinderleber	10	Weißbrot	1,4
Butter	2,1—3,3	Olivenöl	3—8
Hühnerei	3,0	Margarine	67—87
Weißkohl	0,7	Weizenkeimöl	150—250

Bedarf: Der Bedarf des Menschen an Tocopherol ist nicht bekannt. Es kann angenommen werden, daß bei der üblichen Nahrung der Bedarf gerade gedeckt wird.

Einheiten: 1 I.E. = 1 mg synthet. D, L-α-Tocopherolacetat. 1 Ratteneinheit = 2—3 mg α-Tocopherol.

Nachweis und Bestimmung: Die chemischen Bestimmungen beruhen auf der Oxydation der Tocopherole zu p-Chinonen und colorimetrischer Bestimmung der bei diesen Reaktionen entstehenden Farbstoffe. Biologische Bestimmung an Ratten durch die bei Tocopherolmangel eintretende Resorptionssterilität bzw. durch ihre Verhütung, wenn graviden, E-frei ernährten Tieren Tocopherol zugeführt wird.

Vitamin K (Phyllochinon).

Seit 1929 wurden bei Küken, die fettarm ernährt worden waren, Hämorrhagien gefunden. 1934 wurde als Ursache das Fehlen eines fettlöslichen Faktors angenommen, der in der Folge als Vitamin K bezeichnet wurde (DAM; ALMQUIST und STOKSTAD). 1939/40 wurde das Vitamin isoliert, seine Struktur aufgeklärt und die Synthese durchgeführt (DAM, GEIGER, GLAVIND, KARRER u. a.; McKEE, BINKLEY u. a., KARRER und GEIGER; BINKLEY, McKEE u. a., McCORQUODALE, CHENEY u. a., McCORQUODALE, McKEE u. a., FIESER u. a.). Dabei wurde gleichzeitig erkannt, daß es zwei Vitamine K gibt, K_1 (= α-Phyllochinon), das aus Alfalfa, K_2 (= β-Phyllochinon), das aus faulendem Fischmehl erhalten wurde.

Chemie: Die Phyllochinone sind Substitutionsprodukte des Menadions (2-Methyl-1,4-naphthochinon). Die formale Beziehung zu dem aus Tuberkelbacillen isolierten Phthiocol (2-Methyl-3-oxy-1,4-naphthochinon) ist augenscheinlich. Möglicherweise ist Phthiocol ein Abbauprodukt der Phyllochinone. α-Phyllochinon ist Phythyl-, β-Phyllochinon Difarnesylmenadion. Außer den beiden K-Vitaminen gibt es eine große Zahl einfacher substituierter Naphthochinone oder Hydrochinone, die z. T., wie das Menadion, noch stärker wirksam sind als die Phyllochinone selbst.

Menadion   Phthiocol   Phyllochinon

$$R: \begin{cases} \alpha\text{-Phyllochinon:} & -CH_2-CH=C-(CH_2)_3-CH-(CH_2)_3-CH-(CH_2)_3-CH\begin{smallmatrix}CH_3\\CH_3\end{smallmatrix} \\ & \qquad\qquad\;\; CH_3 \qquad\quad CH_3 \qquad\quad CH_3 \\ \beta\text{-Phyllochinon:} & -CH_2-CH=[=C-CH_2-CH_2-CH=]_5=C\begin{smallmatrix}CH_3\\CH_3\end{smallmatrix} \\ & \qquad\qquad\;\; CH_3 \end{cases}$$

Vorkommen: α-Phyllochinon kommt besonders reichlich in gewissen Pflanzen vor (s. Tab. 27).

Tabelle 27. Phyllochinongehalt in mg pro 100 g.

Nahrungsmittel	Phyllochinon	Nahrungsmittel	Phyllochinon
Schweineleber	0,4—0,8	Blumenkohl	3,5
Kuhmilch	Spuren	Tomaten, grün	0,8
Grünkohl	3,5	Tomaten, reif	0,4
Spinat	4,5	Kartoffel	0,08

Bedarf: Der Bedarf des Menschen an Phyllochinon ist unbekannt, da es im Dickdarm von Bakterien gebildet werden kann. Ob dem erwachsenen Menschen außerdem noch Vitamin K mit der Nahrung zugeführt werden muß, ist behauptet worden, aber nicht bewiesen. Ein etwaiger Bedarf ist auf 0,1 mg täglich geschätzt worden. Das Neugeborene ist dagegen auf die Zufuhr von Phyllochinon mit der Nahrung angewiesen. Der Bedarf, der zu 1—2 γ pro Tag angenommen wird, wird durch die Muttermilch meist gedeckt.

Einheiten: Für die Auswertung, die sich auf die Verhütung der Hämorrhagie bei Küken gründet, sind eine ganze Reihe von Einheiten aufgestellt worden. Als Maß dient dabei die für die Gerinnung des Blutes erforderliche Zeit. 1 mg α-Phyllochinon = 12000 Dam-Einheiten oder

1 Dam-Einheit	= 0,084 γ	
1 Ansbacher-Einheit	= 20 Dam-Einheiten = 1,65 γ	
1 Thayer-Doisy-Einheit	= 30 Dam-Einheiten = 2,5 γ	α-Phyllochinon
1 Almquist-Stokstad-Einheit	= 37,5 Dam-Einheiten = 4,5 γ	
1 Daun-Einheit	= 25 Dam-Einheiten = 2,18 γ	

Diese Relationen können aber nur als angenähert angesehen werden.

Nachweis und Bestimmung: Biologisch an Hand der Beeinflussung der Blutgerinnungszeit an vitamin K-frei ernährten Küken. Die meisten chemischen Reaktionen sind Oxydo-Reduktionstitrationen oder Farbreaktionen, bei denen der Chinoncharakter der Phyllochinone oder der anderen antihämorrhagisch wirksamen Naphthochinone ausgenutzt wird.

Vitamin P.

(Scarborough und Bacharach)

1936 teilten Szent-Györgyi u. a. (s. Armentano u. a.) mit, daß in rotem Paprika und im Citronensaft neben der Ascorbinsäure ein Faktor vorkommt, der beim Menschen die Capillarpermeabilität herabsetzen soll. Die Bezeichnung Vitamin P oder Citrin umfaßt eine Reihe chemisch z. T. nicht miteinander verwandter Substanzen. Ein aus Citronen erhaltenes Präparat wurde als Gemisch von Flavonen angesehen. Die Existenz einer Citrinwirkung ist nicht von allen Nachuntersuchungen bestätigt worden, kann aber seit 1943 als gesichert angesehen werden (Bourne).

Chemie: Die meisten, vielleicht sogar alle Substanzen, die Citrinwirkung zeigen, leiten sich vom Flavon ab. Als wirksam haben sich ergeben das Flavanon *Hesperidin*, das Flavonol *Rutin* sowie das *Phloretin*. Jedoch sind Konzentrate aus Citrinfrüchten erhalten worden, die weit wirksamer waren als diese definierten Substanzen.

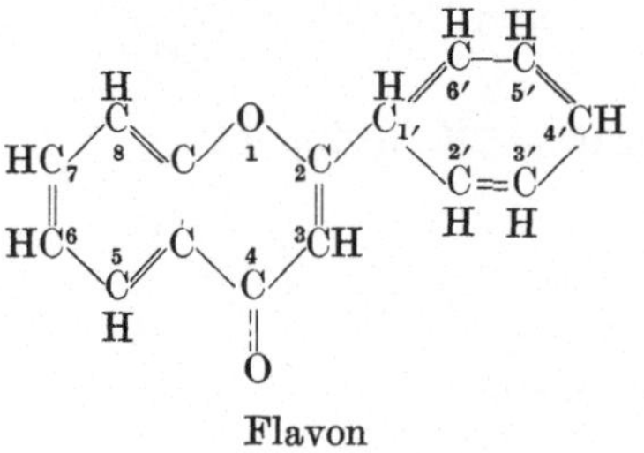

Flavon

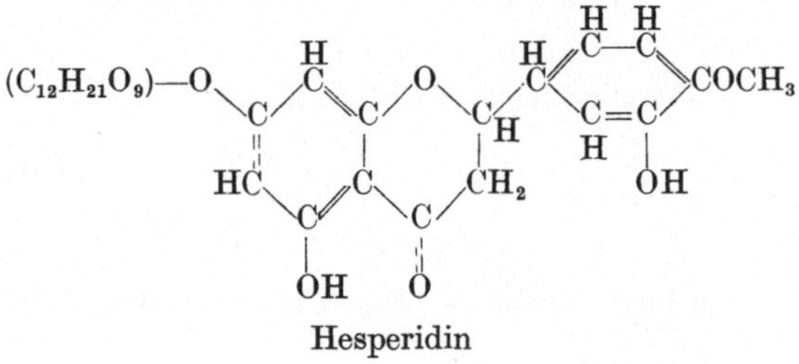

Hesperidin

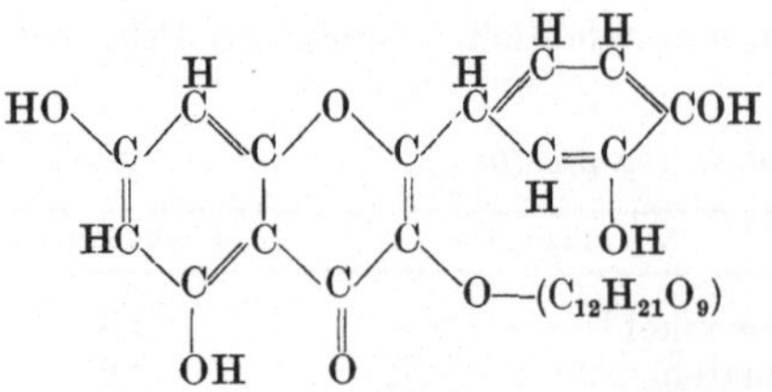

Rutin

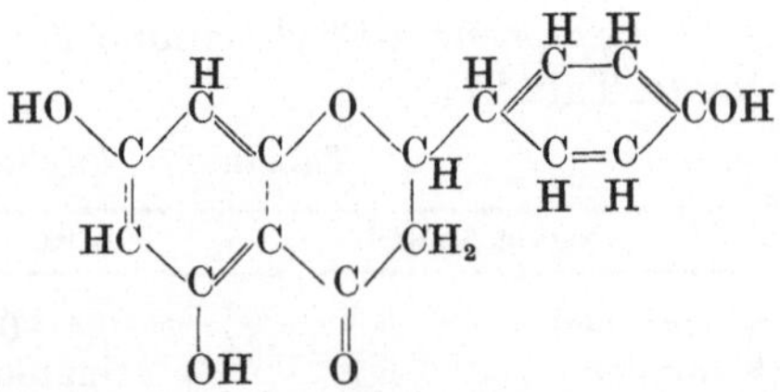

Phloretin

Hesperidin ist 5,7,3′-Trioxy-4′-methoxyflavanon-7-rhamnosidoglucosid, *Rutin* 5,7,3′,4′-Tetraoxyflavonol-3-rhamnosidoglucosid, *Phloretin* 5,7,4′-Trioxyflavanon.

Vorkommen: Die reichste Quelle für Vitamin P scheinen Früchte zu sein, dann folgen grüne Blätter. Es wird auf Tab. 28 verwiesen.

Tabelle 28. *Vitamin P-Wirkung in P.U. (= provisional units) in 100 g.*

Nahrungsmittel	P. U. Vitamin P	Nahrungsmittel	P. U. Vitamin P
Äpfel	0,6	Salat	1,0
Aprikosen	0,75—1,0	Orangen	3,0—6,0
Grünkohl	0,6—1,0	Spinat	1,3
Citronen	5—7,5	Tomaten	0,6

Bedarf: Es ist zwar ziemlich wahrscheinlich, daß Vitamin P für den Menschen zur Aufrechterhaltung der Capillarresistenz nötig ist, über die Höhe des täglichen Bedarfs können aber nicht einmal Schätzungen gemacht werden.

Einheiten: Als „vorläufige Einheit" (provisional unit = P. U.) gilt 1 mg eines bestimmten Citrinkonzentrates (WSP$_1$). 1 g rekrystallisiertes Hesperidin enthält fast genau 100 P. U

Nachweis und Bestimmung: Chemische Bestimmungsmethoden können heute noch nicht als zuverlässig angesehen werden. Biologische Auswertung an Meerschweinchen. Durch dosierten Unterdruck werden in der Rückenhaut Petechien hervorgerufen. Wenn der zur Erzeugung der Petechien erforderliche kritische Druck gegen die den Tieren verabfolgte Vitamin P-Menge aufgetragen wird, ergibt sich eine gerade Linie.

Literatur.

1. Allgemeines.

ABDERHALDEN, E.: Lehrbuch der Physiologischen Chemie. 28. Aufl. Basel 1948.

FELIX, K.: Physiologische Chemie. Heidelberg 1951. — FLASCHENTRÄGER, B.: Physiologische Chemie. Bd. 1. Berlin, Göttingen, Heidelberg 1951. — FREUDENBERG, K.: Stereochemie. Wien 1933.

HARROW, B.: Textbook of Biochemistry. 5. Aufl. Philadelphia, London 1950. — HAUROWITZ, F.: Fortschritte der Biochemie 1938—1947. Basel, New York 1948.

LEHNARTZ, E.: Einführung in die Chemische Physiologie. 9. Aufl. Berlin, Göttingen, Heidelberg 1949.

POLONOVSKI, M.: Éléments de biochimie médicale. 4. Aufl. Paris 1950. Deutsche Ausgabe: Medizinische Biochemie (Physiologische Chemie). 5. Aufl. der Biochemie médicale. Berlin, Saulgau 1951.

2. Monographien.

ABDERHALDEN, R.: Vitamine, Hormone, Fermente. 3. Aufl. Basel 1946. — ALBANASE, A. A.: Protein and Amino Acids Requirements of Mammals. New York 1950. — AMMON, R., u. W. DIRSCHERL: Fermente, Hormone, Vitamine. 2. Aufl. Leipzig 1948.

BICKNELL, F., and F. PRESCOTT: The Vitamins in Medicine. 2. Aufl. London 1946 (Neudruck 1947). — BLOCK, R. J.: The Amino Acid Composition of Food Proteins. Adv. Protein Chem. 2, 119 (1945).

ELSNER, H.: Grundriß der Kohlenhydratchemie. Berlin 1941.

FIESER, L., F., and M. FIESER: Natural Products Related to Phenanthrene. (American Chemical Society. Monographs Series Nr. 70) 3. Aufl. New York 1949.

GSTIRNER, F.: Chemisch-physikalische Vitamin-Bestimmungsmethoden. 4. Aufl. Stuttgart 1951. — GYÖRGY, P.: Vitamin Methods. New York. Bd. 1, 1950; Bd. 2, 1951.

HILDITCH, T. P.: The Chemical Constitution of Natural Fats. 2. Aufl. London 1949.

KARRER, P., u. E. JUCKER: Carotinoide. Basel 1948.

LUNDE, G.: Vitamine in frischen und konservierten Nahrungsmitteln. Berlin 1940.

MCILROY, R. J.: The Chemistry of the Polysaccharides. London 1948. — MICHEEL, F.: Chemie der Zucker und Polysaccharide. Leipzig 1939.

PIGMAN, W. W., and R. M. GOEPP jr.: Chemistry of the Carbohydrates. New York 1948.

Rudolph, W.: Vitamine der Hefe. 4. Aufl. Stuttgart 1948. — Wuchsstoffe und Antiwuchsstoffe (Beih. Int. Z. Vitaminforsch. 5). Bern 1948.

Svedberg, Th., u. K. O. Pederson: Die Ultrazentrifuge. (Handb. Kolloidchem. Bd. 7). Leipzig 1940. — Stepp, W., J. Kühnau u. H. Schroeder: Die Vitamine und ihre klinische Anwendung. 6. Aufl. Stuttgart 1944.

Thierfelder, H., u. E. Klenk: Die Chemie der Cerebroside und Phosphatide. (Monorg. Physiol. Pflanzen u. Tiere, Bd. 19) Berlin 1930.

Tollens-Elsner: Kurzes Handbuch der Kohlenhydrate. 4. völlig neubearbeitete Aufl. von Elsner, H. Leipzig 1935.

Vogel, H.: Chemie und Technik der Vitamine. 3. Aufl. Bd. 1: Die fettlöslichen Vitamine. Stuttgart 1950.

Waldschmidt-Leitz, E.: Chemie der Eiweißkörper. Stuttgart 1950.

Zechmeister, L.: Carotinoide. (Monogr. Physiol. Pflanzen u. Tiere, Bd. 31). Berlin 1934.

3. Übersichtsreferate.

Bull, H. B.: Protein structure. Adv. Enzymol. 1, 1 (1941).

Cohn, E. J.: Die physikalische Chemie der Eiweißkörper, Ergebn. Physiol. 33, 781 (1931).

Dam, H.: Vitamin K, its chemistry and physiology, Adv. Enzymol. 2, 285 (1942). — Vitamin K. Vitamins & Hormones 6, 28 (1948).

Granick, S., and H. Gilder: Distribution, structure, and properties of the tetrapyrroles. Adv. Enzymol. 7, 305 (1947). — Greenstein, J. P.: Nucleoproteins. Adv. Protein Chem. 1, 209 (1944).

Hickman, K. C. D., and P. L. Harris: Tocopherol interrelationships. Adv. Enzymol. 6, 469 (1946). — Hirst, E. L., and J. K. N. Jones: The chemistry of pectic materials. Adv. Carbohydrate Chem. 2, 235 (1946). — Hofman, K.: The chemistry and biochemistry of biotin. Adv. Enzymol. 3, 289 (1943). — Hutchings, B. L., and J. H. Mowat: The chemistry and biological action of pteroylglutamic acid and related compounds. Vitamins & Hormones 6, 1 (1948).

Jansen, B. C. P.: The physiology of thiamine. Vitamins & Hormones 7, 84 (1949). — John, W.: Physiologie und Chemie der Vitamin E-Faktoren. Ergebn. Physiol. 42, 2 (1939). — Jung, A.: Die Funktionen der Vitamine des B-Komplexes im Organismus. (Beih. Z. Vitaminforsch. 1). Bern 1940.

Krehl, W. A.: Niacin in amino acid metabolism. Vitamins & Hormones 7, 111 (1949).

Mason, K. E.: Physiological action of vitamin E and its homologues. Vitamins & Hormones 2, 107 (1944). — Meyer, K.: Mucoids and glycoproteins. Adv. Protein. Chem. 2, 250 (1945). — Meyer, K. H.: The chemistry of glycogen. Adv. Enzymol. 3, 109 (1943).

Pfiffner, J. J., and A. G. Hogan: The newer hematopoietic factors of the vitamin B-complex. Vitamins & Hormones 4, 1 (1946).

Riegel, B.: Vitamin K. Ergebn. Physiol. 43, 133 (1940).

Scarborough, H., and A. L. Bacharach: Vitamin P. Vitamins & Hormones 7, 1 (1949). — Schlenk, F.: Chemistry and enzymology of nucleic acid. Adv. Enzymol. 9, 455 (1949). — Smith, E. L.: Vitamin B_{12}. Part 1. Nutrit. Abstr. Rev. 20, 795 (1951). — Stacey, M.: The chemistry of mucopolysaccharides and mucoproteins. Adv. Carbohydrate Chem. 2, 162 (1946). — Stanley, W. M.: Isolation and properties of virus proteins. Ergebn. Physiol. 39, 294 (1937).

Theorell, H.: Heme linked groups and mode of action of some hemoproteins. Adv. Enzymol. 7, 265 (1947). — Thierfelder, H., u. E. Klenk: Die Chemie der Cerebroside und Phosphatide. (Monogr. Physiol. Pflanzen u. Tiere, Bd. 19). Berlin 1930. — Tipson, R. St.: The chemistry of the nucleic acids. Adv. Carbohydrate Chem. 1, 193 (1945).

Ungley, C. C.: Vitamin B_{12}. Part 2. Nutrit. Abstr. Rev. 21, 1 (1951).

Williams, R. J.: The chemistry and biochemistry of pantotheinic acid. Adv. Enzymol. 3, 253 (1943). — Wyman, J. jr.: Heme proteins. Adv. Protein Chem. 4, 407 (1948).

Zechmeister, L.: Stereoisomeric provitamins A. Vitamins & Hormones 7, 57 (1949). — Zucker, Th. F., and L. M. Zucker: „Animal protein factor" and vitamin B_{12} in the nutrition of animals. Vitamins & Hormones 8, 2 (1950).

4. Einzelarbeiten.

Almquist, H. J., and E. L. R. Stokstad: Nature (Lond.) 136, 31 (1935). J. biol. Chem. 111, 105 (1935). — Andersag, H., u. K. Westphal: B 70, 2035 (1937). — Angier, R. B. u. a.: Science (Lancaster, Pa.) 103, 667 (1946). — Ansbacher, S.: Science (Lancaster, Pa.) 93, 164 (1941). — Armentano, L., A. Bentsáth, T. Béres, St. Rusznyák u. A. Szent-Györgyi: Dtsch. med. Wschr. 1936 II, 1325. — Armentano, L., E. B. Hatz u. St. Rusznyák:

Klin. Wschr. 1938 I, 739. — AULT, R. G., D. K. BAIRD, H. C. CARRINGTON, W. N. HAWORTH, R. W. HERBERT, E. L. HIRST, E. G. V. PERCIVAL, F. SMITH and M. STACEY: Soc. 1933, 1419. BINKLEY, S. B., R. W. McKEE, S. A. THAYER and E. A. DOISY: Chemist & Druggist 130, 669 (1939). — BOURQUIN, A., and H. C. SHERMAN: Amer. Soc. 53, 3501 (1931). — BOURNE, G. H.: Nature (Lond.) 152, 659 (1943); 153, 254 (1944). — BOXER, G. E., and J. C. RICKARDS: Arch. Biochem. 29, 75 (1950). — BRINK, N. G., and K. FOLKERS: Amer. Soc. 71, 2951 (1949).

DAM, H.: Nature (Lond.) 135, 652 (1935). Biochemic. J. 29, 1273 (1935). — DAM, H., A. GEIGER, J. GLAVIND, P. KARRER, W. KARRER, E. ROTHSCHILD u. H. SALOMON: Helv. 22, 310 (1939).

EHRLICH, F., u. F. SCHUBERT: B. 62, 1974 (1929); EHRLICH, F.: Cellulosechem. 11, 140, 161 (1930). — EHRLICH, F., u. A. KOSMAHLY: B. Z. 212, 162 (1929). — EHRLICH, F., u. F. SCHUBERT: B. Z. 169, 13 (1926); 203, 343 (1928). — ENGEL, CHR.: Chem. Wkbl. 45, 519 (1949) [Ber. Physiol. 143, 307 (1951)]. — EVANS, H. M., and K. S. BISHOP: Science (Lancaster, Pa.) 56, 650 (1922). — EVANS, H. M., O. H. EMERSON and G. A. EMERSON: J. biol. Chem. 113, 319 (1936).

FANTES, K. H., D. M. IRELAND and N. GREEN: Biochemic. J. 46, XXXIV (1950). — FELLENBERG, TH. V.: B. Z. 85, 118 (1918). — FERNHOLZ, E.: Amer. Soc. 60, 700 (1938). — FIESER, L. F.: Amer. Soc. 61, 2559, 2561 (1939). — FIESER, L. F., D. M. BOWEN, W. P. CAMPBELL, M. FIESER, E. M. FRY, R. N. JONES, B. RIEGEL, C. E. SCHWEITZER and P. G. SMITH: Amer. Soc. 61, 1925 (1939). — FILDES, P.: Lancet 1940 I, 955. — FOLCH, J.: J. biol. Chem. 177, 497 (1949)

GILLAM, A. E., E. J. HEILBRON, W. E. JONES and E. LEDERER: Biochemic. J. 32, 405 (1938). — GREWE, R.: Z. physiol. Chem. 242, 89 (1936).

HARRIS, S. A., and K. FOLKERS: Science (Lancaster, Pa.) 89, 347 (1939). Amer. Soc. 61, 1245, 3307 (1939). — HARRIS, S. A., D. E. WOLF, R. MOZINGO and K. FOLKERS: Science (Lancaster, Pa.) 97, 447 (1943). — HEILBRON, I. M., R. N. HESLOP, R. A. MORTON, E. T. WEBSTER, J. L. REA and J. C. DRUMMOND: Biochemic. J. 26, 1178 (1932). — HENGLEIN, F. A.: Makromol. Chem. 1, 70 (1947). — HEUSNER, A.: Angew. Chem. 63, 59 (1951). — HOLMES, H. N. and R. E. CORBET: Amer. Soc. 59, 2042 (1937).

ISLER, O., W. HUBER, A. RONCO u. M. KOFLER: Helv. 30, 1911 (1947).

KARRER, P., H. FRITZSCHE, B. H. RINGIER and H. SALOMON: Nature (Lond.) 141, 1057 (1938); Helv. 21, 820 (1938). — KARRER, P., u. A. GEIGER: Helv. 22, 945 (1939). — KARRER, P., u. R. MORF: Helv. 16, 625 (1933). — KARRER, P., R. MORF u. K. SCHOEPP: Helv. 14, 1036, 1431 (1931). — KARRER, P., M. VISCONTINI u. C. FORSTER: Helv. 31, 1004 (1948). — KERESZTESY, J. C., and J. R. STEVENS: Amer. Soc. 60, 1267 (1938). Proc. Soc. exp. Biol. Med. 38, 64 (1938). — KLENK, E.: H. 268, 50 (1941); 273, 76 (1942); 282, 84 (1947). B. 75, 1632 (1942). — KREBS, H. A., u. K. HENSELEIT: H. 210, 33 (1932). — KÖGL, F.: Chem. & Industr. 57, 49 (1938). — KÜTER, K.: Diss. Jena 1931. — KUHN, R., H. RUDY u. TH. WAGNER-JAUREGG: B. 66, 1950 (1933) — KUHN, R., u. G. WENDT: B. 71, 1118, 1534 (1938). H. 256, 127 (1938). — KUHN, R., G. WENDT u. K. WESTPHAL: B. 72, 310 (1939). — KUHN, R., K. WESTPHAL, G. WENDT u. O. WESTPHAL: Naturwiss. 27, 469 (1939). — KUHN, R., u. TH. WIELAND: B. 73, 971 (1940).

LEPKOVSKY, S.: Science (Lancaster, Pa.) 87, 169 (1938). J. biol. Chem. 124, 125 (1938). — LEWIS, U. J., U. D. REGISTER, H. T. THOMPSON and C. A. ELVEHJEM: Proc. Soc. exp. Biol. Med. 72, 479 (1949). — LIPMAN, F., N. O. KAPLAN and G. D. NOVELLI: Fed. Proc. 6, 272 (1947). — LIPMAN, F., N. O. KAPLAN, G. D. NOVELLI, L. C. TUTTLE and B. M. GUIRRARD: J. biol. Chem. 167, 869 (1947); 186, 235 (1950). — LIPMAN, F., and L. C. TUTTLE: J. biol. Chem. 161, 415 (1945).

MacCORQUODALE, D. W., L. C. CHENEY, S. B. BINKLEY, W. F. HOLCOMB, R. W. McKEE, S. A. THAYER and E. A. DOISY: J. biol. Chem. 131, 357 (1939). — MacCORQUODALE, D. W., R. W. McKEE, S. B. BINKLEY, L. C. CHENEY, W. F. HOLCOMB, S. A. THAYER and E. A. DOISY: J. biol. Chem. 130, 433 (1939). — MAUVILLE, J. A., E. M. BRADWAY and N. A. S. McMINNI: Amer. J. digest. Dis. 3, 570 (1936) — McKEE, R. W., S. B. BINKLEY, D. W. MacCORQUODALE, S. A. THAYER and E. A. DOISY: Amer. Soc. 61, 1295 (1939). — MELVILLE, D. B., K. HOFMAN, and V. DU VIGNEAUD: J. biol. Chem. 145, 101 (1942). — MEYER, K. H., J. FELLIG et ED. H. FISCHER: Helv. 34, 939 (1951). — MEYER, K. H., M. E. ODIER et A. E. SIEGRIST: Helv. 31, 1400 (1948).

PFIFFNER, J. J., S. B. BINKLEY, E. S. BLOOM and B. L. O'DELL: Amer. Soc. 69, 1476 (1947).

REICHSTEIN, T., u. A. GRÜSSNER: Helv. 23, 650 (1940). — REICHSTEIN, T., A. GRÜSSNER u. R. OPPENAUER: Helv. 16, 1019 (1933). — RICKES, E. L., N. G. BRINK, F. R. KONIUSZY, T. R. WOOD and K. FOLKERS: Science (Lancaster, Pa.) 107, 396 (1948). — ROBESON, C. D., and J. A. BAXTER: Amer. Soc. 69, 136 (1947). — ROSE, W. C.: Physiol. Rev. 18, 109 (1938).

Schlubach, H. H., u. H. P. Hoffmann-Walbeck: Makromol. Chem. 4, 5 (1948). — Schneider, G. G., u. H. Bock: B. 70, 1617 (1937). — Schneider, G. G., u. U. Fritschi: B. 69, 2537 (1936); 70, 1611 (1937). — Sinclair, R. G.: Physiol. Rev. 14, 353 (1934). J. Biol. Chem. 111, 261 (1935). — Smith, E. L.: Nature (Lond.) 161, 638; 162, 144 (1948). — Smith, L. I., H. E. Ungnade and W. W. Prichard: Science (Lancaster, Pa.) 88, 37 (1938). — Snider, R. H., and W. R. Bloor: J. biol. Chem. 99, 555 (1933). — Stewart, C. P.: Biochemic. J. 19, 266 (1925)· — Stiller, E. T. u. a.: Amer. Soc. 62, 1785 (1940). — Stokstad, E. L. R., Th. H. Jukes, J. Pierce, A. C. Page jr. and A. L. Franklin: J. biol. Chem. 180, 647 (1949). — Szent-Györgyi, A.: Biochemic. J. 22, 1387 (1928).

Todd, A. R., and F. Bergel: Soc. 1937, 364.

Vickery, H. B.: J. Biol. Chem. 169, 237 (1947).

Waugh, W. A., and C. G. King: Science (Lancaster, Pa.) 76, 630 (1932). — Williams, R. J.: Science (Lancaster, Pa.) 89, 486 (1939). — Williams, R. J., and R. T. Major: Science (Lancaster, Pa.) 91, 246 (1940). — Williams, R. R., and J. K. Cline: Amer. Soc. 58, 1504 (1936); 59, 216 (1937). — Woods, D. D.: J. exp. Path. 21, 74 (1940)

Die Physiologie der Ernährung.

Von

K. Lang-Mainz.

Einleitung.

Aufgabe der Ernährung ist es, die energetischen und stofflichen Bedürfnisse des Organismus zu decken. Mensch und Tier gewinnen die Energie durch chemische Umsetzungen, wobei energiereiche Nährstoffe zu energiearmen Produkten abgebaut werden. Für die dabei ablaufenden chemischen Reaktionen gelten die gleichen Grundgesetze wie außerhalb des Organismus: das Gesetz von der Erhaltung der Energie, das Massenwirkungsgesetz, die RTG-Regel und der Entropiesatz. Die stofflichen Bedürfnisse des Organismus umfassen etwa 50 verschiedene chemische Substanzen, die im intermediären Stoffwechsel nicht aufgebaut werden können. Es sind zum Teil einfache Elemente (Mineralstoffe und Spurenelemente), zum Teil mehr oder minder komplizierte organische Verbindungen (essentielle Aminosäuren, essentielle Fettsäuren, Vitamine). Eine ungenügende Zufuhr an einer dieser Substanzen führt nach einer mehr oder minder langen Latenzzeit, die im wesentlichen durch die Reserven an diesem Stoff bedingt ist, zu charakteristischen Ausfallserscheinungen. Die restlichen stofflichen Bedürfnisse des Organismus werden durch dieselben Substanzen gedeckt, die auch zur Gewinnung der Energie herangezogen werden und die sich weitgehend gegenseitig vertreten können, da sie im Stoffwechsel ineinander überführbar sind.

Viele Fragen der Ernährungsphysiologie lassen sich nicht durch Untersuchungen am Menschen klären. Geringe Abweichungen von einer optimalen Ernährung wirken sich meist erst nach langer Zeit, vielleicht überhaupt nicht in der ersten Generation aus. Demgegenüber können auch die längsten Ernährungsversuche beim Menschen nur einen kleinen Bruchteil der Lebensdauer umfassen. Man muß daher häufig zum Tierversuch greifen. Von besonderer Wichtigkeit sind Untersuchungen an kleinen, kurz lebenden Tieren, von denen sich viele Generationen in allen ihren Lebensäußerungen (Wachstum, Fortpflanzung, Altern, Lebensdauer) innerhalb kurzer Zeit beobachten lassen. Der Zwang, mit kleinen, billig zu haltenden Tieren zu experimentieren, ergibt sich noch aus einem anderen Grunde. Zur Herausarbeitung allgemeingültiger Tatsachen und Gesetze muß man von Zufallsbefunden unabhängig sein. Nun ist die Streubreite biologischer Reaktionen zumeist sehr erheblich. Man ist daher gezwungen, an einem größeren Material zu arbeiten, damit eine statistische Auswertung und Sicherung der Ergebnisse möglich wird. Aus allen diesen Gründen verwendet man heute in der Ernährungsphysiologie zumeist Ratten oder Mäuse als Versuchstiere. Glücklicherweise reagiert die Ratte im Gegensatz zu dem früher viel als Versuchstier benützten Hund in Ernährungsversuchen vielfach so wie der Mensch, da sie offensichtlich ähnliche Ernährungsbedürfnisse hat.

Die große Kunst des Experimentierens besteht nun darin, zu entscheiden, wann die im Tierversuch gewonnenen Ergebnisse auf den Menschen übertragen werden dürfen und wann nicht. Es gibt Fragestellungen allgemeinerer Art, in denen Mensch und Tier denselben Gesetzen unterworfen sind und daher auch ähnlich reagieren. In vielen Einzelfragen weichen aber Mensch und Tier erheblich voneinander ab. Hier kann der Tierversuch keine Lösung des Problems bringen.

Ein nicht unbeträchtlicher Teil der Ernährungsliteratur besteht in der Schilderung von Einzelbeobachtungen am Menschen. Nach dem Gesagten sind solche Mitteilungen nur von zweifelhaftem Wert. Sie sind, falls es sich um einwandfrei fundierte Beobachtungen handelt, als heuristische Beiträge interessant, können aber niemals die Klärung einer Fragestellung bringen.

Eine der wichtigsten Aufgaben der Ernährungsphysiologie ist die Ermittlung des Bedarfs an einem Nahrungsfaktor. Leider wird der Begriff „Bedarf" nicht einheitlich verwendet. Manche Forscher verstehen darunter den Minimalbedarf, d. h. die minimale Menge, deren Zufuhr gerade eben noch ausreichend ist, um ein Stoffwechselgleichgewicht zu erlauben. Andere verstehen darunter die wünschenswerte Zufuhr, die als ausreichend erachtet wird, die bestmögliche Gesundheit zu gewährleisten, wobei man zumeist eine erhebliche Sicherheitsspanne einkalkuliert. Beides sind aber sehr verschiedene Dinge und sollen daher im folgenden auch streng auseinandergehalten werden.

Der Organismus kann in einem relativ breiten Bereich in ein Stoffwechselgleichgewicht kommen. Die Definition des Minimalbedarfs bereitet daher besondere Schwierigkeiten.

Das letzte Ziel der Ernährungsphysiologie ist es, die Ernährungsbedingungen zu eruieren, die für den Menschen optimal sind, d. h. ihm ein möglichst langes Leben bei bester Gesundheit und größter Leistungsfähigkeit garantieren.

Das Energetische.

RUBNER und ATWATER haben durch Bilanzversuche bewiesen, daß das Gesetz von der Erhaltung der Energie auch für den Menschen gilt. Da der größte Teil der vom Menschen an die Umgebung abgegebenen Energie aus Wärme besteht, pflegt man alle Energieumsetzungen des Organismus in Wärmeeinheiten anzugeben. Man benützt dementsprechend als Einheiten die große oder Kilogrammcalorie (kcal) bzw. die kleine Grammcalorie (cal).

Der Energiegehalt der Nahrungsmittel.

Die Aufstellung einer Energiebilanz verlangt die Bestimmung sowohl der Einnahmen als auch der Ausgaben. Die Energieeinnahmen des Organismus bestehen in der Aufnahme energiereicher Nährstoffe. Diese sind Eiweiß, Fett und Kohlenhydrat, da der Organismus im wesentlichen nur diese Stoffklassen umzusetzen vermag. Man bestimmt den Energiegehalt der Nährstoffe durch Verbrennung

Tabelle 1. *Der physikalische Brennwert von Nährstoffen.*

Substanz	Zusammensetzung				Brennwert kcal/g
	C %	H %	O %	N %	
Glucose	40,0	6,7	53,3	—	3,75
Fructose	40,0	6,7	53,3	—	3,75
Rohrzucker	42,1	6,4	51,5	—	3,97
Stärke	44,4	6,2	49,4	—	4,22
Glykogen	44,4	6,2	49,4	—	4,22
Körperfett	76,5	12,0	11,5	—	9,60
Butterfett	75,0	11,7	13,3	—	9,30
Casein	53,1	7,0	22,5	15,8	5,85
Serumalbumin	52,5	7,0	23,0	16,0	5,80
Edestin	51,4	7,0	22,1	18,6	5,64
Gliadin	52,7	6,9	21,7	17,7	5,74

in der calorimetrischen Bombe. Da Fette und Kohlenhydrate sowohl im tierischen Organismus als auch bei der Verbrennung in der calorimetrischen Bombe zu CO_2 und H_2O oxydiert werden, muß der Energiegewinn in beiden Fällen gleich sein. Der physikalische Brennwert ist für beide Stoffklassen also gleich dem physiologischen Brennwert. Beim Eiweiß finden wir abweichende Verhältnisse. Eiweiß wird im Tierkörper nicht zu den Endprodukten CO_2, H_2O und N_2, sondern zu organischen N-haltigen Substanzen wie z. B. Harnstoff oder Kreatinin, die noch einen nicht unbeträchtlichen Brennwert aufweisen, umgesetzt. 1 g Harnstoff liefert bei der Verbrennung in der calorimetrischen Bombe 2,53 kcal, 1 g Kreatinin 4,58 kcal. Nimmt man an, daß aller in 1 g Eiweiß enthaltener N in Form von Harnstoff ausgeschieden werde, so entspräche diese Menge Harnstoff einem Brennwert von 0,9 kcal. Da aber außer dem Harnstoff noch andere N-haltige Substanzen ausgeschieden werden, die einen höheren Brennwert besitzen als der Harnstoff, ist der Energieverlust von 1 g Eiweiß größer und im Mittel zu 1,3 kcal zu veranschlagen. Der physiologische Brennwert des Eiweißes ist also mit 4,3 kcal/g erheblich geringer als der physikalische Brennwert, der im Mittel 5,6 kcal/g beträgt.

Die Nahrung des Menschen besteht aber nicht aus den reinen Nährstoffen Eiweiß, Fett und Kohlenhydrat, sondern aus Nahrungsmitteln, welche diese Nährstoffe neben noch anderen Substanzen wie Wasser, Mineralstoffen und Ballaststoffen in wechselnder Menge enthalten. Zur Feststellung des Brennwerts eines Nahrungsmittels genügt daher nicht allein die Verbrennung in der calorimetrischen Bombe. Man muß darüber hinaus das Nahrungsmittel auch noch auf den Gehalt an den einzelnen Nährstoffen analysieren. Auf Grund dieser Daten läßt sich dann der Energiegehalt berechnen. Auf der Basis zahlreicher derartiger Untersuchungen wurden umfangreiche Tabellen zusammengestellt, aus denen mittlere Zusammensetzung und mittlerer Brennwert aller gebräuchlichen Nahrungsmittel entnommen werden können. Die wichtigsten deutschen Nahrungsmitteltabellen wurden von SCHALL und von FACIUS zusammengestellt. Weiterhin sei auf die vom *Statistischen Reichsamt* (Beiheft 11 zur Zeitschrift Ernährung, Leipzig 1943) herausgegebenen Tabellen verwiesen.

Tabelle 2. *Der mittlere Energiegehalt der Nährstoffe.*

Nährstoff	Physikalischer Brennwert kcal/g	Physiologischer Brennwert kcal/g
Kohlenhydrat . . .	4,1	4,1
Fett	9,3	9,3
Eiweiß	5,6	4,3

Bei der Benützung solcher Tabellen muß man beachten, daß die in ihnen enthaltenen Zahlen Mittelwerte darstellen, die durch die Analyse guter Lebensmittel gewonnen wurden. Im Einzelfalle muß man mit mehr oder minder großen Abweichungen rechnen. Dies gilt insbesondere für Notzeiten, in denen die Qualität der Lebensmittel schlecht ist (Butter mit höherem Wassergehalt, gestreckte Wurst usw.), so daß die Verwendung dieser Tabellen ein viel zu günstiges Bild der Ernährungslage vortäuscht.

Bei der Benützung von Nahrungsmitteltabellen sind weiterhin noch folgende Punkte zu berücksichtigen. Die aufgeführten Eiweißwerte sind Angaben über „Roheiweiß", als was man konventionellerweise den mit dem Faktor 6,25 multiplizierten N-Gehalt bezeichnet. Diese Art der Berechnung bedingt einige Fehler. Der wichtigste besteht darin, daß keineswegs immer alle in einem Nahrungsmittel vorhandenen N-haltigen Substanzen Eiweiß sind. Häufig kommen in Nahrungsmitteln größere Mengen niedermolekularer N-haltiger Verbindungen vor (freie Aminosäuren, Amide wie z. B. Asparagin und Glutamin, Betaine, biogene Amine, Purinbasen, Alkaloide u. a. m.), welche einen Eiweißgehalt vortäuschen. Bei vielen Nahrungsmitteln besteht daher ein großer Unterschied

5*

zwischen dem Gehalt an „Roheiweiß" und an „Reineiweiß". Die ernährungsphysiologisch wichtigsten Beispiele sind Kartoffeln und Rübenarten, bei denen im Mittel nur etwa 50% des Roheiweiß tatsächlich aus Eiweiß bestehen. Im Fleisch sind 10% und darüber des Gesamt-N Nichteiweiß-N. In der Hefe machen die Purinbasen rund 10% des Gesamt-N aus.

Auch die Spalte „Kohlenhydrat" der Nahrungsmitteltabellen bedarf einiger Erläuterungen. Was hier unter Kohlenhydrat figuriert, ist im allgemeinen die Fraktion der „stickstofffreien Extraktstoffe", in die neben den Kohlenhydraten noch andere Stoffe wie Gummistoffe, Schleimsubstanzen der Pflanzen, organische Säuren und Bestandteile der Zellmembranen („Rohfaser") eingehen. Nicht alle diese Stoffe sind aber für den Menschen ernährungsphysiologisch wertvoll. Zumeist machen diese weniger wertvollen Stoffe in den Nahrungsmitteln nicht viel aus. Wenn in Notzeiten minderwertige Nahrungsmittel zur menschlichen Ernährung herangezogen werden, können sich fühlbare Fehler in die Nährwertberechnungen einschleichen. Unter „Rohfaser" versteht man den bei einer bestimmten Behandlung der Lebensmittel mit verdünnten Säuren oder Laugen unlöslich bleibenden Rückstand. Der Gehalt der Lebensmittel an Rohfaser ist daher in einem gewissen Grade von der angewandten Analysenmethode abhängig. Die Rohfaser repräsentiert keine einheitliche chemische Substanz, sondern den unlöslichen Anteil der Zellmembranen. Der größte Teil besteht aus Lignin und Cellulose. Man kann bei ernährungsphysiologischen Kalkulationen, ohne einen großen Fehler zu begehen, die Rohfaser mit dem Unverdaulichen des Nahrungsmittels gleichsetzen.

Die Energiemenge, welche der Organismus tatsächlich aus den Nahrungsmitteln gewinnen kann, ist aber geringer als der auf Grund der Zusammensetzung berechnete Wert. Dies ist zum großen Teil dadurch bedingt, daß die verzehrten Nährstoffe nicht quantitativ aus dem Darm resorbiert werden, und daß unverdauliche Stoffe wie z. B. Cellulose und Pentosane bei der Nahrungsmittelanalyse zum Teil als Kohlenhydrate, d. h. als verwertbare Nährstoffe figurieren. Diesem Umstand muß man bei der Berechnung von Kostsätzen Rechnung tragen. Dies kann man auf zweierlei Art und Weise tun: 1. Durch Einkalkulierung der Ausnutzungsverluste der gesamten Kost, die im Mittel für die übliche gemischte Ernährung zu 8% zu veranschlagen sind. Näheres hierüber siehe S. 79. Man muß also dem Verbraucher 8% mehr zubilligen, als der Theorie entspricht. Dies ist der einfachste und bei uns gebräuchlichste Weg. 2. Durch Einkalkulierung der Verluste schon in die Zahlen für den Brennwert der

Tabelle 3. *Korrigierte Brennwerte nach* ATWATER *und* BRYANT.

Nährstoff	Physiologischer Brennwert	Mittlerer Ausnutzungsverlust in %	Korrigierter Brennwert kcal/g
Kohlenhydrat . .	4,1	2	4,0
Fett	9,3	5	9,0
Eiweiß	4,35	8	4,0

einzelnen Nährstoffe. Dies hat den Vorteil, daß die individuellen Ausnutzungsverluste der einzelnen Nährstoffe berücksichtigt werden können (Tab. 3). Bei exakten Bilanzversuchen muß die Nahrung genauestens analysiert werden, da das Rechnen mit den in Tabellen enthaltenen Mittelwerten zu groben Ungenauigkeiten Anlaß geben würde.

Bestimmung des Energieumsatzes.

Die vom Organismus abgegebene Energie läßt sich auf verschiedene Arten messen. In den älteren Versuchen wurde die abgegebene Wärme durch direkte Calorimetrie bestimmt. Derartige Untersuchungen sind aber schwierig durchzuführen. Ein anderer, einfacherer und besserer Weg besteht in der Berechnung der Energie durch Ermittlung der im Stoffwechsel umgesetzten Substanzen („indirekte Calorimetrie"). ZUNTZ und LOEWY haben gezeigt, daß man durch Bestimmung des verbrauchten Sauerstoffs, der gebildeten Kohlensäure und des im Harn ausgeschiedenen Stickstoffs alle zur Berechnung benötigten Daten erhält. Dieses Vorgehen liefert recht zuverlässige Werte, da der Organismus keine wesentlichen Mengen an O_2 und CO_2 zu speichern vermag. Zur Messung des Gasstoffwechsels wurden im Verlaufe der Zeit zahlreiche Methoden entwickelt, auf die aber hier nicht näher eingegangen werden soll. Die Bestimmung des im Harn ausgeschiedenen Stickstoffs erfolgt mit dem Verfahren von KJELDAHL. Aus der chemischen Zusammensetzung der einzelnen Nährstoffe geht hervor, daß bei ihrer Verbrennung 1 Liter Sauerstoff verschiedenen Energieausbeuten entsprechen muß und daß dabei unterschiedliche Mengen CO_2 auftreten (Tab. 4).

Tabelle 4. *O_2-Verbrauch und CO_2-Produktion bei Verbrennung von Kohlenhydrat und Fett.*

Substanz	Formel	O_2-Bedarf Mole	CO_2-Produktion Mole	$\dfrac{CO_2}{O_2}$	Brennwert kcal/1 O_2
Glucose	$C_6H_{12}O_6$	6	6	1,00	5,047
Tripalmitin. . . .	$C_{51}H_{98}O_6$	72,5	51	0,703	4,686

Man kann also den jeweils vom Organismus umgesetzten Nährstoff ermitteln, wenn der „respiratorische Quotient" (RQ), d. h. das Verhältnis des ausgeatmeten Kohlendioxyd zum aufgenommenen Sauerstoff, bekannt ist. Jedem Wert des respiratorischen Quotienten entspricht ein bestimmter Brennwert des Sauerstoffs.

Da beim Eiweiß physikalischer und physiologischer Brennwert nicht identisch sind, ist die Bestimmung des Sauerstoffbrennwerts hier komplizierter. Man benötigt zusätzlich noch eine Analyse von Harn und Kot auf N-Gehalt und Brennwert. Die Untersuchungen von RUBNER und von ZUNTZ haben ergeben, daß beim Muskeleiweiß mit einem RQ von 0,804 und einem Brennwert pro Liter O_2 von 4,485 kcal zu rechnen ist.

Die im Organismus umgesetzten Mengen von Eiweiß, Fett und Kohlenhydrat können nunmehr auf Grund folgender 3 Daten berechnet werden: Sauerstoffverbrauch, Kohlendioxydproduktion und N-Ausscheidung im Harn. Durch Multiplikation des Gesamt-N im Harn mit 6,25 erhält man die umgesetzte Menge

Tabelle 5. *Wärmewert für Sauerstoff und Kohlendioxyd bei dem Umsatz der Nährstoffe.*

Nährstoff	pro 1 g Nährstoff			Wärmewert kcal	
	O_2-Verbrauch cm³	CO_2-Produktion cm³	Energiegewinn kcal	pro Liter O_2	pro Liter CO_2
Kohlenhydrat . .	828,8	828,8	4,183	5,047	5,047
Fett.	2019,3	1427,3	9,461	4,686	6,629
Eiweiß.	962,3	773,9	4,316	4,485	5,579

Eiweiß, da Proteine im Mittel etwa 16% N enthalten. Ist die umgesetzte Eiweißmenge bekannt, so läßt sich der Rest der erzeugten Energie leicht auf die Einzelumsätze an Fett und Kohlenhydrat verteilen, wenn der RQ bestimmt wurde. Für die meisten praktischen Zwecke ist es nicht erforderlich, die umgesetzte Eiweißmenge genau zu kennen, da die Eiweißaufnahme bei den üblichen Kostformen im allgemeinen nur wenig schwankt und zumeist etwa 12—15% des Gesamtenergieumsatzes ausmacht. Häufig wird sogar nur der verbrauchte Sauerstoff bestimmt, wobei man mit einem mittleren Brennwert von 4,87 kcal pro Liter zu rechnen pflegt.

Der Energiebedarf.

Der Grundumsatz.

Alle Lebewesen haben auch bei völliger Vermeidung des Energieverbrauchs für äußere Zwecke einen relativ großen Energieumsatz, den man als den „Grundumsatz" bezeichnet. Man bestimmt ihn durch Messung des Energieumsatzes bei völliger Ruhe, im nüchternen Zustand und bei einer Außentemperatur, die keinerlei Beanspruchung der Wärmeregulation verlangt. Es ist leicht einzusehen, daß die Aufrechterhaltung von Atmung und Kreislauf sowie die Tätigkeit der Niere und die Aufrechterhaltung von Konzentrationsunterschieden gegenüber der Umgebung ständige Energieausgaben bedingen. Daneben verlangt die Leistungsbereitschaft jeder Zelle das Aufbringen von Energie. Die Leistungsbereitschaft bedeutet Bestehen von Spannungsunterschieden zwischen der Zelle und ihrer Umgebung, z. B. durch Aufrechterhaltung einer erhöhten Konzentration von Stoffen oder durch Bestehen eines Tonus der Muskulatur. Die bei dem für alle diese Zwecke benötigten Energieumsatz anfallende Wärme wird zur Aufrechterhaltung der Körpertemperatur benützt. Im Idealfalle wäre die Wärmebildung genau gleich dem Wärmeverlust.

Der Grundumsatz ist eine Funktion der Masse des aktiven Körperprotoplasmas. Er hängt von Alter, Geschlecht, Körpergröße und Körpergewicht ab. Eine bessere Proportion als zwischen Grundumsatz und Körpergewicht besteht zwischen Grundumsatz und Körperoberfläche. Dieses „Oberflächengesetz" wurde von RUBNER auf Grund der Befunde an erwachsenen Hunden aufgestellt (Tab. 6).

Tabelle 6. *Grundumsatz, Körpergewicht und Körperoberfläche von Hunden* (RUBNER).

Gewicht des Hundes in kg	Umsatz in kcal pro Tag		pro m² Oberfläche
	absolut	pro kg Gewicht	
3,10	273,6	88,3	1214
6,44	417,3	64,8	1120
9,51	619,7	65,2	1183
17,70	817,7	46,2	1097
19,20	880,7	45,9	1207
23,71	970,0	40,9	1112
30,66	1124,0	36,7	1046

Weitere Untersuchungen haben jedoch ergeben, daß das Oberflächengesetz eine beschränkte Gültigkeit besitzt und nur innerhalb einer Species und in dieser nur für etwa das gleiche Lebensalter anwendbar ist. Wie die Tab. 7 zeigt, wird der Umsatz pro Quadratmeter bei großen Tieren deutlich höher, was aber nicht etwa auf einen vermehrten Wärmeverlust zurückzuführen ist, sondern vermutlich durch die großen Energieausgaben zu Transportzwecken im Körper bedingt ist. Die meisten Autoren stehen heute auf dem Standpunkt, daß der

Tabelle 7. *Grundumsatz, Körpergewicht und Körperoberfläche bei verschiedenen Tierarten.*

Species	Gewicht kg	Oberfläche m²	Sauerstoffverbrauch in g		Energiebedarf in kcal/m²Tag
			kg/h	m² h	
Maus	0,019	0,0068	7,60	19,8	1560
Ratte	0,081	0,0177	3,18	13,3	1050
Meerschweinchen .	0,445	0,055	1,42	10,7	850
Katze	2,75	0,19	1,36	18,4	1460
Kaninchen	4,14	0,247	0,797	12,4	980
Hund	6,5	0,333	1,580	28,5	2250
Mensch	60	1,46	0,52	19,0	1500
Schwein	135	2,5	0,391	19,6	1550
Nashorn	275	4,05	0,538	36,4	2900
Kamel	400	5,2	0,920	71,0	5650
Rind	650	6,8	0,313	27,5	2200
Elefant	3500	21,0	0,367	61,2	5030

Energieumsatz nicht kausal mit der Oberfläche verknüpft ist, daß es aber für viele Zwecke praktisch erscheint, die Oberfläche als Maßstab zu benützen.

Zur Berechnung der Oberfläche des Erwachsenen wurden verschiedene Formeln entwickelt. Die Formel von Du Bois und Du Bois hat viel Anwendung gefunden, da sie eine gute Näherung ergibt.

$$\text{Oberfläche in cm}^2 = \text{Gewicht}^{0,425} \times \text{Länge}^{0,725} \times 71,84$$

In der Tab. 8 sind die sich nach der Formel von Du Bois ergebenden Werte für die Oberfläche zusammengestellt.

Tabelle 8. *Oberfläche (m^2) der Menschen in Abhängigkeit von Körpergröße und Gewicht.*

Länge in cm	25	30	35	40	45	50	55	60	65	70	75	80	85	90	95	100	105
200							1,84	1,91	1,97	2,03	2,09	2,15	2,21	2,26	2,31	2,36	2,41
195						1,73	1,80	1,87	1,93	1,99	2,05	2,11	2,17	2,22	2,27	2,32	2,37
190				1,56	1,63	1,70	1,77	1,84	1,90	1,96	2,02	2,08	2,13	2,18	2,23	2,28	2,33
185				1,53	1,60	1,67	1,74	1,80	1,86	1,92	1,98	2,04	2,09	2,14	2,19	2,24	2,29
180				1,49	1,57	1,64	1,71	1,77	1,83	1,89	1,95	2,00	2,05	2,10	2,15	2,20	2,25
175	1,19	1,28	1,36	1,46	1,53	1,60	1,67	1,73	1,79	1,85	1,91	1,96	2,01	2,06	2,11	2,16	2,21
170	1,17	1,26	1,34	1,43	1,50	1,57	1,63	1,69	1,75	1,81	1,86	1,91	1,96	2,01	2,06	2,11	
165	1,14	1,23	1,31	1,40	1,47	1,54	1,60	1,66	1,72	1,78	1,83	1,88	1,93	1,98	2,03	2,07	
160	1,12	1,21	1,29	1,37	1,44	1,50	1,56	1,62	1,68	1,73	1,78	1,83	1,88	1,93	1,98		
155	1,09	1,18	1,26	1,33	1,40	1,46	1,52	1,58	1,64	1,69	1,74	1,79	1,84	1,89			
150	1,06	1,15	1,23	1,30	1,36	1,42	1,48	1,54	1,60	1,65	1,70	1,75	1,80				
145	1,03	1,12	1,20	1,27	1,33	1,39	1,45	1,51	1,56	1,61	1,66	1,71					
140	1,00	1,09	1,17	1,24	1,30	1,36	1,42	1,47	1,52	1,57							
135	0,97	1,06	1,14	1,20	1,26	1,32	1,38	1,43	1,48								
130	0,95	1,04	1,11	1,17	1,23	1,29	1,35	1,40									
125	0,93	1,01	1,08	1,14	1,20	1,26	1,31	1,36									
120	0,91	0,98	1,04	1,10	1,16	1,22	1,27										

In neuerer Zeit haben Brody, Comfort und Matthews die Verwendung der folgenden Formel empfohlen:

$$\text{Oberfläche} = \text{Gewicht}^{0,53} \times \text{Länge}^{0,40} \times 240.$$

Auf Grund ausgedehnter Untersuchungen über den Grundumsatz des Menschen geben Harris und Benedict folgende Formeln zur Berechnung des Sollumsatzes von Männern und Frauen an:

$$\text{Grundumsatz des Mannes} = 66,473 + 13,752\,G + 5,003\,H - 6,755\,A$$
$$\text{Grundumsatz der Frau} = 655,096 + 9,563\,G + 1,850\,H - 4,676\,A$$

$$G = \text{Gewicht}, \quad H = \text{Länge}, \quad A = \text{Alter}.$$

In der Tab. 9 sind die von Boothby, Berkson und Dunn für den Grundumsatz pro Quadratmeter Oberfläche angegebenen Sollzahlen von Männern und Frauen der verschiedenen Lebensalter zusammengestellt. Die Berechnung der Oberfläche erfolgte nach der Formel von Du Bois.

Allen derartigen Tabellen kommt keine allgemeine Gültigkeit zu, da der Grundumsatz von der Außentemperatur abhängig ist. Europäer, die in einem subtropischen Klima leben, haben dort einen um etwa 5—10%, wenn sie in tropischen Gegenden leben, einen um 10—15% gegenüber den europäischen Normen erniedrigten Grundumsatz. Ob und um wieviel der Grundumsatz in kalten Zonen gesteigert ist, hängt weitgehend davon ab, wie groß der von der Bevölkerung durchführbare Kälteschutz (Kleidung, Wohnung) ist. Eskimos und die Bewohner der nördlichsten Bezirke von Kanada weisen einen um rund 20%

Tabelle 9. *Grundumsatz, kcal/m²/Stunde* (DU BOIS). *Ausgeglichene Mittelwerte, Alter in vollendeten Lebensjahren nach* W. M. BOOTHBY, J. BERKSON *und* H. L. DUNN.

vollendete Lebensjahre	kcal/m² · Stunde				vollendete Lebensjahre	kcal/m² · Stunde			
	Männer		Frauen			Männer		Frauen	
	Mittelwert	mittlere Abweichung	Mittelwert	mittlere Abweichung		Mittelwert	mittlere Abweichung	Mittelwert	mittlere Abweichung
6	53,0	3,2	50,5	2,9	41	38,2	2,3	35,5	2,2
7	52,4	3,2	48,5	2,9	42	38,0	2,3	35,5	2,2
8	51,5	3,2	46,7	2,9	43	37,9	2,3	35,4	2,2
9	49,9	3,2	46,1	2,9	44	37,7	2,3	35,4	2,2
10	48,0	3,2	45,7	2,9	45	37,6	2,3	35,3	2,2
11	47,2	3,2	45,1	2,9	46	37,5	2,3	35,1	2,2
12	46,8	3,2	43,9	2,9	47	37,4	2,3	34,9	2,2
13	46,5	3,2	42,5	2,9	48	37,2	2,3	34,7	2,2
14	46,4	3,2	41,1	2,9	49	37,1	2,3	34,6	2,2
15	46,1	3,2	39,7	2,9	50	37,0	2,3	34,4	2,2
16	45,5	3,1	38,6	2,8	51	36,8	2,3	34,2	2,2
17	44,4	3,0	37,6	2,7	52	36,7	2,3	34,0	2,2
18	42,9	2,8	37,0	2,6	53	36,6	2,3	33,8	2,2
19	42,2	2,7	36,6	2,6	54	36,5	2,3	33,6	2,2
20	41,6	2,5	36,3	2,5	55	36,3	2,3	33,4	2,2
21	41,2	2,4	36,2	2,4	56	36,2	2,3	33,3	2,2
22	40,9	2,3	36,1	2,3	57	36,1	2,3	33,2	2,2
23	40,7	2,3	36,1	2,2	58	36,0	2,3	33,1	2,2
24	40,5	2,3	36,0	2,2	59	35,8	2,3	32,9	2,2
25	40,3	2,3	36,0	2,2	60	35,7	2,3	32,8	2,2
26	40,1	2,3	35,9	2,2	61	35,6	2,3	32,8	2,2
27	40,0	2,3	35,9	2,2	62	35,5	2,3	32,7	2,2
28	39,9	2,3	35,9	2,2	63	35,4	2,3	32,6	2,2
29	39,7	2,3	35,9	2,2	64	35,3	2,3	32,5	2,2
30	39,6	2,3	35,8	2,2	65	35,1*	2,3*	32,4	2,2
31	39,5	2,3	35,8	2,2	66	35,0*	2,3*	32,3	2,2
32	39,3	2,3	35,8	2,2	67	34,9*	2,3*	32,3	2,2
33	39,2	2,3	35,7	2,2	68	34,8*	2,3*	32,3	2,2
34	39,1	2,3	35,7	2,2	69	34,7*	2,3*	32,2	2,2
35	38,9	2,3	35,7	2,2	70	34,5*	2,3*	32,2	2,2
36	38,8	2,3	35,6	2,2	71	34,4*	2,3*	32,1*	2,2*
37	38,7	2,3	35,6	2,2	72	34,1*	2,3*	32,1*	2,2*
38	38,5	2,3	35,6	2,2	73	33,9*	2,3*	32,1*	2,2*
39	38,4	2,3	35,6	2,2	74	33,7*	2,3*	32,0*	2,2*
40	38,3	2,3	35,5	2,2	75	33,4*	2,3*	32,0*	2,2*

* extrapoliert.

höheren Grundumsatz auf, als nach den bei uns gültigen Normen zu erwarten wäre. Die Frage, ob die einzelnen Rassen Unterschiede hinsichtlich des Grundumsatzes aufweisen, läßt sich heute noch nicht endgültig beantworten. Bei der Berechnung des Grundumsatzes ergeben sich Schwierigkeiten, wenn die zu untersuchenden Personen einen stark von der Norm abweichenden Körperbau besitzen, z. B. bei extrem mageren oder fetten Menschen.

Statistische Auswertungen einer großen Zahl von Grundumsatzbestimmungen haben ergeben, daß meist mit einer mittleren Abweichung von 5—10% von der Norm zu rechnen ist. BERKSON und BOOTHBY fanden für Männer und Frauen

Tabelle 10.

Abweichung in Prozent vom Sollumsatz	2	4	6	8	10	12	14	16	18	20
Wahrscheinlichkeit einer pathologischen Ursache in Prozent	4	17	33	51	67	82	95	97	98	99

mittlere Abweichungen zwischen 6,5 und 6,9%. Unter Einsetzung dieser Werte berechnete RANKE die mathematische Wahrscheinlichkeit pathologischer Ursachen für die Differenzen des Grundumsatzes von der Norm (Tab. 10).

Bekanntlich pflegt man in der Klinik seit jeher nur Differenzen des Grundumsatzes von $\pm$ 10% von der Norm als pathognomonisch zu verwerten. Nach der Berechnung von RANKE ist zu erwarten, daß bei einer 10%igen Abweichung in $^2/_3$ aller Fälle eine pathologische Ursache besteht.

Die spezifisch dynamische Wirkung.

RUBNER stellte fest, daß die einzelnen Nährstoffe den Stoffwechsel in spezifischer Weise beeinflussen. Um einen Hund, der eine Energiezufuhr von 100 kcal benötigt, im Stoffwechselgleichgewicht zu halten, war die Aufwendung von 106,5 kcal in Form von Kohlenhydrat, von 114,5 kcal in Form von Fett oder von 140 kcal in Form von Eiweiß erforderlich. LUSK fand in analogen Versuchen einen Bedarf von 106 kcal für Kohlenhydrate, von 104 kcal für Fett und von 130 kcal für Muskeleiweiß. Die einzelnen Nährstoffe steigern also den Stoffwechsel und zwar in individuell verschieden stark ausgeprägter Weise. Diese Stoffwechselsteigerung pflegt man als „spezifisch dynamische Wirkung" zu bezeichnen.

Die meisten Autoren nehmen an, daß die spezifisch dynamische Wirkung der Nährstoffe auf chemische Reaktionen im intermediären Stoffwechsel zurückzuführen sei. Der vermehrte Umsatz nach Verfütterung von Kohlenhydraten sei durch den Aufbau von Glykogen bedingt, und die Stoffwechselsteigerung nach Aufnahme von Eiweiß oder Aminosäuren durch Desaminierungsvorgänge. Die spezifisch dynamische Wirkung entspräche demnach der zum Umbau der Nährstoffe zu den eigentlichen Substraten des Zellstoffwechsels benötigten Energie. Die spezifisch dynamische Wirkung des Eiweiß ist weitaus am größten und zwar sowohl hinsichtlich der Höhe der Stoffwechselsteigerung als auch hinsichtlich der Dauer. Sie ist weitgehend von der Menge des aufgenommenen Eiweißes abhängig. Aminosäuren ergeben eine spezifisch dynamische Wirkung gleichen Ausmaßes wie Eiweiß.

Der Umfang der spezifisch dynamischen Wirkung ist weitgehend vom Ernährungszustand der Versuchsperson abhängig. Eiweißverzehr bedingt bei gut ernährten Menschen eine viel stärkere Stoffwechselsteigerung als bei Personen, die sich in einem schlechten Ernährungszustand befinden. Die spezifisch dynamischen Wirkungen der einzelnen Nährstoffe verhalten sich im Rahmen einer gemischten Kost nicht immer additiv (S. 84). Im allgemeinen kann man damit rechnen, daß die spezifisch dynamische Wirkung bei der üblichen Ernährung rund 10% des Umsatzes ausmacht. Bei der Berechnung von Kostsätzen ist daher ein entsprechender Betrag mit einzukalkulieren.

Die durch die spezifisch dynamische Wirkung der Nährstoffe anfallende Energie wird in Form von Wärme frei und kann vom Organismus zwar zu Zwecken der Wärmeregulation eingesetzt, nicht aber zu äußerer Arbeitsleistung, insbesondere nicht zu Muskelarbeit verwendet werden.

Tabelle 11. *Spezifisch dynamische Wirkung bei einem Hund (13,5 kg) nach Verzehr von 1200 g Fleisch.*

Zeit nach Eiweißabgabe	Umsatz kcal/Stunde	Steigerung über den Grundumsatz in %
Vorher	22,3	0
Nach 2 Std. . . .	36	61
„ 3 „ . . .	42	88
„ 4 „ . . .	40	80
„ 14 „ . . .	36	61
„ 18 „ . . .	30	35
„ 21 „ . . .	25	12

Der Arbeitsumsatz.

Muskelarbeit bedingt eine Erhöhung der Stoffwechselvorgänge. In den bei der Arbeit gemessenen Gesamtumsatz gehen aber nicht nur die ausschließlich zur Muskelaktion verwendete Energie ein, sondern auch alle durch sie bedingten sekundären Ausgaben, z. B. für die Mehrbelastung von Atmung und Kreislauf usw. Zum Arbeitsstoffwechsel pflegt man auch noch den Erholungsstoffwechsel nach der Arbeit zu rechnen, der zur Beseitigung von angefallenen Stoffwechselprodukten (z. B. Milchsäure) dient.

Zur Erfassung des Zusammenhangs zwischen der mit der Nahrung zugeführten Energie und der geleisteten Arbeit ist die Kenntnis des Wirkungsgrades der Muskelarbeit unerläßlich. Der Wirkungsgrad ist durch den Quotienten gegeben:

$$\frac{\text{geleistete Arbeit}}{\text{aufgewandte Energie}} = \frac{\text{geleistete Arbeit}}{\text{Gesamtumsatz} - \text{Erhaltungsumsatz}}$$

Von dem Gesamtumsatz wird nämlich ein Teil für den Erhaltungsumsatz benötigt. Der Erhaltungsumsatz (oder Ruheumsatz) ist aber nicht gleich dem Grundumsatz, sondern höher, da für ihn die Zuschläge für die spezifisch dynamische Wirkung sowie die Ausnutzungsverluste zu berücksichtigen sind. Der Ruheumsatz des Menschen addiert sich demnach aus folgenden 3 Posten:

1. dem Grundumsatz,
2. einem Zuschlag in Höhe von 10% des Grundumsatzes für die spezifisch dynamische Wirkung der Nahrung,
3. einem Zuschlag von 8% des Umsatzes ($= 9\%$ des Grundumsatzes) zur Ausgleichung der Ausnutzungsverluste der Nahrung.

Der Ruheumsatz beträgt also im Mittel 119% des Grundumsatzes. Im Einzelfalle ist mit großen Abweichungen nach oben und nach unten zu rechnen, da spezifisch dynamische Wirkung und Ausnutzungsverluste eine erhebliche individuelle Streubreite aufweisen. Körperliche Arbeit bedingt einen beträchtlichen Mehrbedarf an Nahrung, bei dem aber auch die unvollständige Ausnutzung der Nahrungsmittel und die spezifisch dynamische Wirkung der Nährstoffe zu berücksichtigen sind. Im Mittel stehen also sowohl für den Ruheumsatz als auch für den Arbeitsumsatz nur 84% der Nahrungsenergie zur Verfügung.

Der zu einer bestimmten Arbeit erforderliche Energieaufwand ist weitgehend von der Art der Ernährung unabhängig. Beispielsweise benötigte ein unter bestimmten Bedingungen in einer Tretmühle laufender Hund zur Fortbewegung von 1 kg seines Körpergewichts um einen Meter bei der verabreichten Standardkost 0,580 kcal, 0,561 kcal nach Gabe von 70—100 g Glucose und 0,584 kcal am 3.—13. Hungertag, also nach völliger Erschöpfung aller Kohlenhydratreserven des Organismus. Der im letzteren Falle gemessene RQ von 0,717 zeigt, daß hier die Muskelarbeit im wesentlichen durch Umsatz von Fett gedeckt wurde.

Der Wirkungsgrad der Muskelarbeit ist von vielen Faktoren abhängig, z. B. von der Art der Arbeit und den Nebenumständen (Kälte, Hitze, Staub, Sauerstoffmangel, Kohlendioxydanhäufung in der Luft). Ein sehr wichtiger Faktor ist der Trainingszustand. In der Tab. 12 sind einige Optimalwerte für den Wirkungsgrad zusammengestellt.

Tabelle 12.

Art der Arbeit	optimaler Wirkungsgrad in %
Schwimmen. . .	3
Feilen	9,4
Gewichtheben. .	8,4—14,0
Kurbeln	18,0—22,0
Radfahren . . .	21,6—30,0
Gehen	23
Rudern.	25,0
Ziehen	24,0—33,0
Steigen.	22,0—34,3

Zieht man vom Arbeitsumsatz noch die für die Leerbewegung (z. B. Heben und Senken des Körpers beim Heben von Gewichten) benötigte Energie ab, so erhält man den „reinen Wirkungsgrad", der in einem breiten Bereich von der Arbeitsschwere unabhängig ist. Bei sehr schwerer Arbeit sinkt er ab, weil dann z. B. durch Beanspruchung von Hilfsmuskeln zur Versteifung des Körpers zusätzlich Energie benötigt wird.

Über den für eine bestimmte Tätigkeit gemessenen Gesamtumsatz findet man in der Tab. 13 Daten.

Der Ernährungsbedarf der Berufe.

Bei der Rationierung von Lebensmitteln müssen einwandfreie Daten für den Ernährungsbedarf der Berufe zu Grunde gelegt werden. Den in der Tab. 13 wiedergegebenen Daten kommt aber nur ein bedingter Wert zu, und zwar teils aus methodischen Gründen, teils weil sie zumeist an zu wenig Versuchspersonen gewonnen wurden. Sie wurden auf direktem Wege bestimmt.

Tabelle 13. *Gesamtenergiebedarf für verschiedene Tätigkeiten* (*nach* SHERMAN).

Art der Tätigkeit	Energiebedarf kcal pro Stunde	
	Mensch 70 kg	pro kg Gewicht
Schlafen	65	0,93
Still liegen	77	1,10
Ruhig sitzen	100	1,43
Laut lesen	105	1,50
Entspannt stehen	105	1,50
„Stillstehen"	115	1,63
Singen	122	1,74
Schreiben	135	1,93
Rasch Maschineschreiben	140	2,00
Tellerwaschen	144	2,06
Buchbinden	170	2,43
Schuhmachen	180	2,57
Gehen (4,1 km/Std.)	200	2,86
Metallarbeiter	240	3,43
Gehen (6 km/Std.)	300	4,28
Steinhauen	400	5,71
Holzsägen	480	6,86
Schwimmen	500	7,14
Laufen (8,5 km/Std.)	570	8,14
Bergsteigen	bis 1100	15,8

Eine andere Möglichkeit, den Nahrungsbedarf zu bestimmen, besteht darin, die Energieeinnahmen einer großen Anzahl von Personen (zweckmäßigerweise einer ganzen Population) statistisch zu erfassen, wobei eine Aufgliederung in die einzelnen Berufsgruppen, Einkommensgruppen usw. erfolgen muß. Dabei ergibt sich jedoch die Schwierigkeit, daß Daten nur für die jeweiligen Familien gewonnen werden, so daß also auch Frauen und Kinder, die einen ganz anderen Bedarf haben, miterfaßt werden. Die früher den Statistiken zu Grunde gelegten Berechnungen, in denen der Mann als „Vollperson", Frauen als 0,9 Vollpersonen und Kinder als 0,5—0,75 Vollpersonen eingesetzt waren, sind nicht befriedigend. Besser ist es, so wie es KRAUT, LEHMANN und BRAMSEL getan haben, den Grundumsatz als Ausgangsbasis der Berechnung zu wählen und die für die Arbeit erforderlichen Energiezuschläge in Bruchteilen des Grundumsatzes anzugeben. Da bei der üblichen Tageseinteilung jeweils ein Drittel auf Schlaf, Arbeit und Freizeit entfällt, hat es sich als zweckmäßig erwiesen, die Zuschläge in Sechsteln des Grundumsatzes auszudrücken. Auf diese Weise kamen die erwähnten Autoren zu einer Berechnung des Nahrungsbedarfs, die für jedes Alter und Geschlecht sowie für alle Berufsschweren anwendbar ist. Unter Zugrundelegung der Erhebungen des Statistischen Reichsamts aus den Jahren 1927/28 ergeben sich dann die in der Tab. 14 wiedergegebenen Werte für den Nahrungsbedarf. Einen Umsatz in Höhe von $^8/_6$ des Grundumsatzes haben alle sitzenden Berufe ohne große Anstrengungen, von $^9/_6$ Grundumsatz alle Berufe ohne großen Kraftaufwand im Stehen oder bei größerer Kraftanstrengung im Sitzen, von $^{10}/_6$ Grundumsatz alle Berufe ohne erhebliche Kraftanstrengung im Stehen oder Gehen bzw. bei sehr erheblicher Kraftanstrengung im Sitzen, von $^{11}/_6$ Grundumsatz alle Berufe,

Tabelle 14. *Der Nahrungsbedarf der Berufe nach* KRAUT, LEHMANN *und* BRAMSEL.

$^8/_6$ Grundumsatz 2400 kcal	$^9/_6$ Grundumsatz 2700 kcal	$^{10}/_6$ Grundumsatz 3000 kcal	$^{11}/_6$ Grundumsatz 3300 kcal	$^{12}/_6$ Grundumsatz 3600 kcal	$^{13}/_6$ Grundumsatz 3900 kcal
Uhrmacher	Goldschmiede	Spinner	Messer-	Former	Landarbeiter
Schneider	Optiker	Zwirner	schleifer	Kernmacher	Steinmetze
Buchdrucker	Chemiker	Weber	Töpfer	Modell-	Nieter
Glasmaler	Ingenieure	Färber	Mechaniker	tischler	Schmiede
Schreiber	Putzmacherin	Schriftsetzer	Bäcker	Melker	Bauarbeiter
Bücherrevisor	Stenotypistin	Dreher	Sattler	Gärtner	Maurer
Kaufmann	Telegraphist	Drechsler	Schuhmacher	Fischer	Zimmermann
	Zeichner	Konditor	Maler	Glasarbeiter	Dachdecker
	Lagerbuchhalter	Zigarren-	Metall-	Schlosser	Winzer
	Magazinverwalter	macher	arbeiter	Klempner	Ziegel-
	Handwerker im An-	Verkäufer	Schaffner	Müller	arbeiter
	gestelltenver-	Lokomotiv-	Haus-	Fleischer	Stellmacher
	verhältnis	führer	angestellte	Brauer	Matrose
	Leitende Ange-	Arbeiter in	Tierarzt	Tischler	Sägearbeiter
	stellte und Beamte	der chemi-		Steinsetzer	Walzwerk-
	mit Aufsicht im	schen In-		Kellner	arbeiter
	Stehen	dustrie und		Lagerarbeiter	Bergarbeiter
		im Ver-		Tagesarbeiter	Erdarbeiter
		kehrswesen		im Bergbau	Packer
		Koch			
		Friseur			
		Technische			
		Angestellte			
		Einkassierer			
		Techniker			
		Bauführer			
		Architekt			
		Lehrer			
		Arzt			

die im Stehen oder Gehen mittlere Kraftanstrengungen verlangen, von $^{12}/_6$ Grundumsatz Berufe mit mittlerer Kraftanstrengung bei ungünstiger Körperhaltung oder solche, die bei günstiger Körperhaltung eine große Kraftanstrengung erfordern, von $^{13}/_6$ Grundumsatz anstrengende Berufe. Einen Energiebedarf von über $^{13}/_6$ Grundumsatz haben Holzfäller, Erntearbeiter und zum Teil Berufssportler.

Im Kriege und in der Nachkriegszeit wurde die alte Angabe bestätigt, daß geistige Arbeit keine meßbare Erhöhung des Umsatzes bedingt. Beispielsweise verursachte schwierige Rechenarbeit einen nur um 4,5% gesteigerten Stoffwechsel. Das besondere Nahrungsbedürfnis des geistigen Arbeiters liegt auf einer ganz anderen Ebene, nämlich der Zufuhr hochwertiger und nicht übermäßig voluminöser Nahrungsmittel.

Die Hygienesektion des Völkerbundes stellte folgende Normen für den Nahrungsbedarf auf:

Ohne körperliche Arbeit	2400 kcal
Bei leichter körperlicher Arbeit	2915 „
Bei mittlerer körperlicher Arbeit	3430 „
Bei schwerer körperlicher Arbeit	4060 „

Vom National Research Council werden folgende Energieaufnahmen empfohlen:

	Mann 70 kg	Frau 56 kg
Bei sitzender Beschäftigung	2500 kcal	2100 kcal
Bei mittelschwerer Arbeit	3000 „	2500 „
Bei schwerer Arbeit	4500 „	3000 „

Die Erfahrungen, die in der Schweiz mit der Rationierung in den Jahren 1939/45 gemacht worden sind, weisen darauf hin, daß die vom National Research

Council für den nur leicht arbeitenden Menschen („Normalverbraucher") empfohlenen Energieaufnahmen etwas zu hoch gegriffen sind.

Bei der Berechnung des Nahrungsbedarfs von Personen, die ein von den Mittelwerten (70 kg für den Mann, 56 kg für die Frau) stärker abweichendes Körpergewicht haben, ist zu beachten, daß zwischen Umsatz (auch beim Grundumsatz) und Körpergewicht keine lineare Beziehung besteht. Ein brauchbarer Näherungswert wird durch die Formel

$$\text{kcal} = A \cdot G^n$$

vermittelt, in der A eine Konstante und G das Körpergewicht ist. n wird von den meisten Autoren zu 0,7 angenommen.

Die Regulation des Energieumsatzes.

Unter Nahrungsbedarf des erwachsenen Menschen versteht man gewöhnlich die Nahrungsmenge, die gerade eben ausreichend ist, um das Körpergewicht konstant zu halten, die also einen Gleichgewichtszustand garantiert. Dabei wird stillschweigend vorausgesetzt, daß das vorhandene Körpergewicht der Norm bzw. dem Idealfall entspricht. Dem muß aber keineswegs so sein. Der betreffende Mensch könnte sich bei Beginn der Untersuchung genau so gut in einem reduzierten, mit einem Untergewicht verbundenen Ernährungszustand oder in einem überfütterten, übergewichtigen Zustand befinden und trotzdem in ein Stoffwechselgleichgewicht gebracht werden. Der Organismus vermag sich nämlich innerhalb einer gar nicht so ganz eng begrenzten Zone bei verschiedenen Körpergewichten in ein Energiegleichgewicht zu setzen. Konstanthaltung des Körpergewichts ist demnach keineswegs ein sicheres Kriterium dafür, daß der Nahrungsbedarf im Sinne einer optimalen Ernährung gedeckt ist.

Geht man von einer Mittellage des Stoffwechsels aus, so wird eine mäßige Erhöhung der Nahrungszufuhr nach einer anfänglichen Zunahme des Körpergewichts wieder zu einem Energiegleichgewichtszustand führen. Denn die Vermehrung der Körpermasse bedingt eine Mehrausgabe von Energie (z. B. schon für Zwecke der Bewegung). Außerdem wird die spezifisch dynamische Wirkung der Nährstoffe etwas verstärkt werden. Erst wenn der oberste Punkt, bei dem gerade noch ein Stoffwechselgleichgewicht bestehen kann, überschritten ist, bedingt eine vermehrte Nahrungszufuhr ein laufendes Zunehmen des Körpergewichts. Die überschüssig aufgenommene Energie wird dann im wesentlichen in Form von Fett in den Fettdepots abgelagert. Die Zunahme des Körpergewichts um 1 kg entspricht einer Speicherung von rund 5000 kcal, mitunter bei sehr fetten Menschen auch von mehr Energie. Der theoretische Brennwert des Fetts (9000 kcal/kg) wird nicht erreicht, da das Fettgewebe nicht aus reinem Fett besteht, sondern auch Wasser, Salze und andere Stoffe enthält. Wenn stark abgemagerte Menschen an Gewicht zunehmen, so entspricht die Vermehrung des Körpergewichts um 1 kg einem geringeren Brennwert (nach KEYS 4000—4500 kcal), da in diesem Falle hauptsächlich Muskulatur, also Eiweiß aufgebaut wird.

Eine Verminderung der Nahrungszufuhr führt zu einer Abnahme des Körpergewichts und damit zu einer Verringerung des Energiebedarfs. Dabei wird als regulatorische Maßnahme der Grundumsatz tiefer gesenkt, als es dem Körpergewichtsverlust entspricht. Als Grenzwert der Grundumsatzsenkung, bei der sich noch ein Gleichgewicht zwischen Energieeinnahme und Energieausgabe erreichen läßt, kann man etwa 300 kcal annehmen, vorausgesetzt, daß die Reduktion der Nahrungszufuhr schleichend und nicht plötzlich erfolgt. Eine noch tiefere Senkung des Grundumsatzes ist anscheinend mit dem Leben nicht mehr vereinbar. Praktisch tritt schon bei 200 kcal übersteigenden Herabsetzungen des Grundumsatzes zumeist ein lebensbedrohender Zustand auf, weil infolge des außerordentlich starken Schwundes der Muskulatur jede schwerere körperliche Arbeit unmöglich wird. Die Leistungsfähigkeit ist dann so herabgesetzt, daß der betreffende Mensch außerstande ist, für seinen Lebensunterhalt zu sorgen und bestenfalls bei guter Pflege im Bett liegend sein Leben fristen kann, wenn ihn nicht eine interkurrente Infektion auf Grund der herabgesetzten Immunitätslage hinwegrafft. Theoretisch ließe sich noch ein Stoffwechselgleichgewicht mit 1100—1200 kcal bei einem traurigen Vegetieren erwarten.

Die meisten Menschen vermögen bei freier Nahrungswahl ihr Körpergewicht praktisch das ganze Leben hindurch konstant zu halten. Man kann daraus entnehmen, daß ein gut eingespielter Regulationsmechanismus vorhanden sein muß, welcher die Energieaufnahme laufend den Ausgaben angleicht. Die regulatorische Leistung ist um so bemerkenswerter, als Zufuhr und Umsätze den größten Schwankungen unterworfen sind, da ja sehr wechselnde Anforderungen bezüglich Arbeitsleistung gestellt werden. Die Nahrungsaufnahme ist eine dem Willen unterworfene, aktive Tätigkeit des Organismus, die durch den Hunger ausgelöst und durch das Sättigungsgefühl beendet wird. Leider sind die beiden Begriffe Hunger und Sättigungsgefühl heute noch nur sehr mangelhaft definiert. Das Wort Hunger schließt recht verschiedene Dinge wie Empfindung und Gefühl des Zustands der Gewebe, aber auch das Begehren, dieses Gefühl zu beseitigen, in sich ein. Es ist heute völlig unbekannt, auf welchem Wege das Zentralnervensystem davon unterrichtet wird, daß die Gewebe der Zufuhr neuer Nährstoffe bedürfen. Auf die vielen, in dieser Beziehung aufgestellten Theorien (Verarmung der Gewebe an Zucker, Leerkontraktionen des Magens u. a. m.) soll hier nicht eingegangen werden.

Der Hunger ist aber kein unfehlbarer Regulator für die Nahrungsaufnahme, da er durch viel zu viele Nebenumstände somatischer und psychischer Art beeinflußt werden kann. Zumeist liegt die Fehlregulation im Sinne einer zu großen Nahrungszufuhr (Fettsucht). Sie ist keineswegs auf den Menschen beschränkt. Gibt man Ratten ein Futter, das in jeder Beziehung optimal zusammengesetzt ist, läßt einen Teil der Tiere beliebig viel davon fressen und schränkt für einen anderen Teil die Nahrungsaufnahme ein, so wirkt sich diese Maßnahme in einer deutlichen Verlängerung der Lebensdauer der letzteren Gruppe aus. Als Beispiel ist in der Tab. 15 ein Versuch wiedergegeben, in dem die Nahrungseinschränkung in Form von eingelegten Hungertagen erfolgte. Tiere mit einem geringeren Körpergewicht leben länger als schwerere derselben Species. Statistiken der Lebensversicherungen beweisen, daß dies auch für den Menschen zutrifft.

Tabelle 15. *Der Einfluß von Hungertagen auf die Lebensdauer von Ratten* (A. J. Carlson u. F. Hoelzel.)

Zur Kontrolle dienten Tiere, welche dasselbe Futter jeden Tag ad libitum fressen konnten.

Zahl der Hungertage	Untergewicht am 300. Lebenstag	Verlängerung der Lebensdauer Tage
1 Tag auf 4 Tage . .	36 g	87
1 Tag auf 3 Tage . .	58 g	110
1 Tag auf 2 Tage . .	90 g	139

Gibt man jungen Tieren ein energetisch nicht ausreichendes Futter, so wird das Wachstum verzögert. Der Organismus verliert aber zeit seines Lebens nicht die Fähigkeit, zu wachsen. Selbst 900 Tage alte Ratten fangen noch an zu wachsen, wenn man ihnen nach strenger Nahrungsbeschränkung diese plötzlich aufhebt.

Alle Momente, welche einer Überfütterung vorbeugen, wirken lebensverlängernd, wie z. B. mäßige Nahrungsaufnahme, Streckung der Nahrung mit unverdaulichem Material oder schwere körperliche Arbeit.

Vielfache Erfahrung zeigt, daß der Mensch in bitteren Hungersnöten die unverdaulichsten Dinge zu sich nimmt, um wenigstens das Hungergefühl vorübergehend zu betäuben und sich eine Sättigung durch Füllen des Magens vorzutäuschen. Dies gelingt aber nicht, wenn man auf einmal viel Unverdauliches ißt. Trotz starken Völlegefühls wird sogar der Hunger gesteigert. Es kommt zu starken Leerkontraktionen des Magens und im Röntgenbild zeigen sich volle Därme neben einem leeren Magen. Das Hungergefühl läßt sich aber weitgehend unterdrücken, wenn man in kurzen Abständen jeweils wenig Unverdauliches aufnimmt. Dabei muß man ein Material nehmen, das völlig indifferent ist und keine Darmreizungen bewirkt wie z. B. Baumwollfasern. Durch Essen von Cellulose in Form von Baumwollfasern läßt sich das Hungergefühl für einige Tage vollkommen unterdrücken.

Die Isodynamie der Nährstoffe.

RUBNER war der Ansicht, daß der Nahrungsbedarf des Menschen, abgesehen von einer kleinen Menge Eiweiß, nicht stofflicher, sondern rein energetischer Art sei. Nach RUBNER ist es daher gleichgültig, ob die Energie aus Eiweiß, Fett oder Kohlenhydrat stammt. Die Nährstoffe können sich demnach im Verhältnis ihrer Brennwerte gegenseitig vertreten. 1 g Fett ist mit 2,27 g Eiweiß oder Kohlenhydrat isodynam.

Die neuere Zeit hat jedoch gelehrt, daß das Gesetz der Isodynamie nicht unbeschränkt gilt, sondern nur in einem begrenzten Bereich anwendbar ist. Dies rührt davon her, daß der Organismus für alle Nährstoffe einen bestimmten, spezifischen stofflichen Bedarf hat. Wo die Grenzen der isodynamischen Vertretbarkeit der Nährstoffe gelegen sind, ist heute noch Gegenstand von Diskussionen. Auf diesen ganzen Fragenkomplex wird noch bei der Besprechung der einzelnen Nährstoffe zurückzukommen sein.

Das Stoffliche.

Die Ausnutzung der Nahrung.

Unter Ausnutzung, besser gesagt „scheinbarer Ausnutzung" versteht man den Anteil der Nahrung, der zur Resorption gelangt und daher im intermediären Stoffwechsel umsetzbar ist. Die Ausnutzung ergibt sich daher als Differenz zwischen Einnahme mit der Nahrung und Ausscheidung im Kot. Die Ausnutzung ist eine bilanzmäßige Aussage ohne wissenschaftlichen Wert, aber von der größten praktischen Bedeutung im Hinblick auf die Berechnung von Kostsätzen.

Die einzelnen Menschen weisen große individuelle Unterschiede bezüglich der Ausnutzung auf. Schon der Volksmund spricht von guten und schlechten Futterverwertern. Den in der Tab. 16 wiedergegebenen Zahlen kommt daher nur ein sehr bedingter Wert zu. Zudem wurden die einzelnen Daten an viel zu wenig Versuchspersonen gewonnen. Im großen und ganzen hat es sich ergeben, daß Nahrungsmittel tierischer Herkunft besser ausgenutzt werden als Vegetabilien. Dies rührt davon her, daß die pflanzlichen Zellen von Zellwänden eingeschlossen sind, die aus Stoffen bestehen, die von den Verdauungsfermenten nur schlecht angegriffen werden können, wie z. B. Cellulose, Lignin und Pentosane. Der Begriff „Rohfaser" der Nahrungsmittelchemie deckt sich etwa, wenn auch nicht ganz, mit diesen Substanzen. Ältere Pflanzengewebe sind schlechter ausnutzbar als Gewebe junger Pflanzen, weil die Menge des für uns Unverdaulichen mit zunehmendem Alter der Pflanzenzellen immer größer wird.

Die löslichen Kohlenhydrate aller Nahrungsmittel werden praktisch quantitativ ausgenutzt. Die Ausnutzbarkeit der Fette hängt im wesentlichen von ihrem Schmelzpunkt ab. Fette mit einem die Körpertemperatur nicht wesentlich übersteigenden Schmelzpunkt werden nahezu quantitativ ausgenutzt. Phosphatide erhöhen die Ausnutzbarkeit der Fette auf Grund ihrer Emulgatoreigenschaft.

Die Aufstellung genauer Energiebilanzen verlangt die Bestimmung des Brennwerts des Kots. Die hierfür experimentell ermittelten Zahlen bewegen sich zwischen 4,2 und 6,2 kcal/g. Für rohe Schätzungen kann man als Mittelwert 5,0 kcal/g einsetzen.

Analysen der Faeces haben ergeben, daß die in ihnen enthaltenen N-haltigen Substanzen und das Fett nur zum kleinsten Teil aus unresorbierten Nahrungsbestandteilen bestehen. Weitaus der größte Teil des Kots wird aus Bakterien und den Resten der Verdauungssekrete gebildet. Die Bakterien machen normalerweise etwa $^1/_5$—$^1/_3$ der Kottrockensubstanz aus. Da man jedoch annehmen darf, daß sie ihre Leibessubstanz aus den Bestandteilen der Nahrung aufbauen, rechnet man die Bakterienfraktion konventionellerweise zu den unresorbierten Nahrungsresten.

Tabelle 16. *Mittelwerte für die Ausnutzung der Nahrung durch den Menschen.*

Nahrungsmittel	Ausnutzung in % der Zufuhr	
	Calorien	N
Ei	95,9	97,4
Fleisch	95,6	97,5
Weizenbrot feinst	95,5	87,7
Kartoffeln	94,4	79,6
Milch	92,9	93,8
Weizen 70% ausgemahlen	92,9	75,4
Käse	90,0	90,0
Weizen Vollkorn	80,0	74,2
Mohrrüben	87,3	61,1
Hafermehl	86,6	69,6
Roggen 82% ausgemahlen	86,5	59,7
Kopfsalat	83,3	78,6
Kohlrabi	81,9	72,4
Weißkraut oder Rotkraut	80,0	72,2
Grüne Erbsen	79,1	71,2
Blumenkohl	78,8	72,0
Kohlrüben	78,2	34,9
Spinat	75,7	73,0
Wirsing	78,8	72,0

Unter „wahrer Ausnutzung" versteht man die Substanzmenge, die man nach Abzug der nicht resorbierten Nahrungsbestandteile erhält. Um sie erfassen zu können, muß man die Kotfraktion kennen, die durch die Reste der Verdauungssekrete bedingt ist. Von jeher hat die Bestimmung der „wahren Ausnutzung" des Eiweiß ein besonderes Interesse gefunden. Man kann sie berechnen, wenn der „Sekret-N" bekannt ist. Dieser läßt sich leicht auf indirektem Wege erfassen. Man ermittelt zunächst Volumen und N-Gehalt der Faeces bei der zu untersuchenden Kost, verabfolgt dann eine N-freie Diät, der so viel unverdauliches, N-freies Material zugesetzt ist, daß wieder das gleiche Kotvolumen ausgeschieden wird, und bestimmt den N-Gehalt der Faeces. Der Sekret-N der Versuchskost ist dann: Sekret-N = Kot-N (bei der Versuchskost) — Kot-N (bei N-freier Kost). Nach neueren Untersuchungen beträgt der Sekret-N beim Menschen 0,09 bis 0,114 g/100 g Nahrungstrockensubstanz. Die Menge des Sekret-N steigt also mit zunehmendem Nahrungsvolumen an. Durch andere Faktoren wird sie nur wenig beeinflußt. Zwischen „scheinbarer Ausnutzung" und „wahrer Ausnutzung" des Eiweiß bestehen dann große Unterschiede, wenn die Nahrung voluminös ist, weil sie viel Unverdauliches enthält.

Das Sekret-Fett läßt sich auf Grund der folgenden, empirischen Formel leicht berechnen:

$$\text{Sekret-Fett} = \text{Gewicht des Trockenkots} \times 0{,}0989.$$

Die „wahre Ausnutzung" eines Nahrungsmittels ist theoretisch interessant, hat aber für die praktische Ernährung keinerlei Bedeutung. Letztere muß sich immer auf die „scheinbare Ausnutzung" als bilanzmäßige Aussage stützen. Mit dem Kot ausgeschiedene Substanzen sind für den Organismus immer eine Ausgabe; woher dieselben stammen, ist dabei gleichgültig.

Die Ballaststoffe.

Unter Ballaststoffen versteht man die unverdaulichen Anteile der Nahrung. Die wichtigsten Ballaststoffe sind Cellulose, Lignin und Pentosane. Mensch und Tier verfügen über kein körpereigenes Ferment zur Aufspaltung der Cellulose. Ein Teil der Cellulose wird jedoch im Magen-Darm-Trakt durch Mikroorganismen zerlegt. Pflanzenfresser vermögen auf Grund ihres besonderen anatomischen Baues die Cellulose bakteriell vollkommener aufzuspalten als der Mensch. Bei der Einwirkung der Mikroorganismen auf Cellulose entstehen niedere Fettsäuren und Gase (H_2, CO_2, CH_4). Die starke Gasentwicklung nach dem Verzehr von cellulosereichen Nahrungsmitteln (z. B. Hülsenfrüchten oder Vollkornbrot) empfinden die meisten Menschen als sehr lästig. Wie groß der Energiebetrag ist, der dem Menschen bei der bakteriellen Aufspaltung der Cellulose zugute kommt, entzieht sich jeder Berechnung.

Auch die Ballaststoffe haben eine für die Ernährung nicht zu unterschätzende Bedeutung, die in erster Linie in ihrer Eigenschaft zu suchen ist, die Peristaltik von Magen und Darm zu fördern. Eine gut ausbalancierte Kost muß daher eine gewisse Menge an Ballaststoffen enthalten. Ein Übermaß an Ballaststoffen ist aber ebenso wenig zweckmäßig wie eine zu geringe Zufuhr. Für die Ballaststoffe gibt es — wie für alle anderen Nahrungsbestandteile auch — einen optimalen Bereich der Zufuhr. Er dürfte dann erreicht sein, wenn sich die Ausnutzungsverluste der Nahrung an Calorien zwischen 5 und 13% der Zufuhr bewegen. Schwarzbrot und Gemüse sind für uns die Hauptlieferanten für Ballaststoffe.

Der Nachteil einer Nahrung, die zu viel Ballaststoffe enthält, besteht in dem außerordentlich großen Nahrungsvolumen, das zu einer stark vermehrten Sekretion von Verdauungssäften Anlaß gibt, wodurch die Bilanz von Eiweiß und Mineralstoffen ungünstig beeinflußt wird. Weiterhin beeinträchtigt das entstehende Völlegefühl Wohlbefinden und Leistungsfähigkeit.

In einem gewissen Umfange gibt es eine Anpassung an schlackenreiche Kost. Junge Tiere, denen man ein an Ballaststoffen reiches Futter gibt, entwickeln längere und voluminösere Därme als normal ernährte Kontrolltiere. Menschen, die von Jugend auf viel grobes Brot gegessen haben, nützen es besser aus als andere Personen.

Die Kohlenhydrate.

Die Kohlenhydrate machen normalerweise den größten Teil der Nahrung aus. Bei einer in jeder Beziehung gut ausbalancierten Kost werden rund 60% der Calorien in Form von Kohlenhydraten aufgenommen. Diäten, die überhaupt kein Kohlenhydrat enthalten, werden nicht vertragen. Es kommt dabei zur Ausscheidung großer Mengen von Acetonkörpern. Diese Beobachtungen beweisen, daß der Organismus auch für die Kohlenhydrate in einem, allerdings geringen Umfange, ein spezifisches stoffliches Bedürfnis hat.

Für den Organismus ist es wünschenswert, daß die Leber reichlich Glykogen enthält, da er so über leicht disponible Energiereserven verfügt. Hohe Leberglykogenwerte setzen aber eine ausreichende Zufuhr von Kohlenhydrat voraus.

Kohlenhydrate können im intermediären Stoffwechsel aus Eiweiß und Fett gebildet werden. Von dem verfütterten Nahrungseiweiß gehen maximal 58% in Kohlenhydrat über. Nicht alle Aminosäuren vermögen nämlich Kohlenhydrat zu liefern, sondern nur einige, die man als glucoplastische Aminosäuren zu bezeichnen pflegt. Eine eiweißreiche Kost gewährt den Glykogenreserven einen Schutz („Proteineffekt"). Der N-Umsatz läßt sich durch reichliche Kohlenhydratgaben besonders tief senken. Kohlenhydrat und Eiweiß sind also in der Ernährung vielfach miteinander verknüpft.

Die glucoplastischen Aminosäuren.

Glykokoll	Cystin	Oxyprolin
Alanin	Arginin	Asparaginsäure
Serin	Prolin	Glutaminsäure

Stärke ist das wichtigste Nahrungskohlenhydrat. Der Organismus verwertet alle Stärkearten im gekochten Zustand gleich gut. Auch alle rohen Stärkearten werden gut ausgenutzt mit Ausnahme der Kartoffelstärke, die sich bei Mensch und Tier gegenüber den Verdauungsfermenten als ziemlich resistent erwiesen hat.

Ein weiteres, für die Ernährung wesentliches Kohlenhydrat ist der Rohrzucker, der nicht nur ein begehrtes Genußmittel, sondern darüber hinaus ein unersetzliches Nahrungsmittel darstellt. Die vielfach geäußerten Bedenken, Rohrzucker sei ein reiner Nährstoff, so daß sein Genuß nicht mit der Aufnahme wichtiger Begleitstoffe (Mineralstoffe, Vitamine) verbunden sei, sind nicht sehr schwerwiegend. Die menschliche Nahrung würde auch bei einem hohen Zuckerverbrauch noch genügend Vitaminträger und Quellen für Mineralstoffe enthalten. Vom ernährungsphysiologischen Standpunkte aus muß energisch dagegen Protest erhoben werden, daß der Staat (entgegen seinen sonstigen Gepflogenheiten) ein unentbehrliches und wichtiges Volksnahrungsmittel mit unsinnigen Steuern belastet. Nach den Angaben einiger Autoren muß man annehmen, daß Fructose und Rohrzucker für die Ernährung günstiger sind als Glucose. Eine Diskussion der Frage findet man in einem Aufsatz von A. R. Lamb.

Für den Säugling ist der Milchzucker lange Zeit das einzige Nahrungskohlenhydrat. Milchzucker hat eine Reihe wichtiger Aufgaben im Organismus zu erfüllen. Er liefert die zum Aufbau der Galaktoside benötigte Galaktose. Weiterhin bewirkt er, daß der Dünndarm mit einer erwünschten Bakterienflora besiedelt wird, wodurch die Resorption des Nahrungskalks außerordentlich verbessert und die Synthese mancher Vitamine durch Darmbakterien gefördert wird. Die Aufnahme von Milchzucker ist aus diesen Gründen auch für den Erwachsenen empfehlenswert. Verzehr von sehr viel Milchzucker wirkt sich beim erwachsenen Organismus ungünstig aus, was durch den Galaktoseanteil des Moleküls verursacht wird. Kostformen, in denen 50% und mehr der Kohlenhydrate in Form von Galaktose zugeführt werden, bewirken bei Ratten toxische Symptome. Die chronische Verfütterung größerer Galaktosemengen führt zu der Entwicklung von Katarakten.

Ernährungsphysiologisch wichtig sind noch Malzzucker, Glucose und Fructose.

Da kohlenhydratreiche Nahrungsmittel leichter zu erzeugen sind als die anderen, nimmt in Notzeiten der Kohlenhydratgehalt der Nahrung zu, während Fett und Eiweiß knapp werden. Die Nachteile einer zu hohen Kohlenhydratzufuhr bestehen in dem geringen Sättigungswert solcher Kostformen, so daß schon kurze Zeit nach den Mahlzeiten ein quälendes Hungergefühl auftritt, ferner in den häufig sich einstellenden Verdauungsbeschwerden, die ihre Ursache in einer abnormen Bakterienflora des Darms haben. Hinzu kommt, daß in Notzeiten viele minderwertige Nahrungsmittel verzehrt werden, die eine übergebührlich große Menge an Unverdaulichem enthalten, wodurch das Nahrungsvolumen weit über das erwünschte Maß hinaus gesteigert wird.

Die Fette.

Werden Versuchstiere mit einer sorgfältig von allen Fettspuren befreiten Nahrung, jedoch unter Zugabe aller fettlöslichen Vitamine ernährt, so erkranken sie an typischen Ausfallssymptomen: Veränderungen der Haut, Störungen des Wasserhaushalts, Hämaturie und Erlöschen der Fortpflanzungsfähigkeit. Schließlich kommt es sogar zum Tod der Versuchstiere. Ursache für das Auftreten der schweren Mangelsymptome ist die fehlende Zufuhr bestimmter, mehrfach ungesättigter Fettsäuren, die man als „essentielle Fettsäuren" zu bezeichnen pflegt, und die vom Organismus nicht selbst aufgebaut werden können. Die essentiellen Fettsäuren müssen daher regelmäßig mit der Nahrung zugeführt werden. Die benötigten Dosen sind nur gering. Der Linolensäurebedarf einer Ratte beträgt

Die wichtigsten essentiellen Fettsäuren.

Linolsäure ($\Delta^{9, 12}$-Octadecandiensäure)
Linolensäure ($\Delta^{9, 12, 15}$-Octadecantriensäure)
Arachidonsäure ($\Delta^{5, 8, 11, 14}$-Eikosantetraensäure)

im kurativen Test pro Tag etwa 20—60 mg. Männchen benötigen mehr Linolsäure als Weibchen. Wegen der Kleinheit der benötigten Dosen rechnen manche Autoren die essentiellen Fettsäuren zu den Vitaminen und bezeichnen sie als Vitamine F.

Es ist heute noch nicht vollkommen geklärt, ob über die essentiellen Fettsäuren hinaus ein Bedarf an Fett besteht. Fett kann bekanntlich im intermediären Stoffwechsel aus anderen Stoffen gebildet werden. Viele Autoren haben

Tabelle 17. *Der Gehalt von Fetten an essentiellen Fettsäuren.*

Tierische Fette		Pflanzliche Fette	
Butter	1,9 —4,0%	Gerste-Keimöl	63%
Rinderfett	1,1 —5,0	Kokosnußöl	6,0— 9,2
Hammelfett	3,0 —5,0	Baumwollsamenöl 35	—50
Leberfett	3,0 —7,0	Mais-Keimöl	42
Milch (Kuh)	0,15—0,23	Weizen-Keimöl	44 —52
Fischöle	Spur	Sojaöl	56 —63
		Olivenöl	4 —14
		Sonnenblumenöl	52 —64
		Erdnußöl	20 —24

gezeigt, daß man junge Tiere bei einem praktisch fettfreien Futter aufziehen kann. Ratten ließen sich über mehrere Generationen hinweg bei einem Futter züchten, das nur 0,27% Fett enthielt, ohne daß etwas Auffälliges zu beobachten gewesen wäre. In der neueren Zeit wurden jedoch einwandfreie Beweise dafür beigebracht, daß so fettarme Diäten alles andere als optimal sind. Wachstum, Fortpflanzungsfähigkeit und Ablauf aller anderen Körperfunktionen sind günstiger, wenn die Nahrung ausreichende Mengen an Fett enthält. Der Organismus kann bei Fettzufuhr die bei den Stoffwechselvorgängen erzeugte Energie ökonomischer verwerten, als wenn man ihm das Fett vorenthält. Die große Bedeutung des Fettes für die Ernährung tritt dann besonders klar zu Tage, wenn die Nahrung noch sonst in irgendeiner Weise insuffizient wird, z. B. energetisch nicht ausreicht oder zu eiweißarm ist, oder wenn man toxische Faktoren verabreicht, wie z. B. große Dosen Schilddrüsenpulver. Die Folgen der Mangelernährung sind dann viel stärker ausgeprägt, wenn die Kost gleichzeitig wenig Fett enthält. Versuchstiere erholen sich nach einer unzureichenden Ernährung sehr viel rascher, wenn man ihnen ein fettreiches Futter gibt. Bei einer ausreichend Fett enthaltenden Nahrung vermag der Organismus mehr Reserven für Notzeiten aufzustapeln, als bei einer fettarmen Diät. Infolgedessen überstehen fettreich ernährte Tiere Hungerperioden besser und können während diesen Zeiten mehr körperliche Arbeit leisten.

Fette haben einen sehr wichtigen Einfluß auf die spezifisch dynamische Wirkung der Nahrung. Bei einer nur aus Eiweiß und Kohlenhydrat bestehenden Nahrung ist ihre spezifisch dynamische Wirkung gleich der Summe der aus dem Gehalt der Diät an Eiweiß und an Kohlenhydrat zu berechnenden. Durch Zugabe von Fett wird die spezifisch dynamische Wirkung erheblich erniedrigt und damit Energie eingespart. Der Einbau von ausreichend Fett in die Nahrung ermöglicht eine ökonomischere Verwertung der Energie (H. J. Deuel jr.).

Eine ausreichende Fettzufuhr ist schon allein deswegen wichtig, weil sonst die Versorgung mit den fettlöslichen Vitaminen nicht gewährleistet ist. Dieser Umstand fand bei den erwähnten Tierversuchen keine Berücksichtigung, indem die Tiere reichliche Zulagen an diesen Vitaminen erhalten hatten.

Für den Menschen ist das Nahrungsfett noch aus einem anderen Grunde wichtig, der in Tierversuchen überhaupt nicht zutage tritt. Fett besitzt einen hohen Sättigungswert und hat den höchsten Energiegehalt pro Gewichtseinheit. Eine fettarme Mahlzeit muß daher zwangsläufig voluminöser sein als eine fettreiche. Die Zufuhr einer ausreichenden Menge Fett hat also zwei Vorteile: ein längeres Anhalten des Sättigungsgefühls und ein relativ geringes Nahrungsvolumen. Beide Umstände sind wichtige leistungssteigernde Faktoren. Denn man kann dann am intensivsten arbeiten (geistig wie körperlich), wenn man weder durch ein quälendes Hungergefühl noch durch eine unangenehme Völle des Magens abgelenkt wird. Der indifferente Zustand, in dem keine Sensationen von seiten des Verdauungstrakts fühlbar werden, und der der Arbeit am förderlichsten ist, dauert nach einer fettreicheren Mahlzeit länger an. Fett macht den Menschen weiterhin unabhängiger von den Zwischenräumen zwischen den einzelnen Mahlzeiten. Dies ist ein für die arbeitende Bevölkerung, insbesondere der Großstadt, sehr wichtiges Moment. Der zunehmende Eiweiß- und Fettverzehr der Städter ist eine zweckmäßige Anpassung an die besonderen Lebensbedingungen und Arbeitsverhältnisse der Großstadt, die eine regelmäßige und häufige Nahrungsaufnahme erschweren.

Bei der Berechnung von Fettzufuhren muß man beachten, daß sowohl das „sichtbare" als auch das „verborgene" Fett zu berücksichtigen ist. Unter dem ersteren versteht man das Fett, das als solches bei der Ernährung in Erscheinung tritt, also Butter, Margarine, Speiseöle u. dgl. Als „verborgenes" Fett bezeichnet man das Fett, das in vielen Nahrungsmitteln neben den anderen Nährstoffen enthalten ist, und zwar meist in sehr wechselnder Menge. Bei exakten Ernährungsversuchen muß daher die tatsächlich verzehrte Fettmenge analytisch genau kontrolliert werden.

Statistische Erhebungen über den Fettverbrauch haben ergeben, daß in unseren klimatischen Breiten im allgemeinen etwa 25—35% der aufgenommenen Calorien in Form von Fett zugeführt werden. Starling hat die für den Menschen optimale Höhe des Fettverzehrs von den anatomischen Verhältnissen des Magen-Darm-Trakts ausgehend zu berechnen versucht. Er stellte fest, daß das Fassungsvermögen unseres Verdauungskanals nur dann ausreicht, um mit der aufgenommenen Nahrung bequem fertig zu werden, wenn mindestens 20% des Energiebedarfs durch Fett gedeckt werden. Alle Beobachtungen, die bei der Rationierung der Nahrungsmittel in den verschiedenen europäischen Ländern gemacht worden sind, weisen daraufhin, daß eine Fettzufuhr in Höhe von 20—30% der Gesamtcalorien wünschenswert ist. Man kann heute sagen, daß das Optimum der Fettversorgung des Menschen in unseren geographischen Breiten mit großer Wahrscheinlichkeit in dem erwähnten Bereich zu suchen ist.

Die Frage nach der obersten Grenze der Fettzufuhr, die ohne Beeinträchtigung von Gesundheit und Leistungsfähigkeit für eine längere Zeit aufgenommen werden kann, ist nicht nur theoretisch interessant, sondern besitzt auch eine beträchtliche praktische Bedeutung. Denn bei Transportschwierigkeiten (z. B. bei Expeditionen) muß das Gewicht der Nahrung möglichst klein gehalten werden, was sich nur durch eine Vermehrung des Fettanteils erreichen läßt. Die vorliegenden Versuche erlauben den Schluß, daß es nicht zweckmäßig ist, über eine Fettzufuhr in Höhe von 50—60% der Gesamtcalorien hinauszugehen. In diesem Zusammenhange sei erwähnt, daß für den Säugling eine 50%ige Deckung des Energiebedarfs durch Fett physiologisch ist, wie sich ohne weiteres aus der Analyse der Muttermilch ergibt. Fettaufnahmen in Höhe von 85% und mehr der Calorien sind unverträglich und führen nach kurzer Zeit zur Ausscheidung großer Mengen von Acetonkörpern.

Die üblichen Nahrungsfette sind Gemische verschiedener Stoffe. Sie enthalten neben den Neutralfetten wechselnde Mengen von Lipoiden und fettlöslichen Vitaminen. Viele Untersuchungen haben übereinstimmend ergeben, daß alle üblichen Nahrungsfette praktisch denselben Wert für die Ernährung besitzen, wenn ihr Vitamingehalt ausreichend ist, den Bedarf zu decken. Beispielsweise hatten Butter, Margarine, Maiskeimöl, Baumwollsamenöl, Olivenöl, Erdnußöl und Sojaöl in Versuchen, die sich über viele Generationen von Ratten hinweg erstreckten, einen identischen Effekt auf Wachstum, Fortpflanzungsfähigkeit, Lactation, wie überhaupt auf den ganzen Gesundheitszustand, wenn die Vitaminzufuhr gleich gehalten wurde.

Margarine ist das billigste Nahrungsfett und gewinnt daher eine ständig zunehmende Bedeutung für die Volksernährung. Margarine wird meist aus hydrierten Pflanzenölen hergestellt. Bei der Hydrierung werden aber die fettlöslichen Vitamine zerstört. Aus diesem Grund sind die meisten Kulturstaaten dazu übergegangen, der Margarine nachträglich Vitamine wieder zuzusetzen („Vitaminisierung"). Vitaminisierte Margarine hat denselben Nährwert wie Butter.

Anoxydierte und ranzige Fette sind gesundheitsschädlich. Ein Teil ihrer unerwünschten Wirkung beruht darauf, daß sie die fettlöslichen Vitamine zerstören. Flüssiges Paraffin und Mineralöle sind gleichfalls keine harmlosen Stoffe. Sie beeinträchtigen die Resorption der fettlöslichen Vitamine und stören zudem die Ausnutzung von Calcium und Phosphorsäure.

In den letzten Jahren wurde das Problem aufgeworfen, ob sich synthetische Fette zur Ernährung des Menschen eignen. Synthetische Fette unterscheiden sich von den natürlichen in den folgenden Punkten:

1. durch ihren Gehalt an Fettsäuren mit einer ungeraden C-Atomzahl. Sie bestehen aus einer lückenlosen Reihe aller Carbonsäuren,

2. durch ihren Gehalt an Fettsäuren mit einem verzweigten Kohlenstoffskelet,

3. durch ihren Gehalt an höher oxydierten Säuren (Oxysäuren, Oxosäuren, Dicarbonsäuren),

4. durch ihren Gehalt an unverseifbaren Bestandteilen (Paraffine, Alkohole, Ketone),

5. durch den äußerst geringen Gehalt an ungesättigten Fettsäuren,

6. durch das Fehlen der fettlöslichen Vitamine.

Fettsäuren mit einer ungeraden Anzahl von Kohlenstoffatomen werden im intermediären Stoffwechsel genau so gut abgebaut, wie die mit einer geraden Zahl. Ihre Anwesenheit im synthetischen Fett ist daher unbedenklich. Dagegen haben sich die Isosäuren als unerwünscht erwiesen. Sie geben Anlaß zu der Bildung saurer Stoffwechselprodukte (normale und verzweigte Dicarbonsäuren) und setzen auch die Verträglichkeit des Fetts herab. Die höher oxydierten Fettsäuren sind gleichfalls nicht harmlos.

Gegen synthetische Fette, die von den Isofettsäuren und den oxydierten Fettsäuren befreit sind, lassen sich keine ernährungsphysiologische Bedenken erheben. Daß in der Literatur neben zustimmenden Berichten über synthetisches Fett auch viele ablehnende Stimmen zu finden sind, rührt davon her, daß die einzelnen Untersucher nicht das gleiche Produkt in Händen hatten, sondern mit Präparaten arbeiteten, die einen sehr verschiedenen Gehalt an den differenten Bestandteilen (Isofettsäuren, oxydierte Fettsäuren) aufwiesen.

Synthetisches Fett wird im Magen-Darm-Kanal von den Verdauungsfermenten genau so aufgespalten, wie Naturfette. Auch die Ausnutzung des synthetischen Fetts entspricht völlig der des Naturfetts. Synthetisches Fett hat für den Diabetiker den großen Vorteil, infolge seines Gehalts an ungeradzahligen Fettsäuren weniger Acetonkörper zu liefern. Infolge des Mangels an ungesättigten Fettsäuren ist synthetisches Fett gut haltbar.

Die bisher dargestellten Mengen an synthetischem Fett waren nur unerheblich. Ob es eine größere Bedeutung für die Ernährung gewinnen wird, ist in erster Linie eine wirtschaftliche Frage.

Das Cholesterin.

Cholesterin ist ein entbehrlicher Nahrungsfaktor, da es vom Organismus in großem Umfange synthetisiert werden kann. Die exogene Zufuhr mit der Nahrung kann in weiten Grenzen schwanken. Bei einer fettarmen und nahezu rein vegetarischen Diät beträgt die Cholesterinaufnahme weniger als 0,1 g im Tag, bei fettreichen Kostformen kann sie auf über 1 g ansteigen. Bei der bei uns üblichen Ernährung pflegt die Cholesterinzufuhr 0,2—0,8 g zu betragen.

Tabelle 18. *Der Cholesteringehalt von Nahrungsmitteln* (R. Okey).

Nahrungsmittel	Cholesterin mg-%	Nahrungsmittel	Cholesterin mg-%
Gehirn (Rind)	2300	Rindfleisch	125
Herz (Rind)	2100	Schweinefleisch	70—100
Ei	468	Geflügelfleisch	60— 90
Leber (Rind)	320	Fische	50— 60
Butter	280	Milch	12
Käse	160	Pflanzliche Nahrungsmittel .	0

Cholesterin als Nahrungsfaktor hat wegen seiner möglichen Beziehung zur Entstehung der Arteriosklerose Beachtung gefunden. Bei manchen Pflanzenfressern, die physiologischerweise praktisch kein Cholesterin aufnehmen, wie z. B. Kaninchen, kann man durch Verfütterung großer Cholesterinmengen eine Hypercholesterinämie erzeugen, die zu einer Arteriosklerose führen kann. Andere Tierarten wie z. B. Meerschweinchen und Hunde reagieren auf die Verfütterung von hohen Cholesterindosen gleichfalls mit einer Hypercholesterinämie, aber ohne daß sich daraus eine Arteriosklerose entwickelt. Eine eindeutige Beziehung zwischen Höhe der Cholesterinzufuhr und Auftreten einer Arteriosklerose hat sich beim Menschen bisher nicht nachweisen lassen.

Der Cholesteringehalt des Menschenbluts nimmt mit dem Alter in gesetzmäßiger Weise zu (Tab. 19). Er ist aber innerhalb weiter Grenzen von der Cholesterinzufuhr mit der Nahrung unabhängig. A. Keys, O. Mickelsen, E. O. Miller und C. B. Chapman beobachteten 482 Personen 3 Jahre hindurch bei Kostformen, die 0,2—0,8 g Cholesterin im Tag enthielten. In keiner Altersstufe ließ sich eine Beeinflussung der Blutcholesterinwerte durch Cholesterinaufnahmen dieser Größenordnungen nachweisen. Nur wenn man die Cholesterinzufuhr auf sehr tiefe Werte senkt, wie z. B. durch Verabreichung streng vegetarischer Kostformen, fällt der Cholesteringehalt des Blutes ab (z. B. innerhalb weniger Wochen von 233 mg-% auf 152 mg-%).

Ob beim Menschen eine Korrelation zwischen der Höhe des Blutcholesterinspiegels und der Häufigkeit oder der Schwere der Arteriosklerose besteht, ist umstritten. Neuere Untersuchungen machen es wahrscheinlich, daß es beim Entstehen der Arteriosklerosen weniger auf die Cholesterinkonzentration im Blut ankommt, als vielmehr auf die Form, in welcher das Cholesterin vorliegt. So soll die Entstehung der Arteriosklerose mit dem gehäuften Auftreten relativ großer Partikelchen zusammenhängen, z. B. großer Chylomikronen oder Lipoproteinfraktionen bestimmter Eigenschaften (J. W. GOFMAN, F. LINDGREEN, H. ELLIOT, W. MANTZ, J. HEWITT, B. STRISOWER und V. HERRING).

Tabelle 19. *Cholesteringehalt des Blutes und Lebensalter* (A. KEYS, O. MICKELSEN, E. O. MILLER, E. R. HAYES *und* R. L. TOOD).

Lebensalter Jahre	Zahl der untersuchten Personen	Cholesteringehalt des Plasma mg-%
20	781	174 ± 32
30	160	195 ± 40
40	150	219 ± 39
50	287	248 ± 45
60	69	253 ± 34
70	42	225 ± 42
75	19	212 ± 37

Das Eiweiß.

Es ist schon lange bekannt, daß der Organismus einen spezifischen stofflichen Bedarf für eine bestimmte Menge Eiweiß hat. Auch bei einer völlig eiweißfreien Ernährung werden N-haltige Substanzen im Harn ausgeschieden. Die N-Ausscheidung läßt sich dann auf die tiefsten Werte herabdrücken, wenn der Energiebedarf überreichlich gedeckt wird und die Nahrung sehr viel Kohlenhydrat enthält. Zur Erreichung der niedersten Werte für die N-Ausscheidung wird eine mehr oder minder lange Zeitspanne benötigt, die von der Art der vorhergehenden Ernährung abhängig ist. Die beim Menschen erreichten Minimalwerte der N-Ausscheidung im Harn betrugen 0,024 g N/kg/Tag. Die minimale N-Ausscheidung wurde von den einzelnen Autoren verschieden bezeichnet. RUBNER nannte sie „Abnutzungsquote", TERROINE „spezifische endogene N-Ausscheidung", FOLIN „endogenes N-Gleichgewicht". Im folgenden wird sie „absolutes N-Minimum" genannt werden.

Das beim absoluten N-Minimum umgesetzte Eiweiß dient ausschließlich stofflichen Zwecken wie Ersatz von Körpereiweiß, Bildung von Hormonen, Fermenten und Immunkörpern, Absonderung von Sekreten, Wachstum von Haaren und Nägeln u. a. m.

Rechnet man den im absoluten N-Minimum im Kot enthaltenen N, der ja auch eine N-Ausgabe darstellt, mit hinzu, so kommt man auf eine Gesamtausscheidung von etwa 2,5 g N entsprechend einem Umsatz von rund 15 g Eiweiß. Da der gesamte N-Bestand des Menschen etwa 2100 g beträgt, werden im Tag zu rein stofflichen Zwecken nur etwa 0,12% desselben umgesetzt.

Der biologische Wert des Eiweiß.

Die einzelnen Eiweißkörper haben für die Ernährung einen unterschiedlichen Wert, der erstmalig durch K. THOMAS meßbar gemacht wurde. THOMAS definierte als „biologischen Wert" die Menge Körpereiweiß, die durch 100 g des betreffenden Nahrungseiweiß ersetzt werden kann. In der Folgezeit wurden noch zahlreiche andere Methoden zur Bestimmung der biologischen Wertigkeit von Proteinen mitgeteilt. Die wichtigsten derselben lassen sich auf die folgenden Prinzipien zurückführen:

1. Bestimmung durch Ersatz von Körpereiweiß durch das betr. Protein, wobei die Proteinsynthese durch den erwachsenen Organismus oder eines seiner Organe (z. B. Blut oder Leber) als Kriterium dient.

2. Bestimmung durch Verwertbarkeit des Proteins zum Wachstum. Hierbei ist der Bedarf eines wachsenden Organismus Kriterium.

3. Bestimmung durch Berechnung auf Grund der Aminosäurezusammensetzung des Proteins.

Zur Bestimmung des biologischen Werts eines Proteins mit der klassischen Methode von THOMAS stellt man die Versuchsperson zunächst durch Verabreichung einer eiweißfreien Kost auf das absolute N-Minimum ein, legt dann eine nicht zu große Menge des zu untersuchenden Proteins zu und kontrolliert die N-Bilanz. Für die Berechnung des Versuchs benötigt man die folgenden Unterlagen:

a) Die Menge an Kot-N bei Verfütterung des betr. Eiweiß.

b) Die Menge an Kot-N in der eiweißfreien Periode.

c) Die Menge an Kot-N, die tatsächlich dem betr. Protein entspricht $(= a - b)$.

d) Die der verzehrten Eiweißmenge entsprechende Menge N.

e) Die resorbierte N-Menge $(= d - c)$.

f) Die wahre Ausnutzung des Eiweiß $= \dfrac{e \cdot 100}{d}$

g) Die N-Ausscheidung im Harn in der Eiweißperiode.

h) Die N-Ausscheidung im Harn in der N-freien Periode.

i) Die dem Eiweiß entsprechende Menge an Harn-N $(= g - h)$.

k) Die retinierte N-Menge $(= e - i)$.

Der biologische Wert ergibt sich dann $= \dfrac{k \cdot 100}{e}$

Es ist leicht einzusehen, daß die Bestimmung des biologischen Werts für die Versuchsperson mit vielen Unannehmlichkeiten verbunden ist (z. B. einseitige Ernährung, Beschränkung der Bewegungsfreiheit). Daher liegen nur wenige Daten über den biologischen Wert von Proteinen für den Menschen vor. Dabei ist die Streubreite der Werte erheblich. Wesentlich mehr Bestimmungen wurden mit der auf dem gleichen Prinzip beruhenden Methode von MITCHELL an Ratten durchgeführt. Über den „Wachstumswert" siehe S. 91.

In der Tab. 20 sind einige mit verschiedenen Methoden bestimmte Daten für den biologischen Wert von Proteinen zusammengestellt. Wie man sieht, gehen die Werte im großen und ganzen einigermaßen parallel. Da Mensch und Tier bezüglich mancher Aminosäuren einen verschiedenen Bedarf haben, ergeben sich mitunter deutliche Verschiedenheiten des biologischen Werts, auf die in anderem Zusammenhange noch zurückzukommen sein wird. Proteine tierischer Herkunft sind die wertvollsten.

Tabelle 20. *Der biologische Wert verschiedener Proteine.*

Protein	Test		
	Mensch	Ratte (Methode von MITCHELL)	Wachstumswert
Ei	94	94	3,8
Rindfleisch . . .	80	69	3,3
Milch	100	85	2,9
Casein	70	67	2,2
Haferflocken . .	89	65	2,2
Kartoffel	71	67	2,0
Reis	68	77	1,9
Weizen-Gluten .	42	67	1,8
Mais	54	60	—
Hefe (Torula) . .	52	35	0,9
Erbsen	56	41	0,4

Eine weitere Möglichkeit zur Bestimmung des biologischen Werts von Proteinen besteht darin, die Eiweißmenge zu ermitteln, die gerade eben ausreichend ist, um das N-Gleichgewicht zu erhalten. Diese Eiweißmenge wurde früher mit

dem äußerst unglücklichen Namen „physiologisches Eiweißminimum" bezeichnet.
Im folgenden wird dafür die von KRAUT und LEHMANN geprägte Nomenklatur
„Bilanzminimum" verwendet werden. Das Bilanzminimum liegt um so tiefer,
je höher der biologische Wert des Proteins ist. Zur Bestimmung des Bilanzminimums verfährt man am besten nach MELNICK und COWGILL. Die Versuchsperson wird zuerst auf das absolute N-Minimum eingestellt. Dann legt man das
zu testende Protein in verschiedenen Höhen zu, aber stets in einer Menge, die
nicht ausreicht, um das Bilanzminimum zu erreichen. Unter diesen Bedingungen
besteht zwischen N-Aufnahme und N-Bilanz eine lineare Beziehung, so daß man
den Punkt, an dem gerade eben ein N-Gleichgewicht besteht, leicht graphisch
oder rechnerisch ermitteln kann. Die Berechnung erfolgt nach der Gleichung

$$Y = a + bx$$

Y = N-Bilanz; a = N-Ausscheidung im Harn und Kot bei der eiweißfreien
Periode; b = biologischer Wert; x = N-Aufnahme (wahrer resorbierter N).

Beispiele für die zur Erreichung des Bilanzminimums benötigten Eiweißmengen findet man in der Tab. 21.

Tabelle 21. *Zur Aufrechterhaltung des N-Gleichgewichts von erwachsenen Menschen benötigte
Eiweißmengen.*

Protein	Benötigte Eiweißmengen		
	g Eiweiß im Tag	g N pro m² Oberfläche im Tag	mg N pro kcal Grundumsatz
Ei	26,7		2,67
Milch	24,4	2,17	2,76
Weizenmehl fein	42,1	3,74	4,76
Sojamehl	25,4	2,26	2,88
Maiskeime	20,7	1,84	
Beefsteak	19,2	1,94	
Kartoffel	29,6		
Linsen	47,8		
Wirsing	67,5		
Kohlrüben	79,4		
Gemischte Kost mit 33% tierischem Protein .	27,1	2,41	

Absolutes N-Minimum und Bilanzminimum sollte man zweckmäßigerweise
als Milligramme N pro kcal Grundumsatz angeben, weil dann die Werte für Mensch
und Tier in der gleichen Größenordnung liegen. Durch die Berechnung auf das
Körpergewicht wird diese allgemeine biologische Gesetzmäßigkeit verwischt.

Die Höhe des Bilanzminimums hängt aber nicht allein von dem biologischen
Wert des Nahrungsproteins ab. Durch Verfütterung von sehr viel Kohlenhydrat und einer basenüberschüssigen Kost läßt sich das Bilanzminimum für
ein gegebenes Eiweiß besonders tief herabdrücken. Weiterhin ist auch die Art
der Ernährung in der Vorperiode von Einfluß. Man findet nach vorausgegangenen
Hungerperioden oder Zeiten sehr eiweißarmer Ernährung erniedrigte Werte für
das Bilanzminimum.

Die eiweißsparende Wirkung der Kohlenhydrate bietet ein gutes Beispiel
dafür, daß sich die Nährstoffe nicht unbegrenzt in isodynamen Mengen gegenseitig vertreten können. Geht man von einer reinen Eiweiß-Fettnahrung aus,
so wird ein Rückgang der N-Ausscheidung deutlich, wenn etwa 10% der Fett-
calorien durch eine isodyname Menge Kohlenhydrat ersetzt wurden. Steigert
man die Kohlenhydratmenge, so wird der Effekt immer deutlicher, um dann
bei etwa 25% der Nichteiweißcalorien in Form von Kohlenhydrat ein Maximum

Tabelle 22. *Aminosäurezusammensetzung von Proteinen*
(g Aminosäure pro 100 g Protein mit 16% N).

Aminosäure	Vollei	Eier-eiweiß	Eigelb	Fleisch	Fisch-muskel	Leber	Niere	Milch (Kuh)	Milch (Mensch)	Lactal-bumin	Casein
Arginin . .	6,4	5,8	8,2	7,2	7,4	6,6	6,3	4,3	6,8	3,9	4,1
Histidin . .	2,1	2,2	2,6	1,9	2,2	3,1	2,7	2,6	2,8	2,1	2,5
Isoleucin. .	8,0			6,3	6,0			6,2	7,5	6,4	6,5
Leucin. . .	9,2			8,0	7,1	8,4	7,9	11,3	10,1	10,4	12,1
Lysin . . .	7,2	6,5	5,5	7,6	7,8	6,7	5,5	7,5	7,2	9,6	6,9
Methionin .	4,1	4,4	3,6	3,2	3,2	3,2	2,7	3,3	2,5	3,1	3,5
Phenylalanin	6,3	5,5	5,7	4,5	4,8	6,1	5,5	5,3	5,9	5,4	5,2
Threonin. .	4,9	4,1	3,6	5,3	5,1	4,8	4,6	4,6	4,5	5,4	3,9
Tryptophan	1,5	1,6	1,6	1,2	1,3	1,8	1,7	1,6	1,9	2,5	1,8
Valin . . .	7,3			5,8	5,8	6,2	5,3	6,6	8,8	6,4	7,0
Cystin . . .	2,4	2,3	3,9	3,1	3,2	1,3	1,5	1,0	3,4	4,1	0,4
Tyrosin . .	4,5	4,8	5,3	3,1	3,6	4,6	4,8	5,5	5,1	4,4	6,4

Aminosäure	Gehirn	Globin	Gelatine	Serum-eiweiß	Hafer	Roggen	Reis	Weizen	Gerste	Mais	Baumw-samen
Arginin . .	6,6	3,5	9,3	5,8	7,4	5,4	8,7	4,5	4,5	4,7	7,4
Histidin . .	2,6	7,6	1,0	2,6	2,2	2,2	2,3	2,0	1,8	2,2	2,6
Isoleucin. .	3,6	1,5	1,7	3,0	4,2	4,0	5,1	3,6	3,8	6,4	3,4
Leucin. . .	13,4	16,6	3,7	18,0	6,5	6,2	7,7	6,8	5,5	15,0	5,0
Lysin . . .	6,2	9,0	5,0	8,0	3,0	3,3	2,8	2,5	2,4	2,3	2,7
Methionin .	3,0	0,8	0,8	1,9	1,0	1,1	1,4	1,0	1,0	1,4	1,6
Phenylalanin	4,9	7,7	2,5	5,4	4,6	3,0	4,6	3,8	5,7	4,8	6,8
Threonin. .	5,8	6,8	1,5	6,3	3,6	3,9	3,6	3,0	3,6	3,9	3,0
Tryptophan	1,3	1,5	0,0	1,7	1,3	1,3	1,3	1,4	1,1	0,5	1,3
Valin . . .	4,9	8,2	2,5	6,0	5,3	5,0	6,3	4,1	5,1	5,3	3,7
Cystin . . .	1,8	0,4	0,1	3,6	1,4		1,4	1,8		1,5	2,0
Tyrosin . .	4,1	2,4	0,2	5,4	4,1		5,6	4,4		5,5	3,2

Aminosäure	Lein-samen	Erdnuß	Soja	Erbsen	Weizen-keime	Mais-keime	Brau-ereihefe	Nähr-hefe	Kar-toffel
Arginin . .	6,9	9,4	5,8	8,9	6,0	6,8	4,3	4,0	4,4
Histidin . .	1,9	2,1	2,3	1,2	2,5	2,7	2,8	2,3	1,7
Isoleucin. .	3,4	3,4	4,7	4,1	3,0	3,7	5,9	5,8	
Leucin. . .	7,5	5,5	6,6	6,4	7,4	6,7	7,4	6,8	11,3
Lysin . . .	2,0	3,0	5,8	5,0	6,4	5,8	7,5	8,0	5,0
Methionin .	2,3	1,3	2,0	1,0	2,0	2,3	2,7	2,8	1,6
Phenylalanin	5,8	5,4	5,7	4,8	4,2	5,6	4,1	2,9	5,4
Threonin. .	4,5	1,5	4,0	3,9	3,8	4,4	5,5	5,1	3,7
Tryptophan	1,6	1,0	1,6	0,7	1,0	1,3	1,3	1,2	0,8
Valin . . .	5,8	4,0	4,2	4,0	4,1	5,8	5,0	5,4	4,8
Cystin . . .	1,9	1,6	1,9	1,2	0,6	1,2	1,0	1,1	1,7
Tyrosin . .	5,1	4,4	4,1		3,8	4,9	3,6	3,4	

zu erreichen. Eine weitere Erhöhung der Kohlenhydratzufuhr wirkt sich dann
in keiner weiteren Vermehrung der N-Einsparung aus. Neuere Untersuchungen
haben ergeben, daß diese Wirkung der Kohlenhydrate aber nur zeitlich begrenzt
ist. Erhöhung der N-Ausscheidung durch Fett und Verminderung durch Kohlenhydrat erreichen nach etwa 3—4 Tagen einen Höhepunkt, nehmen dann aber
wieder ab, so daß nach 10 Tagen oder mehr der alte Zustand wieder erreicht ist.
Die Verminderung der N-Ausscheidung weist auf eine vermehrte Eiweißbildung
im Organismus hin, da die Annahme, es handle sich um eine Speicherung von
Aminosäuren, nach dem heutigen Stand unseres Wissens wenig Wahrscheinlichkeit hat. Eine befriedigende Erklärung für diese Wirkung der Kohlenhydrate
läßt sich auch heute noch nicht geben. Die Vermutung älterer Autoren, daß die
zur Eiweißsynthese benötigte Energie nur durch die Verbrennung von Kohlenhydrat beschafft werden könne, ist sicher unzutreffend. Vieles deutet darauf hin,
daß der Effekt auf hormonalem Wege zustande kommt.

Tabelle 23. *Gehalt einiger Nahrungsmittel an den essentiellen Aminosäuren* (M. J. HORN, D. B. JONES *und* A. E. BLUM[1] *und* A. R. KEMMERER *und* R. ACOSTA[2]).

Material	N %	Arginin %	Histidin %	Isoleucin %	Leucin %	Lysin %	Methionin %	Phenylalanin %	Threonin %	Tryptophan %	Valin %
Gerstengraupen[1] . . .	1,86	0,53	0,21	0,53	0,89	0,28	0,12	0,68	0,42	0,13	0,60
Maiskeime (fettfrei)[1] .	3,93	2,18	0,67	0,92	1,83	1,45	0,35	0,96	1,09	0,23	1,39
Mais Vollkorn[1]	2,22	0,65	0,31	0,61	1,99	0,32	0,20	0,73	0,54	0,07	0,74
Trockenei[1]	8,11	4,82	1,17	4,43	6,37	4,00	1,39	3,71	3,00	0,87	3,55
Trockenmilch[1]	6,57	1,15	1,01	2,51	4,24	2,91	0,89	1,82	2,15	0,46	2,84
Hafermehl[1]	2,73	1,26	0,38	0,76	1,32	0,51	0,18	0,79	0,62	0,18	0,90
Erbsen[1]	4,15	1,95	0,75	1,27	2,06	1,70	0,25	1,34	1,09	0,23	1,41
Reis[1]	1,25	0,69	0,18	0,35	0,68	0,22	0,11	0,38	0,28	0,07	0,50
Roggen Vollkorn[1] . .	1,98	0,67	0,27	0,51	0,83	0,41	0,14	0,56	0,49	0,10	0,62
Sojamehl[1]	8,85	4,33	1,32	2,71	4,16	3,97	0,55	2,62	2,53	0,62	2,72
Weizenkeime (fettfrei)[1]	6,50	2,80	0,84	1,46	2,44	2,52	0,51	1,41	1,63	0,30	1,96
Weizen Vollkorn[1] . .	3,07	0,86	0,39	0,69	1,13	0,48	0,19	0,78	0,57	0,16	0,79
Broccoli[2]	4,70	1,71	0,54	1,05	1,80	1,54	0,70	0,97	1,10	0,36	1,14
Blumenkohl[2]	3,89	1,18	0,50	1,05	1,76	1,35	0,63	0,88	1,20	0,37	1,54
Karotten[2]	0,96	0,21	0,09	0,26	0,33	0,18	0,06	0,25	0,24	0,04	0,34

Die Werte sind auf aschefreie Trockensubstanz berechnet.

OSBORNE, MENDEL und FREY haben als Test für den biologischen Wert eines Proteins das Wachstum junger Tiere eingeführt. Man ermittelt die durch 1 g Nahrungseiweiß bewirkte Gewichtszunahme („Wachstumswert", „Protein efficiency"). Je besser der biologische Wert ist, um so größer findet man auch den Wachstumswert. Wohl die Mehrzahl aller Bestimmungen des biologischen Werts wurden mit dieser experimentell einfachen und zuverlässigen Methode durchgeführt.

Der biologische Wert der Proteine wird im wesentlichen durch ihren Gehalt an den essentiellen Aminosäuren bestimmt. Kennt man daher die Aminosäurezusammensetzung eines Eiweißes, so läßt sich der biologische Wert berechnen. Als Basis der Berechnung dient das Vollei, das von allen Nahrungsproteinen die günstigste Zusammensetzung und daher auch den höchsten biologischen Wert aufweist. Nach MITCHELL und BLOCK ergibt sich der biologische Wert eines Proteins nach der Formel:

Tabelle 24. *Ausnutzbarkeit von Aminosäuren aus Nahrungsproteinen.*

Aminosäure	Ausnutzung in % der Zufuhr		
	Roastbeef	Weizen	Baumwollsamen
Arginin	100	96	94
Histidin	100	99	89
Isoleucin	100	95	83
Leucin	100	95	79
Lysin	100	93	64
Methionin . . .	100	95	81
Phenylalanin . .	99	97	87
Threonin	100	92	78
Tryptophan . . .	99	93	89
Valin	99	93	77

$$bw = 102 - 0,634 \cdot \text{maximalem Defizit an einer essentiellen Aminosäure in Prozent gegenüber dem Vollei.}$$

Bei den tierischen Proteinen ergibt die Berechnung gut mit den experimentell gefundenen Daten übereinstimmende Werte. Dagegen findet man bei den pflanzlichen Proteinen häufig größere Diskrepanzen. Sie beruhen darauf, daß für den biologischen Wert des Proteins weniger der analytisch feststellbare Gehalt an Aminosäuren maßgeblich ist, als vielmehr die Aminosäuremenge, die tatsächlich zur Resorption gelangt. Die Ausnutzung der einzelnen Aminosäuren ist aus den einzelnen Nahrungsproteinen verschieden. Die Aminosäuren der tierischen Proteine werden praktisch quantitativ ausgenutzt, die der pflanzlichen Eiweißkörper aber mitunter wesentlich schlechter. Ein Beispiel hierfür findet man in der Tab. 24. Ursache ist hauptsächlich die bessere enzymatische Aufspaltbarkeit der tierischen Proteine.

Der physiologische Nutzwert der Proteinen.

Tabelle 25. *Der physiologische Nutzwert von Proteinen für Ratten.*

Vollei	94	Casein	68
Eigelb	89	Maiskeime	61
Milch	86	Haferflocken	61
Eiereiweiß	83	Weizen	61
Magermilchpulver	80	Gerste	58
Rindfleisch	76	Kartoffel	60
Rinderniere	76	Baumwollsamenmehl	56
Schweizer Käse	72	Brauereihefe	56
Sojamehl	72	Mais	49
Leinsamenmehl	72	Weizenbrot (80%)	49
Weizenkeime	71	Grüne Bohnen	32
Reis	70	Kakao	13

Unter dem „physiologischen Nutzwert" eines Proteins versteht man den Quotienten: $\dfrac{\text{wahre Ausnutzung} \cdot \text{biol. Wert}}{100}$.

Die ernährungsphysiologische Bedeutung der Aminosäuren.

W. C. ROSE verfütterte an junge Ratten anstelle von Eiweiß Gemische der Aminosäuren, aus denen er jeweils diejenige Aminosäure fortließ, deren ernährungsphysiologische Bedeutung untersucht werden sollte. Als Test diente das Wachstum der Versuchstiere. Die Versuche ergaben, daß man die Aminosäuren in bezug auf ihre Wirkung auf das Wachstum in 3 Gruppen einteilen kann:

1. in solche, die zum Wachstum unentbehrlich sind („essentielle Aminosäuren"),

2. in solche, die zwar zum Wachstum nicht unentbehrlich sind, dasselbe jedoch beschleunigen,

3. in solche, die keinen Einfluß auf das Wachstum besitzen (entbehrliche Aminosäuren).

Tabelle 26. *Einteilung der Aminosäuren bezüglich ihrer Wirkung auf das Wachstum von Ratten* (nach W. C. ROSE).

Essentielle Aminosäuren	Wachstumsbeschleunigende Aminosäuren	Entbehrliche Aminosäuren
Histidin	Arginin	Alanin
Isoleucin	Cystin	Asparaginsäure
Leucin	Glutaminsäure	Citrullin
Lysin	Prolin	Glykokoll
Methionin	Serin	Oxyprolin
Phenylalanin	Tyrosin	
Threonin		
Tryptophan		
Valin		

Die für die Ratte essentiellen Aminosäuren sind auch für die anderen Säugetiere und für den Menschen unentbehrlich. Für Küken gehört noch das Glykokoll zu den unentbehrlichen Aminosäuren. Die essentiellen Aminosäuren können vom

Organismus nicht oder nur in einem ungenügenden Umfange im intermediären Stoffwechsel aufgebaut werden. Der Organismus ist daher laufend auf ihre Zufuhr mit der Nahrung angewiesen.

Mangel an einer essentiellen Aminosäure bedingt eine generelle Störung des Eiweißstoffwechsels, da der Aufbau von Körpereiweiß durch den Umfang der Zufuhr dieser Aminosäure begrenzt wird. Fehlt eine der essentiellen Aminosäuren in der Nahrung, so ist der Organismus gezwungen, körpereigenes Eiweiß abzubauen, um die betreffende Aminosäure zu gewinnen. Die Folgen sind negative N-Bilanzen und Abnahme des Körpergewichts. Weitere Mangelsymptome sind Verlust des Appetits und Veränderungen an Cornea und Linse. Neben diesen allgemeinen Symptomen des Mangels an einer essentiellen Aminosäure findet man bei einigen noch typische, spezielle Ausfallserscheinungen.

Zum Aufbau von Körperprotein müssen alle essentiellen Aminosäuren gleichzeitig vorliegen. Füttert man z. B. Ratten 1 Stunde hindurch mit einem Gemisch, das nur 5 der essentiellen Aminosäuren enthält, läßt dann die Tiere 1 Std. hungern, verfüttert darauf 1 Std. hindurch die restlichen essentiellen Aminosäuren und fährt in diesem Turnus fort, so erleiden die Tiere Gewichtsverluste als Zeichen des Unvermögens, Körpereiweiß aufzubauen. Sie nehmen dagegen sofort an Gewicht zu, wenn alle essentiellen Aminosäuren gleichzeitig verfüttert werden.

Angaben über den Bedarf des Menschen an essentiellen Aminosäuren findet man in der Tab. 27. Histidin, das zum Wachstum unentbehrlich ist, hat auf das N-Gleichgewicht des erwachsenen Menschen keinen Einfluß. In der Tab. 30 sind die Mengen einiger Nahrungsproteine zusammengestellt, deren Zufuhr erforderlich ist, um den Mindestbedarf des Erwachsenen an den essentiellen Aminosäuren zu decken.

Dieselben Aminosäuren, die für den Menschen essentiell sind, sind es auch für die Säugetiere. Jedoch bestehen quantitative Unterschiede. Man kann daher aus dem Bedarf der Ratte für eine essentielle Aminosäure nicht die für den Menschen erforderliche Dosis berechnen. In der Tab. 28 findet man hierfür Beispiele. In ihr ist der Minimalbedarf der Ratte für die essentielle Aminosäuren angegeben, ferner findet man in ihr den sich daraus errechnenden Bedarf für den Menschen. Ein Vergleich mit der Tabelle 28 zeigt, daß diese Berechnung unzulässig ist.

Neuere Untersuchungen machen es wahrscheinlich, daß der Bedarf an den essentiellen Aminosäuren nicht konstant, sondern je nach der Art der Ernährung

Tabelle 27. *Bedarf des erwachsenen Menschen an essentiellen Aminosäuren (nach* W. C. Rose).

Aminosäure	Minimalbedarf g im Tag	Wünschenswerte Zufuhr g im Tag
Isoleucin	0,70	1,4
Leucin	1,10	2,2
Lysin	0,80	1,6
Methionin	1,10	2,2
Phenylalanin	1,10	2,2
Threonin	0,50	1,0
Tryptophan	0,25	0,5
Valin	0,80	1,6

Tabelle 28. *Bedarf der Ratte an essentiellen Aminosäuren und der sich aus diesen Daten ergebende Bedarf für den Menschen* (E. P. Benditt, E. L. Woolridge, C. H. Steffee *und* L. E. Frazier).

Aminosäure	Minimalbedarf für die Ratte (mg pro 100 g Körpergewicht)	Aus dem Bedarf errechnete Werte für den Menschen (g/Tag)
Histidin	2,1— 2,2	0,31
Isoleucin	12,9—13,7	1,68
Leucin	6,5— 8,0	0,97
Lysin	3,7— 4,5	0,56
Methionin	5,3— 7,3	0,79
Phenylalanin	3,1— 6,0	0,47
Threonin	5,1— 5,3	0,76
Tryptophan	1,8— 2,2	0,27
Valin	7,0—10,0	1,05

wechselnd ist. C. R. Grau und M. Kamei fanden mit Küken als Versuchstieren, daß der Bedarf an essentiellen Aminosäuren mit steigender Eiweißzufuhr größer wird. Dabei wächst jedoch der Aminosäurebedarf in einem geringeren Umfange als die Eiweißaufnahme.

Lysin.

Erwachsene Tiere haben einen geringeren Lysinbedarf als wachsende. Daher hat z. B. das lysinarme Edestin für die ausgewachsene Ratte nahezu denselben biologischen Wert wie Lactalbumin, während es für das junge Tier ein minderwertiges Protein ist. Erwachsene Ratten können bei lysinarmen Kostformen bei guter Gesundheit bleiben, zeigen jedoch Störungen der Fortpflanzung. Auch beim Menschen zeitigt Lysinmangel Ausfallssymptome, beispielsweise wurden Menstruationsstörungen beschrieben. Viele Pflanzenproteine unterscheiden sich von den Eiweißkörpern tierischer Herkunft in erster Linie durch ihren geringen Lysingehalt.

Tabelle 29. *Beziehung zwischen Eiweißgehalt des Futters von Küken und dem Bedarf an Lysin und Methionin* (C. R. Grau *und* M. Kamei).

Eiweißgehalt der Diät %	Aminosäurebedarf für maximales Wachstum	
	Lysin %	Methionin + Cystin %
5	0,25	—
10	0,48	0,45
20	0,85	0,78
30	1,15	1,00
40	1,36	1,20

Methionin und Cystin.

Da der Organismus zwar Methionin in Cystin, nicht aber umgekehrt Cystin in Methionin überführen kann, ist von den schwefelhaltigen Aminosäuren allein Methionin die unentbehrliche. Offensichtlich besteht auch ein Bedarf an Cystin. Da dieses aber aus Methionin gebildet werden kann, genügt an und für sich die Zufuhr von Methionin. Dieser Teil des Methioninbedarfs, der rund ein Sechstel des Gesamtbedarfs ausmacht, läßt sich durch Zufuhr von Cystin ersetzen.

Methionin hat beim Tier einen einzigartigen Effekt: es wirkt eiweißsparend, da es die N-Retention verbessert, was sich z. B. in beschleunigtem Wachstum

Tabelle 30. *Proteinmengen, in denen die vom Organismus benötigte Mindestdosis an essentiellen Aminosäuren enthalten ist.*

Aminosäure	Vollei g	Fleisch g	Milch g	Casein g	Hafer g	Roggen g	
Isoleucin . . .	9	11	11	11	17	18	
Leucin	12	14	10	9	17	18	
Lysin	11	11	11	12	27	25	
Methionin . . .	27	34	34	33	110	100	
Phenylalanin .	17	25	20	20	24	37	
Threonin . . .	10	10	11	13	14	13	
Tryptophan . .	17	21	16	14	19	19	
Valin	11	14	13	11	15	16	

Aminosäure	Reis g	Weizen g	Gerste g	Mais g	Kartoffel g	Erbsen g	Soja g
Isoleucin . . .	14	19	18	11	6	17	15
Leucin	16	17	20	8	6	17	16
Lysin	28	32	33	34	16	14	16
Methionin . . .	80	110	110	79	79	110	55
Phenylalanin .	24	29	20	23	20	23	19
Threonin . . .	14	17	14	13	14	13	13
Tryptophan . .	19	18	23	50	32	36	16
Valin	13	20	18	17	17	20	19

oder in einer rascheren Wiederherstellung von geschädigtem Gewebe auswirkt. Beim Menschen ist diese Methioninwirkung weit weniger ausgesprochen. Dies rührt davon her, daß die völlig mit Haaren bedeckten Tiere einen weit höheren Methioninbedarf haben, als der Mensch, da der Aufbau des viel S enthaltenden Keratin den Methioninstoffwechsel stark belastet. Der Umstand, daß der Mensch Methionin nicht im gleichen Umfange benötigt wie das Tier, äußert sich unter anderem darin, daß Lactalbumin und Casein für ihn denselben biologischen Wert besitzen, während das an Methionin ärmere Casein für das Tier deutlich unterlegen ist und einen viel geringeren Wachstumswert hat. Cystin läßt sich in der Nahrung durch Glutathion ersetzen.

Beide schwefelhaltigen Aminosäuren Methionin und Cystin sind in hohem Umfange mit dem Funktionszustand der Leber verknüpft. Man kennt zwei Arten von alimentär bedingten Leberschäden:

1. eine Leberverfettung, die bei längerem Bestehen in eine Cirrhose übergehen kann,
2. Lebernekrosen, ähnlich dem Bild der akuten gelben Leberatrophie.

Leberverfettungen entstehen durch Verfütterung von Kostformen, die arm an Eiweiß und Cholin sind und gleichzeitig viel Fett enthalten. Man kennt eine Reihe von Substanzen, welche der Leberverfettung entgegenwirken. Man nennt sie „lipotrope" Stoffe. Die wichtigsten sind Cholin und Methionin. Letzteres hat diesen Effekt deswegen, weil es die zur Bildung von Cholin im intermediären Stoffwechsel benötigten Methylgruppen liefert. Diätformen, die viel biologisch hochwertiges Eiweiß und damit reichlich Methionin enthalten, verhüten die Ausbildung von Fettlebern. Ein Beispiel für die lipotrope Wirkung von Cholin und Methionin findet man in der Tab. 31.

Methionin hat aber im Organismus nicht nur die Aufgabe, Methylgruppen zur Synthese von Cholin beizusteuern, sondern auch noch andere wesentliche Funktionen. Es dient als Baustein für Körpereiweiß und liefert den Schwefel für andere biologisch wichtige S-haltige Substanzen. Viele Beobachtungen sprechen dafür, daß der Organismus die letztgenannten Funktionen für wichtiger erachtet und Methionin zur Bildung von Cholin erst dann frei gibt, wenn die anderweitigen Anforderungen an Methionin befriedigt sind. Man kann dies auch aus den Daten der Tab. 31 entnehmen.

Tabelle 31. *Die lipotrope Wirkung von Cholin und Methionin bei Ratten (nach* TREADWELL).

100 g Futter enthielten		Fettgehalt der Leber % des Feuchtgewichts
mg Cholin	mg Methionin	
0	500	24,7
0	1000	14,9
0	1200	8,9
100	500	7,0
200	500	6,6

Cystin wirkt hinsichtlich der Leberverfettung dem Methionin entgegengesetzt, befördert also die Fettablagerung in der Leber. Derart wirkende Substanzen nennt man „alipotrope" Faktoren.

Lebernekrosen entstehen durch Verfütterung einer Diät, die arm an den beiden S-haltigen Aminosäuren ist. Hier wirken also Cystin und Methionin gleichsinnig. Man kann daher Lebernekrosen sowohl durch Gaben von Cystin als auch durch Gaben von Methionin verhüten bzw. heilen. In diesem ganzen Zusammenhange spielt die Methylgruppe des Methionin keine Rolle. Infolgedessen lassen sich Lebernekrosen auch durch Einverleibung von Homocystin verhüten. Bei vollständigem Nahrungsentzug entstehen keine Lebernekrosen, da die beim Abbau des Körpereiweiß frei werdenden S-haltigen Aminosäuren ausreichen, um die Bildung von Lebernekrosen zu verhindern.

Cystin kann in sehr hohen Dosen, die etwa das 10—100fache der physiologischen Zufuhr betragen, toxische Wirkungen auf die Leber entfalten. Hierbei entstehen Bilder, wie man sie bei der Einwirkung typischer Lebergifte (gelber Phosphor, Tetrachlorkohlenstoff usw.) zu sehen bekommt.

Phenylalanin.

Die im Organismus nachgewiesene Umwandlung von Phenylalanin in Tyrosin ist nicht reversibel. Daher kann nur der Anteil am Phenylalaninbedarf, der zur Bildung von Tyrosin benötigt wird, durch die Zufuhr von Tyrosin ersetzt werden. Tierversuche haben ergeben, daß dieser Anteil auf rund 50% des Gesamtbedarfs zu beziffern ist. Spezifische Symptome des Phenylalaninmangels sind bisher noch nicht beschrieben worden.

Tryptophan.

Tryptophanarme Kostformen führen zur Ausbildung einer Anämie. Kinder reagieren auf einen Tryptophanmangel im Gegensatz zum Erwachsenen darüber hinaus noch mit einer Hypoproteinanämie. Ihr Tryptophanbedarf ist pro Kilogramm Körpergewicht rund fünfmal so hoch wie der eines Erwachsenen. Tryptophan wird zur Fortpflanzung benötigt. Ratten beiderlei Geschlechts werden durch Verfütterung einer tryptophanfreien Nahrung steril. Junge, wachsende Tiere können einen Tryptophanmangel nicht lange ertragen. Junge Ratten sterben meist schon nach 8—14 Tagen, wobei im terminalen Stadium schwere Krämpfe auftreten. Mensch und Tier führen einen Teil des aufgenommenen Tryptophan in Nicotinsäure über. Hierauf beruht die schon lange bekannte Antipellagra-Aktivität biologisch hochwertiger Proteine.

Valin.

Valinfrei ernährte Tiere geraten rasch in einen lebensbedrohenden Zustand. Sie werden gegen Berührung überempfindlich und zeigen Zwangsbewegungen sowie Koordinationsstörungen. Ähnliche Symptome des Valinmangels sind bisher beim Menschen noch nicht beobachtet worden.

Ernährung mit Aminosäuregemischen und Eiweißhydrolysaten.

Die Verfütterung eines Gemischs der essentiellen Aminosäuren ist an und für sich ausreichend, um Wachstum und Erhaltung des Organismus zu ermöglichen, stellt jedoch keineswegs eine optimale Ernährung dar. Durch die Zugabe bestimmter anderer Aminosäuren (Tab. 26) wird die Wirkung der essentiellen Aminosäuren auf das Wachstum erheblich verbessert. Über die Größenordnung der dabei erzielten Effekte unterrichtet die Tab. 32.

Tabelle 32. *Wachstumswirkung von Aminosäuregemischen (nach W. C. ROSE).*

Aminosäuregemisch	Gewichtszunahme von Ratten in 28 Tagen g
Alle essentiellen Aminosäuren	$79,1 \pm 0,82$
Alle essentiellen Aminosäuren + Glutaminsäure	$91,6 \pm 1,07$
Die essentiellen Aminosäuren + Glykokoll, Alanin, Serin, Cystin, Prolin, Oxyprolin, Tyrosin, Glutaminsäure, Asparaginsäure	$108,4 \pm 1,28$

Bemerkenswerter Weise ist der Energiebedarf bei Verfütterung von Aminosäuregemischen oder Eiweißhydrolysaten größer, als wenn dieselbe Aminosäuremenge in Form von intaktem Eiweiß gegeben wird. Wie aus der Tab. 33 zu

Tabelle 33. *Energiebedarf bei Verfütterung von Eiweiß und Aminosäuregemischen*
(nach W. C. ROSE).

Eiweißquelle. Die Nahrung enthielt jeweils 10,0 g N im Tag (Körpergewicht 71,7 kg)	Dauer der Versuchs- perioden Tage	kcal pro kg Körpergewicht	Tägliche N-Bilanz g
Casein	6	45	+ 0,48
Casein	7	35	+ 0,14
Casein mit Säure hydrolysiert	8	35	— 0,29
mit Tryptophan ergänzt	6	45	+ 0,50
9 essentielle Aminosäuren	5	45	+ 0,33
9 essentielle Aminosäuren	6	35	— 0,91
20 Aminosäuren	6	35	— 0,93

ersehen ist, wies eine Versuchsperson mit Casein eine positive N-Bilanz schon bei 35 kcal/kg auf, während sie bei Gaben von Aminosäuregemischen hierzu 45 kcal/kg benötigte. Eine befriedigende Erklärung läßt sich für dieses Phänomen heute noch nicht geben.

Traumen und chirurgische Eingriffe führen zu großen Eiweißeinbußen des Organismus. In solchen Fällen ist daher die ausreichende Zufuhr von Eiweiß eine unerläßliche therapeutische Maßnahme. In vielen Fällen ist eine möglichst rasche Regenerierung des Körpereiweißes wichtig. Sie läßt sich am besten durch eine intravenöse Applikation von Aminosäuregemischen oder Eiweißhydrolysaten erreichen.

Die intravenöse Infusion von Proteinhydrolysaten bewirkt eine nur kurzfristige Steigerung des Aminosäuregehalts des Blutes. Der größte Teil der infundierten Aminosäuren dient der Eiweißsynthese. Ein kleiner Teil der Aminosäuren wird im Harn ausgeschieden (2—10% der Zufuhr). Die Größe der Ausscheidung hängt wesentlich von der Infusionsgeschwindigkeit ab, sie nimmt mit wachsender Geschwindigkeit zu. Der Eiweißbedarf des wachsenden und des erwachsenen Organismus läßt sich auch auf lange Sicht durch die intravenöse Verabreichung richtig zusammengesetzter Eiweißhydrolysate vollkommen decken.

Die Vermutung, daß Strepogenin, ein aus verschiedenen Proteinen isoliertes Peptid, das ein Wachstumsfaktor für Streptokokken ist, auch für den höheren Organismus eine Bedeutung habe, konnte bisher nicht bestätigt werden. Bei der Säurehydrolyse von Proteinen wird das Tryptophan praktisch vollkommen zerstört. Man muß daher dem fertigen Hydrolysat nachträglich wieder Tryptophan zusetzen.

Im Zusammenhang mit dem Problem der Einverleibung synthetischer Aminosäuren

Tabelle 34.
Verwertbarkeit von d-Aminosäuren.

Aminosäure	Mensch	Ratte
d-Arginin	+	+
d-Histidin	—	+
d-Isoleucin		—
d-Leucin		+
d-Lysin	+	—
d-Methionin	+	+
d-Phenylalanin	—	+
d-Threonin	+	+
d-Tryptophan	—	+
d-Valin		—
d-Cystin	+	—
d-Tyrosin	—	+

muß die Frage nach der Verwertbarkeit der Aminosäuren der d-Reihe aufgeworfen werden. Die wichtigsten in dieser Beziehung erhobenen Befunde sind in der Tab. 34 zusammengestellt. Die Verwertbarkeit der d-Aminosäuren hat ihre Umwandlung in l-Aminosäuren im intermediären Stoffwechsel zur Voraussetzung. Die Fähigkeiten hierfür sind bei Mensch und Tier verschieden.

Die Zufuhr größerer Mengen racemischer Aminosäuren (bzw. Aminosäuren der d-Reihe) ist schädlich. Man kann hierdurch bei Versuchstieren schwere Gewichtsstürze erzeugen. Beimischung von 5% dl-Leucin, dl- Tryptophan oder dl- Asparaginsäure in das Futter bewirkt bei Ratten Verlangsamung des Wachstums. Eine besonders starke Giftwirkung weist das dl-Serin auf, durch dessen Einverleibung Nierenschäden und Proteinurie hervorgerufen werden. Aminosäuregemische, die aus reinen l-Aminosäuren bestehen, lassen sich rascher intravenös infundieren, ohne daß es zu Auftreten von Nebenerscheinungen kommt, als Gemische, in denen auch racemische Aminosäuren enthalten sind. Wesentliche Unterschiede bezüglich Resorbierbarkeit und Nierenclearence bestehen zwischen den d- und l-Aminosäuren nicht.

Auch die übermäßige Zufuhr einzelner l-Aminosäuren wirkt schädlich. Da Casein arm an Methionin ist, verbessern Methioninzulagen in Höhe von 1—2% den biologischen Wert erheblich. Verfüttert man aber 5% Methionin, so erzielt man damit eine Wachstumsverzögerung. Eine längere Zeit hindurch fortgesetzte Gabe von täglich 0,2—0,3 g l-Tyrosin pro 100 g Ratte führt zu schweren Krankheitssymptomen: Gewichtsverluste, Alopecie, Keratitis, Cheilosis und verkürzte Lebensdauer. Hunde und Kaninchen reagieren mit Nephritiden und Lebernekrosen. Die Anreicherung des Futters mit 3% l-Oxyprolin bewirkt bei jungen Ratten Störungen des Wachstums. Große Dosen von l-Cystin lösen Lebernekrosen aus. Bemerkenswert ist die Angabe von K. A. J. WRETLIND, daß d-Methionin weniger toxisch für Ratten sei und ihr Wachstum in geringerem Umfange hemme, als das natürliche l-Methionin. Als toxische Grenzkonzentration fand WRETLIND 3,5% l-Methionin gegenüber 5,4% für d-Methionin.

Die toxische Wirkung größerer Methioninzufuhren beruht nicht auf dem Gehalt an labilen Methylgruppen oder Gehalt an Schwefel, sondern auf der Erschwerung des Eindringens der anderen Aminosäuren aus der extracellulären Flüssigkeit in die Zellen. Jede im Übermaß zugeführte Aminosäure blockiert das bei der Aufnahme von Aminosäure in die Zellen wirksame System.

Die Ergänzung von Proteinen.

Bei der üblichen Ernährung wird immer ein Gemisch vieler Proteine aufgenommen. Für die Güte der Ernährung ist daher der biologische Wert dieses Gemisches maßgebend. Der biologische Wert von Eiweißgemischen kann deutlich höher sein, als man auf Grund der Wertigkeit der einzelnen Komponenten erwarten sollte. Beispielsweise hat ein Gemisch von 2 Teilen Weizenmehl mit 1 Teil Eierprotein einen biologischen Wert von 75 (bestimmt mit der Methode von MITCHELL). Auf Grund der Zusammensetzung wäre nur ein Wert von 66 anzunehmen gewesen. Beide Proteine haben sich offensichtlich gegenseitig zu einem hochwertigeren Produkt „ergänzt".

Der Ergänzungseffekt beruht darauf, daß der Organismus der täglichen Zufuhr einer bestimmten Menge jeder essentiellen Aminosäure bedarf. Der biologische Wert eines Proteins wird im wesentlichen durch diejenigen der essentiellen Aminosäuren begrenzt, die in der geringsten Menge in ihm vorhanden ist. Besteht nun die Nahrung aus zwei verschiedenen Proteinen, die beide für sich genommen minderwertig sind, weil beispielsweise das eine zu wenig Lysin aber viel Methionin, das andere umgekehrt viel Lysin aber wenig Methionin enthält, so wird die Mischung der beiden Proteine hochwertig sein. Denn jedes derselben bringt die Aminosäure bei, die dem anderen fehlt. Beispiele für gute Ergänzungen sind:

Cerealien + Fleisch, oder Milch oder Eier,
Cerealien + Soja oder Hefe,
Kartoffeln + Milch,
Leguminosen + Milch oder Fleisch oder Eier.

Tabelle 35. *Die zur Ergänzung von Proteinen benötigten Aminosäuren.*

Methionin	Isoleucin	Threonin	Lysin	Lysin + Tryptophan	Methionin + Isoleucin
Fleisch	Fisch	Eialbumin	Roggen	Mais	Weizenkeime
Niere	Leber		Weizen		
Milch			Reis		
Soja			Hafer		
Erbsen			Gerste		
Kartoffel					
Hefe					

Tabelle 36. *Ergänzung von Cerealieneiweiß durch Zusatz von Aminosäuren (nach* B. SURE). Ratten erhielten ein Futter, in dem die Cerealienmehle jeweils 89% ausmachten.

Art der Ernährung	Gewichtszunahme pro g Protein
Weizenmehl	0,88
Weizenmehl + 8 mg Lysin/Tag	1,22
Weizenmehl + 60 mg Lysin/Tag	1,86
Maismehl	1,21
Maismehl + 20 mg Lysin/Tag	1,16
Maismehl + 10 mg Tryptophan/Tag	1,21
Maismehl + 20 mg Lysin + 10 mg Tryptophan/Tag	2,10

Der biologische Wert eines Nahrungseiweiß läßt sich beträchtlich erhöhen, wenn man ihm diejenige Aminosäure beimischt, die in ihm in geringster Menge vorhanden ist (gegenüber dem Ei) und daher seine Wertigkeit limitiert. Beispielsweise kann man im Tierversuch den Wachstumswert von Fleisch, Milch, Soja und Erbsen durch Zusatz von Methionin erheblich steigern. Einige konkrete Beispiele sind in den Tabellen 36 und 37 aufgeführt.

Tabelle 37. *Ergänzung von Erbsen mit Methionin (nach* F. J. STARE *und* D. M. HEGSTEDT).

Art der Ernährung (Proteingehalt jeweils 10%)	Gewichtszunahme pro g Protein
Ei	2,50
Erbsen	0,95
Erbsen + 0,3% dl-Methionin	2,04

Die Einwirkung von Hitze und Konservieren auf Eiweiß.

Einwirkung von Hitze kann den Nährwert von Proteinen verändern und zwar sowohl verbessern als auch verschlechtern (siehe auch S. 131). Sojabohnen enthalten einen das wichtigste Verdauungsferment Trypsin hemmenden Eiweißkörper („Trypsininhibitor"). Der Organismus vermag daher rohe Sojabohnen nur schlecht zu verwerten. Der Inhibitor läßt sich durch Erhitzen (unter geeigneten Bedingungen) zerstören. Erhitzen der Sojabohnen steigert daher ihren Nährwert beträchtlich.

Trockenes Erhitzen auf höhere Temperaturen, insbesondere in Gegenwart von Kohlenhydrat, verschlechtert den biologischen Wert der Proteine. Beispiele findet man in den Tab. 38 und 39. Man nimmt an, daß dabei Bindungen entstehen, die sich durch Verdauungsfermente nicht aufspalten lassen (etwa Peptidbindungen zwischen der ε-Aminogruppe des Lysin und der Carboxylgruppe der Dicarbonsäuren).

Das angeschnittene Problem ist von der größten praktischen Bedeutung für alle Maßnahmen, den biologischen Wert des Eiweiß von Nahrungsmitteln durch den Zusatz von Aminosäuren aufzubessern. Hierbei muß in jedem einzelnen Falle geklärt werden, ob nicht die zugesetzte Aminosäure bei der Verarbeitung des Nahrungsmittels zerstört wird. H. D. Cremer, K. Lang, I. Hubbe und U. Kulik haben Untersuchungen über die Verbesserung von Weizenbrot (aus Mehltype 1600) durch Zusatz von 0,2% dl-Lysin angestellt. Das Brot hatte ohne Zusatz einen biologischen Wert von 40,5 (Mittelwert von 9 Versuchspersonen). Wurde das Lysin dem Teig beigemischt und dann mitverbacken, so war der Effekt nur gering, der biologische Wert stieg auf 45,0. Wurde dagegen den Versuchspersonen das Lysin nachträglich zu dem fertigen Brot gegeben, so wurde eine gewaltige Verbesserung des biologischen Werts auf 65,5 erzielt. Ähnliche Erfahrungen machten die Autoren auch bei der Aufbesserung von Brot durch Zusatz geringer Mengen Hefe (Torula). Wurde die Hefe mitverbacken, so wirkte sich bei Mensch und Tier der Zusatz nur unbedeutend aus. Wenn die Hefe aber zusammen mit dem fertigen Brot verfüttert wurde, so ließ sich eine beträchtliche Steigerung des biologischen Werts feststellen. Weitere Beispiele für den Einfluß der Verarbeitung und Konservierung auf Bekömmlichkeit und Nährwert der Nahrungsmittel findet man bei H. D. Cremer.

Tabelle 38. *Minderung des biologischen Werts von Proteinen durch Erhitzen (nach F. Maryan).*

Art der Behandlung	Wachstumswert für Ratten
Weißbrot	1,50 g
Weißbrot bei 150° getoastet	1,02 g
Reis roh	1,41 g
Puffreis	0,55 g
Mais roh	1,20 g
Mais bei 150° geröstet	0,82 g

Tabelle 39. *Inaktivierung von Aminosäuren durch Erhitzen im Autoklaven mit und ohne Zucker* (R. J. Evans *und* H. A. Butts).
Es wurde jeweils 4 Stunden auf einen Druck von 15 lbs erhitzt.

Aminosäure	Verluste in % des Ausgangswerts	
	ohne Zucker erhitzt	mit Zucker erhitzt
Arginin	3	42
Histidin	8	10
Isoleucin	0	0
Leucin	2	0
Lysin	3	47
Methionin	3	2
Phenylalanin	0	0
Threonin	4	1
Valin	2	0
Asparaginsäure	7	6
Cystin	9	22
Glutaminsäure	2	3

Proteine, die auf 200° oder darüber erhitzt worden sind, gewinnen sogar gesundheitsschädliche Eigenschaften. Beispielsweise ließen sich durch Verfütterung eines auf 200° erhitzten Caseinpräparats an jungen Hunden neben Wachstumsverzögerung Anämie, Hypoproteinämie und Leberverfettungen, also die klassischen Symptome des Eiweißmangels, hervorrufen.

Durch das im Haushalt übliche Kochen wird der biologische Wert der Proteine praktisch nicht beeinflußt. Beim längeren Lagern von Lebensmitteln können Verluste an den essentiellen Aminosäuren auftreten. Beispielsweise wurden bei einem 51 Monate lang gelagerten Milchpulver, das infolge einer unsachgemäßen Aufbewahrung einen dumpfen Geschmack angenommen hatte, folgende Aminosäureschwunde nachgewiesen: Arginin 10%, Histidin 20%, Lysin 22%, Methionin 12% und Tryptophan 9%.

Freie Aminosäuren im Organismus.

Im Organismus werden keine wesentlichen Mengen freier Aminosäuren gespeichert. Aminosäuren werden entweder in Eiweiß eingebaut oder im Harn ausgeschieden. Über die Höhe der Ausscheidung essentieller Aminosäuren im Harn bei der üblichen Ernährung orientiert die Tab. 40.

Insgesamt werden im Tag etwa 0,6—2,4 g Aminosäuren oder rund 0,5% der Zufuhr im Harn ausgeschieden. Die Aminosäuren sind im Harn teilweise peptidartig gebunden, in besonders hohem Ausmaße Asparaginsäure und Glutaminsäure. Die Exkretion der Aminosäuren ist praktisch unabhängig von der Ausscheidung aller anderen N-haltigen Substanzen. Auf die Höhe der Aminosäureausscheidung ist der biologische Wert des Nahrungseiweiß von entscheidendem Einfluß. Je minderwertiger das aufgenommene Protein ist, um so höher ist die Aminosäureausscheidung. Mäuse, die als einzige N-Quelle oxydiertes Casein erhalten hatten, also ein an Cystin, Methionin und Tryprophan freies Eiweiß, schieden bis zu 25% der Aminosäurezufuhr aus.

Der Aminosäuregehalt des Plasmas und der Organe ist nur in einem geringen Ausmaße von der Art der Ernährung abhängig. Fasten oder Verabreichung einer N-armen Kost hat keinen großen Einfluß, im allgemeinen zeigt sich eine fallende Tendenz der Werte. Die beobachteten Schwankungen weisen aber keine große Linie auf. Eine Erklärung für sie läßt sich heute noch nicht geben.

Tabelle 40.
Ausscheidung der essentiellen Aminosäuren im 24-Stunden-Harn.

Aminosäure	mg
Arginin	24— 36
Histidin	190—260
Isoleucin	18— 21
Leucin	21— 31
Lysin	73—100
Methionin	8— 12
Threonin	54— 60
Valin	20— 30

Tabelle 41. *Freie Aminosäuren im Plasma und in den Organen normal ernährter und hungernder Ratten (C. A. ELVEHJEM und Mitarbeiter).*
(Hungerzeit der Tiere 12 Std.)

Aminosäure γ/g	Plasma		Leber		Gehirn		Muskel		Milz	
	normal	Hunger	normal	Hunger	normal	Hunger	normal	Hunger	normal	Hunger
Arginin	32	39	13	11	24	33	91	116	98	90
Histidin	13	11	34	42	9	—	72	59	48	27
Isoleucin	10	7	80	77	14	13	12	16	44	41
Leucin	27	19	83	91	9	32	22	31	104	87
Lysin	58	49	78	77	31	32	89	116	94	79
Methionin	22	16	18	39	12	12	17	16	40	34
Phenylalanin	14	9	42	48	15	10	16	25	55	40
Prolin	43	24	85	61	14	—	122	47	117	60
Threonin	44	34	99	153	102	113	162	154	120	191
Tryptophan	17	12	16	17	5	5	5	7	21	15
Valin	27	21	69	62	14	13	28	29	86	71

Der Eiweißbedarf des Menschen und wünschenswerte Eiweißzufuhr.

Die Aufgabe des Nahrungseiweißes besteht im wesentlichen darin, dem Organismus die benötigten Aminosäuremengen zuzuführen. Die Eiweißaufnahme muß unter allen Umständen größer sein, als zur Aufrechterhaltung des Bilanzminimums notwendig ist. Zur Diskussion steht lediglich die Frage um wieviel. Ein Leben nahe an der Grenze des Bilanzminimums ist sicher nicht zu empfehlen. Aus der Physiologie lassen sich viele Beispiele anführen, daß ein Leben nahe der Grenze einer Regulationsfähigkeit niemals optimal ist. Der Eiweißbedarf des Menschen ist keine feststehende Größe, sondern durch exogene und endogene Faktoren variierbar. Körperliche Belastungen wie Krankheiten, Kälte u. a. m. steigern ihn. Bei einer Eiweißzufuhr in Höhe des Bilanzminimums besteht daher ständig die Gefahr, daß Perioden negativer Bilanzen auftreten. In der Ernährungsliteratur findet man zahlreiche Schilderungen von Versuchspersonen, die lange Zeit hindurch bei niedersten Eiweißzufuhren lebten und teilweise recht leistungsfähig waren. Nach dem heutigen Stand unseres Wissens muß man aber mit Fug und Recht bezweifeln, daß diese Lebensbedingungen optimal waren. Wenn diese Berichte etwas beweisen, so höchstens die erstaunlich große Anpassungsfähigkeit des Menschen. Es ist die Aufgabe der Ernährungsphysiologie, die für die Menschheit optimalen Ernährungsbedingungen zu eruieren und Unzulänglichkeiten aufzudecken.

In der neueren Zeit durchgeführte Untersuchungen haben eindeutig erwiesen, daß die volle geistige und körperliche Leistungsfähigkeit des Menschen erst dann erreicht wird, wenn eine das Bilanzminimum wesentlich übersteigende Eiweißmenge zugeführt wird. Die Muskelarbeit geht zwar nicht auf Kosten von Eiweiß und verändert den Eiweißumsatz direkt nicht. Aber die Aufrechterhaltung einer großen Muskelmasse stellt eine Belastung des Eiweißhaushalts dar, da sie den Organismus zu einer vermehrten Eiweißsynthese zwingt.

Bekanntlich befinden sich alle Körperbestandteile, darunter auch das Eiweiß, in einem dynamischen Zustande. Jeden Tag wird eine bestimmte Menge Eiweiß abgebaut, die wieder ersetzt werden muß. Der erwachsene Organismus hält seinen Körperbestand nur deswegen aufrecht, weil Aufbau und Abbau genau ausbalanciert sind. Durch die Einverleibung von Aminosäuren, die mit Isotopen (C^{13}, C^{14}, N^{15}) markiert waren, ließ sich die durchschnittliche Lebensdauer und damit auch die im Tag erneuerte Menge der Proteine der einzelnen Organe bestimmen. Nach den Untersuchungen von D. B. Sprinson und D. Rittenberg beträgt die Eiweißsynthese beim gesunden erwachsenen Menschen rund 0,2 g N pro Kilogramm Körpergewicht und Tag, also 90—100 g Eiweiß in 24 Stunden. Davon entfallen allein 41% auf die Bildung von Lebereiweiß und Plasmaeiweiß. Die hierzu erforderlichen Aminosäuren entstammen aber nur zum Teil der Nahrung, da laufend auch Aminosäuren durch den Abbau von Körpereiweiß anfallen.

Bei vielen ernährungsphysiologischen Fragestellungen ist es zweckmäßig, auch den Tierversuch mit heranzuziehen und zwar insbesondere Experimente an kleinen, kurz lebenden Tieren, von denen sich viele Generationen in allen ihren Lebensäußerungen innerhalb einer kurzen Zeitspanne beobachten lassen. Kleine Unstimmigkeiten der Ernährung, etwa eine nur um einen geringen Betrag suboptimale Eiweißzufuhr, wirken sich zumeist erst dann aus, wenn sie einen erheblichen Prozentsatz der gesamten Lebensdauer andauern konnten. Mitunter werden sie überhaupt nicht mehr in der ersten Generation, sondern erst in der zweiten oder dritten sichtbar. Ein Ernährungsversuch am Menschen umfaßt aber immer nur einen kleinen Bruchteil der gesamten Lebensdauer. Tierversuche der erwähnten Art haben noch einen weiteren großen Vorteil: sie sind billig und leicht durchführbar. Man kann daher mit einer großen Anzahl von Tieren arbeiten, so daß die Versuchsergebnisse statistisch auswertbar werden, wodurch man von der oft sehr erheblichen biologischen Streubreite der Befunde unabhängig wird.

Eine große Anzahl von Versuchen an Ratten hat übereinstimmend ergeben, daß Wachstum, Fortpflanzungsfähigkeit, Lebensdauer und alle anderen körperlichen Funktionen erst bei einer relativ hohen Eiweißzufuhr optimal werden. H. C. Sherman hat über 60 Generationen von Ratten bei einem Futter gehalten, das aus 5 Teilen Weizen und 1 Teil Vollmilchpulver bestand und einen Eiweißgehalt von 16% der Calorien hatte. Die Tiere gediehen bei diesem Futter durchaus befriedigend. Als aber der Eiweißgehalt durch Verabreichung von 1 Teil Milchpulver und 3 Teilen Weizen auf 24% der Calorien gesteigert wurde, wirkte sich dies in jeder Beziehung günstig auf die Tiere aus: das Wachstum wurde beschleunigt, die Geschlechtsreife früher erreicht, die Zahl der geworfenen Jungen vergrößert und die Zeitspanne der Fortpflanzungsfähigkeit verlängert. Diese und ähnliche Befunde anderer Autoren zwingen zu dem Schluß, daß das Optimum der Eiweißzufuhr für Ratten bei etwa 20—25% der benötigten Calorienmenge gelegen ist. Diese Zahl läßt sich natürlich nicht ohne weiteres auf den Menschen übertragen, da sich dessen ganzer Lebensablauf in allen seinen Phasen wesentlich langsamer vollzieht und auch die Bedürfnisse für Fortpflanzung und Lactation sehr viel geringer sind.

Aus vielen Hinweisen, z. B. aus Analysen der Kost von gut ernährten und in bestem körperlichen Zustand befindlichen Personen kann man schließen, daß unter normalen Bedingungen die wünschenswerte Eiweißzufuhr zwischen 10 und 15% der Calorien zu suchen ist. Im Durchschnitt enthält unsere Nahrung etwa 12—13 Calorienprozente Eiweiß. Kostformen, in denen das Eiweiß weniger als 10% ausmacht, sind mit den bei uns üblichen Lebensmitteln schwer herzustellen. Man darf demnach annehmen, daß der Eiweißbedarf bei uns durch die gewöhnliche Ernährungsart immer voll gedeckt wird, vorausgesetzt, daß die Calorienzufuhr ausreichend ist. Eine calorisch unzulängliche Kost führt daher automatisch auch zu Eiweißmangelzuständen.

Ein weiterer Hinweis, daß das Eiweißoptimum in dem Bereich zwischen 10 und 15 Calorienprozenten zu suchen ist, gibt die Zusammensetzung der menschlichen Milch, in der das Eiweiß rund 12% der Gesamtcalorien ausmacht. Auf Grund von Tierversuchen ist man zu der Annahme berechtigt, daß ein erwachsener Mensch keinen höheren Eiweißbedarf haben wird, als ein Säugling.

In den klassischen Kostmassen z. B. von VOIT oder ATWATER wurde ein Verzehr von täglich etwa 120 g Eiweiß empfohlen. Aber diese Kostmasse waren weniger der Ausdruck wissenschaftlicher Erkenntnisse, als der Ernährungsgepflogenheiten der damaligen Zeit. In der Zwischenzeit haben viele gründliche Untersuchungen (z. B. die grundlegenden Versuche von CHITTENDEN) ergeben, daß die Zahlen dieser Kostmasse zu hoch gegriffen waren.

Die heutige Auffassung der Ernährungsforscher spiegelt sich in den vom *National Research Council* empfohlenen Zahlen für die wünschenswerte Höhe der Eiweißzufuhr wieder:

> 1,0 g/kg für Erwachsene unabhängig von der Arbeitsschwere,
> 1,5 g/kg für Gravide,
> 2,0 g/kg für Lactierende,
> 1,0 g/kg für Kinder bis zu 10 Jahren,
> 1,2—1,4 g/kg für ältere Kinder und Jugendliche.

Nimmt man mit dem *National Research Council* an, daß der Energiebedarf des körperlich nicht schwer arbeitenden Mannes 2400 kcal sei, so ergibt sich auf Grund der angeführten Zahlen eine Eiweißzufuhr in Höhe von 12,3% der Calorien. Die Eiweißaufnahme des Schwerarbeiters wird im allgemeinen 1 g/kg übersteigen, da die üblichen Nahrungsmittel so eiweißreich sind, daß sie automatisch bei einem größeren Nahrungsverbrauch ansteigt.

Häufig wird die Forderung vertreten, daß etwa 40—50% der Eiweißmenge in Form von hochwertigem, tierischem Eiweiß zugeführt werden sollen. Diese Forderung entspringt mehr gefühlsmäßigen Momenten als exakten Feststellungen. Langfristige Bilanzversuche haben gezeigt, daß der Anteil an tierischem Eiweiß erheblich geringer sein kann (15—30%), ohne daß eine Minderung des biologischen Werts der gesamten Eiweißmischung der Nahrung zu befürchten ist.

Der Eiweißgehalt der Nahrung hat einen großen Einfluß auf das psychische Verhalten. Das läßt sich schon im Tierversuch beobachten. Eiweißreich gehaltene Ratten zeigen eine viel größere spontane Beweglichkeit, aber auch eine vermehrte Bissigkeit und Schreckhaftigkeit, als kohlenhydratreich ernährte.

Die Frage, ob die Aufnahme von sehr viel Eiweiß schädlich ist, oder nicht, hat schon zu vielen und lebhaften Diskussionen Anlaß gegeben. Im Tierversuch läßt sich bei Verfütterung von Diätformen, die 40—90% Eiweiß enthalten, außer einer Hypertrophie der Nieren nichts Auffälliges beobachten. Ob die Nierenhypertrophie in diesem Falle notwendigerweise als etwas Pathologisches aufgefaßt werden muß, ist zweifelhaft. Vielleicht ist sie nur eine Arbeitshypertrophie. Auf das Problem, ob so eiweißreiche Kostformen für den Menschen schädlich sind, soll hier nicht eingegangen werden, da es nicht mehr in den Rahmen einer Ernährungsphysiologie fällt.

Tabelle 42. *Abnahme von Körpereiweiß, Bluteiweiß und Antikörpern im Eiweißmangel* (E. P. Benditt, R. W. Wissler, L. R. Woolridge, D. A. Rowley *und* C. H. Steffee).

Dauer des Eiweiß- mangels Tage	Gewicht der Ratten g	Körper- eiweiß g	Plasma- eiweiß g	Lebereiweiß g	Hämoglobin g	Agglutinin Titer[1]	Hämolysin Titer[2]
0	206	32,1	—	1,34	—	3840	7680
11	177	30,8	0,51	1,07	2,37	—	—
17	—	—	—	—	—	2200	6700
28	171	31,0	0,41	1,25	1,90	1280	1920
43	169	30,3	0,39	0,91	1,41	960	1920
54	161	30,7	0,38	0,84	1,49	320	1280
100	—	—	—	—	—	18	340
111	129	23,2	0,26	0,70	1,15	—	—

[1] Gegen Vaccine aus Friedländer-Bacillen.
[2] Gegen Schaferythrocyten.

Ungenügende Zufuhr von Eiweiß führt zu einer generellen Verarmung des Organismus an Proteinen.

Im Eiweißmangel nehmen Plasmaeiweiß, Hämoglobin, Organeiweiß und Antikörper linear mit der Zeit ab. Der Abfall der Antikörper erfolgt jedoch wesentlich steiler als der der anderen Eiweißfraktionen (Tab. 42).

Bezüglich der Auswirkung des Eiweißmangels sei auf den Beitrag von Schoen S. 196 verwiesen.

Die Mineralstoffe.

Die Mineralstoffe sind integrierende Bestandteile des lebenden Protoplasmas. Im menschlichen Körper kommen ihnen im wesentlichen 3 Funktionen zu:

1. als Bausteine des Skelets bewirken sie dessen Festigkeit,
2. als gelöste Salze schaffen sie den für das Leben erforderlichen physikalisch-chemischen Zustand der Zellen und Körperflüssigkeiten (Wasserstoffionenkonzentration, osmotischer Druck, Quellungsgrad von Kolloiden usw.),
3. als Bausteine von komplizierteren Verbindungen (z. B. Hämoglobin, Fermente, Hormone) sind sie für den Organismus unersetzlich.

Die Mineralstoffe sind wie jeder andere Bestandteil des Organismus auch einem stetigen Umsatz unterworfen. Die Erregung einer Zelle geht mit Mineralverschiebungen einher, Abgabe von Sekreten oder von Wasser sind mit Ausscheidungen von Mineralstoffen verknüpft. Abbau und Aufbau von Körperzellen bedingen Freiwerden oder Binden von Mineralien. Es ist daher leicht verständlich, daß der Organismus laufend Ausgaben an Mineralstoffen hat, die durch die Nahrung wieder ersetzt werden müssen. Bei einer normalen Ernährung scheidet der Mensch etwa 15—25 g Mineralstoffe im Tag aus.

Ernährung und Säure-Basen-Gleichgewicht.

Die säuernde oder alkalisierende Wirkung einer Kost ergibt sich nicht ohne weiteres aus ihrer chemischen Zusammensetzung. Carbonate und Salze organischer Säuren wirken im Körper alkalisierend, da das Kohlendioxyd abgeatmet bzw. das organische Anion zu CO_2 und H_2O oxydiert wird, so daß das Alkali übrig bleibt. Umgekehrt verursachen Ammoniumchlorid oder Ammoniumsalze anderer anorganischer Säuren eine Säuerung, weil der Organismus das Ammoniumion durch Harnstoffsynthese beseitigt und den Säurerest erhält. Unterschiede zwischen dem physikalisch-chemischen und physiologischen Verhalten findet man auch bei solchen Salzen, deren eines Ion schlechter resorbiert wird, als das andere. Daher wirkt $CaCl_2$ säuernd, Na_2SO_4 dagegen alkalisierend.

Tabelle 43. *Säure- und basenüberschüssige Lebensmittel.*
Der Säure- bzw. Basenüberschuß ist in Kubikzentimeter n-Säure bzw. n-Alkali pro 100 g Nahrungsmittel angegeben. (Analyse der Asche.)

	Säureüberschuß		Basenüberschuß
Fleisch.	12	Bohnen getrocknet . . .	10
Hafermehl	12	Karotten	14
Weizen	12	Kartoffeln.	9
Reis.	9	Bananen	8
Eier	11	Tomaten	5
Weißbrot.	6	Äpfel	3

Der Einfluß einer säuernden oder alkalischen Kost auf die physikochemischen Konstanten des gesunden Menschen ist im allgemeinen nur gering. Ein Beispiel zeigt die Tab. 44. Zumeist werden nur Wasserstoffionenkonzentration und Titrationsacidität des Harns verändert.

Tabelle 44. *Einwirkung einer sauren oder basischen Kost auf die Zusammensetzung von Harn und Blut des Menschen (nach* DENNIG*).*
Die saure Kost hatte chemisch-analytisch einen Säureüberschuß von 163 Milliäquivalenten, die basische einen Basenüberschuß von 156 Milliäquivalenten.

	Art der Ernährung		
	Standardkost	Sauer	Basisch
Harn, Titrationsacidität Milliäquiv. .	303—581	519—871	385—514
Harn p_H	5,8—6,2	5,2—5,8	5,8—6,6
Alveolare CO_2-Spannung mm	38,4—39,0	38,2—39,6	38,4—40,1
Arterienblut CO_2 Vol.-%	54,0	57,7	61,4
Arterienblut p_H	7,39	7,41	7,44

Deutlich meßbare Veränderungen der physikochemischen Blutkonstanten erhält man erst unter unphysiologischen Bedingungen, z. B. durch Zufuhr größerer Mengen säuernder oder alkalisierender Salze. Aber auch unter diesen Bedingungen sind die Veränderungen zumeist nur vorübergehend. Durch die Verabreichung von Ammoniumchlorid büßt der Mensch in den ersten 5—7 Tagen beträchtliche Alkalimengen ein. Mit der Zeit übernimmt aber Ammoniak in immer stärker werdendem Ausmaße die Neutralisation der Säure, so daß das im Überschuß ausgeschiedene Alkali wieder eingespart wird. Lediglich die Ausscheidung von Calcium bleibt für längere Zeit vermehrt. Im Endeffekt wird also auch durch eine kräftigere Säuerung nicht viel erreicht. Die vielfach mitgeteilten gegenteiligen Befunde beruhen auf zu kurzen Beobachtungszeiten.

Die häufig sehr temperamentvoll ausgetragene Streitfrage, ob eine säurenüberschüssige oder basenüberschüssige Ernährung für den Menschen vorteilhafter sei, ist also im Grunde genommen gegenstandslos. Zum Glück verfügt der
gesunde Mensch über eine so gute Regulierfähigkeit, daß er der kleinen Unterschiede zwischen den üblichen Nahrungsmitteln spielend Herr wird. Beim
Kranken können die Dinge wesentlich anders liegen.

Kochsalz, Natrium und Chlorid.

Die Aufnahme von Na^+ und Cl^- erfolgt zumeist zusammen in Form von
Kochsalz. Beiden Ionen gemeinsam ist ihre wichtigste Funktion, die Aufrechterhaltung des osmotischen Drucks in den Körperflüssigkeiten. Die Mehrzahl
der bisherigen Untersuchungen erlaubt leider keine Zuordnung zu den einzelnen
Ionen. Da Cl^- leicht, Na^+ schwieriger analytisch zu erfassen ist, wurden die
meisten Untersuchungen lediglich durch Cl-Bestimmungen durchgeführt und die
Resultate auf NaCl umgerechnet.

Natriummangel ruft im Tierversuch spezifische Ausfallssysmptome hervor.
Eine an Natrium freie Ernährung verursacht nach kurzer Zeit negative N-Bilanzen, Gewichtsstürze und baldigen Tod. An den Augen natriumarm ernährter
Tiere findet man charakteristische Veränderungen, die in Geschwürsbildungen
und Perforationen der Cornea bestehen. Über die Wirkungen eines isolierten
Chlormangels ist man weniger gut orientiert. Zum Wachstum ist die regelmäßige
Zufuhr von Chlorid unerläßlich. Die Sekretion von Magensaft wird durch eine
ungenügende Chloridzufuhr herabgesetzt.

Hochgradige Salzmangelzustände lassen sich bei Tier und Mensch allein durch
Fortlassen des Kochsalzes aus der Nahrung nicht hervorrufen, da der natürliche
Salzgehalt der Lebensmittel im allgemeinen ausreichend ist, den Bedarf zu
decken. Schränkt man beim Menschen die Kochsalzzufuhr stark ein, so verringert
der Organismus seine Ausgaben nach einem anfänglichen Verlust von etwa
10—20 g NaCl derart, daß nach einiger Zeit ein neuer Gleichgewichtszustand
zwischen Einnahmen und Ausscheidung erreicht wird. Eine ernsthafte Salzverarmung des Organismus kann man erst dann bewirken, wenn eine salzarme
Ernährung mit einer starken Vermehrung der Ausscheidung (z. B. durch Schwitzen,
Entziehung von Magensaft, Gabe von Diureticis, Erzeugung von Durchfällen)
kombiniert wird. Schwere Salzmangelzustände führen zu einer Verminderung
des Gehalts des Bluts an Na und Cl, wodurch der osmotische Druck absinkt.
Als Gegenregulation verringert der Organismus dann das Blutvolumen und die
extracelluläre Flüssigkeitsmenge, dickt also das Blut ein, was sich durch eine
Hyperproteinämie und Zunahme des Hämoglobingehalts zu erkennen gibt. Wird
die Regulationsbreite durchbrochen, so entstehen als Folge der osmotischen
Störungen Versagen des Kreislaufs und Krämpfe. Beim Kaninchen tritt der
Tod ein, wenn die Cl-Verluste 10—12 Millimole/kg erreicht haben. Salzmangel
beeinflußt den Eiweißstoffwechsel. Die N-Bilanz wird negativ und Körpersubstanz abgebaut. Weitere Symptome sind Steigerungen des Rest-N im Blut,
Acidose und Ketose.

Normalerweise nimmt der Mensch eine den Bedarf bei weitem übersteigende
Menge NaCl (5—20 g) täglich zu sich. Die Zufuhr sehr großer Kochsalzmengen
ist schädlich. Man kann Tiere durch Verabreichung stark hypertonischer Kochsalzlösungen töten. Säugetiere sterben innerhalb weniger Wochen, wenn man
ihnen als einziges Getränk Wasser gibt, das 2—3% NaCl enthält. Die Tiere verweigern dann bald die Nahrungsaufnahme, bleiben bis kurz vor ihrem Tode anscheinend in guter körperlicher Verfassung, bis plötzlich Gewichtsverluste,

Tremor und Ataxie das terminale Stadium einleiten. Die obere Grenze der Kochsalzverträglichkeit für den Menschen ist unbekannt, liegt aber weit über der üblichen Aufnahme.

Über den Minimalbedarf an NaCl für den Menschen lassen sich heute noch keine konkreten Angaben machen. Ein Versuch, in dem eine Versuchsperson täglich nur 0,1 g NaCl zu sich nahm, ergab, daß diese Menge mit Sicherheit nicht ausreichend ist, um den Bedarf zu decken. Viele Beobachtungen weisen darauf hin, daß der Mensch mit 0,5 g NaCl im Tag in ein Stoffwechselgleichgewicht kommen kann.

Na^+ und Cl^- werden praktisch ausschließlich im Harn ausgeschieden. Das Verhältnis Na:Cl variiert im Harn stark. Über längere Zeiträume hinweg werden jedoch beide Ionen in etwa äquivalenten Mengen ausgeschieden, wie es ja auch ihrer Aufnahme entspricht.

NaCl wird auch im Schweiß eliminiert. Große körperliche Anstrengungen, insbesondere Arbeit bei hoher Außentemperatur können daher erhebliche NaCl-Verluste durch den Schweiß verursachen. Im Liter Schweiß findet man bis zu 30 Milliäquivalenten Cl, also rund 1 g. Der NaCl-Gehalt des Schweißes geht mit zunehmender Anpassung an die Hitzearbeit zurück. Die übliche Nahrung enthält jedoch so viel Kochsalz, daß auch diese zusätzliche große Ausgabe gedeckt werden kann.

Lithium.

LiCl wurde als Ersatz für Kochsalz zur Geschmackskorrektur von äußerst kochsalzarmen Diätformen empfohlen. In geschmacklicher Hinsicht bewährte sich insbesondere eine Lösung, die 25% LiCl, 0,2% Citronensäure und 0,01% KJ enthielt. Die Anwendung von LiCl wurde jedoch bald wieder verlassen, da verschiedentlich toxische Symptome beobachtet wurden. Nach J. H. TALBOTT ist mit dem Auftreten toxischer Erscheinungen dann zu rechnen, wenn Li eine Konzentration im Plasma von etwa 1 Milliäquivalent/Liter erreicht. Von anderen Autoren wurden jedoch schon schädliche Wirkungen von LiCl nach relativ geringen Dosen (0,5—1,0 g täglich für einige Wochen) beschrieben. Offensichtlich steigert die Verarmung an Na die Empfindlichkeit gegen Li. Die wichtigsten Symptome der Lithiumvergiftung betreffen die Muskulatur; sie bestehen in Adynamie und Muskelzittern. Daneben werden Übelkeit und Benommenheit beobachtet. Lithium entfaltet auch in vitro in relativ kleinen Konzentrationen biochemische Effekte und beeinflußt z. B. den Ablauf der Glykolyse.

Kalium.

Kalium ist ein unersetzlicher Bestandteil aller Zellen. Es ist daher leicht verständlich, daß eine kaliumarme Ernährung von schwerwiegenden Folgen begleitet ist. Junge Tiere sterben infolge einer ungenügenden Kaliumzufuhr schon nach wenigen Wochen. Die Sektion ergibt schwere pathologische Veränderungen aller Organe. Wachsende Tiere haben einen höheren Kaliumbedarf als erwachsene. Junge Ratten benötigen eine tägliche Kaliumzufuhr von 15—20 mg, erwachsene kommen schon mit 2 mg aus. Übergroße Kaliumaufnahmen wirken sich ungünstig aus, z. B. 5% K_2CO_3 im Futter. Kalium wird fast ausschließlich durch die Nieren ausgeschieden. Der Organismus vermag keine nennenswerten Mengen des Elements zu speichern.

Von wesentlicher Bedeutung ist auch das Verhalten Na:K in der Nahrung. Ein optimales Wachstum verlangt nicht nur genügende Zufuhren an Natrium, und Kalium, sondern auch das Einhalten einer günstigen Relation beider Ionen. Tab. 45 illustriert diese Verhältnisse. Zu geringe Zufuhren an Natrium, Kalium

Tabelle 45. *Einfluß der Höhe der Natrium- und Kaliumzufuhr auf das Wachstum von Ratten* (J. H. Meyer, R. R. Grunert, M. T. Zepplin, R. H. Grummer, G. Bohstedt *und* P. H. Phillips).

In jeder Gruppe waren 8 Tiere. Die Gewichtszunahmen sind Mittelwerte einer 6 wöchigen Versuchsperiode.

Gruppe	% Na	% K	$\frac{Na}{K}$	Tägl. Gewichtszunahme	Todesfälle in den Versuchswochen				
					1	2	3	4	5
1	0,005	0,01	1:2	—0,06 g					
2	0,005	0,10	1:20	+0,86 g					
3	0,005	1,00	1:200	+1,07 g					
4	0,01	0,005	2:1	—0,18 g					
5	0,10	0,005	20:1	+0,12 g				3	1
6	1,00	0,005	200:1	+0,22 g		4	3	1	
7	0,25	0,50	1:2	+3,85 g					
8	0,25	5,00	1:20	+2,50 g					
9	2,50	0,25	10:1	+2,79 g					

oder beiden Mineralien verzögert das Wachstum erheblich. Bei einer geringen Kaliumaufnahme bewirkt eine hohe Natriumzufuhr, daß viele der Versuchstiere sterben. Ist dagegen die Nahrung reich an Natrium und Kalium, so spielt die Relation beider Ionen keine große Rolle mehr.

Über den Kaliumbedarf des Menschen ist nichts Sicheres bekannt. Zumeist wird eine Zufuhr von 2 g im Tag empfohlen, die aber den Mindestbedarf bei weitem übersteigen dürfte. Pflanzliche Nahrungsmittel sind im allgemeinen reich an Kalium. Erscheinungen, die auf einen alimentär bedingten Kaliummangel hinweisen, sind beim Menschen nie beobachtet worden.

Magnesium.

Eine unzureichende Zufuhr von Magnesium erzeugt im Tierversuch typische Ausfallserscheinungen. Ein länger andauernder Magnesiummangel bewirkt Wachstumsstillstand, Hautveränderungen mit Haarausfall und Ödemen, schwere Durchfälle und eine allmählich zum Tode führende Kachexie.

Genaue Unterlagen über den Magnesiumbedarf des Menschen liegen nicht vor. Bei Kleinkindern wurden positive Bilanzen bei Magnesiumaufnahmen von 10 bis 20 mg/kg festgestellt. Erwachsene kommen mit 4 mg Mg/kg ins Bilanzgleichgewicht. Die wünschenswerte Magnesiumzufuhr wird zumeist mit 0,3 g/Tag veranschlagt. Es ist anzunehmen, daß der Magnesiumbedarf bei der üblichen Ernährung stets reichlich gedeckt wird.

Calcium.

Ein schwerer Calciummangel ist mit dem Leben unvereinbar, calciumfrei ernährte Tiere sterben bald an Entkräftung. Ihr Skelet ist praktisch überhaupt nicht verknöchert. Ist der Kalkmangel nicht sehr hochgradig, so können sich die Folgen sehr viel später, unter Umständen erst in der folgenden Generation manifestieren. H. C. Sherman fütterte Ratten mit einem Futter, das 0,094% Ca enthielt. Die Tiere wiesen dabei kaum pathologische Veränderungen auf. Schwere Symptome des Kalkmangels zeigten sich dann aber in der zweiten Generation: die Tiere erreichten eine nur viel geringere Größe, wiesen nur 75—80% des normalen Kalkbestands auf und waren unfähig, eine weitere Generation aufzuziehen.

Über 99% des Kalkbestands des Organismus entfallen auf das Skelet, das wie ein großes Calciumdepot wirkt. Es ist daher schwierig, den Calciumbedarf durch Bilanzversuche festzustellen, weil Abzüge aus diesem Depot oder Einlagerungen in dasselbe unter dem Einflusse zahlreicher Faktoren möglich sind, wodurch die Bilanz völlig verschleiert wird. Bei der Aufstellung von Kalkbilanzen muß man berücksichtigen, daß das Element in Harn und Kot ausgeschieden wird, und daß auch im Schweiß relativ große Mengen (20—70 mg im Liter) enthalten sind. Die Auswertung aller bisher durchgeführten einwandfreien Bilanzversuche hat ergeben, daß der erwachsene Mensch zur Aufrechterhaltung eines Calciumgleichgewichts im Mittel der Zufuhr von 9,75 mg Ca/kg bedarf.

Ein für die Calciumversorgung des Organismus wichtiger Faktor ist die Ausnutzung dieses Mineralstoffs, die durch eine Reihe von Umständen beeinflußt werden kann. Beispielsweise ist die Art des verfütterten Calciumsalzes für den Umfang der Resorption nicht gleichgültig. Zwar werden die meisten Calciumsalze etwa gleich gut ausgenutzt. Man findet auch praktisch keine großen Unterschiede zwischen löslichen Calciumsalzen (Chlorid, Lactat, Gluconat) und schwerlöslichen (Carbonat, Sulfat, Phosphat). Jedoch sind Calciumoxalat und Calciumphytat nahezu völlig unresorbierbar.

Oxalsäure ist in manchen Pflanzen z. B. im Spinat (0,12—0,36%) in relativ großen Mengen enthalten. Einen noch höheren Oxalsäuregehalt weisen Rhabarberstengel (0,23—0,50%) und Kakao (0,45—0,48%) auf. Im Tierversuch lassen sich durch Verfütterung von Spinat schwerste Kalkmangelzustände hervorrufen. 100 g Spinat genügen, um den Kalk aus 200 g Milch auszufällen. Der Verzehr solcher, viel Oxalsäure enthaltender Nahrungsmittel ist nur dann empfehlenswert, wenn gleichzeitig die Kalkzufuhr um den betreffenden Betrag erhöht wird.

Auch Phytin erschwert die Resorption von Calcium. Dieser Umstand ist von erheblicher praktischer Bedeutung, weil große Mengen Phytin in den Cerealien und zwar insbesondere in deren Kleiebestandteilen enthalten sind. Beim Verzehr von Schwarzbrot wird daher bei weitem weniger Calcium resorbiert, als bei der Aufnahme von Weißbrot. Die Getreidekörner, mit Ausnahme des Hafers, enthalten jedoch ein Phytin aufspaltendes Enzym „Phytase", so daß bei der Führung des Brotteigs unter Umständen ein beträchtlicher Anteil des vorhandenen Phytin enzymatisch unschädlich gemacht wird. Immerhin ist zu berücksichtigen, daß Brote aus hoch ausgemahlenen Mehlen die Kalkbilanz verschlechtern können. Es ist daher zweckmäßig, solche Mehle von vorneherein mit Calcium (und auch Eisen, das gleichfalls durch Phytin unresorbierbar gemacht wird) anzureichern, wenn nicht genügend Milch für die Bevölkerung zur Verfügung steht. Versuche mit dem radioaktiven Ca^{45} haben ergeben, daß junge Ratten das Nahrungscalcium viel besser ausnutzen als ältere Tiere. Die Ca-Aufnahme geht etwa der Wachstumsintensität parallel. An Kalk verarmte Tiere resorbieren aus dem gleichen Futter mehr Ca als normale.

Große Mengen von PO_4-Ionen wirken sich auf die Resorption von Calcium ungünstig aus. Die Phosphorsäure liegt aber in den meisten Nahrungsmitteln zum größten Teil in gebundener Form vor. Die Resorption des Calciums vollzieht sich im wesentlichen in den obersten Abschnitten des Dünndarms, während die Phosphorsäureester erst tiefer im Darm aufgespalten werden. Gebundene Phosphorsäure beeinträchtigt daher die Resorption des Kalks nicht. An den Stellen des Darms, an denen Calcium zur Resorption gelangt, herrscht physiologischerweise noch eine saure Reaktion. Alle Momente, welche zur Aufrechterhaltung derselben dienen, begünstigen die Kalkresorption. Aus diesem Grunde verbessert Aufnahme von Milch die Kalkresorption. Der Milchzucker gibt zu einer Besiedlung des Darms mit Milchsäure bildenden Bakterien Anlaß und fördert daher auf diesem indirekten Wege die Resorption von Calcium. Umgekehrt bewirken alle Maßnahmen, welche zu einer Herabsetzung der Wasserstoffionenkonzentration im oberen Dünndarm führen (z. B. die Verabreichung alkalisierender Salze), eine Verschlechterung der Kalkresorption.

Ein weiterer Faktor, welcher sich auf die Ausnutzung des Kalks auswirken kann, ist das Nahrungsvolumen. Man kann schätzen, daß normalerweise täglich etwa 0,3—0,5 g Ca mit den Verdauungssekreten in den Darm gelangen. Eine voluminöse Kost verlangt eine vermehrte Abgabe von Verdauungssekreten, steigert daher die Sekretion von Kalk in den Darmtrakt und wirkt sich so in einer Verschlechterung der Kalkbilanz aus.

Eiweißreiche Diätformen begünstigen die Kalkresorption. Der Mechanismus dieser Wirkung ist noch ungeklärt. Vitamin D ist einer der wichtigsten Faktoren für die Resorption des Calciums.

Die anderen, gleichzeitig in der Nahrung enthaltenen Mineralstoffe können den Kalkstoffwechsel weitgehend beeinflussen. Am wichtigsten ist das Verhältnis Ca:P. Es ist am günstigsten, wenn die Relation beider der Zusammensetzung des Knochens entspricht. Der Quotient Ca/P des Knochens beträgt normalerweise beim Erwachsenen etwas mehr als 2, für den Gesamtkörper stellt er sich auf rund 1,8. Ein ungünstiges Verhältnis Ca:P in der Nahrung wirkt sich um so stärker aus, je geringer die Zufuhr an beiden Mineralstoffen ist. Enthält die Nahrung reichliche Mengen beider Elemente, so verliert ihre Relation stark an Bedeutung.

Die Lage des Säure-Basen-Haushalts kann sich auf den Calciumstoffwechsel auswirken. Acidotische Stoffwechselformen führen zu einer vermehrten Ausscheidung von Calcium im Harn, was teils auf eine Verbesserung der Calciumresorption, teils auf Abzüge aus dem Skelet zurückzuführen ist. Hungerzustände können daher infolge der Hungeracidose zu großen Kalkverlusten Anlaß geben. Der Einfluß des Säure-Basen-Haushalts auf den Calciumstoffwechsel ist bei den einzelnen Tierarten verschieden groß, und zwar gering bei Fleischfressern, dagegen beträchtlich bei Pflanzenfressern. Er hängt im wesentlichen davon ab, in welchem Umfange der Organismus bei einer Säuerung Ammoniak zur Einsparung der anorganischen Kationen einzusetzen vermag.

Bei allen Untersuchungen über den Kalkhaushalt beobachtet man eine überraschend große individuelle Streubreite in dem Verhalten der einzelnen Versuchspersonen. Auch ein und derselbe Mensch weist zu verschiedenen Zeiten erhebliche Differenzen in dieser Beziehung auf. Dies rührt davon her, daß sich auf den Calciumstoffwechsel auch endogene Faktoren stark auswirken können. Am bekanntesten ist der Einfluß der Nebenschilddrüsen.

Tabelle 46. *Der durchschnittliche Gehalt von Ratten an Calcium und Phosphorsäure in Abhängigkeit vom Lebensalter (nach* H. C. Sherman).

Lebensalter	Calcium %	Phosphor %
Neugeboren	0,25	0,34
Nach 15 Tagen . . .	0,60	0,49
Nach 30 Tagen . . .	0,70	0,53—0,56
Nach 60 Tagen . . .	0,75—0,85	0,57—0,65
Nach 90 Tagen . . .	0,95—1,10	0,62—0,68
Erwachsen.	1,00—1,20	0,70—0,75

Die zahlreichen Beeinflussungsmöglichkeiten des Calciumstoffwechsels lassen es ratsam erscheinen, eine Kalkaufnahme zu empfehlen, die nicht zu nahe am Bilanzminimum gelegen ist. H. C. Sherman hat in vielen gründlichen Untersuchungen überzeugend dargetan, daß sich eine über das Minimum hinaus gesteigerte Kalkzufuhr günstig auszuwirken pflegt. Im Tierversuch findet man dann eine Erhöhung der Kalkbestände des Organismus, die mit einer Verbesserung der Entwicklung und mit einer Hinausschiebung des Greisenalters verbunden ist.

Unter Einkalkulierung einer Sicherheitsspanne werden vom National Research Council Kalkaufnahmen in der folgenden Höhe empfohlen:

> 0,8 g für Erwachsene,
> 2,0 g für stillende Mütter,
> 1,0 g für Kinder unter 1 Jahr,
> 1,2 g für Jugendliche.

Milch und Milchprodukte haben den höchsten Kalkgehalt unserer Lebensmittel. Außerdem ist der Kalk aus ihnen am leichtesten resorbierbar. Das Ausmaß der Kalkversorgung ist daher im wesentlichen von dem Umfang des Milchverbrauchs abhängig. Manche pflanzlichen Nahrungsmittel enthalten zwar auch nicht unbedeutende Kalkmengen, aber der Kalk ist aus ihnen zumeist nicht sonderlich gut ausnutzbar.

Im Kriege und in der Nachkriegszeit ist in Deutschland die Kalkzufuhr des „Normalverbrauchers" weit hinter den wünschenswerten Mengen, lange Zeit hindurch sogar hinter dem Bilanzminimum zurückgeblieben. Bei der eindeutig erwiesenen Bedeutung ausreichender Kalkmengen für Gesundheit und Leistungsfähigkeit muß alles getan werden, um die Kalkaufnahme in den optimalen Bereich zu heben. Die wichtigsten Maßnahmen hierfür sind Steigerung des Milchkonsums und Anreicherung des Brots mit Calcium.

Tabelle 47. *Der Gehalt von Nahrungsmitteln an Calcium und Phosphor (nach* E. HOLTZ).

Nahrungsmittel	Ca in mg-%			P in mg-%		
	Min.	Max.	Mittel	Min.	Max.	Mittel
Käse	460	1440	850	450	1010	720
Milch	113	130	123	87	94	91
Spinat	59	178	113	47	80	61
Grünkohl	105	124	113	74	112	92
Erbsen (trocken)	68	107	82	374	528	446
Quark	63	80	72	193	200	197
Ei.	55	82	70			
Kopfsalat	27	108	62	36	78	55
Kohl	29	65	47	27	94	47
Gerste	20	64	40	343	395	368
Schwarzbrot	11	61	32	96	330	198
Weißbrot.	22	39	30	93	232	155
Fische	15	41	25	116	198	160
Tomaten	9	42	21	20	41	27
Leber	5	32	19	250	355	304
Kartoffel.	14	28	18	36	89	58
Fleisch.	2	25	12	134	287	210
Äpfel	3	15	8	7	13	10

In der Tab. 47 ist der Gehalt der wichtigsten Nahrungsmittel an Calcium und Phosphorsäure zusammengestellt. Man beachte die große Streubreite der Werte! Es ist daher im Einzelfalle unmöglich, die Kalkzufuhr unter Verwendung von Tabellen zu berechnen.

Dem Trinkwasser kommt nur eine untergeordnete Bedeutung für die Kalkversorgung zu. Man kann annehmen, daß bei mittleren Härtegraden höchstens 10% des gesamten Kalkbedarfs durch Trinkwasser und Kochwasser gedeckt werden. Die Frage, ob sich ein hoher Kalkgehalt des Wassers beim Kochen der Nahrungsmittel günstig oder ungünstig auswirkt, läßt sich heute noch nicht erschöpfend beantworten. Die bisher vorliegenden Untersuchungen weisen daraufhin, daß die Härte des Kochwassers keinen großen Einfluß auf Verdaulichkeit und Ausnutzbarkeit hat. Dagegen können Aromen durch hartes Wasser erheblich beeinträchtigt werden, was ja in den Beispielen von Kaffee und Tee allgemein bekannt ist.

Im höheren Lebensalter ist der Kalkhaushalt verändert. Die Kalkbilanz neigt dazu, negativ zu werden (Tab. 48), wobei dem Skelet Kalk entzogen wird, so daß mitunter hochgradige Osteoporosen entstehen. Umgekehrt wird leicht

Tabelle 48. *Der Einfluß von Fett auf den Kalkhaushalt in Abhängigkeit vom Lebensalter* (*nach* G. G. Kane).

Ratten erhielten ihr ganzes Leben hindurch eine Nahrung, die pro Tag 8 mg Ca zuführte.

Alter in Wochen	Kalkbilanz in mg/Tag	
	1% Fett im Futter	21% Fett im Futter
6	+ 5,7	+ 5,7
24	+ 0,8	+ 0,8
48	− 0,2	− 0,3
72	− 1,0	− 1,4
96	− 1,1	− 3,0

Kalk in allen möglichen Geweben abgelagert. Nach neueren Untersuchungen (Tab. 48) wirkt sich im Alter eine hohe Fettzufuhr ungünstig auf den Kalkhaushalt aus. Ob die im Alter zu beobachtenden Veränderungen des Kalkhaushalts mit einem erhöhten Kalkbedarf einhergehen, ist noch unbekannt.

Phosphorsäure.

Phosphorsäure ist als Bestandteil des Skelets und Baustein zahlreicher organischer Verbindungen für den Organismus unentbehrlich. Im intermediären Stoffwechsel verlaufen viele Umsetzungen über phosphorylierte Zwischenstufen. Es ist daher verständlich, daß eine ungenügende Zufuhr an Phosphorsäure schwere Ausfallserscheinungen verursacht. Arm an Phosphorsäure ernährte Ratten gehen innerhalb kurzer Zeit an Kachexie zugrunde.

Die Resorption der Phosphorsäure wird durch Verfütterung von Stoffen, welche die Phosphorsäure fällen (Eisensalze, Aluminiumsalze, Berylliumsalze), verschlechtert. Phytin ist für Mensch und Tier eine schlechte Phosphorsäurequelle. Voluminöse Kostformen verschlechtern die Phosphatbilanz; vermutlich ist die vermehrte Abgabe von Phosphorsäure durch die Verdauungssekrete Ursache hierfür.

Langfristige Bilanzversuche haben gezeigt, daß die Tagesbilanzen bei gleichbleibender Zufuhr große, offensichtlich von klimatischen Faktoren abhängige Schwankungen aufweisen. Trotz ausreichenden Angebots wurden im Januar, Februar und Juli mitunter negative Bilanzen beobachtet.

So wie der Kalkhaushalt wird auch der Haushalt der Phosphorsäure erheblich von dem Verhältnis Ca:P beeinflußt. Auch hier ist es am günstigsten, wenn die Relation beider Mineralstoffe der Zusammensetzung des Knochens entspricht. Durch Verfütterung von viel Calcium und wenig Phosphorsäure bzw. umgekehrt kann man im Tierversuch Rachitis erzeugen. Ein Phosphatüberschuß wird aber zumeist besser vertragen als ein Kalküberschuß.

Vom National Research Council werden folgende Phosphataufnahmen empfohlen:

0,9 g P/Tag für Erwachsene,
1,3 g P/Tag für Kinder,
1,5 g P/Tag für Gravide.

Bei der üblichen Ernährung sind Phosphatmangelzustände nicht zu befürchten. Die meisten Nahrungsmittel enthalten reichlich Phosphorsäure (Tab. 47) und zwar im allgemeinen im Übermaß gegenüber dem Calcium.

Da in der Muskulatur in größtem Ausmaße Phosphorylierungen stattfinden, empfahl G. EMBDEN Phosphat in Dosen von einigen Grammen im Tag als leistungssteigerndes Mittel, sei es in Form von anorganischem Phosphat („Recresal" $= NaH_2PO_4$), sei es in Form von Phosphorsäureestern. Die Angaben von EMBDEN gaben zu zahlreichen Nachuntersuchungen Anlaß, die teils ein positives, teils ein negatives Ergebnis zeitigten. Alle Autoren, die eine günstige Wirkung gesehen haben, sind sich darin einig, daß Effekte nur durch langfristige Anwendung von Phosphat erzielbar sind. Schwere Muskelarbeit belastet den Phosphathaushalt, führt zu einer vermehrten Ausscheidung und bedingt daher einen erhöhten Bedarf.

Die Zufuhr allzu großer Phosphatmengen wirkt schädlich. Ratten, deren Futter 5% NaH_2PO_4 enthielt, erkrankten an einer schweren tubulären Nephritis. Die Frage, ob eine hohe (noch im physiologischen Bereich liegende) Phosphatzufuhr die N-Bilanz verschlechtert, ist noch nicht endgültig geklärt.

Die Spurenelemente.

Allgemeines.

Im menschlichen Körper ist eine größere Anzahl von Elementen in nur äußerst geringen Konzentrationen enthalten. Man pflegt sie unter dem Begriff „Spurenelemente" zusammenzufassen. Manche der Spurenelemente sind als Bausteine wichtiger Substanzen (Fermente, Hormone) für den Organismus unentbehrlich. Sie müssen daher regelmäßig mit der Nahrung zugeführt werden. Ist dies nicht oder in einem nicht ausreichendem Umfange der Fall, so entwickeln sich charakteristische Ausfallssymptome. Von anderen Spurenelementen ist es heute noch nicht sicher bekannt, ob sie eine physiologische Bedeutung haben. Einige Spurenelemente sind nachgewiesenermaßen für den Organismus unwichtig. Sie werden nur deswegen in ihm angetroffen, weil sie auf Grund ihres ubiquitären Vorkommens ständig mit der Nahrung aufgenommen werden. Man kann sie mit dem Stickstoff und den Edelgasen vergleichen, die auch keine physiologischen Funktionen haben, aber ständig mit der Luft eingeatmet werden und auf Grund ihrer physikalischen Löslichkeit im Blut eine bestimmte Konzentration erreichen müssen. Endlich gibt es noch Spurenelemente, die nur deswegen im Organismus angetroffen werden, weil der Mensch mit ihnen auf Grund der Industrialisierung in Berührung kommt, und die eigentlich überhaupt nichts im Körper verloren haben, deren Zufuhr sogar schädlich ist, wie z. B. Blei und Quecksilber. Selen kann eine Bedeutung gewinnen, weil die Böden in manchen Gegenden der Welt abnorm viel des Elements enthalten, so daß es die dort wachsenden Pflanzen speichern. Vieh, das auf solchen Weiden gehalten wird, kann dann an Selenvergiftungen erkranken.

Über den Bedarf des Menschen an Spurenelementen ist noch nicht sehr viel bekannt. Es läßt sich daher nicht übersehen, ob die Zufuhr an diesen Elementen

Tabelle 49. *Übersicht über die wichtigsten Spurenelemente.*

Physiologische Funktion erwiesen	Physiologische Funktion noch fraglich	Ohne physiologische Funktion	Toxische Spurenelemente
Jod	Aluminium	Bor	Blei
Kobalt	Arsen	Brom	Quecksilber
Kupfer	Chrom	Caesium	
Mangan	Gold	Fluor	
Silicium	Molybdän	Lithium	
Vanadium[1]	Nickel	Rubidium	
Zink	Silber	Strontium	
	Titan		
	Zinn		

[1] Ist nur für niedere Tiere von Bedeutung.

8

immer ausreichend bzw. im optimalen Bereich gelegen ist. Die Aufnahme an Spurenelementen dürfte regional recht verschieden sein, da die Erdrinde nicht überall dieselbe Zusammensetzung aufweist. Infolgedessen ist auch der Gehalt des Trinkwassers, vielleicht auch der der Pflanzen wechselnd. Leider liegt in dieser Beziehung noch kein sehr reichhaltiges analytisches Material vor.

Tabelle 50. *Der tägliche Umsatz einiger Spurenelemente.*

Element	Aufnahme mit der Nahrung mg/Tag	Ausscheidung mg pro Tag	
		im Harn	im Kot
Aluminium . . .	10—40	0,04—0,1	10—40
Arsen	0— 1	0,00—0,2	
Blei	0,29	0,01—0,02	0,3
Bor	9—20	9—20	
Brom		3—5	
Fluor	0,3—1,5	0,3—1,5	
Kobalt		0,03	0,15
Kupfer	2—3	0,02—0,03	2—3
Lithium	1,6—2,3	0,7	0,7—2
Mangan	3—4,5	0,01—0,02	3,5—4,5
Nickel	0,25—0,42	0,14—0,25	0,1—0,2
Silber	0,088	0,00	0,058
Zink	6—40	0,3	3—20
Zinn	10—20	0,01—0,02	20

Viele Spurenelemente sind für Tier und Pflanze in gleicher Weise lebensnotwendig. Die Höhe des Ertrages läßt sich durch eine optimale Zufuhr an Spurenelementen erheblich steigern. Man fängt heute an, diesen Erkenntnissen durch eine entsprechende Düngung der Pflanzen Rechnung zu tragen. Auf diese Weise wird dann aber auch die Versorgung des Menschen mit diesen Elementen gewährleistet. Mensch und Pflanze haben aber bezüglich anderer Spurenelemente ganz abweichende Bedürfnisse. Hier löst sich das Spurenelementproblem für den Menschen nicht auf diese einfache und bequeme Art und Weise.

Eisen.

Eisen kommt in relativ großen Mengen im Organismus vor, so daß es viele Autoren gar nicht unter die Spurenelemente einreihen. Ein erwachsener Mensch hat einen Eisenbestand von etwa 4—6 g, wovon im Mittel 57% in Form von Hämoglobin, 7% in Form von Myoglobin und 16% in Form von Fermenteisen (Cytochrome, Cytochromoxydase, Katalase, Peroxydase) vorliegen. Der Rest ist gespeichertes Eisen (Ferritin, Hämosiderin, anorganisches Eisen). Die Symptome des Eisenmangels lassen sich zwanglos aus den physiologischen Funktionen des Elements ableiten. Eine ungenügende Zufuhr von Eisen bedingt eine hypochrome, mit Verminderung des Erythrocytenvolumens einhergehende Anämie. Bei schweren Eisenmangelzuständen beobachtet man darüber hinaus eine hochgradige Adynamie sowie Veränderungen an Haut, Haaren und Nägeln. Im Eisenmangel ist der Eisengehalt des Plasmas (Normalwerte für Männer etwa 125 γ-% für Frauen 90 γ-%) erniedrigt.

Für den Menschen sind zweiwertige Eisensalze besser resorbierbar als dreiwertige. Ratten nützen beide Wertigkeitsstufen etwa gleich gut aus. Phytin, das ein sogar in saurem Milieu unlösliches Eisensalz bildet, hemmt die Resorption des Eisen.

Die Menge des aus dem Magen-Darmkanal resorbierten Eisens richtet sich nach dem Bedarf. Benötigt der Organismus viel Eisen, z. B. zur Neubildung von

Hämoglobin nach größeren Blutverlusten, so wird viel Eisen resorbiert. Ist dagegen der Eisenbedarf klein, so wird nur wenig Eisen aus dem Darm aufgenommen. Der Umfang der Eisenaufnahme wird durch das in der Darmwand befindliche Ferritin reguliert, das wie eine Art von Ventil wirkt. Die Höhe des Eisenumsatzes richtet sich also nicht nach dem Angebot, sondern nach dem Bedarf, vorausgesetzt, daß die Nahrung überhaupt genügend Eisen enthält. Der Eisenstoffwechsel unterscheidet sich demnach grundsätzlich von dem Stoffwechsel der anderen Mineralstoffe, bei denen die Höhe des Umsatzes via Ausscheidung gesteuert wird.

Der Organismus vermag nur einen Teil des Nahrungseisens zu verwerten. Zunächst wird das Eisen im Magen aus den Nahrungsmitteln herausgelöst und zur zweiwertigen Stufe reduziert. Bei dieser Reduktion ist die Ascorbinsäure maßgeblich beteiligt. Durch den Magensaft werden aus frischem Obst und Gemüse etwa 77—98% des in ihnen enthaltenen Eisens ionisiert und reduziert, aus Fleisch und Brot etwa 25—40%. Das Hämoglobineisen wird relativ schlecht verwertet, seine Ausnutzung beträgt zumeist nur 10—25%.

Die Eisenbilanzen pflegen bei Zufuhr von 5—10 mg/Tag ausgeglichen oder positiv zu sein. Frauen haben einen höheren Eisenbedarf als Männer, da sie durch die Menses regelmäßig Eisen verlieren. Die Menstruation bedingt einen Eisenverlust von 6,1—50,1 mg (im Mittel 17,6 mg) Fe pro Periode, der wieder ersetzt werden muß. Bei einer Zufuhr von 7 mg Eisen im Tag wurden Retentionen von 0,26—1,33 mg beobachtet. Die Aufnahme von 7 mg Fe kann also unter Umständen zu gering sein, um die Eisenverluste zu decken. Die Zufuhr von 10 mg Fe erlaubte Eisenretentionen von 1,8—2,5 mg im Tag.

Nach einer Berechnung von R. L. HUFF, T. G. HENNESSY, R. L. AUSTEIN, J. F. GARCIA, B. M. ROBERTS und J. H. LAWRENCE setzen gesunde, erwachsene Menschen pro Kilogramm Körpergewicht und Tag 0,26 mg Fe zwecks Aufbau von Erythrocyten um.

Vom National Research Council werden folgende Zahlen für die Eisenaufnahme empfohlen:

12 mg/Tag für Erwachsene,
15 mg/Tag für Schwangere und Jugendliche,
7—12 mg/Tag für Kinder von 1—12 Jahren.

Größere Eisenverluste lassen sich nur langsam durch Zufuhr per os ersetzen. Eine Blutung von 100 cm³ bedeutet eine Eiseneinbuße von rund 55 mg!

Angaben über den Eisengehalt von Nahrungsmitteln findet man in der Tab. 51. Man beachte den niederen Eisengehalt der Milch, ein Umstand, der für die Ernährung des Kleinstkindes von großer Wichtigkeit ist.

Kupfer.

Ein erwachsener Mensch hat einen Kupferbestand von etwa 150 mg. Die wichtigste Folge einer ungenügenden Kupferzufuhr ist die verminderte Fähigkeit des Organismus, Hämoglobin und andere Häminproteide zu bilden. Näheres über den Wirkungsmechanismus des Kupfers bei der Häminsynthese ist nicht bekannt. Die bisher vorliegenden Untersuchungen machen es wahrscheinlich, daß kupferarm ernährte Tiere zwar in einer durchaus normalen Weise Eisen speichern können, jedoch nicht in der Lage sind, über ihre Eisendepots frei zu verfügen. Einige Fermente wie z. B. Phenoloxydase (Tyrosinase) und Polyphenoloxydase haben sich als Kupferproteide erwiesen. Da sie zur Pigmentbildung benötigt werden, ist es durchaus verständlich, daß Tiere mit dunklen Haaren, die zu wenig Kupfer mit der Nahrung erhalten, einen hellen Pelz bekommen.

In manchen Gegenden der Erde sind die Böden kupferarm. Vieh, das auf solchen Böden weidet, erkrankt an Kupfermangelzuständen, die z. B. als „enzootische Ataxie" von Lämmern oder „falling disease" von Rindern vielfach in der Literatur beschrieben worden sind. Man beobachtet bei ihnen neben einer Anämie Symptome von seiten des Nervensystems.

Versuche am Menschen haben ergeben, daß die Kupferbilanzen bei einer 2 mg übersteigenden Aufnahme ausgeglichen oder positiv sind. Kupfereinnahmen von 6,5—13 mg führten zu ganz erheblichen Retentionen. Über die Ausnutzung des Nahrungskupfers und die sie beeinflussenden Faktoren ist so gut wie noch nichts bekannt. Milch enthält nur sehr geringe Kupfermengen. Zur Kompensierung der gänzlich ungenügenden Kupferaufnahme bekommen Neugeborene große Kupferdepots in der Leber mit auf die Welt. Man findet in der Leber von Neugeborenen eine 5—10fach so hohe Kupferkonzentration wie in der von Erwachsenen.

Zink.

Zink liegt im Organismus in einer relativ hohen Konzentration vor. Ein erwachsener Mensch verfügt über etwa 2—3 g Zink. Das Element ist Bestandteil wichtiger Enzyme, so daß eine ungenügende Zufuhr von Zink zu schweren Ausfallserscheinungen führt. Im Zinkmangel ist die Aktivität der Phosphatasen in den Organen herabgesetzt, weiterhin beobachtet man Veränderungen an Haut und Schleimhäuten. Wachsende Tiere stellen ihr Wachstum ein und zeigen wie auch erwachsene Tiere eine hohe Sterblichkeit.

Die übliche Nahrung des Menschen enthält etwa 5—20 mg Zn pro Tag. Bei Zufuhren in dieser Größenordnung ist die Bilanz ausgeglichen. Die Einverleibung großer Zinkmengen (z. B. 0,5% ZnO im Futter) wirkt toxisch. Insbesondere wird die Entwicklung der Knochen gestört.

Mangan.

Mangan gehört zu den unentbehrlichen Spurenelementen. Der Manganbestand des Menschen ist auf etwa 40 mg zu veranschlagen. Manganarm ernährte Versuchstiere beiderlei Geschlechts werden steril. Werfen manganarm ernährte Weibchen noch Junge, so gehen diese rasch zugrunde, weil sie nicht zu saugen vermögen. In späteren Generationen manganarm ernährter Ratten treten Ataxien und Gleichgewichtsstörungen in Erscheinung. Bei manchen Tierarten (Kaninchen, Vögel) führt der Manganmangel zu einer Störung der Knochenentwicklung. Hühner beantworten eine ungenügende Manganzufuhr mit einer Verkürzung der Knochen der Flügel und der Beine („Perosis"), die mit einer Verminderung des Aschegehalts der Knochen einhergeht. Mangan ist ein Bestandteil einiger Fermente (Phosphatasen, Arginase). Man findet daher im Manganmangel eine herabgesetzte Aktivität dieser Fermente in den Organen.

Der Manganbedarf des Menschen ist gemessen an dem geringen Bestand relativ hoch. Die bisher vorliegenden Untersuchungen machen es wahrscheinlich, daß eine ausgeglichene Bilanz erst erreicht wird, wenn die Zufuhr 2—3,5 mg Mn pro Tag übersteigt.

Kobalt.

Es war schon lange bekannt, daß Kobalt für Wiederkäuer ein unentbehrliches Spurenelement ist. In manchen Gegenden der Erde gibt es kobaltarme Böden, die zu Erkrankungen des auf ihnen weidenden Viehs Anlaß geben. Die dabei auftretenden und als „enzootic Marasm" oder „Pine Disease" beschriebenen Kobaltmangelzustände weisen als führendes Symptom eine Anämie auf. Sie werden dann beobachtet, wenn der Boden weniger als 3,9 γ Co/g enthält.

Ob auch die anderen Tierarten und der Mensch der Zufuhr von Kobalt bedürfen, erschien bis vor kurzem zweifelhaft. Die vorliegenden Versuche hatten ergeben, daß, wenn überhaupt ein Kobaltbedarf bestehen sollte, derselbe nur sehr gering sein könne und für Kaninchen unter 0,1 γ/Tag und für Ratten unter 0,03 γ/Tag gelegen sein müsse. Die Entdeckung, daß das Vitamin B_{12} eine Kobalt enthaltende Verbindung ist, hat eindeutig erwiesen, daß Kobalt auch für den Menschen unentbehrlich ist. Über die wünschenswerte Höhe der Zufuhr ist man noch nicht unterrichtet. Der Kobaltgehalt der pflanzlichen Nahrungsmittel ist sehr gering. Nach den bisher vorliegenden, nicht sehr umfangreichen Analysen beträgt er 0,001—0,01 mg-%, bezogen auf die Trockensubstanz.

Aluminium.

Die Frage, ob Aluminium zu den unentbehrlichen oder zu den entbehrlichen Spurenelementen gehört, läßt sich heute noch nicht endgültig beantworten. Die bisher durchgeführten Versuche ließen jeden Effekt des Elements auf Wachstum und Fortpflanzung vermissen. Falls Ratten Aluminium benötigen sollten, so kann die Dosis nur sehr klein sein und muß unter 1 γ/Tag/Tier betragen.

Der Aluminiumbestand eines Menschen beträgt etwa 50 bis 150 mg. Die menschliche Nahrung enthält relativ viel Aluminium. Durch den vielfachen Gebrauch von Haushaltsgegenständen aus Aluminium wird die Aluminiumaufnahme um etwa 0,1—8 mg/Tag erhöht. In vielen gründlichen Untersuchungen ist eindeutig nachgewiesen worden, daß Aluminiumaufnahmen der

Tabelle 51. *Der Gehalt von Nahrungsmitteln an Spurenelementen.*
Alle Werte beziehen sich auf Milligramme Substanz pro 1 kg Frischgewicht.

Nahrungsmittel	Kupfer	Mangan	Zink	Kobalt	Aluminium	Arsen	Jod	Fluor
Äpfel	0,8				0,5—2,8	0,01—0,03	0,001—0,021	0,03—0,04
Bohnen	1,0—8,6	20,7		0,03—0,1	6,3	0,1—0,8	0,024	0,11
Ei	2,3	0,2—0,5	9,8		0,2		0,012—0,08	0,13—0,42
Erbsen	2,4	9,8	28—40	0,03—0,1	2—3	0,05	0,064	0,29
Fisch	1,4—5,5	0,1—0,5			3,1—3,8	0,015—3,8	0,07—2,40	1,50
Hafer	5,0	48,7	69,7	0,012—0,016			0,036	0,25
Kartoffel	1,7—2,8	1,5	2,3		2—15	0,08	0,004—0,035	0,07
Leber	7—119	2,5—3,9	25—81	0,02	1,7	0,1—0,3	0,019—0,087	
Mais	2,1—6,8	6,3—10,8	10—20	0,012—0,016	4,5	0,025	0,012	0,62
Milch	0,2—1,6	0,04	2,8	0,01—0,014	1,5—2,4	0,023	0,04—0,07	0,55—0,91
Mohrrüben	0,8	2,3			3,8	0,1—0,2	0,005—0,007	0,07
Rindfleisch	0,8—1,2	0,15	47—50	0,002	2,3—8,4	0,01	0,053—0,071	1,3
Roggen	4—30		10—20	0,012—0,016	4,8	0,1	0,02—0,06	0,61
Salat	0,4	5,3	0,8—2,0				0,027—0,050	0,30
Spinat	1,2	6,7	2,8		6,9	0,13		0,44
Tomaten	0,6		0,4—0,6	1—3				0,09
Weißkohl	0,6	1,4			5—6	0,13	0,02	0,15
Weizen	7	27	20	0,012—0,016	4—16		0,012—0,064	0,70

genannten Größenordnungen harmlos sind, ja daß noch 1 g Al/Tag eine unbedenkliche Dosis darstellt. Von dem in der Nahrung enthaltenen Aluminium gelangt nur ein sehr kleiner Teil tatsächlich zur Resorption. Der Organismus vermag das Element nicht in einem beträchtlicheren Umfange zu speichern.

Aluminium ist im tierischen Organismus und in den Pflanzen sehr ungleichmäßig verteilt. Es ist in den Membranen außerordentlich stark angereichert. Eiweiß und Eidotter enthalten etwa 0,03—0,1 mg-% Al, die Eimembran dagegen 2—3 mg-%. In einer geschälten Kartoffel findet man 0,2 mg-%, in der Kartoffelschale bis zu 30 mg-%.

Fluor.

Fluor kommt regelmäßig in sehr kleinen Konzentrationen in allen tierischen Geweben vor. In den Knochen und Zähnen ist das Element stark angereichert. Man nimmt an, daß es in ihnen Hydroxyl des Hydroxylapatit unter Bildung von Mischkrystallen ersetze. Der Fluorgehalt der Knochen und Zähne hängt von der Höhe der Zufuhr ab. Im Knochen des Menschen und der auf dem Lande lebenden Säugetiere findet man rund 0,05% F, in den Knochen der im Meer lebenden Säugetiere dagegen 0,55%. Ursache des Unterschieds ist der relativ hohe Fluorgehalt des Meerwassers.

Man muß heute annehmen, daß Fluor kein lebenswichtiges Element ist. Ratten ließen sich bei einer praktisch fluorfreien Nahrung durch viele Generationen züchten, ohne daß irgendeine Lebensfunktion beeinträchtigt wurde.

Die regelmäßige Zufuhr kleiner Fluormengen wirkt sich günstig für die Zähne aus. Ausgedehnte statistische Erhebungen haben einwandfrei ergeben, daß die Häufigkeit der Zahncaries bedeutend geringer ist, wenn das Trinkwassser kleine Fluormengen enthält (Tab. 52). Über die Cariesprophylaxe durch Fluor liegt heute eine reichhaltige Literatur vor. Der Mechanismus der Fluorwirkung ist noch ungeklärt. Manche Autoren vermuten eine Erhöhung der Widerstandsfähigkeit des Zahnschmelzes durch Fluor, andere nehmen eine Hemmwirkung auf enzymatische und bakterielle Prozesse an der Oberfläche der Zähne an.

Tabelle 52. *Häufigkeit der Zahncaries und Fluorgehalt des Trinkwassers.*

% cariesfreie Kinder	γ F/g Wasser
27,8	1,9
23,5	1,2
18,3	1,3
10,6	0,6
5,7	0,4
2,4	0,1

Die Aufnahme größerer Fluormengen wirkt toxisch. Man beobachtet Wachstumshemmungen und Veränderung an den Zähnen (Unregelmäßigkeiten der Zahnstellung und „mottled enamel"), ferner Sklerose der Knochen. In manchen Gegenden enthält das Trinkwasser so viel Fluor, daß schon toxische Symptome nachgewiesen werden können („Fluorose"). Die toxisch wirkende Grenzkonzentration ist bei etwa 2 γ F/g Wasser gelegen.

Die eßbaren Anteile der Pflanzen enthalten nur wenig Fluor, und zwar auch in Gegenden mit einer hohen Fluorkonzentration des Wassers. Man kann schätzen, daß die Fluoraufnahme mit den festen Nahrungsmitteln pro Tag etwa 0,2—0,3 mg beträgt. Der Umfang der Fluorzufuhr hängt im wesentlichen vom Fluorgehalt des Trinkwassers ab. Im Hinblick auf die günstige Wirkung auf die Zahncaries ist es wünschenswert, daß das Trinkwasser etwa 1 γ F/g enthält. F wird aus NaF und Na_2SiF_6 gleich gut ausgenutzt. Beim Kochen mit hartem Wasser ergeben sich Fluorverluste, weil F mit dem sich abscheidenden $CaCO_3$ ausfällt.

Jod.

Jod ist ein unentbehrliches Element. Es wird zur Bildung des Schilddrüsenhormons benötigt. Das mit der Nahrung aufgenommene anorganische Jod wird von der Schilddrüse in organische Bindung übergeführt. Eine normale Funktion der Schilddrüse ist an eine ausreichende Jodzufuhr mit der Nahrung gebunden. Sinkt die Jodaufnahme unter den Minimalbedarf ab, so beginnt die Schilddrüse im Versuch, sich an den Jodmangel anzupassen, zu hypertrophieren. Ein Beispiel für die Korrelation zwischen Höhe der Jodzufuhr und Gewicht der Schilddrüse findet man in der Tab. 53.

In vielen Gegenden, insbesondere in gebirgigen Ländern, enthält der Boden nur wenig Jod, so daß die Aufnahme von Jod durch Wasser und Nahrung gering ist. Man findet dann bei einem hohen Prozentsatz der Bevölkerung Kröpfe. In kropfreichen Regionen wurden Jodzufuhren von 20—80 γ/Tag festgestellt. Dagegen beträgt die Jodaufnahme in kropffreien Gegenden 80—350 γ/Tag. Auf Grund dieser Befunde und von Untersuchungen über die Größe der Hormonproduktion der Schilddrüse nimmt man heute an, daß der Jodbedarf des Menschen rund 100 γ/Tag beträgt. Unter Einkalkulierung einer Sicherheitsspanne wird eine Jodaufnahme von 150—300 γ/Tag als wünschenswert erachtet. Bekanntlich haben einige Länder, in denen Kropf häufig vorkommt, eine Prophylaxe durch Beimischung von Jod (zumeist 0,01% KJ) zum Kochsalz mit bestem Erfolg durchgeführt.

In manchen Pflanzen, insbesondere in Kohl und Rüben sind Substanzen („Kropfnoxen") enthalten, die auch bei einer an und für sich ausreichenden Jodzufuhr zu Kropfbildungen Anlaß geben. Diese Kropfnoxen haben für die Ernährung des Menschen keine große praktische Bedeutung, da sie nur bei einer sehr einseitig zusammengesetzten Diät wirksam werden. Beispielsweise ist mit einer Veränderung der Schilddrüse zu rechnen, wenn ein Mensch ein halbes Jahr hindurch täglich 500—1000 g Kohl verzehren würde. Im Tierexperiment läßt sich das Auftreten von Kröpfen durch Verabreichung von Kropfnoxen verhindern, wenn man die Jodzufuhr über die physiologische Dosis erhöht. Die in der Kohlrübe enthaltene Kropfnoxe wurde als 5-Vinylthiooxazolidon identifiziert.

Tabelle 53. *Einfluß des Jodgehalts des Futters auf das Schilddrüsengewicht von Ratten (nach* VAN DEN BELT).

γ Jod/100 g Futter	Schilddrüsengewicht mg
41,1	8,5 ± 0,37
31,3	9,3 ± 0,22
3,2	13,1 ± 0,76

Bor.

Im Gegensatz zur Pflanze, für die die Zufuhr von Borsäure unerläßlich ist, benötigen Mensch und Tier kein Borat. Borsäure läßt sich zwar in allen tierischen Geweben und Körperflüssigkeiten nachweisen, ist jedoch für Wachstum, Fortpflanzung und Gesundheit völlig entbehrlich. Sollte wider Erwarten doch für das Tier ein Borbedarf bestehen, so kann er nur außerordentlich gering sein und z. B. für die Ratte höchstens 0,8 γ/Tag betragen. Borat durchdringt die tierischen Membranen sehr leicht. Da Borsäure etwas lipoidlöslich ist, wird sie in kleinem Umfange gespeichert und zwar vor allem im Zentralnervensystem. Die Einverleibung großer Mengen Borsäure (1 g und mehr) wirkt schädlich.

Silicium.

Kieselsäure ist in der Natur weit verbreitet und daher auch ein regelmäßiger Bestandteil aller Lebewesen. Pflanzenfresser nehmen mehr Kieselsäure mit der Nahrung auf als Fleischfresser. Erstere scheiden daher auch mehr Kieselsäure aus. Menschen eliminieren im Tag 20—100 mg SiO_2 mit dem Harn und 150 bis 350 mg mit dem Kot. Durch Einatmung von silikathaltigem Staub können erhebliche Mengen von Kieselsäure in den Lungen und in den peribronchialen Lymphdrüsen abgelagert werden.

Kieselsäure kommt im Organismus auch in organisch gebundener Form und zwar vermutlich als Bestandteil von Lipoiden vor. Es ist daher wahrscheinlich, daß Kieselsäure eine physiologische Bedeutung für das Tierreich hat. Allerdings sind bisher noch nie Mangelerscheinungen beschrieben worden, für die eine ungenügende Zufuhr von Kieselsäure verantwortlich zu machen ist. Dies kann aber auch dadurch bedingt sein, daß das bisher darüber vorliegende experimentelle Material noch sehr dürftig und wenig überzeugend ist. Infolge der ausgedehnten Verbreitung der Kieselsäure in allen Lebensmitteln sind zur Klärung der Frage erhebliche technische Schwierigkeiten zu überwinden. Abschließend sei noch erwähnt, daß manche Autoren der Kieselsäure günstige therapeutische Wirkungen zuschreiben, da sie die Bildung von Bindegewebe fördert.

Die ernährungsphysiologische Bedeutung einiger Grundnahrungsmittel.

Milch.

Milch ist das einzige Nahrungsmittel, das von der Natur eigens als Nahrungsmittel für den Menschen und die Säugetiere geschaffen wurde. Sie ist dazu bestimmt, dem jungen, wachsenden Organismus alles das zu bringen, was er für sein Wachstum und seine Entwicklung braucht. Die Milch ist daher das denkbar vollkommenste Nahrungsmittel. Es ist leicht verständlich, daß es sich auch der erwachsene Mensch in größtem Umfange zu nutzen macht. Erzeugung und Bearbeitung von Milch und Milchprodukten ist daher einer der wichtigsten Zweige der Nahrungsmittelindustrie geworden.

In welch vollkommener Weise die Milch den Bedürfnissen des wachsenden Organismus angepaßt ist, zeigt die Tab. 54, in der Wachstumsgeschwindigkeit und Gehalt der Milch an Eiweiß und einigen Mineralstoffen bei verschiedenen Species einander gegenüber gestellt sind. Je intensiver das Wachstum ist, umso mehr Eiweiß, Calcium und Phosphor findet der junge Organismus in der Muttermilch. Der junge Mensch wächst weitaus am langsamsten heran, die Frauenmilch ist daher auch am ärmsten an Eiweiß und Mineralstoffen.

Tabelle 54.
Wachstumsgeschwindigkeit und Gehalt der Milch an Eiweiß, Calcium und Phosphorsäure.

Species	Verdopplung des Geburtsgewichts Tage	Gehalt der Milch an Eiweiß (Calorienprozente)	Ca mg-%	P mg-%
Mensch	180	13	32	30
Kuh	47	20	120	90
Ziege	19	19	128	103
Schaf	10	23	207	125

In der Ernährung des Erwachsenen soll die Milch in erster Linie die beiden hochwertigsten Nährstoffe Fett und Eiweiß beibringen. Milchfett und Milcheiweiß entstehen durch eine biologische Synthese, bei der minderwertige, für die menschliche Ernährung teils überhaupt nicht, teils nur bedingt brauchbare Stoffe zu hochwertigen veredelt werden. Der Nutzeffekt der Milcherzeugung beträgt für das ganze Jahr berechnet etwa 17—19% der verfütterten Calorien und 20 bis 23% des verfütterten Eiweiß.

Milchfett ist ein für die Ernährung sehr günstiges Fett und zwar nicht nur in bezug auf seine chemische Zusammensetzung, sondern auch deswegen, weil es dem Organismus in einer besonders leicht ausnutzbaren Form dargeboten wird: Milchfett hat einen niederen Schmelzpunkt und liegt in der Milch in einer fein verteilten Form vor. Von der leichten Verdaulichkeit macht die Diätetik vielfachen Gebrauch. Im Butterfett finden sich die essentiellen Fettsäuren und die fettlöslichen Vitamine.

Die Milchproteine stehen hinsichtlich ihres biologischen Werts an der Spitze aller Eiweißkörper. Kuhmilch enthält im Mittel 2,5% Casein und 0,8% Lactalbumin. Der Milch kommt eine hervorragende Fähigkeit zu, die für die menschliche Ernährung nicht vollwertigen Proteine der Getreidearten und der Kartoffeln zu einem hochwertigen Gemisch zu ergänzen. In diesem Umstand ist die besondere Bedeutung der Milch für die Ernährung des Menschen gelegen. Milch (bzw. Käse) und Brot und Kartoffeln ergeben eine für den Menschen nicht nur ausreichende, sondern sogar hervorragende Eiweißkombination. Milch und Brot und Kartoffeln sind eine Ernährung, bei der beste Gesundheit und Leistungsfähigkeit gewährleistet sind. Diese in erster Linie an das Milcheiweiß gebundene Eigenschaft der Milch kommt auch der Magermilch zu, die sehr zu Unrecht von der breiten Masse als ein minderwertiges Nahrungsmittel angesehen wird. Magermilch unterscheidet sich von der Vollmilch nur durch das Fehlen von Fett und den fettlöslichen Substanzen. Für den Kundigen ist Magermilch eine billige Quelle für wertvollstes Eiweiß. Erstaunlich sind die kleinen Mengen Milch, die schon genügen, um den biologischen Wert von Pflanzeneiweiß entscheidend zu verbessern. Neben dem Eiweiß findet man in der Milch auch noch kleine Mengen freier Aminosäuren.

Tabelle 55. *Aminosäuregehalt der Milch (Milligramme in 100 cm³ Milch).*

Essentielle Aminosäuren		Nicht essentielle Aminosäuren	
Arginin	127	Alanin	75
Histidin	63	Asparaginsäure	166
Isoleucin	167	Cystin	27
Leucin	490	Glutaminsäure	680
Lysin	200	Glykokoll	11
Methionin	99	Prolin	250
Phenylalanin	177	Serin	160
Threonin	151	Tyrosin	172
Tryptophan	47		
Valin	171		

Die Bedeutung der Milch für die Ernährung des Menschen erschöpft sich aber keineswegs in ihrer Eigenschaft als Quelle für hochwertiges Eiweiß und Fett. Milch ist das Nahrungsmittel, das für unsere Versorgung mit Calcium entscheidend ist. Milch und Käse sind die kalkreichsten Nahrungsmittel. Außerdem ist der Kalk aus ihnen am besten ausnutzbar. Die Resorption des Calcium aus der Milch wird durch einige Umstände erleichtert: der Armut der Milch an Ballaststoffen, dem Eiweißreichtum der Milch und ihrem Gehalt an Milchzucker. Es gibt auch pflanzliche Nahrungsmittel, die nicht unbeträchtliche Mengen Kalk enthalten. Aber der Kalk ist zumeist aus verschiedenen Gründen nicht leicht resorbierbar, ja manche enthalten Faktoren, welche die Ausnutzung des Calcium nachdrücklich erschweren, wie z. B. Oxalsäure oder Phytin. Eine Ernährung, die ungenügende Mengen Milch oder Käse umfaßt, ist zu kalkarm und daher für den Menschen nicht optimal. Der Tagesbedarf eines Erwachsenen an Calcium ist in einem halben Liter Milch enthalten.

Die physiologischen Aufgaben der Milch bedingen auch einen günstigen Vitamingehalt. Besonders sei auf die hohe Konzentration an Lactoflavin hingewiesen, die Milch zu einem wesentlichen Faktor zur Verbesserung der Lactoflavinaufnahme macht. Dies ist deswegen wichtig, weil es viele Kostformen gibt, bei denen sich die Versorgung mit Lactoflavin an den untersten Grenzen des Bedarfs bewegt.

Dem Organismus macht es offensichtlich grundsätzliche Schwierigkeiten, größere Mengen an Schwermetallen auszuscheiden, da diese tierische Membranen nur mangelhaft zu durchdringen vermögen. Der einzige Weg, nennenswerte Mengen an Schwermetallen zu eliminieren, besteht in der Ausscheidung durch die Galle. Infolge der Schwierigkeit, Schwermetalle zu sezernieren, ist die Milch arm an manchen Spurenelementen, insbesondere an Eisen und Kupfer. Die Natur hat versucht, hier einen Ausweg zu finden, indem sie dem Neugeborenen ein großes, in der Leber lokalisiertes Depot an diesen Stoffen mitgegeben hat, so daß der kindliche Organismus für die Zeit, in der die Milch die einzige Nahrung darstellt, von der Eisen- und Kupferzufuhr unabhängig ist. Für die praktische Ernährung des Erwachsenen ist der geringe Kupfergehalt der Milch bedeutungslos, weil die anderen Nahrungsmittel genügend Kupfer beibringen.

Tabelle 56. *Der Vitamingehalt der Milch in je 100 cm³.*

Fettlösliche Vitamine		Wasserlösliche Vitamine	
Vitamin A (IE)	280	Aneurin γ-%	40
Carotin γ-%	25	Lactoflavin γ-%	200
Vitamin D (IE)	0,5—40	Nicotinsäure γ-%	85
Vitamin E γ-%	20	Pantothensäure γ-%	350
Vitamin K (DGE)	0—4	Pyridoxin γ-%	70
		Biotin γ-%	3
		Pteroylglutaminsäure γ-%	5
		Cholin mg-%	15
		Inosit mg-%	18
		Ascorbinsäure mg-%	2

Bei der Gerinnung der Milch durch Säuren oder Labferment wird das Casein ausgefällt, wobei das Milchfett und ein Teil des Calcium mit in den Niederschlag gehen. Die zurückbleibende Flüssigkeit nennt man Molke. Sie enthält alle Bestandteile der Milch außer Casein, Fett und einem Teil des Calcium. Man findet daher in der Molke noch Lactalbumin, Milchzucker (bzw. die aus ihm durch bakterielle Gärung entstandene Milchsäure), die wasserlöslichen Vitamine und die meisten Mineralstoffe. Molke enthält somit eine Reihe ernährungsphysiologisch wichtiger Substanzen. Leider stößt die praktische Verwertung der Molke für die Ernährung des Menschen auf große Schwierigkeiten, die zum Teil in der großen Verdünnung der erwähnten Substanzen in der Molke, zum Teil in der Organisation der Erfassung der Molke gelegen sind. Das ernährungsphysiologisch nicht unwichtige Problem der Molkenverwertung hat selbst in den vergangenen Notzeiten keine befriedigende Lösung gefunden.

Die küchentechnische Verwertbarkeit der Milch hat erheblich zugenommen, seit Trockenmilch bester Qualität zur Verfügung steht. Mit Hilfe von Trocken-milch lassen sich viele Speisen mühelos mit hochwertigem Eiweiß anreichern.

Fleisch.

Die ernährungsphysiologische Bedeutung des Fleisches liegt in erster Linie in seinem hohen Gehalt an biologisch hochwertigem Eiweiß und dessen ausgezeichneter Ausnutzung. Die Aminosäurezusammensetzung der einzelnen Fleischarten ist praktisch dieselbe. Daher weisen alle Fleischsorten denselben biologischen Wert auf. Ebensowenig haben sich Unterschiede im biologischen Wert von Fleischstücken aus verschiedenen Körpergegenden desselben Tiers ergeben. In Versuchen, in denen nur kleine Mengen Fleischeiweiß, etwa unter 10% Eiweißgehalt des Futters, verfüttert worden waren, ließ sich der biologische Wert (Wachstumswert) durch Zulage von Cystin oder Methionin deutlich steigern.

Der biologische Wert des Fleischeiweißes wird, was schon die Aminosäurezusammensetzung erkennen läßt, durch den Methioningehalt begrenzt. Derselbe ist aber so hoch, daß man bei größeren Fleischeiweißzufuhren (mehr als 10% Eiweißgehalt des Futters) keine Verbesserung des biologischen Werts durch Methioninzusatz nachweisen kann. Dann genügt nämlich die Methioninzufuhr, um den Minimalbedarf der Versuchstiere zu decken. Über den ausgezeichneten Ergänzungswert des Fleischeiweißes für pflanzliche Proteine liegt ein sehr großes Beweismaterial vor.

Die übliche küchenmäßige Zubereitung führt zu keinen Verlusten an den essentiellen Aminosäuren.

Der Nährwert des Fleisches kann stark von dem Gehalt an Fett und an Bindegewebssubstanz beeinflußt werden. Beide sind von Tierart, Alter, Mast des

Tabelle 57. *Aminosäuregehalt von frischem und gekochtem Fleisch.*

Aminosäure	Aminosäuren in % des Fleischeiweißes					
	Rindfleisch		Schweinefleisch		Schaffleisch	
	frisch	gekocht	frisch	gekocht	frisch	gekocht
Arginin	6,9	6,5	7,3	6,5	7,5	7,0
Histidin	3,1	2,8	3,7	3,2	3,0	3,0
Isoleucin	5,4	5,0	5,0	5,1	4,8	5,1
Leucin	8,4	8,4				
Lysin	8,5	8,3	8,0	7,9	7,8	7,8
Methionin	2,4	2,4	2,2	2,0	1,8	2,2
Phenylalanin	4,0	4,0				
Threonin	4,0	4,1	4,2	4,3	4,1	4,1
Tryptophan	0,8	0,9				
Valin			5,2	5,0	5,2	2,2
Cystin	1,4	1,3				

Tieres und Körperstelle, von der das Fleischstück herstammt, abhängig. In runden Zahlen ausgedrückt kann der Fettgehalt zwischen 5 und 35% schwanken. Der Eiweißgehalt der eßbaren Fleischanteile beträgt im allgemeinen 15—20%. Bindegewebe und Sehnen enthalten ein ganz minderwertiges Eiweiß (Kollagen und Elastin). In den besseren Fleischsorten beträgt der Kollagen-N 10% oder weniger des Gesamt-N.

Im Fleisch finden sich zahlreiche niedermolekulare N-haltige Substanzen („Extraktivstoffe"). Der Extraktiv-N des Muskels beträgt 0,33—0,38%, also

Tabelle 58. *Die Extraktivstoffe des Muskels.*

Kreatin mg-%	400	Purinsubstanzen mg-%	100—250
Carnosin mg-%	200— 300	Carnitin mg-%	20— 40
Aminosäuren mg-%	800—1200	Glutathion mg-%	30— 60
		Cholin mg-%	100

rund 10% des Gesamt-N. Außerdem findet man noch Taurin und wechselnde Mengen niederer und mittlerer Peptide, die großenteils erst post mortem entstanden sind. Einige der Extraktivstoffe regen die Sekretion der Verdauungssäfte stark an und sind daher diätetisch wertvoll. Ob den Extraktivstoffen über diese Eigenschaft hinaus eine besondere ernährungsphysiologische Bedeutung zukommt, erscheint zweifelhaft, da sie samt und sonders Substanzen sind, die vom Organismus mühelos im intermediären Stoffwechsel gebildet werden können.

Fleisch ist relativ reich an den B-Vitaminen. Die vorliegenden Untersuchungen haben gezeigt, daß der Vitamingehalt des Fleisches großen Schwankungen unterliegen kann. Er ist stark von der Fütterung der Schlachttiere abhängig. In Ländern mit einem hohen Fleischverzehr ist Fleisch ein wichtiger Faktor hinsichtlich der Versorgung der Bevölkerung mit Vitaminen. P. E. Howe hat berechnet, daß Fleisch, das 21,8% der Calorienzufuhr in der Verpflegung der amerikanischen Soldaten (1941) ausmachte, 52,6% der Zufuhr an Aneurin, 30% der an Lactoflavin und 65,3% der an Nicotinsäure beisteuerte.

Die meisten Menschen schätzen Fleisch deswegen, weil man mit Hilfe von Fleisch ohne große Mühe und schnell schmackhafte Gerichte herstellen kann, und weil Fleischmahlzeiten einen hohen Sättigungswert haben, ohne daß der Körper durch ein lästiges Völlegefühl belastet ist. Daher hat der Fleischverzehr insbesondere der städtischen Bevölkerung immer mehr zugenommen. Wo diese Entwicklung wieder rückgängig gemacht wurde, wie z. B. in den meisten europäischen Ländern, so erfolgte dies nur unter dem Zwang wirtschaftlicher Verhältnisse. Viele Ernährungsforscher stehen auf dem Standpunkt, daß der Hang nach Fleisch-

Tabelle 59. *Gehalt des Fleisches an B-Vitaminen.*

Aneurin γ-%	100—1000	Pyridoxin γ-%	300—700
Lactoflavin γ-%	180—2000	Biotin γ-%	2—200
Nicotinsäure γ-%	3000—9000	Cholin mg-%	70—150
Pantothensäure γ-%	600—2000	Pteroylglutaminsäure γ-%	10—100

kost nichts mit dem Bedürfnis nach Eiweiß zu tun hat, sondern in erster Linie dem Verlangen nach Geschmacksstoffen entspringt. Fleisch wäre demnach in erster Linie ein Genußmittel. Es ist sicher, daß Fleisch keine ernährungsphysiologischen Qualitäten hat, durch die es über andere Nahrungsmittel hinausgehoben wird. In seiner Eigenschaft, biologisch hochwertiges Eiweiß in die Ernährung zu bringen, kann es durch Milch und Eier ersetzt werden, für die B-Vitamine kennen wir gleichfalls andere Quellen.

Fischmuskel hat dieselbe Aminosäurezusammensetzung, dieselbe Verdaulichkeit und damit denselben biologischen Wert wie Fleisch der Warmblüter. Fisch kann daher in dieser ernährungsphysiologischen Eigenschaft Fleisch vollkommen ersetzen. Der Hauptunterschied zwischen Fisch und Fleisch besteht darin, daß der Fettgehalt der meisten Fische nur sehr gering ist, so daß der Caloriengehalt des Fischfleischs zumeist kleiner ist. Fisch hat daher im allgemeinen nicht den Sättigungswert des Fleisches. Es gibt aber auch sehr fettreiche Fischsorten (z. B. Heringe und Aale), deren Sättigungswert ausgezeichnet ist.

Brot.

Der hohe Brotverzehr, insbesondere der ärmeren Bevölkerungsschichten, macht das Brot zu einem der wichtigsten Nahrungsmittel. Alle das Brot betreffenden Fragen sind daher von der größten praktischen Bedeutung. Die Ernährungsphysiologie ist dabei hauptsächlich an 3 Problemen interessiert: 1. Art des Brotgetreides, 2. Ausmahlungsgrad und 3. allen mit der Anreicherung zusammenhängenden Fragen.

Zur Herstellung von Brot kommen im wesentlichen nur Weizen und Roggen in Frage. Die anderen Cerealienarten sind weniger gut geeignet und zwar hauptsächlich wegen ihres zu geringen Gehalts an Klebereiweiß. Im übrigen ist die Zusammensetzung der Körner der verschiedenen Arten der Cerealien ähnlich. Eine Ausnahme macht der Reis, der wesentlich weniger Eiweiß enthält als die anderen Getreidekörner. Daher werden Eiweißmangelzustände in den Gegenden, in denen die Bevölkerung im wesentlichen von Reis lebt, häufiger beobachtet als in anderen.

Der biologische Wert der Cerealienproteine unterscheidet sich nur unwesentlich. Einige neuere Daten findet man in der Tab. 60. Mais schneidet am ungünstigsten ab. Daß Mais nicht nur arm an Lysin, sondern auch an Tryptophan ist, wurde schon in anderem Zusammenhange erwähnt. Im großen und ganzen ist die Frage, ob Roggen oder Weizen vorzuziehen sei, mehr eine wirtschaftliche und technische Frage, als eine ernährungsphysiologische. Die Unterschiede bezüglich Zusammensetzung, Nährwert, Ausnutzung und biologischem Wert sind nur geringfügig; hinzu kommt, daß sich die ernährungsphysiologischen Vorteile

Tabelle 60. *Der biologische Wert von Cerealienproteinen mit verschiedenen Methoden bestimmt.*
1. Methode von MITCHELL bei einer Zufuhr von 5% Protein (B. SURE und F. HOUSE).
2. Wachstumswert bei einer Zufuhr von 4,5% Protein (D. B. JONES und Mitarb.). 3. N-Bilanz des Menschen bei einer Zufuhr von 9 g Protein (C. A. KUETHER und V. C. MYERS).

Getreideart	Biologischer Wert nach MITCHELL	Wachstumswert	N-Bilanz des Menschen
Mais	84,7	1,42 g	— 1,60 g
Gerste.	—	1,55 g	—
Weizen	83,0	1,73 g	— 0,71 g
Reis	85,1	1,92 g	—
Hafer	82,1	2,23 g	— 1,22 g
Roggen	80,4	2,26 g	—

und Nachteile nahezu völlig kompensieren. Dagegen bestehen größere Differenzen hinsichtlich der technischen Brauchbarkeit. Hier ist der Weizen dem Roggen eindeutig überlegen. Daher kommt es, daß die meisten Menschen, und zwar insbesondere die Städter, in immer steigendem Maße dem Weizen den Vorzug geben. Auch geschmacklich sagen Weizengebäcke der Mehrzahl der Bevölkerung mehr zu als solche aus Roggen. Die Ausnutzung von Weizenbrot ist besser als die von Roggenbrot.

Die Frage nach dem zweckmäßigen Ausmahlungsgrad des Brotgetreides schließt eine Reihe ernährungsphysiologisch wichtiger Probleme in sich ein. Der Charakter eines Mehls hängt von der Menge der in ihm enthaltenen Kleiebestand-

Tabelle 61. *Zusammensetzung verschieden hoch ausgemahlener Roggenmehle.*

	30% ausgemahlen	60% ausgemahlen	70% ausgemahlen	Kleie	Keime
Asche . . . . . %	0,46	0,94	2,09	4,83	5,94
Fett. . . . . . %	0,69	1,43	2,71	3,62	11,95
Eiweiß. . . . . %	6,70	11,00	16,58	17,58	44,74
Zucker. . . . . %	4,65	7,18	11,45	12,96	22,62
Stärke . . . . . %	81,53	69,44	55,40	20,49	—
Rohfaser . . . . %	0,07	0,40	1,22	5,79	3,94

teile (Keim, Aleuronzellen, Schalen des Getreidekorns) ab. Ein Mehl ist umso weißer („weniger ausgemahlen"), je weniger Kleiebestandteile es enthält. Hochausgemahlene Mehle enthalten viel Kleiebestandteile und sind daher dunkel. Mit zunehmendem Ausmahlungsgrad nimmt der Gehalt an Eiweiß, Fett, Mineralstoffen, Vitaminen und Rohfaser zu, dagegen der Gehalt an Stärke ab (Tab. 61). Eine große Anzahl von Untersuchungen hat übereinstimmend ergeben, daß die Ausnutzung des Brots (Eiweiß und Calorien) mit zunehmendem Ausmahlungsgrad immer schlechter wird, wenn eine 70%ige Ausmahlung überschritten ist. Eine Überprüfung der Befunde älterer Autoren in der neuesten Zeit ergab eine vollkommene Bestätigung der früheren Angaben. Als Beispiel für derartige

Untersuchungen ist in der Tab. 62 ein Versuch von M. RUBNER wiedergegeben. Die angegebenen Zahlen beziehen sich auf die „scheinbare Ausnutzung" und sind daher eine bilanzmäßige Angabe. Vielfache Untersuchungen haben gezeigt daß die „wahre Ausnutzung" von Brot nahezu quantitativ ist. Dies ist aber wie schon früher erwähnt, für die praktische Ernährung bedeutungslos. Der Verzehr von Broten aus hochausgemahlenen Mehlen bedingt eine vermehrte Sekretion von Verdauungssäften und daher erhöhte N-Ausgaben des Organismus. Der Verbraucher erhält mit Vollkornbrot weniger Eiweiß und weniger Calorien pro Gewichtseinheit, als mit einem feineren Brot, obwohl ersteres chemisch-analytisch einen höheren Eiweißgehalt aufweist.

Tabelle 62. *Einfluß des Ausmahlungsgrads auf die Ausnutzung von Roggenbrot* (M. RUBNER).

Ausmahlungsgrad %	Ausnutzung in % von	
	Protein	Calorien
60	52,6—72,1	89,5—96,6
82	62,8—66,7	85,0—91,4
94	49,2—74,0	85,4—88,3
94 (Schrot)	41,3—66,7	82,2—86,8

Eine weitere Folge des Verzehrs von Broten aus hoch ausgemahlenem Mehl ist die Vermehrung der Gasbildung im Darm wegen der hohen Cellulosezufuhr. Dieser Umstand ist für viele Personen der Hauptgrund für die Ablehnung von Vollkornbroten.

Die Hauptmenge des im Getreidekorn enthaltenen Phytin befindet sich in den Kleiebestandteilen. Da Phytin die Ausnutzung von Kalk und Eisen außerordentlich erschwert, kann sich die Zufuhr von schwarzen Broten ungünstig auf den Mineralhaushalt auswirken. Schon viele Untersucher haben über eine Verschlechterung der Calciumbilanz durch Phytin berichtet. Die Cerealien, mit Ausnahme des Hafers, enthalten Phytase, ein Phytin spaltendes Ferment. Daher werden bei der Teigführung zumeist beträchtliche Mengen des im Mehl enthaltenen Phytin encymatisch aufgespalten. Trotzdem muß der Phytinfrage eine erhöhte Aufmerksamkeit geschenkt werden. Denn die Kalkversorgung ist für weite Kreise der Bevölkerung an und für sich schon nicht optimal, insbesondere aber in Notzeiten, wenn nicht genügend Milch und Milchprodukte zur Verfügung stehen.

Die Proteine der verschiedenen Teile des Getreidekorns weisen eine unterschiedliche Zusammensetzung auf. Infolgedessen ist der biologische Wert der Mehle verschiedenen Ausmahlungsgrades nicht gleich. Da das Eiweiß der Aleuronzellen und des Keims einen höheren biologischen Wert besitzt als das der anderen Kornbestandteile, nimmt der biologische Wert der Brotgetreide mit zunehmendem Ausmahlungsgrad zu. Beim Mais ist dies in besonders großem Ausmaße der Fall. Allerdings enthält die Maiskleie, wie neuere Untersuchungen gezeigt haben, einen wachstumsverzögernden Faktor.

Getreidekeime enthalten wesentlich mehr Vitamine und Mineralstoffe als der Mehlkörper. Daher nehmen Vitamingehalt und Mineralgehalt der Mehle mit steigendem Ausmahlungsgrad zu (Tab. 63).

Tabelle 63. *Vitamine und Mineralstoffe im Vollkorn und im Mehl von 75% igem Ausmahlungsgrad.*

Vitamin mg/kg	Vollkorn	Mehl	Mineralstoff mg/kg	Vollkorn	Mehl
Carotin	3,3	0	Calcium	450	220
Aneurin	5,0	0,7	PO$_4$	4230	920
Lactoflavin. . . .	1,3	0,4	Kalium	4730	1150
Pyridoxin	4,4	2,2	Eisen	44	7
Nicotinsäure . . .	57	7,7	Kupfer.	6	1,5
Pantothensäure . .	50	23	Mangan	70	20
Tokopherol	3	0			

Vollkornbrot weist also einen höheren Gehalt an Vitaminen, Mineralstoffen, Eiweiß und einen günstigeren biologischen Wert des Eiweißes auf als feines Brot. Diesen Vorteilen stehen als Nachteile gegenüber: Verschlechterung der Ausnutzung und andere unangenehme Wirkungen der Cellulose, ferner ein ungünstiger Einfluß auf den Haushalt von Calcium und Eisen. Eine Entscheidung, welche Brotart sich ernährungsphysiologisch gesehen günstiger stellt, ist nicht einfach zu fällen und bedarf der gewissenhaften Abwägung aller aufgeführten Faktoren.

Die Erfahrung lehrt, daß die Bevölkerung aller Kulturstaaten in steigendem Maße weißes Brot dem schwarzen vorzieht. Diese Entwicklung ist im wesentlichen durch das Entstehen großer Städte und durch die Anforderungen, die Leben und Arbeit in der Stadt stellen, begründet. Da die Maschine zunehmend dem Menschen die körperliche Schwerarbeit abnimmt, dafür aber größere geistige und psychische Leistungen verlangt, ist die Umstellung der Ernährung auf eine schlackenärmere und konzentriertere nicht nur nicht verständlich, sondern sogar im Sinne der Leistungssteigerung unabdingbar. Es wäre daher ein törichtes Unterfangen, diese Entwicklung wieder rückgängig zu machen. Der Weg für die Zukunft besteht also darin, die Vorteile des weißen Brotes dankbar zu begrüßen und die ihm anhaftenden Nachteile zu beseitigen. In diesem Zusammenhange sei noch erwähnt, daß helle Mehle den großen Vorteil besitzen, haltbarer zu sein. Die Getreidekeime sind reich an Fetten und Lipoiden, die ungesättigte Fettsäuren enthalten, so daß sie leicht ranzig werden und dem Verderb anheimfallen.

Das Gesagte zeigt, daß das Problem der Anreicherung von Brot und Getreideerzeugnissen anderer Art mit fehlenden Stoffen vordringlich ist. Das Anreicherungsproblem ergibt sich aber noch aus einer anderen Ursache. Das Getreidekorn ist von der Natur nicht eigens geschaffen worden, um als Nahrung für den Menschen zu dienen. Es hat vielmehr die physiologische Aufgabe, dem sich entwickelnden Pflanzenkeim alles das zu geben, was er braucht. Da nun die Nahrungsbedürfnisse von Mensch und Pflanze etwas verschieden sind, ist leicht einzusehen, daß das Getreidekorn für den Menschen unmöglich eine optimale Ernährung bieten kann. Es ist relativ arm an Eiweiß und enthält nur Proteine mit einem nicht völlig befriedigenden biologischen Wert. Darüber hinaus weist es auch noch suboptimale Verhältnisse im Bereich der Vitamine und Mineralstoffe auf. Das Problem der Anreicherung ist daher nicht auf Getreideerzeugnisse niederen Ausmahlungsgrades beschränkt, sondern eine Frage, die auch das Vollkorn betrifft.

Die chemische Analyse hat ergeben, daß Lysin im Getreideeiweiß in einer suboptimalen Menge vorhanden

Tabelle 64. *Zur Erzielung des N-Gleichgewichts benötigte Menge von Weizengluten mit und ohne Zusatz von 4% l-Lysin für den Menschen.*

Nr. der Versuchsperson	mg N pro kg Körpergewicht und Tag	
	ohne Lysin	mit Lysin
1	94	83
2	81	64
3	103	87
4	76	56
5	71	60
6	98	68
7	44	36
8	77	56
9	70	59
10	61	56

ist. Eine Reihe gründlicher Untersuchungen hat ergeben, daß man in der Tat den biologischen Wert der Cerealienproteine für Mensch und Tier durch Zulagen von Lysin beträchtlich steigern kann (S. 99). Als Beispiel für die Wirksamkeit des Lysin zur Verbesserung des biologischen Werts von Getreideeiweiß für den Menschen ist in der Tab. 64 ein Versuch von W. S. HOFFMAN und G. C. McNEILL wiedergegeben, in dem die zur Erzielung des N-Gleichgewichts benötigte Menge Weizengluten mit und ohne Zusatz von

4% l-Lysin bestimmt worden war. Nun muß das Lysin ja nicht in Form der freien Aminosäure zugegeben werden. Denselben Effekt kann man auch durch Beimischung eines lysinreichen Proteins erzielen. Bemerkenswerterweise genügt schon die Zugabe kleiner Mengen eines geeigneten Proteins, um den biologischen Wert des Getreideeiweißes deutlich zu verbessern. Schon die Beimischung von 2—5% Milcheiweiß (Magermilchpulver), Soja oder Hefe (Torula) steigert den biologischen Wert des Eiweißes des Vollkorns nicht unbeträchtlich, in noch größerem Ausmaße natürlich den hellerer Mehle. Beispiele, aus denen die Größenordnung der Effekte ersichtlich ist, bringen die Tab. 64, 65, 66 aus eigenen Versuchen und

Tabelle 65. *Verbesserung des biologischen Werts vom Weizenvollkorn durch Beimischung von 2,5% purinarmer und vitaminfreier Torulahefe* (K. Lang).

Art der Ernährung	Gewichtszunahme von Ratten in 30 Tagen g
90% Vollweizen als einzige Eiweißquelle.	32
Ersatz von 2,5% des Weizeneiweißes durch Hefeeiweiß.	42

der hierüber vorliegenden, schon heute nicht kleinen Literatur. Der Versuch von Lang war so angelegt, daß die Hefebeimischung nicht zu einer Erhöhung der Eiweißzufuhr führte, so daß das Versuchsergebnis allein auf die Verbesserung des biologischen Werts des Weizens zurückzuführen ist, zumal die verwendete Hefe nur unmeßbare Vitaminspuren enthielt. In den Versuchen von B. Sure (Tab. 66) erfolgte gleichzeitig eine Vermehrung der N-Zufuhr. Die Verbesserung des Nährwerts tritt hier daher noch deutlicher zutage als in dem Versuch von K. Lang, umso mehr als nicht das Vollkorn, sondern ein rund 80%ig ausgemahlenes Mehl als Eiweißquelle diente.

Tabelle 66. *Verbesserung des biologischen Werts von Weizenmehl durch Anreicherung mit kleinen Mengen Hefe oder Soja* (B. Sure).

Ratten wurden mit einer Nahrung gefüttert, deren einzige Quelle aus mit Vitaminen angereichertem Weizenmehl bzw. den angeführten Zusätzen bestand.

	Art der Ernährung	Proteingehalt %	Gewichtszunahme in 10 Wochen g	Gewichtszunahme pro g Protein
1	84% Mehl	9,07	42,2	0,88
2	83% Mehl + 1% Hefe	9,40	72,3	1,19
3	81% Mehl + 3% Hefe	10,07	97,5	1,36
4	79% Mehl + 5% Hefe	10,73	105,7	1,37
5	83% Mehl + 1% Soja	9,45	65,5	1,09
6	81% Mehl + 3% Soja	10,21	87,9	1,28
7	79% Mehl + 5% Soja	10,96	123,4	1,41

Wie man sieht, genügen schon kleine Zusätze lysinreicher Proteine, um den biologischen Wert des Broteiweißes wesentlich zu verbessern und auch eine fühlbare Mehrzufuhr von Eiweiß zu bedingen, wenn der Brotverzehr hoch ist. Bei einer Beimischung von 3% Soja oder Hefe zum Brot werden bei einem täglichen Brotverbrauch von 500 g 6—7 g Eiweiß (das sind etwa 10% der wünschenswerten Eiweißzufuhr) mehr aufgenommen[1].

---

[1] Auf die Schwierigkeiten, welche sich bei der Verbesserung des Broteiweißes mittels Aminosäuren oder biologisch hochwertigem Eiweiß infolge der Hitzeeinwirkung ergeben können, wurde schon in anderem Zusammenhang (S. 99) hingewiesen.

Die Untersuchungen von B. D. WESTERMAN haben erwiesen, daß auch der Vitamingehalt des Getreidekorns für den Menschen nicht optimal ist. Es gelang ihm, durch Anreicherung von Mehl 80%iger Ausmahlung mit B-Vitaminen im Rattenwachstumstest bessere Gewichtszunahmen zu erzielen als mit dem Vollkorn.

Über die ungünstige Auswirkung des im Getreide enthaltenen Phytin auf den Haushalt von Kalk wurde schon eingegangen. Es ist daher wünschenswert, hoch ausgemahlene Mehle mit Kalk anzureichern, wenn nicht genügend Milch zur Verfügung steht. Die Art des hierfür zu verwendenden Kalksalzes ist gleichgültig. In den Ländern, welche die Kalkanreicherung schon eingeführt haben, wird zumeist Calciumcarbonat zugesetzt. Die Frage, ob auch eine Anreicherung schwarzer Mehle mit Eisen erforderlich ist, ist nicht mehr so aktuell, seit die im Kriege in England gemachten Erfahrungen keinen Anhaltspunkt dafür ergeben haben, daß die zunächst befürchtete Verschlechterung der Eisenversorgung durch Brote aus hoch ausgemahlenem Mehl tatsächlich aufgetreten ist (R. A. McCANCE). Versuche über die Brauchbarkeit verschiedener Eisensalze zur Anreicherung haben ergeben, daß $FeCl_3$ und $FeSO_4$ sich für diesen Zweck am besten eignen.

Die Anreicherung von Brot mit Eiweiß, Vitaminen und Salzen ist ein ernährungsphysiologisches Problem erster Ordnung, da es zu einer besseren Ernährung weiter Bevölkerungsschichten beitragen würde, ohne daß die Kosten für die Ernährung vergrößert werden. Da durch die Anreicherung in erster Linie der ärmste Teil der Bevölkerung besser gestellt würde, ist die Anreicherung eine soziale Forderung.

Kartoffel.

Die Kartoffel ist in Deutschland eines der wichtigsten Nahrungsmittel, das im Mittel etwa 20—30% (in Notzeiten wesentlich mehr) der verzehrten Calorien ausmacht. Die Kartoffel ist aber nicht nur als Energiespender für unsere Ernährung wichtig, sondern auch als Lieferant für das Vitamin C. Bei uns in Deutschland steuert die Kartoffel $^1/_3$ bis $^1/_2$ der aufgenommenen Ascorbinsäuremenge bei. Weiter im Norden wird die Kartoffel noch entscheidender für die Versorgung mit Ascorbinsäure.

Tabelle 67. *Zusammensetzung der Kartoffel.* Alle Werte sind auf das Feuchtgewicht bezogen.

	Schwankungsbreite	Mittelwert
Wasser . . . . %	70 —85	75
Stärke . . . . %	12 —22	18
Reduzierende Zucker . . . . %	0 — 5	
Roheiweiß . . . . %	1,2— 3,2	1,8
Reineiweiß in % des Roheiweißes	27 —73	55
Fett . . . . %	0,1— 0,3	0,1
Mineralstoffe . . . . %	0,5— 1,5	1,2
Rohfaser . . . . %	0,5— 1,7	0,7
kcal in 100 g		96
Solanin mg-%	2 —20	

Rohe Kartoffelstärke ist für Mensch und Tier schlecht verdaulich und kann erhebliche Verdauungsstörungen hervorrufen. Dieser Punkt muß bei Tierversuchen beachtet werden, Nichtberücksichtigung hat schon das Ergebnis vieler Tierversuche beeinträchtigt. Dagegen ist gekochte Kartoffelstärke genau so gut verwertbar wie alle anderen Stärkearten.

Kartoffeleiweiß besitzt einen relativ hohen biologischen Wert. Bei Bestimmungen am Menschen mit der Methode von THOMAS haben die meisten Untersucher Werte, die um 70 gelegen waren, gefunden. Daten über die Aminosäurezusammensetzung des Kartoffeleiweißes siehe S. 90. Von den Proteinen der Kartoffel ist bisher das Tuberin, ein Globulin, näher charakterisiert worden. Im Mittel ist nur etwa die Hälfte des N-Gehalts der Kartoffel durch Eiweiß bedingt; die zweite Hälfte ist auf das Vorhandensein von niedermolekularen, N-haltigen Verbindungen zurückzuführen, und zwar in erster Linie auf Amide (Asparagin und Glutamin) und Betaine. Daneben finden sich freie Aminosäuren, Purinbasen und andere Amine. Weiterhin ist noch das Alkaloid Solanin zu erwähnen, dessen Konzentration aber so gering ist, daß es normalerweise für die Ernährung ohne Bedeutung ist.

Tabelle 68.
Mineralstoffgehalt der Kartoffel (Frischsubstanz).

K mg-%	0,38—0,55	Al mg-%	0,2—1,6
Na mg-%	0,01—0,02	As γ-%	0 —0,8
Ca mg-%	0,01—0,02	B mg-%	0,1—0,2
Mg mg-%	0,01—0,04	Br mg-%	0,1—0,2
P mg-%	0,04—0,08	Co γ-%	1 —2
Cl mg-%	0,03—0,05	Cu mg-%	0,2—0,3
		Fe mg-%	2,4
		J γ-%	1 —4
		Mn mg-%	0,2—0,5
		Mo γ-%	6
		Ni γ-%	6
		Ti γ-%	6 —50
		Zn mg-%	0,2—0,4

Kartoffeln tragen einen wesentlichen Teil zur Versorgung mit Ascorbinsäure bei, und zwar insbesondere in den Frühjahrsmonaten, in denen nur wenige andere Ascorbinsäurequellen zur Verfügung stehen. Bei der Lagerung der Kartoffeln nimmt ihr Ascorbinsäuregehalt ständig ab, die Ascorbinsäureverluste lassen sich

Tabelle 69. *Vitamingehalt der Kartoffel in γ-%.*

Aneurin	100— 200	Pantothensäure	200— 700
Lactoflavin	30— 100	Biotin	0,6
Nicotinsäure	1200—1500	Pteroylglutaminsäure . .	100— 150
Pyridoxin	200— 600	Ascorbinsäure	6000—35000

aber durch sachgemäße Lagerung bedeutend reduzieren. Daher sind alle Maßnahmen, die zu einer besseren Erhaltung der Ascorbinsäure in den Kartoffeln führen, von einer großen praktischen Bedeutung. Nähere Angaben über diesen Fragenkomplex findet man in dem Buch von F. LAUERSEN.

Die einzelnen Bestandteile der Kartoffel sind in der Knolle nicht gleichmäßig verteilt, manche, wie z. B. die Mineralstoffe, sind mehr in den äußeren Regionen konzentriert, andere, wie z. B. Ascorbinsäure und die N-haltigen Substanzen, mehr in der Mitte. Bezüglich weiterer Einzelheiten sei auf die Monographie von W. KRÖNER und W. VÖLKSEN verwiesen.

Tabelle 70. *Ascorbinsäuregehalt der Kartoffeln in Abhängigkeit von der Jahreszeit* K. WACHHOLDER).

	Gesamtascorbinsäure mg-%	
	roh	gekocht
Oktober	22—32	13—23
November . . .	16—26	11—19
Februar	7—19	7—17
April	6—14	5—13
Juni	7—13	6— 9

Neuere Eiweißquellen für die Ernährung.

Soja.

Die Sojabohne ist seit uralter Zeit die wichtigste Eiweißquelle des Fernen Ostens. In der neuesten Zeit wurde sie auch in großem Umfange in Amerika angebaut. Sie wird sicherlich in der Zukunft auch für unsere Ernährung eine bedeutende Rolle spielen. Die Sojabohne unterscheidet sich in ihrer Zusammensetzung wesentlich von den bei uns gebräuchlichen Nahrungsmitteln. Ihre Bedeutung für die Ernährung gründet sich in erster Linie auf ihren ungewöhnlich hohen Gehalt an Eiweiß und Fett. Im Gegensatz zu den anderen üblichen pflanzlichen Nahrungsmitteln enthält sie keine Stärke, was wesentlich andere küchentechnische Eigenschaften bedingt. Die abweichende Zusammensetzung bringt es mit sich, daß die Sojabohne als solche im Haushalt praktisch nicht verwertbar ist, sondern anderen Nahrungsmitteln in Form von Sojamehl u. dgl. beigemischt werden muß. Dieser Umstand macht eine Einführung der Soja bei uns in der heutigen Zeit aus verständlichen psychologischen Gründen schwierig. Soja ist für uns ein neues Nahrungsmittel, dessen Verwertung wir erst noch lernen müssen.

Tabelle 71.
Zusammensetzung der Sojabohne.

Eiweiß	38—41%
Fett	19—22%
Kohlenhydrate .	29—32%
Asche	4— 7%

Die rohe Sojabohne wird vom Organismus nur schlecht verwertet, weil sie einen das wichtige Verdauungsferment Trypsin hemmenden Faktor enthält. Der Trypsininhibitor, der ein schon in reiner, krystallisierter Form dargestelltes Protein ist, läßt sich durch Erhitzen oder Einwirkung von Mikroorganismen zerstören. Soja, die in geeigneter Form vorbehandelt wurde und keinen Trypsininhibitor mehr enthält, wird vom Organismus vorzüglich ausgenutzt. Für die Zerstörung des Trypsininhibitors gibt es optimale Bedingungen. Zu langes Erhitzen oder Erhitzen auf zu hohe Temperaturen ist zu vermeiden, weil dadurch der biologische Wert des Sojaeiweißes vermindert wird.

Die Sojabohne enthält nicht nur viel Eiweiß, sondern auch ein qualitativ gutes Eiweiß, welches das hochwertigste aller Pflanzenproteine ist. Daten über die Aminosäurezusammensetzung siehe S. 90. Der Aminosäuregehalt

Tabelle 72. *Einfluß des Erhitzens auf die enzymatische Spaltbarkeit von Sojaeiweiß durch Pankreatin in vitro* (H. C. Horn, W. H. Riessen und C. A. Elvehjem).

Aminosäure	Abspaltung der Aminosäuren in Prozenten der Gesamtmenge durch 25stündige Einwirkung von Pankreatin		
	unerhitzt	3 Std. gekocht	12 Std gekocht
α-Amino-N . . .	22,2	44,2	44,5
Arginin.	28,1	61,1	55,4
Cystin	30,2	76,6	60,0
Histidin	21,1	44,7	43,1
Leucin	30,0	45,7	50,7
Lysin	26,6	53,7	50,5
Methionin . . .	33,5	72,3	63,9
Tryptophan. . .	35,4	79,0	78,3

der einzelnen Sojasorten weicht nicht wesentlich voneinander ab. Da Sojaeiweiß lysinreicher als die anderen Pflanzenproteine ist, eignet es sich gut zu deren Ergänzung. Über die guten Ergebnisse, die mit der Anreicherung von Brot mit Soja erzielt worden sind, wurde schon in anderem Zusammenhange berichtet (S. 128). Die den biologischen Wert des Sojaeiweißes begrenzende Aminosäure ist Methionin. Damit hängt es zusammen, daß Soja für den Menschen einen höheren Wert besitzt als für das Tier. Zur Erreichung des N-Gleichgewichts durch Sojaeiweiß benötigten Ratten 6,07 mg N pro Calorie Grundumsatz, der Mensch aber nur 2,88 mg (M. L. Bricker, H. H. Mitchell und H. Kinsman).

Versuche an eiweißverarmten Tieren haben gezeigt, daß Verfütterung von Sojaeiweiß zu einer besseren Erholung aus dem Eiweißmangel führte als die anderer Pflanzenproteine. Die Werte für Serumeiweiß und Hämoglobin stiegen rascher an, und die Bildung von Antikörpern war reichlicher. In Übereinstimmung mit diesen Befunden am Tier bewährte sich Sojaeiweiß auch beim Menschen zur Behebung von Eiweißmangelzuständen.

Sojaöl enthält viel Phosphatide und ist daher gut als Emulgator brauchbar. Auf Grund dieser Eigenschaft wird es auch viel in der Nahrungsmittelindustrie verwendet. Die große Menge der im Sojaöl befindlichen ungesättigten Fettsäuren macht es leicht verderblich. Sojamehle müssen daher entfettet werden, wenn sie lagerfähig sein sollen. Für die Verwendung der Soja als Eiweißträger ist die Entfettung bedeutungslos. Vollsojapräparate (nicht entfettete Sojaprodukte) haben infolge ihres hohen Fettgehalts einen hohen Energiegehalt und einen beträchtlichen Sättigungswert. Berücksichtigt man noch den billigen Preis der Soja, so erkennt man leicht den großen Vorteil, den eine ausgiebige Verwendung der Soja für unsere Ernährung haben könnte. Eine Förderung des Sojaverbrauchs ist daher durchaus erstrebenswert.

Hefe.

Der Eiweißmangel der vergangenen Zeit führte zu dem Bestreben, neue Eiweißquellen durch mikrobiologische Synthese zu erschließen. Am besten hat sich bisher die Eiweißerzeugung durch Torula utilis bewährt, eine Wildhefe, die imstande ist, aus Kohlenhydraten und N-haltigen anorganischen Substanzen Eiweiß aufzubauen. Da Torula einen vorwiegend oxydativen Stoffwechsel hat, ist der Nutzeffekt bezüglich Vermehrung der Zellsubstanz gut. Auch Kulturhefen (Saccharomyces) eignen sich nach Entbitterung zur Ernährung. Die Zusammensetzung beider Hefearten ist ähnlich, je nach den Züchtungsbedingungen ergeben sich jedoch Schwankungen im Gehalt an den einzelnen Bestandteilen.

Tabelle 73. *Zusammensetzung von Torula.*

Roheiweiß. . .	45—55%	Kohlenhydrat .	12—17%
Reineiweiß . .	31—43%	Rohfett. . . .	1,7—6%
Purin-N. . . .	0,6—1,0%	Lecithin. . . .	4,5%

Für Ernährungszwecke ist nur abgetötete Hefe verwendbar, deren Zellwände zerstört sind, da die Ausnutzung aller Nährstoffe und Vitamine aus lebender Hefe mit intakten Zellwänden schlecht ist.

Der biologische Wert des Hefeeiweißes ergibt sich auf Grund der vorliegenden Tierversuche zu etwa 66—84 für Saccharomyces und zu 33—45 für Torula. Der niedere Wert der Torula ist im wesentlichen durch den niederen Gehalt an den schwefelhaltigen Aminosäuren bedingt (Zahlenwerte siehe S. 90). Für den Menschen ist Torula wertvoller. H. D. CREMER und K. LANG bestimmten den biologischen Wert an 6 Versuchspersonen im Mittel zu 52. Saccharomyces und Torula enthalten relativ viel Lysin. Infolgedessen läßt sich der Wert anderer Pflanzenproteine durch Hefezusatz steigern. Schon in anderem Zusammenhange wurde erwähnt, daß sich der Nährwert von Brot durch Beimischung geringer Prozentsätze Hefe deutlich verbessern läßt. Die Bedeutung der Hefe für die menschliche Ernährung dürfte im wesentlichen in dieser Richtung zu suchen sein.

Über die Auswirkung der Verfütterung von viel Hefe an Versuchstiere liegt eine widerspruchsvolle Literatur vor. Verschiedene Autoren haben nach hefereichen Diätformen das Auftreten von Leberschäden beschrieben, die sie auf die mangelhafte Zufuhr an den schwefelhaltigen Aminosäuren zurückführen. Andere Autoren (darunter der Verf.) haben in ihren Versuchen keine Leberschäden gesehen. Vermutlich rühren die Diskrepanzen davon her, daß die Beikost der Versuchsratten maßgeblich an dem Ausfall der Fütterungsversuche mit Hefe mitbeteiligt ist, und daß sich Änderungen der Züchtungsbedingungen der Hefe stark auf ihre ernährungsphysiologischen Eigenschaften auswirken können. Das Problem ist im Augenblick noch zu sehr im Fluß, um ein endgültiges Urteil zu erlauben. Für die menschliche Ernährung spielt die angeschnittene Frage jedoch

Tabelle 74. *Der Gehalt von Brauereihefe an B-Vitaminen.*
Alle Werte sind in γ-% ausgedrückt.

Aneurin	30—150	Biotin	20—75
Lactoflavin	35— 80	Cholin	2—12
Pyridoxin	30—100	Inosit	1600—8000
Pantothensäure	120—250	p-Aminobenzoesäure	30—55
Nicotinsäure	100—500	Folinsäure	2—10

keine Rolle, da Leberschäden nur bei außerordentlich hefereichen Diätformen beobachtet wurden, wie sie für den Menschen niemals in Betracht kommen.

Die Hefe enthält viel Purine. Etwa 8—10% des Gesamt-N entfallen auf Purin-N. Der Verzehr von viel Hefe führt daher zu einer starken Vermehrung der Harnsäureausscheidung. Aber auch dieser Umstand ist für die Ernährung des Menschen praktisch bedeutungslos, da die Hefeaufnahme schon aus anderen Gründen immer nur gering sein wird. Im übrigen läßt sich leicht eine purinarme Hefe herstellen.

Hefe ist eine der besten Quellen für die B-Vitamine und wird daher schon seit langem in der Diätetik aus diesem Grunde gebraucht.

Literatur.

1. Monographien.

ABDERHALDEN, E.: Grundlagen unserer Ernährung und unseres Stoffwechsels. 4. Aufl. Berlin 1939.

BLOCK, R., and D. BOLLING: The amino acid composition of proteins and foods. Springfield 1945.

KESTNER, O., u. H. KNIPPING: Die Ernährung des Menschen. Berlin 1924. — KLINKE, K.: Der Mineralstoffwechsel. Wien 1931. — KRÖNER, W., u. W. VÖLKSEN: Die Kartoffel. In Ernährung, Beih. 9, 1942.

LANG, K., u. F. O. RANKE: Stoffwechsel und Ernährung. Heidelberg 1950. — LAUERSEN, F.: Die Speisekartoffel. Dresden und Leipzig 1944.

McCOLLUM, E. V., u. N. SIMMONDS: Neue Ernährungslehre. Berlin-Wien 1928. — MITCHELL, H. H., u. T. S. HAMILTON: Biochemistry of amino acids. New York 1928.

NEUMANN, M. P: Brotgetreide und Brot. 3. Aufl. Berlin 1929. — NEUMANN, R. O.: Brot und Brotersatzmittel. Berlin 1920. — VON NOORDEN, C. u. H. SALOMON; Handbuch der Ernährungslehre. Berlin 1920.

RUBNER, M.: Die Verwertung des Roggens. Berlin 1925.

SAHYUN, M.: Proteins and amino acids in nutrition. New York 1948. — SHERMAN, H. C.: Chemistry of food and nutrition. 7. Aufl. New York 1947. — STEPP, W.: Ernährungslehre. Berlin 1939.

2. Zusammenfassende Aufsätze.

ARON, H., u. F. KLINKE: In OPPENHEIMER, Handbuch der Biochemie, 2. Aufl. Ergänzungswerk II, S. 756. Jena 1934.

BERTRAM, F., u. A. BORNSTEIN: In Handbuch der normalen und pathologischen Physiologie, V, S. 84. Berlin 1928.

CASPARI, W., u. E. STILLING: In OPPENHEIMER, Handbuch der Biochemie. 2. Aufl., VIII, S. 636. Jena 1925.

DEUEL, H. J. JR., u. S. M. GREENBERG: Fortschr. Chem. org. Naturst. **6**, 1 (1950).

FELIX, K.: In OPPENHEIMER, Handbuch der Biochemie. 2. Aufl. Ergänzungswerk III, S. 562. Jena 1936. — v. FELLENBERG, TH.: Erg. Physiol. **25**, 176 (1926).

GRAFE, E.: In OPPENHEIMER, Handbuch der Biochemie. 2. Aufl. VI, S. 609. Jena 1926. Ergänzungswerk II, S. 899. Jena 1934.

HEUBNER, W.: In Handbuch der normalen und pathologischen Physiologie XVI/2, S. 1416, 1509. Berlin 1931.

KRUMMACHER, O.: Erg. Physiol. **27**, 188 (1928). — KESTNER, O.: In Handbuch der normalen und pathologischen Physiologie. XVI/1, S. 945. Berlin 1930.

Lehmann, G.: In Oppenheimer, Handbuch der Biochemie, 2. Aufl., VI, S. 564. Jena 1926.
Ergänzungswerk II, S. 783, 875. Jena 1934. — Leuthardt, F.: Erg. Physiol. 44, 588 (1941).
Loewy, A.: In Oppenheimer, Handbuch der Biochemie. 2. Aufl. VI, S. 125. Jena 1926.
Mendel, B.: Erg. Pysiol. 11, 418 (1911).
Rubner, M.: In Handbuch der normalen und pathologischen Physiologie V, S. 134, 44, 154.
Berlin 1928.
Tigerstedt, R.: In Oppenheimer, Handbuch der Biochemie, 2. Aufl., VI, S. 458. Jena
1926.
Wendt, G. v.: In Oppenheimer, Handbuch der Biochemie. 2. Aufl. VIII, S. 183. Jena
1925.

3. Einzelarbeiten.

van den Belt, J. A. F.: Arch. néerl. Physiol. 21, 599 (1936). — Benditt, E. P., R. L.
Woolridge, C. H. Steffee u. E. L. Frazier: J. Nutrit. 40, 335 (1950). — Benditt, E. P,
R. W. Wissler, R. L. Woolridge, D. A. Rowley u. C. H. Steffee: Proc. Soc. exper. Biol.
a. Med. 70, 240 (1949). — Berkson, J. u. W. M. Boothby: Amer. J. Physiol. 121, 669
(1938). — du Bois, D., u. E. F. du Bois: Arch. int. Med. 17, 863 (1916). — Bricker, M. L.,
H. H. Mitchell u. H. Kinsman: J. Nutrit. 31, 363 (1946); 34, 491 (1947).
Carlson, A. J., u. F. Hoelzel: J. Nutrit. 31, 363 (1946); 36, 27 (1948). — Cremer, H. D.:
Z. Lebensmittel-Unters. u. Forsch. 92, 407 (1951). — Cremer, H. D., u. K. Lang: Biochem.
Z. 320, 284 (1950). — Cremer, H. D., K. Lang, I. Hubbe u. U. Kulik: Biochem. Z. 322, 58
(1951).
Dennig, H., u. Mitarb.: Arch. exper. Path. u. Pharmakol. 174, 468 (1934); 144, 297 (1929).
Elvehjem, C. A. u. Mitarb.: J. of biol. Chem. 182, 29, 39, 47 (1950). — Evans, R. J., u.
H. A. Butts: Science (Lancaster, Pa.) 109, 596 (1949).
Gofman, J. W., F. Lindgreen, H. Elliot, W. Mantz, J. Hewitt, B. Strisower u.
V. Herring: Science (Lancaster, Pa) 111, 116 (1950). — Grau, C. R., u. M. Kamei: J. Nu-
trit. 41, 89 (1950).
Hoffman, W. S., u. G. C. McNeill: J. Nutrit. 38, 331 (1949). — Holtz, F.: Biochem. Z.
315, 345 (1943). — Horn, M. J., D. B. Jones u. A. E. Blum: US Dep. Agric. Miscellaneous
Publ. Nr. 696. Washington 1950. — Horn, H. C., W. H. Riessen u. C. A. Elvehjem: Proc.
Soc. exper. Biol. a. Med. 70, 416 (1949). — Howe, P. E.: J. Amer. med. Assoc. 120, 93 (1942). —
Huff, R. L., T. G. Hennessy, R. E. Austein, J. F. Garcia, B. M. Roberts u. J. H. Law-
rence: J. clin. Invest. 29, 1041 (1950).
Jones, D. B. u. Mitarb.: J. Nutrit. 35, 639 (1948).
Kemmerer, A. R., u. R. Acosta: J. Nutrit. 38, 527 (1949). — Keys, A., O. Mickelsen,
E. O. Miller u. C. P. Chapman: Science (Lancaster, Pa.) 112, 79 (1950). — Keys, A.,
O. Mickelsen, E. O. Miller, E. R. Hayes u. R. L. Tood: J. clin. Invest. 29, 1347 (1950). —
Kraut, H., G. Lehmann u. H. Bramsel: Arbeitsphysiol. 10, 440 (1939). — Kuether, C. A,.
u. V. V. Myers: J. Nutrit. 35, 651 (1948).
Lamb, A. R.: J. Nutrit. 41, 545 (1950). — Lusk, G.: Erg. Physiol. 33, 103 (1931)
McCance, R. A.: Lancet 1946, 77. — Melnick, D., u. G. R. Cowgill: J. Nutrit. 13,
401 (1937). — Meyer, J. H., R. R. Grunert, M. T. Zepplin, R. H. Grummer, G. Boh-
stedt u. P. H. Philipps: Amer. J. Physiol. 162, 182 (1950). — Mitchell, H. H., u. R. J.
Block: J. of biol. Chem. 163, 599 (1946).
Okey, R.: J. Amer. dietet. Assoc. 21, 341 (1945).
Rose, W. C.: Fed. Proc. 8, 546 (1949).
Sprinson, D. B., u. D. Rittenberg: J. of biol. Chem. 180, 715 (1949). — Stare, F. J.,
u. D. M. Hegstedt: Fed. Proc. 3, 120 (1944). — Sure, B.: J. Amer. dietet. Assoc. 22, 494
(1946); 23, 113 (1947). — J. Nutrit. 36, 59 (1948). — Sure, B., u. F. House: J. Nutrit. 36,
595 (1948).
Talbott, J. H.: Arch. int. Med. 85, 1 (1950). — Treadwell, C. R.: J. of biol. Chem.
160, 601 (1945); 176, 1141, 1149 (1948).
Wachholder, K.: Biochem. Z. 295, 237 (1938). — Westermann, B. D.: J. Nutrit. 33,
301 (1947); 36, 187 (1948); 38, 421 (1947). — Wretlind, K. A. J.: Acta physiol. scand. 20,
1 (1950).

Die Verarbeitung der Lebensmittel.

Von

W. Diemair-Frankfurt a. M.

Mit 3 Abbildungen.

Die Zubereitung der Nahrungsmittel
nach allgemeinen küchentechnischen Gesichtspunkten[1].

Seit urdenklichen Zeiten bereitet der Mensch die von der Natur dargebotenen Nahrungsstoffe zu, wobei die Art dieser Zubereitung als Ausdruck der jeweiligen Lebenshaltung und Kulturstufe eines Volkes gelten kann. So wird verständlich, daß die auf Erfahrung und Überlieferung gestützte Ernährungsweise „national" und „regional" in vielfacher Abwandlung erscheinen und die Stufen von der geschlossen überlieferten Form einer durchschnittlichen Zubereitung bis zur „individuellen" Feinschmeckerkost durchlaufen muß. Wenn die breiten Grundlagen der Ernährungsformen auch im großen und ganzen erhalten geblieben sind, so hat sich doch, über Abwege und gelegentliche Irrwege hinweg, in der zweiten Hälfte des 19. Jahrhunderts eine merkbare Umwandlung in der Ernährung und damit auch in der Zubereitung der Nahrungsstoffe vollzogen. Sie ist im wesentlichen durch die Verstädterung und Industrialisierung, durch die Zusammenballung großer Menschenmassen in der Stadt und durch die dadurch bedingte Massenverköstigung bedingt, die sich auch auf die Lebensmittelherstellung auswirkten, indem die frühere „handwerksmäßige" und „haushaltsübliche" Verarbeitung vielfach in gewerbliche und großgewerbliche Wirtschaftsformen übergingen.

Diese zwangsläufige Entwicklung hat ihre Nachteile; sie hat aber auch die Aufgaben einer zweckmäßigen Gewinnung, Aufbereitung, Aufbewahrung, Lagerung und Haltbarmachung herausgestellt und zu brauchbaren Erkenntnissen und Erfahrungen geführt.

Die Beschaffung und Zurichtung der Nahrungsmittel muß den Erfordernissen des modernen Lebens und damit den vielfältigen Bedürfnissen und ihrer Befriedigung in der Weise entgegenkommen, daß sie die Voraussetzung zu einer Leistungssteigerung schaffen. Diese Aufgabe, aus den Naturstoffen in bezug auf den Nährwert, die Verdaulichkeit und Bekömmlichkeit und den Genußwert den größten Nutzen zu ziehen (Bromatik aus dem griechischen $\beta\varrho\widetilde{\omega}\mu\alpha$ = Speise, Trank) ist das Ziel der lebensmittelchemischen Forschungsarbeit. Sie muß weiterhin das Rüstzeug chemischer, physikalischer und technologischer Erfahrungen und Erkenntnisse schaffen, um die Aufgaben einer gesicherten Nahrungslieferung zu erfüllen.

---

[1] Gute Übersicht bei K. Täufel (1).

1. Die Verfahren der Zubereitung und ihr Einfluß auf die Inhaltsstoffe tierischer und pflanzlicher Lebensmittel.

Mit der *Zubereitung* der Lebensmittel sollen diese aus ihrem *rohen* Zustand in eine für die Verdauungsorgane leichter zugängliche Form übergeführt werden. Hier spielen sich vorwiegend Veränderungen ab, die eine *Löslichmachung* der Inhaltsstoffe zur Folge haben. Die küchentechnische Zubereitung ist also in erster Linie auf eine Verdauungsförderung ausgerichtet; die sich daneben abspielende Abtötung der in den Lebensmitteln vorhandenen, mehr oder minder schädlichen Kleinlebewesen (Bakterien, Schimmelpilze, Darmparasiten u. a.) ist nach der hygienischen Seite hin von nicht unwesentlicher Bedeutung.

Die Verfahren, welche der Mensch zur Zubereitung seiner Nahrung verwendet, sind mannigfach; sie erstrecken sich von einer mechanischen äußeren Behandlung der Lebensmittel bis zur tiefgreifenden *chemischen, physikalisch-chemischen* und *biochemischen* Stoffumwandlung. Dazu kommen noch die Reinigungsverfahren, welche die Entfernung von unerwünschten Begleitstoffen und verunreinigenden Bestandteilen bezwecken.

Hier interessieren zunächst solche Maßnahmen, welche mit einer Zustandsänderung und mit einer Stoffumwandlung der Lebensmittel verbunden sind, also *mechanische* Verfahren und solche, welche unter gleichzeitiger Anwendung höherer Temperaturen benützt werden[1].

Mechanische Verfahren. Ihr Zweck liegt darin, insbesondere pflanzliche, in festen und daher mehr oder minder schwer zugänglichen Zellverbänden befindliche Nahrungsstoffe von ihren schwerverdaulichen Umhüllungen zu befreien; dies geschieht, worauf schon die ältesten Zubereitungsverfahren hindeuten, durch *Zerreiben, Klopfen,* schließlich *Schroten* und *Vermahlen.* Mitverbunden ist vielfach auch eine Sichtung und Siebung in verschiedene Bestandteile. Bei der haushaltsüblichen Zubereitung tritt eine Zerkleinerung der Speisen gewöhnlich erst nach dem Kochen ein (Zubereitung von Breikost).

Die Anwendung höherer Temperaturen zur Speisenzubereitung geht in ihren einfachen Formen bis zu den Anfängen menschlicher Kultur zurück. Das *Rösten* über freier Flamme, das sich bis in unsere Zeit erhalten hat (Grillieren), das *Braten* des Fleisches ohne Zugabe von Wasser, stellen in ihren Grundzügen uralte Zubereitungsverfahren dar, die auch bei pflanzlichen Stoffen (Kaffee, Kakao, Gerste usw.) zum Zwecke einer erwünschten Duft-, Aroma- und Farbstoffbildung vielfach Anwendung finden.

Beim *Röstverfahren* hat man es mit Vorgängen zu tun, die beim Fleisch wie auch bei vegetabilischen Stoffen in einer mehr oder minder starken Veränderung der auf der Oberfläche sich befindenden Proteinstoffe (Fleisch) oder der Kohlenhydrate (Cerealien u. a.), im letzteren Falle mit oder ohne gleichzeitigen Einbezug der Eiweißstoffe (Farbstoff-Melanoidinbildung), zum Ausdruck kommen. Das *Braten* spielt bei Vegetabilien nur eine untergeordnete Rolle. Erwähnenswert sind das *Schwitzen* und *Sautieren* (R. O. Neumann), ein dem Braten ähnlicher Vorgang, bei dem unter gleichzeitiger Anwendung von Fett das Kochgut leicht überkrustet wird.

Anders ist es mit dem nur auf vegetabilische Stoffe ausgerichteten typischen *Backprozeß,* der sich bei Temperaturen zwischen 200—250° abspielt und den

---

[1] Von einer Schilderung *biochemischer* Arbeitsverfahren, also solcher, die sich unter Einwirkung von gewissen Kleinlebewesen und der von diesen abgesonderten Enzymstoffe abspielen, wurde Abstand genommen, z. B. Käse-Reifung, Sauermilch-Bereitung; auch die besonderen Gärverfahren: Herstellung von Bier, Wein, Branntwein sollen nicht behandelt werden.

Zweck verfolgt, eine durch Hefe oder Sauerteiggärung vorher aufgelockerte, gare Mehlzubereitung in eine für die Verdauung leichter zugängliche Form überzuführen.

Neben diesen Verfahren stehen die Zubereitungsarten, die durch erheblichen und gleichzeitigen Wasserzusatz gekennzeichnet sind. Dabei unterscheidet man je nach der zugesetzten Wassermenge *Kochen* (Sieden) und *Dämpfen* (Dünsten). Beim Kochen unterscheidet man ein direktes Erhitzen des mit viel Wasser versetzten Lebensmittels über freiem Feuer bis zum Sieden oder ein indirektes Erhitzen im Wasserbad oder im Dampfbad.

Beim Dämpfen oder Dünsten erfolgt die Zubereitung unter gleichzeitiger Zugabe von wenig Wasser, oftmals in geschlossenen Gefäßen, so daß Temperaturen bis über 100° erreicht werden. Der Kochprozeß verläuft im allgemeinen schneller, die Speisen werden rascher „gar".

Erwähnenswert ist noch das *Schmoren*, eine Zubereitungsart, bei der angebratene Lebensmittel in geschmolzenem Fett gedämpft werden; es findet bei vegetabilischen Stoffen wenig Anwendung. Eine in Frankreich vielfach gepflegte, aber auch anderweitig eingebürgerte Zubereitung ist das Dämpfen von Fleischstücken u. ä. im eigenen Saft, indem diese in besonders geformten Papierhülsen (papillot) zubereitet werden.

2. Einfluß der Zubereitung auf die Inhaltsstoffe der Lebensmittel.

Mechanische Verfahren.

Durch Klopfen, Schlagen, Schroten, Vermahlen werden in erster Linie mechanische Veränderungen des Gefüges verursacht, die aber auch von stofflicher Art sein können, wenn entweder eine Abtrennung des eßbaren Anteils vom nichteßbaren oder, wie z. B. bei der Herstellung von Eikonserven, eine Trennung von Weißei und Gelbei erfolgt. Ein weiteres Beispiel bietet auch die Vorbereitung der zur Trocknung bestimmten Güter wo, wie bei der Kartoffeltrocknung oder bei der Rübentrocknung, ebenfalls eine mechanische Zerkleinerung dem Trockenprozeß vorangehen muß. Auch bei der Nachbehandlung des Trockengutes (z. B. Trockenmilch, Kartoffeln, Blutmehl, Eier u. a.) handelt es sich um eine mechanische Zerkleinerung zwecks leichterer Verpackung des sonst sperrigen oder nicht gleichmäßig aussehenden Anfalls. Auch bei der Mehlzubereitung (worauf in einem anderen Abschnitt noch näher eingegangen wird) handelt es sich um eine Zerkleinerung des Ausgangsstoffes, bei der die darauf folgende Siebung und Sichtung eine wichtige Rolle spielen; der jeweilige Ausmahlungsgrad des Mehles bestimmt nicht allein das Aussehen, sondern insbesondere den Nährwert, die Verdaulichkeit und die Bekömmlichkeit der aus ihm gebackenen Brote, Gebäcke und Teigwaren.

Verfahren bei Anwendung erhöhter Temperaturen.

Bei der Herstellung und Zubereitung von Lebensmitteln spielt die Anwendung höherer Temperaturen eine wichtige Rolle. Diese Zubereitung wird auch im gewöhnlichen Sinne unter „Speisenbereitung" verstanden. Schon aus diesem Grunde liegen bei dieser Art der Zubereitung verhältnismäßig viele Angaben über die sich hier abspielenden Veränderungen und Umwandlungen vor. Neben den unter Hitzeeinfluß vor sich gehenden hydrolytischen Vorgängen wird in jüngster Zeit von K. Täufel an Hand experimenteller Befunde über die desmolytischen Prozesse mit ihren Folgeerscheinungen berichtet, Umsetzungen, die den „physiologischen" ähnlich oder gleich sein können.

Tierische Lebensmittel.

Fleisch und Fischfleisch. In rohem Zustand wird Fleisch (Muskelfleisch), „rotes" sowohl als auch „weißes", nur wenig genossen, wenn aber, dann in geschabter oder zerhackter Form, zumeist nach Zusetzen von Gewürzen. Rohes Fleisch ist eine vollwertige Nahrung. Eine erhebliche, bisweilen wenig beachtete Gefahr ist die mögliche Übertragung von Trichinen und Finnen beim Genuß von rohem Fleisch. Zur Ausbildung von appetitanregenden Geruchs- und Geschmacksstoffen und um Abwechslung in die Zubereitungsart und -form zu bringen, wird das Fleisch nach mehrtägigem Hängenlassen der Hitzeeinwirkung unterworfen; die hierbei einsetzenden Veränderungen chemischer und physikalischer Art sind beim *Kochen* und *Braten* verschieden und im Hinblick auf die Ernährung und Diätetik von großer Bedeutung.

Kochen des Fleisches und Fischfleisches mit Wasser. Wird Fleisch mit kaltem Wasser angestellt und dann erhitzt, so erfolgt zunächst eine Auslaugung, eine Herauslösung der löslichen Bestandteile. Dabei werden die äußeren Fleischschichten stärker beansprucht als die inneren, die weniger erwärmt werden. Bedingt wird dieser Temperaturunterschied durch das schlechte Wärmeleitungsvermögen des Fleisches, das noch beeinflußt wird, wenn das Kochgut stark fetthaltig ist. Aus den von M. Rubner gebrachten Zahlenwerten (Tab. 1) geht dies in übersichtlicher Weise hervor.

Von *löslichen* Stoffen gehen in das Wasser: Eiweißstoffe und deren Abkömmlinge, Fleischbasen und Mineralbestandteile. Wird eine Temperatur von etwa 60° erreicht, dann tritt eine Koagulation der ausgeschiedenen Eiweißstoffe (Albumine) und eine Koagulation der Muskelproteine ein, wodurch sich die Fleischfaser zusammenzieht; mit dieser Schrumpfung der Muskelfaser ist eine Auspressung von „Fleischsaft" verbunden. Das Fleisch verliert dabei etwa 20—40% seines Gewichts (zur Hälfte Wasser und zur Hälfte feste Bestandteile), wie aus den Untersuchungen von W. Heupke[1], H. S. Grindley und T. Montjonier und H. Eckart hervorgeht. Fettreiche und große Fleischstücke zeigen bei Einhaltung der gleichen Zubereitungsbedingungen geringere Verluste als fettarme.

Tabelle 1.

Fleischstück			Erforderliche Erhitzungsdauer in Minuten
Seitenlänge cm	Oberfläche cm²	Gewicht g	
6	216	226	44,2
8	384	530	93,3
10	600	1054	126,7
11	786	1403	136,3

Bei weiterer Temperatursteigerung tritt eine Verfärbung des Fleisches ein, das Hämoglobin geht in Methämoglobin über, koaguliert; es entsteht der das gekochte Fleisch kennzeichnende graue Farbton.

Neben organischen Stoffen werden auch wesentliche anorganische Salze herausgelöst, deren mengenmäßiger Verlust von R. Berg festgestellt wurde; die Zahlenwerte decken sich gut mit den von H. Grindley und T. Montjonier gefundenen.

Aus bindegewebsreichem Fleisch werden ferner durch das Kochen *kollagene*, leimartige Stoffe herausgelöst, die sich nach dem Abkühlen unter Umständen als Gallerte ausscheiden.

Tabelle 2. *Verlust in Prozent des Gehalts der ursprünglichen Substanz.*

Rindfleisch	Eßbares	Ammonium	Kalium	Natrium	Calcium	Magnesium	Mangan	Aluminium	Salpetersäure (N_2O_5)	Phosphorsäure (P_2O_5)	Schwefelsäure (SO_3)	Chlor
Rindfleisch-Kurzrippe	26,0	13,4	26,8	23,3	16,0	7,2	3,7	15,3	35,0	32,0	7,3	41,7

[1] Beim Quellen von Fleisch in Essigsäure (Sauerbratenbereitung) und darauffolgendem Kochen desselben büßt das Fleisch infolge seiner stärker voluminösen Struktur weniger an Gewicht ein.

Tabelle 3.
Verteilung des Zubereitungsverlustes beim Garkochen des Fleisches auf seine Hauptbestandteile.

Art des Fleisches	Gesamtverlust, bezogen auf das rohe Fleisch in%	Verlust durch Garkochen, bezogen auf die im ursprünglichen Fleisch enthaltenen Mengen in%			
		Wasser	Stickstoffsubstanz	Fett	Asche
Rindfleisch, mager. und mittelfett .	35,2	41,1	8,5	10,4	48,6
Rindfleisch, fett. .	21,4	32,5	4,6	6,7	29,3
Kalbfleisch. . . .	28,7	36,5	6,6	7,7	28,8
Hammelfleisch . .	34,9	42,8	7,6	35,2	38,8
Schweinefleisch . .	24,5	39,9	5,9	6,6	34,2

Beim Kochvorgang in der geschilderten Weise erhält man also eine *kräftige* Fleischsuppe; es hinterbleibt aber ein *trockenes, gehaltarmes* Fleisch, über dessen Verluste in bezug auf einzelne Bestandteile, in Abhängigkeit von der Zubereitungsart, Tabelle 3 Aufschluß gibt.

Suppe oder Fleischbrühe. Da die Suppe oder Fleischbrühe in diätetischer Hinsicht eine nicht unwesentliche Bedeutung hat (darüber wird an anderer Stelle berichtet), soll hier noch einiges über ihre Inhaltsbestandteile bemerkt werden. Fleischbrühe und Fleischextrakte rufen starken Magensaftfluß hervor, und darin, weniger in ihrem an sich nicht hohen Gehalt an Nährstoffen, liegt ihre Bedeutung. Es sind besondere „Anregungsstoffe", Geschmacks- und Duftstoffe, über deren stoffliche Art noch nichts Abschließendes ausgesagt werden kann. Nach den Untersuchungen von A. PAYEN sind in einer aus 500 g Rindfleisch und 185 g Knochen zubereiteten Suppe 1,59—2,79% Trockensubstanz enthalten, die aus 1,25—1,68% organischen und 0,32—1,11% anorganischen Stoffen besteht; A. SCHWENKENBECHER fand 0,35—0,85% N-Substanz und 0,3—0,9% Fett in einer guten Suppe. E. WASER berichtet über eingehende Untersuchungen über die Geruchs- und Geschmacksstoffe, welche vorwiegend im „alkoholunlöslichen" Anteil auffindbar sind; dieser war aus 25% Mineralbestandteilen und 75% organischen Stoffen zusammengesetzt, wobei die mengenmäßige Verteilung in der organischen Substanz etwa folgende war:

Ammoniak 4,4%, Cystin 1,6%, Carnosin 16,6%, Kreatinin 5,4%, Hypoxanthin 1,4%, Methylguanidin 1,3%, Glutaminsäure 7,0%, Ameisensäure 1,4%, Essigsäure 23,9%, Milchsäure 12,9%, organisch gebundener P 2,4%, N (in fraglicher Bindung) 7,2%. Über die Bedeutung der Suppen als anregendes Genußmittel und über die hier wirkenden Stoffgruppen von „*Sekretincharakter*" liegen bemerkenswerte Untersuchungen von A. BICKEL (1, 2) und von J. SCHWEITZER vor. A. KORCHOW, sowie A. BICKEL und A. KORCHOW beschäftigten sich mit dem Nachweis des Carnosin und des Carnitin als den Trägern der anregenden Wirkung. Nach A. KRIMBERG sollen diese Stoffe mit Sekretinwirkung bereits vorgebildet im Fleisch vorliegen. In diesem Zusammenhang wären auch noch die aus den Eiweißstoffen durch Hitzeeinwirkung sich bildenden Substanzen vom Histidincharakter, sog. „Histonbasen" zu erwähnen und die durch Wechselwirkung zwischen Proteinen und Kohlenhydraten entstandenen Melanoide, über deren physiologische Bedeutung in jüngster Zeit B. BLEYER, W. DIEMAIR, F. FISCHER und K. TÄUFEL (1—6) (vgl. H. LUERS) mehrere experimentelle Belege lieferten, über deren Auswirkungen in ernährungsphysiologischer Hinsicht an anderer Stelle gesprochen wird.

Eine Übersicht (Tab. 4)[1] zeigt den Einfluß des *Kochens* auf das Fleisch und dessen Veränderung bezüglich der Inhaltsstoffe Wasser, Eiweiß, Fett, Mineralstoffe und erklärt die durch Erfahrung gesicherte Tatsache, daß durch das Kochen nicht nur eine Geschmacksverbesserung eintritt, sondern vor allem auch eine Lockerung der Muskelfasern.

Über den reinen Gewichtsverlust, der durch Verdunstung und Auspressung des Wassers entsteht, sind neuerdings umfangreiche Berechnungen von B. ROSSMANN und M. STOERKEL angestellt worden. Sie sagen aus, daß mit einem Durchschnittsverlust von 25% gerechnet werden muß und daß 90% aller möglichen Fälle zwischen 2 und 48% schwanken. Kurz gebratene und fettreiche Fleischstücke zeigen naturgemäß den geringsten, Gulasch den größten Verlust.

Will man also ein saftiges, vollwertiges „gargekochtes" Fleisch und eine weniger gehaltreiche Suppe erhalten [A. VOGEL, D. LOBAMOW und S. BYKOWA (1, 2)],

---

[1] Entnommen aus A. BEYTHIEN: Handbuch der Lebensmittelchemie, Bd. III, S. 688. Berlin: Springer 1936.

Tabelle 4. *Einfluß des Kochens auf das Fleisch.*

Art des Fleisches	Frisches Fleisch				Gekochtes Fleisch				Verlust in % des frischen Fleisches				
	Wasser	Stickstoff-substanz	Fett	Asche	Wasser	Stickstoff-substanz	Fett	Asche	Gesamt	Wasser	Stickstoff-substanz	Fett	Asche
	%	%	%	%	%	%	%	%	%	%	%	%	%
Rind . . .	71,25	21,14	6,17	1,05	60,32	30,04	8,59	0,83	35,17	32,15	1,84	0,64	0,51
Kalb . . .	73,11	21,97	3,64	1,11	66,60	27,33	4,72	1,02	28,69	26,64	1,46	0,28	0,32
Hammel .	62,85	19,57	17,48	0,98	55,81	26,31	17,52	0,92	34,93	26,87	1,49	6,26	0,38
Schwein .	53,45	14,49	31,18	0,73	42,95	18,03	38,76	0,65	24,48	21,30	0,86	2,08	0,25
Huhn . .	—	—	—	—	59,05	34,20	3,75	3,00	—	—	—	—	—

dann muß das Fleischstück in heißes Wasser eingelegt werden; dadurch erfolgt innerhalb einer kurzen Zeit eine Koagulation der Eiweißstoffe an den äußeren Teilen des Fleisches; es bildet sich eine Schicht, die den Austritt von Fleischsaft, Fleischbasen, Extraktstoffen, löslichen Eiweißverbindungen und Mineralstoffen verhindert.

Eine Schädigung des Fleisches hinsichtlich der *Vitamine* erfolgt durch die geschilderten Zubereitungsarten nicht oder nur unwesentlich, wie eingehende Untersuchungen von A. SCHEUNERT und H. BISCHOFF (1, 2) an mit rohem, gekochtem und im Autoklav erhitztem Fleisch gefütterten Ratten zeigen.

Das hier Gesagte gilt auch allgemein für die Zubereitung von *Fischfleisch*, wenn auch hier die Gewichtsverluste wesentlich von der Art des Fisches abhängen; dadurch ergeben sich große Schwankungsbreiten, die nach K. WILLIAMS zwischen 12,3% (Makrele) und 41,3% (Schellfisch) liegen können.

Tabelle 5. *Zubereitungsverluste beim Kochen von Fischfleisch.*

Art des Fisches	Verluste in % des Gehalts an ursprünglich „eßbarem" Anteil		
	Wasser	Stickstoff-substanz	Fett
Scholle	11,70	0,83	8,60
Schellfisch . . .	8,84	1,20	37,56
Knurrhahn . . .	7,76	3,71	15,55
Zander	6,12	0,34	17,69
Kabeljau	4,93	0,22	17,09
Goldbarsch . . .	3,41	0,88	13,08
Seelachs	2,55	1,87	0,44

Noch deutlicher treten diese Unterschiede der Zubereitungsverluste bei den Bestandteilen Wasser, Stickstoff und Fett auf, sowie bei den Mineralbestandteilen, die in den nachfolgenden Tabellen zusammengestellt sind.

Hier fallen neben den relativ hohen Verlusten an Wasser die großen Verluste an Fett auf, die bis zu 37% betragen können und diejenigen bei Fleisch erheblich übertreffen. Großen Schwankungen unterliegt auch der Verlust an Mineralbestandteilen.

Braten und Rösten (Grillieren des Fleisches). Wenn auch das Kochen des Fleisches wirtschaftlicher ist (geringer Eiweiß- und Fettverlust), so wird doch dem *Braten* und *Rösten*, als der vollkommeneren Zubereitungsart, der Vorzug gegeben. Hier verhindert die durch Einwirkung hoher Hitzegrade gebildete Kruste den Verlust an wertvoller Eiweiß- und Fettsubstanz; der Fleischsaft bleibt im überkrusteten Fleischstück, dessen Muskelfasern aber trotzdem die erwünschte Weichheit und Lockerung erfahren (A. JUCKENACK), in einem guten Anteil erhalten.

Die Gewichtsverluste erstrecken sich vornehmlich auf den Wassergehalt, der vom rohen frischen Fleisch mit 70—80% auf etwa 65—72% in leicht gebratenem und auf 65% in stark gebratenem Fleisch herabsinkt. Beim Braten ohne Fett sollen geringere Nährstoffverluste auftreten als beim Braten mit Fett, das einen Teil der wertvollen Inhaltsstoffe wie Eiweiß, Fett und Mineralstoffe aufnimmt (H. S. GRINDLEY). Dauer und Art des Bratens lassen nur gewisse Schwankungen bei den einzelnen Bestandteilen erkennen. Um eine ungefähre Vorstellung von diesen Zubereitungsverlusten, bezogen auf die einzelnen Inhaltsbestandteile, und vor allem über die Zusammensetzung von gebratenem Fleisch verschiedener Sorten zu erhalten, wird die Zusammenstellung (Tab. 6) angeführt [A. BEYTHIEN (1)].

Tabelle 6. *Zusammensetzung von gebratenem Fleisch.*

Nr.	Bezeichnung	Wasser %	Stickstoff-substanz %	Fett %	Stickstoff-freie Ex-traktstoffe %	Asche %
1	Beefsteak	55,80	30,80	10,35	—	3,05
2	Roastbeef	69,25	25,50	2,75	—	2,50
3	Lendenbraten	68,39	25,90	3,46	—	2,25
4	Rinder- (Schmor-) Braten	57,00	30,65	7,55	—	4,80
5	Kalbsbraten	61,97	29,38	5,15	—	3,50
6	Kalbsschnitzel	61,00	22,30	6,00	3,20	7,50
7	Hammelbraten	66,30	26,10	4,10	—	3,50
8	Hammelkotelett	65,60	19,15	11,60	0,80	2,85
9	Schweinebraten	55,67	28,53	13,50	—	2,30
10	Schweinskotelett	58,05	21,45	16,65	2,05	1,80
11	Rehbraten	64,65	28,20	2,80	2,00	2,35
12	Rehschlegel, gespickt	55,40	29,70	9,40	—	5,50
13	Hasenbraten	48,20	47,50	1,40	0,20	2,70
14	Hahnenbraten	53,75	38,10	3,95	1,05	3,15

Die Angaben über die beim Braten von *Fischfleisch* sich vollziehenden Stoffveränderungen sind noch sehr lückenhaft; die wenigen Untersuchungen sind auf C. ULRICH (Einfluß des Bratens in Öl) zurückzuführen.

Die beim Rösten und Braten auftretenden Temperaturen liegen höher als diejenigen beim Kochen (etwa 200° gegenüber etwa 100°), so daß die auf der Oberfläche einsetzenden Koagulationserscheinungen zu einer Krustenbildung führen, welche durch Wenden des Fleisches und gelegentliches Übergießen mit Bratensaft noch gefördert wird. Mit dieser Krustenbildung steigert sich die schlechtere Wärmeleitung, das Muskelgewebe wird im Innern des Fleischstückes nur unvollständig aufgeschlossen oder „gar", und man erhält eine an Inhaltstoffen wertvolle Zubereitung („englisch").

Tabelle 7. *Zubereitungsverluste beim Braten von Fischfleisch.*

Fischart	Verluste in % des Gehalts an ursprünglich „eßbarem" Anteil		
	Wasser	Stickstoff-substanz	Fett
Merlan	5,2	15,99	+ 402
Scholle	12,79	32,51	+ 324
Seelachs	12,88	0,80	13,82

Eingehende Untersuchungen über den Eiweißverlust und Fettverlust beim Kochen und Dämpfen von Fleisch und Gemüse liegen von R. HOSSE vor. Abb. 1, 2, 3

Dämpfen, Dünsten und Schmoren des Fleisches sind Zubereitungsarten, welche eine Zwischenstufe zwischen Kochen und Braten darstellen und deren Erzeugnisse auch hinsichtlich der chemischen und physikalisch-chemischen Veränderungen ihrer Inhaltsstoffe eine Zwischenstellung zwischen gekochtem und gebratenem Fleisch einnehmen.

Milch. Beim Erhitzen der Milch in haushaltsüblicher Weise, also beim *Kochen* der Milch (Temperatur etwa 100° C)[1], treten tiefgreifende Veränderungen ein. Im Haushalt und dort, wo zur längerfristigen Aufbewahrung kein Eis- oder Kühlschrank zur Verfügung steht, werden die Milch und milchhaltigen Säuglingsnährmischungen zum Zwecke längerer Haltbarmachung gekocht.

Beim Kochen der Milch ändern sich zunächst einmal der eigentümliche Geruch und Geschmack, aber auch Farbe und äußeres Aussehen. Das Maß dieser Ände-

---

[1] Die Erhitzung der Milch unter 100°, das Pasteurisieren, in ihren verschiedenen Anwendungsformen (Kurzzeit-, Moment- und Dauererhitzung) und ihre technologische Durchführung sollen an anderer Stelle behandelt werden.

rungen hängt von dem Grad des ursprünglichen Frischzustandes der Milch ab. Dabei treten Kochgeruch und Kochgeschmack auf, die zum Teil von einer „Caramelisierung", verursacht durch die schon bei 70° beginnende Einwirkung alkalisch reagierender Salze auf Milchzucker, herrühren, deren Stärke durch die Temperatursteigerung, durch die Erhitzungsdauer, durch die verschiedene Säuerung und den verschiedenen Salzgehalt der Milch bestimmt werden. Die beim Erhitzen der Milch in offenem Gefäß entstehende „Haut" besteht aus Albumin, Globulin und Casein, welche Fettkügelchen miteinschließen. Über die Entstehung dieser Haut (Folgeerscheinung der Wasserverdunstung) liegen Untersuchungen von R. Rettger vor, der das Ausbleiben der Hautbildung beim Aufgießen einer Ölschicht beobachten konnte.

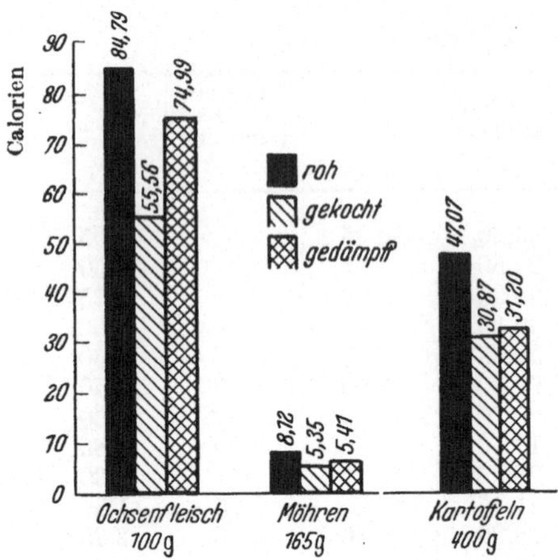

Abb. 1. *Eiweißverluste* entsprechend den beim Versuch angewandten Mengen, umgerechnet auf Calorien.

Bei der Erhitzung der Milch treten ferner Veränderungen ein, die sich aus der Veränderung des Proteingefüges ergeben (A. Weinling). Zunächst wird das Albumin betroffen, das bei Temperaturen um 60° mit dem Lactoglobulin koaguliert und bei weiterer Wärmezufuhr stärker denaturiert wird, wobei nach O. Rahn, in Übereinstimmung mit W. Grimme, C. Kustenacker und J. Berg, möglicherweise eine hydrolytische Spaltung der geronnenen Eiweißstoffe eintritt, die ihrerseits wieder vom Säuregrad abhängt. Auch am Milchcasein treten mit steigender Temperatur Abbauerscheinungen auf (W. Fleischmann) und Proteinveränderungen (F. Kieferle und J. Gloetzl). Auch hier sind es alkalische Zersetzungen am Casein, die Abspaltung von P und S, die Bildung von NH_3- und H_2S-Spuren. Dabei werden lösliche Milchsalze unlöslich und als Tricalciumphosphat und Calciumcitrat ausgeschieden. Die Kohlensäure wird zum Teil in Freiheit gesetzt und entweicht. Die Viscosität nimmt infolge der Aufteilung des Fettkügelchengefüges ab. Die geringere Labempfindlichkeit hocherhitzter Milch kann gleichfalls als ein Beweis für die Caseinzersetzung gelten.

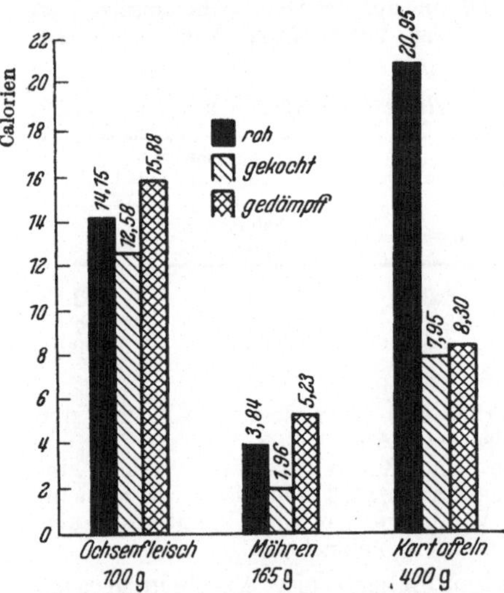

Abb. 2. *Fettverluste*, umgerechnet auf Calorien, bezogen auf die beim Versuch angewandten Mengen Rohmaterial

Eine Verringerung bzw. Zerstörung der in der frischen Milch enthaltenen Enzyme (Peroxydasen, Perhydridasen, Katalasen, Lipasen, Diastasen u. a.) tritt beim Erhitzen der Milch zwangsläufig ein, ebenso eine weitgehende Verminderung des Vitamin C, wenn die Milch beim Erhitzen belüftet wird. Kurzes Aufkochen der Milch und die sog. Schnellerhitzungsverfahren der Milchtechnik sind für die Erhaltung von Vitamin C weniger schädlich. Der Vitamin B-Komplex der Milch ist ziemlich kochbeständig. Solche Veränderungen wurden anhand der UV-Absorption von Milch durch B. Rossmann und H. Kerszowski eingehend untersucht und dabei festgestellt, daß die Absorptionsmaxima der rohen und gekochten Milch der Spontan-, Tetra- und Ammoniumsulfatsera gleichartig bei etwa 2530 Å und 2780 Å liegen. Die unspezifischen Absorptionskurven bei Blei- und Quecksilberseren zeigen einen gleichartigen Verlauf. Unterschiede zwischen pasteurisierter, roher und gekochter Milch sind an den Höhenverschiebungen der Kurven zu erkennen, was auf den quantitativen Unterschied im Gehalt von Lactalbumin zurückzuführen sein dürfte. Unterschiede im Fett-, Eiweiß-, Asche-, Trockensubstanz- und Lactosegehalt bestehen nicht.

Ei. Nährwert und Wohlgeschmack, vor allem aber die back- und küchentechnischen Vorzüge (Emulgierwirkung, Farbvertiefung) sind es, die das Ei zu einem sehr beliebten Stoff bei der haushaltsüblichen und gewerblichen Herstellung von Speisen (Bäckerei, Teigwarenherstellung, Speiseeisfabrikation u. a.) machen. Auch in diätetischer Hinsicht ergeben sich vielseitige Verwendungsmöglichkeiten des Eies, z. B. für die Zubereitung von Krankenspeisen. Die Verwendung des Eies[1] in der Küche ist, abgesehen von seiner zusätzlichen Verarbeitung in der Speise, eine sehr vielfältige. In *rohem* Zustand, d. h. ungekocht, werden Eier nur wenig genossen; in der Krankenkost, wo sie mit Rotwein, Südwein (mit und ohne Zucker), Milch und Fleischbrühe verquirlt werden, sind sie in dieser Form geschätzt. In dieser Zubereitungsform scheinen auch die beim Genuß von Rohei bisweilen beobachteten Verdauungsstörungen nicht aufzutreten [A. Bickel (3), Ch. Wolf und E. Oesterberg, F. Maignon].

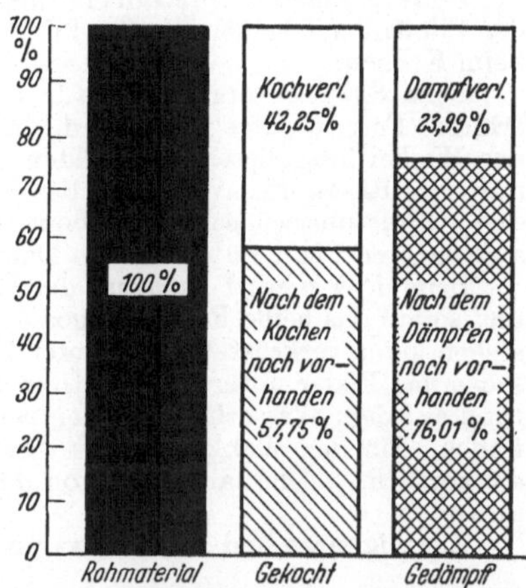

Abb. 3. *Gegenüberstellung von Gesamtfettverlust* bezogen auf einen ursprünglichen Fettgehalt von 100% beim Rohmaterial, beim Kochen und Dämpfen. Jeweils bezogen auf das Rohmaterial des Gesamtfettgehalt des ganzen Kochgutes. — Rohmaterial: Ochsenfleisch. Möhren, Kartoffeln. Kochgut: Ochsenfleisch, Möhren, Kartoffeln. Brühe.

Kochen (Sieden). Je nach der Zeitdauer, in welcher die Eier mit der Schale im kochenden Wasser verweilen, erhält man weich- oder hartgekochte Eier; die erstgenannten verbleiben etwa 3—5 Min. in siedendem Wasser, die letzteren etwa 10—15 Min., je nach der Größe des Eies.

Beim Kochen gerinnt zunächst die unter der Schale liegende Eiweißschicht, bei Fortdauer der Erhitzung aber auch das Eigelb, das beim weichgekochten, kurzfristig erhitzten Ei durch das koagulierte Weißei geschützt wird[2].

Da das weichgekochte Ei infolge seiner kaum veränderten, aber doch zum Teil „gar" gemachten Inhaltsstoffe keine starke Magenbelastung darstellt und da außerdem gewisse für die Verdauung nachteilige Stoffe eine Inaktivierung erfahren haben, wird diese Art der Zubereitung im Haushalt und in der Diätküche bevorzugt.

Beim hartgekochten Ei sind Weißei und Eidotter weitgehend geronnen (koaguliert), weshalb bei ihrem Genuß eher das Gefühl der Magenvölle ausgelöst wird. Neben dem Kochgeschmack ist der gleichzeitig auftretende trockene „mehlige" Geschmack bemerkenswert; ein solches Ei wird infolge seiner schlechteren Verteilbarkeit schlechter im Magen auf-

---

[1] Hier soll nur die Rede vom Hühnerei sein, da die anderen Eier: Enten-, Kiebitz-, Gänse-, Perlhuhn-, Truthuhn-, Tauben-, Pfauen-, Straußenei als solche wenig allgemeine Verwendung finden. Enteneier spielen eine erhebliche Rolle für die Herstellung der Eikonserven (Trockenei, Trockeneiweiß, Eidotterkonserve u. ä.).

[2] Ein besonders, lockeres, zartes Eiweißgefüge erhält man nach C. von Noorden durch 10 Min. langes Einlegen der Eier in Wasser von 60° und darauffolgende 2 Min. lange Temperatursteigerung auf 80°. Über die beim Kochen von Eiern im Inhalt beobachteten Temperaturen liegen Untersuchungen von H. und Ch. Mueller (1, 2) vor.

geschlossen, womit die gelegentlichen Magenbeschwerden nach dem Genuß von hartgekochten Eiern erklärbar werden.

Die Zubereitung der *Soleier* geht so vor sich, daß das Ei nach dem Hartkochen längere Zeit in Kochsalzlösung gelegt wird, wodurch eine Erhärtung des Eiinhalts erfolgt.

An anderen Zubereitungsformen, bei denen der Eiinhalt zur Geltung kommt, sind anzuführen:

Beim *Pochieren* wird das „verlorene Ei" erhalten; den Eiinhalt läßt man möglichst vorsichtig (damit die Form des Eies nicht leidet) in mit Essig versetztes siedendes Wasser gleiten; die Koagulation der Eiweißstoffe unter dem Einfluß der Hitze und der Säure geht rasch vor sich und das Ei erstarrt zu einer harten festen Masse.

Braten. Eine beliebte Zubereitung ist das Spiegelei (Setzei) und das Rührei. Hier wird der Eiinhalt mit heißem Fett auf der Pfanne „gar" geschmort; die Temperatur ist höher als beim Kochen.

Beim *Spiegelei* sorgt man dafür, daß das Ei vorsichtig auf das gewöhnlich bis zur Bräune erhitzte Fett so aufgegossen wird, daß das Eigelb möglichst weich erhalten bleibt und nur das Weißei koaguliert. Hier bilden sich dann an den Randpartien dunkelgefärbte, wohlduftende Röststoffe. Will man dies tunlichst vermeiden (z. B. bei der Krankenkost, bei der diese Stoffe unerwünscht sein können), dann bereitet man das Setzei durch Erhitzen in der angefetteten Pfanne über heißem Dampf (Wasserbad) zu.

Beim *Rührei* wird zunächst der Eiinhalt (mit oder ohne Milchzusatz) tüchtig verquirlt und so auf das heiße Fett aufgegossen; vorsichtiges Rühren bewirkt, daß sich an den Randstellen keine verkrusteten (schwerer bekömmlichen) Teilchen bilden und daß in der Hauptsache das Eiklar unter gleichzeitiger Schonung des Eigelbproteins koaguliert. Die Zubereitung auf dem Wasserbad bei Temperaturen um 100° ist bei der Krankenkostzubereitung üblich. Für den Wohlgeschmack dieser Eierzubereitung sind die Duft- und Bratstoffe verantwortlich, welche, abhängig von der Zubereitungsart, in größerer oder geringerer Menge auftreten.

Eierteigwaren und Eierbackwaren werden im Abschnitt „Mehl" behandelt.

Pflanzliche Lebensmittel.

Mehl- und mehlartige Zubereitungen. Von den Getreidefrüchten und ihren Zubereitungsformen sollen nur diejenigen behandelt werden, welche praktisches Interesse und auch in diätetischer Hinsicht eine Bedeutung haben.

Das durch die Aufbereitung des Getreidesamens entstehende *Mehl* stellt für die Ernährung einen wichtigen Rohstoff dar, der je nach der Verarbeitung verschiedenartige und verschieden bekömmliche Zubereitungen liefert; Suppen und Breie, Fladen und Gebackenes (Brot, Gebäcke, Teigwaren).

Die bei uns heute verbreitete Brotnahrung und ihre Zubereitungsform ist eine Folgeerscheinung unserer Zivilisation. Aus dem Breiesser wird der Brotesser; diese Entwicklung spielte sich über folgende Zwischenstufen ab: Suppe- und Brei-, Fladen- und dann Brotbereitung. Es leben heute auf der Erde noch etwa $^3/_5$ Breiesser gegenüber $^2/_5$ Brotessern. Die eigentliche Brotbereitung ist nur etwa 2000 Jahre alt und steht in einem gewissen Zusammenhang mit der Gärung. Die für die Bierbrauerei verwendeten Ausgangsstoffe wurden zu „Bierbroten" gebacken (geröstet). Mit der weiter vorwärtsschreitenden Entwicklung der Körnerzerkleinerung über die Mahlsteine zur Handmühle, der dadurch möglichen Mehlbereitung, wurde die Fladenbereitung (Trocknen und leichtes Rösten auf heißen Flächen) entwicklungsfähig; aus den Erfahrungen mit „gärenden" Brotteigen und Mehlbreien entwickelte sich die bewußte Gärführung des Brotteiges durch Säuerung bzw. Hefe.

Ausgangsstoffe. Zur Herstellung von mehlartigen Zubereitungen werden folgende Getreidearten (Gramineen) benutzt: Weizen, Roggen, Reis, Mais, Gerste, Hafer, Hirse, ferner finden noch andere stärkehaltige Pflanzen Verwendung: Manihot, Sago und Buchweizen. Echter Sago wird aus dem Mark von Palmen, Manihot-(Tapioka-)Stärke wird aus den riesigen Wurzelknollen des Manihot, einer überall in den Tropen angebauten Euphorbiacee, gewonnen. Tapioka- und Kartoffelstärke wird auch zu „Sago" verarbeitet. Buchweizen ist der Samen einer Plygonacee. Die Körnerfrüchte enthalten im wesentlichen in ihrer Trockensubstanz Stärke, Proteine, „Rohfaser", Mineralstoffe und Fett. Um den stärkereichen Mehlkörper aus diesem Verband gewinnen zu können, muß die Körnerfrucht *gemahlen* werden; dieser Vorgang ist die *Müllerei.*

Mehlbereitung. Sie zeigt das Bild der Entwicklung von ursprünglicher Handhabung zu hochentwickelter Technik. Die durch die großstädtische Brotversorgung gesteigerten Ansprüche einer raschen, zweckmäßigen Mehlbelieferung verlangten die Erstellung neuzeitlicher Müllereieinrichtungen. Von der ursprünglich gepflogenen, aus der Handmüllerei hervorgegangenen „Flachmüllerei" ging man zur „Hochmüllerei" über. Hat man früher im Handbetrieb das ganze Getreidekorn mit seinen Hüllen (Schalen) vollkommen zermahlen und dann erst in verschiedene Anteile durch Sieben getrennt, so wird heute bei der technisch entwickelten Hochmüllerei auf geriffelten Walzen der Mehlkern von den Schalen getrennt. Das gereinigte Korn wird in einen Vorbereiter gebracht, wo es feuchter Wärme ausgesetzt wird. Durch diese „feuchte" Behandlung erfolgt eine leichtere Trennung des „Mehlkerns" von den Schalen. Diese werden durch Spitz-, Schäl- und Bürstenmaschinen entfernt, wobei auch der Keimling und das Bärtchen verschwinden. Der technische Vorteil liegt darin, daß beim Übergang des fetthaltigen Keimlings die Lagerfestigkeit des Mehles stark verringert wird; solche Mehle verderben schnell. — Hierauf erfolgt die eigentliche Vermahlung, d. h. die Zerkleinerung des Mehlkörpers bei gleichzeitiger Abtrennung der Kleie und Schalenbestandteile auf Walzenstühlen. Die hier anfallenden Erzeugnisse werden in Plansichtern nach Schrot, Dunst, Grieß und Mehl sortiert. Grieß und Dunst kommen (bei Weizenvermahlung) in Putzmaschinen, Siebe und Windströme, sondern die mit Schalen angereicherten Anteile ab, die dann einem weiteren Walzenstuhl zugeführt werden; die mehr oder weniger kleiefreien Anteile werden schließlich auf Glattwalzen ausgemahlen. Die Zerkleinerung der Schrote erfolgt in gleicher Weise[1]. Das Problem der Maisverarbeitung wurde von F. KIERMEIER angeschnitten, er empfiehlt, für Grieß und daraus hergestellte Nährmittel nur Erzeugnisse mit niedrigem Fettgehalt zuzulassen, wodurch eine bessere Lagerfestigkeit erzielt wird. Maismehle, die mit einer 80%igen Ausmahlung für Backzwecke bestimmt sind, dürfen nur minimale Anteile von Keimlingen enthalten und bis zur Verwendung nicht länger als 8 Tage gelagert sein.

Das in Großmühlen gewonnene Mehl erfährt vielfach eine Bleichung (H. REITER) mit Hilfe chemischer Mittel (organische Peroxyde, Stickoxyde u. a.), eine Maßnahme, die sich aus einer nicht richtigen Lenkung der Verbraucherwünsche herausgebildet hat und den Zweck verfolgt, möglichst weiße, d. h. künstlich aufgehellte, den in USA. u. a. Weizenländern handelsüblichen Weizenmehlen ähnliche Mehle in den Verkehr zu bringen. Vom backtechnischen Standpunkt aus sind diese Maßnahmen nicht erforderlich, vom ernährungsphysiologischen Standpunkt aber sind sie abzulehnen, wie überhaupt grundsätzlich von chemischen Hilfsstoffen bei der Lebensmittelzubereitung weitestgehend Abstand genommen werden soll; sie sollen nur in ganz bestimmten Fällen zur Behebung dringender mißlicher Umstände, in jeweils mengenmäßig beschränktem Umfang, in jeweils genau bekannten Stoffen und möglichst unter unmißverständlicher Kennzeichnung der Fertig- oder Zwischenprodukte verwendet werden. Die Bleichung des Mehles zerstört in unnötiger Weise das in den eingestreuten Fetttröpfchen gelöste Carotin (Provitamin A); die zu feine Ausmahlung verringert mit dem Schalenanteil den Gehalt der Mehle an dem Vitamin B-Komplex. Diese „enseriöse" Vitaminverarmung des Mehls und damit des Brotes ist im Hinblick auf die ohnedies knappe Vitaminversorgung bei brotreicher Nahrung abzulehnen. Anzuführen sind hier noch die *Weizenkeime*, deren Verwertung als Nahrungsmittel in den letzten Jahren weitgehende Berücksichtigung gefunden hat. Nach eingehender wissenschaftlicher Forschung ist es gelungen, die Stabilisierung der Weizenkeime durchzuführen, so daß sie in großem Umfang zur menschlichen Nahrung herangezogen werden können. Einmal dienen sie als Kräftigungsmittel mit Sojamehl, Hefe-, Tomaten-, Karotten- oder Hagebuttenzusatz und

---

[1] Mit Nachdruck wird vielfach dafür eingetreten, daß mit Rücksicht auf die Erkenntnisse und Erfahrungen der Ernährungslehre nicht mit so vielen „Passagen" bei der Mehlzubereitung gearbeitet werden soll. Die Herstellung hellerer Mehle soll auf die für feinere Backwaren unumgänglich benötigten Mengen beschränkt bleiben, während für die tägliche Nahrung dunklere Mehle zu bevorzugen sind. Es ist im allgemeinen Interesse zu fordern, daß sämtliche Anteile des Getreidekorns zu einem „Vollkornmehl" verarbeitet werden (vgl. F. LAMPRECHT). Es dürfen solche Brote als Vollkornbrote gekennzeichnet werden, welche den Keimling des Getreides vollständig enthalten.

man verwendet sie zu Gebäcken, ferner in Mischungen mit Traubenzucker und Mineralsalzen. Sie kommen in Pulver- oder in Flockenform in den Handel. Das, wenn auch nicht physiologisch vollwertige, aber hochwertige Eiweiß ist leicht verdaulich. Dle Kohlenhydrate werden durch Stärke, Saccharose und Pentosane vertreten. Die Verteilung der einzelnen Inhaltsbestandteile ist folgende: 4% Wasser, 30,9% Eiweiß, 31,6% Kohlenhydrate, 12% Pentosane, 9,1% Öl (Fette und Phosphatide), 3,4% Rohfaser, 4,8% Mineralbestandteile (W. Ru-dolph). Besonders erwähnenswert sind aber die Wirkstoffe, zu welchen vor allem die fettlöslichen Tocopherole (Vitamin E) sowie Vitamin A und D und diejenigen der B-Gruppe gehören, neben denen auch in geringeren Mengen Vitamin K vor-kommen soll. Die Bedeutung der Getreidekeime als Nähr- und Heilmittel und die Verwendung derselben infolge des niedrigen Kohlenhydratgehaltes zur Her-stellung von Diabetikerpräparaten behandelt H. Kühl.

Bei Roggen- und Weizenmehlen gibt es bestimmte *Typen*arten[1], die durch den Ausmahlungsgrad charakterisiert sind[2].

Suppen und Breie. Ein Unterschied zwischen diesen Zubereitungen besteht nur in ihrer Beschaffenheit, die wiederum durch den Wassergehalt bestimmt wird. Dünnflüssige Auf-güsse mit einem Wassergehalt von über 90% sind *Suppen*, zähflüssige mit einem Wasser-gehalt von über 70—80% nennt man *Breie*.

Tabelle 8. *Inhaltsstoffe der Mehle verschiedenen Ausmahlungsgrades.*

Mahlerzeugnisse	Eiweiß	Fett	Kohlen-hydrate	Roh-faser	Asche	Wasser
Roggenbackschrot Type 1800 (Aus-mahlung etwa 0—97%)	8,7	1,5	72,06	1,6	1,54	14,5
Roggenmehl Type 1370 (Kommiß-mehl) Ausmahlung etwa 0—85%)	8,0	1,5	73,93	0,9	1,17	14,5
Roggenmehl Type 997 (Ausmahlung etwa 0—75%)	6,9	1,1	76,25	0,4	0,85	14,5
Roggenmehl Type 610 (Ausmahlung etwa 0—60%)	5,3	0,5	78,98	0,2	0,52	14,5
Weizenbackschrot Type 1700 (Aus-mahlung etwa 0—97%)	12,6	1,9	68,15	1,8	1,45	14,5
Weizenmehl Type 630 (Ausmahlung etwa 0—73%)	11,8	1,5	71,46	0,2	0,54	14,5
Weizenmehl Type 405 (Ausmahlung 0—41%)	10,9	1,0	73,15	0,1	0,35	14,5

Zur Suppenbereitung verwendet man Grieße und Mehle oder ganze, geschälte bzw. ge-schrotete Körnerfrüchte: Gerste, Hafer[3], Hirse, Mais, Reis, Roggen, Weizen[4], Sago, welche mit Wasser aufgekocht oder in heiße Fleischbrühe oder dergleichen eingebracht werden. Dabei

---

[1] Zusammengefaßt in der Anordnung der Hauptvereinigung der deutschen Getreide-wirtschaft vom 11. 7. 1936.

[2] Für den Verbraucher ist der Hinweis wichtig, daß an die einzelnen Mehltypen ganz be-stimmte Anforderungen hinsichtlich des Mineralstoffgehaltes (Asche) gestellt werden, die wiederum vom Ausmahlungsgrad abhängig sind. So ist unter der Type „630 Weizenmehl" ein Mehl zu verstehen, das einen Aschegehalt von 0,630 g in 100 g Trockensubstanz aufzeigt. Der Ausmahlungsgrad ist um so niedriger, je höher der Kleieanfall ist, d. h. je mehr Schale-bestandteile entfernt werden; das Mehl ist hell in der Farbe, aber ärmer an Eiweiß- und Mineralstoffen. Im Hinblick auf die ernährungsphysiologische Bedeutung der Schalen-inhaltsstoffe dürfen z. B. Roggenmehltypen 610, 700, 815 zur Zeit nicht hergestellt werden, wie überhaupt der Anregung zuzustimmen ist, hellere Roggenmehle als Type 997 nicht mehr herzustellen.

[3] Über den Wert des Hafers in der menschlichen Ernährung: H. Fasold: „Der Wert des Hafers in der täglichen Ernährung". Kassel: E. Pillardy 1937.

[4] *Grünkern* nennt man die aus einer besonderen Weizenart (Dinkel) gewonnenen, ge-dörrten, unreifen Körner. Aus diesen Mehlen und Grießen hergestellte Suppen sind insbe-sondere in den südlichen und südwestlichen Gegenden Deutschlands sehr beliebt.

wird die Stärke verkleistert, aufgeschlossen, zum Teil verzuckert und somit in eine für die Verdauung leichter zugängliche Form übergeführt. Aus Grießen und Mehlen hergestellte *Teigwaren*[1] geben ebenfalls eine beliebte Suppeneinlage. Bei der Herstellung von Suppenmehlen, Suppenwürfeln aus Leguminosen durch Autoklavenbehandlung (erhöhte Temperatur und Druck) ist darauf zu achten, daß keine Beeinträchtigung der Proteine erfolgt in der Weise, daß eine Veränderung der am Aufbau beteiligten Aminosäuren eintritt, welche dann von den proteolytischen Verdauungsfermenten nicht mehr spaltbar und deshalb der Resorption unzugänglich sind.

Die aus Mehlen und Grießen zubereiteten *Breie* werden unter Zugabe von Zucker und Milch durch Erhitzen über freier Flamme oder auf dem Wasserbad und Einkochen bis zur Sirupkonsistenz hergestellt und geben ein vielgebrauchtes Nahrungsmittel, insbesondere für die Kinderernährung ab. Nach S. RUFOGALIS werden Kindernährmittel auf Getreidebasis hergestellt und sind präparierte aufgeschlossene Mehle, deren Herstellung in der AO. über den Verkehr mit Kindernährmitteln festgelegt ist. Die Aufschließung erfolgt meist durch Hitze, Säurehydrolyse oder fermentativ, wodurch ein mehr oder minder weitgehender Abbau der Stärke (Verkleisterung, Verflüssigung) zu Dextrinen erfolgt. Diese Dextrine werden vom Speichel und Darmsaft leichter verzuckert, so daß sie in größeren Mengen als die Mehle verabreicht werden können. Sie bieten ferner den Vorteil, daß sie die diastatische Fähigkeit des Säuglings steigern, von Bakterien nicht angegriffen werden und daher nicht gärfähig sind. Eine Zunahme der Dextrine tritt durch den folgenden Backprozeß ein, bei dem der dextrinierte Mehlteig im Backofen zu dünnen, fladenartigen Gebäcken gebacken wird, die dann feinstpulverisiert und mit den verschiedensten Zusätzen versetzt (Zucker, Maltose, Vitamin, Citronensäure, Milchpulver) abgepackt werden. Daneben gibt es noch *Gebäckerzeugnisse* (Zwieback, Keks), *Kindermehle* und *Vollkornpräparate*. Einen experimentellen Beitrag zur Untersuchung von Kindernährmitteln liefern W. DIEMAIR und L. ACKER.

Fladen. Diese werden durch Backen eines aus Körnerfrüchten oder deren Grieß oder Mehl unter Zusatz von Wasser hergestellten Breies bereitet. An Stelle von Wasser wird vielfach auch Milch verwendet; zugleich erfolgt zur feineren Bereitung ein gleichzeitiger Zusatz von Eiweiß, Eigelb, Ganzei oder Zucker (es werden auch Gewürzstoffe: Vanille, Citrone, Früchte der verschiedensten Art verwendet). Um ein Anbrennen, ein Anlegen zu vermeiden, wird auf die Pfanne oder in die Backform Fett gegeben. Bei der Eierkuchenzubereitung wird auf das heiße, zerlaufene Fett der Teig gegossen, der dann durch die hohe Temperatur des Fettes an der dem Fett zugekehrten Seite sich bräunt; das Eiweiß gerinnt, die Stärke wird aufgeschlossen und verkleistert, das Wasser verdampft und es bildet sich eine braune, erwünschte, Röststoffe enthaltende Kruste. Über die Fettverluste bei der Herstellung von Eierpfannkuchen und Kartoffelpuffern finden wir Angaben bei B. ROSSMANN. Dabei ist zu berücksichtigen, mit welcher Fettmenge (etwa 5 oder 20 g) Butter, Margarine, Schweineschmalz oder Öl gebraten wird. Die Verluste sind bei der Anwendung von 5 g Fett zum Backen proportional höher als bei 20 g. Sie schwanken zwischen 2—16% des Gesamtfettes bzw. 4,5 und 22% des zugesetzten Reinfettes. Der Fettverlust (Verbrennen, Verspritzen) schwankt zwischen 7 und 70% des zugesetzten Reinfettes. Die niedrigsten Verluste sind bei Verwendung von Schweineschmalz festzustellen. Die Schwankungen sind bedingt durch die verschiedenen Erhitzungstemperaturen und -zeiten. Verwendet man die Mindestmenge von Fett (15 g) Butter, Margarine, Schweineschmalz, Öl, synthetisches Fett, zum Backen von Kartoffelpuffern, so schwanken die Verluste zwischen 10—39% des Gesamtfettes und 10 bis 53% des Handelsfettes (wasserhaltiges Fett). Die niedrigsten Verluste treten bei Öl und Schmalz auf. Die Verspritz-Verluste schwanken zwischen 9 und 33% des zugesetzten Reinfettes.

Ein Zusatz von geschlagenem Eiweiß (Eierschnee) bewirkt eine weitgehende Auflockerung des Teiges[2], das Fertigprodukt wird flaumiger und ist so leichter bekömmlich. Will man die

---

[1] Teigwaren sind nach den Ausführungsbestimmungen zum Lebensmittelgesetz vom 12. 11. 1934 kochfertige Erzeugnisse, die aus Weizengrieß oder Weizenmehl von nicht höherer Ausmahlung als 70 Hundertteilen mit oder ohne Verwendung von Ei, durch Einteigen ohne Anwendung eines Gärungs- oder Backverfahrens, sowie durch Formen und Trocknen bei gewöhnlicher Temperatur oder bei mäßiger Wärme hergestellt werden. Den Teigen wird bisweilen auch Speisesalz zugesetzt. Es gibt *Eierteigwaren* (die mindestens 2,5 Hühnereier auf 1 kg Grieß oder Mehl enthalten müssen) und *eifreie* Teigwaren. Nach der äußeren Form unterscheidet man *Nudeln* (Bandnudeln, Schnittnudeln, Fadennudeln), *Spätzle*, *Makkaroni* (Rohrnudeln), *Spaghetti*. Daneben gibt es noch Teigwaren besonderer Art, die Milchteigwaren, Gemüse- und Kräuterteigwaren, Kleber-, Lecithin-, Vollkorn-, Graumehl- und Roggenteigwaren.

[2] Die Lockerung erfolgt hier mit der die kolloide Eiweißmasse durchsetzenden Luft, welche von Eiweißschaumbläschen eingehüllt ist. Durch diese beim Backen freiwerdende, sich ausdehnende Luft wird der Teig gelockert.

oberflächliche Durchdringung mit Fett (im Hinblick auf die diätetische Verwendung der Zubereitung) vermeiden, dann ist das Herausbacken in einer dickwandigen Pfanne empfehlenswert und das gleichzeitige Bedecken derselben mit einem gut erhitzten Deckel [W. Heupke(1)].

Gebackenes (Brot und Kuchen). Die Zubereitungen sind grundsätzlich dadurch gekennzeichnet, daß der aus den Rohstoffen zugerichtete Teig vor dem Backen *gelockert* wird. Die Brotherstellung vollzieht sich demnach in drei Abschnitten: Teigbereitung, Teiglockerung, Backvorgang.

Bei der Teigbereitung wird das Mehl mit einer seiner Beschaffenheit entsprechenden günstigen Wassermenge versetzt, die innerhalb gewisser Grenzen von Mehl zu Mehl schwanken kann. Ist die Wassermenge zu gering, so ist damit die Verkleisterung beim Backprozeß und die Quellung der Stärke ungenügend, ist sie zu groß, dann findet keine vollständige Abbindung der kolloiden Bestandteile statt und das Gebäck bleibt in der Krume feucht. Die Wasseraufnahme des Mehles ist unterschiedlich; so werden aus 100 Teilen Roggenmehl durchschnittlich 150 Teile, aus 100 Teilen Weizenmehl durchschnittlich 160 Teile Teig erhalten, Mengenverhältnisse, die je nach den Eigenschaften, dem Alter der Mehle usw. gewisse Schwankungen aufweisen können. Auch der Mineralstoffgehalt des Wassers spielt hier eine Rolle, wie auch die Teigbeschaffenheit selbst von seinem Salzgehalt abhängig ist. Der Fachmann weiß, daß der gesalzene Teig mehr „Stand" hat, weshalb auch auf 1 l Wasser oder Milch etwa 20—30 g Kochsalz verwendet werden. Das Mehl wird mit der auf etwa 35° erwärmten Teigflüssigkeit (Wasser, Milch oder mit Wasser verdünnter Milch), welche neben Kochsalz das Lockerungsmittel[1] (Reinhefe oder Sauerteig) enthält, vermengt, mit Hilfe von Knetmaschinen oder der Hand durchgeknetet und der Teig an einem warmen Ort mehrere Stunden bei Temperaturen um 25—30° sich selbst überlassen.

Durch die Hefe- bzw. Sauerteiggabe erfolgt eine künstliche Teiglockerung[2] durch Kohlendioxyd, welches die Zymase der Hefe aus dem gärfähigen Zucker bildet. Zugleich findet eine Vermehrung der Hefezellen und der damit gegebenenfalls (im Sauerteig) vergesellschafteten Mikroorganismen, insbesondere der Milchsäurebakterien, die für die Reinhaltung des Sauerteiges unbedingt notwendig sind, statt. Die Teiglockerung erfolgt also im wesentlichen durch Gärungskohlensäure, die im Teig von den gequollenen Stärkekörnern und dem zähen Kleber (Gliadin und Glutenin) festgehalten und nicht freigegeben wird. Die bei der Sauerteigführung entstehende Milchsäure wirkt auf die Teigkolloide quellend (peptisierend). Das Volumen des Teiges nimmt beim „Garwerden" zu. Der gare Teig quillt geformt und die erhaltenen Teigstücke werden im Backofen bei gleichmäßiger feuchter Hitze zu *Brot* bzw, *Gebäck* gebacken.

Dabei treten im geformten Teig Veränderungen nach der chemischen und physikalischen Seite auf, die einmal in der Form des Teigstückes zum Ausdruck kommen, welche vom plasti-

---

[1] Neben diesen Lockerungsmitteln verwendet man noch andere Backhilfsmittel wie gewöhnliche und enzymangereicherte Malzextrakte, Quellungsmehle u. a., auf die hier im einzelnen nicht eingegangen werden kann. Es ist wichtig, daß von maßgebenden Stellen in Übereinstimmung mit den sachverständigen Fachkreisen eine Regelung in der Verwendung von Backhilfsmitteln angestrebt wird. (Entwurf einer VO. über Backpulver und andere chemische Triebmittel der VELF, Fassung Juni 1948). Bei dieser Gelegenheit werden unnötige chemische Hilfsstoffe ausgeschaltet, wobei die vorläufig zur Anregung enzymschwacher, d. h. backtechnisch ungeeigneter Weizenmehle — mit geringem oder zu schwachem Klebergehalt — unentbehrlichen, auch jeweils nur in sehr geringen Mengen den Mehlen zugesetzten Hilfsstoffe ihre Umgrenzung erfahren können. Von letzteren ist vorauszusetzen — die erprobten Hilfsmittel erfüllen auch diese Forderung —, daß sie beim Backvorgang wieder verschwinden bzw. in unschädliche Stoffe übergehen (z. B. Persulfate, die in Sulfate übergehen) *Mehlverbesserung:* nicht zu verwechseln mit der *Mehlbleichung.*

[2] Die in einem Teig aus Mehl und Wasser selbsttätig spontan einsetzende Gärung durch die Tätigkeit der Mikroorganismen (Bakterien und Hefen) kann auch zur Teiglockerung genügen; aus praktischen Gründen ist man aber im Großbetrieb von der spontanen Gärführung abgekommen. Neben diesen Verfahren der Teiglockerung gibt es noch ebensolche *mechanische* (nach Dauglish wird die Kohlensäure unter Druck in den Teig gepreßt) und *chemische,* wo durch Zusatz von kohlensauren Salzen und gleichzeitige chemische Entbindung der Kohlensäure für eine Auflockerung gesorgt wird. Von den verwendeten Stoffen dieser Art „Backpulver" sind zu nennen: Weinsteinbackpulver (Weinstein und Na-Bicarbonat), Phosphatbackpulver (primäres und sekundäres Ammoniumphosphat und Na-Bicarbonat) u. a., die aber weniger bei der Brotbereitung als vielmehr bei der Kuchenbereitung eine Bedeutung erlangt haben. Ohne Zweifel führt die Teiggärung zur vollkommenen Ausbildung der Gebäcke.

[3] Über die Verwendung des dabei entstehenden und beim Backprozeß freiwerdenden Alkohols liegen zahlreiche Untersuchungen vor [vgl. J. Gerum (2)].

schen Zustand in einen festeren Zustand übergeht, ferner wird auch der Geschmack erheblich verändert. Durch die im Backofen herrschenden Temperaturen (Weizenbrot etwa 200 bis 230°, Roggenbrot etwa 230—250°) verdunstet zunächst das Wasser auf den äußeren oberen und unteren Anteilen, dadurch verkleistern sie und ein Teil der darin enthaltenen gequollenen Stärke wird in Maltose und Dextrine übergeführt. Durch die weitergehende Wasserverdunstung erhärtet die äußere Schicht, sie färbt sich gelb bis braun, im wesentlichen durch die sich aus den Zucker- und Eiweißstoffen bildenden „Röstprodukte", die vorwiegend aus Caramel und Melaninen bestehen. Die äußere braun gefärbte Schicht nennt man Rinde. Die hier einsetzenden Caramelisierungserscheinungen werden durch Einblasen von Wasserdampf zwecks Bildung einer schönen, gelb bis gelbbraunen, an Röststoffen reichen Oberfläche begünstigt. Über die beim Backen beobachteten Einflüsse auf die wasserlöslichen Stoffe des Brotes berichten A. HEDUSCHKA und I. DEININGER, während über die Backveränderung der Stärke Untersuchungen von I. KATZ (1, 2) vorliegen.

Infolge des schlechten Wärmeleitungsvermögens der Krume herrscht im Innern des Brotes nur eine Temperatur um 100°, so daß hier die Veränderungen nicht so tiefgreifend sind und sich auch viel langsamer abspielen. Die Eiweißstoffe beginnen bei etwa 65—70° zu coagulieren, wodurch die kolloiden Eigenschaften, insbesondere ihr Wasserbindungsvermögen verändert werden; fernerhin verkleistert die Stärke, und beide zusammen, geronnenes Eiweiß und verkleisterte Stärke, liefern das Gefüge des Brotinneren. Da infolge der schlechten Wasserverdunstung genug Wasser vorhanden ist, erfolgt auch eine teilweise Umwandlung der Stärke in Dextrin mit einer gleichzeitigen schwachen Caramelisierung. Die freiwerdenden Gärungsgase sammeln sich im Backofen an und werden mit den Schwaden abgesaugt[1].

Läßt man Brot liegen, so wird es „alt", es treten Veränderungen ein, die nicht mit der Veränderung des Feuchtigkeitsgehaltes im Zusammenhang stehen, sondern vielmehr im wesentlichen kolloider Art sind. Es handelt sich um Entquellungserscheinungen, durch welche das Gefüge der Krume, das ein Eiweiß-Kohlenhydratgerüst ist, zusammenfällt. Wasserverdunstung tritt beim „Altbackenwerden" des Brotes kaum ein; denn die Erfahrung zeigt, daß man durch Erhitzen auf etwa 70° die frische Brotbeschaffenheit wieder herbeiführen kann, d. h. es gelingt eine Umkehr des Vorganges. Das „Altbackenwerden" ist in den bereits angegebenen Arbeiten von I. KATZ behandelt.

Brotsorten. An den Anfang dieses Abschnittes ist die Entschließung der Brotkonferenz im Reichsgesundheitsamt vom Jahre 1935 zu stellen: „Die Reichsarbeitsgemeinschaft für Volksernährung ruft die zuständigen Fachgewerbe auf, unter Heranziehung aller Kräfte auf wissenschaftlichem und praktischem Gebiet sofort die Arbeit aufzunehmen und dem Volke und der Volksernährung mit dem besten Brot zu dienen". Eine begriffliche Umreißung für das „beste Brot" ist schwierig, um so mehr, da Sitte, Gewohnheit und Liebhaberei auch hier mit hineinspielen, es sind daher auch hier die wissenschaftlichen Erkenntnisse und Erfahrungen (H. WIRZ, W. KRAFT) richtunggebend, welche in den letzten Jahren gesammelt wurden und die Grundlage zu einer zweckmäßigen Brotzubereitung darstellen. Auf Grund dieser Erkenntnisse ist es richtig, daß heute wieder dem Vollkornbrot der Platz eingeräumt werden muß, der ihm gebührt, der Platz über dem Weizenbrot. Der Eiweißfaktor, der Vitamingehalt, die Mineralbestandteile, die cellulosehaltigen Stoffe („Rohfasern"), die Geschmacksstoffe und der Ausnutzungsfaktor sprechen für die volle Ausmahlung des Getreidekorns, also für die Herstellung von Vollkornbroten[2] (vgl. S. 124).

Nach der Brotmarktordnung werden sämtliche Brotsorten in Deutschland in zwei Gruppen eingeteilt, nämlich in *ortsübliche* Brote: Roggenschrotbrot

---

[1] Die Entwicklung der Backöfen ging von einem am Anfang mit Holz geschürten Mauergewölbe zum Kanalofen, dann zum Dampfbackofen und schließlich zum neuzeitlichen Großofen über, in dem die Teigstücke auf einem endlosen Band langsam den Ofen durchwandern und als fertiges Brot verlassen. Als Heizung dienen neben Holz: Kohle, Koks, Gas und elektrischer Strom.

[2] Deutschland und Österreich sind aus klimatischen Gründen und gemäß ihrer Bodenverhältnisse Roggenländer (wie Polen, Rußland, Finnland, Schweden). In den westlichen und südlichen Ländern Europas gedeiht Weizen besser; diese Länder wie auch USA., Kanada sind Weizenländer. Diese grundsätzlichen Voraussetzungen beherrschen das landesübliche Brot; übertriebene Abweichungen von diesen Gegebenheiten sind unnatürlich.

(S-Brot), Roggenbrot (R-Brot), Roggenmischbrot (RM-Brot), Weizenmischbrot (WM-Brot), Weißbrot (Wasserware, W-Brot) und *Spezialbrote*.

Die heute auf dem Verordnungsweg verfügte Streckung der für die Verarbeitung zu Brot bestimmten Getreidebestandteile ist aus den Verordnungen der Hauptwirtschaftlichen Vereinigung für Getreide und Futtermittel zu entnehmen [A. Kaiser (1)]. Neben den bekannten, zur Zeit hergestellten üblichen Roggen- und Weizenbroten gibt es eine Reihe von Spezialbroten, die sich zunehmender Beliebtheit erfreuen und die insbesondere auch in der Krankenkost eine Bedeutung haben; es sind dies Brote, die in einem besonders gestalteten Verfahren oder aus besonders hergestellten Rohstoffen bereitet werden. Damit sollen im wesentlichen Brote mit besserer Verdaulichkeit und Ausnützbarkeit geschaffen werden; der an sich schlechteren Ausnutzbarkeit der Schalenbestandteile wird durch entsprechende Zurichtung und Vorbehandlung des Korns begegnet.

Gemüse. Gemüse — hierunter sollen alle Feld- und Gartengemüse verstanden sein — kann in *rohem* Zustand (Tomaten, Gurken, Karotten u. a.) genossen werden; zumeist aber erfolgt eine Zubereitung durch Kochen (Erhitzen mit Wasser), zuweilen durch Braten (Erhitzen mit Fett).

Das *Kochen* verfolgt den Zweck, die an cellulosehaltigen Bestandteilen („Rohfaser") reichen Gemüse aufzuschließen, um dadurch die Nahrungsstoffe freizulegen, aufzulockern und so der Verdauung zugänglicher zu machen. Dem eigentlichen Kochvorgang geht gewöhnlich ein Einweichen (Hülsenfrüchte) oder ein kurzfristiges Überbrühen mit heißem Wasser voraus. Durch dieses Überbrühen sollen etwa vorhandene Kleinlebewesen (Mikroorganismen) abgetötet, zum anderen aber nicht erwünschte Bestandteile, die der Zubereitung einen faden, unangenehmen, strengen, bitteren Geschmack verleihen, entfernt werden[1].

Von diesen Maßnahmen werden aber, wie aus vielen Untersuchungen hervorgeht, nicht allein die wertlosen, unerwünschten Inhaltsbestandteile betroffen, sondern auch wertvolle, ernährungswichtige Stoffe. Die Angaben über die Verluste durch das Wässern und Brühen gehen ziemlich auseinander, da die Behandlungsweise (Zerkleinerungsgrad, Wassermenge, Zeit, Temperatur usw.) die Durchlässigkeit der Zellwände und damit die Diffusion der Inhaltsstoffe beeinflußt [H. Classen, E. Spreckels (1)]. Hier seien die bemerkenswerten Untersuchungsergebnisse von R. Berg angeführt, die sich eingehend mit den Verlusten an organischen und anorganischen Inhaltsbestandteilen beschäftigten. Über das Verhalten von Fermenten beim Blanchieren berichten W. Diemair und R. Zerban, die eine einfache Enzymreaktion zur Beurteilung von Trockengemüsen veröffentlichten. F. Kiermeier zeigt, daß die Bestimmung der Fermentaktivität im blanchierten Gemüse wohl die Wirkung technischer Verfahren zu kontrollieren erlaubt, daß es aber nicht gelingt, von vornherein allgemein gültige Zeiten für die optimale Blanchierdauer der verschiedenen Gemüse festzulegen. An Hand der Peroxydaseaktivität verfolgt Kiermeier die enzymatischen Umsatzmöglichkeiten, weist aber trotz der überzeugenden Ergebnisse darauf hin, daß diese Betrachtung nichts über die durch Luft bedingten Lagerveränderungen (die neben dem Blanchieren hervorgerufen werden) aussagt. Unter Einbezug des neuzeitlichen ausländischen Schrifttums verfolgte A. Heilmann-Geierhaas Vorschläge zur Vermeidung durch Ausschaltung des Blanchierprozesses, die auf einer Anwendung von chemischen Stoffen zu partieller Lähmung der Enzymtätigkeit beruht. Dadurch soll vor dem Gefrierprozeß durch eine Behandlung mit Alkohol und Äther eine vollständige Erhaltung der Farbe, des Geruchs und

---

[1] Dieses Überbrühen ist in der Konservenindustrie vielfach üblich (Blanchieren) und stellt hier ebenfalls eine hygienische und zugleich konserventechnische Maßnahme dar (Volumenverringerung).

Geschmacks und des Vitamin C ermöglicht werden. Weder damit, noch mit Cyaniden (zur Inaktivierung der Schwermetallwirkgruppen [Fe, Cu] des Enzyms) noch mit Thioharnstoff war eine Umgehung der Hitzeinaktivierung auch nur teilweise erreichbar, eine allgemeine Lösung des Problems wurde noch nicht gefunden.

Eine wertvolle Ergänzung zu diesen Ergebnissen bringen in neuerer Zeit A. MIERMEISTER, der im Gegensatz zu BERG einen geringeren Verlust an Mineralstoffen bei gekochtem *Spinat* auffindet, sowie E. SPRECKELS (2) und P. KOEPKE, welche sich mit den Untersuchungen über die Abbrühverluste in Abhängigkeit von der Erhitzungsdauer, der Schnittgröße des Gemüses, der Menge des Brühwassers und seiner Zusammensetzung (kochsalzhaltig) beschäftigen. KOEPKE ermittelt, unter Einhaltung gleichmäßiger Versuchsbedingungen, 40% Verlust an Gesamtextrakt bei Gemüse, das gekocht, und 10% bei ebensolchem, das gedämpft wurde. Unter Berücksichtigung einer haushaltsüblichen Zubereitung ermittelte SPRECKELS bei *Kohlrabi* und grobgeschnittenem *Weißkraut* Verluste zwischen 10 und 16,6% an organischen Nähr-

Tabelle 9. *Verluste der Gemüse an organischen und Mineralbestandteilen beim Abbrühen.*

	Verluste in % des Gehalts der ursprünglichen Substanz			
	Spinat	Rosenkohl	Grünkohl	Weißkraut
Trockensubstanz	19,2	24,0	34,1	48,1
Rohprotein	19,5	24,0	40,4	46,2
Fett (Ätherextrakt)	5,3	47,8	50,2	45,1
Stärke	26,5	15,3	17,7	81,8
Zucker	31,7	56,5	80,7	72,2
Rohfaser	0,9	0,8	0,7	10,2
Freie Säure (als Citronensäure berechnet) . . .	91,6	36,8	42,1	45,0
Ammonium	82,8	45,9	90,5	77,6
Kalium	79,1	53,8	84,0	93,7
Natrium	82,3	80,4	88,8	93,6
Calcium	32,0	11,9	33,5	76,9
Magnesium	73,8	30,0	50,0	76,6
Phosphorsäure (P_2O_5)	62,8	30,6	39,8	72,5
Schwefelsäure (SO_3)	49,9	69,0	68,7	44,4
Chlor (Cl)	70,7	48,3	69,5	63,8

stoffen, besonders wenn beim Wurzelgemüse, anstatt Säulen, Scheiben geschnitten wurden; auch für *Brechbohnen* gilt diese Beobachtung bei 10 min langer Abkochung. *Schnittbohnen* und *gehobeltes Kraut* sollen nicht so lange gekocht werden. Die küchenmäßige Zubereitung von *Spinat* und *Mangold* fordert die meisten Verluste. Diese Untersuchungen stehen in Übereinstimmung mit den früheren Beobachtungen, wonach das Wässern in 2,5%iger Kochsalzlösung keine Veränderung der Lösungsverhältnisse zur Folge hat.

Es ist naheliegend, daß sich auch beim „Garkochen" derartige Verluste an Nährstoffen und Mineralbestandteilen zeigen müssen, die ihrerseits wieder von der Vorbereitung des Kochgutes abhängen, wie C. GRIEBEL und A. MIERMEISTER mit ihren Untersuchungen an geschälten und ungeschälten *Kartoffeln* dartun konnten.

Tabelle 10. *Kohlenhydratverlust von Gemüsen bei der Zubereitung.*

		Zucker + Stärke		
		berechnet auf 100 g Gemüse		Verlust durch das Kochen
Gemüseart	Zubereitung	Rohgemüse %	nach dem Garkochen %	in % der ursprünglichen Menge
Kohlrabi		3,09	2,43	21,4
Rosenkohl	In üblicher	5,06	1,56	69,2
Spinat	Weise in	2,97	0,85	71,4
Blumenkohl	Salzwasser	2,10	1,40	33,4
Winter-Krauskohl	gar gekocht	6,75	3,20	52,6
Zittauer Riesenzwiebel		8,90	3,70	58,5

Diese Verluste an Nährstoffen erstrecken sich, wie auch aus der angeführten Übersicht hervorgeht, in erster Linie auf lösliche Bestandteile, auf Extraktstoffe: Kohlenhydrate, lösliche Eiweißverbindungen und ihre Spaltprodukte (Aminosäuren), schwefelhaltige· Verbindungen, Mineralstoffe (organische und anorganische Salze), Duft- und Aromastoffe. Da aber mit der Einwirkung höherer Temperaturen auch chemische Veränderungen eintreten, z. B. Verzuckerung der Stärke, Hydrolyse der Eiweißstoffe, so werden auch von diesen löslich gemachten kolloiden Bestandteilen gewisse Mengen in das Kochwasser gehen; dasselbe gilt auch für etwaige Caramelisierungsprodukte und für Fett. Es sei noch erwähnt, daß das Überbrühen der *Pilze* und das Weggießen des Kochwassers in den meisten Fällen (selbst wenn es sich nicht um die Zubereitung vermeintlich giftiger Pilze handelt) sehr empfehlenswert ist, wenn auch hier große Verluste an Nährstoffen eintreten (TH. SABALITSCHKA und F. RIESSENBERG (1, 2); J. GERUM (1).

Bisweilen sind aber solche Nährstoffverluste nicht unerwünscht, so z. B. bei der Diabetikerkost, wo insbesondere die Verminderung an verdaulichen Zuckerstoffen angestrebt wird. Wie diesbezügliche experimentelle Arbeiten von F. KRAUS beweisen, ist dies durch entsprechende Auswahl der Zubereitungsart der Gemüse erreichbar; hier können Zubereitungsverluste bis etwa 70% (Spinat) eintreten.

Ein weiteres Interesse verdienen die Untersuchungen, welche sich mit dem Zubereitungsverlust an Vitaminen beschäftigen; sie wurden in jüngster Zeit in umfangreichem Maße angestellt. Darüber berichten u. a. die Arbeiten von J. FENTON, M. OLIVER, W. KLODT, A. SCHEUNERT, I. RESCHKE und E. KOHLMANN (1, 2) sowie von W. LINTZEL, G. HOFFMANN und H. GORES (vgl. auch G. HOFFMANN). Die experimentellen Ergebnisse der Untersuchungen über den Vitamin C-Verlust in Abhängigkeit von der Zubereitungsart ergeben sich aus nachfolgender Übersicht:

Tabelle 11. *Vitamin C-Gehalt und -Verlust (in % der Ausgangsmenge) tischfertiger Gemüse.*

		Milligramme Ascorbinsäure, bezogen auf 100 g Ausgangsmaterial							
	Roh	Kurz gekocht (30—40 Minuten) mit Kochwasser		Lang gekocht (1—2 Stunden) mit Kochwasser		Kurz gekocht ohne Kochwasser		Lang gekocht ohne Kochwasser	
		Gehalt	Verlust %	Gehalt	Verlust %	Gehalt	Verlust %	Gehalt	Verlust %
Rosenkohl	79,0	77,3	— 2,1	—	—	43,8	—44,6	—	—
Spinat . .	78,3	48,9	—37,5	—	—	29,7	—62,1	—	—
Rotkraut .	57,3	58,4	+ 1,9	55,9	— 2,4	32,7	—42,9	40,9	—28,8
Wirsing .	56,7	35,5	—36,1	24,3	—57,1	12,9	—77,3	9,6	—83,1
Kohlrabi .	37,6	26,7	—29,0	—	—	8,9	—76,3	—	—
Blumenkohl	23,8	26,6	+12,0	—	—	6,5	—72,6	—	—
Rote Rübe	21,8	—	—	20,1	— 7,8	—	—	20,1	— 7,8
Weißkraut	18,0	15,5	—13,7	14,9	—17,2	10,3	—42,8	0	—100,0

— nicht untersucht

Die Vitamin C-Verluste bewegen sich zwischen rund 15% (kurz gekocht mit Kochwasser) und rund 60% (kurz gekocht ohne Kochwasser), ferner zwischen rund 20% (lang gekocht mit Kochwasser) und rund 55% (lang gekocht ohne Kochwasser).

Nach eigenen Beobachtungen sind die nach der TILLMANS-Methode ermittelten und im Schrifttum angegebenen Vitamin C-Werte für Gemüse- und Obstkonserven mit großer Vorsicht aufzunehmen. Über umfangreiche Untersuchungsergebnisse über den Vitamin C-Gehalt von Blatt-, Sproß-, Knollen- und Wurzelgemüsen, Früchten und Samen, Wildgemüse, Würzkräutern berichten W. DIEMAIR, E. LOETZBEYER und F. ARNOLD.

LINTZEL und seine Mitarbeiter[1] stellen in Übereinstimmung mit KLODT fest, daß der Kochvorgang selbst nur eine unwesentliche Verminderung des Vitamin C-Gehalts hervorruft; kurzes Kochen mit Verwendung des Kochwassers erweist sich am günstigsten; hier waren nur Verluste von 15% an Vitamin C (gegenüber dem unbehandelten Gemüse) fest-

---

[1] Die Vitamin C-Werte wurden mit Hilfe der Titration des Trichloressigsäureauszuges mit Dichlorphenol-indophenol nach F. TILLMANS in der Ausführung von A. SCHEUNERT bestimmt.

stellbar. Auch mehrstündiges Kochen wirkt sich bei gleichzeitiger Mitverwendung des Kochwassers nicht besonders ungünstig aus, mit Ausnahme bei Wirsing, wo ein starker Vitaminverlust eintrat.

Eine Kochwasserentfernung nach kürzerem oder längerem Kochen kann einen Vitaminverlust von etwa 60% bewirken.

In ähnlicher Richtung bewegen sich die SCHEUNERTschen Untersuchungen, wonach Dämpfen der Gemüse (Rosenkohl, Grünkohl, Kartoffeln) zu den geringsten Verlusten führt, während Kochen im Wasser einen nicht unbedeutenden Vitamin C-Verlust zur Folge hat, weshalb SCHEUNERT ebenfalls die Mitverwendung des Kochwassers dringend empfiehlt. Warmhalten in der Kochkiste führt zu einer fortschreitenden Verminderung des Vitamin C-Gehalts, die je nach der Art des Gemüses schon nach 2 Stunden sehr erheblich sein kann; besonders trifft dies für die an sich nicht besonders Vitamin C-reichen Kartoffeln zu, vor allem dann, wenn diese geschält verarbeitet und vor dem Kochen in Wasser eingelegt werden. Beim Dämpfen mit Schale wurden Verluste bis zu 9,3% festgestellt, ohne Schale 18,2%, dagegen beim Kochen ohne Schale 28,6%[1].

Aufbewahren und Stehenlassen der Gemüse unter Luftzutritt und die sich hierbei einstellenden Oxydationsmöglichkeiten (vor allem dort, wo durch die Zerkleinerungsart eine große Angriffsfläche gegeben ist) bewirken wechselnde Vitamin C-Verluste, die aber größer sind als diejenigen beim Kochvorgang. Während also diese Vorbehandlung mit Wasser bei den Blatt-, Stengel- und Knollengemüsen aus den dargetanen Gründen vermieden, zum mindesten aber zeitlich beschränkt werden soll, wird sich bei den reifen Leguminosenfrüchten (Bohnen, Erbsen, Linsen) das Einweichen in Wasser kaum vermeiden lassen. Diese Gemüsearten werden zum Zwecke des „Erweichens" der äußeren Schalenbestandteile und des Inhalts in Wasser gelegt und nach Ablauf einer gewissen Zeit gekocht. Die Erfahrung lehrte, daß hierbei der Härtegrad des Wassers eine besondere Rolle spielt; harte Wässer wirken schlechter als weiche, wobei Jahrgang, Herkunft, Ernte, Sortenauswahl der Frucht sich in unterschiedlicher Weise äußern können. Die Vorstellung, daß es sich hierbei um die Bildung von schwerlöslichen oder unlöslichen Calcium-Magnesium-Verbindungen mit Eiweißstoffen (Calcium-Magnesium-Legumin) handelt, konnte nicht experimentell bewiesen werden, auch die neueren Untersuchungen von I. VAN DER MAREL und A. MOELLER liefern keinen Beweis für diese Annahme. Dagegen konnte K. LOCHMUELLER beweisen, daß Wasseraufnahme und Kochzeit, Quellungsvermögen und Weichdauer fast linear zusammengehen. Die Wasseraufnahme von Erbsen nimmt mit steigender Sulfathärte des Weichwassers ab. Das Weichwerden ist abhängig vom Quellvermögen und die Erbsen werden um so weicher, je mehr Wasser sie aufgenommen haben. Mit steigendem Gipsgehalt geht das Quellvermögen zurück, doch eignen sich Gipswässer zum Einweichen besser als Carbonatwässer. Dagegen scheinen die Pektinstoffe mit den Kalksalzen des Wassers schwerlösliche Verbindungen zu geben, die ihrerseits, je nach dem Grad ihrer Kochbeständigkeit, das „Garwerden" des Gemüses beeinflussen können. Vielfach werden in neuerer Zeit wieder Kochkisten und Dampfkochtöpfe zur schonenden Zubereitung von Gemüsen empfohlen.

Bei der Verwendung von *Kochkisten* wird das Gemüse in einem Topf der Kochkiste auf offener Flamme angekocht, und zwar entsprechend der für Gemüse in der Kochvorschrift angegebenen Vorkochzeit; dabei richtet sich diese, vom wirklichen Kochen an gerechnet, nach der Dauer des „Garkochens". Abgesehen von dem bisweilen auftretenden typischen „Kochgeschmack" ist ein längeres Warmhalten des Gemüses in der Kochkiste deshalb nicht zu empfehlen, da nach A. SCHEUNERT und J. RESCHKE eine fortschreitende Verminderung des Vitamin C-Gehaltes eintritt, die schon nach 2 Std. so erheblich sein kann, daß das Gemüse nicht mehr als eine ausreichende Vitamin C-Quelle anzusprechen ist. Es ist daher zweckmäßig, bei Verwendung der Kochkiste im Haushalt zur Sicherung der Vitamin C-Zufuhr zusätzlich Salate oder Obst zu verwenden.

Bei der Zubereitung im *Dampfkochtopf (Bavaria, Rapid, Siko u. a.)* wird das Gemüse im Dampf des eigenen oder zugesetzten Wassers gedämpft, und zwar in Einsätzen aus Aluminium und Jenaer Glas, die in den Kochtopf eingelegt werden. Der Topf ist mit einem Deckel mit Bügelverschluß und Dampfventil versehen. Der Kochtopf ist auf der Innenseite emailliert und ist für Kohlen- und Gasherde, für Spiritus-, Benzin- und Petroleumkocher und für elektrische Kochplatten verwendbar.

---

[1] Zur Entfernung des bekanntlich durch Erfrieren der Kartoffeln auftretenden Süßgeschmackes (Desaggregierung der makroheterogen synthetisierenden Enzyme in mikroheterogen spaltende Enzyme [TH. BERSIN]) wurden von PH. FRESENIUS und B. ROSSMANN mit Zusätzen von Milch-, Citronen-, Essig- und Weinsäure, Kochsalz und Gemischen mit diesen Säuren Versuche angestellt. Diese Gemische sind in chemischer Hinsicht nicht in der Lage, den Süßgeschmack zu beseitigen, aber in geschmacklicher Hinsicht sind bemerkenswerte Verbesserungen erzielt worden.

Empfindliche Gemüse, Spinat, Winterkohl, Mangold, Rosenkohl u. a. werden möglichst kurz (etwa 2 min) gedämpft. Es empfiehlt sich einmal ein Einlegen des Gemüses in den vorher heiß gemachten Topf, zum anderen ein sofortiges Herausnehmen nach der vorgeschriebenen Dämpfzeit, die sich wiederum nach der Härte des verwendeten Wassers und nach der Gemüsequalität richtet. Die kurze Dämpfdauer wirkt sich bei gleichzeitiger Mitverwendung des Kochwassers gut auf den Geschmack sowie auf die Inhaltsbestandteile der Gemüsezubereitung aus; Angaben hierüber sind in dem einschlägigen Schrifttum nur lückenhaft auffindbar.

Über neue Versuchsergebnisse wurde auf S. 152 an Hand übersichtlich zusammengestellter Daten berichtet.

Tabelle 12. *Vitamin C-Gehalt und -Verlust gedünsteter Gemüse.* (Milligramme Ascorbinsäure, bezogen auf 100 g Ausgangsmaterial.)

	Roh	Gedünstet (15—25 Minuten)	
		Gehalt	Verlust %
Rosenkohl	79,0	66,9	— 15,3
Spinat	78,3	—	—
Rotkraut	57,3	40,9	— 28,6
Wirsing	56,7	22,3	— 60,7
Kohlrabi	37,6	35,8	— 4,8
Blumenkohl . . .	23,8	18,9	—20,6
Rote Rübe	21,8	—	—
Weißkraut	18,0	12,6	— 30,0

Braten und Rösten. Diese Art der Zubereitung findet nur vereinzelt Verwendung, z. B. bei Kartoffeln, wo unter Zugabe von Fett über kleiner Flamme, oder bei Gemüse unter gleichzeitiger Zugabe von Fett und Wasser die Zubereitung erfolgt. Auch hier tritt eine rasche Schrumpfung der äußeren Schichten ein; sie erhärten, so daß nur im Innern das Wasser zur Wirksamkeit kommt, wobei die bereits behandelten Verkleisterungs- und Coagulationserscheinungen einsetzen. Die Verluste beschränken sich ausschließlich auf den Wassergehalt, bei der angegebenen Dünstung mit Fett auch auf Vitamin C, wie die jüngsten Untersuchungen von W. Lintzel erkennen lassen. Neuerdings beschäftigte man sich mit dem Fettgehalt von Bratkartoffeln (Ph. Fresenius und F. Stein). Es wird ausgesagt, daß die Fettverluste um so geringer sind, je größer die Oberfläche des Bratstückes ist. Kartoffeln sollen stets nur in Scheiben geschnitten gebraten werden. Bei rohen Kartoffeln ist der Fettverlust größer als bei gekochten, da die Bratzeit kürzer ist. Die Verspritzgefahr ist größer, was vor allem von der Größe der Flamme und Überhitzung des Bodens des Bratgefäßes abhängt. Es wird daher empfohlen, möglichst keine Einzelportionen, sondern große Mengen zuzubereiten (Tab. 13).

Tabelle 13.

Versuch Nr.	Wassergehalt der Bratkartoffeln %	Fettgehalt in 20 g Masse g	Berechneter Fettgehalt je Einzelportion von 136 g g	Berechneter prakt. Fettverlust bzw. -gewinn bezogen auf das Soll von 6,51 g Fett g (%)	
				Versuche mit vierzigfacher Portion	
1	57,4	0,60	4,72	— 1,79	(— 27)
2	62,3	0,83	6,53	+ 0,02	(+ 0,3)
3	59,9	0,49	3,82	— 2,69	(— 41)
4	63,7	0,66	5,16	— 1,35	(— 21)
5	64,8	0,56	4,42	— 2,09	(— 32)
6	57,2	0,80	6,28	— 0,23	(— 3,5)
7	64,0	0,77	6,01	— 0,5	(— 8)
8	62,8	0,74	5,80	— 0,71	(— 11)
9	64,3	0,51	3,96	— 2,55	(— 39)
10	61,7	0,63	4,96	— 1,55	(— 24)
11	65,0	0,97	7,59	+ 1,08	(+ 17)
12	57,4	0,69	5,44	— 1,07	(— 16)
Durchschn.:	61,7	0,69	5,39	— 1,12	(— 17)

Obst. Zu den wichtigsten Bestandteilen des Frischobstes, das man seiner botanischen Beschaffenheit nach in Stein-, Kern- und Beerenfrüchte einteilt, gehören *Wasser, Stärke, Zucker, Fruchtsäuren, Gerbstoff- und Eiweißverbindungen Pektinstoffe, Mineralstoffe, Cellulosebestandteile („Rohfaser"), Ergänzungsstoffe (Vitamine), Fermente, Geschmacks-, Farb- und Duftstoffe.* Je nach Herkunft, Standort, Rasse, Züchtung, Düngung,

Ernte, Alter und Lagerung kann der Gehalt dieser Inhaltsstoffe mehr oder weniger großen Schwankungen unterworfen sein.

Beim Zubereiten des Obstes durch Kochen treten gleichfalls Veränderungen ein, die im allgemeinen eine bessere Verdaulichkeit und leichtere Bekömmlichkeit des Kochgutes zur Folge haben. Die gereinigten, zerkleinerten oder ganzen, geschälten oder ungeschälten Früchte werden gewöhnlich mit kaltem Wasser (mit und ohne Zugabe von Zucker, Citrone und Zimt) angestellt, die Temperatur allmählich gesteigert und so lange beim Sieden gehalten, bis die Frucht weich geworden ist. Dadurch werden die Fruchtschalen rissig, brechen auf, der Zellsaft ergießt sich teilweise oder ganz in das Kochwasser, die Cellulosebestandteile quellen und die Pektinstoffe, welche in wechselnder Menge in den Mittellamellen eingeschlossen sind, werden aus dem schwerlöslichen Zustand in eine leichter wasserlösliche Hydratform über-geführt. Je nach der Zubereitungsart der Früchte (ganz, zerteilt, geschält oder ungeschält) treten in das Anstellwasser infolge der günstigen Diffusionsbedingungen reichlich wasserlösliche Stoffe aus, insbesondere Zucker, Fruchtsäuren und Salze, Mineralbestandteile und neben wenig löslichen Stickstoffverbindungen auch Duft- und Aromastoffe. Ein Hinweis auf die Mitverwendung des Erhitzungswassers ist nicht erforderlich, da es

Tabelle 14. *Zuckergehalt von rohen und gekochten Früchten* (nach Entfernung des Kochwassers).

Frucht	Gehalt an Zucker	
	in der rohen Frucht	in der gekochten Frucht nach Entfernung des Kochwassers
	%	%
Apfel	11,7	6,1
Pfirsich	9,5	1,8
Zwetsche.	8,3	2,9
Butterbirne . . .	7,3	2,0
Aprikose	7,0	1,9
Weichsel	6,9	2,4
Kochbirne	3,2	0,2

üblich ist, das Kochwasser mitzuverwenden. Anders ist dies bei der Diabetikerernährung, welche ein kohlenhydratarmes Fruchtgericht verlangt, was bei Nichtmitverwendung des Kochwassers, wie die Untersuchungen von C. VON NOORDEN und H. SALOMON beweisen, gut möglich ist.

Das Dämpfen der Früchte im *Weckapparat* und ähnlichen Geräten wird auch zur Entsaftung der Frucht verwendet, dabei liegen die Früchte auf Sieben, wo sie durch das Kondensat entlaugt werden und der dabei anfallende Fruchtauszug in einem gesonderten Behälter aufgefangen wird. Dadurch können gute aromatische Fruchtauszüge gewonnen werden. An Stelle dieser geschilderten Warmdiffusion kann auch die Kaltwasserdiffusion treten, wo trockener Zucker auf die zerkleinerten Früchte (meistens Beerenfrüchte) einwirkt. Das Erzeugnis, ein gezuckerter Fruchtextrakt, wird mit Hilfe von Tüchern (Kolieren) von den Obstrückständen befreit. Dieses Verfahren der Fruchtsaftbereitung ist eines der ältesten und beruht auf den Osmoseerscheinungen, hervorgerufen durch reichliche Zuckermengen.

Zubereitung der Nahrungsmittel nach konserventechnischen Gesichtspunkten für das Lebensmittelgewerbe und für die Vorratswirtschaft.

1. Zweck der Haltbarmachung, biochemische und mikrobiologische Veränderungen an den Nahrungsmitteln.

Die Zielsetzung, die für die Ernährung erforderlichen Lebensmittel vor der Verderbnis zu schützen, ist von grundlegender volkswirtschaftlicher Bedeutung. Es stehen daher alle Fragen, die sich mit der Erhaltung der Lebensmittel, mit ihrer Konservierung gegen die zerstörenden Angriffe von Kleinlebewesen beschäftigen, im Blickpunkt volksgesundheitlichen, volkswirtschaftlichen, aber auch wissenschaftlichen Interesses. Die Weiterentwicklung der Lebensmittel-Industrie am Beispiel der Frischhaltung von Lebensmitteln als Aufgabe der technischen Biochemie wird von F. Kiermeier aufgezeigt. Gerade auf diesem Gebiet, in der biochemischen Überprüfung zahlreicher Fabrikationszweige zeigen sich noch große Lücken unserer Kenntnisse, die zu schließen die Aufgabe der technischen Biochemie sein wird.

Naturstoffe, die zur Aufrechterhaltung des Lebens bestimmt sind, sind nicht unbegrenzt haltbar; sie sind vorwiegend organischer Herkunft und infolge ihrer reichhaltigen Zusammensetzung einer mehr oder minder großen Veränderlichkeit nach der chemischen oder biologischen Richtung ausgesetzt. Es ist also der Zweck der Haltbarmachung, tierische und pflanzliche Naturstoffe gegen die ungünstigen Einflüsse biochemischer und mikrobiologischer Art durch geeignete Maßnahmen zu schützen, wobei für die Erhaltung ihres natürlichen Zustandes weitgehend Vorsorge getroffen werden muß. Die durch Tiere (Ratten, Mäuse, Vögel, Insekten usw.) verursachten Veränderungen und gesundheitsschädlichen Verunreinigungen sollen hier nicht besprochen werden.

Veränderung biochemischer Art.

Hierher gehören Vorgänge, die in physikalischen, chemischen, fermentativen und kolloidchemischen Veränderungen zum Ausdruck kommen, deren Ursachen aber auf eine enzymatische Tätigkeit sowie auf äußere Einflüsse wie Licht, Luft, Luftfeuchtigkeit, Wärme, auch im Zusammenhang mit Metallspurenwirkung und anderen Katalysatoren zurückzuführen sind.

Es würde zu weit führen, wenn hier die einzelnen enzymatischen Reaktionen für jedes Lebensmittel beschrieben würden, es sollen nur allgemein diese Wirkungen gekennzeichnet werden. Der biochemische Stoffabbau, in dessen Verlauf Biokatalysatoren regelnd eingreifen, besteht zunächst im wesentlichen in einer hydrolytischen Spaltung der Großmoleküle zu einfacheren, worauf dann an den Spaltungsprodukten gewisse Umsatzreaktionen eintreten, welche sinnenphysiologische Veränderungen zur Folge haben. Solche Vorgänge können wertverbessernd und daher erwünscht sein, wie z. B. die Reifung des Fleisches nach dem Eintritt der Totenstarre, die Nachreife des Obstes bis zur Vollreife und die Bildung von Duft- und Geschmacksstoffen bei der Fermentierung des Tees, der Kakaobohne, die Aromabildung bei der Vanilleschote u. a. Diese Veränderungen chemischer und biochemischer Art, die durch die Inhaltsbestandteile des Materials bedingt sind, können aber auch wertvermindernd sein, indem sie Aussehen, Geruch, Geschmack und Konsistenz nachteilig beeinflussen, und können schließlich soweit gehen, daß Genußuntauglichkeit des Nahrungsstoffes infolge Bildung gesundheitsschädlicher, ekelerregender, ja sogar giftiger Abbaustoffe und schließlich vollständiges Verderben eintritt.

Die verschiedenen, bei der Veränderung der Nahrungsstoffe beteiligten Enzyme sind die *Hydrolasen*, welche bekanntlich einfache hydrolytische Spaltungen an den hochmolekularen Kohlenhydraten, Proteinen, Fetten bewirken, hierher gehören die *Carbohydrasen*, *Proteasen* und *Lipasen*. Die *Desmolasen* beschleunigen diejenigen Vorgänge, bei welchen die Bindungen im C-System unter Abgabe freier Energie gelöst werden; es sind dies die „Stoffwechselfermente", zu welchen insbesondere der Enzymkomplex der Gärung, *Zymase* mit den verschiedenen Einzelenzymen, gehört und die *Oxydoreduktasen* (Dehydrasen), *Peroxydasen* und *Katalasen*.

Die Kenntnis der in den einzelnen Lebensmitteln auftretenden Veränderungen und ihrer Ursachen ist im Hinblick auf die Wahl eines zweckentsprechenden Haltbarmachungsverfahrens von großer Wichtigkeit.

Fleisch und Fischfleisch. Das Warmblüterfleisch macht vom Beginn der Schlachtung ab bis zum eigentlichen Verbrauch erwünschte Veränderungen durch, die durch die Totenstarre, also durch Veränderungen des Quellungszustandes eingeleitet werden, wobei durch enzymatisch gebildete Milchsäure (Glykolyse) die Muskelfasern für Wasser durchlässig werden, quellen und sich verkürzen; dann erfolgt allmählich die *Reifung*, indem durch die Milchsäure und enzymatische Tätigkeit eine Gerinnung der Eiweißstoffe einsetzt, was eine Auspressung von Wasser aus der Muskelfaser und damit eine Lösung der Totenstarre zur Folge hat. Autolytische Vorgänge, verbunden mit der Entstehung von Aminosäuren, Nucleinbasen, Ammoniak und die Umwandlung des Bindegewebes in leimähnliche Stoffe machen das Fleisch mürbe, leicht verdaulich und verleihen ihm durch das gleichzeitige Auftreten von Essig- und Milchsäure einen angenehmen säuerlichen Geschmack. Gehen diese enzymatischen Zersetzungsvorgänge weiter, so bildet sich der sog. „Hautgoût", der aber z. T. auch durch eine Bakterientätigkeit entstanden sein kann. Eine besondere Art der autolytischen Zersetzung ist die stinkende saure Gärung, welche bei Wild und Geflügel auftritt, das noch lebenswarm verpackt wird, und die man als „Stickigkeit" bei Schlachttieren und als „Verhitzung" bei Wildfleisch bezeichnet. Hervorhebenswert ist hier das Fehlen von Ammoniak, das Auftreten von Schwefelwasserstoff und von einem süßlich-widerlichen Geruch, neben der Verfärbung der Unterhaut ins Grüne und der Muskulatur nach Kupferrot. Während nun das Warmblüterfleisch beim „Abhängen" durch die normalen enzymatischen Vorgänge an Güte gewinnt, erleidet das Kaltblüterfleisch, *Fischfleisch*, fast stets eine Verschlechterung, indem hier Reifungs- und Fäulnisvorgänge unvermittelt ineinander übergehen. Fischfleisch ist stärker mit Mikroorganismen verunreinigt, die schon unmittelbar nach dem Einsatz enzymatischer Reifungsvorgänge ihre Wirksamkeit entfalten.

Fette. Die hier auftretenden Veränderungen oxydativer und autoxydativer Art [G. HEFTER und H. SCHOENFELD; H. SCHMALFUSS, H. WERNER und A. GEHRKE (1—5)], die ebenfalls beim Fleisch und Fischfleisch eine wichtige Rolle spielen, sind durch äußere Einflüsse wie Licht, Luft, Luftfeuchtigkeit und durch fermentativ-katalytische Umsetzungen *Talgigwerden*, *Aldehydigwerden* (Aldehydranzigkeit) und *Ketonigwerden* (Parfümranzigkeit) bedingt, Reaktionsabläufe, welche die Bildung der verschiedensten chemisch-charakteristischen Stoffe zur Folge haben.

Die Zerfallsprodukte beim autoxydativen Verderben bringt nachfolgende Tabelle 15 (G. HEFTER und H. SCHOENFELD).

Tabelle 15. *Neu gebildete Stoffe beim oxydativen Abbau der Fette.*

Leicht flüchtige Produkte	Indifferente Produkte	Aldehyde	Ketone	Säuren	Peroxyde
Kohlenmonoxyd, Kohlendioxyd (Produkte des tiefgehenden Zerfalls)	Wasser (vom Molekelzerfall herstammend)	Formaldehyd, Capryl-, Heptyl-, Nonyl-, Epihydrin-Azelainaldehyd. Die Aldehyde liegen frei oder gebunden (z. B. Epihydrinaldehyd) vor	Vorhanden; Art noch unbekannt (Methylketone ?)	Ameisen-, Essig-, Propion-, Butter-, Valerian-, Capron-, Heptyl-, Capryl-, Nonyl-, Caprin-, Azelain-, Dioxystearin-, Oxystearin-, Ketostearin-, Kork-, Sebacinsäure usw.	Vorhanden; ihre Art noch nicht aufgeklärt

Durch das Verderben der Fette ist das Verderben zahlreicher fetthaltiger Lebensmittel bedingt, z. B. von Fleisch, Fischfleisch, Trockenmilch, fetthaltigen Gebäcksorten, Kaffee, Nüssen usw.

Milch und Käse. Die hier auftretenden Veränderungen sind vorwiegend mikrobiologischer Art. K. ZEILER bringt eine gute Darstellung über die Mechanisierung der Käserei, die durch entsprechende Kombination bekannter Maßnahmen mit dem neuartigen Käsefertiger eine Vollmechanisierung des Werdegangs bis zur Ablieferung des Käses in packreifem Zustand erlaubt.

Eier. Hier treten chemische, physikalische und kolloidchemische Umsetzungen auf, die man als *Altern* bezeichnet. Die Wasserverdunstung durch die Poren bedingt eine Gewichtsabnahme, ein Absinken des spezifischen Gewichts, was von der Art der Aufbewahrung, Temperatur, Luftbewegung, Luftfeuchtigkeit und von der Schalendicke abhängt. Die durch die Wasserabgabe nach außen hervorgerufenen osmotischen Druckunterschiede zwischen Weißei und Dotter veranlassen Konzentrationsverschiebungen zwischen diesen beiden Eianteilen, wobei nach dem Ort der höheren Konzentration, dem Dotter, Wasser hinwandert und aus diesem gelöste Stoffe (Salze) zum Weißei abwandern, hydrolytische, enzymatische Vorgänge verursachen eine allmähliche Veränderung des morphologischen Baues des Eiinhalts sowie die Bildung verschiedener Spaltprodukte. Ein echtes *Trypsin* (A. K. Balls und T. Swenson) bewerkstelligt den Abbau des Mucin und damit eine allmähliche Verflüssigung des dicken Weißeies, während im Dotter neben diastatischen (J. Mueller und J. Masuyama, T. Koga) und glykolytischen (O. Stepanek) Enzymen, Lipasen bzw. Esterasen (R. Ammon und E. Schuetze) (Cholinesterasen, Tributyrasen), proteolytische, autolytische und ereptische Fermente wirksam sind. Charakteristisch ist der „Altgeschmack" der Eier, an dem nach den bisherigen noch ziemlich lückenhaften Angaben Ammoniak und freie Aminosäuren beteiligt sein sollen; die beobachtete geringe Zunahme der Summe von anorganischem Phosphat und Glycerinphosphorsäure im Eiinhalt sowie die deutliche Zunahme der Phosphate im Weißei sind erwähnenswert.

Obst und Gemüse. Bei diesen Lebensmitteln gehen die bereits beim Wachstum ablaufenden, durch Enzymgruppen geleiteten Vorgänge weiter; hier haben wir es mit einem „lebenden" Organismus zu tun, dessen enzymatische Stoffwechselvorgänge durch äußere Einflüsse: Wasser, Luft, Wärme und Licht bestimmbar sind. Zu erwähnen sind die Veratmung der Fructose und Glucose, die Aufspaltung des Rohrzuckers, die Verbrennung der Fruchtsäuren, was insbesondere dann der Fall ist, wenn der Zuckervorrat zu Ende geht. Hierher gehört auch der Abbau der Pektinstoffe durch Pektolasen und Pektinasen (Weichwerden der Frucht), die Resorption der organischen Säuren, des Fettes, der wachsartigen Verbindungen, der Abbau der Eiweißstoffe und die Veränderung der Gerb- und Bitterstoffe durch katalytisch-oxydative Enzymgruppen. Hervorhebenswert ist auch der Wechsel der grünen Farbe von Obst und Gemüse während der Reife nach Hellgelb und Gelb.

Mit diesen biochemischen Veränderungen gehen nach langer Aufbewahrung und Lagerung vielfach histologische Veränderungen einher, die in einer Strukturveränderung im Fruchtfleisch, an den Zellwänden, in einer Auflockerung der Gewebspartien zum Ausdruck kommen, und schließlich in einer vollständigen Zerstörung derselben; hier setzen dann bakteriologische Veränderungen ein. Hand in Hand mit diesen Reaktionsabläufen treten physikalische Veränderungen infolge der Wasserverdunstung ein, die sich in einem Gewichtsverlust äußern; diese Wasserverdunstung kann so deutlich werden, daß die elastischen Schalenbestandteile eintrocknen, rissig werden und das Eindringen von Mikroorganismen ermöglichen.

Veränderungen mikrobiologischer Art.

In der Praxis ist eine scharfe Grenze zwischen biologischen und biochemischen Veränderungen wohl kaum zu sehen, da diese Vorgänge von einem gewissen Zeitpunkt ab gleichzeitig ablaufen und schließlich ineinander übergehen können.

Fleisch und Fischfleisch. Unter den Bakterien des Fleisches wurden häufig gefunden: B. fluorescens, B. proteus, B. mycoides, B. subtilis sowie B. mesentericus neben Mikrokokken und Sarcinen (A. Tumpomski; W. Lange und K. Poppe). Diesen ausgesprochenen Fäulnisbakterien stehen die Bakterien der Enteritisgruppe nahe, deren gelegentliches Vorkommen in gesundheitlicher Hinsicht bedeutungsvoll ist. Sie erzeugen gefährliche Toxine, weshalb ihr Nachweis bei der bakteriologischen Untersuchung des Fleisches eine Rolle spielt [A. Beythien (2)]. Sehr selten findet sich auch noch ein toxinbildender, sehr gefährlicher Sporenbildner, der B. botulinus, der im Sporenzustand sehr hitzebeständig ist und daher besondere Beachtung verdient.

Die Verkeimung des *Fischfleisches* geht vor allem von der Haut und von den Kiemen aus; auch können Infektionen von der Darmseite her erfolgen. Hier treten neben den üblichen Fäulnisbakterien, bei welchen die Bakterien der Fluorescensgruppe vorherrschen (F. Schoenberg; F. Schoenberg und S. Debelic), auch die harmlosen Leuchtbakterien auf, welche sehr sauerstoffbedürftig sind und, sobald die Fäulnisbakterien eine erhebliche Keimzahl erreicht haben, verschwinden.

Fette. Für die Verseifung der Fette sind sowohl Bakterien als auch Hefen und Schimmelpilze verantwortlich; so wird die Ketonranzigkeit durch Schimmelpilze und der Abbau der Ölsäure durch Bakterien verursacht. Neben diesem Fettstoffabbau kommen bei Butter und Margarine auch noch Eiweiß und Milchzucker als Ausgangsstoffe für schädliche Umsetzungen durch Mikroorganismen in Frage. Als Butterschädlinge sind vor allem die häufig mit dem Waschwasser in die Butter gelangenden Bakterien der Fluorescensgruppe verantwortlich (A. J. Virtanen); daneben treten Schimmelpilze: Cladosporium, Dematium, Fusarium und auch Hefen auf, die Geschmacksveränderungen und Fleckenbildung auslösen (M. Grimmes, V. C. E. Kennley und H. C. Cummens; K. J. Demeter). Als Margarineschädlinge kommen die gleichen Mikroorganismen wie bei Butter in Frage, doch zeigt sich Margarine durch den bisweiligen Zusatz von Konservierungsmitteln widerstandsfähiger gegen schädliche Bakterien als Butter. Als Infektionsquellen kommen für Margarine und Butter neben der Milch vor allem die Geräte, das Waschwasser, die Verpackungsstoffe und nicht zuletzt die Arbeitsräume in Frage (K. J. DEMETER).

Milch und Käse. Der Keimgehalt der Handelsmilch bewegt sich zwischen einigen hunderttausend und mehreren Millionen in 1 cm³. Diese Verunreinigungen werden verursacht beim Melken, bei der Berührung der Milch mit der Stalluft und mit den Geräten. Vorwiegend sind es Milchsäurebakterien, die durch Säurebildung verhindern, daß Fett- und Eiweißzersetzer überhand nehmen. Die Milchsäurebildner der Milch gehören zu den Streptokokken, doch kommen daneben auch Langstäbchen vor, die mit Vertretern der unechten Milchsäurebakterien und der Coli aerogenes-Gruppe vergesellschaftet sind. Sie erzeugen neben Milchsäure Kohlensäure und Wasserstoff sowie flüchtige organische Säuren und unangenehme Geschmacksstoffe; sie werden auch für den sog. Stall- und Rübengeschmack der Milch verantwortlich gemacht (H. WEIGMANN). Ferner treten aerobe und anaerobe Sporenbildner (W. HENNEBERG und CHRISTIANSEN) sowie Bakterien der Fluorescensgruppe auf (H. C. OLSEN und B. H. HAMMER). Neben den Spaltpilzen kommen auch noch Hefen, wenn auch in geringer Zahl vor, die insbesondere in stark gezuckerter Kondensmilch häufig Bombagen hervorrufen (H. C. OLSEN und B. H. HAMMER).

Da die bei Käse durch Mikroorganismen hervorgerufenen Veränderungen vorwiegend wünschenswerter Art sind, sollen die daran beteiligten Kleinlebewesen im einzelnen nicht erörtert werden.

Eier. Durch das Eindringen von schädlichen Keimen durch die Poren der Schale wird eine nachträgliche Infektion (J. GROSSFELD) verursacht (Fäulnisbakterien neben Schimmelpilzen). In erster Linie sind Proteusarten als Fäulniserreger zu erwähnen, weiterhin Fluorescenzen, Colibakterien, Kokken und fäulniserregende Bacillen (H. BAUMGARTEN; A. JANKE und L. JIRAK). Bei ihrer Wirksamkeit entstehen unter anderem Kohlensäure, Wasserstoff, Schwefelwasserstoff und Skatol (J. GROSSFELD und G. PETER). Auch das Auftreten von pathogenen Keimen (H. WILLFUEHR, F. FROMME und H. BRUNS) (Enteneier) wurde beobachtet. Bei den vorkommenden Schimmelpilzen handelt es sich um Penicillium-, Aspergillus- und Cladosporiumarten, die meist Fleckenbildungen im Eidotter bzw. im Weißei verursachen.

Obst und Gemüse. Obst ist in erster Linie der natürliche Fundort von Hefe- und Schimmelpilzen, unter welchen vor allem Penicillium und Botrytisarten, neben Mucor-, Fusarium- und Cladosporiumarten (O. SCHNEIDER und H. LINSBAUER; L. WITTMACK) vorkommen. Auch säureliebende und säurebildende Stämme, vor allem Essigbakterien, kommen vor, die die Wirksamkeit der Eiweißzersetzer unterbinden.

Die Zahl der auf *Gemüsen* gefundenen Bakterien und Pilzarten ist sehr groß. Es kommen vor allem Mikrokokken und milchsäurebildende Streptokokken, sowie von den sporenlosen Stäbchen Vertreter der Coli- und Aerogenesgruppe vor, schließlich aber auch Sporenbildner und Pilze. Unter den letzteren sind die bekannten Schimmelpilze (Penicillium und Mucor) sowie Botrytis und Sklerotinia erwähnenswert. Wenn auch die Pilze der Menge nach hinter den Bakterien zurückstehen, so machen sie sich doch bei der Aufbewahrung von Gemüse infolge der stärkeren Ausbreitung des Mycels deutlicher bemerkbar als die Bakterien. Pathogene Pilze greifen die Gewebe der eingelagerten Gemüse an und machen sie durch Fleckenbildung unansehnlich. Die Fäulnis der Wurzelgemüse wird durch Sklerotinia libertiana, die der Blattgemüse durch Botrytis- und Penicilliumarten verursacht. Unter den pathogenen Schädlingen kann besonders Bac. phytophthora großen Schaden anrichten (Kartoffel).

2. Die Verfahren der Haltbarmachung.

Wie auf vielen anderen Gebieten der Technologie, so herrschten auch hier lange Zeit im wesentlichen praktische Erfahrungen vor, die aber allmählich durch wissenschaftliche Erkenntnisse und Beobachtungen erweitert wurden mit dem Ziel, die sich bei der Haltbarmachung abspielenden Vorgänge durch Anwendung geeigneter Maßnahmen technologischer, chemischer und physikalischchemischer Art zu lenken. Die zahlreichen Verfahren der Konservierung teilt man zweckmäßigerweise ein in solche, welche auf einer *physikalischen* und in solche, die auf einer *chemischen* Grundlage aufgebaut sind. Zu den physikalischen Verfahren gehören: Kühlverfahren mit und ohne Schutzgas, Gefrierverfahren, Pasteurisierung, Sterilisierung, Trocknung, Filtrieren und verschiedene neue Verfahren; zu den chemischen Methoden gehören das Salzen, Räuchern, Pökeln, Einsäuern, Zuckern und die Anwendung chemischer Konservierungsmittel.

Physikalische Verfahren.

Kühlverfahren (mit und ohne Schutzgas). Gefrierverfahren.

Die Erkenntnis, daß die verschiedenen Veränderungen an Nahrungsstoffen durch niedrige Temperaturen zurückgedrängt werden, veranlaßte zur Schaffung geeigneter Lagerungsbedingungen unter Verwendung von Wärmeentzug (künstlicher Kälte.) Dabei stellt die Verschiedenartigkeit der zu lagernden Lebensmittel hinsichtlich ihrer Zusammensetzung und späteren Verwendung bestimmte Anforderungen an die technische Durchführung der Kühlung. Zu gewissen Jahreszeiten können wohl die kälteren Außentemperaturen für Abkühlungszwecke dienen, doch macht die Unsicherheit dieser „unständigen" Kältelieferung, die in der wärmeren Jahreszeit irgendwie ergänzt werden muß, und schließlich der Umstand, daß diese Art Kältezufuhr keine regulierbare ist, eine Erzeugung von künstlicher Kälte auf maschinellem Wege notwendig.

Die *Erzeugung* erfolgt auf verschiedene Arten, auf deren Einzelheiten nur insoweit eingegangen werden soll, als es zum Verständnis der später zu erörternden Fragen notwendig erscheint. Die weitaus größte Verbreitung, insbesondere in Haushaltungen, hat der *Eisschrank* gefunden, wo die Kühlung des Gutes durch Luft erfolgt, welche durch in isolierte Eisbehälter eingebrachte Eisstücke abgekühlt wird. Neben diesen Kältespeichern haben sich in den letzten Jahren die „maschinell" betriebenen Kühlschränke für den Haushalt, die maschinell betriebenen Kühlanlagen für die großen, mittleren und kleineren gewerblichen und industriellen Betriebe herausgebildet. Hier handelt es sich ausschließlich um die Gewinnung von Kälte auf dem Wege der Kompression und Kondensation.

Kühl- und Gefrierverfahren (die beide mit Hilfe der geschilderten Einrichtungen durchgeführt werden können) unterscheiden sich grundsätzlich voneinander durch ihren Temperaturbereich, während in dem einen Fall Temperaturen um $\pm\,0°$ bis $+\,5°$ vorherrschen, werden in dem anderen Fall Temperaturen von $-\,12°$ bis $-\,15°$ angewendet.

Die Kühlung erfolgt im Haushalt sowohl als auch im Großbetrieb mit Luft, die bei einem bestimmten Feuchtigkeitsgehalt und mit einer entsprechenden Geschwindigkeit das Kühlgut berührt. Luft mit hohem Feuchtigkeitsgehalt oder schlechter, mangelhafter Luftbewegung bewirkt eine feuchte Oberfläche des Kühlgutes, die einen günstigen Nährboden für Bakterien und Schimmelpilze darstellt. Gute Luftzirkulation sorgt für eine gleichmäßige Durchkühlung des Raumes und des Gutes und vermeidet Luftstockungen.

Auch bei der Kühllagerung verwendet man zusätzlich ein indifferentes Schutzgas, wie Kohlensäure (besonders bei der Obstlagerung) oder Stickstoff. Die Ozonverwendung bezweckt neben einem bakteriologischen Effekt die Beseitigung des typischen Fleischgeruches, der sich namentlich in Kühlhäusern und in Schlachthöfen bemerkbar macht. Hierher gehört auch die Kühllagerung von *Eiern* bei gleichzeitiger Verwendung eines Schutzgases nach dem Verfahren von LESCARDÉ und EVERAERT, wobei die Eier in einem großen Autoklaven bei einer Temperatur von $-\,1°$, einem Luftfeuchtigkeitsgehalt von 80% und einem Gasgemisch von 95% Kohlensäure und 5% Stickstoff eingelagert werden.

Wenn auch die Frage nach der Wirtschaftlichkeit des kombinierten Verfahrens bei der Obstlagerung noch der Beantwortung bedarf, so zeigen doch diesbezügliche Untersuchungen, daß eine Kohlensäurekaltlagerung eine Verbesserung und Verlängerung der Lebensdauer des Obstes bedeutet, insbesondere aber eine Erhöhung der Widerstandsfähigkeit gegen Pilzbefall zur Folge hat (W. SCHWARTZ). Gute Erfolge wurden bei $-\,5°$ bis $-\,10°$ in einem Luftgemisch von 15% Kohlensäure $+$ 10% Sauerstoff (bzw. 10% Kohlensäure und 11% Sauerstoff) (M. TUCHSCHNEID) erzielt. Neben Kohlensäure wurden auch Stickstoff, verdünnte Luft, Methan als Schutzgas herangezogen, doch liegen hierüber noch zu wenig praktische Erfahrungen vor.

Da die Kaltlagerung trotz der neuzeitlichen Verbesserungen nur eine beschränkte Haltbarmachung sichert, wandte man sich dem *Gefrierverfahren* zu, welches eine uneingeschränkte Haltbarmachung bei geringer Qualitätsbeeinflussung verbürgt. Hier unterscheidet man drei Verfahren: Gefrieren in Luft, Gefrieren in Bädern und Gefrieren durch Berühren mit schnellverdampfenden Kältemitteln.

Beim Gefrieren in kalter Luft, die mit Hilfe der beschriebenen Einrichtungen erzeugt wird, verwendet man bei mehrmonatiger Aufbewahrung Temperaturen um $-\,9°$ und einen Luftfeuchtigkeitsgehalt von 90—95% bei stillstehender Luft. Da die Gefriergeschwindigkeit einen großen Einfluß auf Güte und Qualität des Gefriergutes ausübt und tierische und pflanzliche Gewebe um so besser erhalten bleiben, je rascher sich der Gefrierprozeß vollzieht, ist man vom Gefrierenlassen in Luft zum Gefrierenlassen in Bädern übergegangen, d. h. zu *Schnellgefrierverfahren*, wobei die Kühlsole direkt mit dem Gefriergut in Berührung kommt. Dieses Verfahren von OTTESEN wird aber nur bei Fleisch und Fischfleisch, nicht aber bei Gemüse verwendet.

Als *Kühlsole* finden Lösungen von Kochsalz Anwendung, welchen teils zum Zweck einer Temperaturerniedrigung Glycerin (etwa 15—20%) und zum Zweck der Farbstofferhaltung des Gefriergutes Alkali, Ammoniak, Soda oder Kalk zugesetzt wird. Der Gefrierprozeß geht bei Temperaturen um — 18° bis — 20° vor sich. Wenn auch dieses Verfahren gut eingeführt ist, so sind doch grundsätzlich praktische Nachteile mit ihm verbunden, die einmal darauf beruhen, daß trotz aller Vorsichtsmaßnahmen Spuren von Kühlsole in die äußeren Gewebspartien eindringen (die zwar weniger den Geschmack als die Farbe verändern), zum anderen aber in der technischen Durchführung, welche besondere Einrichtungen und Anlagen verlangt (R. PLANK). Ein wesentlicher Nachteil ist, daß nur Temperaturen von etwa — 20° und nicht tiefere (erwünscht wäre eine Temperaturgrenze von — 30°) erreicht werden können.

Neben dem OTTESEN-Verfahren haben sich für Fischfleisch noch die Verfahren von L. HENDERSON, O. DAHL und P. PIQUES eingeführt, wo die Fische in besonderen Behältern, Kisten, Trommeln, Pfannen u. a. ebenfalls durch Eintauchen in Kältesole zum Gefrieren gebracht werden. Ist der Fisch gefroren, dann erfolgt nach dem Abspülen des Salzwassers mit Wasser von 50° die *Glasierung* durch Überziehen mit einer dünnen Eisschicht durch nochmaliges kurzfristiges Eintauchen in Wasser von ± 1°. Neben den Tauchverfahren sind noch Soleberieselungsverfahren von M. HIRSCH und W. H. TAYLOR anzuführen, bei welchen das Gefriergut, an Haken aufgehängt, von der Kühlsole berieselt wird, und die Methode von M. ZAROTSCHENZEFF, bei welcher die Sole durch Düsen zerstäubt in Nebelform auf das Gefriergut trifft; durch diese Solezerstäubung wird ein besserer Wärmeübergang und damit eine Verkürzung der Gefrierzeit erzielt.

Zu diesen *direkten* Verfahren gehört auch das Gefrieren in rasch verdampfenden Kältemitteln, insbesondere in Kohlensäure (A. ROMANOFF, R. PLANK und J. KUPRIANOFF) und die unmittelbare Berührung des Lebensmittels mit Kohlensäureschnee (J. GOOSMANN), welche alle den Vorteil der kurzen Gefrierdauer und damit einer gewissen Wirtschaftlichkeit haben; auch Dimethyläther und Difluordichlormethan wurden vorgeschlagen, doch liegen hierfür keine abschließenden Untersuchungsergebnisse vor, wie überhaupt gerade auf diesem so bedeutungsvollen Gebiet noch zahlreiche verantwortungsbewußte wissenschaftliche Forschungen dringend erforderlich sind.

Infolge der geschilderten Nachteile der direkten Schnellgefrierverfahren ist man zu dem *indirekten* übergegangen, wo das Gefriergut nur mittelbar, durch eine Wand von der Kühlsole getrennt, mit dieser in Berührung kommt. Hierher gehören die schon in großtechnischem Maßstab durchgeführten Verfahren von P. W. PETERSEN, A. H. COOKE, W. TAYLOR, G. BIRD-SEYE, welche sowohl für Fleisch und Fischfleisch, als auch für Obst und Gemüse angewendet werden. Im Prinzip arbeiten die Verfahren so, daß das Gefriergut auf oder zwischen Aluminiumplatten (oder anderen Metallplatten) oder auf einem endlosen Metallband liegend oder in einer Eiszelle zusammengepreßt der Kältesole indirekt ausgesetzt wird. Als Kühlmittel können Chlormagnesium- und Chlorcalciumlösungen verwendet werden, deren kryohydratischer Punkt bei — 33,6° bzw. — 55° liegt.

Der beim PETERSEN-Verfahren unvermeidliche hohe Energieaufwand zur Erreichung tiefer Gefriertemperaturen in einer möglichst hohen Gefriergeschwindigkeit wird bei dem Plattenverfahren (keine Luftzwischenräume) wesentlich herabgesetzt. Die Gefriertemperaturen liegen zwischen — 23° bis — 35°, die Gefrierdauer beträgt je nach der Art des Gefriergutes 40—50 min.

Trocknen.

Die Haltbarmachung der Nahrungsmittel durch Trocknung beruht darauf, daß diesen das Wasser und damit den Mikroorganismen der Nährboden für ihre Weiterentwicklung entzogen wird. Von Lebensmitteln werden vorwiegend getrocknet: Fleisch, Fisch, Milch, Eier, Obst und Gemüse, schließlich eiweißhaltige Abfallstoffe aus den Brauereien, wie Hefe, aus den Fleisch- und Fischindustrien Blut, Knochen und Eiweißstoffe. Während die letzten, die weniger als Nahrungsmittel denn als Düngemittel und Kraftfuttermittel Verwendung finden, keine so hohen Anforderungen an den Trocknungsprozeß stellen, erfordern die für die zur Ernährung bestimmten Trockengüter eine schonendere Behandlung (W. KOENIGER). So darf das Trockengut gegenüber dem Ausgangsmaterial keine erheblichen Verluste an wertvollen Bestandteilen (Eiweiß, Stärke, Mineralstoffe) aufweisen und möglichst keine Einbuße an Vitaminen erleiden. Geschmack und Geruch, Farbe und Aussehen müssen „natürlich" bleiben, und es soll bei nachträglicher Wasseraufnahme durch das Trockengut der ursprüngliche physikalische Zustand, dieselbe Konsistenz wieder erreicht werden. Vom Standpunkt der Haltbarkeit aus muß das Trockengut einen Mindestfeuchtigkeitsgehalt von etwa 10% aufweisen, der sich im Verlauf der Lagerung nicht wesentlich nach oben verschieben darf; vom ökonomischen und wirtschaftlichen Standpunkt aus muß auch auf die entsprechende Form geachtet werden, welche im Hinblick auf die Verpackung und Aufbewahrung nicht zu sperrig sein soll, und schließlich sollen die Trocknungskosten möglichst gering sein.

Zur erfolgreichen technischen Durchführung nach den oben angegebenen Gesichtspunkten sind zahlreiche Apparate und Einrichtungen in verschiedensten Formen und in den verschiedensten Ausmaßen ausgearbeitet worden, die im einzelnen hier nicht abgehandelt werden können. Grundsätzlich besteht aber ihr Zweck darin, das Wasser weitgehend aus den zu trocknenden Gütern zu entfernen, was in der Lebensmittelindustrie durch Überleiten des Ausgangsstoffes auf dampfbeheizte Walzen *(Walzentrockner)* oder durch Zerstäubung des zu trocknenden Gutes mit und ohne verminderten Druck *(Zerstäubungstrockner)*, schließlich durch Verwendung von erwärmter Luft oder überhitzten Dämpfen, welche die Feuchtigkeit aufnehmen und Wärme an das zu trocknende Material abgeben, erfolgt. Hierfür stehen verschiedene Typen von Trockenapparaten zur Verfügung: *Trommel-, Jalusie-, Kammer-, Kanal-, Band-, Umlauftrockner* u. a. Inwieweit sich die Trocknung mit *infraroten Strahlen* mit Erfolg in der Trocknungstechnik einführen und auch wirtschaftlich tragbar sein wird, wird die kommende Entwicklung zeigen (H. Kalpers). Großtechnisch entwickelt wurde in den letzten Jahren die *Gefriertrocknung*, ein Verfahren, das in sich die Vorteile des Gefrierens und Trocknens vereinigt. Es wird insbesondere für die Frischhaltung von Lebensmitteln (Milch, Pektinstoffe, Fleisch, Fisch, Säfte) angewendet. Die hiermit gewonnenen Erzeugnisse können geschmacklich und in Bezug auf die Erhaltung aller Nähr- und Wirkstoffe als eine besondere Klasse von Lebensmitteln bezeichnet werden. Hervorhebenswert ist die bequeme Aufbewahrung bei gewöhnlicher Temperatur und der geringe Raumbedarf, wobei man nach den bisherigen Erfahrungen die Lagerung in hermetisch verschlossenen evakuierten Weißblechdosen vornimmt.

Pasteurisieren und Sterilisieren.

Bei diesen Verfahren handelt es sich darum, Mikroorganismen, Bakterien, Schimmelpilze und ihre Keime (Sporen) bei bestimmten, durch Erfahrung und Praxis festgelegten Temperaturen abzutöten unter weitestgehender Schonung und Erhaltung der äußeren Beschaffenheit, der Farbe, des Aromas, der Duft- und Geschmacksstoffe und der Ergänzungsstoffe (Vitamine). Findet die Pasteurisierung gewöhnlich bei Temperaturen unter $100°$ statt, so wird bei der Sterilisierung mit höheren Temperaturen gearbeitet ($105—120°$), die aber ebenfalls sehr unterschiedlich sind, je nachdem, ob eine fraktionierte oder kontinuierliche Sterilisation erfolgt.

Die Verfahren der Pasteurisierung und Sterilisierung werden zur Haltbarmachung von Milch, von Obst und Gemüse, und schließlich zur Gewinnung trinkbarer Obst-, Frucht- und Gemüsesäfte mit gutem Erfolg angewendet. Zu dieser Gruppe gehören auch diejenigen Verfahren, bei welchen mit und ohne gleichzeitige Eindickung (Marmeladen und Konfitüren, Dicksaft und Pektinherstellung) in offenen oder geschlossenen Gefäßen gearbeitet wird.

Filtrieren.

Im Gegensatz zur Pasteurisation, bei der die Mikroorganismen durch die angewandten Temperaturen weitgehend abgetötet werden und als tote Körper in der Flüssigkeit bleiben, werden bei der „Kaltfiltration" die Mikroorganismen aus der Flüssigkeit mechanisch entfernt. Dazu bedient man sich besonders feinporiger Filterplatten (Entkeimungsschichten = E.K.-Schichten), mit welchen die schädigenden Gärungserreger und Bakterien herausgefiltert werden. Diese Filter bestehen aus gepreßten Filterscheiben aus Asbest- und Zellstoff; sie sind in Metallrahmen eingelegt und in einem Apparat mit Metallbügelverschluß zu einem Filteraggregat vereinigt, dessen Leistungskapazität von der Zahl und Größe der Filterplatten bestimmt wird. Die Sterilität dieser Filterplatten wird von der Herstellerfirma dauernd überwacht[1].

Verschiedene neuere Verfahren.

Erwähnenswert sind hier alle diejenigen Verfahren, die nur zum Teil in der Praxis Eingang gefunden haben und über deren Brauchbarkeit zur Zeit noch Untersuchungen im Gange sind.

Das Hofius-Verfahren zur Konservierung von Milch beruht darauf, daß Milch oder Sahne in besonderen Gefäßen mit Sauerstoff unter Druck von $8—10$ atü bei Temperaturen von $6—10°$ gelagert wird, wobei die Milch an Geschmack und Geruch nichts einbüßen soll. Nach Ansicht von Fachleuten soll der Konservierungseffekt dadurch bedingt sein, daß unter der Einwirkung des Sauerstoffes die „freien" oder „aktiven" Gruppen der in den Bakterien vorhandenen Enzymstoffe „abgebunden" werden. Eine ähnliche Erscheinung haben wir auch bei der Kohlensäuredrucklagerung von Fruchtsäften nach Böhi-Seitz, wo Fruchtsäfte nach vorangegangener Entschleimung unter Kohlensäuredruck von 8 atü bei $14°$ gelagert

---

[1] Das Verfahren im technischen Ausmaß stammt von F. Schmitthenner, dem wissenschaftlichen Mitarbeiter der Seitz-Werke G.m.b.H., Bad Kreuznach, welche die E.K.-Schichten und die notwendigen Filtereinrichtungen herstellt.

und dabei die in ihnen enthaltenen Mikroben in einen biologisch „latenten" Zustand versetzt werden, so daß keine Gärung eintreten kann.

Über die Behandlung von Milch, Eiern und Fruchtsäften mit ultravioletten Strahlen, über die Entkeimung durch Elektrolyse, durch Hochfrequenzwellen, stille elektrische Entladung usw. liegen noch wenig praktische Erfahrungen vor. Die Anwendung des UV-Lichtes und hier eines genau umrissenen Strahlenbereiches wurde in den letzten Jahren eingehend studiert und zwar in Anlehnung an die Vorgänge bei der Vitamin D-Bildung; sie ist auch von ähnlichen Bedingungen abhängig. Was die Zeit der Bestrahlung, die Strahlungsintensität und die Strahlenwirkung anbelangt, so wurden ähnliche Beobachtungen gemacht und hierfür von der Firma Steinheil und Söhne gemeinsam mit K. Scheer eine Einrichtung geschaffen, die in verschiedenen Großstädten zur Aufstellung kam. Der Bestrahlungsvorgang wird von zahlreichen selbsttätigen Registrierungseinrichtungen überwacht. Stundenleistung 5—6000 l Milch. Durch die Bestrahlung werden durchschnittlich 18—20 γ Vitamin D_3 aus dem Dehydrocholesterin gebildet (K. Scheer, W. Diemair und W. Fresenius, W. Diemair und G. Manderscheid). Diese Bestrahlung hat aber nicht nur einen Einfluß auf die Umsetzungsreaktion von Sterinen und etwaigen anderen Stoffen, sondern auch einen bactericiden Effekt, worüber A. Lembke berichtet. Über die physikalisch-biologischen Grundlagen des Einflusses von UV-Licht auf Mikroorganismen entwickelte E. Sauter neue Vorstellungen an Hand experimenteller Unterlagen. Der Vorgang der Zelltötung erfolgt nach statischen Gesetzen, nachdem das UV-Licht als eine den Raum diskontinuierlich erfüllende Strahlung von Energiewerten (Photonen) aufzufassen ist. Aus dem Absterben z. B. von Colibacillen kann geschlossen werden, daß der Tod einer solchen Zelle auf einen einzigen Quantentreffer zurückzuführen ist. Bemerkenswert ist hier auch eine Veröffentlichung von K. Hofmeier, der zur stummen Prophylaxe im kombinierten Präparat *Uviazit* verwendet, bei dem im Milchpulver angetrocknetes, krystallisiertes Vitamin D_2 mit Citronensäure gemischt wird. Über Schall- und Ultraschalleinwirkung zur Herstellung von Emulsionen einerseits und zum Zwecke der Entkeimung von Flüssigkeiten andererseits veröffentlichen W. Janovsky und R. Pohlmann interessante Versuche.

Die für die Wasserentkeimung mit Erfolg herangezogene *Katadynisierung* hat sich bei Fruchtsäften nicht bewährt. Das ionisierte Silber wird größtenteils schon an der Kontaktoberfläche von den Kolloiden adsorbiert und entionisiert, weshalb eine Wirkung auf die Flüssigkeitsschichten nicht mehr möglich ist. Ein von J. Matzka in ähnlicher Weise durchgeführtes Verfahren zur Herstellung keimfreier Moste und Fruchtsäfte beruht auf der Beobachtung, daß die Giftwirkung von Metallionen auf Mikroorganismen nicht allein dem bactericiden, oligodynamischen Effekt zuzuschreiben ist, sondern auch gewissen elektrolytischen Strömungen, wobei gleichfalls Metallionenabspaltung erfolgt. Ein von J. Matzka in dieser Richtung angefertigter Apparat soll die Herstellung keimfreier Flüssigkeiten ermöglichen.

Schließlich wäre auch noch die Herstellung von Obstdicksäften nach dem Monti-Verfahren durch Ausgefrieren in rotierenden Trommeln und darauffolgende Eindickung zu erwähnen und das Krause-Verfahren, wo in einer besonderen Führung der Gefrierprozeß die Säfte durch Abkühlung und Krystallisation in eine feste und flüssige Phase zerlegt. Neuerdings geschieht dies auf sog. Gefrierwalzen, auf welchen das anzureichernde Gut in einem firnschneeartigen Film ausgefroren wird, wobei man ebenfalls eine formbeständige Phase erhält, die unmittelbar mit einer Schneckenpresse ausgepreßt und von der konzentrierten flüssigen Phase getrennt werden kann. Durch Wiederholung des Vorgangs können Konzentrate mit etwa 70 % Trockensubstanz erhalten werden, deren hoher Zuckersäuregehalt eine langfristige Haltbarkeit gewährleistet. Bestechend ist hier, daß die leicht flüchtigen Duft-, Aroma- und Bukettstoffe bei den niedrigen Temperaturen völlig erhalten bleiben und die Erzeugnisse in ihrer natürlichen frischen Beschaffenheit dem Rohmaterial in nichts nachstehen. So erhält man formbeständige Körper aus beiden Phasen, die unmittelbar in die Trennungsvorrichtung (Zentrifuge, Nutsche) eingesetzt werden können, worin dann die Trennung der flüssigen von der festen Phase erfolgt. Es sind bisher mehrere Versuche mit verschiedenen Fruchtarten angestellt worden.

Chemische Verfahren.

Salzen.

Die Anwendung von Kochsalz zum Zweck der Haltbarmachung ist uralt. Der Konservierungseffekt ist trotz hoher Kochsalzgaben nur sehr beschränkt, da eine vollständige Abtötung der Mikroorganismen nicht erreichbar ist; es findet wohl eine Abschwächung aber keine Vernichtung statt, wobei insbesondere bei Fäulniserregern (B. botulinus) die Wirkung des Kochsalzes darauf beruht, daß es das Wasser entzieht und somit eine Herauslösung wasserlöslicher Extraktbestandteile bedingt, welche einen besonders günstigen Nährboden für Kleinlebewesen darstellen. Eine weitgehende Wirkung tritt bezüglich der geruchlichen und geschmacklichen Veränderungen ein, die vielfach bei Fleisch und Fischfleisch beobachtet werden.

Pökeln.

Neben Kochsalz werden im Fleischgewebe regelmäßig kleine Mengen von Natriumnitrat verwendet, wodurch eine Steigerung der fäulnishemmenden Wirkung des Kochsalzes erreicht und insbesondere die Zersetzung von Eiweißstoffen verhindert wird. Beim Einsalzen und Pökeln, also beim Einlegen der Fleischstücke in 15—20%ige Kochsalzlösung, oder beim Bestreuen des Fleisches mit Kochsalz bildet sich eine Lake aus dem austretenden Fleischsaft. Dabei wird der rote Farbstoff zerstört. Um denselben aber zu erhalten, setzt man Salpeter (1—2%) und etwas Zucker zu, wobei durch das aus dem Salpeter gebildete Nitrit und aus dem Fleischfarbstoff Stickoxydhämoglobin gebildet wird, das bei höherer Temperatur in das Stickoxydhämochromogen übergeht, das kochbeständig ist. Es werden Trocken-, Naß- und Schnellpökelverfahren angewendet. An Stelle von Kochsalz-Salpeter-Gemenge wird auch das Nitrit-Pökel-Salz angewendet, das eine geringe Menge von Nitrit enthält und das den Salpeter entbehrlich macht. (Vermeidung des Salpetergeschmacks.)

Räuchern.

Das Verfahren beruht darauf, daß dem Räuchergut das Wasser entzogen wird, wodurch das locker gewordene Gewebe für die mit dem Rauch eindringenden antiseptischen Stoffe: Essigsäure, Ameisensäure, Methylalkohol, Aceton, Formaldehyd, Phenole, Kresole usw. aufnahmefähiger wird. Man unterscheidet zwischen *Kalt-*, *Heiß-* und *Schnellräucherung*.

Einsäuern.

Man unterscheidet zwischen freiwilliger Säuerung und einer unter Säurezusatz erfolgenden. Bei der freiwilligen Säuerung wird in Gegenwart von zugesetztem Kochsalz aus dem im Gemüse vorhandenen vergärbaren Zucker Milchsäure gebildet, die konservierend wirkt.

Zuckern.

Zur Erreichung der Haltbarkeit wird bei wasserreichen, insbesondere flüssigen Lebensmitteln ein Zuckerzusatz verwendet, der infolge seiner wasserbindenden Fähigkeit die Entwicklung von Kleinlebewesen verhindert und dadurch die Lebensmittel vor bakterieller Zersetzung schützt.

Chemische Konservierungsmittel.

Die vom Reichsgesundheitsamt herausgegebenen Entwürfe zu Verordnungen über Lebensmittel und Bedarfsgegenstände (1932) sehen für Deutschland eine allgemeine Regelung der scharf umstrittenen Konservierungsmittelfrage vor. Aus den aufgestellten allgemeinen Leitsätzen geht hervor, daß in der Lebensmittelindustrie nur dann Konservierungsmittel verwendet werden dürfen, „wenn aus gesundheitlichen, technischen oder wirtschaftlichen Gründen die Notwendigkeit der Zulassung für ein bestimmtes Lebensmittel nachgewiesen ist. Lebensmittel, die vom Verbraucher in berechtigter Erwartung als „frische" Lebensmittel gekauft werden (Milch, Fleisch), sollen einen Konservierungsmittelzusatz nicht erhalten. Ein Konservierungsmittel ist allgemein nur zulässig, sofern nachgewiesen ist, daß durch den Zusatz dem Lebensmittel nicht der Anschein einer Beschaffenheit verliehen wird, die geeignet ist, den Verbraucher über den wirklichen Zustand zu täuschen. Die gebräuchlichen Zusatzstoffe: Speisesalz, Speisefette, Speiseöle, Zuckerarten, Essigsäure fallen nicht unter die Konservierungsmittelverordnung[1].

Sonstige Hilfsstoffe und Verpackung.

Diese Verwendungsart chemischer Stoffe unterscheidet sich grundsätzlich von der vorstehenden dadurch, daß das chemische Hilfsmittel nicht auf bakteriologische Wirkung abgestellt ist, sondern auf eine physikalische, nämlich die, das Lebensmittel vor den zerstörenden Einflüssen von Licht, Luft, Luftfeuchtigkeit und Wärme zu schützen und dadurch sekundär ablaufende biochemische Vorgänge und die dadurch bedingten stofflichen Veränderungen zu verzögern oder zu verhindern. Dies wird in vielen Fällen durch geeignete Verpackungsstoffe erreicht. Bei den Pergamentpapieren und ihren Ersatzstoffen sind vor allem diejenigen erwähnenswert, welche Zusätze von Harz, Kunstharz, Kautschuk, Latex, Wachsen, Paraffinen, Fettsäuren und deren Abkömmlingen, sulfonierte Öle u. a. Weichmachungsmittel erhalten. Solche Stoffe werden bisweilen auch in Form von Überzügen aufgebracht, die als wässrige Emulsionen oder als Seifen aufgetragen werden; auch finden Gelatine, Casein und andere

---

[1] Eine gesetzliche Regelung hat vorerst in Deutschland nur bei Fleisch, Fetten, Milch und Milcherzeugnissen sowie Wein stattgefunden.

Eiweißstoffe, welche durch Härtung widerstandsfähig gemacht werden, Verwendung. Für *Fleisch* hat sich eine Papiersorte gut bewährt, die durch Tränken mit gehärtetem Ricinusöl gewonnen wird (B. BLEYER und W. DIEMAIR; O. BAUER), und weiterhin wird für die gleichen Zwecke ein sog. Dreischichtenwirkstoff mit Erfolg angewendet, welcher nach der dem Fleisch zugekehrten Seite eine Celluloseschicht, darauf eine Gelatineschicht und darüber eine Schicht wasserdichten Firnis trägt. Zum Schutz gegen das Eindringen von Mikroorganismen und gegen zu starke Verdunstung werden *Eier* entweder in heißes Öl von 115° getaucht oder damit bespritzt oder in mit Wachs und Öl getränktes Papier eingepackt. Die Erkenntnis des Einflusses von Licht, Luftsauerstoff, Wärme und anderen Faktoren auf die oxydativen Veränderungen der Fette und fetthaltigen Stoffe veranlaßte zur Benutzung von Verpackungsmaterial, welches durch Zusatz bestimmter, die chemisch-aktiven Lichtstrahlen absorbierender Stoffe diese Einflüsse weitgehend ausschaltet. Solche Spezialpapiere wie z. B. *Ultrament* u. a. werden vielfach mit gutem Erfolg angewendet. Ein elastischer und luftdichter Überzug, der sich besonders zur Verpackung von *Obst* eignet, wird durch Behandlung von Holzwolle mit 1%iger Celluloselösung erhalten, indem man nach Zugabe von Leim als Bindemittel den erhaltenen Stoff zu einem Schichtkörper auspreßt. Ähnlich wie bei der Eierkonservierung werden auch Früchte durch Eintauchen in Paraffinlösungen (mit oder ohne Zusatz eines Desinfektionsmittels) gegen Verdunstung geschützt.

3. Die Haltbarmachung verschiedener Lebensmittel nach den beschriebenen Verfahren und deren Einfluß auf die Inhaltsbestandteile.

Physikalische Verfahren.

Kühlverfahren (mit und ohne Schutzgas) und Gefrierverfahren.

Fleisch. Das Fleisch frischgeschlachteter Tiere bietet einen guten Nährboden für die Mikroorganismen, die in ihrer Entwicklung durch die hohe Temperatur, Wassergehalt und die Feuchtigkeit im Schlachtraum noch begünstigt werden. Das Kühlverfahren bietet die Möglichkeit, die Lebensfähigkeit der Mikroorganismen zu hemmen, und zwar durch die Temperatursenkung und die Wahl eines entsprechenden Luftzustandes. Hierdurch erfolgt eine rasche Abführung der Wärme und eine Herabsetzung der Oberflächenfeuchtigkeit des Fleisches (Abtrocknung des Fleisches)[R. HEISS (1)]. Dadurch wird eine leichte Austrocknung der äußeren Schichten bewirkt, die ihrerseits das Innere vor einem weiteren Wasserverlust schützt und somit die enzymatischen Reifungsvorgänge begünstigt. Unmittelbar nach der Schlachtung wird der Tierkörper zum Zwecke der Auskühlung in eine Vorhalle, dann in einen Vorkühlraum (+ 1 bis 3°) gebracht, wo das Fleisch bei einem Luftfeuchtigkeitsgehalt von 80—90% und einer Luftgeschwindigkeit von 2 m pro Sekunde etwa 24—48 Std. hängen bleibt. Von hier aus wandert es in den eigentlichen Kühlraum, wo die Abkühlung mit kalter, trockener Luft erfolgt; die Temperaturen bewegen sich um 0—1° und werden in Fleischkühlräumen zweckmäßigerweise so tief gehalten, wie es zur Vermeidung des Gefrierens gerade noch zulässig ist (W. SCHWARZ und W. BENDER); die Feuchtigkeitsregulierung erfolgt durch Luftkühler, die Lufterneuerung soll nach M. TUCHSCHNEID das 4—6fache des Kühlrauminhalts betragen. Von den Kühlräumen wandert das Fleisch je nach Bedarf in die Verkaufsläden oder Markthallen oder in die Lagerräume, wo es bei 0—1° und einem relativen Feuchtigkeitsgehalt von 80—90% lagert und „reift". Für den Lagerungsvorgang hat die Luftbewegung nur den Zweck einer gleichmäßigen Einhaltung des Luftzustandes in allen Teilen des Lagerraumes; denn das Bakterienwachstum und die Verdunstung lassen sich nach W. SCHWARZ und E. LOESER durch Regelung des Luftzustandes innerhalb der bei der Kühllagerung zulässigen Grenzen nicht verhindern. Die maximale Lagerdauer beträgt 15—20 Tage.

Sowohl bei der Kühlung als auch bei der Kühllagerung verwendet man ein Schutzgas, nämlich ozonhaltige Luft, die mit Hilfe sog. Ozonisatoren in die

Kühlräume (etwa 0,3 mg in 1 m³ Luft) eingebracht wird, dort einen bakteriologischen Effekt erzielt und zugleich den typischen Geruch des Fleisches beseitigt. Nach jüngsten Untersuchungen von R. Heiss (3) hat die Ozonisierung nur während der Durchkühlung eine bakterienvermindernde Wirkung, nicht während der Lagerung.

Veränderungen bei der Kühlung und Kühllagerung. Während die histologischen Veränderungen nicht nennenswert sind (zum Unterschied von Gefrierfleisch), sind doch die physikalischen hervorzuheben, die auf einem Gewichtsverlust infolge Wasserverdunstung beruhen, der je nach Größe des gelagerten Fleischstückes, der Fleischart, des Luftzustandes, der Lagerdauer usw. unterschiedlich sein kann und sich bei Rindfleisch etwa zwischen 2% (12stündige Lagerung) und 4,5% (14tägige Lagerung) bewegt. Kalb-, Hammel- und Schweinefleisch verhalten sich ähnlich. Weit wichtiger aber sind die biochemischen Vorgänge enzymatischer Art, die auch bei diesen Temperaturen weiterlaufen und in einem Weichwerden, Mürbewerden des Fleisches zum Ausdruck kommen. Zu nennen ist die durch glykolytische Enzyme bedingte Glykolyse (W. Diemair und K. Mollenkopf), die Bildung von Milchsäure aus Zucker und dem in der Muskulatur vorhandenen Glykogen, die Aciditätsverschiebung von schwachalkalisch nach sauer, wodurch das bei der Totenstarre koagulierte Muskeleiweiß gelöst wird, quillt, locker wird und daher leichter verdaulich ist. Die Eiweißstoffe werden daher enzymatisch teilweise bis zu den Aminosäuren abgebaut; neben Milchsäure wird Essigsäure und Formaldehyd gebildet, durch Mitbeteiligung von „Aromabakterien" ein Ausbau des Geschmacks und Geruchs erzielt. Durch die mit Ozon verbesserte Kühlhausluft tritt auch eine günstige Farbveränderung ein, indem das Hämoglobin in das stärker rote Oxyhämoglobin übergeht und dem Fleisch ein schöneres Aussehen verleiht [R. Heiss (2)]. ·

Fischfleisch. Entgegen alten Vorstellungen zeigen neue Erfahrungen, daß Fische auf längere Zeit im Frischzustand erhalten werden können unter der Voraussetzung, daß sie nach dem Fang gleich ausgeweidet werden. Die Ursachen zum Verderben liegen hier bei enzymatischen Vorgängen, welche beim Kaltblüter von bei tiefen Temperaturen noch wirksamen Enzymen ausgelöst werden, sowie in mikrobiologischen Zersetzungserscheinungen, die durch die Kühllagerung auf ein Mindestmaß herabgesetzt werden müssen.

Die kühltechnische Aufbewahrung entspricht derjenigen von Frischfleisch, erfolgt also in Kühlräumen mit kalter Luft, aber auch durch Kühlung mit Eis und Schnee (Transport auf Schiffen und auf der Bahn); hier müssen die Fische so in fein zerriebenes Eis (besser Schnee) in Kisten eingepackt werden, daß sie, ganz damit umgeben, nicht mit Luftsauerstoff in Berührung kommen. Es wird auch die Verwendung von Eis aus filtriertem Meerwasser empfohlen, das in besonderen Behältern durch Einblasen von Luft von —15° zu feinem „Scherbeneis" gefroren wird. Über die Höhe der Lagerungstemperatur gehen die Meinungen noch auseinander; während die einen —1° bis —2° empfehlen, setzen sich die anderen für höhere Temperaturen von +2° bis +3° ein, bei welchen das Eis schmilzt, die Fischoberfläche feucht und ein Eintrocknen der Schleimsubstanzen verhindert wird. Die Luftfeuchtigkeit der stillstehenden, nicht bewegten Luft beträgt 90—95%. Hat man bei Seewassereis schon eine gewisse bactericide Wirkung durch den Salzgehalt, so kann diese noch durch gleichzeitige Verwendung eines chemischen Stoffes gesteigert werden (Aktiveis). Als Desinfektionsmittel werden dem Gefrierwasser Ca- und Na-hypochlorit in Mengen von etwa 0,01% oder ionisiertes Silber (Katadyneis) oder Wasserstoffperoxyd zugesetzt. Dadurch gewinnt man Eis, das ein Eindringen von Bakterien aus der Luft verhindert, selbst wenn es schmilzt. Der sicherste Schutz vor der Auslaugung durch Schmelzwasser sowie gegen Bakterienbefall ist aber ein Einschlagen der Fische nach dem Abwaschen mit Salzwasser in Pergamentpapier und darauffolgende Verpackung in Eis.

Veränderungen bei der Kühlung und Kühllagerung. Auch hier sind es — wie beim Fleisch — enzymatische Vorgänge, die in der Bildung von Milchsäure (Glykolyse), in einer Zunahme der löslichen Eiweißverbindungen zum Ausdruck kommen und die „Reifung" bedingen. Auffallend und nur schwer zu vermeiden ist das Gelbwerden des Fischfleisches (Übergang von Hämoglobin zum Methämoglobin), was zum Teil durch enzymatische Vorgänge, zum Teil aber durch Bakterientätigkeit bedingt zu sein scheint. Gegen diese störenden Farbveränderungen hat man mit Erfolg ein Eintauchen der Fische in Pufferlösungen (mit Zusatz von Alkalinitrit) herangezogen. Neben diesen Vorgängen ist noch das Talgigwerden des Fischfleisches durch Oxydationsenzyme anzuführen, insbesondere bei fetten Fischen, die, ohne daß Fäulniserscheinungen bemerkbar werden, einen typischen ranzigen Geruch und Geschmack annehmen. Diese Beobachtung kann man insbesondere dann machen, wenn der Feuchtigkeitsgehalt der Kühlhausluft zu niedrig ist, die Oberfläche des Fisches austrocknet, wodurch Fettsubstanz mit Luft in Berührung kommt und oxydiert wird. Meerwasser, Darminhalt, Lagereis, Luft und Lagerräume sind die Infektionsquellen für Fischfleisch, es ist also von außen und innen her ein Bakterienbefall möglich und daher ein dringendes Erfordernis, den Fisch unmittelbar nach dem Fang auszuweiden und niedrigen Temperaturen auszusetzen. Insbesondere sind es Proteus- und Colibakterien u. a., die das Fischeiweiß zunächst in einfachere Eiweißverbindungen: Albumosen, Peptone, Aminosäuren, schließlich in Ammoniak, Indol und Skatol zerlegen, welche durch einen unangenehmen Geruch auffallen; bei weitergehender Zersetzung treten die bekannten giftigen Ptomaine auf.

Die physikalischen Veränderungen sind ähnlich wie beim Fleisch und äußern sich in einem Gewichtsverlust infolge Wasserverdunstung, sei es auf der Oberfläche oder aber von innen heraus.

Milch und Milcherzeugnisse. Milch ist ein besonders empfindliches Nahrungsmittel, das ohne besondere Maßnahmen nicht längere Zeit aufbewahrt werden kann. Es muß für einen raschen, geschützten Transport von der Erzeugerstätte zum Verbraucher gesorgt werden, wobei sich schon früher die Abkühlung der Milch durch Einstellen in Eis gut bewährt hat. Heute, bei der fast in allen Ländern durchgeführten Zentralisierung der Milchversorgung wurden, ihrem Umfang entsprechend, technische Maßnahmen ergriffen, welche eine weitgehende Kühlung auf raschestem Wege gewährleisten.

Der Zweck der Kühlung ist der, die geseihte oder zentrifugierte Milch vor einer Vermehrung der Mikroorganismen zu schützen und damit eine Verlängerung der Haltbarkeit herbeizuführen. Berieselungskühler verschiedener Bauart, welche auf der Innenseite durch einen Gegenstrom von kaltem Wasser oder Sole gekühlt sind, nehmen auf einer welligen Fläche die Milch auf, die sich hierbei bis etwa $2°$—$3°$ über die Temperatur des Kühlwassers abkühlt. Zugleich wird beim Passieren der Kühlfläche gelüftet und dadurch der Stallgeruch abgegeben. Die Temperaturen für Milchkühlung liegen um $+2°$. Anstelle dieser Berieselungskühler werden noch andere Typen verwendet. In neuzeitlichen Betrieben bedient man sich anstelle dieser Kühleinrichtungen der Kühlmaschinen.

Die so gekühlte Milch wird entweder in größeren Milchbassins gesammelt oder in verschlossenen Kannen dem Transport übergeben, wobei zu beachten ist, daß die Milch auch weiterhin kühl gehalten wird, was vor allem dann gilt, wenn nur Wasserkühlung möglich war. Im Kühlraum kann Milch in entsprechenden Behältnissen einige Wochen bei $0°$ bis $+2°$ gelagert werden.

Die *Butter* wird nach der Butterung vielfach in Holzfässer eingeschlagen, die vorwiegend aus Buchenholz oder Weißkiefernholz gefertigt sind. Die Färbung der Butter kann mit *Carotin* höchsten Reinheitsgrades vorgenommen werden, wodurch zugleich eine Anreicherung mit Vitamin A ermöglicht wird. Die Färbung mit anderen natürlichen oder künstlichen Farbstoffen scheidet aus (B. Wurzschmitt, W. Diemair und H. Fincke). Um die Stockfleckigkeit der Butter zu vermeiden, werden die Fässer mit einem Innenschutz versehen, der in Form einer Auskleidung mit Pergamentpapier oder aus Aluminium- oder Zinnfolien angebracht wird. Anstelle von Aluminium- und Zinnbelagen wird auch eine dünne Wachsschicht zusammen mit einer Pergamentpapierlage verwendet. Die Lagerung erfolgt im Kühlhaus bei Temperaturen von $-4°$ bis $-6°$ und einem Feuchtigkeitsgehalt von 70—80%. Zur Vermeidung einer Strukturveränderung und eines bröckeligen Aussehens geht man von zu niedrigen Lagerungstemperaturen ab. Es ist auch darauf zu achten, daß die Butter von allen Seiten mit kühler Luft in

Berührung kommt. Für das Verderben der Butter macht A. Lembke die von
den Mikroben abgesonderten Enzyme verantwortlich.

Veränderungen bei der Kühlung und Kühllagerung. Bei Milch sind die *physikalischen* Veränderungen (Zunahme der Viscosität) ebenso wie die *biochemischen* im Verlauf der kurzen
Lagerzeit sehr gering. Dagegen ist aber die Beeinflussung des Geschmacks und der Haltbarkeit infolge bakterieller Einwirkung bisweilen recht bedeutend, vor allem zur Sommerzeit,
wo große Schwankungen der Außentemperatur einsetzen.

Säure- und labbildende Kokken, Fettspalter und Eiweißlöser treten auf, welche allerdings
ihre enzymatische Tätigkeit bei Temperaturen von 0° bis + 5° nicht entfalten können. Daher
kommt es, daß selbst gut gepflegte Milch nach zu langem Transport „süß" gerinnt oder aber
unter Bildung von Milchsäure; der Abbau der Proteinstoffe und die Zunahme des Säuregrades
sind Folgeerscheinungen der Mikrobentätigkeit.

Wenn sich bei der Lagerung der Butter unter den günstigen Lagerungsbedingungen
unerwünschte Veränderungen biochemischer, physikalischer und bakteriologischer Art
vollziehen, dann liegen die Ursachen weniger in der Lagerhaltung als vielmehr in einer schlechten Verarbeitung, in einer fehlerhaften Zusammensetzung der Butter oder bei anderen Fehlern
der Herstellung. Ranziditätserscheinungen treten bei Einhaltung zu hoher Lagerungstemperaturen und bei Schwankungen im Luftfeuchtigkeitsgehalt ein; Risse, in welchen
Kochsalz oder andere Salze ausgeschieden werden, gehen auf Herstellungsfehler zurück. Der
Gewichtsverlust beträgt nach dreimonatiger Lagerung etwa 1%, nach sechsmonatiger Lagerung
2%, doch treten auch hier je nach dem Ausgangs-Wassergehalt Schwankungen ein. Hervorhebenswert ist die Feststellung, daß die Zahl der Bakterien schon bei Temperaturen von + 5°
sinkt, und zwar um einen höheren Betrag als bei tieferen Temperaturen; auch ist auf die Weiterentwicklung von Schimmelpilzen zu achten, die selbst bei Temperaturen von — 4° bis — 6°
nicht gehemmt wird und die der Butter einen unangenehmen Geschmack verleihen können.

Auch für Speisefette, Kunstspeisefette, synthetische Fette, Käse und andere Milcherzeugnisse gelten diese Ausführungen.

Neben den bisher bekannten *Margarine*fetten (Margarine ist eine butterähnliche Zubereitung, deren Fettgehalt nicht ausschließlich der Milch entstammt), Mischungen von Fetten
oder Ölen, pflanzlichen oder tierischen Ursprungs, die raffiniert oder gehärtet sein können,
werden auch synthetische Speisefette in den Verkehr gebracht, die durch Veresterung von
Glycerin mit Fettsäuren meist pflanzlicher Herkunft hergestellt werden (Witocan). Von ihnen
zu unterscheiden sind *Synthesefette,* deren Fettsäuren durch Oxydation von Paraffinen unter
gleichzeitiger Verwendung von Metallkatalysatoren gewonnen werden. Die Veresterung
erfolgt mit Glycerin, wodurch Fette mit indifferentem Geschmack und weißer Farbe erhalten
werden, über deren biologischen Wert eingehende Untersuchungen von Flössner, Thomas
und Weitzel vorliegen. Gegenüber den anderen Fetten enthalten diese geringe Mengen
verzweigt kettiger Fettsäuren (s. S. 85). Neben diesen Fettypen sind die gehärteten Öle
tierischer und pflanzlicher Herkunft zu erwähnen, die durch Einwirkung von H_2 als halbfeste
oder feste Erzeugnisse gewonnen werden, indem man die Glyceride ungesättigter flüssiger
Fettsäuren „härtet" (Norman-Verfahren). Naturreine Pflanzenfette sind solche, die un-
raffiniert oder nur mittels schonender Verfahren behandelt wurden.

Rinder- und *Schweinefett* werden in Holzfässern, Tonnen oder Kisten, die mit Pergamentpapier ausgeschlagen sind oder in Pergamentbeuteln, die in die Holzbehältnisse gelegt werden,
aufbewahrt. Ähnlich wie bei der Butterkonserve können auch Weißblechdosen Verwendung
finden. Die Lagerung erfolgt bei Temperaturen von 0 bis + 1°, und einer relativen Luftfeuchtigkeit von nicht unter 80%, da infolge Feuchtigkeitsaufnahme durch das Holz Schimmelbildung
und Abgabe von unangenehmen Geschmacks- und Duftstoffen aus dem Holz begünstigt
werden. *Butterschmalz* darf nur Spuren von Wasser und keine Buttermilch enthalten. Des
weiteren ist für eine feinkrystalline Struktur durch schnelles Abkühlen des flüssigen Schmalzes
zu sorgen. Wesentlich ist die Entfernung verderbniserregender Stoffe und der Ausschluß
jeder Metallberührung. Lagertemperatur zwischen 0 bis — 5° bei völligem Luftabschluß.

Auch die optimalen Lagertemperaturen für *Käse* liegen fest. *Edamerkäse,* der verparaffi-
niert ist, wird bei + 4°, *Tilsiterkäse* bei — 1° gelagert. Während *Emmentalerkäse* auch in
Holzkübeln verpackt und in Laiben gelagert werden kann, wird Tilsiterkäse mit und ohne
Paraffin in runder oder eckiger Form aufbewahrt. Die Lagerung erfolgt meist nach dem
Einschlagen der Käse in Pergamentpapier. Weich-, Lab- und Sauermilchkäse sind keine
Dauerware. Schmelzkäse lagert man am besten in Aluminiumfolien in gezogenen Schachteln
oder in Blockform mit einer Umhüllung aus Tannenholz oder Pappe. Auch Weißblechdosen
und Aluminiumtuben werden verwendet, wobei als günstigste Lagerungstemperatur + 5°
bis + 10° bei einer relativen Luftfeuchtigkeit von 70—80% gelten. In Holland werden
Weichkäse (Brie, Camembert) durch Eintauchen in auf — 20° abgekühlte Kochsalzlösung
gesalzen und bei + 2° bis + 4° gelagert. Als geeignete Verpackungsstoffe werden auch
Cellulosederivate angewendet.

Eier. Zur Kühlhauslagerung eignen sich nur frische, gesunde, höchstens 8 Tage alte Eier. Zur Überprüfung auf Eignung werden die Eier mit besonderen Durchleuchtungsapparaten (Ovolux-Lampe) bei Temperaturen um $+5°$ in einem Vorraum des Kühlhauses durchleuchtet. Es ist dabei auf die Unversehrtheit der Schale, Größe und Lage des Luftraumes, Dichte des Eiklars, Durchsichtigkeit und auf die Fleckenbildung zu achten. Das Arbeiten in bereits vorgekühlten Räumen hat den Zweck, einen Temperaturausgleich zwischen angelieferter Ware und Kühlhaustemperatur allmählich herbeizuführen und somit ein Beschlagen der Eischale mit Feuchtigkeit zu vermeiden.

Die Aufbewahrung der Eier erfolgt in Kisten aus Eschen- oder Tannenholz, nicht aber aus Kiefernholz, da dieses leicht Harzgeruch an die sehr empfindlichen Eier abgibt. Gut geeignet sind auch Pappbehältnisse, aber unwirtschaftlich. Um eine etwaige Geschmacksabgabe des Holzes zu vermeiden, werden die Kisten leicht ausgekalkt. Trockene Holzwolle (nicht feucht, Geschmacksabgabe) schützt die Eier vor Druck, Stoß und Bruch. Die geeignete Lagertemperatur ist $0°$ bis $+1°$, niedrigere Temperaturen haben sich als ungeeignet erwiesen. Die Temperatur muß über die ganze Lagerungszeit hindurch eine einheitliche sein; die Schwankungsbreite soll $1°$ nicht übersteigen und soll günstigenfalls $0,3°$ innerhalb 24 Std. betragen. Die Luftfeuchtigkeit beträgt 75—80% mit Schwankungen innerhalb 10% in 24 Std. Feuchtigkeitsgehalte unter 75% sind wegen der Verdunstung und Austrocknung nicht zu empfehlen. Für eine gleichmäßige Luftzirkulation und ein gleichmäßiges Durchstreichen der Luft durch sämtliche Gebinde sorgt ein kräftiger Propeller, der immer frische Luft durch die auf Lattenrosten stehenden Kisten von unten her durchbefördert. Auf diese Art und Weise können Eier in gutem Zustand vom April bis Dezember aufbewahrt werden. Nach etwa 5monatiger Aufbewahrung im Kühlhaus können die Eier noch weich gekocht werden, nach 7—9monatiger Aufbewahrungszeit dienen sie nurmehr für Kochzwecke (Braten- und Speisenbereitung).

Veränderungen bei der Kühlung und Kühllagerung. Von den *physikalischen* Veränderungen sind die Gewichtsverluste durch Verdunstung anzuführen, die in der ersten Zeit der Lagerung größer sind, sich aber dann infolge der allmählich zunehmenden Konzentration des Weißeies verringern. Es kann eine Verschiebung des Eigelbes eintreten, indem dasselbe zum höchsten Teil des Eies aufsteigt und an der Schalenhaut hängen bleibt, eine Erscheinung, die auf Dichtigkeitsunterschiede zwischen Weißei und Dotter zurückzuführen ist. Die Gewichtsabnahmen bewegen sich zwischen 0,75—1% innerhalb eines Monats, zwischen 3—4,5% innerhalb 6—7 Monaten. Von den *biochemischen* Veränderungen werden sowohl das Weißei als auch das Eigelb betroffen; im Weißei findet auch eine Aufspaltung der Eiweißstoffe bis zu den Albumosen und Peptonen statt, es tritt eine Verschiebung der Säuregradsverhältnisse ein, indem der ursprünglich schwach basische Inhalt schwach sauer wird. Bei zu langer Lagerung (8—9 Monate) ändert sich mitunter auch die Farbe des Eiweißes; es wird gelblich, rosa, kann sogar trüb und körnig werden; hier handelt es sich aber um eine weitgehende Zersetzung, die auch geruchlich und geschmacklich bemerkbar ist. Hervorhebenswert sind noch enzymatische und autolytische Vorgänge am Eidotter, die mit einer Ammoniakbildung einhergehen, welche etwa 4,0 mg Ammoniak in 100 g Eigelb nach dreimonatiger Lagerung erreicht. Fett und Phosphatide können eine Aufspaltung erleiden, wenn gleichzeitig Mikroorganismen beteiligt sind. Säuremenge und gebildetes Ammoniak geben Anhaltspunkte für die Dauer der Lagerung, die aber nach eigenen Versuchen [W. Diemair (1)] noch durch die Menge abspaltbarer Schwefelverbindungen belegt werden können.

Geruch und Geschmack sowie die Ergänzungsstoffe bleiben unter der Voraussetzung günstiger Lagerungsbedingungen über 6 Monate hindurch unverändert.

Da Hühnereier vom Hühnerhof her schon mit Bakterien befallen sind, ist die Möglichkeit zum Eindringen derselben in das Eiinnere durch die Poren gegeben. Allein schon durch die Temperatursenkung und die dadurch bedingte Volumenveränderung wird Außenluft in das Innere gesaugt, und so können Sporen, Bakterien, Schimmelpilze in das Innere eindringen (F. Ferdinandoff). Schimmelpilze sind sehr gefürchtet, sie setzen sich auf der Eischalenhaut fest und verursachen Flecken von grüner, grauer, brauner und roter Farbe in wechselnder Größe. Das Zusammenballen des Eigelbs zu einer käseähnlichen Masse ist auf eine Mikrobentätigkeit zurückzuführen.

Obst und Gemüse. Ein weiteres Beispiel für die Anwendung der Kälte ist die Obst- und Gemüselagerung. Wie schon erwähnt, hat hier die Kühlung die Aufgabe, vorwiegend biochemische Reaktionsabläufe zu verzögern und dadurch den Reifungsprozeß möglichst weit hinauszuschieben. Schon aus diesen Gründen ist die erste Voraussetzung für eine erfolgreiche Arbeit eine richtige *Obst*auswahl. Gelagert können Steinobst, Kernobst und Beerenobst werden. Das Obst muß gesund sein, es darf nicht zu wenig reif, aber auch nicht „voll"- oder „überreif" sein, es soll „baumreif" zur Lagerung kommen. Nach gründlicher Vorsortierung soll es spätestens 4—5 Tage nach der Pflücke ins Kühlhaus kommen, wo es zunächst zum Temperaturausgleich in einen Raum von + 5° gebracht wird und eine Umpackung in Lagerkisten erfolgt. Für das Verpackungsmaterial gelten die auf S. 164 aufgeführten Richtlinien. Für Obst und Gemüse verwendet man auch eine vor allzu starker Verdunstung schützende Verpackung, wozu Ölpapiere, Transparit- und Cellophanpapiere erfahrungsgemäß gut geeignet sind; mit diesen Papieren werden die Behältnisse ausgeschlagen. Sollte im Vorraum ein zu starker Feuchtigkeitsniederschlag beobachtet werden, dann sorgt man für die Beseitigung durch Ventilatoren. Hierauf kommt das Obst, in Lattenkisten und in Holzwolle oder Papier verpackt, in den eigentlichen Kühlraum, in dem nach praktischen Erfahrungen Temperaturen von 0° bis — 1° nicht überschritten und Temperaturschwankungen tunlichst vermieden werden sollen. Der Feuchtigkeitsgehalt wird mit 70—80% angegeben (Plank empfiehlt bei 0° einen Feuchtigkeitsgehalt von 90%), um einerseits zu starke Wasserverdunstung, andererseits Schimmelbildung zu vermeiden. Die Luftbewegung beträgt 0,2 m/sec, und außerdem muß für eine dauernde Frischluftzufuhr gesorgt werden in der Weise, wie sie an anderer Stelle (Eier) beschrieben wurde.

Diese Kühllagerung verbindet man auch gleichzeitig mit der Verwendung eines indifferenten Schutzgases, nachdem man erkannt hat, daß in einem Raum mit erhöhtem Kohlensäure- und vermindertem Sauerstoffgehalt die Lebensdauer des Kühlgutes verlängert werden kann und zugleich die Widerstandsfähigkeit gegenüber Schimmel- und Bakterienbefall gesteigert wird. Zu diesem Zweck werden auch andere inerte Gase verwendet (W. Schwartz).

Bei der Kühllagerung von *Gemüse* gilt bezüglich Auswahl, Verpackung, Transport zum Kühlhaus usw. das gleiche wie für Obst. Man ist auch von der Lagerung durch Aufschichten (Pyramidenschichtung) abgegangen und benutzt zur Lagerung neben anderen Behältnissen Gebinde und Lattenkisten in beschriebener Weise. Als Lagerungsgemüse kommen in Frage: Kopfkohl (Weiß-, Wirsing-Rotkohl), Spinat, Sellerie, Tomaten, Zwiebeln, Kartoffeln u. a. Für Temperatur, Feuchtigkeitsgehalt und Luftzirkulation gelten die gemachten Angaben, die zwar keine Norm darstellen und von Fall zu Fall, je nach Gemüseart, Sorte, Alter, Ernte und Erntebedingungen gewisse Änderungen erfahren können. Zusammenfassend kann auf Grund der vorliegenden praktischen Erfahrungen gesagt werden, daß Kohlpflanzen, Spinat, Salatgewächse, Gurken, Tomaten, Spargel und Wurzelgewächse sich bei Temperaturen von 0° bis — 1° und 75—85% Luftfeuchtigkeit gut aufbewahren lassen. Eine Ausnahme machen die Kartoffeln, welche nur Temperaturen von + 5° bis + 7° vertragen; bei Kälte treten leicht Gefrierschädigungen auf, die sich in einer Verfärbung und in dem Auftreten schwarzer Flecken äußern. Zwiebeln lassen sich dagegen am besten bei — 2° bis — 3° lagern, da bei einem Feuchtigkeitsgehalt von 90—95% die geringsten Gewichtsverluste auftreten.

Veränderungen bei der Kühllagerung und Kühlung. Die enzymatisch-katalytischen Vorgänge gehen weiter und sollen weitergehen und es sind daher die auftretenden Veränderungen biochemischer Art wie Abbau der Kohlenhydrate, der Eiweißkörper, der hochmolekularen

Pektinsubstanzen, der Fruchtsäuren (Esterbildung), der Gerb- und Farbstoffe nur erwünscht. Die Veränderung des grünen Farbstoffes nach Gelb geht gleichzeitig mit der Verfärbung der Samen vor sich, die von Weiß nach Braun wechseln, ohne daß aber diese Kernverfärbung ein Anhaltspunkt für den Reifungsgrad zu sein braucht. Vitamine und anorganische Bestandteile erleiden keine Veränderungen. Während der Lagerung wird Wasser bei der Atmung verbraucht. Der vorwiegend größte Teil aber verdunstet, wodurch ein Gewichtsverlust (Schrumpfung, Falten- und Runzelbildung) eintritt, was aber nur bei unsachgemäßer Lagerhaltung der Fall ist. Solche Gewichtsverluste sind abhängig vom Reifegrad, der Dicke der Schale, der Größe der Frucht usw. Erwähnenswert sind auch noch die sog. „Lagerkrankheiten", die man dem Wesen nach sehr gut kennt, ohne daß man Sicheres über ihre Ursachen weiß; es sind Krankheiten nicht parasitärer Art, deren Auftreten durch anormal ablaufenden Stoffwechsel bedingt ist und die äußerlich an Verfärbungen erkannt werden können. Es sind dies die„ Tüpfelkrankheit", der „oberflächliche Brand", der „innere Zusammenbruch", die „Fleischbräune".

Die größten Feinde der Kühlräume sind die Schimmelpilze, welche an den Zellschäden weniger beteiligt sind, sondern erst das durch weitgehende chemische, biochemische oder physikalisch-chemische Veränderungen anfällige oder schon kranke Gewebe befallen und zerstören.

Infolge der zeitlich beschränkten Haltbarmachung durch die Kühlung ging man zu den *Gefrierverfahren* über, die zur Konservierung von tierischen Stoffen (weniger von pflanzlichen) schon vor dem Krieg bekannt waren, die aber Erzeugnisse von nur wenig ansprechender Beschaffenheit lieferten. Zielbewußte, planvolle Forschungsarbeiten setzten in den letzten Jahren ein, welche sich mit den physikalischen und kolloidchemischen Veränderungen des Zellgewebes beim Gefrierprozeß beschäftigten und an welchen besonders R. Plank beteiligt war und noch ist. Er konnte in langjährigen Arbeiten zeigen, daß die Gefriervorgänge in der Zelle von der Menge des den kolloiden Stoffen zugehörigen Wassers abhängig sind und daß die Gefriergeschwindigkeit von ausschlaggebender Bedeutung für den Gefrierprozeß ist. In einem Zellverband kommt das Wasser zum Teil in „freier" Form, zum Teil an die kolloiden Stoffe „gebunden" vor; während nun der freie Anteil leicht entzogen werden kann, muß der Wasserentzug beim kolloidgebundenen Anteil nur mit Vorsicht geschehen, da sonst die Kolloidstruktur des Zellgewebes und damit die Rückbildungsfähigkeit (wichtig für den Auftauprozeß) leiden. Da nun die Verteilung des kolloidgebundenen Anteils im tierischen Gewebe verhältnismäßig geringer ist als im pflanzlichen, so können hier auch tiefere Temperaturen zur Anwendung kommen. Man unterscheidet drei Arten von Gefrierverfahren: Gefrieren an Luft, in Bädern und durch Berührung mit schnellverdampfenden Kältemitteln.

Fleisch und Fischfleisch. Das schon vor dem Krieg in den großen transozeanischen Exportschlächtereien eingeführte Verfahren beruht darauf, das bei etwa + 3° vorgekühlte Fleisch (meist ganze Tiere oder große Stücke davon, die so aufzuhängen sind, daß sie ganz von der kalten Luft bestrichen werden) in einem Gefrierraum (auf — 10° bis — 18° eingestellt) in *Luft* ausgefrieren zu lassen. Die relative Luftfeuchtigkeit im Gefrierraum beträgt 85—90%, ein stündlicher, etwa 10—15facher Luftwechsel ist angebracht; für einen guten Luftzustand ist Vorsorge zu treffen. Bei einer Verweildauer von etwa 6 Tagen ist die Temperatur im Fleisch auf etwa — 5° bis — 8° gesunken (bei Temperaturen von — 21° bis — 23° innerhalb von 2—3 Tagen), was mit Hilfe von Thermometern überwacht wird; das so beinhart gefrorene Fleisch wird hierauf gelagert. Die Lagerung des nicht verunreinigten, verschimmelten oder geruchlich schlechten Fleisches erfolgt durch Aufstapelung in Lagerräumen bei — 6° bis — 8° und einem Feuchtigkeitsgehalt von 87—92% und einer täglichen 2—3fachen Lufterneuerung. So gelingt es, die Lagerdauer bei Erhaltung der natürlichen Beschaffenheit (nach dem Auftauen) auf etwa 4—6 Monate auszudehnen.

Beim Gefrierenlassen in der Kältesole ist zwar die Gefriergeschwindigkeit eine größere, sie schließt aber dafür den Nachteil der Farbveränderung mit ein, so daß dieses Verfahren zweckmäßigerweise nur dann Anwendung findet, wenn das Fleisch unmittelbar nach dem Gefrieren an die Verkaufsstellen weitergeleitet werden kann und keine zu lange Lagerungsdauer durchlaufen muß. Hier wird das Ottesen-Verfahren angewendet, indem das Fleisch in einen Korb aus verzinktem Eisenblech gelegt wird, der zunächst zum Zwecke der Anfeuchtung der Oberfläche des Fleisches einige Minuten in Wasser von 0° getaucht wird, wodurch sich ein dünner Eisbelag (Glasur) bildet, der ein Eindringen von Kühlsole verhindern soll. Hierauf wird der Korb in einen Generator mit Kochsalzlösung und Glycerin (Temperatur — 15° bis — 20°) gesenkt; hier gefriert das Fleischstück in etwa 5 Std. durch. Nach Herausnahme des Fleisches aus der Kältesole wird es kurz in Wasser mit 0° getaucht und somit von den anhaftenden Soleresten befreit und wiederum glasiert. Das Verfahren von Zarotschenzeff findet auch bei Fleisch Anwendung und zeichnet sich gegenüber dem Eintauchverfahren durch größere Zeitersparnis (rasche Gefriergeschwindigkeit) aus.

Veränderungen beim Gefrieren und bei der Lagerung. Es wurde schon darauf hingewiesen, daß sich Gefrier- und Kühlverfahren grundsätzlich durch die Anwendung verschiedener Temperaturen unterscheiden, und daß somit auch Unterschiede in den Veränderungen bestehen müssen. Dies gilt insbesondere für die kolloidphysikalischen Veränderungen, welche so geleitet werden müssen, daß nach dem Auftauungsprozeß ein Fleisch von „natürlicher" Beschaffenheit vorliegt. Nach allgemeinen Erfahrungen sind die Veränderungen im Muskelgewebe um so weniger reversibel, je mehr Wasser sich beim Gefrieren abscheidet: es darf also das Fleisch nur bei Temperaturen gefroren werden, bei welchen die Permeabilität der Zellmembran erhalten bleibt und demzufolge die Muskelfaser nach dem Auftauen des Fleisches den Fleischsaft wieder vollständig aufnimmt. Es darf also nicht unterhalb der kritischen Temperaturen gearbeitet werden, da sonst zu viel ausgetretenen Wassers gefriert und nicht mehr in die Zelle eindringen kann. Diese Kolloidveränderungen, die äußerlich schon Gefrierfleisch vom Frisch- und Kühlfleisch unterscheiden lassen, zeigt besonders deutlich das mikroskopische Bild auf, wonach die äußeren Fleischschichten, in welchen der Gefrierprozeß am raschesten abläuft, viele kleine, runde, ovale oder spaltenförmige Hohlräume, die gleichmäßig über die Muskelfaser verteilt sind, erkennen lassen. Diese Hohlräume sind mit Eiskrystallen angefüllt; die Muskelfaser, die sich beim Gefrieren um etwa 10% ihres Volumens erweitert, quillt an, die Hohlräume verengen sich und sind im mikroskopischen Bild kaum mehr erkennbar. In tieferliegenden Schichten, wo das Gefrierenlassen langsamer erfolgt, ist eine geringere, aber der Form nach größere Eiskrystallbildung festzustellen, während in den innersten Schichten keine Eiskrystalle mehr in den Hohlräumen auftreten. Die Verschiedenartigkeit dieser Eiskrystallbildung ist durch die Bestandteile des Muskelprotoplasmas, durch die gelösten Salze und durch die Eiweißstoffe bedingt. Je schneller der Gefrierprozeß abläuft, desto kleiner und feiner verteilt sind die Eiskrystalle und desto leichter und besser vollzieht sich der Auftauprozeß. Der Einfluß des Gefrierens auf die Wirksamkeit von Fermenten (Katalase und Lipase) wurde von F. Kiermeier verfolgt und dabei festgestellt, daß Fermente in gefrorenen Substraten ihre Wirksamkeit beibehalten, die z. T. höher als in flüssigem unterkühltem Zustand bei gleicher Temperatur ist. Nach dem Auftauen weisen die gefroren gewesenen Fermente meist eine höhere Wirksamkeit auf (Desaggregation der Fermentmoleküle) als vor dem Gefrieren, was für den sofortigen Verbrauch aufgetauter Erzeugnisse spricht. Wiederholtes Gefrieren schädigt die Fermente.

Das *Auftauen* des Fleisches muß langsam erfolgen, es sollen dabei die kolloiden Bestandteile des Zellgewebes Zeit haben, den beim Gefrieren abgegebenen Fleischsaft wieder aufzusaugen, was beim raschen Auftauen verhindert wird;

der Fleischsaft rinnt hier nach außen ab, ein Teil der wertvollen Extraktstoffe geht verloren und das Fleisch wird trocken, leer, zäh und geschmacklos. Es haben sich verschiedene Auftauverfahren eingebürgert; das einfachste und sicher arbeitende Verfahren ist das Hängenlassen des Fleisches bei einer Raumtemperatur von $0°$ bis $+1°$ (die langsam auf $+5°$ bis $+8°$ erhöht wird) und einem Feuchtigkeitsgehalt von 90%. Ein Ventilator sorgt für die nötige Luftbewegung. Hier läßt man das Fleisch etwa 4 Tage hängen, senkt dann die Temperatur auf $0°$ bis $+1°$, den Feuchtigkeitsgehalt auf 75—80% und läßt das Fleisch „reifen". Hierzu ist nur eine Zeit von 6—8 Tagen (gegenüber einer ebensolchen von 10 bis 14 Tagen beim Frischfleisch) notwendig. Neben diesem Auftauungsverfahren wird noch das von ALCOOK-WAGSTAFF mit elektrisch beheizten Nadeln und dasjenige von RAYSON durch Rotation mit Hilfe einer besonderen Aufhängevorrichtung verwendet.

Die biochemischen Veränderungen vollziehen sich erwartungsgemäß nur in sehr beschränktem Maße, da bei Temperaturen um $-10°$ die Enzymtätigkeit stark verzögert und gehemmt ist. Für eine gewisse Enzymtätigkeit spricht aber die geringe Zeitbeanspruchung des Gefrierfleisches für die „Reifung" gegenüber Frischfleisch. Die Ansichten über die Wirksamkeit proteolytischer Enzyme und die Bildung von Eiweißstoffen, sowie über die bei tiefen Temperaturen auftretenden flüchtigen Säuren gehen stark auseinander und werden nur dürftig durch experimentelle Ergebnisse gestützt. Auch die oxydativen Veränderungen sind hervorhebenswert, da sie nach J. GAUTIER doch erheblicher sind, als ursprünglich erwartet wurde; die Ursachen liegen vor allem in der technischen Durchführung des Gefrierprozesses, der sich bei vollem Luftzutritt vollzieht. Selbst die niedrigen Temperaturen begünstigen zusammen mit dem Luftsauerstoff und der Luftfeuchtigkeit die Ranziditätserscheinungen, welche nach 6—8 Monate langer Lagerung insbesondere bei fetthaltigem Fleisch beobachtet werden. Im Hinblick auf diese oxydativen Veränderungen empfiehlt es sich, Vögel mit Gefieder, Hasen, Rehe usw. mit dem Fell auszugefrieren und zu lagern; auch Kälber werden mit dem Fell gefroren, insbesondere in Norddeutschland, wo kein so großer Wert auf die Erhaltung der hellen Farbe des Kalbfleisches gelegt wird.

Auch die mikrobiologischen Veränderungen treten stark zurück, da bei so niedrigen Temperaturen das Wachstum der Kleinlebewesen herabgedrückt wird. Bisweilen können Schimmelpilze, Penicillium- und Mucorarten auftreten, welche dem Fleisch grüne, braune oder schwarze Flecken verleihen, die aber durch Abreiben mit einem Tuch leicht entfernt werden können.

Bei Fischfleisch verwendet man ebenfalls direkte und indirekte Gefrierverfahren, bei den direkten die Tauch-, Spül- und Berieselungsverfahren (OTTESEN, HENDERSON, DAHL, PIQUES), bei welchen die gut gereinigten entweideten Fische unmittelbar mit der Kühlsole bei Temperaturen von $-20°$ bis $-25°$ in Berührung kommen und zwar in besonderen Apparaten, welche hier im einzelnen nicht beschrieben werden sollen. HENDERSON empfiehlt, vor dem Gefrierenlassen die Fische etwa 1 Std. in mit einem Desinfektionsmittel (H_2O_2, Caporit) versetztes Seewasser einzulegen. Das Verfahren von M. ZAROTSCHENZEFF hat sich auch hier gut eingeführt. Von den indirekten Verfahren wird vorwiegend das von P. W. PETERSEN angewendet, bei dem die Fische in Gefrierzellen (aus verzinktem Eisenblech) eingepackt und 1—2 Std. in einem Gefriergenerator bei Temperaturen um $-29°$ bis $-34°$ zum Ausgefrieren gebracht werden. Hierauf werden die Gefrierzellen kurz in warmes Wasser getaucht, wodurch sich die zu einem Block gefrorenen Fische trennen. Diese Blöcke werden nach dem Abrinnenlassen des Wassers in Kisten verpackt und bei Temperaturen von $-10°$ gelagert. Von den Schnellgefrierverfahren soll nur kurz das auch für „Fischfilets"

vielfach in Amerika und England in groß- und kleintechnischem Maßstab durchgeführte Cook-Verfahren besprochen werden, das mit einer Einrichtung folgender
Bauart betrieben wird (R. Planck): Der Apparat besteht aus Aluminiumplatten,
auf deren Unterseite zahlreiche wärmeleitende Rippen angebracht sind; diese
Platten werden auf Bändern durch eine endlose Kette mit 1 m/sec Geschwindigkeit
über eine flache, mit Kühlsole gefüllte Rinne geführt, daß die Rippen tief in die
Sole eintauchen. Auf jeder Platte liegen die Fleisch- oder Fischsteaks, welche
bei einer Temperatur von — 15° in 40 min durchgefrieren. Die Gefriergeschwindigkeit kann dadurch erhöht werden, daß auf die Gefrierware ein gutleitender
Metalldeckel gelegt wird, dessen umgebogene Enden in die Kühlsole tauchen,
so daß infolge Ableitung der Wärme auf diesem Wege einerseits und durch den
Boden andererseits ein rascheres Ausgefrieren erreicht wird. C. Birdseye und
J. Hall entwickelten Mehrplattenapparate für kleinere und ortsbewegliche Anlagen. Hier kommt das meist verpackte Gefriergut zwischen die Metallplatten,
welche durch Kühlrohre, in denen sich die Kältesole befindet, abgekühlt werden;
das Gefriergut kann auch zwischen zwei endlosen Bändern aus Metall geführt
werden, gegen deren Rückseite Kühlsole mit — 40° gespritzt wird.

Die nach diesem Verfahren gefrorene Fischware muß unter Einhaltung der
beim Fleisch angegebenen Bedingungen möglichst langsam aufgetaut werden,
wobei aber die Auftaumethode und die Geschwindigkeit ohne wesentlichen
Einfluß auf die Haltbarkeit und auf die Gütebeschaffenheit des Gefriergutes sind.
Zum Auftauen benutzt man Luft oder Wasser von 1°, zweckmäßigerweise
strömendes eisgekühltes Wasser.

Veränderungen beim Gefrieren und bei der Lagerung. Bei längerer Lagerung
im Gefrierhaus treten vorwiegend oxydative und proteolytische Enzyme in
Tätigkeit, die das Fett in der besprochenen Weise verändern bzw. eine, wenn auch
stark verzögerte Aufspaltung der Eiweißstoffe bewirken, die dann in einer Zunahme des Albumosen- und Aminosäurestickstoffes zum Ausdruck kommen soll;
hierüber im Schrifttum vorliegende Angaben sind sehr lückenhaft. Die histologischen Veränderungen stehen in Übereinstimmung mit denjenigen beim
Frischfleisch; dasselbe gilt auch für die physikalischen Veränderungen, die sich
in einem Gewichtsverlust äußern, der sich beim Gefrieren in Luft zwischen
3—5%, beim Gefrieren in Salzwasser zwischen 1—2% bewegt.

Milch und Milcherzeugnisse. Die zahlreichen Versuche, pasteurisierte und
homogenisierte Milch im indirekten Verfahren gefrieren zu lassen, verliefen nur
zum Teil befriedigend, selbst die Anwendung von Schnellgefrierverfahren, die
eine Entmischung der Milch verhindern sollten, Verpacken in Pappe- oder in
Cellophanbehältnisse, Ausgefrierenlassen bei — 40° nach der Entlüftung und
Lagerung bei — 18° lieferte ein nach Süßrahm schmeckendes Erzeugnis, das
über 30 Tage unverändert haltbar war. Auch bei Milch spielt der Auftauprozeß
eine wesentliche Rolle, langsames Auftauen ist günstiger als schnelles, da hier
teilweise Gerinnung und Ausflockung vom Casein eintritt. Die mehr oder minder
stark auftretenden oxydativen Veränderungen, die Gefahr der Entmischung sowie
die Schwierigkeit bei der Lagerung (Wasserstoff- oder Stickstoffatmosphäre)
sind die Gründe, warum sich die Gefrierverfahren großtechnischen Maßstabes
für Milch nicht eingeführt haben. Gefrorene Sahne wird in Amerika vertrieben.

Eier. Wirtschaftliche, ökonomische und technische Gründe veranlaßten zur
Einführung der Gefrierverfahren zur Haltbarmachung von Eiern. Die Bedeutung
dieser Art Eierkonservierung geht aus der Tatsache hervor, daß etwa 60% der
gesamten Eierproduktion der Welt in dieser Form Verwendung finden.

Die Zubereitung der Eiermasse erfolgt in der Weise, daß die gut sortierten Eier
mit der Hand zerschlagen und von der Schale befreit werden; der Eiinhalt wird

zur Entfernung etwaiger Schalenreste oder anderer zufälliger Verunreinigungen durch ein Metallsieb gesiebt und kommt von hier aus in einen doppelwandigen Mischer (aus verzinktem Eisenblech), der mit Kältesole gekühlt wird. Hier erfolgt mit Hilfe von Schaufeln eine gründliche Durchmischung von Weißei und Eidotter (vorsichtig, zwecks Vermeidung von Schaumbildung, die den Gefrierprozeß erschwert) zu einer homogenen Masse, die auf 0° abgekühlt in Blechbüchsen abgefüllt und hier mit kalter Luft ausgefroren wird. Die Gefrierdauer beträgt bei — 17° bis — 19° etwa 30 Std. Die Gefrierzeit kann durch Anwendung von Schnellgefrierverfahren (BIRDSEYE-HALL-Apparat) wesentlich herabgesetzt werden. Die Lagerung erfolgt bei — 12° bis — 14° und einer relativen Luftfeuchtigkeit von 80—85%. Zweckmäßigerweise erfolgt das Auftauen durch Eintauchen der Büchsen in Wasser von + 10°, wobei aber darauf hingewiesen werden muß, daß aufgetaute Eimasse schlecht haltbar ist und daher schnell ihrem Verwendungszweck zugeführt werden soll.

Bezüglich der *Veränderungen* ist nur die Gerinnung der Eimasse nach dem Auftauen erwähnenswert, die aber durch Zusatz von Zucker (Dextrose, Lävulose und Saccharose in abfallender Reihenfolge) aufgehalten werden kann.

Obst, Gemüse und Obsterzeugnisse. Die Erfolge der *Obst*frischhaltung durch Gefrierenlassen sind trotz der noch großen Schwierigkeiten, die insbesondere durch die wechselnde äußere Beschaffenheit des Obstes bedingt sind, unverkennbar. Allerdings gelingt eine Konservierung nicht durch direktes Gefrierenlassen, sondern nur durch Gefrierenlassen mit Zuckerzusatz oder in Zucker- oder Salzlösungen des durch Waschen und Abbrühen gereinigten Obstes. Vorkühlen der Früchte und der Zuckerlösung, Gefrieren in kleinen Gefäßen und Behältnissen beschleunigen den Gefrierprozeß und verringern die nachteiligen Veränderungen. Je nach dem Säuregrad der verwendeten Früchte erfolgt der mengenmäßige Zuckerzusatz, der sich zwischen 30 und 60% bewegen kann und „trocken" oder „naß" erfolgt. Als Behältnisse dienen Blechdosen, Cellulosebehältnisse, Holzfässer, die man zweckmäßigerweise mit einer Innenauskleidung (Paraffin) versieht. Die nicht bis zum Rand mit Früchten gefüllten Behältnisse (Ausdehnung der Obstmasse) werden verschlossen und bei — 10° bis — 12° ausgefroren. Früchte, die nach dem Auftauen roh genossen werden, werden nach M. W. TUCHSCHNEID in Zuckerlösungen mit etwa 40% Zucker gefroren, ebensolche, die nach dem Auftauen gekocht werden, gefriert man in einem Syrup mit einem Zuckergehalt von 50—55%.

Gute Erfolge wurden bei direktem Gefrieren durch Ausgefrierenlassen des Obstes in Kisten auf Gestellen aus Kühlrohren bei — 20° und darauffolgende Lagerung bei der gleichen Temperatur erzielt, wobei durch Anbringen von Ventilatoren für eine kräftige Luftumwälzung und damit für eine Beschleunigung des Gefrierprozesses gesorgt wird. Ein in jüngster Zeit auch in Deutschland vielfach erprobtes Verfahren ist das von den Amerikanern übernommene Gefrierenlassen der gereinigten Früchte in Kartons, die in Wachspapier verpackt und bei Soletemperaturen von — 45° nach C. BIRDSEYE gefroren werden. Was die Lagerungstemperatur anbetrifft, insbesondere aber den Luftzustand, so sind diese stark verschieden je nach der Art und dem Reifezustand des verwendeten Obstes. So kann ganz allgemein ausgesagt werden, daß als Lagerungstemperatur gewöhnlich diejenige des Gefrierverfahrens angewandt wird.

Zur Herstellung von Obstsäften haben sich zwei Verfahren mit Erfolg eingeführt, einmal das Gefrieren des auf 0° vorgekühlten, entlüfteten und in verparaffinierte Pappbehälter abgefüllten Saftes durch Eintauchen in Kühlsole bei — 20° bis — 25°, zum anderen das Gefrieren in stark bewegter Luft bei — 20°; zu diesem Zweck wird der entlüftete Fruchtsaft im Vakuum im Gefrierbehälter mit direkter Verdampfung teilweise gefroren, hierauf unter Stickstoffatmosphäre verschlossen und endgültig ausgefroren.

Gemüse wird nach den für Obst angegebenen Bedingungen (aber ohne Zuckerzusatz) nach dem Blanchieren (wobei ein Zusatz von Citronensäure, schwefliger Säure oder Kochsalz zwecks Abtötung der Enzyme erfolgt) im direkten oder indirekten Verfahren gefroren. Hervorhebenswert ist auch hier die Anwendung des geschilderten Birdseye-Verfahrens zur Konservierung von Erbsen und Bohnen.

Wenn auch über das zweckmäßige Auftauen von Obst und Gemüse noch recht wenig Erfahrungen und keine ausreichenden Angaben vorliegen, so kann ganz allgemein auch hier für einen langsam geleiteten Auftauvorgang eingetreten werden, damit Veränderungen der Farbe, des Geschmacks und des Aromas möglichst geringfügig sind.

Veränderungen beim Gefrieren und beim Lagern. Bei so tiefen Temperaturen behandeltes Obst und Gemüse zeigt vorwiegend physikalische Veränderungen, die sich in einer Volumenverminderung, in einem Gewichtsverlust und einer Veränderung der äußeren Beschaffenheit (Konsistenz) bemerkbar machen. Solche Gewichtsverluste treten auch beim Auftauen der gefrorenen Pflanzenanteile ein, wo ein mehr oder minder großer Teil des Saftes mit löslichen Nährstoffen ausfließt und nach dem Auftauen vom Zellgewebe nicht mehr aufgenommen werden kann. Die chemischen Veränderungen, über die im Schrifttum nur vereinzelte lückenhafte Angaben auffindbar sind, betreffen vor allem abbauende enzymatische Vorgänge, welche in einer Aufspaltung der Pektin- und der Gerbstoffe, in einer Veränderung des Farbstoffes und schließlich in einer geruchlichen und geschmacklichen Veränderung zum Ausdruck kommen. Über das Verhalten des Vitamin C bei der Gefrierkonservierung berichtet K. Paech und gibt an, daß bei *Obst* durch stärkere Temperaturerniedrigung die Zerstörung des Vitamin C vollkommen aufgehoben werden kann und daß die Ergebnisse, die nach der biologischen Methode erhalten werden, dartun, daß z. B. kühlgelagerte Preiselbeeren bei einer Kühllagerung um + 4,5° nach 7—8 Monate langer Lagerung praktisch kein Vitamin C mehr enthalten, während bei derselben Lagerzeit bei Temperaturen um — 17,8° nur ein geringfügiger, bei — 26° aber überhaupt kein Vitaminschwund eingetreten war. Beim *Gemüse* liegen die Verhältnisse insofern ungünstiger, als viele Gemüsearten zwecks Abtötung der Enzyme vor dem Einfrieren kurz aufgekocht werden, wobei auch das wasserlösliche Vitamin C betroffen wird. Trotzdem scheint aber die Gefrierkonservierung weit weniger als das Einkochen in Dosen die Vitamine zu schädigen (J. Fellers).

Trocknungsverfahren.

Fleisch und Fleischabfälle. Während bei den vorstehend erörterten Verfahren das Fleisch in seinem ursprünglichen Zustand, ohne wesentliche stoffliche Veränderung, erhalten bleibt, treten beim Trocknen Veränderungen in der Zusammensetzung und im Geschmack ein, die aber in der Regel dem Käufer erwünscht sind. Das seit uralten Zeiten bekannte Verfahren der Trocknung des Fleisches an der Sonne wird vielfach noch in südlichen Gegenden, in Südamerika, in Indien usw. angewendet, indem das entfettete Fleisch in Streifen zerschnitten, an der Luft getrocknet (Charque, Tessajo) und hierauf zu Pulver zerstoßen und mit Fett vermischt wird (Pemikan). Nach der Art der Herstellung, bei der auch eine gewisse bakterielle Zersetzung eintreten kann, haften diesen Erzeugnissen eigenartige, dem deutschen Verbraucher weniger zusagende Geruchs- und Geschmacksstoffe an.

Das in den Hochtälern Graubündens hergestellte „Bündnerfleisch" wird unter Verwendung von magerem Fleisch irgendwelcher Art hergestellt und zwar wird das sehnenarme, fettfreie feinste Muskelfleisch des Alpenviehs verwendet. Die einzelnen Fleischstücke werden gesalzen, so daß das Fleisch einen Gehalt von 5% Salz aufweist. Außer Salz werden kleine Mengen Pfeffer, Wacholderbeeren und andere Gewürze verwendet. Die Trocknung erfolgt langsam und zwar nur in den Wintermonaten auf den Dächern oder auf großen gelüfteten Speichern. Die Trocknung dauert 3—6 Monate. Gründe der Raum-, Transportmittel- und Dosenersparnis veranlaßten auch in USA, Rußland, Deutschland, die Fleischtrocknung im technischen Maßstab zu betreiben (E. LERCHE und M. GRAU). Rind- oder Kalbfleisch wird in Stücke oder Streifen zerlegt oder noch mehr zerkleinert und in bewegter Warmluft getrocknet. Bei stärkerer Zerkleinerung erhält man grob- oder feingekörntes Fleisch von Linsen- oder Erbsengröße, das je nach Fleischsorte einen charakteristischen Geruch oder Geschmack aufweist. Bei zweckmäßiger Verpackung (Cellophanbeutel, Pappkartons mit wasserdampfdichten Einlagen) ist es bei niedrigen Lagerungstemperaturen und geringer Luftfeuchtigkeit gut haltbar. Seine Zusammensetzung ist folgende: 5,9—10,9% Wasser, 60,2—66,1% Gesamtprotein (Schweinefleisch); 54,9 bis 80,7% (Rindfleisch), 19,9—32,4% Fett (Schweinefleisch), 4,7—34,2% (Rindfleisch); Mineralbestandteile 2,8—4,8%.

In diesem Zusammenhang sind die als Dünge- und Kraftfuttermittel oder für andere technische Zwecke hergestellten Trockenerzeugnisse aus Abfällen der Schlachthäuser, der Konservenfabriken usw. anzuführen. Diese werden so gewonnen, daß das Ausgangsmaterial in besonderen Zylindern gedämpft, vom Leim und von der Fettsubstanz befreit, hierauf in Kugelmühlen zerkleinert, in Trommeltrocknern getrocknet und dann zu Fleischmehl vermahlen wird. Hierher gehört auch die Verarbeitung von Blut als Dauerware, eine Aufgabe, die gerade im Hinblick auf den gesteigerten Eiweißbedarf als Futter- und Kraftmittel neuerdings in Angriff genommen wird. Neben diesem Verwendungszweck dient Blut auch für technische und pharmazeutische Zwecke (W. ZIEGELMAYER).

Fisch und Fischabfälle. Hier spielt auch bei uns die Trocknung eine weit wichtigere Rolle als bei der Haltbarmachung von Fleisch. Vielfach wird bei Fisch die natürliche Trocknung angewendet, die aber auch aus wirtschaftlichen Gründen durch die künstliche ersetzt wird. Die natürliche Trocknung an der Luft geht so vor sich, daß der gut gesäuberte und entweidete Fisch im Freien bei Wind und Sonne zum Trocknen aufgehängt (Stockfisch, ungesalzen) oder aber z. B. der Klippfisch (klippa = schneiden) auf der Küste, wo die bakterienarme Luft die Herstellung eines haltbaren Erzeugnisses erleichtert, ausgebreitet wird; die Vorbehandlung mit Salz und Salpeter unter Zusatz von Pfeffer und anderen Gewürzen bewirkt eine gewisse zusätzliche Konservierung. Man benutzt auch bisweilen Backöfen (in Rußland stellt man die bekannten *Snjetok* auf diese Weise her) oder wie in England luftige Hallen, die mit Koksöfen geheizt werden. Aus wirtschaftlichen Gründen ist man von diesen zeitraubenden und von den klimatischen Verhältnissen abhängigen Trocknungsmethoden ab- und zur künstlichen Trocknung übergegangen, und zwar zur Trocknung mit Hordentrocknern.

Veränderungen bei der Trocknung. Durch den Wasserentzug treten physikalische Veränderungen (Gewichtsabnahme, Konsistenzveränderung) ein, die aber mit Rücksicht auf die Erhaltung der Wasseraufnahmefähigkeit „reversibel" sein müssen; die Quellfähigkeit muß erhalten bleiben, damit bei genügender Wässerung das Trockenerzeugnis ungefähr dieselbe Wassermenge aufnimmt, als es beim Trocknen verloren hat, eine Anforderung, die bezüglich der Ausgiebigkeit des getrockneten Fisches von besonderer Bedeutung ist. Die bisweilen auftretenden unangenehmen Geruchs- und Geschmacksstoffe sowie die durch oxydative Enzyme bedingten Farbveränderungen an den Randpartien können durch sorgfältige Auswahl des Rohmaterials und dessen gründliche Überwachung bei der Vorbehandlung und Trocknung vermieden werden.

Aus den Abfällen bei der Fischverarbeitung wird Fischmehl gewonnen, an das als Kraftfuttermittel gewisse Anforderungen gestellt werden; es soll frei von

Tran und möglichst kochsalzarm sein, was durch Vermischen von kochsalzarmen mit stärker kochsalzhaltigen Fischmehlen erreicht werden kann; gründliches Auswaschen der Abfälle mit Wasser ist empfehlenswert.

Milch. Der Trocknung von Milch ist in den letzten Jahren besondere Aufmerksamkeit geschenkt worden, und die hierfür in Frage kommenden Verfahren erfuhren eine wesentliche Verbesserung nach der technischen und nach der wirtschaftlichen Seite. Grundsätzlich werden zur Milchtrocknung zwei Verfahren angewendet: *Filmtrocknung* und *Zerstäubungstrocknung.*

Viel verwendet ist die *Filmtrocknung*, die in Vakuumapparaten (PASSBURG, GOVERS und BUFLOOK) und in Apparaten ohne Vakuum (HATMAKER; GABLER-SALITER, MEISTER durchgeführt wird. Wie der Name schon sagt, wird hier die Milch in dünner Schicht auf geheizten, beweglichen Metallwalzen getrocknet. Bei der *Zerstäubungstrocknung* wird die Milch mit Hilfe einer Zerstäubungseinrichtung in erhitzte Luft geblasen, so daß sie getrocknet auf dem Boden des Gehäuses anlangt; oder es wird die Milch in dünnem Strahl auf einen sich mit großer Geschwindigkeit drehenden Teller gespritzt, von wo sie in kleinste Teile zerrissen an die Wandung und auf den Boden des umgebenden Gehäuses geschleudert wird und als getrocknetes Pulver zu Boden fällt (PERCY, STAUF, GRAY-JENSEN, KRAUSE, LURGI).

Diese beiden Verfahren liefern gute Erzeugnisse. Während früher uneingedickte Milch verarbeitet wurde, verwendet man heute aus wirtschaftlichen Gründen vorwiegend vorher eingedickte Milch, die ein körniges, nicht so voluminöses, aber für die Verpackung brauchbareres Pulver liefert. Beim Walzenverfahren werden Betriebstemperaturen (Walzenfläche) von $+ 115°$ bis zu $130°$ erreicht, beim Zerstäubungsverfahren niedrigere. Daraus ergibt sich, daß die Löslichkeit der Zerstäubungsmilchpulver größer ist als diejenige der Walzenmilch, da hier der Kolloidzustand (Denaturierung von Eiweißstoffen, Coagulation von Casein) weitgehender verändert ist als bei der Zerstäubungsmilch. Durch einen Zusatz von Natriumcitrat und Natriumbicarbonat wird mit Erfolg die „Löslichkeit" des Caseins aufrecht erhalten. (In Deutschland ist der Gebrauch solcher Hilfsstoffe durch das Milchgesetz verboten.) Je nach der Herstellungsweise besitzt das Trockenmilchpulver ein unter dem Mikroskop leicht erkennbares verschiedenes Aussehen; das Walzenpulver besteht aus kleinen welligen Schuppen, das Zerstäubungspulver aus Glasperlen ähnlichen Bläschen. Infolge der mehr oder minder starken hygroskopischen Beschaffenheit des Milchpulvers wird es zweckmäßigerweise luftdicht in gut verzinnten Weißblechdosen oder in paraffinierten Pappdosen (Perga-Packung) trocken und kühl aufbewahrt. Die aus der Süß- oder Sauerrahmkäserei anfallende *Molke* stellt infolge ihrer physiologisch besonders wertvollen Inhaltsbestandteile einen beliebten Rohstoff zur Weiterverarbeitung in der Lebensmittelindustrie dar. Man gewinnt daraus ein weißes bis schwach gelbliches Pulver mit einem milchartigen Geruch und süßem, schwach salzigem Geschmack, oder durch Einengen eine pasteuse Masse (Mysost). Durch neuzeitliche Wofatitaustauschverfahren ist man in der Lage, die Molke weitgehend zu entsalzen und daraus Produkte von hellgelber Farbe und feinem süßem Trockenmilchgeschmack zu entwickeln, die sich unter dem Namen *Almo*-Erzeugnisse einer weitgehenden Verwendung in der Nährmittel-, Süßwaren-, Konditorei- und Schokoladenindustrie sowie für diätetische Kindernährmittel erfreuen. Die Zusammensetzung der *Sauer-* und *Lab*molke ist folgende: Wasser 94% (93—94%), Trockenmasse 5—6% (6—7%), Gesamt-Protein 0,8—1,0% (0,8—1,0%), Milchzucker 3,8—4,2% (4,5—5,0%), Asche 0,7—0,8% (0,5—0,7%), kcal 78—97 (103—124). Die Salze bestehen vorwiegend aus Kaliumchlorid und Kaliumphosphat. Hierher gehören auch die schlagfähigen Eiweiße und alle Volleiein-

sparungsmittel auf Milchgrundlage, die aus entrahmter Milch mit und ohne
Zusatz von Stabilisierungsmitteln nach besonderen Verfahren hergestellt werden.
Nach den gut entwickelten *Milei*präparaten, die sich am besten in der Nährmittel-
industrie und im Haushalt eingeführt haben, sind noch zu erwähnen: *Milcheiweiß-
schnee, Ethusil, Schweterol, Miho-Eiweiß* u. a., deren Zusammensetzung bei
W. Hornlehnert zu entnehmen ist. Der Großanfall von Molke und der billige
Preis der Trockenmolke veranlaßte auch zur Entwicklung einer Molkenteigware,
die nach langwierigen chemisch-technischen Voruntersuchungen zu einem Erzeugnis entwickelt wurde, das heute ebenfalls allgemein beliebt ist. Es ist ein
Produkt aus Weizenmehl und Kartoffelstärkemehl, das eine Zwischenstellung
zwischen Sago und Teigwaren einnimmt und unter dem Namen *Migetti* in den
Verkehr gebracht wurde. Vielseitige Verwendungsmöglichkeiten und hoher Nähr-
und Sättigungswert, guter Geschmack und gefälliges Aussehen, große Ergiebig-
keit und gutes Quellvermögen bei kurzer Kochdauer.

Veränderungen bei der Trocknung und Lagerung. Hier sind vor allem die oxydativen und autoxydativen Veränderungen (Talgig- und Ranzigwerden) am Fett
erwähnenswert, von welchen das Walzenpulver weniger befallen wird als das
Zerstäubungspulver, da ersteres weniger Luftbläschen mit einschließt. Gute
Erfolge erzielt man bei der Lagerung der Milchpulver in einer Kohlensäure- oder
Stickstoffatmosphäre. Über die Wirksamkeit der fettspaltenden Enzyme, sowie
über diejenige anderer oxydativer und reduktiver Enzyme und ihre Beteiligung
bei den Ranziditätserscheinungen gehen die Ansichten sehr auseinander; jedenfalls sind nach dieser Richtung die Unterschiede zwischen Trockenpulver und
Zerstäubungspulver sehr deutlich, was schon aus der Beobachtung hervorgeht,
daß im Zerstäubungspulver die Oxydasen und Peroxydasen noch erhalten sind,
während dies im Walzenpulver nicht mehr der Fall ist.

Von den Ergänzungsstoffen werden die Vitamine B_1 und B_2 durch die Walzen-
trocknung kaum geschädigt (A. Scheunert), doch ist es durchaus vorstellbar,
daß die zumal bei erhöhter Temperatur sauerstoffempfindlichen Vitamine A
und C nicht vollständig erhalten bleiben; nähere Angaben hierüber liegen im
einschlägigen Schrifttum nicht vor. Trotzdem hat man, wie auch aus den jüngsten Veröffentlichungen hervorgeht (K. Scheer), keine schlechten Erfahrungen
mit Trockenmilch bei der Säuglingsernährung gemacht.

Mikrobiologische Veränderungen sind nur bei unsachgemäßer Lagerhaltung
oder bei schlechter Verarbeitung (Trocknung und Verpackung) möglich; denn
die in Trockenpulvern überlebenden Bakterien sind mengenmäßig ganz gering,
es sind im Walzenpulver hauptsächlich nur Sporen sowie Buttersäurebakterien und
einzelne vegetative Zellen erhalten, während im Zerstäubungspulver Lutea-Arten
auffindbar sind. Pathogene Keime wurden nicht gefunden. Der Zusatz von Milch-
säuretrockenkulturen vor der Trocknung schützt vor dem Auftreten eines fauligen
Geschmackes, der bisweilen bei aufgelöster Trockenmilch beobachtet wurde.

Hierher gehören auch die verschiedenen *Milcheiweißpräparate*, die als Trockenerzeugnis gewonnen werden, und die in der Kinder- und Säuglingsernährung eine
wichtige Rolle spielen.

Eier. Die bereits aufgeführten Schwierigkeiten bei der Konservierung des
ganzen Eies mit Schale, sowie die technische Verwendung einzelner Bestandteile
des Eies (Weißei) veranlaßte zur Herstellung von Eiertrockenerzeugnissen, die
insbesondere in den Balkanländern, in China und in Südrußland eine wesentliche
wirtschaftliche Bedeutung haben. Zur Gewinnung solcher Erzeugnisse sind
Aufbereitungsanlagen notwendig, die in Sortiermaschinen, Klopfeinrichtung,
Klärbottiche, Hordentrockner (für Eiweiß), Vakuum-, Walzen- und Zerstäubungstrockner (für Eigelb und Ganzei) aufgeteilt sind.

Der Vorgang vollzieht sich in der Weise, daß die aussortierten Eier aufgeschlagen, Dotter und Weißei von der Schale getrennt und entweder als Vollei oder als Dotter nach dem Passieren der Siebvorrichtungen (Entfernung mitgerissener Zellelemente, Eifäden usw.) auf Walzen im Vakuum oder durch Zerstäubung getrocknet werden. Der Trockenprozeß wird so geleitet, daß eine Gerinnung des Eiweißes nicht eintreten kann. Ein geschlossenes System schützt weiterhin vor Bakterienbefall und unerwünschter Luftbeeinflussung, was bei der Zerstäubungstrocknung vor allem dann nicht in dem Maße der Fall ist, wenn mit Preßluft gearbeitet wird.

Das *Weißei* muß vor der Trocknung (im Lufttrockenschrank bei Temperaturen von + 45° bis + 50° auf Schalen aus Glas oder hochpoliertem Zinkblech) einem etwa 3—4tägigen Klärprozeß unterworfen werden, dem durch Zusatz von Essigsäure und Terpentinöl als Klärmittel eine Entfernung von Zellhautresten und Dotterbeimengungen u. a. folgt.

Das so getrocknete Eiweiß (farblose bis schwachgelb gefärbte Blättchen) bzw. das Eigelb oder Volleipulver werden vor der Verpackung zur Nachtrocknung in besonderen Trockenräumen frischer Luft ausgesetzt und dann erst in mit Zinneinlagen versehene Holzkisten abgepackt, gelagert oder dem Versand übergeben.

Veränderungen bei der Lagerung. Am Trockeneigelb mit seinem hohen Fett- und Lecithingehalt werden die oxydativen Veränderungen begünstigt, welche die noch aktiven Enzyme einschließlich der durch den Trocknungsvorgang hineingelangenden Metallspuren (Eisen, Kupfer) auslösen. Einen Gradmesser für die Größe der Zersetzungserscheinungen gibt der Gehalt an freien Fettsäuren und bei der starken Erhöhung des Säuregrades auch der veränderte Geruch und Geschmack des Erzeugnisses ab. Bakterielle Veränderungen treten nur dann ein, wenn infolge unzweckmäßiger Lagerhaltung der Feuchtigkeitsgehalt zunimmt, nach J. Grossfeld das Lecithin zur Quellung bringt, und dadurch die Dottermasse einen guten Nährboden für Mikroorganismen abgibt. Jedenfalls ist die Trocknungsart von wesentlichem Einfluß auf den Keimgehalt des Trockenerzeugnisses. So wurden beim Walzeneigelbpulver viel niedrigere Keimzahlen beobachtet als beim Zerstäubungspulver.

Obst und Gemüse. Auch hier konnte das Ziel der Herstellung guten Trockenobstes und Trockengemüses erst dann erreicht werden, als man in der Erkenntnis der durch Hitzeeinwirkung im pflanzlichen Gewebe auftretenden Veränderungen (wertverbessernder und wertvermindernder Art) zweckmäßige technologische Maßnahmen einführen konnte. E. Hopkins empfiehlt ein neues Schnelltrocknungsverfahren, in dem das zu trocknende Gut vermahlen, mit schwefliger Säure behandelt und Rückstand und Lösungen gesondert getrocknet werden. Während Pfirsiche und Aprikosen in Deutschland immer Einfuhrware bleiben werden, können aus Äpfeln, Birnen, Pflaumen u. a. einheimischen Erzeugnissen bei zweckentsprechender Trocknung Produkte von hoher Güte und Beschaffenheit erhalten werden.

Im Rahmen dieser gedrängten Ausführungen ist eine Schilderung des Herstellungsganges bei jeder einzelnen Obstart nicht möglich und auch nicht angebracht, es soll vielmehr eine allgemeine Einführung in den technologischen Werdegang von Trockenobst und Trockengemüse gebracht werden.

Für die Zwecke der Trocknung von Obst und Gemüse bedient man sich im allgemeinen der Trockenschränke und Trockenkammern, wo das zu trocknende Gut bei Temperaturen um + 50° bis + 70° und bei einer Trocknungsdauer von 6—10 Std. auf Horden lose geschichtet von der Trockenluft umspült wird. Für empfindliche Stoffe, die ein öfteres Umwenden beim Trocknen nicht vertragen, werden vorwiegend Kammertrockner mit fahrbaren Horden benutzt. Mit Hilfe dieser entwickelten Trocknungssysteme ist man in der Lage, Trockenerzeugnisse zu gewinnen, die in Farbe, Geruch und Geschmack, Bekömmlichkeit und hinsichtlich der Inhaltsbestandteile frischen Produkten wenig nachstehen.

Je nach der *Obst*art ist die vor dem Trocknen eingeschaltete Vorbehandlung (Sortierung, Reinigung, Zerkleinerung, Entkernung), die im Hinblick auf eine etwaige Luftbeeinflussung rasch erfolgen muß, verschieden und richtet sich nach dem gewünschten Endergebnis. Bei Äpfeln und Birnen wird einer Oxydasewirkung und der so bedingten Verfärbung des Trockengutes dadurch begegnet, daß man die frisch geschälten Früchte in eine Flüssigkeit aus Kochsalz, Citronensäure und Kaliumbisulfat taucht oder einer direkten Schwefelung (Verbrennen von Schwefelschnitten) aussetzt.

Was das Trocknen von *Gemüse* (alle Kohlarten, Schnittbohnen, Spinat, Zwiebeln usw.) anbelangt, so gilt bezüglich der technischen Durchführung das für Obst Gesagte. Es werden die gleichen Einrichtungen benützt, die Trocknung erfolgt mit Rücksicht auf eine tunlichste Erhaltung der Inhaltsbestandteile schonend. Der Arbeitsgang geht so vor sich, daß nach einer maschinell erfolgten Reinigung mit Wasser das Gemüse kurz gekocht (blanchiert) und hierauf in kaltes Wasser getaucht wird; das so behandelte zu trocknende Gut wird auf Horden ausgebreitet, zerzupft, um eine möglichst gleichmäßige Trocknung zu erzielen. Bei der Trocknung spielt der Wassergehalt des Ausgangsmaterials eine große Rolle, von ihm hängt die Regulierung der Trockentemperatur ab. Man beginnt bei niedriger Temperatur (etwa $35°$), steigert dann langsam auf $70°$ bis $80°$, um ein zu schnelles Eintrocknen zu verhindern und das Material möglichst zu schonen. Je nach dem Ausgangsmaterial trocknet man auf etwa $9-12\%$ Wasser herunter. Die so erhaltenen Trockenerzeugnisse werden in mit Papier ausgeschlagene Holzbehälter oder in Pappkartons verpackt und trocken und luftdicht gelagert; für Trockengemüse (locker und zu Preßwürfeln gepreßt) verwendet man auch durchsichtige Cellophanpackungen. Werden die von den Herstellerfirmen angegebenen Zubereitungsvorschriften: Einweichen, Kochen, Binden mit Mehlschwitze usw. genau eingehalten, so erhält man wohlschmeckende Gemüsekochungen. Bei den im Handel befindlichen Trockengemüsen bzw. deren Zubereitungen ist der Geschmacksunterschied auffallend; während die einen an den Geschmack von frischem Gemüse sehr nahe herankommen, schmecken die anderen leer, strohig und ausgelaugt; solche Unterschiede sind einmal auf die Art der Trocknung, zum anderen auf die schlechte Auswahl des zur Trocknung bestimmten Frischgemüses zurückzuführen.

Trockenhefe. Eine besondere Förderung und großtechnische Entwicklung erfuhr in den letzten Jahren die Herstellung von Nährhefen (Torula utilis, oidium lactis) aus zuckerhaltigen Rohstoffen (Melasse, Zuckerablaufwasser, Schlempe, Sulfitablauge), mit Hilfe anorganischer Nährsalze (Harnstoff, Ammoniak, Ammonsulfat, Superphosphat) in neuzeitlichen Belüftungsanlagen gezogen. Sie unterscheiden sich von anderen Hefen dadurch, daß ihr Lebensvorgang vorwiegend in die Richtung der Bildung von Eiweiß, Fett, Lipoidstoffen und Zellsubstanz gedrängt werden kann und es nicht zur Vergärung von Zucker zu Alkohol und Kohlensäure kommt. Sie sind hinsichtlich des Nährbodens sehr anspruchslos, verarbeiten *Pentose,* und ihr technischer Ausnutzungsgrad ist besonders hoch. Die erhaltene Hefe wird nach besonderen Reinigungsverfahren zur Entfernung der lästigen Begleitsubstanzen auf Walzen oder im Zerstäubungsturm getrocknet und stellt ein gelbstichiges, nußartig schmeckendes Pulver oder feine Flocken mit einem Wassergehalt von $7-8\%$ dar. Die Hefe ist ausgezeichnet durch hohe diätetische Eigenschaften und zeigt folgende Zusammensetzung:

Tabelle 16. *Vergleich der Mittelwerte aus der Literatur und aus eigenen Untersuchungen g in 100 g.*

	Literaturangaben		Eigene Untersuchungen		Holzzucker- und Sulfithefen, zusammengefaßt
	Holzzuckerhefe	Sulfithefe	Holzzuckerhefe	Sulfithefe	
Wasser, frisch	—	—	5,60	5,95	5,40
„ gelagert	—	—	10,90	10,40	10,70
Stickstoff	9,00	7,35	7,86	7,19	7,65
Stickstoffsubstanz	56,00	51,64	49,13	44,94	47,79
Asche	8,50	9,86	7,92	6,12	7,48
Rohfett	—	3,20	1,59	1,43	1,54
Rohfaser	—	—	1,50	0,98—1,7	1,62
Kohlenhydrate	—	14,44	16,31	19,82	18,40
Hefegummi	—	8,76	4,56	4,71	4,63
Hefeglykogen	—	5,68	3,83	3,59	3,87
Gesamtlipoide	—	—	5,62	4,90	5,29
P_2O_5 in der Asche	60,00	53,50	54,89	47,72	47,72—62,6
P_2O_5 in der Trockensubstanz	4,00	5,20	4,40	3,12	3,88
P in der Asche	—	—	23,96	20,83	23,10
P in der Trockensubstanz	—	—	1,92	1,36	1,69
mg Ca in der Asche	—	—	0,39	0,30	0,35
mg Mg in der Asche	—	—	0,34	0,24	0,29

Über die beim Trockenprozeß entstehenden Stoffe: Reduktin, Reduktinsäure, Melanoidin, Caramel, Huminstoffe, Diacetyl, Acetoin und andere Verbindungen physikalisch-chemischer Art (Quellung und Entquellung) berichten K. Täufel, W. Diemair und E. Lötzbeyer an Hand umfassender Versuche.

Eindicken mit und ohne Zugabe von Zucker.

Fleisch. Die Herstellung von Fleischextrakt verdanken wir einer Anregung J. v. Liebigs, der auf die Bedeutung der einzelnen Inhaltsbestandteile von Fleisch für die Ernährung hinwies. Fleischextrakt ist der eingedickte albumin-, leim- und fettfreie Wasserauszug des frischen Fleisches. Die Herstellung erfolgt in der Weise, daß das durch Maschinen zerkleinerte, magere, möglichst fett- und sehnenfreie Fleisch im Gegenstromprinzip in Diffusionsanlagen mit warmem Wasser bei etwa 90° ausgelaugt wird. Die Brühe wird von den Fleischteilen durch Siebe abgetrennt, durch Separierung und im Klärkessel von Fett, Albumin und Fibrin befreit, durch Filterpressen filtriert und schließlich im Vakuumapparat und zuletzt in offenen Pfannen eingedickt, bis ein dicker brauner Extrakt entsteht. Die Zusammensetzung des Fleischextraktes geht aus der nachfolgenden Übersicht hervor:

Tabelle 17. *Zusammensetzung von Fleischextrakt.*

Bestimmungen	Liebigs Extrakt %	Bestimmungen	Liebigs Extrakt %
Wasser	16,94—23,00	Purinbasen-Stickstoff	0,70
Organische Stoffe	57,5 —62,5⟩	Ätherextrakt	0,03—1,06
Gesamtstickstoff	8,49—9,60	Asche	18,27—22,33
Ammoniak-Stickstoff	0,30—0,39	Natriumchlorid (NaCl)	2,62—3,81⟩ der
Albumosen-Stickstoff	0,98—2,01	Phosphorsäure (P_2O_5)	2,40—7,93⟩Asche
Kreatinin-Stickstoff	1,14—2,42		

Die ausgelaugten Fleischrückstände werden getrocknet und zerkleinert und kommen als Fleischmehl oder Fleischpulver in den Handel. Zur Gewinnung von 1 kg Fleischextrakt werden im Durchschnitt 23—25 kg mageres Rindfleisch benötigt [A. Beythien (3); U. Kluender].

Neben Fleischextrakt stellen *Fleischbrühextrakt* und *Fleischbrühwürfel* beliebte Erzeugnisse dar. Während man unter Fleischbrühwürfeln in Würfelform gebrachte Mischungen von Fleischextrakt oder eingedickter Fleischbrühe, Fetten, Suppenwürzen, Gemüseauszügen, Gewürzen und Kochsalz versteht[1], handelt es sich bei den Fleischbrühextrakten um Auskochungen von Fleisch mit sehr viel Fett.

Milch. Zu den Milchdauerwaren gehört auch die *Kondensmilch*, eine eingedickte Milch, die mit oder ohne Zusatz von Zucker aus Voll-, Mager-, Buttermilch und Rahm gewonnen wird. Die Herstellung der *gezuckerten* Kondensmilch vollzieht sich so, daß die sorgfältig ausgewählte und gereinigte Milch vorgekocht und nach Zusatz von etwa 16% Zucker (technisch reiner Saccharose) in Vakuumpfannen im Verhältnis 2,5:1 eingedickt wird. Durch das Vorkochen wird eine teilweise Abtötung der Mikroorganismen bezweckt, zum anderen aber eine „Härtung" der Eiweißstoffe und eine Ausscheidung des Albumins in feinsten Flocken erreicht, so daß nachträgliche Veränderungen der Milch in der Dose weitgehend vermieden werden. Die heiße Milch fließt in die Vakuumverdampfer, wo sie bei 57°—60° solange eingedickt wird, bis das Kondensat eine Konzentration von 33,5° Bé (Temperatur 15,5° C) anzeigt. Hierauf wird die Milch rasch unter Umrühren auf 24°—26° abgekühlt, um die Bildung größerer Milchzuckerkrystalle, die das Erzeugnis sandig und grießig machen, zu vermeiden. Das Enderzeugnis, das gleichmäßig sirupös und glänzend sein soll, wird in vorher sterilisierte Weißblechdosen abgefüllt.

Dampft man die gezuckerte Milch zu einer schneidbaren plastischen Masse ein, so erhält man „Blockmilch", welche in Papier- oder Paraffinhüllen verpackt in den Handel kommt (verwendet bei der Milchschokoladenherstellung).

Ungezuckerte Kondensmilch (evaporierte Milch) wird sowohl aus Vollmilch als auch aus Magermilch gewonnen, unterscheidet sich aber in ihrem Herstellungsgang nicht wesentlich von der gezuckerten.

Die verwendete Vollmilch wird homogenisiert, bei 95° innerhalb 5—10 min, zur Ausscheidung coagulierbarer Eiweißstoffe, vorgekocht und hierauf in kontinuierlich arbeitenden Vakuumapparaten im Verhältnis 2 bis 2,7:1 eingedickt. Nach dieser Aufbereitung wird die Milch gekühlt, in Dosen abgefüllt und im Vakuum bei 0,5 at 20 min lang sterilisiert.

Aus Buttermilch und sonstiger besonders gesäuerter Milch werden durch Eindicken — mit und ohne Zucker — verschiedene Sauermilchkonserven hergestellt, die in der Säuglingsernährung eine Rolle spielen.

Veränderungen bei der Eindickung und Lagerung. Als Kondensmilchfehler gelten das „Sandigwerden", das im wesentlichen auf Milchzuckerausscheidungen beruht, das Dick- und Käsigwerden, das auf einen hohen Eiweißgehalt und die Tätigkeit säurebildender und labbildender Mikroorganismen zurückzuführen ist, sowie die Klumpenbildung. Hierher gehört auch das Zusammenfallen der Milch, das, wie die Klumpenbildung, auf einer Peptonisierung beruht. Auch in ungesüßter, nachsterilisierter Milch sind Sporenbildner aufgefunden worden, welche typische Geschmacksveränderungen, zum Teil auch Gasbildungen verursachen, während die beobachtete Knötchenbildung durch einen Schimmelpilz (Aspergillusart) hervorgerufen wird. Solche Veränderungen sind die Folge einer ungenügenden oder ungleichmäßigen Sterilisierung der Milch oder der Dosen, oder einer Verunreinigung des Zusatzmaterials (Zucker). Die häufiger bei ungezuckerter als bei gezuckerter Milch auftretenden Bombagen werden sowohl von aeroben (Colibakterien, Hefen) wie von anaeroben Bakterien (Buttersäurebakterien) verursacht, wie auch ein wenig hitzebeständiges Stäbchenbacterium an dem Auftreten eines

---

[1] Deutsche Nahrgsmittelrdsch. **12**, 162 (1914).

fischigen Geruches beteiligt sein soll. Das an den Nähten der Dosen bisweilen beobachtete Ziehen und Dickwerden und die damit verbundene Bräunung kann durch unsaubere Lötarbeit (ungenügende Entfernung des Lötwassers) bedingt sein. Die vielfach mehr oder weniger starke bräunliche Farbe ungezuckerter Kondensmilch beruht auf einer Überhitzung der Milch. Bezüglich des Vitamingehalts der Kondensmilch sei auf die Ausführungen bei „Trockenmilch" hingewiesen (S. 178).

Obst. Nach den von der Hauptvereinigung der Deutschen Gartenbauwirtschaft Berlin aufgestellten Normativbestimmungen sind Obstdicksäfte dickflüssige, auch in offenem Zustand haltbare Zubereitungen, welche aus dem unvergorenen Saft von frischem Obst in geklärtem Zustand, doch ohne weitere Vorbehandlung, durch Eindampfen im Vakuum oder durch Einengung mittels Kälte ohne weitere Behandlung hergestellt werden. Während bei Trauben- und Kernobstdicksäften die Herstellung ohne Zuckerzusatz erfolgt, werden Beeren- und Kirschdicksäfte (auch Orangen- und Citronensäfte) mit technisch reinem Verbrauchszucker versetzt, wobei der Gesamtzuckergehalt des Enderzeugnisses nicht weniger als 62 g und nicht mehr als 68 g in 100 g betragen soll.

Die Eindickung der Säfte durch Kälte nach dem Monti- oder Krause-Verfahren wurde bereits auf S. 163 beschrieben, es handelt sich hier um Verfahren, die noch wenig in Deutschland, aber in Italien, Ungarn, Spanien und in der Schweiz in größerem technischen Maßstab durchgeführt werden. Führt man eine Anreicherung des Saftes durch Wasserentzug in der Wärme so weit durch, daß im Konzentrat ein natürlicher Zuckergehalt von etwa 60—65% vorhanden ist, so bewirkt dieser bereits eine Konservierung des Saftes; vom wirtschaftlichen und technologischen Standpunkt aus wird man daher vor allem Säfte mit hohem Zuckergehalt verarbeiten (Äpfel, Birnen, Trauben).

Die Herstellung erfolgt in der Weise, daß der frisch gepreßte, geklärte, geschönte und blankfiltrierte Saft einwandfreier Früchte im Vakuum bei möglichst niedriger Temperatur eingedickt wird; die Einhaltung von Temperaturen um + 40° bis 45° ist zur Erhaltung des Aromas, der Farbe, der Geruch- und Geschmackstoffe sowie aller für die Ernährung wichtigen Inhaltsbestandteile unbedingt erforderlich; man bedient sich sog. Schnellumlaufverdampfer, in welchen der Fruchtsaft während des Verdampfens sich im Kreislauf bewegt und bei welchen der Saftzulauf mit Hilfe eines Regelventils so geregelt wird, daß die eintretende Saftmenge stets der verdampfenden Flüssigkeitsmenge entspricht (Luwa). Neuerdings werden diese Verdampfer auch mit sog. Aromaabscheidern gebaut, welche die Rückgewinnung der zuerst übergehenden aromareichen Anteile gestatten. Die auf diese Weise erhaltenen Erzeugnisse führen nach der Verdünnung mit Wasser die Bezeichnung „Obstgetränke, aus Dicksaft hergestellt", nicht „Süßmost", da der Saft bei der Eindickung ziemlich weitgehende strukturelle Veränderungen erleidet.

Hierher gehört auch die Herstellung von Konfitüren, aus Obst hergestellte dickbreiige, streichfähige Zubereitungen aus 45 Teilen Obstfruchtsaft und höchstens 55 Teilen Verbrauchszucker, und Marmeladen, dickbreiige, streichfähige Zubereitungen, die durch Einkochen von frischem Obstfruchtfleisch oder von Obstpulpe oder Obstmark und technisch reinem Verbrauchszucker im Gewichtsverhältnis 45:55 hergestellt werden. Man unterscheidet Einfrucht-, Mehrfrucht- und gemischte Marmeladen. Beim Eindicken von Fruchtsäften mit Zucker, mit oder ohne Verdickungsmittel, erhält man Gelee.

In jüngster Zeit werden auch Gemüsedicksäfte (Karotten, Tomaten, Knollensellerie u. a.) mit oder ohne Zuckerzusatz durch schonende Einengung im Vakuum hergestellt, Erzeugnisse, welche durch ihren guten Geruch und Geschmack und durch ihre natürliche Beschaffenheit (hoher Vitamingehalt) auffallen.

Pasteurisieren und Sterilisieren.

Fleisch- und Fischkonserven. Auch bei diesen Ausführungen soll ohne Rücksichtnahme auf Einzelfälle an Hand einer Übersicht ein Einblick in den technischen Werdegang dieser volkswirtschaftlich bedeutungsvollen Industrie gegeben werden (Versorgung von Heer und Marine, Verproviantierung von Dampfern und Speisewagen, Massenverpflegung).

Bei der fabrikatorischen Herstellung wendet man zwei Verfahren an, das Einbüchsen von vorgekochtem, gedämpftem Fleisch und das Einbüchsen von rohem Fleisch mit darauffolgender Sterilisation. Will man Fleischkonserven einer bestimmten Geschmacksrichtung erhalten (z. B. Gulasch, Braten u. dgl.), dann ist ein Vorkochen einschließlich einer küchenmäßigen Zubereitung notwendig; für die Herstellung von Massenkonserven genügt das Einbüchsen von Rohfleisch. Nach der Vorbehandlung des gut ausgekühlten Fleisches (Zerteilung, Entfernung von Knochen, Dämpfen) wird dasselbe in zylindrische Weißblechdosen eingelegt, diese mit Fleischbrühe aufgefüllt, verschlossen, evakuiert (um eine gute Schnittfestigkeit zu erhalten) und im Wasserbad oder im Autoklaven sterilisiert. Für die Dauer und Temperatur lassen sich keine Richtlinien festlegen; diese sind je nach Fleischart und Dosengröße verschieden und bewegen sich zwischen 118° bis 125°, bei welcher Temperatur z. B. $^1\!/_2$ kg-Dosen (Rindfleisch) 60—65 min, 1 kg-Dosen etwa 120—125 min gehalten werden sollen. Rindfleischkonserven (Cornedbeef aus Pökelfleisch mit Gelatinezusatz), Schweine- und Rindfleischkonserven (Gulasch), Hammelfleischkonserven, Wild- und Geflügel-, Schinken- und schließlich Wurstkonserven werden auf diese Weise unter Zusatz von Fleischbrühe, Gewürzen, Salz oder Gemüseeinlagen der verschiedensten Arten hergestellt. Um die Haltbarkeit zu erhöhen, werden Fleischerzeugnisse zum Schutz gegen die äußere Beeinflussung durch Licht, Luft, Luftfeuchtigkeit und Temperaturschwankungen, nicht zuletzt gegen das Eindringen von Bakterien, mit luftundurchlässigen Überzügen (Paraffin, Gelatine u. a.) versehen; durch diese Maßnahmen sowie durch die Lagerung in kühlen, gleichmäßig temperierten Räumen kann die Haltbarkeit wesentlich verlängert werden.

Die Herstellung von *Fischkonserven* (Vollkonserven) dieser Art ist viel schwieriger, da das zarte Fischfleisch empfindlich gegen Erhitzen ist. Um dasselbe widerstandsfähiger für die Sterilisierung zu machen und ihm den nötigen Salzgeschmack zu verleihen, werden die Fische nach gründlicher Reinigung und entsprechender Aufbereitung gedämpft, vorgeräuchert, in Öl erhitzt oder in Salzwasser gekocht oder vorgetrocknet; nach einer solchen Vorbehandlung wird der Fisch in Dosen verpackt, mit Aufgüssen oder Tunken versetzt und im Autoklaven bei etwa 110° sterilisiert. Die Herstellung von *Ölsardinen* erfolgt so, daß die vom Kopf befreiten Fische gesalzen, getrocknet und in heißes Öl von 110° getaucht werden; dann werden sie in die Dosen gepackt, mit heißem Öl (Olivenöl) übergossen, verschlossen und im Autoklaven etwa eine Stunde sterilisiert.

Veränderungen bei der Sterilisierung. Ganz allgemein gelten hier die Beobachtungen über die Veränderungen von Fleisch und Fischfleisch beim Kochen, welche auf S. 139 eingehend beschrieben worden sind. Erwähnenswert sind nur die bei Fischkonserven bisweilen beobachteten geruchlichen und geschmacklichen Veränderungen infolge Aufspaltung von Eiweißstoffen bei gleichzeitiger Metalleinwirkung (Zinn). Die Bildung von Schwefelwasserstoff und anderen flüchtigen Schwefelverbindungen ist gleichfalls auf die Hitzeeinwirkung mit gleichzeitiger Metallbeeinflussung zurückzuführen, seltener auf bakterielle Zersetzungserscheinungen, bei welchen es zur Bildung von Ammoniak, Trimethylamin oder von Ptomainen kommt.

Milch. Die Erhitzung der Milch zum Zwecke der Abtötung und Schwächung von Mikroorganismen und einer Erhöhung der Haltbarkeit ist für Deutschland nach dem Reichsmilchgesetz vom 31. 7. 1930 und der zusätzlichen Verordnung vom 3. 4. 1934 in der Weise geregelt, daß als anerkannte Pasteurisierverfahren gelten sollen: *Hocherhitzung* auf 85°, *Kurzerhitzung* auf 71°—74°, *Dauererhitzung* auf 62°—65° (auf die Dauer von mindestens einer halben Stunde), *Hocherhitzung im Wasserbad* von mindestens 85° (auf die Dauer von mindestens 1 min). Die einzelnen Verfahren werden mit besonderen technisch vervollkommneten Apparaten betrieben, von welchen nur der *Biorisator* von Lobeck, der *Montana*-Erhitzer, der *Stassano*-Apparat, der Toedtsche Momenterhitzer und der *Astra*-Plattenerhitzer aufgeführt seien, deren Anwendung so zu erfolgen hat, daß bei möglichster Schonung des natürlichen Charakters der Milch, der Erhaltung der Vitamine und des Wohlgeschmackes, alle schädlichen Krankheitskeime sowie die technisch störenden Mikroorganismen vernichtet werden.

Veränderungen bei der Pasteurisierung. Es läßt sich nicht vermeiden, daß der Rohgeschmack der Milch durch die Pasteurisierung verloren geht und an seiner Stelle ein süßlicher Geschmack (Kochgeschmack) tritt, der um so deutlicher wird, je höher die Pasteurisiertemperatur liegt. Es kann auch eine leichte Zersetzung des Casein eintreten, eine Denaturierung von Albumin, eine Veränderung der Milchsalze, die sich in Form von Tricalciumphosphat oder Citrat ausscheiden. Infolge Entweichens von Kohlensäure tritt auch eine Veränderung des Säuregrades ein. Dagegen bleiben die arteigenen Enzyme (Peroxydase, Katalase, Perhydridase) ebenso erhalten wie der widerstandsfähige Vitamin B-Komplex, der unempfindlicher ist als das Vitamin C, das weitgehend zerstört wird. Milchsäure-, Coli-, Aerogenesbakterien gehen ebenso wie die eiweißverflüssigenden Bakterien zugrunde (R. Strohecker), während gewisse thermophile Bakterien, Anaerobier und Farbstoffbildner ebenso wie Streptococcus mastitis, B. paratyphus, Tuberkelbacillen und Staphylococcus aureus ziemlich hitzebeständig sind, eine Erscheinung, welche durch die Gegenwart gewisser Hüllstoffe (Caseinflocken, Epithelzellen) begünstigt wird. Hefen werden leicht abgetötet, wie überhaupt nach H. Weigmann 99% aller Keime durch eine fachgemäße Pasteurisierung vernichtet werden.

Die *Sterilisierung* der Milch, die Erhitzung auf 112°—117° (es werden auch Temperaturen von 120—130° angewendet) gewinnt überraschenderweise immer mehr an Bedeutung bei dem Tagesmilchverbrauch, ferner auch für Säuglingsmilchen und deren Mischungen für die Dauermilch. Die Sterilmilch fällt durch ihre bräunlich-gelblichstichige Farbe auf, eine Veränderung, die durch die lange Wärmebehandlung bedingt ist und die sich auch auf den gesamten kolloidphysikalischen und -chemischen Zustand der Milch auswirken kann.

Der Geschmack weicht wesentlich von dem natürlichen ab, und man findet sehr oft so weitgehende oxydative Veränderungen, daß ein unangenehmer talgiger Geschmack wahrnehmbar ist. Nicht ganz mit Unrecht werden solche Erzeugnisse als „Milchleichen" bezeichnet.

Eier. Auch eine Dosenkonservierung von Eiern findet statt, allerdings unter gleichzeitigem Zusatz eines Konservierungsmittels. Die Eier werden in einer Dose mit Wasser übergossen, das Benzoesäure, Weinsäure und Kochsalz enthält; die Dosen werden verschlossen und 30 min lang bei 85° erhitzt.

Obst, Gemüse, Obsterzeugnisse. Abgesehen von einigen Verschiedenheiten in der Vorbereitung (Waschen, Schälen, Entkernen, Zerkleinern) ist der Herstellungsgang der einzelnen Obstkonserven grundsätzlich der gleiche. Die Haltbarmachung wird in Gläsern oder in Dosen vorgenommen, wobei das Einlegen der Frucht in Gläser und die Sterilisierung derselben mehr Sorgfalt verlangt als diejenige von

Dosen. Die Herstellung erfolgt in der Weise, daß das gutsortierte, gereinigte Obst (geschält, entkernt, zerteilt, gestichelt) mit und ohne Zusatz von Zucker gedämpft (blanchiert) (ein Blanchieren soll aber infolge der dabei auftretenden Verluste möglichst vermieden werden), in Gläser oder Dosen verpackt, mit Zuckerlösung von 20°—24° Bé übergossen und im offenen Kessel etwa 18 min (1 kg-Dose) gekocht wird. Während bei dickschaligen Früchten (z. B. Äpfel, Birnen, Kirschen u. a.) das Blanchieren in Wasser vorgenommen wird, werden dünnschalige Früchte (Erdbeeren, Himbeeren) entweder in einer Zuckerlösung blanchiert oder nur mit einer warmen Zuckerlösung übergossen oder, was die einfachste Konservierungsart ist, die gewaschenen und entstielten Beeren unmittelbar in die Dosen gepackt, mit 23°—24° Bé starker Zuckerlösung übergossen und nach dem Stehenlassen über Nacht die Dosen oder Gläser aufgefüllt, verschlossen und dann sterilisiert. Sollte eine Färbung notwendig sein, dann empfiehlt es sich, statt der einfachen Zuckerlösung eine solche, die auf 10 l etwa 10 g unschädlichen Farbstoff enthält, zu verwenden. Um nachteilige Folgen bei ungenügender Sterilisierung oder eine Beschädigung und schließlich Undichtigkeiten bei Glas- und Dosenkonserven zu verhindern, ist die Aufbewahrung und Lagerung in gleichmäßig temperierten, trockenen, kühlen Räumen vorzunehmen. Gefärbte Konserven sind als solche zu kennzeichnen.

Zu den unter Zuhilfenahme von Wärme haltbar gemachten Obsterzeugnissen gehört auch der *Süßmost*, ein zum unmittelbaren Genuß bestimmtes, praktisch alkoholfreies Getränk, das durch Pressen von unvergorenem, frischem Obst mit und ohne nachfolgende Filtration hergestellt und durch Entkeimungsfiltration oder Pasteurisation haltbar gemacht wird [W. DIEMAIR (2); W. HEUPKE (2)]. In gewerblichen Betrieben wird zur Haltbarmachung das Durchlaufpasteurisierverfahren unter Verwendung der BAUMANNschen Entkeimungsglocke oder das Plattenkurzzeiterhitzungsverfahren (Astra-Plattenerhitzer) angewendet (H. SCHNEGG und H. KIPPHAHN). Voraussetzung für einen einwandfreien Pasteurisierungseffekt ist die Verwendung eines geklärten, filtrierten Mostes, da dieser wesentlich keimärmer ist als ungeklärter und bereits bei Temperaturen von 65° bis 70° steril erhalten werden kann. Für nicht geklärte, aber filtrierte Moste empfiehlt es sich, mit der Temperatur auf 75° zu gehen. Die so erhaltenen Moste werden noch warm in die Lagerfässer oder Glasballons gefüllt oder aber kalt abgefüllt (Astra-Verfahren). Beim Abfüllen auf Flaschen empfiehlt sich eine nachträgliche Pasteurisierung im Wasserbad; Kühllagerungen ohne Temperaturschwankungen steigern die Haltbarkeit der Erzeugnisse.

Die Herstellung der *Gemüse- und Pilzkonserven* geht über die Reinigung (Gemüsewaschmaschinen) zur küchenmäßigen Zurichtung (Schälen, Enthülsen) dann zur Sortierung und zum Vorbrühen (Blanchieren) und Vorkochen. Um den Verlust wertvoller Nährstoffe auf ein Mindestmaß zu beschränken oder nach Möglichkeit ganz zu vermeiden, darf das Vorkochen nur kurze Zeit dauern. Die früher bisweilen auftretenden grundsätzlichen Bedenken gegen das Blanchieren sind mit Rücksicht auf den hygienischen und bakteriologischen Erfolg zum Teil fallen gelassen worden. Mit dem Vorbrühen kann ein Bleichen und das „Grünen" mit Kupfersalzen bei Bohnen, Erbsen verbunden sein. Von ausländischen Autoren wird stark für ein Verbot der Grünung eingetreten; vgl. S. SCHMIDT-NIELSEN und AUDUNYRI, A. SCHEUNERT und F. PLENKE (3), E. REMY. Dieser ablehnenden Stellungnahme ist im allgemeinen beizutreten; man muß leider da und dort eine übermäßige „Grünung" beobachten, die auch technisch-wirtschaftlich nicht gerechtfertigt ist. Über Kupfergrünung berichten W. DIEMAIR und H. KASTER. Nach dem Bleichen und Grünen sind die in fließendem Wasser rasch ausgekühlten Gemüse geeignet zum Einlegen in die Dosen, die nach dem Befüllen unmittelbar mit Aufgußwasser oder 0,5—1%iger Kochsalzlösung so vollgefüllt werden, daß das Wasser überläuft (vollständige Luftverdrängung); hierauf werden sie verschlossen und evakuiert und im Autoklaven im Dampf oder in mit Wasser gefüllten Autoklaven sterilisiert. Sterilisationsdauer und Temperatur müssen von Fall zu Fall festgelegt werden; gewöhnlich bewegen sich die Temperaturen zwischen 115°—120°. Nach dem Auskühlen der Dosen erfolgt Lagerung in trockenen luftigen Räumen.

Veränderungen bei der Pasteurisierung und Sterilisation. Über die Einflußnahme von Wärme auf Obst und Gemüse wurde bereits auf S. 150 u. 155 berichtet.

Filtration. Die Haltbarmachung durch Filtration wird insbesondere für Wein und für Süßmoste angewendet und unterscheidet sich grundsätzlich vom Pasteurisieren dadurch, daß die Mikroorganismen (Bakterien, Schimmelpilze, Hefen) mit Hilfe feinporiger Filter (Entkeimungsfilter = E.K.-Filter) entfernt werden (F. Schmitthenner). Der Arbeitsgang erfolgt so, daß die kellertrüben, oft sehr schleimigen Säfte mit geeigneten Schönungsmitteln geschönt oder enzymatisch entschleimt werden und so glanzhell flitriert durch das Entkeimungsfilter gehen. Dieses Filter besteht aus mehreren, hintereinander geschalteten engporigen E.K.-Schichten aus gepreßtem Asbest und Cellulosestoff, welche alle Mikroorganismen zurückhalten.

Die Entkeimung des Saftes geht so vor sich, daß der Saft mit Hilfe einer Pumpe durch das vorher mit Dampf sterilisierte E.K.-Filter gepreßt und unter Einhaltung aseptischer Arbeitsbedingungen in die keimfrei gemachten Lagerbehälter geleitet oder auf Flaschen abgefüllt wird. Zur Einlagerung großer Saftmengen wird heute fast ausschließlich das Kohlensäuredruckverfahren von Böhi-Seitz angewandt, bei der der vorgeklärte und filtrierte Saft in Drucktanks (ihre Auskleidung besteht aus Glasemaille oder aus einer wachsartigen plastischen Masse) gepumpt wird, in welchen er unter 7 atü Kohlensäuredruck bei 150° lagert. Die Abfüllung erfolgt nach dem Durchgang durch ein E.K.-Filter auf Transportdruckfässer oder nach der Entspannung der Kohlensäure auf Flaschen.

Chemische Verfahren.

Salzen, Pökeln, Räuchern.

Fleisch und Fischfleisch. Das gewöhnliche *Einsalzen*, bei der haushaltsüblichen und kleingewerblichen Behandlung von *Fleisch* angewendet, kommt im Großgewerbe bei der Konservierung von *Fischfleisch*, bei *Fleisch* im Zusammenhang mit der *Pökelung* in Frage, wo Kochsalz neben anderen Stoffen verwendet wird, sowie bei der Bereitung von gesalzener *Butter* und beim „Übersalzen" von *Gemüse*.

Bei *Fischfleisch* stellt das Salzen ein beliebtes, vielfach angewandtes Konservierungsverfahren dar; man unterscheidet zwischen *Leicht*salzung, *Mittel*salzung, *Hart-* und *Kalt*salzung. Die leichte und mittlere Salzung erfolgt am Land, und zwar so, daß die gekehlten, gut ausgebluteten Fische nur sehr schwach mit Salz bestreut und nicht allzu dicht in Tonnen gepackt und dort mit einer Salzlösung aufgefüllt werden. Der so bereitete Fisch lagert zur Ausreife im Kühlhaus bei + 2°. Die Hartsalzung von Heringen wird auf dem Fangschiff vorgenommen, wo die Fische in besprochener Weise gesalzen und gepackt, dann aber erst auf dem Land handelsüblich umgepackt werden; dieses Verfahren hat man neuerdings dahingehend abgeändert, daß man die Fische frisch in Eis packt, mit Salz bestreut, an Land bringt und hier erst nach nochmaligem Salzen handelsüblich verpackt. Die Kaltsalzung wird in der Weise vorgenommen, daß die Fische in einer Kältemischung aus Eis und Kochsalz gesalzen werden. Die *Lagerung* von gesalzenen Fischen erfolgt in kalten Lagerräumen. Wie beim

Fleisch, schließt sich auch beim Fischfleisch (gewisse Sorten) an das Salzen das Räuchern an, das in verschiedenen Verfahren zur Anwendung kommt.

Butter. Das Salzen der Butter wird vornehmlich in Norddeutschland und in Dänemark vorgenommen. Wenn auch hierüber nur lückenhafte Untersuchungsergebnisse vorliegen (in jüngster Zeit berichtet G. VALENTINE über den Einfluß des Salzens auf den Geschmack der Butter), so kann doch gesagt werden, daß eine starke Salzgabe (Exportbutter über 5%) keine bessere Haltbarkeit zur Folge hat, ja sogar den Geschmack nachteilig beeinflussen kann. Wichtig ist für die Haltbarkeit der Butter die Reinheit des Salzes; dasselbe muß frei sein von Mikroorganismen und frei von chemischen Verunreinigungen, wie Magnesium- und Calciumchlorid, die der Butter einen bitteren Geschmack verleihen. Zweckmäßigerweise behandelt man zur Erreichung der notwendigen Feinkörnigkeit und Reinheit das Salz durch längeres Trocknen in Trockenöfen. Es gibt besondere Salzsorten: Buttersalz.

Gemüse. Auch Gemüse, wie Kohl, Spinat, Bohnen, Rüben, Erbsen und Pilze können durch starkes Salzen haltbar gemacht werden, doch kommt dieser Art der Konservierung nur eine beschränkte Bedeutung zu. Das gewaschene, geputzte Gemüse wird zu diesem Zweck mit etwa 25—30% des eigenen Gewichtes mit Kochsalz versetzt, bleibt so einige Stunden stehen und scheidet dabei Wasser ab, fällt zusammen und kommt in eine aus löslichen Kohlenhydraten, Eiweißstoffen und anderen Extraktstoffen bestehende Lake zu liegen, welche bei ihrem hohen Salzgehalt Gärerscheinungen und Schimmelbildung unterbindet. Der Zusatz eines Konservierungsmittels erhöht die Haltbarkeit.

Mit dem *Pökeln* wird die Haltbarmachung des Fleisches erhöht, ohne daß aber dabei die Eigenschaften des Frischfleisches erhalten bleiben. Neben Kochsalz wird zur fäulnishemmenden Wirkung und zur Erhaltung des Farbstoffes Natriumnitrat verwendet, das nach dem allmählichen Umsetzen zu Nitrit das kochbeständige rote Stickoxydhämoglobin bildet. Anstelle von Nitrat darf unter besonderen Vorsichtsmaßregeln und Einschränkungen auch Nitrit (Nitritpökelsalz) verwendet werden, das im Lebensmittelverkehr aber nur für die Pökelung freigegeben wurde[1]. Unter „Pökelfleisch" versteht man ganz durchgepökeltes Muskelfleisch, das auch in den innersten Schichten den Geruch des frischen Fleisches verloren hat; es ist von bestem Gefüge, hat glatte Schnittflächen, behält beim Kochen unter gewöhnlichen Verhältnissen die rote Farbe auch nach dem Erkalten und enthält erheblich mehr Kochsalz als frisches Fleisch. Man wendet zur Pökelung dreierlei Verfahren an, die *Trocken*pökelung, die *Naß*pökelung und die *Schnell*pökelung, von welchen die Trocken- und Naßpökelung in einem Arbeitsgang ausgeführt werden. Bei der Trockenpökelung werden die Fleischstücke mit dem Pökelsalz eingerieben und dann in Behältern (meist Holzbottichen) aufeinander geschichtet; bei der Naßpökelung wird das Fleisch in die Pökellake (auf 20 l Wasser etwa 3 kg Kochsalz, 50 g Salpeter und 500 g Zucker), die vor dem Gebrauch aufgekocht, entschäumt und abgekühlt wird, eingelegt. Die Durchpökelung größerer Stücke dauert mehrere Wochen. Neuerdings wurde ein *Schnell*pökelungsverfahren eingeführt, bei welchem frisch zubereitete, eiweißfreie Salzlake mit 25 Bé in die Blutgefäße des Fleisches nach dem Eintritt der Totenstarre eingespritzt wird, wodurch eine Art Zellenpökelung eintritt.

Bei der *Kalträucherung*, die insbesondere für gepökeltes Fleisch oder Fischfleisch in Frage kommt, wird der Rauch durch Verschwelen von trockenem Sägemehl (Buche, Eiche, Erle und Wacholderzweige) erzeugt. Der Rauch von weichem Nadelholz ist wegen seiner terpentinartigen Beimengungen ebenso ungeeignet

---

[1] Gesetz über die Verwendung salpetersaurer Salze in Lebensmitteln (Nitritgesetz vom 19. 6. 1934, Reichsgesetzbl. 1, 513).

wie Torf-, Stein- oder Braunkohlenfeuerung, die das behandelte Räuchergut
ungenießbar machen. Der Rauch durchströmt mit einer Temperatur von etwa
20° die Räucherkammer. Bei der *Heißräucherung* benutzt man gleichfalls den
Rauch von Hartholz, aber in Räucheröfen, welche Rauchtemperaturen von
70—100° ergeben; während im ersten Fall das Räuchergut etwa 3—4 Wochen
in der Rauchkammer verbleibt, verweilt es bei der Heißräucherung nur wenige
Stunden in den Räucheröfen. Beim *Schnellräuchern*[1] wird das Fleisch in rohen
Holzessig oder in Abkochungen von Ruß mit Kreosotlösung und Wacholderöl
getaucht und dann an der Luft getrocknet.

Durch den Räucherungsvorgang werden dem Fleisch, je nach der Dauer der
Räucherung, etwa 10—40% Wasser entzogen, was eine gute Austrocknung an
den äußeren Schichten zur Folge hat, welche stärker mit Kleinlebewesen befallen
sind als die inneren.

Einsäuern.

Die freiwillige Säuerung, die zur Herstellung von Sauerkraut, Gurken, Bohnen
usw. dient, geht so vor sich, daß das Gemüse (zerkleinert oder nicht zerkleinert)
in Holzbottiche gebracht, dort nach Zusatz einer Kochsalzlösung und zwecks
Beschleunigung der spontanen Gärung mit saurer Milch oder mit einer Milch-
säurereinkultur versetzt wird und etwa 4—5 Wochen verschlossen stehen bleibt.
Zur Verbesserung des Geschmacks setzt man bisweilen Citronensaft oder Wein
(bei Sauerkraut) oder Gewürze und Kräuter (Weinlaub, Dill usw. bei Gurken) zu.
Nach Ablauf dieser Zeit ist die Gärung beendet und das Gemüse kann in Gläser,
Blechdosen oder Steingutgefäße verpackt und gelagert werden. Bei der künstlichen
Säuerung ist die Verarbeitung des Gemüses ähnlich, nur werden die rohen oder
schon vergorenen Gemüse mit einem Aufguß von mildem Gewürzessig versehen.

Bei *Essigfrüchten* erfolgt eine Vorkochung der verarbeiteten Früchte und
hierauf ein Einlegen in eine Flüssigkeit aus Weinessig, Zucker und Gewürzen
(Nelken, Zimt u. a.).

Zuckern.

Durch das Zuckern der Früchte erhält man glasiertes, kandiertes Obst, das
in Konditoreien und Bäckereien als Belegobst oder als Zusatz zu Gebäcken,
Lebkuchen usw. verwendet wird. Die Herstellung vollzieht sich in der Weise,
daß die gut sortierten Früchte nach dem Bleichen und Weichkochen mit heißer
Zuckerlösung von 16°—24° Bé übergossen werden und mit dieser Lösung über
Nacht stehen bleiben, worauf sie am folgenden Tag in dieser Lösung aufgekocht
werden, um dann wieder zwei Tage in einem möglichst kühlen Raum stehen zu
bleiben. Diese Behandlung mit Zuckerlösung wird in wechselnden Zeitabschnitten
und mit einer stärkeren Zuckerlösung drei bis vier Wochen lang fortgesetzt, bis
zum Schluß eine Zuckerlösung von 38° Bé zur Anwendung kommt, in der die
Früchte nochmals aufgekocht werden. Die Citrusfruchtschalen (Citronat) und
Orangenschalen (Orangeat) werden nicht in der Zuckerlösung gekocht, sondern
mit heißer Zuckerlösung steigender Konzentration übergossen. Verwendet
werden die in Süditalien gesammelten Früchte der Citrus medica, var. cedro,
welche nach der Reinigung, Halbierung, Entkernung, Entfleischung und Gärung
in Salzwasser, in Fässern verpackt, verschickt werden; zur Orangeatherstellung
dienen nur bittere Apfelsinen.

Das *Glasieren* und *Kandieren* der Früchte erfolgt nach dem Trocknen der
gezuckerten Früchte (im Trockenschrank oder an der Luft) durch Einlegen in
milchigtrübe, heiße Zuckerlösung (Glasieren) oder durch Rollen der Früchte in
feinstem Krystallzucker (Kandieren).

---

[1] Diese Verfahren, die vielfach nur eine natürliche Räucherung vortäuschen sollen, sind
nach dem Entwurf einer Verordnung über Konservierungsmittel unzulässig.

Chemische Konservierungsmittel.

Die nach dem angeführten Verordnungsentwurf für Deutschland getroffene Begriffsbestimmung bringt zum Ausdruck, daß als Konservierungsmittel nur *chemische* Stoffe zu verstehen sind (nicht physikalische Verfahren), die dazu dienen, Kleinlebewesen in ihrer Entwicklung zu hemmen oder abzutöten. Speisesalz, Zucker, Gewürz, Essig, Weinsäure, Citronensäure, Speiseöl sind keine Konservierungsmittel im Sinne des Entwurfes. Die Kennzeichnung eines Konservierungsmittelzusatzes bei Lebensmitteln, die in Packungen und Behältnissen in den Verkehr gebracht werden, ist geplant etwa mit der Angabe „chemisch konserviert", mit oder ohne Benennung des Konservierungsmittels, jedenfalls aber mit Benennung der Borsäure (endgültige Festsetzung wird die erwartete und von einem Sachverständigenausschuß vorbereitete Verordnung bringen). Bei *Eiern* handelt es sich nicht um eine Konservierung im Sinne der getroffenen Begriffsbestimmung, da der *genießbare* Anteil des Eies nicht unmittelbar mit dem Konservierungsmittel in Berührung kommt.

Eier. Neben der Behandlung der Schale mit Desinfektionsmitteln (Kochsalz, Salicylsäure, Borsäure mit Wasserglas, Alkohol, Benzoesäure, Kaliumpermanganat und andere) mit anschließender trockener Aufbewahrung, wird in den meisten Fällen das Einlegen der Eier in desinfizierender Flüssigkeit vorgenommen.

Diese Art der vielfach haushaltsüblichen Aufbewahrung hat ihren Vorzug darin, daß eine Eintrocknung der Eier, welche von der Konservierungsflüssigkeit umgeben sind, vermieden wird. Allgemeine Bedeutung erlangt das Einlegen der Eier in *Kalkwasser* und in *Wasserglaslösung.* Das Kalkwasserverfahren hat den Vorteil der Einfachheit und Billigkeit, aber den Nachteil, daß die Schale des Eies leicht brüchig wird und beim Kochen aufreißt. Die Ansichten über den bisweilen auftretenden laugenhaften Geschmack der Eier gehen auseinander; fest steht aber, daß das Weißei der Kalkeier nicht gut zu Schnee geschlagen werden kann.

Tabelle 18.

	Wasserglas	Garantol	Kalkwasser
Zahl der Eier	76 000	14 000	32 000
Konservierungsdauer .	April/Mai bis November/Januar	Mai—Dezember	Mai/Juni bis November/Dezember
Verdorbene Eier . . .	662 = 0,81 %	4,25 = 3,03 %	1938 = 6,06 %
Knickeier	2396 = 3,15 %	194 = 1,39 %	269 = 0,84 %
Gesamtabgang . . .	3,96 %	4,42 %	6,90 %

Das gleichfalls in Haushaltungen vielfach verwendete Einlegen der Eier in Wasserglaslösungen ist billig und gewährleistet eine sichere Haltbarkeit. Auch diese Eier platzen beim Kochen auf, eine Erscheinung, die durch Anbohren des Eies an der stumpfen Seite mit einer starken Nadel (Entweichen der Luft aus den verklebten Poren) verhindert werden kann. Das Weißei eignet sich besser zum Schneeschlagen als dasjenige der Kalkeier.

Für die Bereitung einer geeigneten Kalklösung gibt es zahlreiche Vorschriften; die einen verwenden reine Kalklösungen, die anderen Kalklösungen mit Zusatz von Kochsalz und Weinsäure. Das vielfach gebrauchte Konservierungsmittel *Garantol* besteht aus pulverisiertem gelöschtem Kalk und Ferrosulfat. Eine brauchbare Lösung ist diejenige aus 2,5 kg gebranntem Kalk, 12,5 g Kochsalz und 20 g Weinsäure (für 100 Eier). Eine geeignete Wasserglaslösung wird durch Verdünnen der käuflichen 33—35%igen Natron-Wasserglaslösung (Dichte 1,34) mit der 10fachen Menge Wasser erhalten. Mit dieser Mischung werden die Eier in einem Steintopf übergossen. Die Wasserglaslösung erstarrt zu einer Gallerte, in der die Eier mehrere Monate ohne Veränderung aufbewahrt werden können.

Tabelle 19.

Lebensmittel	Konservierungsmittel	Höchstzulässige Gewichtsmenge des Konservierungsmittels in 100 g der Lebensmittel mg
Zubereitungen von Fischen und Krustentieren	Ester[1], in Mischungen untereinander .	50
	und Hexamethylentetramin	25
	oder Mischung aus Ester und Hexamethylentetramin	75
Lachs	Ester	25
	oder Mischung aus Benzoesäure und p-Chlorbenzoesäure auch in Form ihrer Natriumsalze	50
Appetitsild, Anchovis, Gabelbissen	Borsäure	500
	oder Benzoesäure	500
Kaviar	Hexamethylentetramin	100
	oder Borsäure	500
Krabben, Krabbenkonserven	Borsäure	900
Flüssiges Eigelb	Benzoesäure	1000
	oder benzoesaures Natrium	1200
	oder Ester.	800
Margarine	Benzoesäure	200
	oder benzoesaures Natrium	240
	oder Ester	80
Gemüsedauerware: Aufguß für Gurken und rote Rüben	Benzoesäure	200
	oder benzoesaures Natrium	240
	oder Ester	80
Obsterzeugnisse:		
Obstsäfte (Fruchtmuttersäfte) zur Weiterverarbeitung, ausgenommen Kirschsäfte aller Art, Orangensaft, Citronensaft	benzoesaures Natrium	180
	oder Ameisensäure (25%ige Lösung) .	1000
	oder Schweflige Säure	125 SO_2
	oder Kaliumpyrosulfit	435
	oder Ester	90
Kirschsäfte aller Art, Orangensaft, Citronensaft	benzoesaures Natrium	180
	oder Ameisensäure (25%ige Lösung) .	1600
	oder Schweflige Säure	125 SO_2
	oder Kaliumpyrosulfit	435
	oder Ester	90
Obstkonfitüren, Marmeladen, Pflaumenmus	Benzoesäure, benzoesaures Natrium, Ameisensäure, Ester, in wäßrigen oder weingeistigen Lösungen zum Benetzen von Pergamentpapier, das zum Bedecken der Oberfläche des fertigen Erzeugnisses in dem Lieferungsgefäß dient	—
Obstsaft zum unmittelbaren Genuß, ausgenommen Traubensaft	Schweflige Säure	12,5 SO_2
	oder Kaliumpyrosulfit	45
Trockenobst	Schweflige Säure	200 SO_2

Die gute Brauchbarkeit der Eierkonservierung, sei es mit Wasserglas, Garantol oder Kalkwasser, geht aus den Untersuchungen von R. Roemer hervor, die erkennen lassen, daß von diesen drei Konservierungsmitteln die Wasserglaskonservierung (trotz des höheren Verlustes an Knickeiern) den Vorzug verdient.

---

[1] Unter der Bezeichnung „Ester" sind zu verstehen die p-Oxybenzoesäureäthyl- und Propylester auch in Form der Natriumverbindungen und in Mischungen untereinander.

Eine nicht erschöpfende Übersicht soll die nach dem Entwurf für die gebräuchlichsten Lebensmittel zuzulassenden Konservierungsmittel aufzeigen (Tab. 19).

Neben den hier aufgeführten werden noch für eine Reihe anderer Lebensmittel wie flüssiges Obstpektin, Limonaden, Zucker- und Schokoladenwaren, Speiseeis, Speisegelatine, Speisesenf, flüssige und halbflüssige Kaffee-Extrakte und Kaffee-Ersatzextrakte, Malzextrakte, von den Herstellern und vom Handel Konservierungsmittel der beschriebenen Art in jeweils verschiedener Menge beansprucht.

Von seiten des Lebensmittelgewerbes und des Lebensmittelhandels wurden ebenso wie von den wissenschaftlichen Sachverständigen neuerdings Abänderungsvorschläge für diesen Entwurf eingebracht. Da die Neuaufstellung einer endgültigen Liste auf Grund experimenteller Nachprüfungen geraume Zeit in Anspruch nehmen wird, schlägt S. W. Souci vor, auf der Grundlage der heute gültigen Liste eine „provisorische Konservierungsmittelliste" aufzustellen und mit Vorbehalt gesetzlich anzuerkennen, um keinen gesetzlosen Zwischenzustand entstehen zu lassen. Die Zahl der Konservierungsmittel muß jedenfalls auf ein Mindestmaß beschränkt und ihre Anwendung nur dort zugelassen werden, wo sie unbedingt erforderlich ist; es ist zu erstreben, die physikalischen Verfahren soweit auszubauen, daß sie mit Erfolg auch dort zur Anwendung gebracht werden können, wo heute noch chemische Konservierungsmittel Verwendung finden und technisch unentbehrlich erscheinen.

Literatur.
Zusammenfassende Darstellungen.

Bei dem zahlreichen eingesehenen Schrifttum war es nicht möglich, für jeden übernommenen Gedanken und für jede Angabe die Hinweise zu benennen. Die verschiedenen einzelnen Angaben sind gesondert aufgeführt. Außer den damit aufgezeigten Belegen wurden vor allem die nachstehenden Schriften benutzt.

BOEMER, A., A. JUCKENACK u. J. TILLMANS: Handbuch der Lebensmittelchemie, Berlin: Julius Springer 1933—37.

EBERLEIN, L.: Die neueren Milchindustrien. Dresden: Theodor Steinkopff 1937.

FLEISCHMANN, W., u. H. WEIGMANN: Lehrbuch der Milchwirtschaft. Berlin: Paul Parey 1932.

GROSSFELD, J.: Handbuch der Eierkunde. Berlin: Julius Springer 1938.

HEUPKE, W.: Diätetik, die Ernährung des Gesunden und Kranken. Dresden: Theodor Steinkopff 1950.

JACOBSEN, E.: Handbuch für die Konservenindustrie, Konservenfabriken und den Konservengroßbetrieb. Berlin: Paul Parey 1926.

KEDENBURG, H.: Kältetechnik und Kühlbetrieb. Berlin 1937.

MEHLITZ, A.: Süßmost. Braunschweig: Serger & Hempel 1951.

NEUMANN, M. P., u. P. PELSHENKE: Brot und Brotgetreide. Berlin: Paul Parey 1943.

RASSMUSSON, L.: Die Lebensmittel und ihre Aufbewahrung. Hannover: M. Schaper 1931.

SCUPIN, L.: Die Kühllagerung von Erzeugnissen des deutschen Gemüse- und Obstbaues und ihre Bedeutung für die Versorgung Deutschlands. Bremerhaven: Elbe-Weser-Verlag 1935. — SERGER, H., u. H. KRAUSE: Konserventechnisches Taschenbuch. Braunschweig: Serger & Hempel 1938.

TUCHSCHNEID, M.: Die kältetechnische Verarbeitung rasch verderblicher Lebensmittel. Kirchhain, N.-L.: Brücke-Verlag 1951.

ZIEGELMAYER, W.: Unsere Lebensmittel und ihre Veränderungen. Dresden: Theodor Steinkopff 1932. — Rohstofffragen der deutschen Volksernährung. Dresden: Theodor Steinkopff 1937.

Einzelarbeiten.

AMMON, R., u. E. SCHUETZE: Biochem. Z. **275**, 216 (1935). — AVEDYK u. GELINCK: Zit. nach M. P. NEUMANN: Brotgetreide und Brot, S. 446. Berlin: Paul Parey 1929.

BALLS, A. K., and T. SWENSON: Ind. Chem. **26**, 570 (1934). — BAUER, O.: Dtsch. Lebensmittelrdsch. 1, 1 (1937). — BAUMGARTEN, H.: Zbl. Bakter. I, **1929**, 213. — BERG, R.: Z. angew. Chem. **27**, 148 (1914). — BEYTHIEN, A.: (1) Handbuch der Lebensmittelchemie,

Bd. 3, S. 677. Berlin: Julius Springer 1936. — Beythien, A. (2) Handbuch der Lebensmittel-chemie, Bd. 3, S. 783. Berlin: Julius Springer 1936. — (3) Fleischerzeugnisse. Handbuch der Lebensmittelchemie, Bd. 3, S. 867. Berlin: Julius Springer 1936. — Bickel, A.: (1) Beitr. Path. u. Ther. Ernährgsfr. 5, 75 (1914). — (2) Arch. Verdgskrkh. 46, 1 (1929). — (3) Z. Volksernährg. 10 260 (1935). — Bickel, A., u. A. Korchow: Biochem. Z. 199, 434 (1928). — Bleyer, B., u. W. Diemair: Forschungsdienst, Reichsarbeitsgemeinschaften der Landbauwissenschaft, H. 8, 561 (1938). — Bleyer, B., W. Diemair, F. Fischler u. K. Täufel: (1) Biochem. Z. 286, 408 (1936). — (2) Biochem. Z. 289, 27 (1936). — (3) Ernährg. 1, 181 (1936). — (4) Biochem. Z. 292, 301 (1937). — (5) Dtsch. Lebensmittelrdsch. 18, 209 (1937). — (6) Ernährg. 1, 30 (1938). Classen, H.: Chem. Z. 41, 339 (1917). Demeter, K. J.: Molkereiztg. (Hildesheim) 1937, Nr. 4, 5, 6. — Diemair, W.: (1) Nicht veröffentlicht. — (2) Dtsch. med. Wschr. 1936, 62, 1081. — (3) Diemair, W., u. L. Acker: Dtsch. Lebensmittelrdsch. 44, 190 (1948). — (4) Diemair, W.: Z. Lebensmittel-Unters. u. -Forsch. 88, 58 (1948). — (5) Diemair, W., E. Loetzbeyer u. F. Arnold: Dtsch. Lebens-mittelrdsch. 45, 176 (1949). — (6) Diemair, W., u. W. Fresenius: Dtsch. Molkereiztg. 62, 628 (1941). — (7) Diemair, W., u. G. Manderscheid: Z. analyt. Chem. 129, 254 (1949). — (8) Diemair, W.: Mitteilungen des Markenverbandes 6, 4 (1949). — (9) Diemair, W., u. H. Haeusser: Z. Lebensmittel-Unters. u. -Forsch. 92, 166 u. 404 (1951). — (10) Diemair, W., u. E. Loetzbeyer: Z. Lebensmittel-Unters. u. -Forsch. 88, 594 (1948). — (11) Diemair, W., u. H. Kaster: Z. Lebensmittel-Unters. u. -Forsch. 82, 417 (1941). — Dippern, H.: Molkerei-ztg. (Hildesheim) 52, 820 (1938). Eckart, H.: E. Jacobsens Handbuch für Kons.-Ind., Bd. 2, S. 871. Berlin: Paul Parey 1926. Fellers, I.: Amer. J. publ. Health 25, 1340 (1935). — Fenton, J.: J. Nutrit. 14, 63 (1937). — Ferdinandoff, F.: Zit. nach W. Tuchschneid. — Finke, H.: Z. Zucker- u. Süß-waren 2, 9 (1949). — Fleischmann, W.: Lehrbuch der Milchwirtschaft. S. 303. Berlin: Paul Parey 1932. — Fresenius, Ph., u. B. Rossmann: Z. Lebensmittel-Unters. u. -Forsch. 86, 229 (1943). — Fresenius, Ph., u. F. Stein: Volksernährg. u. Kochwiss. 19, 35 (1944). Gerum, J.: (1) Z. Unters. Lebensmittel 41, 123 (1921). — (2) Z. Unters. Lebensmittel 63, 51 (1932). — Grau, R.: Fleischwirtsch. 23, 2 (1932). — Griebel, C., u. A. Miermeister: Z. Unters. Lebensmittel 52, 458 (1926). — Grimmer, W., C. Kustenacker u. I. Berg: Biochem. Z. 137, 472 (1923). — Grimmes, M., V. C. E. Kennell and H. A. Cummens: Sci. Proc. roy. Dublin Soc. 19, 54 (1930). — Grindley, K. S., and T. Monjonier: US Dep. Agricult. Bull. 141 (1904). — Grossfeld, J., u. J. Peter: Z. Unters. Lebensmittel 69, 16 (1935). Hefter, G., u. H. Schoenfeld: Chemie und Technologie der Fette und Fettprodukte, Bd. 1, S. 421. Wien 1936. — Heiduschka, A., u. I. Deininger: Z. Unters. Lebensmittel 40, 161 (1920). — Heiss, R.: (1) Die Wärme. Z. Dampfkessel- u. Masch.betr. 56, 72 (1933). — (2) Z. Kälte-Ind. 40, 53 (1933). — (3) Z. Fleisch- u. Milchhyg. 48, 281 (1938). — Henneberg, W., u. W. Cristiansen: Molkereiztg. (Hildesheim) 44, 47 (1930). — Heupke, W.: (1) Arch. Verdgskrh. 57, 243 (1935). — (2) Dtsch. med. Wschr. 1936, 62, 1077. — Hoffmann, G.: Über den Vitamin-C-Gehalt zubereiteter Gemüse und Gemüsekonserven im Winter. Inaug. Diss. Jena 1937. — Hofius, J.: Molkereiztg. (Hildesheim) 49, 1408 (1935). — Hofmeier, K.: Dtsch. med. Wschr. 74, 1245 (1949). — Hopkins, E.: Bull. agricult. chem. Soc. Japan 13, 119 (1937). — Hornlehnert, W.: Mitt. Ver. Lebensmittelchem. 6 (1939). — Hosse, R.: Angew. Kochwiss. 2, 71 (1943). Janke, A., u. L. Jirak: Z. Unters. Lebensmittel 69, 436 (1935). — Janovsky, W., u. R. Pohlmann: Z. angew. Physik 1, 222 (1948). — Juckenack, A.: Was haben wir bei unserer Ernährung zu beachten? Berlin: Julius Springer 1923. Kaiser, A.: Dtsch. med. Wschr. 1937 II. — Katz, I.: (1) Z. phys. Chem. 95, 104, 136, 147 (1915). — (2) Z. phys. Chem. 96, 288, 314 (1915). — Kellermann, R.: Molkereiztg. (Hildesheim) 52, 522 (1938). — Kieferle, F., u. J. Gloetzl: Milchwirtsch. Forschgn. 11, 62 (1930). — Kiermeier, F.: (1) Molkereiztg. (Hildesheim) 52, 818 (1938). — (2) Dtsch. Lebensmittelrdsch. 44, 6 (1948). — (3) Dtsch. Lebensmittelrdsch. 43, 75 (1947). — (4) Z. angew. Chem. 60, 175 (1948). — (5) Biochem. Z. 318, 275 (1947). — Klodt, W.: Münch. med. Wschr. 1937, 1449. — Kluender, U.: Chem. Z. 44, 837 (1930). — Koeniger, W.: Forschungsdienst, Reichsarbeitsgemeinschaften der Landbauwissenschaft. H. 6, 356 (1937). — Koepke, P.: Pharmaz. Z.halle 58, 507, 521 (1917). — Koga, T.: Biochem. Z. 141, 430 (1923). — Korchow, A.: Biochem. Z. 190, 188 (1927). — Kraft, W.: Brot, Volksgesundheit und Nah-rungsfreiheit. Dresden: Müller G.m.b.H. 1936. — Kraus, F.: Z. diät. Ther. 1, 69 (1898). — Krimberg, A.: Z. physiol. Chem. 48, 412 (1906). — Kühl, H.: Dtsch. Lebensmittelrdsch. 1941, 118. Lamprecht, F.: Mehl und Brot, Schriftenreihe der Reichsarbeitsgemeinschaft für Volks-ernährung. Leipzig: Johann Ambrosius Barth 1937. — Lange, W., u. K. Poppe: Arb. ksl. Gesdh. amt 33, 127 (1910). — Lembke, A.: (1) Forschungsdienst 5, 303 (1938). — (2) Südd.

Molkereiztg. — LINSBAUER, L.: Obstzüchter **55** (1913). — LINTZEL, W., G. HOFFMANN u. H. GORES: Z. Ernährg. **3**, 2 (1938). — LOBANOW, D., u. S. BYKOWA: (1) Z. Unters. Lebensmittel **69**, 313 (1935). — (2) Z. Unters. Lebensmittel **70**, 150 (1935). — LOCHMUELLER, K.: Angew. Kochwiss. **5**, 141 (1943). — LÜERS, H.: Tagesztg. Brauerei **34**, 704 (1936).

MAIGNON, F.: C. r. Acad. Sci. **166**, 919 (1918). — MAREL, I. VAN DER: Pharm. Weekbl. (holl.) **59**, 82 (1922). — MATZKA, J.: Oligodynamische Phänomene der Konservierung. Internat. Grasse (A. M.), Frankreich 1936. — MIERMEISTER, A.: Z. Unters. Lebensmittel **57**, 235 (1929). — MUELLER, A.: Z. Unters. Lebensmittel **58**, 608 (1929). — MUELLER, H., u. CH.: (1) Arch. f. Hyg. **114**, 341 (1935). — (2) Z. Fleisch u. Milchhyg. **46**, 345 (1936). — MUELLER, J., u. J. MASUYAMA: Z. Biol. **21**, 542 (1900).

NEUMANN, R. O.: Erg. Hyg. **10**, 1—188 (1929). — NOORDEN, C. VON, u. H. SALOMON: Handbuch der Ernährungslehre, Berlin: Julius Springer 1920.

OLIVER, M.: J. chem. Soc. **55**, 153 (1936). — OLSEN, H. C., and B. H. HAMMER: Iowa State Coll. J. Sci. **10**, 37 (1935).

PAECH, K.: Ernährg. **2**, 167 (1937). — PAYEN, A.: Zit. nach A. BEYTHIEN, Handbuch der Lebensmittelchemie, Bd. 3, S. 688. Berlin: Julius Springer 1936. — PLANK, R.: Z. VDI **76**, 1089 (1932).

RAHN, O.: Milchwirtsch. Forschgn. **2**, 273 (1925). — REMY, E.: Arch. f. Hyg. **107**, 139 (1932). — REITER, H.: Ernährg., Beih. **1**, 1 (1937). — ROSSMANN, B., u. M. STOERKEL: Dtsch. Lebensmittelrdsch. **44**, 212 (1948). — ROSSMANN, B., u. H. KERZOWSKI: Z. Unters. Lebensmittel **89**, 151 (1949). — ROSSMANN, B.: Z. Unters. Lebensmittel **89**, 21 (1949); **89**, 274 (1949). — RÜBNER, M.: Arch. f. Hyg. **55**, 225 (1906). — RUDOLPH, W.: Dtsch. Lebensmittelrdsch. **1941**, 55. — RUFOGALIS, F.: Dtsch. Lebensmittelrdsch. **45**, 113 (1949).

SABALITSCHKA, TH., u. F. RIESENBERG: (1) Ber. dtsch. pharmaz. Ges. **32**, 48 (1922). — (2) Ber. dtsch. pharmaz. Ges. **33**, 12 (1923). — SAITNER, M.: Molkereiztg. (Hildesheim) **52**, 802 (1938). — SAUTER, E.: Milchwiss. **4**, 235 (1949). — SCHEER, K.: (1) Z. Volksernährg. **12**, 93 (1937). — (2) Med. Welt **15**, 115 (1941). — SCHEUNERT, A.: Die Vitamine. Handbuch der Lebensmittelchemie, Bd. 1, S. 768. Berlin: Julius Springer 1933. — SCHEUNERT, A., u. H. BISCHOFF: Biochem. Z. (1) **219**, 186 (1930). — (2) Biochem. Z. **220**, 191 (1930). — SCHEUNERT, A., J. RESCHKE u. E. KOHLMANN: (1) Biochem. Z. **288**, 261 (1936). — (2) Z. Vorratspfl. u. Lebensmittelforschg. **1**, 238 (1938). — (3) Z. Unters. Lebensmittel **74**, 21 (1937). — SCHMALFUSS, H., H. WERNER u. A. GEHRKE: (1) Margarine-Ind. **25**, 215, 242, 265 (1932). — (2) Margarine-Ind. **25**, 387 (1933). — (3) Fettchem. Umsch. **40**, 102 (1933). — (4) Margarine-Ind. **27**, 93, 167 (1934). — (5) Angew. Chem. **47**, 414 (1934). — SCHMIDT-NIELSEN, S., u. AUDUN YRI: Kgl. Norske Vidensk. Selsk. **9**, 65 (1936). — SCHMITTHENNER, F.: Das Weinblatt. Dtsch. allg. Weinfachztg. **1937**, H. 42—45, 2. — SCHNEGG, H., u. H. KIPPHAHN: Obst- und Gemüseverwertungsind. **34** (1935). — SCHNEIDER, H., u. O. ORELLI: Zbl. Bakter. II **32**, 161 (1911). — SCHOENBERG, F.: Berl. tierärztl. Wschr. **1930** I, 429, Ref. Zbl. Bakter., 431 (1930). — SCHOENBERG, F., u. S. DEBELIC: Berl. tierärztl. Wschr. **1933** I, 396. — SCHWARTZ, W.: Z. angew. Chem. **48**, 629 (1935). — SCHWARTZ, W., u. W. BENDER: Zbl. Bakter. **95**, 33 (1936). — SCHWARTZ, W., u. E. LOESER: Zbl. Bakter. **91**, 395 (1935). — SCHWEITZER, A.: Biochem. Z. **107**, 256 (1920). — SCHWENKENBECHER, A.: Inaug. Diss. Marburg 1900; zit. nach A. BEYTHIEN, Handbuch der Lebensmittelchemie, Bd. 3, S. 688. Berlin: Julius Springer 1936. — SOUCI, S. W.: ZUL (Ges. u. VO.) **93**, 37, 121 (1951). — SPRECKELS, E.: (1) Z. Unters. Lebensmittel **34**, 241 (1917). — (2) Z. Unters. Lebensmittel **34**, 400 (1917). — STEPANECK, O.: Zbl. Physiol. **18**, 188 (1904). — STROHECKER, R.: Handbuch der Lebensmittelchemie, Bd. 3, S. 98. Berlin: Julius Springer 1936.

TÄUFEL, K.: (1) Handbuch der Lebensmittelchemie, Bd. 1, S. 1249. Berlin: Julius Springer 1933. — (2) Z. Unters. Lebensmittel **72**, 287 (1936). — TUCHSCHNEID, M.: Die kältetechnische Verarbeitung schnell verderblicher Lebensmittel. Kirchhain, N.-L.: Brücke-Verlag 1937. K. Schmersow. — TUMPOMSKI, A.: Z. Hyg. **37**, 278 (1901.)

ULRICH, CHR.: Arch. Pharmaz. **249**, 68 (1911).

VALENTINE, G.: New Zealand J. Agricult. **56**, 41 (1938). — VIRTANEN, A. J.: Internationaler Milchwirtschaftskongreß Kopenhagen 1931, Sect. 2. Dtsch. Ausgabe. — VOGEL, A.: Chem. Zbl. **15**, 693 (1884).

WACHOLDER, R.: Biochem. Z. **295**, 237 (1938). — WASER, E.: Z. Unters. Lebensmittel **40**, 289 (1920). — WEIGMANN, H.: Handbuch der praktischen Käserei, Berlin 1933. — WEINLIG, A.: Forschg. Milchwirtsch. u. Molkereiwes. **2**, 127 (1922). — WILLFÜHR, H., F. FROMME u. H. BRUNS: Veröff. Med.verw. **39**, 339 (1933). — WILLIAMS, K.: Chem. News **104**, 271 (1911); **1**, 427 (1912). — WIRZ, H.: Vortrag, gehalten anläßlich des internationalen Kongresses für Brotindustrie. Leipzig 1936. — WITTMACK, L.: Früchtehand. **1920**, Nr. 40. — WOLF, CH., u. E. OESTERBERG: Biochem. Z. **40**, 234 (1912). — WURZSCHMITT, B.: Z. Unters. Lebensmittel (Ges. u. VO.) **89**, 145 (1949).

ZEILER, K.: Milchwiss. **1**, 261 (1949).

Unterernährung,
Fehlernährung und Überernährung.

Von

R. Schoen-Göttingen.

Mit 19 Abbildungen.

Beurteilung des Ernährungszustandes.

Als Grundlage zur Beurteilung von Abweichungen im Ernährungszustand müssen wir uns über den Begriff seiner *Norm* klar sein. Diese zeigt aber eine große Schwankungsbreite. Es bestehen Beziehungen des Körpergewichts zum Lebensalter, zur Körpergröße, zum Geschlecht, welche sich z. B. in den Formeln von Broca oder besser von Hassing-Baldwin einigermaßen zahlenmäßig erfassen lassen. Dagegen sind die konstitutionellen Korrelationen, Einfluß der Rasse und Vererbung viel weniger zu greifen und zu normieren. Das „Normalgewicht" eines Leptosomen und eines Pyknikers wird bei sonst gleichen Bedingungen stark auseinandergehen. Es gibt Menschen, die sich ihr Leben lang mit erheblichem Unter- oder Übergewicht völlig gesund fühlen und voll leistungsfähig sind, und deren Wohlbefinden abnimmt, wenn sich ihr Gewicht durch Zu- oder Abnahme zur errechneten „Norm" hin bewegt.

Es ergibt sich, daß von einem „Normalgewicht" nur gesprochen werden kann, wenn für die physiologische Schwankungsbreite genügend Spielraum gewährt wird. Das Gewicht kann nur als allgemeiner Maßstab bei Berücksichtigung der individuellen Faktoren betrachtet werden. Viel richtiger ist es, den Ernährungszustand nach *klinischen* Daten unter Berücksichtigung der *Vorgeschichte* zu beurteilen.

Der gesunde Erwachsene reguliert seine Nahrungszufuhr bei ungehinderter Ernährung von selbst in einer Weise, daß sein Gewicht praktisch konstant bleibt. Hunger und Durst sind mit dem Gefühl der Sättigung so gut abgestimmt, daß Aufnahme und Verbrauch sich im ganzen die Waage halten. Dieses Gleichgewicht setzt einen gut funktionierenden Regulationsmechanismus voraus, welcher einer diencephal-hypophysären Steuerung unterliegen dürfte. Sehr wesentlich ist dabei die Schilddrüse, deren Aktivität durch das thyreotrope Vorderlappenhormon reguliert wird. Der Gradmesser ihrer Wirkung ist der *Grundumsatz*. Dieser gibt gleichzeitig die beste Grundlage zur Berechnung des Nahrungsbedarfs eines Menschen, wenn wir je nach der Ernährungsweise die spezifisch-dynamische Wirkung und nach der Leistung eine entsprechende Calorienzahl hinzuzählen. Grob gesprochen braucht der völlig ruhende Mensch unter Grundumsatzbedingungen je kg Gewicht eine Calorie, wozu bei Bettruhe 20%, bei leichter Arbeit 30—50% zuzuschlagen sind. So ergibt sich für einen 70 kg schweren Erwachsenen bei leichter mittlerer Arbeit als Mindestmaß 2500 kcal pro Tag. Die Eiweißaufnahme sollte mindestens 70 g (= 1 g/kg Gewicht) zur Deckung des Eiweißminimums betragen, $^2/_3$—$^3/_4$ davon in animalischer Form. Die Fettzufuhr sollte 40 g täglich nicht unterschreiten (Rein); im allgemeinen wird auch der Fettbedarf auf 1 g je kg Gewicht angegeben. Der größte Teil des Calorienbedarfes wird gewöhnlich durch Kohlenhydrate gedeckt (s. S. 81).

Für die *klinische Beurteilung* des Ernährungszustandes ist neben der groben Orientierung durch das errechnete Sollgewicht vor allem die *Vorgeschichte* bedeutsam. Ist das Gewicht längere Zeit bei voller Gesundheit unverändert geblieben, wird man selbst ein Unter- oder Übergewicht beträchtlichen Ausmaßes noch als physiologisch ansehen dürfen. Wesentlich sind Gewichtsänderungen innerhalb kürzerer Zeitspannen von Wochen und Monaten. Diese sind immer im Zusammenhang mit der Nahrungsaufnahme zu betrachten. Die Zusammensetzung der Nahrung, Änderungen der Eßlust (Anorexie, Heißhunger), Ausnutzung der Nahrung (Durchfälle, Erbrechen, Diabetes mellitus), Flüssigkeitsaufnahme und Ausscheidung (Gewichtszunahme durch Ödeme) sind wichtige Feststellungen. Gewichtsabnahme bei guter Ernährung deutet auf eine Stoffwechselsteigerung (Fieber, Basedow) oder konsumierende Krankheiten (chronische Infektionen, Tumoren); Gewichtszunahme bei unzureichender Ernährung auf Wasseransammlungen im Körper oder Stoffwechselsenkung mit endokrin-nervöser Fehlregulation. Eine ausreichende Kenntnis über die Ernährungslage eines Kranken zu gewinnen, ist oft mühevoll und zeitraubend für den Arzt. Der Zeitaufwand ist aber notwendig, wenn man die Entstehung einer abnormen Fettleibigkeit oder Magerkeit erklären will. Die individuellen Faktoren der Nahrungsausnutzung (Luxuskonsumption), der Eßgewohnheiten und des Nahrungsbedürfnisses sind so verschieden, daß sie stets im Einzelfall möglichst genau ermittelt werden müssen.

Eine genaue *Stoffwechselbilanz* herzustellen, bleibt für spezielle wissenschaftliche Fragen vorbehalten und erfordert neben Spezialeinrichtungen viel Mühe und Zeit. Einfacher ist die Bestimmung des *Grundumsatzes* als Anhalt für die Größe der Verbrennungen unter Ruhebedingungen. Damit ist allerdings nur *ein* Faktor definiert. Durch die zusätzliche Messung der spezifisch-dynamischen Wirkung einer Fleischmahlzeit wird eine weitere wichtige Stoffwechselfunktion geprüft, welche zur Luxuskonsumption in Beziehung steht. Wird durch Bettruhe während längerer Zeit die Motilität auf ein gleichmäßiges Minimum eingeschränkt, so läßt sich der Energiebedarf genügend zuverlässig innerhalb gewisser Grenzen überblicken. Die Kenntnis der aufgenommenen Nahrung nach Menge und Zusammensetzung, die Beurteilung der Ausnutzung durch Untersuchung des Stuhls auf unverdaute Reste von Muskelfasern, Stärke und Fett (eventuell quantitative Bestimmung durch Vergärung der Stärke und Extraktion der Fette) und des Harnes auf Eiweiß und Zucker erlaubt zwar keine genaue Bilanz, aber doch ein für klinische Zwecke hinreichendes Urteil über die Stoffwechsellage nach Einfuhr und Verbrauch. Weiter gehört dazu die Bestimmung der Flüssigkeitsaufnahme und Ausscheidung mit täglicher Gewichtskontrolle und Erfassung der extrarenalen Wasserausscheidung und die Messung der Körpertemperatur. So läßt sich mit einfachen Mitteln und ohne übermäßigen Zeitaufwand bei zuverlässigen Versuchspersonen (Patienten) nach einer mehrtägigen Vorperiode in einigen Tagen ein Überblick über ihre Stoffwechsellage gewinnen. In vielen Fällen wird ein solches Vorgehen nicht nötig sein, da die Störungen entweder auf der Seite der Zufuhr oder des Verbrauches bzw. der Ausnutzung zu offensichtlich sind.

Die äußere Erscheinung: Beschaffenheit und Turgor der Haut, des Fettpolsters, der Muskulatur läßt grobe Abweichungen erkennen. Sehr oft wird das klinische Bild mit der Diagnose einer bestimmten Störung — z. B. M. Basedow, Diabetes mellitus, Cushing-Syndrom — mit einem Schlage die Ursachen der Änderung des normalen Stoffwechselgleichgewichtes aufklären. Je nach Lage des Einzelfalles werden dazu sehr verschiedene Untersuchungen notwendig sein.

Ein Faktor ist besonders zu beachten: die *Zeit*. Eine Abweichung der Nahrungszufuhr nach oben oder unten um einen in der Tagesmenge kaum meßbaren Betrag wird sich im Verlauf von Wochen und Monaten in erheblichen Änderungen des

Ernährungszustandes auswirken können, wenn keine Gegenregulation erfolgt. Dies gilt vor allem bei der Fettleibigkeit. Scheinbare Abweichungen vom energetischen Prinzip werden oft durch den Zeitfaktor zu erklären sein.

Psychische Einwirkungen für Änderungen der Stoffwechsellage verantwortlich zu machen, ist oft naheliegend, jedoch im Einzelfall schwer zu beurteilen und anteilsmäßig abzuschätzen. Die enge Verflechtung der psychischen Sphäre mit den vegetativen Regulationen steht außer Zweifel. Sie schafft nach Ursachen und Folgen oft unentwirrbare Krankheitsbilder wie die Magersucht infolge „nervöser Anorexie" junger Mädchen. Die Wirkung geht z. T. über das Hungergefühl. Bei der Hungerkrankheit sind die psychischen Veränderungen eindeutige Folgen der primären Ernährungsstörung. Die Veränderungen des Stoffwechsels und der Wärmeregulation in der Hypnose (Hansen) zeigen wiederum, daß grundsätzlich psychogene Ursachen Stoffwechseländerungen auslösen können.

Unterernährung.

Die Unterernährung ist die Folge einer den Bedarf des Organismus an Nährstoffen quantitativ oder qualitativ auf die Dauer nicht deckenden Nahrungsaufnahme. Der Bedarf ist einerseits definiert durch Geschlecht, Alter, Größe und Gewicht, aus welchen der „Sollwert" des Grundumsatzes errechnet wird, andererseits durch den Energieverbrauch (Leistung), durch die Ausnutzung der zugeführten Nahrung, die spezifisch-dynamische Wirkung, die Luxuskonsumption, die Wärmeabgabe, um nur die wichtigsten der variablen Faktoren zu nennen. Der Ausdruck der Unterernährung ist die negative Bilanz, d. h. eine die Einfuhr übersteigende Ausfuhr, wobei der Bestand des Organismus sich verringert. Die Bilanz setzt sich aus einer Vielheit von Einzelbestandteilen zusammen, deren wichtigster die N-Bilanz, der Wasser- und Mineralhaushalt sind. Diese Einzelfaktoren verhalten sich natürlich auch bei quantitativer Unterernährung verschieden.

Für den wachsenden Organismus und für die Schwangerschaft treten neben der Ernährung die strukturellen Bedürfnisse in den Vordergrund. Die für die katalytischen Vorgänge notwendigen Wirkstoffe (Vitamine) fallen energetisch nicht ins Gewicht.

Die Unterernährung als *Krankheitsfaktor* hat verschiedene Aspekte. Mangelnde Nahrungszufuhr führt an sich zu charakteristischen Krankheitszuständen, mit welchen wir uns ausführlich befassen müssen. Ebenso bildet der Ernährungszustand eine wichtige Voraussetzung zum Verlauf vieler Krankheiten, z. B. der Tuberkulose. Umgekehrt wird durch bestimmte Krankheiten — besonders lang dauernde fieberhafte Zustände, bösartige Tumoren, Zuckerkrankheit — der Ernährungszustand reduziert und dadurch letzten Endes der ungünstige Verlauf beschleunigt.

Unterernährung *ohne Zwang* gibt es als Modeströmung einem Schönheitsideal (bei Frauen) oder gesundheitlichen Vorstellungen entsprechend. Dabei spielen *Fastenkuren* eine gewisse Rolle, welche den Körper von Stoffwechselschlacken reinigen sollen — ein wissenschaftlich unbewiesener Volksglaube. Der Wert medizinisch durchgeführter Fastenkuren liegt in der Schonung und Entlastung des Organismus bei bestimmten Indikationen, nicht nur bei Fettleibigkeit. Für die Zuckerkrankheit z. B. hat sich das Massenexperiment der knappen Ernährung in zwei Weltkriegen als wirksam erwiesen. Die Bedeutung kurzfristiger Unterernährung aus ärztlicher Indikation wird im Kapitel über Diätetik besprochen.

Unterernährung infolge Nahrungsverknappung ist mit der *Geschichte* der Menschheit ebenso unzertrennlich verbunden wie der Krieg, dessen zwangsläufige Folge sie gewöhnlich darstellt. Nicht umsonst heißen die drei apokalyptischen Reiter: Hunger — Krieg — Pestilenz. Die zivilisierte Welt unseres beginnenden Jahrhunderts glaubte, die Gefahr einer Hungersnot für immer überwunden zu haben, da die gewaltige Verbesserung der Transportmittel und der international verflochtene Handel die meisten Völker von Mißernten unabhängig machen konnten. Der erste Weltkrieg hat uns eine schwere Hungerzeit von über 4 Jahren aufgezwungen, die das Ende des Krieges noch eine Weile überdauerte und in den Jahren 1921/22 eine unerhört schwere Hunger- und Seuchenkatastrophe in dem durch die Revolution erschütterten und desorganisierten Rußland zur Folge hatte. Der letzte Krieg ist in seinen Auswirkungen auf die Ernährungslage zahlreicher Völker Europas von unvorstellbarer Härte gewesen, wobei der Gipfel der Hungerkatastrophe je nach der Kriegsphase bei den verschiedenen Völkern zeitlich verschieden lag, in Holland z. B. im Winter 1944/45, während das desorganisierte Deutschland in den Jahren 1945 und 1946 nach Kriegsende den Tiefstand seiner Versorgung mit Nahrungsmitteln erreichte. Da wir noch ganz unter dem Eindruck dieser Zeit stehen, sind nähere zeitliche Angaben entbehrlich. Das Problem der gelenkten Ernährung ganzer Völker in den Notjahren eines zeitlich nicht abzusehenden Krieges hat Deutschland innerhalb eines Vierteljahrhunderts zweimal unter dem Zwang der Blockade angehen müssen, und im letzten Krieg ist es ein allgemeines Problem der meisten europäischen Völker geworden. Die beschrittenen Wege waren wie auch der Erfolg der Rationierung verschieden. Die Ernährungswissenschaft hat mehr als früher zur Grundlage des Vorgehens gedient und ist ihrerseits durch die Erfahrungen dieses an Ausmaß und Dauer einzigartigen Versuches bereichert worden. Dem Kapitel über die Lenkung der Ernährung sind die am besten untersuchten Verhältnisse in England zugrunde gelegt.

Die Geschichte der Hungersnöte ist eng verknüpft mit Katastrophen: Krieg, Seuchen, Mißernten, Dürren, Überschwemmungen. Die Entwicklung des Getreideanbaues, der Viehzucht, die Zunahme der Bevölkerung, besonders die Zusammenballung in Städten infolge der Industrialisierung, die Entwicklung der Transportmittel und des Handels und der Zahlungsmittel, die Ausnutzung des Bodens durch Saatauswahl, rationelle Wirtschaft, Düngung, die Konservierung von Lebensmitteln, die Ungeziefer- und Nagerbekämpfung sind die wichtigsten unter zahlreichen Faktoren, welche auf die Ernährungslage einer Bevölkerung von Einfluß sind.

Im Mittelalter galt die Hungersnot als Strafe Gottes. Sie war, örtlich begrenzt, eine gewöhnliche Erscheinung. Der Lebensstandard der Bevölkerung sank infolge des 30 jährigen Krieges für lange Zeit im 17. Jahrhundert in Deutschland auf einen Tiefstand. Erst im 18. Jahrhundert erfolgte durch Hebung der Landwirtschaft und Einführung des Kartoffelanbaues eine allmähliche Besserung, welche nach einem starken Rückschlag durch die napoleonischen Kriege sich durch das 19. Jahrhundert fortsetzte und in der „reichen" Zeit vor dem 1. Weltkrieg ihren Gipfel erreichte. Abgesehen von den beiden großen Kriegen und ihren Folgen in Europa herrschten auch in unserem Jahrhundert regelmäßig schwere Hungersnöte in den übervölkerten Gebieten Chinas und Indiens, und es gibt dort große Teile der Bevölkerung, welche zeitlebens chronisch unterernährt sind.

Fasten als selbst auferlegte Enthaltsamkeit hat stets als verdienstlich gegolten. Zahlreiche Religionen erlassen Vorschriften über Fasten. Wir finden es ebenso bei den indischen Yogis und Fakiren wie im abendländischen Mönchstum und in zahlreichen Heiligenlegenden. Die überlieferten Hungerperioden halten wohl zeitlich nicht immer der Kritik stand. Auch die Neuzeit kennt zahlreiche Beispiele von freiwilligem Hungern bei Stigmatisierten, Hungerstreiks in Gefängnissen oder zu politischen Zwecken (Mahatma Gandhi), nicht zu reden von den gewerbsmäßigen Hungerkünstlern, die es immer gegeben hat. Besonders interessante Probleme bietet in diesem Zusammenhang die psychische Voraussetzung des Hungers, welche eine vita minima — ähnlich dem Winterschlaf mancher Tiere — zu ermöglichen scheint. Die psychischen Folgen des Hungers sind sehr vielseitig und später zu besprechen.

Die medizinische Fastenkur steht am Anfang der Diätetik, jedoch hat schon Hippokrates vor ihrer unkritischen Anwendung gewarnt (Salzmann). Hungern soll für alles helfen und bis heute ist es oft mehr ein Glaubenssatz und eine an bestimmte Anstalten gebundene Methode als eine klare Indikation.

Hunger (totale Nahrungskarenz).

Die völlige Nahrungskarenz ist das Extrem der Unterernährung. Die Bedingungen sind hier am besten zu überschauen und sind deshalb auch experimentell ausgiebig untersucht worden. Die ersten systematischen Untersuchungen stammen von Claude Bernard und seinem Schüler Charles Chossat in Genf um die Mitte des vorigen Jahrhunderts. Später haben sich Physiologen aller Länder mit dem Stoffwechsel im Hunger befaßt (Voit, Luciani, Benedict u. a.) sowohl am Tier wie am Menschen. Ein physiologisches Beispiel des völligen Hungerns und Durstens während des Winters ist der winterschlafende Warmblüter, der während Monaten von seinen Nahrungsreserven lebt.

Die Reihenfolge des Verbrauchs von Körpersubstanz im Hunger erfolgt gesetzmäßig. Die Lebensdauer schwankt innerhalb weiter Grenzen. Gefährdung tritt ein, wenn — je nach Ausgangslage — 40—50% des Gewichts verloren sind. Die Verträglichkeit des Hungerns ist bei der Frau größer als beim Mann, beim Kind und im Alter geringer als auf der Höhe des Lebens. Sehr viele Faktoren — Konstitution, psychische Einstellung zum Hungern, Wärmeverlust, Energieverbrauch usw. — beeinflussen den Ablauf des Hungerns maßgebend.

Das Hungergefühl ist in den ersten Tagen äußerst quälend, auch wenn Flüssigkeit zugeführt wird. Völlige Karenz, auch der Flüssigkeit, wird noch schlechter vertragen. Das Durstgefühl ist quälender als der Hunger.

Beim absoluten Hunger nimmt das Körpergewicht in den ersten Tagen ziemlich rasch — etwa 1 kg täglich — ab, in 2 Wochen durchschnittlich 12,6%, nach 30 Tagen 20,6%, nach 40 Tagen 23,3% (Benedict). Die zunehmende Verminderung der Gewichtsabnahme mit der Dauer des Hungerns beruht auf einer Anpassung durch Senkung des Energiebedarfs, welche nicht nur durch die Verminderung der Körpersubstanz und durch äußere Ruhe bedingt wird, sondern auch durch eine echte Senkung des Grundumsatzes. Diese beträgt 20—30% (Lusk u. Benedict). Zuerst werden die Glykogenvorräte sowohl in der Leber als auch mit der Zeit in der Muskulatur verbraucht. Dann greift der Organismus seine Eiweißbestände an. Als Hauptenergiequelle dient jedoch das Depotfett, welches je nach dem Ausgangsbestand länger oder kürzer vorhält. Der respiratorische Quotient ist anfänglich hoch, solange die Glykogenvorräte verbraucht werden, er nähert sich dem Wert der Kohlenhydratverbrennung von 1,0. Später sinkt er auf 0,8 bis 0,7 entsprechend der Energiedeckung aus Eiweiß und Fett. Bei längerem Hunger sinkt der R. Q. sogar unter den physiologischen Grenzwert von 0,7 ab, wenn Kohlenstoff in Form von Ketonkörpern (Aceton) zusätzlich ausgeschieden wird. Nach langdauerndem Hunger ist die Leber nahezu frei von Glykogen, der Muskel enthält noch geringe Mengen davon. In diesem Stadium werden nach Bürger 80—86% der verbrauchten Calorien durch Fett, der Rest durch Eiweiß gedeckt.

Der *Eiweißstoffwechsel* läßt sich im Hunger an der Stickstoffausscheidung gut verfolgen. Aus zahlreichen Untersuchungen ergibt sich, daß die anfängliche N-Ausscheidung je nach den Ausgangsbedingungen 13—10 g tägl. während etwa 10 Tagen beträgt. Dann sinkt die N-Ausscheidung kontinuierlich ab. Der niedrigste Wert war 2 g täglich bei dem Hungerkünstler Succi nach Grafe. In der kritischen Phase vor dem Tod steigt die N-Ausscheidung erneut an. Man hat dies dadurch erklärt, daß die Fettvorräte erschöpft sind und daher mehr Eiweiß verbrannt werden muß. Daneben wurden toxische Vorgänge durch eiweißspaltende Fermente (Heilner) als Ausdruck der Autointoxikation angenommen. Nach neuen Untersuchungen von Kaller und Reller wurde in Erweiterung alter Angaben von Zuntz und Loewy festgestellt, daß der Grundumsatz im prämortalen Stadium wieder ansteigt. Aworoff fand an einem Hund nach Senkung des Grundumsatzes um 13% nach 66 Tagen Hungerns Wiederanstieg zur Norm. Diese für den hungernden Organismus äußerst gefährliche Stoffwechselsteigerung führen wir (Göbel, Hartmann und Mertens) auf ein Versagen der Regulationen zurück und glauben, daß der prämortale Anstieg der Eiweißverbrennung dadurch wenigstens zum Teil mitbedingt ist — ein Zeichen höchster Gefahr.

Der *Fettstoffwechsel* deckt den Hauptteil des Calorienbedarfs im Hunger. Die Hungerlipämie zeigt den gesteigerten Transport aus den Depots zu den Verbrennungsorten, vor allem der Leber an. Die Folge ist eine Anreicherung der Leber mit Fett, während das subcutane Fettgewebe schwindet. Schon nach 1—2 Tagen Nahrungskarenz treten Ketonkörper im Harn des Hungernden auf in gleicher Weise wie bei dekompensiertem Diabetes, nämlich Aceton, Acetessigsäure und β-Oxybuttersäure. Damit geht eine Verminderung der Alkalireserve des Blutes einher, verbunden mit einer zunächst „kompensierten" Acidose. In einem Versuch bei den Hungerkünstlern Cetti und Breithaupt lag die Acetonausscheidung nach mehreren Tagen Hungerns zwischen 0,5 und 0,7 g täglich (von Noorden). Bei Verabreichung von 100 g Zucker kommt die Acetonurie vorübergehend völlig zum Verschwinden (nach Bürger). Die Acetonausscheidung zeigt an, daß keine Kohlenhydrate mehr zur Verbrennung zur Verfügung stehen und Fett und Eiweiß verbrannt werden.

Der *Mineralhaushalt* ändert sich mit dem Auftreten der Hungeracidose. Im Harn werden mehr Phosphate ausgeschieden neben Acetessigsäure, Aceton und β-Oxybuttersäure. Durch Abbau von Knochensubstanz steigt außer der Phosphatausscheidung auch diejenige von Ca und Mg. Na wird durch K großenteils ersetzt, welches aus abgebauten Zellen (Muskulatur) stammt. Die Kochsalzabgabe wird minimal.

Als Endprodukte des Eiweißstoffwechsels finden sich im Harn relativ mehr Aminosäuren, Harnsäure und Ammoniak gegenüber dem Harnstoffanteil, Kreatin tritt gegenüber Kreatinin in den Vordergrund. Die Gesamtstickstoffausscheidung ist dabei bis kurz vor dem Tode niedrig (2—3 g täglich). Luciani fand einen zunehmenden Rückgang der Schwefelausscheidung (Succi), wobei der Quotient N/S zunahm. Es ist dies ein Hinweis für die Einsparung der lebenswichtigen S-haltigen Aminosäuren.

Die *Wasserausscheidung* ist bei totalem Hungern und Dursten sehr gering. Die Dauer der Erträglichkeit dieses Zustandes ist viel kürzer als die des Hungerns bei Zufuhr von Wasser, wie sie bei allen Hungerkünstlern mit ihren Rekordzeiten gebräuchlich ist. Totale Nahrungs- und Flüssigkeitskarenz wird nur wenig länger als 3 Tage ertragen. Bei Wasserzufuhr ist die Harnausscheidung entsprechend reichlich. Dabei soll auch mehr Stickstoff ausgeschwemmt werden.

Vitaminmangel tritt beim akuten Hunger nicht auf. Abgesehen von einzelnen abweichenden Beobachtungen scheint der Vitaminvorrat die akute Hungerzeit zu überdauern.

Die *klinischen* Erscheinungen beim totalen Hunger werden zuerst durch den Fettschwund, später durch die Rückbildung der Muskulatur beherrscht. Das Gewicht sinkt, der Körper magert ab. Das Gesicht wird faltig und hager, die Schleimhäute trocknen aus, die Zunge wird schmutzig belegt, es entsteht übler Mundgeruch. Die Augen sind haloniert. Alle Drüsensekretionen werden eingeschränkt — Speichel-, Magen- und Pankreassaft und Galle — die Darmtätigkeit verlangsamt sich, Stuhl wird in geringer Menge und selten, schließlich überhaupt nicht mehr entleert. Der Puls wird langsam und klein, der Blutdruck sinkt. Die Harnausscheidung ist spärlich außer bei reichlicher Flüssigkeitszufuhr.

Die sexuellen Funktionen erlöschen frühzeitig. Der Organismus stellt sich auf eine vita minima ein. Psychisch stumpft der Hungernde ab, er wird apathisch und bewegungsarm, bis schließlich völlige Erschöpfung eintritt. Der Tod erfolgt bei einem Gewichtsverlust von 40—50%, oft noch ehe alle verbrennbaren Körperreserven aufgebraucht sind. Der prämortale Anstieg des Grundumsatzes und des Eiweißverbrauches deuten auf das Versagen der zentralen Regulationen als wichtigen Teilfaktor.

Das *anatomische* Bild des Hungertodes zeigt den Fett- und Muskelschwund, die Atrophie aller Organe. Am geringsten ist der Gewichtsverlust des Zentralnervensystems und des Herzens als der lebenswichtigsten Teile. Nach Chossat und Voit gehen 93% des Fettgewebes beim Menschen zu Verlust, dann folgen der Reihe nach Skeletmuskulatur und drüsige Organe, Haut, Nieren und Lungen, Knochen, Blutflüssigkeit (Plasmaeiweißkörper), während der Verlust von Herz und Gehirn nur 2—3% beträgt. Beim wachsenden Organismus geht im Hunger das Knochenwachstum noch eine Zeitlang weiter.

Die Verträglichkeit des Hungerns hängt von einer Reihe von Umständen ab, vor allem dem Körperzustand zu Beginn. Sehr wesentlich ist die psychische Einstellung zum Hunger, wie vor allem die langfristigen Versuche der sogenannten „Hungerkünstler" zeigen. Diese haben häufig auch zu physiologischen Untersuchungen gedient. Auch religiöse Schwärmer, Stigmatisierte, Fakire sind durch ihre psychische Verfassung auffallend widerstandsfähig gegen den Hunger. Die längste freiwillige Hungerperiode bis zum Tode im Gefängnis von 75 Tagen wird von McSwiney berichtet (Grafe), während andere 40—60 Tage ohne ernsthaften Schaden gehungert haben. Der größte noch ertragene Gewichtsverlust war 60%. Die Hungerzeiten bis zum Tode schwanken sehr stark zwischen 17 und 75 Tagen (Schittenhelm).

Der Hungerzustand spannt die *Anpassungsfähigkeit* des Organismus aufs äußerste an. Je reichlicher die Brennstoffreserven, je geringer die Anforderungen einschließlich der Wärmeregulation und Wärmeabgabe sind, je besser die neurovegetativen und hormonalen Regulationen funktionieren und je mehr psychische Bereitschaft zum Hungern vorhanden ist, um so länger wird der Hunger ertragen werden können.

Durst ist quälender und viel schlechter ertragbar als Hunger. Obwohl der Wassergehalt etwa 60% des Körpergewichts ausmacht, beim Kind noch mehr, sind die verfügbaren Flüssigkeitsreserven rasch aufgebraucht. Da das Blut- und Gewebswasser im Dienst des genau regulierten osmotischen Gleichgewichts steht, da eine gewisse Menge Wasser zur Unterhaltung der Drüsensekretionen, vor allem zur Harnbildung im Interesse der Ausscheidung schädlicher Stoffwechselprodukte erforderlich ist, bleibt der Organismus auf die Zufuhr von Wasser ständig angewiesen. Bei völliger Nahrungskarenz fällt auch der beträchtliche Anteil von Wasser an den meisten Nahrungsstoffen von durchschnittlich 70—80% fort. Schließlich ist der Grad der Beanspruchung der physikalischen Wärmeregulation — Abgabe von Schweiß durch die Haut und von Wasserdampf durch die Atmung — auf die Verträglichkeit des Durstens von erheblichem Einfluß. Darin sind die Einflüsse der Außentemperatur und Luftfeuchtigkeit sowie der körperlichen Anstrengung inbegriffen.

Bei absolutem Hungern und Dursten hört die Harnsekretion nicht völlig auf, weil bei den Verbrennungsvorgängen von Körpersubstanz Oxydationswasser frei wird. Besonders das in erster Linie eingeschmolzene Fettgewebe ist wasserreich. Man berechnet den Anteil von intermediär gebildetem Wasser am Wasserhaushalt auf 300—400 cm³ täglich (Öhme).

Die Folgen des völligen Durstens zeigen sich in einer Austrocknung des Körpers. Die Haut wird schlaff und läßt sich in Falten abheben, da der Turgor des Unterhautzellgewebes abnimmt. Die Augen liegen tief, die Nase erscheint spitz, das Gesicht sieht alt aus. Die Schleimhäute trocknen aus, der Speichel wird spärlich und zäh, die Zunge klebt am Gaumen, der Geschmack wird „pappig", das Schlucken erschwert. Die Ausscheidung von Harn nimmt stark ab, der Stuhl wird trocken und bröckelig. Alle Drüsensekrete werden eingedickt und spärlich. Das *Blut* wird ebenfalls durch Wasserverlust viscöser, das Verhältnis der Körperchen zum Plasma nimmt von $45:55$ der Norm erheblich zu, z. B. auf $75:25$. Hämoglobin- und Erythrocytenwerte steigen bis nahezu zum Doppelten an, der Bluteiweißgehalt kann 10% erreichen. Die Gesamtblutmenge ist herabgesetzt. Für den *Kreislauf* bedeutet die Blutverminderung zusammen mit der Zunahme der Viscosität eine Erschwerung der peripheren Blutversorgung, welche eine erhöhte Kollapsneigung zur Folge hat. Die Gefahr des Verdurstens liegt in dieser Kreislaufschwäche mit Blutdrucksenkung, kleinem frequentem Puls, schlechter Hautdurchblutung. Coronar- und Cerebralkreislauf sind die schwachen Stellen, weil Herz und Gehirn am empfindlichsten gegen Sauerstoffmangel reagieren. Im kritischen Endstadium des Verdurstens treten cerebrale Erregungs- und Lähmungssymptome auf, und das Herz versagt. Die andere Gefahr liegt durch Versiegen der Harnsekretion in der Retention harnpflichtiger Stoffe, welche zu urämischen Erscheinungen führt.

Alle diese bedrohlichen Zeichen sind sofort durch Flüssigkeitszufuhr — am besten durch intravenöse Infusion physiologischer Salzlösungen — reversibel. Völliges Dursten wird nur wenige Tage vertragen. Das Problem des Durstens begegnet uns praktisch bei in Seenot geratenen Schiffbrüchigen oder Fliegern. Das Trinken von Meerwasser stillt den Durst nicht. VOLHARD und SCHÜTTE haben in 3 Serien von zusammen 11 freiwilligen Versuchspersonen die gute Verträglichkeit von Dursten unter Trinken von 500 cm³ Meerwasser und Einnahme von 1500 kcal. Trockenkost täglich ohne schädliche Nebenwirkungen für 115 bis 134 Std. gezeigt. Ältere Durstversuche an Tauben (NOTHWANG) und Hunden (W. STRAUB) ergaben den Tod bei 22—25% Abnahme des Körpergewichts, bei 10% Abnahme Versagen der Nahrungsaufnahme.

Die Symptome der Austrocknung (Exsiccose) finden sich bei schwerer Gastroenteritis (Cholera, Paratyphus) durch starken Wasserverlust infolge Erbrechens und Durchfällen, ohne Möglichkeit Wasser im Magen zu behalten, ferner bei schwerem Diabetes. Ihre Gefahren, ihre Behandlung sind die gleichen wie beim Verdursten.

Chronische Unterernährung.

Die Erscheinungen des absoluten Hungerns sind von denen der Unterernährung nur graduell und in ihrem zeitlichen Eintritt verschieden. Dürsten fällt dabei völlig weg. Da mit der chronischen Unterernährung fast immer auch eine einseitige Ernährung verknüpft ist, kann sie von der *Fehlernährung* nicht streng abgetrennt werden. Praktisch ist für die Medizin die Unterernährung ein ungleich wichtigeres Problem als der Hunger, wie vor allem die Erfahrungen der Kriegs- und Nachkriegszeit mit erschreckender Deutlichkeit erwiesen haben. Die Unterernährung in ihren verschiedenen Graden und Formen ist als aktuelles medizinisches Anliegen einer darauf nicht genügend vorbereiteten Ärztegeneration entgegengetreten, welche in dem Glauben erzogen war, daß solche Katastrophen wohl in den übervölkerten Gebieten des Fernen Ostens, aber niemals mehr in solchem Ausmaß in Europa sich ereignen und über viele Jahre andauern könnten. Der wissenschaftliche Ertrag der während dieser Notzeiten zusammengetragenen

Beobachtungen ist nicht unbeträchtlich und kann jetzt überblickt werden, nachdem die Not im wesentlichen überwunden und vielerorts sogar einem gewissen Überfluß gewichen ist. So ist die Darstellung der Unterernährung zwar kein aktuelles Thema mehr, aber die Hungerperiode kann nunmehr auch bezüglich der Spät- und Dauerschäden abschließend beurteilt werden.

An der Ernährungskatastrophe waren nahezu alle europäischen Länder — die kriegführenden und die neutralen — beteiligt, ebenso die vom Krieg in Ostasien betroffenen Gebiete, und selbst in den Vereinigten Staaten von Amerika wurden manche Lebensmittel rationiert, um exportieren zu können. Der Grad der Unterernährung und die Dauer waren verschieden. Die deutsche Rationierung setzte mit Kriegsbeginn 1939 ein und erreichte mit zunehmender Kriegsdauer stärkere Grade. Der Tiefpunkt der Ernährung lag in den ersten Jahren nach dem Zusammenbruch 1945—48. Die besetzten Länder dagegen wiesen ihren Tiefstand im letzten Kriegsjahr, besonders im Winter 1944/45 auf (Holland); nach ihrer Befreiung durch die Alliierten wurden Lebensmittel eingeführt. Immerhin wird auch heute noch wegen der Dollarlücke in vielen europäischen Ländern eine Lebensmittelrationierung, die sich vor allem auf Eiweiß und Fett erstreckt, durchgeführt, ohne daß jedoch von noch einer Unterernährung gesprochen werden kann. Die durch das Kartensystem in Deutschland für den sogenannten „Normalverbraucher" ohne Rücksicht auf Größe und Gewicht gewährten Nahrungsmittel betrugen bei Erwachsenen (s. Tab. 1):

Tabelle 1. *Kartensätze bei der Lebensmittelrationierung in Deutschland.*

	Normal-verbraucher kcal	Schwer-arbeiter kcal	Schwerst-arbeiter kcal	Bergarbeiter kcal
1. deutsche Normen (Mindests.).	2400	3600	4500	4500
2. Völkerbund (1936) berechnet für 8stündige Arbeitszeit . .	2400	3600—4800	über 4800	über 4800
I. Bei voll belieferten Kartensätzen:				
3. 1939*	2300	3400	4200	4200
4. Frühjahr 1942*	2300	3300	4000	4000
5. Winter 1944/45	2000	2700	3500	3500
6. Sommer 1945 bis Frühj. 1946	1550	2250	2820	3400
7. März 1946	1040	1750	2300	2800
8. Herbst 1946	1550	2480	2870	4000
II. Bei nicht voll belieferten Kartensätzen tatsächlich ausgegebene Rationen:				
9. April bis Juni 1947 (Ruhrgeb.)	800	1700	2100	3400

* Einschließlich einer entsprechenden Menge der damals noch nicht rationierten Lebensmittel.

Die Zahlen geben nur einen ungefähren Anhalt. Nach dem Zusammenbruch 1945 bestanden starke örtliche Verschiedenheiten mit z. T. in Industriegebieten (Ruhr) und Großstädten (Berlin) zeitweise noch wesentlich niedrigeren Zahlen. Auf der anderen Seite ist nicht zu verkennen, daß ein unkontrolliert großer Teil der Bevölkerung Zuschüsse auf „schwarzem" Wege, besonders nach Wegfall der schweren Strafen der Kriegszeit, bezog und die ländliche, z. T. auch die kleinstädtische Bevölkerung als „Selbstversorger" besser gestellt war. Immerhin steht fest, daß in Industrie- und Notstandsgebieten große Teile der Bevölkerung auf die gewährten Rationen allein angewiesen waren. Zusätzliche Calorien durch unrationierte Lebensmittel (Obst, Gemüse) standen diesen so gut wie nicht zur Verfügung.

Das Kennzeichen dieser rationierten Kost war neben dem Mangel an *Brennwert* (Calorien) der ungenügende Gehalt an *Eiweiß*, besonders hochwertigen animalischen Proteinen, und an *Fett*. Durch das Überwiegen von Kohlenhydraten — oft in schwerverdaulicher Form — (hoch ausgemahlenes Brot, Hülsenfrüchte, Kartoffeln) und durch das infolge der Minderwertigkeit der Kost vergrößerte Nahrungsvolumen zusammen mit Fermentstörungen wurde die Ausnutzung der

Nahrung oft herabgesetzt, und Völlegefühl, Meteorismus, häufige Stuhlentleerungen waren die Regel. Als Hauptnahrungsmittel zum Sattessen trat neben dem erst im letzten Kriegsjahr knapp werdenden Brot in Deutschland die Kartoffel ganz in den Vordergrund. Die Gefahr des Vitaminmangels bestand bei dieser Ernährung nicht, abgesehen von den fettlöslichen Vitaminen, welche zur Resorption eine gewisse Menge Fett in der Nahrung benötigen (Erfahrungen im spanischen Bürgerkrieg).

Die Hungerkatastrophe in *Holland* nahm besonders im Winter 1944/45 äußerst bedrohliche Formen an. Bis zur Befreiung Hollands lebte die Bevölkerung von durchschnittlich 1000 kcal täglich. 5% der Holländer, 10% der Stadtbewohner waren in ernstem Zustand, 2500 in Krankenhausbehandlung, wovon 10% starben. Die Schwerkranken waren meist ältere Leute mit Durchfällen, Haut- und Lungeninfektionen (I. DRUMMOND). Da eine Ernährung mit weniger als 1000 Calorien nach längerer Zeit letale Folgen hat, ist die Versorgung Hollands vom Flugzeug aus schon vor der Besetzung durch die Alliierten erfolgreich versucht worden.

Die schwersten Hungerzustände entstanden in den Konzentrationslagern, verschärft durch die Agonie und die Desorganisation der letzten Kriegstage. Erschütternde Berichte liegen über Belsen und Auschwitz vor (LIPSCOMB, ADELSBERGER). In Belsen wurden 60% der Insassen mit schweren Inanitionszuständen vorgefunden. Dort wurden die ersten Erfahrungen über die Rettung von unmittelbar vor dem Hungertod stehenden Kranken gewonnen. Ähnliches wird aus japanischen Kriegsgefangenenlagern berichtet. Die Geschichte dieses Krieges ist nicht zu trennen von unerhörten Katastrophen für große Teile Europas und des Fernen Ostens, worunter der Hunger neben Vernichtung des Lebens und aller Werte seinen besonderen Platz einnimmt.

Klinische Formen der Unterernährung.

Die klinischen Formen der Unterernährung unterscheiden sich nach dem Grad und der Dauer derselben, nach der Zusammensetzung der Mangelkost und der Beschaffenheit (Alter, Geschlecht, Konstitution) des Hungernden. Besprochen wird nur die *primäre* Unterernährung durch ungenügende Nahrungszufuhr. Die *sekundären* Formen infolge mangelnder Resorption, erhöhten Verbrauches, ungenügender intermediärer Verwertung und endokriner Störungen werden nur insofern erwähnt, als sie in den Verlauf der Unterernährung verschlimmernd eingreifen. Jede länger währende Unabgestimmtheit zwischen Aufnahme, Ausnutzung und Bedarf an Nahrung führt im negativen Sinne zur Unterernährung, wobei sich die Bilanz aus der Summe für die verschiedenen Nahrungsbestandteile ergibt. Dabei sind die 6 wesentlichen Komponenten der Nahrung, welche der Ernährung, den strukturellen und katalytischen Bedürfnissen des Organismus dienen, zu berücksichtigen: 1. Wasser, 2. Salze und Mineralien, 3. Proteine, 4. Kohlenhydrate, 5. Fett u. 6. Vitamine und Wirkstoffe. Das Bild der Mangelernährung, welches in Europa in den Kriegs- und Nachkriegsjahren vorherrschte, bekommt durch *Protein-* und *Fettmangel* sein besonderes Gepräge, während *Wasser und Kochsalz* im *Überschuß, Vitamine meist ausreichend* vorhanden waren. Diese Form darf als Prototyp der chronischen Unterernährung angesehen werden und soll deshalb im Vordergrund unserer Betrachtung stehen.

Klinische Symptomatologie.

Die klinische Symptomatologie der chronischen Mangelernährung ist im einzelnen sehr mannigfaltig; aber der Gesamteindruck fortgeschrittener Zustandsbilder ist auffallend gleichförmig, um so erschütternder, in je größerer Zahl die Kranken auf engem Raum versammelt sind, in Kriegsgefangenen- und Sammellagern, auf Märschen, als Flüchtlinge und Heimkehrer. Wer solche Bilder gesehen hat, wird sie nicht vergessen können: die abgemagerten Gestalten in gebückter und schlaffer Haltung mit leerem, in die Ferne gerichtetem Blick, apathisch und kontaktlos, ohne Ungeduld abwartend oder sich treiben lassend. Die Krankheitsbezeichnungen für die Folgen chronischer Unterernährung sind zahlreich: Hungerkrankheit im engeren Sinne, Eiweißmangelkrankheit, Inanition oder Dystrophie werden als Synonyme gebraucht (Englisch: Malnutrition, französisch: Dénutrition, russisch: Dystrophie). Die alte Bezeichnung Hungerödem oder Ödemkrankheit gilt nur für die feuchten, nicht für die trockenen Formen. Das Auftreten von Ödemen ist von vielen Faktoren abhängig und besitzt nur die Bedeutung eines Symptoms von wechselnder Dauer, so daß man das Ödem nicht als Krankheit bezeichnen kann.

Die bei chronischer Mangelernährung sich entwickelnden Symptome treten in bestimmter zeitlicher Folge auf. Ehe die Symptomatologie in ihren Einzelheiten dargestellt wird, soll eine kurze Beschreibung des klinischen Gesamteindruckes des Habitus solcher Kranker in ihren wichtigsten Stadien gegeben werden.

1. Das erste Zeichen der unzureichenden Ernährung unter Eiweißmangel ist der Verlust des natürlichen Wohlbefindens mit Unbehaglichkeit, Mattigkeit, rascher physischer und geistiger Ermüdung, Herabsetzung der Merkfähigkeit und erhöhtem Schlafbedürfnis.

2. Es folgt zunehmendes Hervortreten eines immer mächtiger werdenden *Hungergefühls*. Schließlich sind im weiteren Verlauf alle Gedanken auf das Essen gerichtet, während andere, besonders höhere geistige Interessen allmählich nachlassen. Dieses Hungergefühl wird nicht durch Gewöhnung — selbst in Jahren — herabgesetzt und erlischt erst im agonalen Inanitionsstadium. Es führt schließlich zu rücksichtslosen Versuchen der Nahrungsbeschaffung unter Wegfall aller moralischen Hemmungen.

3. Die Ermüdbarkeit nimmt zu, ebenso die Gedächtnisschwäche. Nur bei Gefahr kehrt eine vorübergehende Leistungsfähigkeit wieder. Körperliche Trägheit, Lethargie und Schlafsucht verstärken sich. Inzwischen haben sich auch körperliche Symptome entwickelt: vornehmlich eine Gewichtsabnahme, welche durch Fettschwund und Muskelatrophie sich langsam ausbildet und erst nach $^1/_2$ Jahr mäßigen Hungerns etwa $^1/_5$ des ursprünglichen Gewichts beträgt. Die Hautfarbe wird blaßgelb durch zunehmende Anämie, verbunden mit schlechter Hautdurchblutung im Dienste der eingeschränkten Wärmeabgabe. Auffallend ist die Vermehrung der Harnausscheidung, zuerst bei Nacht, dann auch tagsüber. Der Harn ist dünn und wenig gefärbt, das spezifische Gewicht und der Kochsalzgehalt sind niedrig, die Menge beträgt mehrere Liter. Die Temperatur unterschreitet die Norm, besonders bei Hautmessung, der Puls verlangsamt sich.

4. Das voll entwickelte Bild der Hungerkrankheit bietet eine sehr ausgesprochene *körperliche und psychische Schwäche*. Die Haltung ist schlaff, gebeugt, der Gang schlürfend, die Bewegungen sind spärlich und langsam. Die Reaktionszeiten sind ungewöhnlich lang, die Unsicherheit groß. Deshalb besteht eine erhöhte Gefahr durch Unfälle, Stolpern und Stürzen. Der Gesichtsausdruck ist ausdruckslos, der Blick ins Leere gerichtet. Die Jochbögen springen stark vor, die Schläfen sind eingefallen, die Wangen faltig, die Augäpfel liegen tief in ihren Höhlen. Der Gesichtsausdruck ist starr. Die Sprache ist monoton und langsam. Die Fettpolster sind geschwunden, die Muskulatur ist atrophisch, besonders ausgeprägt an den Oberarmen und den Unterschenkeln, welche eine breite Adduktorenlücke offen lassen. Die Haut ist blaß und trocken, oft rissig und lamellös abschuppend. Die Haare sind schütter und spröde. An den Unterschenkeln und Füßen treten häufig Ödeme auf, in schweren Stadien ist das Gesicht pastös und der ganze Körper geschwollen (feuchte Inanition, Hungerödem, Ödemkrankheit). Das Gesäß zeigt schlaff herabhängende Backen und starke Längsfalten. Oft finden sich Trochanter-Schwielen durch Liegen auf harter Unterlage.

Psychisch besteht eine komplette Apathie als Correlat der körperlichen Schwäche. Jedes sexuelle Empfinden ist erloschen. Die Stimmung ist völlig resigniert, alle Interessen sind verloren außer dem alles beherrschenden Wunsch nach Essen, bei Männern auch nach Tabak und alkoholischen Getränken. Das Gefühl für Sauberkeit des Körpers und Anzugs, die äußere Erscheinung — z. B. Rasieren — läßt nach bis zu einer völligen Gleichgültigkeit und erschreckenden Unsauberkeit und Verwahrlosung. Die moralischen Grundsätze gehen zunehmend verloren und ordnen sich der Gier nach Nahrung unter. Selbst verdorbene, ekelerregende oder völlig unverdauliche Speisen werden wahllos genossen und mit unredlichen Mitteln beschafft. Der beste Freund wird bestohlen.

5. Das finale Stadium ist durch den sich vorbereitenden Hungertod mit völliger Prostration, Nachlassen jeglicher körperlichen und geistigen Aktivität, stumpfem Dahinbrüten, schließlich auch Verweigerung der Nahrungsaufnahme gekennzeichnet. Die Austrocknung, der schwere Kreislaufkollaps beherrschen das Bild bis zum Tode. Die Widerstandslosigkeit des Dystrophikers gegen Infekte, vor allem gegen die bei erhöhter Infektionsgefahr durch enges Zusammenleben erschreckend häufige und rasch progrediente Lungen-Tuberkulose beendet das Leben oft vorzeitig, wenngleich diese infolge der geringen Abwehrreaktion des hungernden Organismus im äußeren Erscheinungsbild wenig hervortritt.

6. In jedem Stadium der Hungerkrankheit, sofern sie nicht mit Tuberkulose kompliziert ist oder schon extreme Grade erreicht hat, ist durch geeignete Wiederauffütterung, anfangend von intravenöser Ernährung in schwersten Fällen, eine Restitution möglich. Jedoch hält mit der rasch erreichbaren Zunahme des Körpergewichts die Rückkehr der körperlichen und vor allem der psychischen Störungen zur Norm nicht Schritt. Die Ermüdbarkeit und Schwäche, Neigung zu Ödemen, mangelnder Sexualtrieb sind monate-, selbst jahrelang nachwirkende Erscheinungen, auch wenn inzwischen eine überschießende Gewichtszunahme mit reichlichem Fettansatz erreicht wurde. Die Psyche des „Heimkehrers", die von MALTEN vortrefflich beschrieben wurde, ist eine Folge von Unterernährung und Gefangenschaft. Das Gefühl, sich nicht einleben zu können, die Entfremdung von den Angehörigen, Enttäuschung, Zurückziehen auf sich selbst werden aber wohl durch die vorausgehende Dystrophie begünstigt. Im Stadium der Wiederauffütterung tritt oft eine Neigung zum Fettwerden auffallend hervor, welche bei jungen Mädchen sogar die Unterernährung begleiten kann (lipophile Dystrophie von BANSI). Die Zeit bis zur völligen Wiedergesundung an Körper und Geist ist vom Grad und der Dauer der Unterernährung stark abhängig, daneben aber auch vom Konstitutionstypus und Lebensalter und dem umgebenden Milieu.

Versuche an 32 Freiwilligen von der Dauer eines Jahres geben einen wichtigen Beitrag zur Kenntnis der Unterernährung. Nachdem in der vierteljährigen Vorperiode mit 3492 kcal täglich das Gewicht konstant geblieben war, wurden während eines halben Jahres 1576 kcal mit wenigen Gramm tierischen Eiweißes gegeben. Dabei nahm das Gewicht 24% ab und blieb dann konstant. Der Grundumsatz sank dabei von 1576 auf 962 kcal. Der tägliche Calorienverbrauch durch Arbeit sank von 1576 kcal auf 451 kcal, verursacht durch Arbeitsunlust und langsame Bewegungen. Gleichzeitig bildeten sich schwere Veränderungen der Persönlichkeit aus wie Apathie, Depression, Introvertierung, Ungeselligkeit, Reizbarkeit. Dabei waren Gedächtnis, Urteilsfähigkeit, Sprache und Rechnen, beurteilt nach psychologischen Tests, ungestört. In der dreimonatigen Nachperiode mit 3500 kcal täglich bei gemischter Kost und leichter Arbeit erfolgte eine langsame, aber vollständige Erholung, welche auch durch Zulage von Eiweiß und Vitaminen nicht gesteigert werden konnte. Auf dem Höhepunkt der Unterernährung hatten nahezu alle Versuchspersonen Hungerödeme, das absolute Plasmavolumen war gering vermehrt, die extracelluläre Flüssigkeit (Rhodanidraum) war unverändert, zeigte nur eine relative Zunahme entsprechend der Zellreduktion. Das *Mißverhältnis* zwischen *Zellverlust* und *Verlust an extracellulärer Flüssigkeit* ist das Kennzeichen des *Ödems*. Das Herz zeigte bei radiologischer Messung eine Volumenabnahme von 17%, der Puls sank auf 35 Schläge (Sinusbradykardie), der Blutdruck um 30 mm, das Elektrokardiogramm zeigte Potentialverlust. Alle Kreislaufdaten wurden bei der Auffütterung wieder normal, nur das Herz erholte sich sehr langsam. Das Hämoglobin sank von 15,1 auf 11,7 g in 24 Wochen Unterernährung aus noch nicht aufgeklärter Ursache (KEYS, BROZEK, HENSCHEL, MICKELSEN und TAYLOR).

K. LOHMEYER führte Nachuntersuchungen an 60 Heimkehrern der Jahre 1947—1949 nach trockener und feuchter sowie Lipodystrophie durch. Die „Wiederernährungsödeme" waren zu dem Zeitpunkt meist verschwunden, es bestand aber über 2 Jahre lang noch eine Bereitschaft zu flüchtigen Ödemen, vor allem bei Jugendlichen. Auch das gedunsene Gesicht, die Polyurie und Polydipsie waren lang persistierende Symptome. Ein Jahr nach der Heimkehr waren 70% der Untersuchten arbeitsfähig, die Hälfte hatte die alte Konstitution wiedererlangt, während die anderen endokrin gestört blieben, meist im Sinn einer pluriglandulären Insuffizienz. Zwei Drittel der Fälle wiesen nach 4—8 Monaten noch periphere Durchblutungsstörungen, z. T. eine labile Hypertonie auf. Die leptosomen Typen zeigten sich anpassungsfähiger als die Pykniker (vergl. auch CRESCELIUS, MEYERING u. DIETZE).

Die Arbeitsgruppe vom Department of experimental Medicine, Cambridge, unter Leitung von Prof. McCANCE (Lit.: Members of the Department . . .) hat den Bericht ihrer Tätigkeit vom Juni 1946 bis Januar 1949 im Ruhrgebiet (Wuppertal) zum Studium der Unterernährung herausgegeben, der zahlreiche spezielle Untersuchungsreihen enthält und ein wichtiges und erschütterndes Dokument dieser Zeit bedeutet. Über die an Grad stärkere, aber kürzer dauernde Unterernährung in Holland, Griechenland und Polen sind ebenfalls Berichte erschienen (Malnutrition and Starvation in Western Netherlands; VALEORAS V. G. u. Maladies de famine Warsaw 1946 s. Lit.).

Betrachten wir nun die *Symptomatik* der chronischen Hungerkrankheit im einzelnen, so ergibt sich eine unendliche Vielseitigkeit, eine Beteiligung sämtlicher Organe und Funktionen. Es sollen nun die wichtigsten Erscheinungen an den einzelnen Organsystemen besprochen werden.

Muskulatur.

Die Depots an Kohlenhydraten und Fett werden im Hunger rasch aufgebraucht. Der Reservezucker erlaubt beim Normalen nur eine Erhaltung des Lebens über 13 Std. (SOSKIN). Die Fettdepots sind sehr verschieden entwickelt und halten etwas länger vor. Bei länger dauernder Unterernährung wird die Muskulatur für die Ernährungslücke herangezogen. KEYS fand bei mit 1760 kcal ernährten Versuchspersonen eine Abnahme der Muskelkraft, welche mit der Zeit stärker wurde (Abb. 1). Am Ende der 12. Woche ist die Leistungsfähigkeit um 40%, nach 1/2 Jahr um 80% gegenüber dem Versuchsbeginn abgesunken. Die Reduktion der Muskulatur ist die Hauptursache der Gewichtsabnahme und der großen Schwäche im fortgeschrittenen Stadium der Hungerkrankheit. Statt elastischer Wülste fühlen sich die langen Muskeln der Extremitäten wie derbe Stränge an. Der

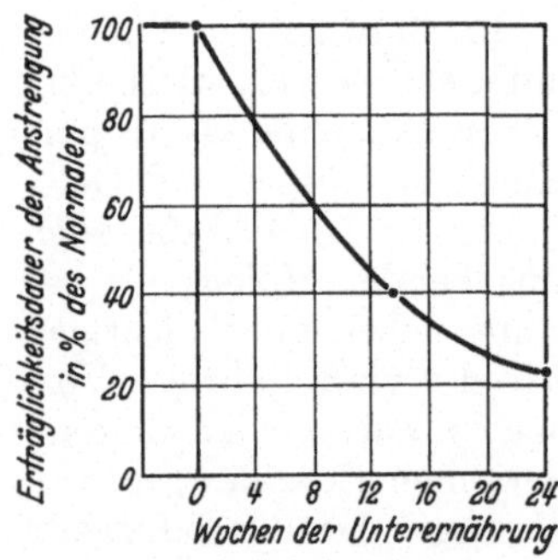

Abb. 1. Zunahme der Erschöpfbarkeit bei körperlicher Anstrengung mit der Dauer der Unterernährung (nach A. KEYS)

Haltungsverfall beim Stehen, der durch nach vorn gebeugte, schlaffe Haltung mit leicht eingeknickten Knien, herabhängenden Schultern und schlaff herunterhängenden Armen gekennzeichnet ist, wird durch die Schwäche der Muskulatur hervorgerufen. In extremen Fällen ist selbst das Aufrichten aus liegender und sitzender Stellung, wenn überhaupt, nur wie bei fortgeschrittener, progressiver Muskeldystrophie mit Hilfe der Arme unter umständlicher Verlagerung des Rumpfes und der Glieder möglich. Die charakteristische Adduktorenlücke (s. Abb. 2 u. 3), die hängenden Gesäßbacken, die hochgradige Umfangverminderung der Oberarme und Oberschenkel sind besonders typische Merkmale von Amyotrophie bei der Hungerdystrophie.

Ein regelmäßiger Befund ist die mechanische Übererregbarkeit der atrophischen Muskulatur, indem sich bei Beklopfen z. B. mit dem Reflexhammer eine Zuckung des betroffenen Muskelbündels und nachfolgende Bildung eines

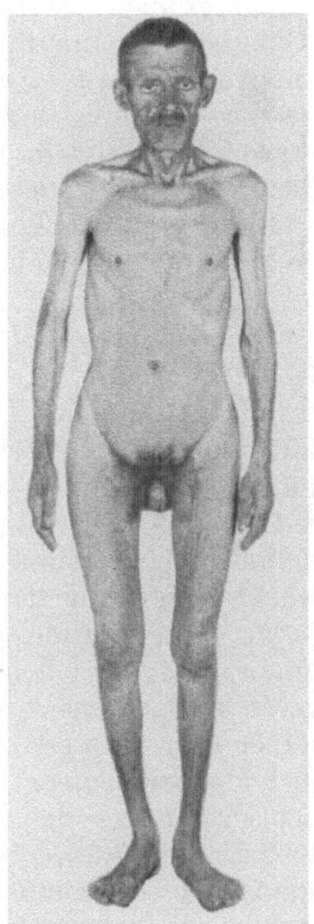

Abb. 2. R. W. 56 jähriger Schuster, 165 cm, 36,3 kg. Nach 3 Monaten hochgradiger Unterernährung bis vor kurzem Oedeme. Austrocknung Kollapsneigung, starke Atrophie der Oberarme und Oberschenkelmuskeln. Adduktorenlücke (Med. Klinik, Göttingen).

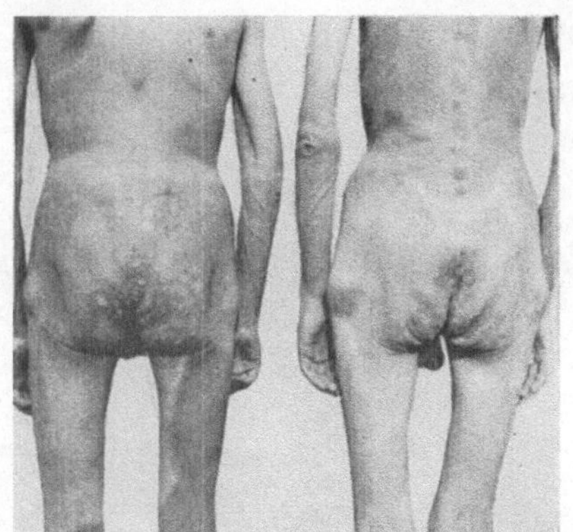

Abb. 3. Atrophie der Gesäßmuskulatur, Faltenbildung, hängende Gesäßbacken. Trochanterschwielen, Hyperkeratose, Haltungsverfall bei trockener Dystrophie (Med. Klinik, Göttingen).

idiomuskulären Wulstes erkennen läßt. Dieses Zeichen findet sich auch bei anderen Zuständen von Muskelschwäche, z. B. bei Kachexien infolge von Geschwulstleiden, Tuberkulose. Nach LEITINGER geht eine vermehrte Kreatinausscheidung mit der mechanischen Übererregbarkeit einher, wodurch Störungen im Muskelstoffwechsel angezeigt werden, welche im Zusammenhang mit der Eiweißverarmung des Organismus stehen. BANSI fand die Kreatininausscheidung der Dystrophiker infolge der verminderten Muskelmasse eingeschränkt. Die elektrische Erregbarkeit der Muskulatur ist dabei herabgesetzt, aber nicht etwa in Richtung einer myotonischen Reaktion verändert. Die Restitutionsfähigkeit der geschwundenen Muskulatur bei Wiederauffütterung ist gut, auch die volle Leistungsfähigkeit kann wiederhergestellt werden.

Skeletsystem.

Die *Hungerosteopathie* ist nach dem 1. Weltkrieg häufig beschrieben worden, während sie im Symptomenbild der Hungerschäden in Verbindung mit dem

2. Weltkrieg auffallend zurücktritt. Es liegt dieses zweifellos an den zeitlichen Verhältnissen der Mangelernährung und an der Zusammensetzung der Nahrung selbst. Die Knochenveränderungen werden zudem erst erkennbar, wenn sie weit fortgeschritten sind. Auch die röntgenologisch sichtbaren Veränderungen sind Spätsymptome. Der hochgradige Eiweißmangel der Ernährung läßt die Katastrophe eintreten, ehe der relativ resistente Knochenapparat manifest angegriffen wird (Gsell). Bei selektiver Mangelernährung unter hinreichender Calorienzahl tritt durch Mangel der fettlöslichen Vitamine und ungenügende Mineralzufuhr im Laufe längerer Zeit das Knochenleiden deutlich hervor. Ein unterstützendes Moment ist das *Alter*. Die senile Osteoporose darf als physiologisch angesehen werden. Sie tritt in Hungerzeiten vorzeitig und in verstärktem Maße auf. Besonders bevorzugt sind Frauen jenseits des Klimakteriums. Coste fand unter seinen 91 Hungerosteopathien in 85% über 60jährige, davon fast $^2/_3$ Frauen. Auch beim Kind im Wachstumsalter kommen Osteopathien gehäuft vor. Snapper berichtet über das häufige Vorkommen von Rachitis und Osteomalacie trotz Sonne infolge Calcium- und Vitamin-D-Mangels als Begleiterscheinung der Unterernährung im fernen Osten (China). Das Auftreten von Knochenschäden beim jüngeren Erwachsenen ist stets Ausdruck einer sehr schweren Schädigung durch Unterernährung.

Die wichtigste Form der Hungerosteopathie ist die *Osteoporose*. Ihr Kennzeichen ist die Kalkarmut, welche im Röntgenbild erkennbar ist. Sie ist am meisten in der Wirbelsäule, weniger an Rippen, Becken und Extremitäten, am schwächsten im Schädel ausgesprochen. Der Grad der Kalkarmut ist verschieden. In extremen Fällen sind die Konturen der Corticalis strichförmig verschmälert, die Knochenstruktur

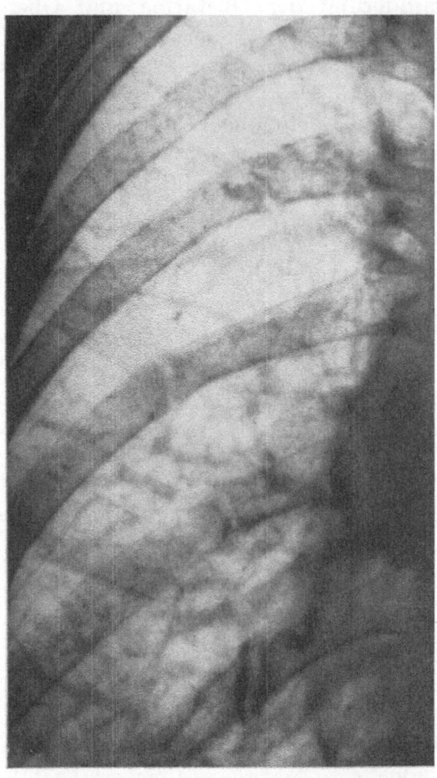

Abb. 4. R. S. 40jährige Frau, chronische Unterernährung. Allgemeine Osteoporose mit Looserschen Umbauzonen in der 7.—11. Rippe rechts (außerdem links 4.—10. Rippe und oberhalb der Trochanter minor rechts). Serum: Ca 8,8 mg-%. P 2,1 mg-% (Med. Klinik, Göttingen).

wirkt großporig und äußerst zart. Spontanfrakturen treten auf, welche häufig als Infraktionen (Grünholzbrüche), seltener als komplette Durchbrüche vorkommen (15% der Fälle von Klotzbücher und Dalicho). Häufig wird das Syndrom von Looser-Debray-Milkmann beobachtet, worunter man Umbauzonen versteht. Diese entstehen durch relative Überlastung des in seiner Tragfähigkeit geschädigten Knochens an charakteristischen Stellen, meist symmetrisch. Sie stellen schleichende Dauerbrüche dar (Bartelheimer). Anstelle des kalkhaltigen Knochens tritt weiches osteoides Gewebe, wenige Millimeter breit, welches bei Ausheilung sich durch Callusbildung verdichtet. Die Stellen sind gelegentlich aufgetrieben und in frischen Stadien druckschmerzhaft, z. B. bei der häufigen Lokalisation an den unteren Schambeinästen (Abb. 4 u. 5).

Die alimentäre Osteopathie führt von der einfachen Atrophie über die Osteoporose auch zur *Osteomalacie*. Dabei wird außer der Entkalkung die Knochenstruktur durch Bildung osteoiden Gewebes verwaschen, und es kommt in schweren Fällen zu charakteristischen Verbiegungen des Skelets, während die Osteoporose mehr zu Spontanfrakturen führt. Anfangsstadien lassen sich schwer unterscheiden und Mischformen sind häufig. Deshalb spricht BARTELHEIMER von ,,universeller calcipriver oder von Entkalkungsosteopathie" (wozu auch die endokrin bedingte Ostitis fibrosa RECKLINGHAUSEN gerechnet wird).

Die charakteristische Kalkarmut des Skelets wird erst bei Verminderung des Kalkgehaltes von über 10% röntgenologisch erkennbar (CORNY). Technische Fehlerquellen, Weichteilschatten erschweren die vergleichende Beurteilung. Deshalb muß auch auf Strukturveränderungen geachtet werden, besonders auf die Verschmälerung der Corticalis, welche wie mit einem harten Bleistift gezeichnet erscheint.

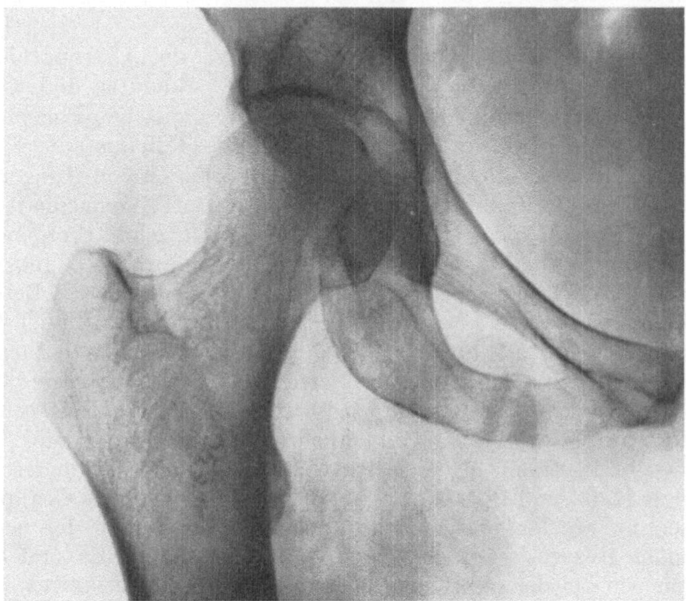

Abb. 5. M. S. 51jährige Frau, chronische Unterernährung. LOOSERsche Umbauzone an typischer Stelle am unteren Schambeinast. Osteoporose (Med. Klinik, Göttingen).

Die Deformierung betrifft vorzüglich die Wirbelsäule. Die Wirbelkörper verschmälern sich, vor allem an der am stärksten belasteten Vorderseite, es bilden sich eingedellte ,,Fischwirbel" mit Hypertrophie der Bandscheiben oder echte Wirbelzusammenbrüche. Im ganzen entsteht eine Kyphose. Die Folge ist eine Verkürzung des Stammes gegenüber den Extremitäten. Der Thorax nähert sich dem Becken, so daß Rippen und Darmbeinkamm sich fast berühren. Der Thorax zeigt ferner durch Einziehung der seitlichen unteren Teile eine charakteristische Glockenform (ALWENS), ähnlich dem Thorax piriformis bei jugendlichem Asthma. Der Leib tritt infolge der Kyphose vor und zeigt eine charakteristische Querfurche über dem Nabel. Der Gang wird schwerfällig, schleppend mit kleinen Schritten. Die Adduktoren sind manchmal gespannt. Subjektiv sind die Knochen bei Beklopfen schmerzhaft. Schon frühzeitig besteht ein Schmerz bei kurzdauernder Kompression des Brustkorbes, seltener des Beckens. Bei Frakturen der Rippen finden sich isolierte Schmerzstellen. Häufig besteht ein Stauchungsschmerz der Wirbelsäule. Diesen ausgesprochenen Symptomen gehen die weniger charakteri-

14*

stischen Schmerzen bei Stehen, Bücken, Gehen im Rücken und in den Beinen voraus, die so oft nichtssagend als „rheumatisch" abgetan werden. In diesem Stadium werden häufig Fehldiagnosen aller Art gestellt. Die auffallend geringe Beteiligung der Beine an den Erscheinungen der Hungerosteopathie erklärt sich dadurch, daß die schon vor der Zeit ihres Eintritts bestehende Hinfälligkeit eine weitgehende Inaktivität bedingt hat. Immerhin läßt sich aber als Folge der Osteoporose eine Zunahme der Schenkelhalsfrakturen feststellen, welche in Leipzig 1946 etwa 10mal so häufig im Krankenhaus St. Georg vorkamen wie vor 1938, besonders bei Frauen (KLOTZBÜCHER u. DALICHO). Diese Autoren beschrieben 120 Fälle von Hungerosteopathie, bei welchen die Osteoporose das leitende Symptom war. 11% der Kranken zeigten die verwaschene Knochenstruktur der Osteomalacie, 10% Loosersche Umbauzonen an den langen Röhrenknochen (Tibia) und am Schambein. In 3 Fällen fanden sich lineare Verdichtungen an den Metaphysen des Schienbeins als „Jahresringe", welche als Folge von Spätrachitis gedeutet werden können.

Die genauere *Differenzierung* der Pathogenese der Osteopathie ist durch Untersuchung des *Mineralstoffwechsels* möglich. Rachitis und Osteomalacie weisen im Serum eine erhebliche Senkung des anorganischen Phosphors (normal 3—4 mg-%) ohne oder mit nur geringer Senkung des Calcium auf. Starke Hypocalcämie spricht für begleitende Tetanie. Unter 66 Fällen von Hungerosteopathie fanden KLOTZBÜCHER und DALICHO 29mal (44%) Hypophosphatämie, davon 4mal verbunden mit Hypocalcämie. Nur $^1/_3$ der Fälle zeigte röntgenologisch das verwaschene Knochenbild der Osteomalacie. Die chemische Diagnostik ist demnach feiner als die radiologische und enthüllt in diesen Fällen die Beteiligung des Vitamin D-Mangels infolge Fettarmut der Ernährung. In 11% der Fälle wurde eine mäßige Senkung des Blutcalcium (8 mg-%) bei normalem Phosphorspiegel gefunden als Ausdruck der „kalkarmen Form der Rachitis", wie sie bei kindlicher Coeliakie und bei Sprue gefunden wird (BÜRGER). Die keine echte Rachitis darstellende Störung wird auf Kalkmangel in der Nahrung oder verminderte Resorption zurückgeführt. Ein Drittel der untersuchten Hungerosteopathien zeigte normale Kalk- und Phosphorwerte im Serum. Das ist die Gruppe der reinen Osteoporosen infolge Mangels an Phosphor und Calcium in der Nahrung oder unzureichender Resorption (Fermentmangel, Durchfälle). Es sind die gleichen Bedingungen wie bei der experimentellen Osteoporose (LIPSCHÜTZ). Schließlich fanden sich Fälle mit Hyperphosphatämie (4,6 mg-%) bei normalem Calciumspiegel, welche durch Abspaltung von organischem Phosphor im Hunger erklärt wird. Einige Fälle davon gehören zur Gruppe der Osteomalacie.

Mit der senilen Osteoporose hat die alimentäre Osteopathie das Nachlassen der Osteoblastentätigkeit gemeinsam. Die Knochenresorption überwiegt die Neubildung. Phosphormangel ist dafür in besonderem Maße verantwortlich (SCHMORL) neben der allgemeinen Minderung der Zellvitalität durch die Unterernährung. Die klinisch manifeste Hungerosteopathie ist im Rahmen der Hungerkrankheit eine *seltene* Erscheinung, die latenten Formen sind häufiger. Die Veröffentlichungen stammen fast ausschließlich aus Großstadt-Kliniken sowohl nach dem ersten als auch nach dem zweiten Weltkrieg, offenbar weil bei der Großstadtbevölkerung nicht nur die schlechtesten Ernährungsbedingungen bestanden, sondern auch gerade die kalkhaltigen Nahrungsmittel: Milch, Käse, Eier, zeitweise völlig fehlten. Auch der Phosphorgehalt der Nahrung war zu niedrig (Fleisch, Fisch). Dazu kommt häufig absoluter oder relativer Vitamin D-Mangel, da zur Resorption der fettlöslichen Vitamine Fett notwendig ist.

McCANCE wies auf die Rolle des Kriegsbrotes für die mangelnde Calciumresorption hin. Durch Verwendung von zu 90% ausgemahlenem Mehl wird die Darmpassage beschleunigt.

Mit der Extraktionsrate nimmt der Phytingehalt des Mehls zu, wodurch Calcium niedergeschlagen wird. Der Gehalt an Phytase ist besonders bei Hafer sehr gering. Es muß deshalb Kalk zum Brot zugesetzt werden, um ausreichende Kalkresorption zu gewährleisten.

Neben den exogenen Faktoren sind häufig endogene (Alter, Klimakterium, Wachstum) beteiligt. In der Literatur finden sich zahlreiche Untersuchungen über den *Mineralstoffwechsel* bei Hungerosteopathien. Die Serumwerte zeigen ähnlich den Befunden von KLOTZBÜCHER und DALICHO meist normalen oder gering erniedrigten Calciumgehalt bei niedrigem bis normalem, selten erhöhtem Phosphorgehalt. Übereinstimmend wird die alkalische Phosphatase als häufig erhöht angegeben (GSELL). Es liegt nahe, den Abbau des Knochens als Depotorgan für Kalk und Phosphor bei den schweren Hungerdystrophien als Kompensationsversuch (kompensatorische Osteolyse) aufzufassen. Die katabolische Stoffwechselrichtung des Skelets ist gesteigert. Die erhöhte Mobilisation von Calcium spiegelt sich in den relativ hohen Blutkalkwerten, sowie manchmal vorkommenden ektopischen Verkalkungen. Fälle mit Hypercalcämie lassen zuweilen an Überfunktion der Nebenschilddrüsen denken, zumal die Unregelmäßigkeit der Osteolyse, die Glockenform des Thorax, die extreme Blässe der Haut, die Tachykardie dem Hyperparathyreoidismus (ALBRIGHT) gemeinsame Züge sind (s. LAMY, LAMOTTE-BARRILLON).

Wesentlichere Aufschlüsse sind von Bilanzuntersuchungen zu erwarten. JANSEN fand nach dem ersten Weltkrieg negative Calciumbilanzen. In den letzten Jahren hat MELLINGHOFF an meiner Klinik Mineralbilanzen an Hungerkranken ohne manifeste Osteopathie durchgeführt und dabei negative Calcium- und Magnesiumbilanzen gefunden. Es lag auch ein Magnesiummangel in der Ernährung neben Calcium- und Phosphor-Mangel vor.

Die engen Beziehungen des Mineralhaushaltes zu den endokrinen Drüsen, speziell den Nebenschilddrüsen und der Nebennierenrinde, die Verknüpfungen mit dem Säurebasengleichgewicht lassen zahlreiche endogene, indirekte Einflüsse der Hungerkrankheit auf die Entstehung der Hungerosteopathie offen, auf die im einzelnen hier einzugehen nicht möglich ist. Die Bedingungen sind jedenfalls *komplexer Natur.* Welche Form der Osteopathie sich ausbildet, hängt neben den unübersichtlichen endogenen Faktoren von Dauer und Art der Unterernährung ab. Nicht zu vergessen sind auch die wenig beachteten Beziehungen des *Knochenmarks* zur Knochenstruktur (MARKOFF, TISCHENDORF und NAUMANN). Die Funktion der Osteoblasten und Osteoklasten steht in einem gewissen Zusammenhang mit der Tätigkeit des Knochenmarks. Dabei ist das Verhältnis reziprok, indem Zunahme des Knochenmarks mit Rückbildung des Knochens und Osteoporose, Abnahme des Knochenmarks mit Osteosklerose häufig, allerdings nicht regelmäßig verknüpft, ist.

Die Bedeutung des Mangels an Kalk, Phosphor und Vitamin D für die alimentäre Osteopathie geht daraus hervor, daß *therapeutisch* die reichliche Zufuhr dieser Stoffe eine frappante Wirkung zu haben pflegt. Zuerst schwinden die Schmerzen, allmählich bilden sich die Knochenveränderungen zur Norm zurück, wozu natürlich Wochen und Monate erforderlich sind. So ist die Prognose im allgemeinen günstig, am besten begreiflicherweise bei den Frühfällen.

Die alimentären Osteopathien fügen sich in den Rahmen der universellen calcipriven Osteopathien (vgl. BARTELHEIMER). Eine funktionelle Betrachtungsweise läßt dabei das Gemeinsame in den Vordergrund treten und die verschiedenen Erscheinungsbilder als Phasen eines im Ablauf einheitlichen Geschehens verstehen. Die Beziehungen zum endokrinen System, vor allem den Nebenschilddrüsen, dürfen dabei nicht übersehen werden, da die Entkalkungsvorgänge des Knochens offenbar eng mit der Nebenschilddrüsentätigkeit verknüpft sind. Bei den alimentären Osteopathien ist trotz der scheinbar so einfachen Bedingungen der ungenügenden Zufuhr der Knochenaufbausubstanzen die Pathogenese wesentlich von anderen endogenen Faktoren mitbestimmt, deren Anteil im einzelnen schwer abzugrenzen ist. Dadurch erklärt sich auch das nur sporadische Auftreten der Hungerosteopathien im Symptomenbild der alimentären Dystrophie.

Knochenmark und Blut.

Zur Hungerkrankheit gehört regelmäßig das blasse Aussehen. Wenn dabei auch die schlechte Durchblutung der Haut mitwirkt, so findet man doch stets eine ausgesprochene Anämie. Unsere Untersuchungen an 114 männlichen Heimkehrern aus russischer Kriegsgefangenschaft mit Dystrophie zeigten durchweg hypochrom-mikrocytäre Anämien. Der mittlere Erythrocytendurchmesser nach Bock betrug 6,81 μ (5,82—7,1 μ) in 52 Fällen, der Färbeindex im Mittel 0,88.

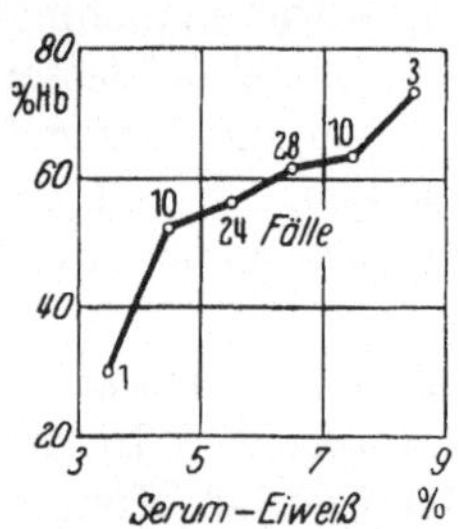

Abb. 6.
Beziehung des Hb-Gehalts zum Serumeiweißspiegel in 76 Fällen trockener Dystrophie.

Price-Jones Kurven ergaben eine Verschiebung der Kurvengipfel nach links (Mikrocytose) und Verbreiterung der Basis (Anisocytose) vor allem ins makrocytäre Gebiet. Bei Sternalpunktionen fanden wir eine verstärkte Erythropoese mit vermehrten Jugendformen (Schoen und Hartmann). Bei 15 schweren Inanitionen fanden wir makrocytäre Anämien mit Reifungshemmung der Erythropoese, gelegentlich auch der Myelopoese. Die Reticulocyten waren spärlich.

Der Grad der Anämie stand in einem direkten Verhältnis zur Senkung des Serumeiweißgehaltes (s. Abb. 6). Je stärker die Hypoproteinämie, desto hochgradiger die Anämie, desto niedriger der Färbeindex. Es liegt nahe, die mangelnde Hämoglobinbildung durch den Eiweißmangel zu erklären. Es findet sich keine Beziehung zwischen Hämoglobin und Albumin des Serums, wohl aber zum Globulin. Hartmann nimmt an, daß Globulin an der Hämoglobinbildung wesentlich beteiligt ist. Jedoch sind die Serumeiweißkörper dazu nicht ausreichend. Hämoglobin enthält z. B. 11,0% Histidin, während Albumin nur 3,5%, Globulin 2,7% enthält. Mangel bestimmter Aminosäuren erzeugt experimentell Anämien; umgekehrt lassen sich Eiweißmangelanämien durch Zusatz dieser Aminosäuren rascher beseitigen. Es sind diese Phenylalanin, Methionin, Lysin und Histidin. So scheint es begreiflich, daß Eiweißmangel schließlich zu hypochromen Anämien führt, deren Schwere der des Eiweißmangels entspricht.

Die Bedingungen sind aber ähnlich wie bei den alimentären Osteopathien *komplexer Natur*. Neben dem Eiweißmangel der Ernährung geht gewöhnlich eine mangelnde Eisenzufuhr und durch die begleitende Achylie oder Durchfälle auch eine ungenügende Eisenresorption einher. Ferner können hormonale Unterfunktionen, vor allem die Hypothyreose anämiebegünstigend wirken. Bei makrocytären Anämien wird man mit Heilmeyer an zusätzlichen B_{12}-Mangel oder Verminderung des intrinsic factor von Castle denken. Die „macrocytic nutritional anaemia" wurde in Indien und im fernen Osten häufig beobachtet, wo B-Avitaminosen bei der Unterernährung stärker beteiligt sind. Sie kam aber gelegentlich auch bei uns vor (Koch und Lübbers). Der Eisenmangel der Ernährung tritt nicht in Erscheinung, wenn durch Einschmelzung von Muskelsubstanz aus Myoglobin Eisen frei wird. Der Bluteisenspiegel steigt dabei über die Norm an, sinkt aber mit Zunahme des Hämoglobins wieder ab, was für Verwertung des Eisens für die Blutbildung spricht (Berning).

Dieser kurze Überblick zeigt die trotz komplexer Bedingungen enge Beziehung der Anämie der Dystrophiker zu der Eiweißmangelernährung. Berning hat deshalb direkt von „*Eiweißmangelanämie*" gesprochen. Damit ist nur das wesentliche pathogenetische Moment, nicht aber das Erscheinungsbild der ihrem Wesen nach hypoplastischen Anämien umrissen. Diese Anämien sind lediglich durch Zufuhr hochwertigen tierischen Eiweißes, ohne Eisen- und Leberbehandlung heilbar.

Experimentell ist viel über die Bedeutung des Eiweißes für die Blutbildung bekannt; es kann hier nur auf einiges hingewiesen werden. WHIPPLE beobachtete bei Hunden durch eiweißarme Ernährung Rückgang der Hämoglobinwerte, doch wurde das Hämoglobin aus Körpereiweiß neu gebildet, welches besser als zugeführtes Nahrungseiweiß ausgenutzt wurde. Auch bei Überschuß von Eisen steigt die Hämoglobinbildung bei Eiweißmangelernährung nicht an (HAHN und WHIPPLE); 7—8 g Nahrungseiweiß sind zur Bildung von 1 g Hämoglobin notwendig. Injiziertes artfremdes Globin wurde zu nahezu 100% bei durch Eiweißmangel anämischen Hunden zur Hämoglobinbildung verwendet (ROBSCHEIT-ROBBINS und WHIPPLE), verfüttertes Globin zu 30—40%. Dadurch wird die Rolle des Globinanteils an der Hämoglobinbildung dargetan.

Viele Arbeiten sind der Bedeutung der einzelnen *Aminosäuren* für die Hämoglobinbildung gewidmet worden. Desaminiertes Casein wirkt anämieerzeugend, weil das lebenswichtige Lysin fehlt (HOGAN, POWELL und GUERRANT). Der Lysinbedarf betrug bei Fehlen sonstigen Eiweißes in der Nahrung das 2—4fache der Norm. Bei Zufuhr von Aminosäuregemischen an eiweißverarmte Ratten ließ sich zeigen, daß Fehlen einer essentiellen Aminosäure (außer Arginin) die Blutbildung hemmte, also diese nicht an eine bestimmte lebensnotwendige Aminosäure wie Lysin gebunden ist (BENDITT, HUMPHREY, STRAUBE, WISSLER und STEFFEE). Für die Reticulocytenreifung ist Phenylalanin oder Tryosin notwendig (ROSE und PLUM). Hochgereinigte Leberpräparate erzeugen bei perniziöser Anämie nur nach Zusatz von l-Tyrosin eine Reticulocytenkrise (SUBBAROW und JAKOBSEN).

Außer den Eiweißbausteinen ist für die Genese der alimentären Anämie dem *Eisen* besondere Aufmerksamkeit gewidmet worden. Es liegt nahe, einen alimentären Eisenmangel anzunehmen, da die Kost der Hungerkranken sich oft an oder unterhalb der unteren Grenze des physiologischen Eisenbedarfs hielt. Dazu kommt noch der verringerte Resorptionsfaktor durch die regelmäßige Anacidität des Magensaftes, Afermentie, Neigung zu Durchfällen. Nun entspricht aber das morphologische Bild der Anämie häufig nicht der sideropenischen Form mit niedrigem Färbeindex, Abflachung der Blutkörperchen und Mikrocytose. Der Serumeisenspiegel wurde von BERNING und HAIN in 12 Fällen stark erhöht gefunden (zwischen 185—286 γ-% gegen 120 γ-% beim normalen Mann). Der Grad der Serumeisenerhöhung nahm mit der Stärke der Inanition zu. Eiweißreiche Kost senkte den Spiegel rasch zur Norm. Diese Beobachtungen BERNINGs decken sich mit den hochgradigen Hämosiderosen der inneren Organe, vor allem der Milz und Leber und des reticuloendothelialen Systems, welche schon LUBARSCH beschrieben hat. Die Erklärung liegt aber nicht in einem erhöhten Blutzerfall, sondern im Untergang der Muskulatur, wobei aus dem zerfallenden *Myoglobin* Eisen frei wird. GIESE hat die myogene Entstehung der Hämosiderose erwiesen. Trotz dieser stets bei Sektionen gefundenen Eisenanreicherung der Organe fand GSELL in seinen schweren Inanitionen abnorm niedrige Serumeisenspiegel. Daraus ergibt sich die Frage, warum das Eisenüberangebot durch das Blut nicht aufgenommen wird. HEILMEYER und PLÖTNER haben gezeigt, daß bei Infektion das Eisen von den Reticulo-Endothelien zur Infektabwehr festgehalten und der Blutbildung entzogen wird. Abgesehen davon, daß Infekte — Pyodermien — sehr häufig bei Dystrophikern vorkommen, sind es auch hier die Reticuloendothelzellen, welche das Eisen gespeichert halten. Schließlich ist neben dem Farbstoffanteil die mangelnde Globinsynthese wohl auch ein Grund des ungenügenden Hämoglobinersatzes bei Eiweißmangelkranken. Wir wissen ferner, daß bei aregeneratorischen Anämien jeder Art trotz hoher Serumeisenspiegel die Hämoglobinbildung darniederliegt. Auf Eisenzufuhr — auch intravenös — sprechen sie ebensowenig an wie die Eiweißmangelanämien.

So unübersichtlich die Entstehungsweise der alimentären Anämien ist, so verschieden ist auch ihr Erscheinungsbild. Wir finden *hyperchrome makrocytäre Anämien* ebenso beschrieben wie *hypochrome*, überwiegend mikrocytäre oder *normochrome* Formen. Maßgebend sind die Ernährungsweisen und die Dauer und Schwere der Dystrophie, ferner begleitende Komplikationen, vor allem

Infekte (Pyodermien, Tuberkulose). Bei unseren eingangs geschilderten Rußland-heimkehrern überwog der hypochrom-mikrocytäre Typ mit ausreichender Regeneration. Es handelte sich um sehr chronische Fälle, die bereits den Tief-punkt ihrer Mangelernährung längere Zeit überstanden hatten und nicht mehr allzu schwer geschädigt waren. 15 Fälle mit sehr schwerer Inanition zeigten makro-cytäre Anämien mit Hyperchromie und Reifungshemmung ähnlich den Fällen von Gsell. Bei einer Gruppe schwer Hungerödemkranker fanden wir (Grass) hyperchrome Anämien mit Hämoglobinwerten von 64—79% bei 2,7—3,6 Mill. Erythrocyten. Nach Ausschwemmung der Ödeme lagen beide Werte höher ohne Änderung des erhöhten Färbeindex (Hb 75—83%, Erythrocyten 2,7—4,9 Mill.). Es tritt hier das Moment der Hydrämie zusätzlich in Erscheinung, welches die Anämie stärker erscheinen läßt, ebenso wie bei trockener Inanition durch Blut-eindickung die Schwere der Blutarmut verdeckt wird. Mit der Rückkehr des normalen Gewebsturgors kommt dann die Anämie erst deutlich zum Vorschein trotz der Besserung des Gesamtzustandes (Paradoxe Anämie). Fiessinger beschrieb in Paris 1942/43 leichte und schwere perniciosa-artige hyperchrome Hungeranämien, welche er auf die Senkung der Serumalbumine zurückführte (Anémie érythroplasmatique de carence).

So wechseln die Formen der alimentären Anämie im Verlauf und mit der Schwere der Eiweißmangelkrankheit. Die Mannigfaltigkeit der Befunde wird von vielen Untersuchern betont (Bansi, Berning). Es gibt *keine charakteristischen Merkmale* des morphologischen Blutbefundes bei der *Eiweißmangelanämie*. Der manchmal erstaunlich geringe Grad der Anämie erklärt sich durch die bestehende Exsiccose mit Bluteindickung. Mehr noch als sonst in der Hämatologie waren zur Beurteilung Hämatokrit- und Blutmengenbestimmungen erforderlich.

Die *Sternalpunktate* zeigen eine verminderte Erythropoese mit Überwiegen noch unreifer Formen ohne megaloblastische Reaktion bei schweren Dystrophien. Schulten rechnet diese Anämieform zu dem echten aplastischen Kreis. In leichteren Fällen kann die Erythropoese verstärkt sein. Bei unseren schweren Fällen von Hungerödem fanden wir ein zellarmes Mark mit Verquellungen reticulärer Zellen und Fasergewebe im Sinne starker Aplasie. Der autoptische Befund Verstorbener ergab ein graues, ödematös-gelatinöses Mark. Tünnerhoff betonte die geringe Empfindlichkeit bei der Punktion durch die Osteoporose und das Marködem und fand zwischen Markzellennestern gallertig umgewandelte Fett-zellen. Langdauernde Unterernährung von über 2 Jahren führte zu ausge-sprochener Markhypoplasie, bei kürzer dauernder Mangelernährung dagegen war das Mark normal oder erhöht aktiv.

Das weiße *Differentialblutbild* zeigt eine größere Regelmäßigkeit als das rote Blutbild, indem eine Leukopenie mit relativer Lymphocytose charakteristisch ist. Sie wurde von vielen Autoren beschrieben (z. B. Schittenhelm und Schlecht; Maase und Zondek; Berning u. a.). Eosinophilie ist selten, die neutrophilen Segmentkernigen zeigen häufig toxische Granulationen mit verstärkter Baso-philie, die bei schweren Dystrophien, zumal bei den Ödemkranken besonders stark ausgeprägt sind. Im Mark beschreibt Tünnerhoff eine deutliche Links-verschiebung des oft erhöhten weißen Markanteils, während lymphatische Metaplasien fehlten. Bei starker Hypoproteinämie waren die Plasmazellen oft vermindert.

Bei Pneumonien vermißten v. Falkenhausen und Gaida die zu erwartende reaktive Leukocytose, doch fanden Tünnerhoff und Krämer immerhin in 71% ihrer 161 Fälle auch bei Unterernährten Leukocytosen über 8000 Zellen.

Die *Blutplättchen* waren nach Berning in $^1/_3$ der Fälle vermindert, jedoch niemals unter den kritischen Wert von 30000. Die Blutungszeit war meist verkürzt (40—120 sec), die Blutgerinnung beschleunigt. Die Resistenz der Erythrocyten gegen Kochsalz wurde normal gefunden.

Als besondere Form der Mangelanämie wurde bereits die Gruppe der makrocytären alimentären Anämien (macrocytic nutritional anaemia) tropischer Länder erwähnt (vgl. Schoen und Tischendorf), welche in Gefangenenlagern und bei der armen Bevölkerung Indiens und Ostasiens gehäuft auftraten. Sie gleichen der perniziösen Anämie im peripheren Blut (Hyperchromie, Megalocytose) und im Knochenmark (megaloblastische Umwandlung). Gemeinsam ist dieser Gruppe das Fehlen bestimmter exogener Nahrungsfaktoren von Vitamincharakter, vielleicht des extrinsic factor von Castle. Die Achylie des Magens gehört nicht zum Krankheitsbild. Paraesthesien, Zungenbrennen, Fußsohlenschmerz sind häufige Begleiterscheinungen. Sie sind Ausdruck einer Polyneuritis, nicht einer kombinierten Strangsklerose. Therapeutisch ist Folsäure wirksam (Spies).

Auch die Anämie bei *Pellagra* gehört zu den alimentären Mangelanämien. Sie trägt oft wie die Sprueanämie hyperchrom-makrocytären Charakter, kann aber auch hypochrom, wie eine Eisenmangelanämie, verlaufen. Die Diagnose wird aus den Begleiterscheinungen der Pellagra gestellt. Wesentlich ist die Resorptionsstörung durch die begleitenden Durchfälle und der Mangel an Nicotinsäure und Pantothensäure der Vitamin-B-Gruppe.

Die *echte perniziöse Anämie* soll nach Berichten von Hänel in Deutschland infolge der Mangelernährung angestiegen sein. Genaue Statistiken, die diese Annahme beweisen, liegen nicht vor. Sogenannte „leberrefraktäre" Fälle erklären sich durch unwirksame Leberpräparate der Nachkriegszeit. Eine gewisse Zunahme infolge Fehlens des intrinsic oder extrinsic factor durch Achylie und Mangelernährung liegt im Bereich der Möglichkeit.

Die nicht perniziösen makrocytären Mangelanämien sprechen nicht auf gereinigte Leberextrakte wie die echte perniziöse Anämie, sondern auf Folsäure, Thymin und ungereinigte Leberextrakte (Eiweißhydrolysate) gut an. Der intrinsic factor ist vorhanden, da keine Achylie vorliegt. Wills nimmt einen „tropenanämieverhütenden" Faktor in proteolysierter Leber an, dessen Natur noch unbekannt ist und dessen Fehlen pathogenetische Bedeutung besitzt (Wills-factor).

Ein Rückblick auf die Gruppe der alimentären Anämien zeigt die Vielheit der Ursachen auf. Der Eiweißmangel der Ernährung, das Fehlen lebenswichtiger Aminosäuren für die Bildung des Globin und des Farbstoffanteils des Hämoglobin, für die Zellreifung und Zellbildung im Knochenmark ist allen Formen wohl gemeinsam. Insofern ist die von Berning gewählte Bezeichnung der Eiweißmangelanämie berechtigt. Dazu kommen aber in einzelnen Fällen noch besondere Mangelfaktoren: Intrinsic factor, Vitamin B-Komplex, Wills-Faktor u. a. Indirekt wirkt die Achylie und Afermentie durch Resorptionsstörungen, die Herabsetzung der endokrinen Funktionen, vor allem der Schilddrüse, an der Entstehung der Anämie begünstigend mit. Zu diesen Faktoren kann auch Eisenmangel beitragen. Entsprechend der zentralen Stellung des Eiweißmangels in diesem komplexen Geschehen der „Baustoffmangelanämie" ist Zufuhr hochwertigen Eiweißes die beste Therapie.

Blutchemismus und Gewebe.

Der Blutchemismus nimmt eine Schlüsselstellung für viele Probleme der Unterernährung und Symptome der Hungerkrankheit ein, insbesondere die Zusammensetzung der *Bluteiweißkörper* und ihre viel umstrittene Bedeutung für die Pathogenese des Hungerödems. Schon im ersten Weltkrieg wurde als wichtigstes Kriterium der Unterernährung die Herabsetzung des Serumeiweißgehaltes festgestellt (Knack und Neumann), wobei Werte unter 6% häufig gefunden wurden. Gleichzeitig fand man eine Zunahme der Blutflüssigkeit und Verminderung der Trockensubstanz, welche als Hydrämie beim Hungerödem gedeutet wurden (Maasse und Zondek). Doch zeigte sich schon damals, daß auch Bluteindickung mit Polyglobulie mit Hungerödemen verknüpft sein kann (Schittenhelm und Schlecht). Die qualitative Zusammensetzung der Bluteiweißkörper ist erst in neuerer Zeit durch die methodische Entwicklung, welche eine Trennung der verschiedenen Fraktionen erlaubt (Elektrophorese, Ultrazentrifugierung), einer genaueren Analyse zugänglich geworden. Jedoch ist die Verminderung der Albumine und relative Zunahme der Globuline mit Erniedrigung der Albumin-Globulinquotienten bereits nach dem Ersten Weltkrieg beobachtet worden.

Der Gesamteiweißgehalt des Blutes wird in ziemlich grober Annäherung durch das einfache Verfahren der Refraktometrie mit dem Pulfrichschen Eintauchrefraktometer bestimmt, neuerdings auch mit der Kupfersulfatmethode von Philips und van Slyke. Zur genaueren Ermittlung dient die kjeldahlometrische Messung des N-Gehaltes. Als Normalwert gilt 7—8% Serumeiweiß, wobei Schwankungen nach oben bis 8,5%, nach unten bis 6,5% noch als innerhalb des normalen Bereiches angesehen werden.

Es gibt eine große Literatur über die Serumeiweißwerte bei der Hungerkrankheit. Die Streuung ist groß, jedoch überwiegen die niedrigen Werte. Die unterste Grenze liegt bei etwa 4%, Werte unter 5% müssen schon als extrem niedrig bezeichnet werden. Im Mittel liegen die Werte höher, meist zwischen 6 und 7%. Sie werden ebenso wie die Hämoglobin- und Erythrocytenwerte durch die Konzentration des Blutes beeinflußt, steigen mit der Austrocknung und Oligämie an, nehmen mit dem erhöhten Wassergehalt des Blutes ab. Eine unmittelbare Beziehung zum Grad der Unterernährung ist dadurch nicht gegeben, wenn auch die unter 6% liegenden und vor allem die extrem niedrigen Werte unter 5% sich bei schweren Mangelzuständen finden.

Bei den hochgradigst Hungerkranken, welche bei der Befreiung im Konzentrationslager Bergen-Belsen untersucht wurden, fand Mollison bei 18 Männern im Durchschnitt 5,2%, bei 19 Frauen 5% Eiweiß, wobei die schwerst Ödemkranken die niedrigsten Werte aufwiesen.

Tabelle 2. *Serumeiweiß bei Dystrophie mit und ohne Ödem.*

	Prozent der Fälle					Mittelwert für Serumeiweiß %
Serumeiweiß %	über 8	8—7	7—6	6—5	5—4	
Statische Ödeme	12	16	23	37	12	6,53
Trockene Dystrophie	11	24	31	23	11	6,61

Eine viel diskutierte Frage ist die der Beziehung des Serumeiweißspiegels zur Ödembildung. Ausgehend vom kolloidosmotischen Druck wurde von Himsworth ein kritischer Serumeiweißwert von 4,5—5% angenommen, bei welchem die Ödembildung einsetzt. Leyton nahm die kritische Schwelle für die Ödembildung bei 4,8% Serumeiweiß an, beginnend bei 5,3%. Ähnlich fanden Moor und van Slyke bei Nephrosen regelmäßig Ödeme unter 5,5% Serumeiweiß. Eine solche kritische Schwelle der Ödembildung hat sich aber nach neueren Erfahrungen nicht bestätigen lassen. Es gibt sehr niedrige Serumeiweißwerte ohne Ödeme und umgekehrt finden sich häufig Ödeme bei Eiweißwerten, die nur wenig unter der Norm liegen. Die obige Tabelle zeigt an 100 Fällen unserer Beobachtung die Beziehung zwischen Dystrophie mit und ohne Ödem und Serumeiweißwerten (Tab. 2).

Es ergibt sich demnach keine gesetzmäßige Beziehung zwischen Eiweißspiegel und Ödembildung, wenn auch die Ödemkranken niedrigere Eiweißwerte als die trockenen Dystrophiker haben. Einen erklärenden Faktor haben wir schon erwähnt: die Hydrämie der Ödemkranken, welche den prozentualen Eiweißwert erniedrigt. Geht man vom kolloidosmotischen Druck aus, so darf man zudem nicht den Bruttoeiweißgehalt des Blutes zugrunde legen, sondern man muß die *qualitative Eiweißformel* kennen. Die Albumine als die feinstdispersen Eiweißkörper bestimmen im wesentlichen den onkotischen Druck, ihr Anteil am Bluteiweiß geht dem Gesamteiweiß nicht parallel und schwankt.beträchtlich. GOUNELLE setzte das Serumalbumin in Beziehung zur Ödembildung und fand bei Verminderung auf 45% des Gesamteiweißes beginnende, bei 35—40% mittelstarke und bei 25—30% starke Ödeme, welche bis über die Knie hinaufreichten. Im präödematösen Stadium fand er normalen Albumin- und verminderten Globulingehalt. Diese Angaben haben aber keine generelle Gültigkeit. Schließlich spielen zahlreiche andere Faktoren eine maßgebende Rolle für die Ödembildung neben der Hypoproteinämie und Hypalbuminämie. Dazu gehören die Störungen im *Mineral- und Wasserhaushalt*, in der Funktion der *Niere* und *Leber*, in den *nervösen Regulationen* und vor allem in der *Kreislaufperipherie*.

Das *qualitative Eiweißbild* des Plasmas ist nach der grobdispersen Seite verschoben. Wir verdanken WUHRMANN und WUNDERLY die grundlegenden klinischen Untersuchungen zu dieser Frage. Als charakteristisch für die Eiweißmangelkrankheit ist anzusehen:

1. das früh einsetzende Absinken der Serumalbumine, deren prozentualer Anteil mit dem Sinken der Gesamteiweißwerte zunehmend geringer wird (absolute und relative Verminderung). 2. die relative Zunahme der Globuline, welche mehr als die Hälfte bis $^3/_4$ der Serumeiweißkörper ausmachen. Unter den Globulinen sind vor allem die γ-Globuline, häufig aber auch die β- und die α-Globuline erhöht.

In unseren eigenen Untersuchungen an 230 Dystrophikern (HARTMANN, MERTENS und POLA) fanden wir einen Mittelwert von 6,2% Serumeiweiß mit Schwankungen zwischen 3,7% als tiefstem und 9,4% als höchstem Wert. In 72 Seren wurden die Fraktionen Fibrinogen, Globulin und Albumin durch Ammoniumsulfatfällung bestimmt. Es ergaben sich folgende Werte: Fibrinogen 0,25% (0,17—0,41), Globuline 3,6% (1,1—5,8) und Albumine 2,5% (1,1—4,6). Der mittlere Albumin-Globulin-Quotient errechnete sich zu 0,695. Nicht in allen Fällen, gelegentlich selbst in solchen mit Ödemen, fand sich eine Erniedrigung der Gesamteiweißwerte, jedoch waren die Albumine stets vermindert. Wichtig erschien uns der Vergleich mit den einfach anzustellenden Serumlabilitätsreaktionen, welche in der Klinik gebräuchlich sind. Wir fanden, daß die Blutsenkung meist in Abhängigkeit vom Blutfibrinogen erhöht war. Die Cadmiumsulfatreaktion war in allen Fällen positiv, die TAKATA-Reaktion dagegen nur in 6 von 105 untersuchten Fällen eindeutig positiv. Das WELTMANNsche Koagulationsband war in $^1/_3$ der Fälle verkürzt, in 5% verlängert. Diese vergleichenden Untersuchungen ergaben keine strengen Gesetzmäßigkeiten, welche diese Reaktionen für die Beurteilung der Eiweißmangelschäden empfehlen lassen. Lediglich das WELTMANNsche Koagulationsband erlaubt Schlüsse auf die absolute Vermehrung der Unterfraktionen der Globuline, die häufigere Verkürzung im Sinne der α- und β-Globulin-, die seltenere Verlängerung in dem der γ-Globulinzunahme. Die Normalisierung der vorher positiven Reaktionen kann für die Beurteilung eines günstigen Verlaufs wichtig sein. Die Cadmiumsulfatprobe in der quantitativen Auswertung von HARTMANN ist sehr empfindlich und beruht auf einer relativen Vermehrung der Euglobuline in der Globulinfraktion. Insofern hat sie eine diagnostische Bedeutung, als sie bei positivem Ausfall Veranlassung zur genauen Eiweißanalyse geben kann. Zahlreiche ähnliche Labilitätstests sind bei Eiweißmangelschäden mit wechselndem Ergebnis angewandt worden. Sie ersetzen alle nicht die direkte qualitative Analyse der Serumeiweißkörper, können aber allgemeine wertvolle Hinweise auf das Vorkommen von Änderungen ihrer Zusammensetzung im Bereich der Globuline und des Fibrinogens geben. Das Fibrinogen verhält sich ähnlich wie die Globuline. Die beschleunigte Blutsenkung weist auf reine Vermehrung hin, doch ist sie auch teilweise eine Funktion der Globulinvermehrung. Die Annahme, daß die Erhöhung der Serumglobuline kompensatorisch die Funktion der verminderten Albumine übernähme, trifft nicht zu, wie Messungen des kolloidosmotischen Druckes uns gezeigt haben, der stets in diesen Fällen abnorm niedrig ist. Verminderung des osmotischen Druckes bei Dystrophie — ähnlich

den Nephrosen — beschrieb Govaerts in 38 Fällen, später auch Heilmeyer. Eine echte
Paraproteinämie, wie sie Herken und Remmer annahmen, ist nicht erwiesen. Die regelmäßige Verminderung der Albumine bei der Eiweißmangelernährung erklärt sich durch deren
hohen Gehalt (76%) an essentiellen Aminosäuren (Kühnau), welche in der Nahrung ungenügend zugeführt werden und nur in beschränktem Maße sich gegenseitig ohne Funktionsstörung
ersetzen können. (Tabelle 3).

Tabelle 3. *Zusammensetzung des Plasmaeiweißes* (S. Bansi).

	Cystin %	Methionin %	Tyrosin %	Tryptophan %
Normalgesamteiweiß	3,66	2,65	5,34	1,22
Albumin	4,99	3,23	4,84	0,72
Globulin	2,48	1,78	6,22	1,88
Hungerödemgesamteiweiß (12 F) . . .	2,99	1,54	4,73	1,88

Die Tab. 4 gibt einen Überblick über die von verschiedenen Autoren angegebenen mengenmäßigen Veränderungen der Serumeiweißkörper.

Tabelle 4. *Gehalt des Serum an Eiweiß/(g %)*.

Untersucher	Zahl der Fälle	Gesamteiweiß	Fibrinogen	Globulin	Albumin
Normalwerte:					
Starling und Winands, Moore u. van Slyke 1930		8,2—8,0			3,6—5,0
Trevorrow, Kaser, Patterson und Hill 1941					4,7—6,32
Denz 1947		7,04			
Walthers 1947		6,98		2,30	6,89
Hungerödem:					
Bansi	20	5,66			
Denz	14	4,82	0,27 (0,17—0,39)	1,37 0,88—2,19	3,51 2,58—3,81
Gupta	9	5,26 (6,33—3,95)			
Heilmeyer	12	4,5 (3,8—5,63)		2,02 1,11—2,97	2,93 1,81—3,71
Jores	47	5,65			
Kuntze und Parow. . .	72	6,0—6,5			
Mitchell, Black und . .	70	5,4 (3—8,8)		2,77 1,23—3,58	2,63 0,75—4,07
Walthers					

Gegen Schwankungen in der *Kochsalzzufuhr* ist der Dystrophiker sehr empfindlich. Wir
fanden ebenso wie Gsell bei Ödemkranken hohe Kochsalzwerte, im Durchschnitt von 12 Fällen 657 mg-% (603—705). Nach Ausschwemmung der Ödeme waren sie auf normale Werte
von 560 mg-% im Durchschnitt abgesunken. Die Natriumwerte fand Gsell in 3 Fällen im
Normalbereich, Calcium in schweren Fällen erniedrigt; unsere 12 Fälle zeigten nur wenig
erniedrigte Kaliumspiegel zwischen 17—21 mg-% im Ödemstadium, die sich nach Ausschwemmung der Ödeme normalisierten (20—22 mg-%). Die Calciumspiegel lagen im Normalbereich.
Der Rest-N war in Übereinstimmung mit Schulten niemals erhöht, der Blutzucker ebenfalls
im tieferen Bereich der Norm, gelegentlich mit hypoglykämischen Werten erheblich unter
80 mg-%. Gülzow berichtet von extremer Erniedrigung im kritischen Stadium. Die Bili-
rubinwerte (indirekte Reaktion) lagen mit 0,2 mg-% im Ödemstadium tiefer als nach Ausschwemmung der Ödeme (0,3 mg-%).

Interessant ist das Ergebnis der Messung der *Gefrierpunkterniedrigung*. Wir
fanden bei Ödemkranken Werte für Δ zwischen — 0,56 bis — 0,61°, im Mittel
— 0,58°, ebenso nach Ausschwemmung der Ödeme, obwohl der erhöhte Kochsalzspiegel dann zur Norm abgesunken war. Erst nach klinischer Besserung
sank Δ auf — 0,56°. Das Blutvolumen fand Mollison vermindert; auch bei
Ödematösen war es nicht erhöht.

HIPPKE und HEIPKE fanden keine wesentlichen Abweichungen der *zirkulierenden Blutmenge* (Farbstoffmethode mit Evansblau). Im Ödemstadium fand sich eine Gesamtblutmenge von 4,42 l = 73,2 cm³/kg Gewicht (18 Fälle), welche noch an der unteren Grenze des Normalbereiches lag. Nach Ausschwemmung der Ödeme war die Gesamtblutmenge beträchtlich auf 62,4 cm³/kg erniedrigt; der Hämatokritwert zeigte, daß die Abnahme den Erythrocytenanteil stärker betraf als das Plasma.

Unter den Lipoiden ist der Cholesterinspiegel selbst bei schweren Fällen nicht erniedrigt, fällt aber wie der Blutzucker im extremen Endstadium stark ab (GÜLZOW). Bei Spätödemen und Lipophilie fand BANSI erhöhte Cholesterinwerte. Die Neutralfette und Phosphatide fanden DÖNHARDT und WODSAK bei Dystrophikern erniedrigt. Der Glutathiongehalt war nicht verändert.

Die meisten dieser Angaben sind nur an relativ wenigen Fällen jeweils gewonnen und dürfen keine allgemeine Gültigkeit beanspruchen. Sie sind nur Querschnitte durch bekannte Stadien der Hungerkrankheit, meistens das Ödemstadium.

Die Zusammensetzung der *Ödemflüssigkeit* zeigt einen sehr niedrigen Eiweißgehalt. Die gefundenen Werte lagen zwischen 0,04 (JANSEN) und 0,4% (GOVAERZ). Jedenfalls haben die Ergüsse den Charakter von Transsudaten. Sie sind von der Körperlage und von der Zufuhr an Flüssigkeit und Salz abhängig. Die erhöhte Durchlässigkeit der Capillaren für Eiweiß auf mechanischen Druck (Methode von LANDIS) ließ sich von KÜCHMEISTER und TAUBE bei trockenen und ödematösen Dystrophien nachweisen. SCHWARTIG fand aus der gleichen Ursache Unterschiede im Serumeiweißspiegel im Liegen und nach Belastung im Stehen, welche beinahe an 1% herankamen. Man kann von einer Poikiloproteinämie im Gegensatz zur Isoproteinämie des Normalen sprechen.

Analysen der Ödemflüssigkeit nach LAMY und LAMOTTE ergaben Werte zwischen 1,08 bis 2,92% Eiweiß, 25—48 mg-% Harnstoff und 582—620 mg-% Kochsalz. Auffallend ist die große Labilität der Eiweißwerte und der Ödeme, welche durch die Beteiligung des wechselnden Capillarfaktors erklärt wird (vgl. S. 235). Die Konzentration der Ergüsse in den serösen Höhlen an Eiweiß und Kochsalz ist etwas höher als im Ödem.

Das *Säure-Basengleichgewicht* im Blut von unterernährten „Normalverbrauchern" gemessen an Kohlensäurebindungskurven fanden DUNKER und GARDEMANN im Winter 1947/48 bei einer Kost von 1300 kcal mit 20 g Eiweiß täglich im Sinne einer Verminderung der Alkalireserve verändert. Die Bindungsfähigkeit für Kohlensäure war herabgesetzt. Eiweißzulagen normalisierten diese, wodurch ihre Abhängigkeit vom Nahrungseiweiß vielleicht über den Puffer Hämoglobin beleuchtet wird. Die Verminderung der Alkalireserve wird durch abnorme Säuren aus dem intermediären Stoffwechsel erklärt, die besonders bei Muskelarbeit sich erhöhen. Interessanterweise hatten STRAUB und MEIER nach dem Ersten Weltkrieg 1919 eine Erhöhung der Kohlensäurebindungskurven festgestellt. Damals war die Kost reicher an Fleisch und Brot, Kartoffeln und Gemüse. Die intermediären Störungen waren nicht so tiefgreifend, der Hämoglobingehalt höher. Die Beobachtung über die Hypokapnie und Senkung der Alkalireserve des Blutes bei Eiweißmangel und chronischer Unterernährung erklärt die geringe körperliche Leistungsfähigkeit, weil die durch Muskelarbeit entstehenden Säuremengen nur sehr langsam kompensiert werden.

Haut.

Veränderungen der äußeren Haut sind häufige Begleiterscheinungen von Ernährungsschäden. Ihre Kenntnis ist von weittragender diagnostischer Bedeutung. Die mikroskopische Betrachtung wird dabei durch Verwendung einer etwa 25mal vergrößernden Lupe wirksam ergänzt.

Die Farbe der Haut ist infolge der im ganzen geringen Durchblutung blaß, oft durch Störungen der Blutverteilung marmoriert. Die Akren — Finger und Füße — sind blaurot verfärbt. Die Hauttemperatur ist erniedrigt. Bei Vorhandensein von Ödemen ist das Aussehen pastös, besonders im Gesicht; chronische Ödeme machen die Haut verdickt, rissig und abschilfernd. Häufig findet sich abnorme Pigmentierung. Dazu kommen nun mannigfache Begleiterscheinungen der mit der Unterernährung häufig verbundenen mangelnden Körperpflege, nämlich Schmutzauflagerungen, Kratzeffekte infolge Insektenbissen (Kleiderläuse) und Skabies und die so häufigen Pyodermien. Diese entwickeln sich vor allem an den ödematösen Beinen rasch zu flächenhaften Infiltrationen im Unterhautgewebe, welche in Form rasch fortschreitender Phlegmonen gefährlich werden können. Die Neigung zu Furunkulose ist trotz der meist schlechten hygienischen Verhältnisse der Unterernährten auffallend und offenbar Ausdruck einer mangelnden Abwehr gegen Infektionserreger (Staphylokokken). Bei trockener Dystrophie finden sich eingetrocknete, verkrustete Furunkel. Häufig sind auch Blepharitiden, Lidrandekzem und Abscesse der Meibomschen Drüsen (Hordeolum). Blutungen in und unter der Haut und an den Schleimhäuten sind ungewöhnlich. Ihr Auftreten ist der Ausdruck schwerer Gefäßläsionen (manchmal infolge Mißhandlungen) oder einer schweren Knochenmarksschädigung in Form der Panmyelophthise mit Thrombopenie.

Die *Schleimhäute* zeigen durch ihre Blässe den Grad der Anämie an. Eine Ausnahme macht häufig die starke Rötung der Mund- und Zungenschleimhaut mit entzündlichen Veränderungen. Die Glossitis führt später zur Atrophie, ähnlich wie bei der perniziösen Anämie. Doch wird auch Hypertrophie der Follikel, in seltenen Fällen eine „schwarze Haarzunge" beobachtet, welche durch übermäßiges Längen- und Dickenwachstum der auf den Papillae filiformes sitzenden verhornten Sekundärpapillen und Besiedlung mit Pilzen entsteht. Bei Glossitis und Ödemneigung ist die Zunge ödematös.

Das *Gebiß* ist regelmäßig infolge der chronischen Unterernährung geschädigt. Auch dabei wirken mangelnde Pflege wegen unhygienischer Verhältnisse, sowie die fehlende zahnärztliche Betreuung erschwerend mit. Regelmäßig findet sich Schwund des Zahnfleisches an den Zahnhälsen mit Paradentose. Die Zähne werden locker und fallen schließlich aus. Häufig bilden sich Zahnwurzelherde. Diese verlangen als mögliche Infektionsherde im Sinne der dentalen Herdinfektion erhöhte Beachtung. Sie sind ein wichtiges Moment für die Häufung der Endocarditis lenta bei Dystrophikern (Schoen). Mangelnde Kaufähigkeit infolge des schlechten Zustandes des Gebisses verschlechtert die Ausnutzung der schwer aufschließbaren, groben Nahrung und disponiert zu Gastritis und Durchfällen. Der Eintritt von Gebißverfall ist deshalb im Rahmen der chronischen Unterernährung von großer Wichtigkeit und kann schwerste Folgen nach sich ziehen.

Die Erkrankung der Dystrophiker-Haut im engeren Sinne ist die *Hyperkeratose*. Die Hornschicht der Epidermis entsteht aus den darunter liegenden lebenden Zellen. Ihre Abschuppung geschieht ständig und normalerweise unmerklich. Der Ausdruck der Störung ist die *sichtbare Abschilferung*. Durch die Fettabsonderung ist die normale Haut völlig glatt und nur durch flache zarte Falten gefeldert. In diesen Falten findet die Bewegung der Haut statt. Hier sind die Bruchstellen bei abnorm starrer, verhornter Haut, die sich bis zu Rhagaden vertiefen können (Greuer).

Die Beziehungen zwischen Ernährung und Haut sind hauptsächlich auf dem *Vitamingebiet* untersucht worden (siehe S. 241). Es wurden Hyperkeratosen auf A-Mangel und B_2-Mangel sowie auf Fehlen essentieller Aminosäuren (Cystin) zurückgeführt (vgl. Platt). Ferner sind die skorbutischen Veränderungen der

Haut infolge C-Mangels mit Blutungen und follikulärer Keratosis und Pigmentierung bekannt. Der B_2-Mangel dient hauptsächlich zur Erklärung der Hautveränderungen bei Pellagra (Nicotinsäure und Pantothensäure). Bei der Mehrzahl unserer Dystrophiker sind B_2- und C-Mangelerscheinungen nicht anzunehmen, dagegen ist A-Mangel infolge des extremen Fettmangels der Ernährung und der dadurch gestörten Resorption fettlöslicher Vitamine naheliegend. Dafür spricht auch das häufige Symptom der Nachtblindheit. Bekannt ist die weite Verbreitung von follikulären Hyperkeratosen in Hungergebieten Chinas und die „Krötenhaut" der Neger (STEPP).

W. GREUER hat als Dermatologe einer von mir aufgestellten ärztlichen Kommission im Herbst 1946 12 260 Rußlandheimkehrer, welche wegen Dystrophie aus Kriegsgefangenschaft entlassen waren, untersucht und bei 10,6% die charak-

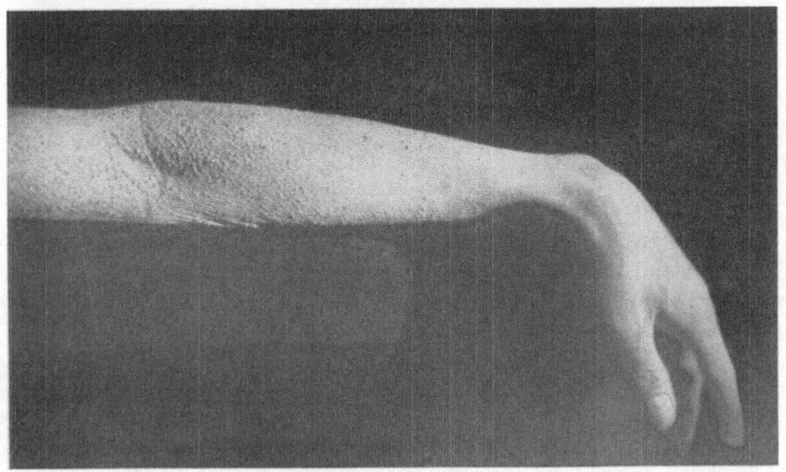

Abb. 7. Folliculäre Hyperkeratose bei trockener Dystrophie am Arm (nach PLATT).

teristischen Hautveränderungen gefunden. Unter diesen Männern boten 64,5% das Bild der trockenen Dystrophie, 25,5% hatten Ödeme, 10% waren nicht ausgesprochen unterernährt (mit weniger als 15% Untergewicht). Die Gruppe der Jugendlichen zwischen 17—19 Jahren zeigte den höchsten Anteil, rund ein Viertel aller Verhornungsstörungen.

Diese bestehen in Trockenheit, Rauheit, Elastizitätsverlust, Rissigkeit und Brüchigkeit der Hornschicht mit sichtbarer Abschilferung und Veränderungen der Haarfollikel. Die *follikulären Dyskeratosen* finden sich vor allem an den Streckseiten der Arme (Abb. 7), den Streck- und Beugeseiten der Ober- und Unterschenkel (Abb. 8), dem Unterbauch. Die befallenen Partien haben eine schmutzig braune Verfärbung. Bei genauer Betrachtung (Lupe!) sieht man, daß die Follikel geschlossen sind und kein Haar heraustritt, sondern statt dessen eine kleine Hornkuppe über das Niveau der Haut hervorragt. Unter dieser im Zentrum des Follikels ist das Haar spiralig zusammengerollt, da es die starr gewordene Decke nicht oder nur in schräger Richtung (Keratosis pilaris, KYRLE) zu durchdringen vermag (Abb. 9). Die Erectores pilorum sind hypertrophisch.

Belastungsproben zeigten stets eine Herabsetzung der Funktionstüchtigkeit der Hautoberfläche unter Aufwerfung von groben Hornschollen. Die sekundäre Folge der Dyskeratose mit ihrer Rissigkeit sind *Infektionen* der Haut. Die Dystrophiker zeigten 4mal häufiger Pyodermien als Menschen ohne Dyskeratose.

Diese tritt also als Ursache der Pyodermien bei Dystrophie gegenüber der mangelnden Sauberkeit ganz in den Vordergrund. Infolge der Fettarmut ist die Haut leichter benetzbar und kühlt rascher aus.

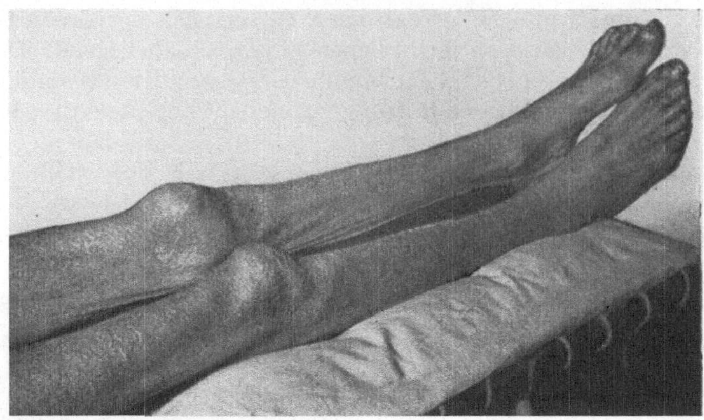

Abb. 8. Hyperkeratose an den Beinen mit atrophischer, pergamentartiger, rissiger Haut bei schwerer trockener Dystrophie (Med. Klinik, Göttingen).

Die Kopfhaare werden glanzlos, struppig, pigmentarm, die Gesichtshaut zeigt Talgretention und Akne. Bei besonderen Ernährungsstörungen wie bei Pellagra finden sich die bekannten Zungen- und Lippenveränderungen mit

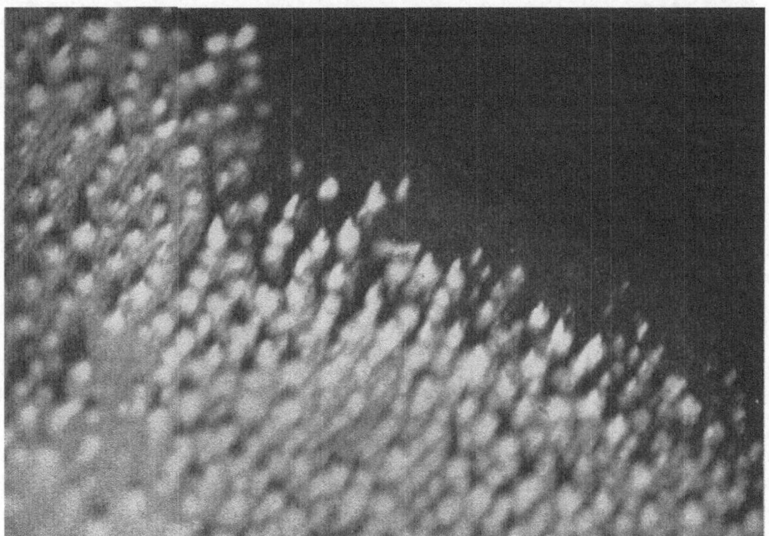

Abb. 9. Vergrößerte Darstellung der folliculären Hyperkeratose der Haut (nach PLATT).

Cheilosis und Rhagaden am Mundwinkel. Die Verhornung der Haut kann extreme Grade erreichen (crazy-pavement skin). Bei hochgradig Unterernährten wird die Haut zu knapp. Sie legt sich fest um das Skelet. Bei Männern schrumpft das Scrotum, so daß die Testes in den Leistenkanal eintreten.

Bei der Hyperkeratose ist Vitamin A-Mangel maßgeblich beteiligt, welcher durch Fehlen von Fett als Vehikel für die Resorption im Darm verstärkt wird. Durch fett- und Vitamin Areiche Kost kann die Störung beseitigt werden. Offenbar spielen daneben aber noch andere Faktoren mit. Der stärkere Befall Jugendlicher im Wachstumsalter spricht dafür, daß Eiweißmangel durch Verbrauch der zum Aufbau der Haut erforderlichen Aminosäuren für den wachsenden Organismus ebenfalls an der Entstehung der Hautveränderungen mitwirkt. FELIX hält für die Haut außer Cystin noch Arginin, Histidin und Lysin im Verhältnis 12:1:4 für unentbehrlich.

Die Dyskeratose ist das sichtbare Zeichen der Unterwertigkeit des Hautorgans, dessen Leistungen zum Schutz des Organismus gegen Schäden von außen und Wärmeverlust, dessen Anpassung an Bewegungen und Formveränderungen stark eingeschränkt sind. Bei vielen Menschen, z. B. auch bei unseren Studenten, wurden im Frühjahr 1947 Dyskeratosen beobachtet, welche als Warnsignal für hochgradigen Mangel an Eiweiß und Fett in der Nahrung anzusehen sind.

Die auf Druck und Dehnung beanspruchten Hautpartien zeigen besonders schwere Veränderungen. Sie finden sich am Gesäß (Abb. 3), verstärkt durch die Faltenbildung der Haut infolge der Abmagerung und bei unseren auf harter Unterlage schlafenden Heimkehrern in Form der typischen Trochanterschwielen, welche fast alle aufwiesen. Die Haut hat oft ein pergamentartiges Aussehen an diesen Stellen, manchmal auch am

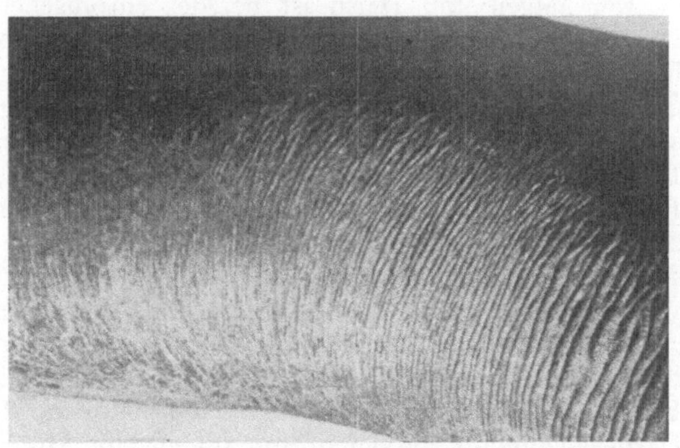

Abb. 10. Rillen und Schrunden am Kniegelenk bei Hyperkeratose (trockene Dystrophie) (nach PLATT).

ganzen Körper bei trockenen Dystrophien mit fortgeschrittener Kachexie (Abb. 8). An den Gelenken bilden sich tiefe Rillen und Schrunden (Abb. 10). Durch Auffütterung sind die Hautveränderungen in wenigen Wochen völlig zum Verschwinden zu bringen.

Erwähnt seien auch die alimentären Nagelveränderungen (Onychodystrophie) mit Längs- und Querfurchen und Unebenheiten.

Harnwege.

Ein wichtiges Frühsymptom der Mangelernährung ist die Polyurie und Pollakisurie, vor allem in Form der Nykturie. Sie ist extrarenal bedingt. Eine wesentliche Nierenschädigung läßt sich bei Dystrophie gewöhnlich nicht nachweisen, weder organisch noch funktionell. Die Nieren sind gegen Gewichtsverlust äußerst widerstandsfähig. Trotz der Hypoproteinämie, Hypalbuminämie und Hyperglobulinämie, welche die Hungerkrankheit mit der Nephrose gemeinsam hat, treten keine nephrotischen Symptome auf.

LAMY, LAMOTTE und LAMOTTE-BARILION berichten über histologische Nierenveränderungen bei den schweren Dystrophien aus Mainau. Sie bestanden in Trübung und Desquamation der tubulären Epithelien, Eiweißcylindern in den Hauptstücken, Kanälchenausweitung; diese Befunde ähneln dem CRUSH-Syndrom, ohne daß Myoglobin nachweisbar war. ÜHLINGER deutet die Veränderungen als harmlose Stauungsalbuminurie.

Die klinische Untersuchung läßt selten eine leichte Albuminurie feststellen, ohne nennenswerten Befund im Sediment. Der Rest-N ist ausgesprochen niedrig, ebenso der Harnstoff des Blutes. Mit Clearence-Tests läßt sich aber eine Reduktion der Glomerulusfiltration und der Tubulussekretion erkennen, also Störungen, welche mit gröberen Methoden nicht nachweisbar sind. Komplikationen durch Nierenstörungen spielen in der Symptomatologie der Dystrophie keine ersichtliche Rolle.

Infektionen der Harnwege sind dagegen, zumal bei Frauen, nicht ungewöhnlich, wofür die verminderte Resistenz gegen Infektionen und die Einwirkung von Kälte und Nässe und schlechter Unterkunft bedeutsam sind. Verbunden mit der Pollakisurie können lästige Tenesmen der Blase auftreten. Bürger führt die reizbare Blasenschwäche auf den mangelnden Wärmeschutz durch Fettschwund der Bauchwand zurück. Die geringen Läsionen der Harnwege und Nieren bei Mangelschäden sind reversibel.

Magen-Darm-Kanal.

Der Magen und Darm ist bei der chronischen Unterernährung wesentlich beteiligt. Die unzweckmäßige Ernährung belastet die Verdauungsfunktionen in besonderem Maße durch Zusammensetzung und Volumen; umgekehrt werden Störungen der Verdauung und Resorption die Folgen der Mangelernährung verstärken. Es kann das Symptomenbild der Dystrophie bekanntlich durch primäre Erkrankungen des Magen-Darm-Kanals entstehen, wenn sie die Aufnahme und Resorption der Nahrung hochgradig behindern. Verschiedene enterale Infekte — zuvorderst Ruhr, aber auch unspezifische Durchfälle, Paratyphus, Typhus u. a. —, sind häufige Komplikationen bei Unterernährten und pflegen dem Krankheitsverlauf eine deletäre Wendung zu geben, die oft schlagartig eintritt.

Während das klinische Bild der Funktionsstörungen des Magendarmkanals bei Dystrophie sehr mannigfaltig ist, findet sich *anatomisch* gewöhnlich nichts Eindrucksvolles. Es besteht eine entzündliche Rötung und Schwellung der Darmschleimhaut, die sich oft nur auf einzelne Abschnitte beschränkt; in schweren Fällen treten oberflächliche kleine fibrinbelegte Erosionen hinzu. Bei Ödemkranken wird die Darmschleimhaut ebenfalls ödematös, vor allem im Dickdarmbereich. Die Darmwand wird steif und verdickt, die Falten vergröbern sich, die Appendices epiploicae quellen auf. Die Flüssigkeit durchtränkt die Subserosa und Submucosa. Ühlinger erwähnt ein starkes Ödem des Plexus myentericus mit Auseinanderzerrung der Ganglienzellen. Bei gleichzeitiger Dysenterie findet sich das typische Bild der ulcerösen Colitis, aber gewöhnlich wegen der herabgesetzten Reaktionsfähigkeit der Gewebe gegen den Infekt nicht in sehr ausgesprochenem Maße.

Das Darmödem ist im *Röntgenbild* in geeigneten Fällen nachgewiesen worden (Berning). Seine Ursache ist sowohl die Hypoproteinämie wie die lokale Entzündung. Die Folgen sind vor allem Resorptionsstörungen und raschere Passage. Der Darm wird zu einem mehr oder weniger starren Rohr mit verdickter Wand und eingeengtem Lumen, mangelnder Peristaltik; dazu kommt eine verstärkte Sekretion von Darmsaft. Der Stuhl wird durchfällig, der Organismus zusätzlich durch die verschlechterte Resorption erheblich geschwächt, die Inanition nimmt zu, da die Nahrung nicht ausgenutzt wird und durch die gesteigerte Darmsekretion wertvolle Stoffe, vor allem Salze und Wasser verlorengehen.

Die klinische Symptomatik der Magen-Darmstörungen von Dystrophikern ist mannigfaltig. Zunächst sind *Magenstörungen* vorhanden: nachlassender Appetit, Druck- und Völlegefühl, Aufstoßen. Die Mundschleimhaut ist trocken, die Zunge gerötet und belegt, die Ohrspeicheldrüsen sind nicht selten vergrößert (Mellinghoff). Es handelt sich dabei um das Sjögren-Syndrom, welches durch Versiegen der Speichel- und Tränensekretion und durch Schwellung der Parotisdrüsen gekennzeichnet ist. Bekannt bei chronischen Polyarthritiden, gehört es über die Dysproteinämie als gemeinsame Ursache auch zum Bild der Eiweißmangelkrankheit (TISCHENDORF). Manchmal sind Rhagaden an den Mundwinkeln zu sehen. Durch die Austrocknung gesellt sich dem Hunger meist quälender Durst zu.

Der *Magen* zeigt sekretorische und motorische Störungen. Sehr häufig findet sich komplette Achylie mit Fehlen von freier Salzsäure und Pepsin, in frischeren Fällen lediglich Subacidität. Die Sekretion ist herabgesetzt, der Magen „trocken". Bei unseren Heimkehrern fanden wir im Nüchterninhalt und nach Probefrühstück in 66% der 38 Untersuchten Anacidität, in 24% Subacidität. BERNING gibt folgende Verteilung an: 34% Anacidität, 17% Subacidität, 34% Normacidität und 14% Superacidität, während DOCKHORN bei BANSI an 126 untersuchten Ödemkranken 67mal totale Achylie, davon 23mal histaminrefraktäre, und 13mal Subacidität feststellte. In 15 Fällen von 96 war der Magensaft pepsinfrei, 26mal war die Eiweißverdauung herabgesetzt. Früher hat BÜRGER ebenfalls überwiegend Anacidität gefunden. LANG fand in 13 Fällen von Hungerödem 10mal histaminrefraktäre Achylien. Trotz der Vielzahl der Befunde überwiegt zweifellos die Herabsetzung der Salzsäure und Pepsinbildung und die Abnahme der Sekretionsmenge. Gastroskopisch finden sich neben normaler Schleimhaut Atrophie, Trockenheit, dagegen keine schwere Gastritis oder Ulcerationen.

Der Bauch ist oft aufgetrieben, manchmal auch stark eingesunken. Unter den dünnen Bauchdecken sieht man zuweilen die Dünndarmperistaltik. Schmerzen im Magen und Darm erklären sich durch Leerkontraktionen oder Spasmen nach Füllung. Bei der Palpation entstehen oft Plätschergeräusche. Die Pankreas- und Darmfermente sind bei schwerer Unterernährung vermindert. Diese Sub- oder Afermentie wurde schon von BÜRGER beschrieben. Jetzt existiert darüber ein ausgedehntes Schrifttum. HARTMANN setzt sie in Beziehung zur Hypoproteinämie, wobei besonders der relative Globulinmangel des Serums wichtig zu sein scheint. Die folgende Tabelle gibt das Ergebnis unserer Ferment-Untersuchungen an Dystrophikern im Vergleich mit den Serum-Eiweißwerten wieder (Tab. 5).

Die Untersuchungen erstreckten sich im Magensaft auf Gesamtacidität, freie Salzsäure, Pepsinogen, Pepsin und Lab, im Duodenalsaft auf Trypsin und Erepsin,

Tabelle 5. *Fermentuntersuchungen bei Dystrophikern.* (Nach FEHRMANN, HARTMANN, MERTENS und POLA.)

Ferment	Zahl der Fälle	Fermentmenge		Serumeiweiß %			
				Gesamt	Albumin	Globulin	Albumin-Globulin
Pepsin in Magensaft	38	fehlend	66%	6,3	3,5	2,8	1,28
		vermindert	24%	5,9	2,7	3,2	0,84
		normal	16%	6,6	2,8	3,8	0,73
Trypsin im Duodenalsaft . .	32	fehlend	25%	4,1	2,2	1,9	1,1
		vermindert	41%	6,0	2,7	3,3	0,82
		normal	34%	8,2	4,3	3,9	1,1
Lab im Magensaft	41	fehlend	63%	5,6	2,7	2,9	0,93
		vermindert	30%	6,7	3,1	3,6	0,86
		normal	7%	6,5	3,4	3,1	1,0
Diastase im Serum	47	fehlend	11%	5,7	2,9	2,8	1,0
		vermindert	58%	6,1	2,9	3,2	0,9
		normal	23%	8,2	3,9	4,3	0,9
		vermehrt	8%	8,6	3,8	4,8	0,79
Lipase im Serum	110	vermindert	89%	6,0	2,9	3,1	0,93
		normal	4%	8,4	3,8	4,6	0,82
		vermehrt	7%	8,1	3,8	4,3	0,88

im Serum auf Diastase und Lipase bei insgesamt 150 Unterernährten. Auf die Einzelwerte kann hier nicht eingegangen werden. Die Befunde zeigen insgesamt die weitgehende Schädigung des Systems der Verdauungsfermente bei der chronischen Unterernährung. Die Anfänge dieser Subfermentie wurden im großen Maßstab bei der auf Lebensmittelkarten angewiesenen Bevölkerung beobachtet. Vergleichende Untersuchungen an den Magenkranken der Göttinger Klinik (1877 Fälle) ergaben, daß Sub- und Anacidität sich bei Gastritis der Jahre 1937 bis 1939 in 35%, der Jahre 1943—45 in 63% fand; bei Ulcus fand sich entsprechende Zunahme des HCl-Mangels von 12 auf 36%. In den ersten Nachkriegsjahren war Anacidität — und in ihrer Folge Eisenmangelanämie — ein ungewöhnlich häufiger Befund. In etwa der Hälfte der Fälle von Anacidität bei Dystrophikern bestand völlige Achylie. Wir konnten gelegentlich überhaupt keinen Nüchternsaft gewinnen (trockener Magen).

Ratschow fand im Duodenalsaft stets verminderte Pankreasfermente, in 55% vollständigen Ausfall. Eine Ausnahme machte in unseren Untersuchungen die Diastase, welche nur in 11% der Fälle fehlte. Wir sehen darin eine Umstellung des Pankreas auf die kohlenhydratreiche Kost unter Einsparung der fett- und eiweißspaltenden Fermente, also keine Pankreasinsuffizienz.

Als Ursache einer gestörten Fermentbildung kommt das Fehlen des Nahrungsreizes, die Insuffizienz der Sekretionsorgane durch Atrophie oder Schädigung und der Mangel an Bausteinen für die Synthese der Fermente in Frage. Alle diese Momente sind zur Erklärung von verschiedenen Autoren herangezogen worden und sind wohl irgendwie für den Fermentmangel von Bedeutung. Ausschlaggebend erscheint uns der Eiweißmangel, der sich auf den Aufbau des Apofermentes auswirkt. Die Afermentie ging mit sehr niedrigen Serumeiweißwerten einher. Es waren besonders die Globuline, welche Beziehungen zur Fermentbildung aufwiesen, indem die wenigen Fälle von gesteigerter Fermentbildung mit absolut erhöhten Globulinwerten (4,7%) bei gleichzeitiger Albuminverminderung einhergingen und die absolute Globulinverminderung der Sub- und Afermentie entsprach. Der Albuminspiegel zeigte diese Beziehung nicht.

Die Verminderung der fermentativen Aufspaltung der Nahrung ist ein wichtiges Glied in der Pathogenese der Dystrophie. Daneben kommt den *Avitaminosen* offenbar nur eine untergeordnete Bedeutung zu. In Beziehung zur Pellagra ist vor allem an Nicotinsäureamidmangel zu denken.

Die *röntgenologischen* Veränderungen des Magen-Darm-Kanals bei Inanition wurden besonders von Berning studiert. Bei Leeraufnahmen trat der vermehrte Luftgehalt, besonders des Dünndarms, hervor. Der Kontrasteinlauf zeigte bei Kranken mit normaler oder verzögerter Entleerung meist hochgradige Atonie des Dickdarmes, besonders im Descendensteil, Sigma und Rectum mit mangelnder Haustrierung. Das Schleimhautbild war wechselnd von normalem bis zu stark vergröbertem Relief als Ausdruck von Colitis und Ödem. Bei Durchfallskranken bestand mehr Kontraktionsneigung des Dickdarmes als Atonie. Die Schleimhaut war besonders im Colon descendens ödematös verdickt, so daß der Darm steif und unelastisch, sogar röhrenförmig und ohne Haustrierung erschien und gestreckt verlief. Die Veränderungen waren reversibel. Manchmal fanden sich polsterförmige Ödeme der Dickdarmschleimhaut. Ähnliche Beobachtungen liegen von Haenisch vor.

Die Zahl und das Volumen der *Entleerungen* ist allgemein bei Mangelernährung erhöht, wozu die grobe Art der Nahrung durch große Mengen und schlechtere Ausnutzung Veranlassung gibt. Vor allem die unverdaute Cellulose ist erheblich vermehrt, welche die Peristaltik anregt. So kommt es häufig zu Durchfällen. Diese verschlechtern ihrerseits die Resorption der Nahrung und führen durch

Flüssigkeitsverlust zu Austrocknung und Kollaps. Es ist ein gefährlicher *Circulus vitiosus*, welcher dadurch in Gang gesetzt wird. Gehäufte Durchfälle können schlagartig eine Wendung zum Schlechten bedingen und den Kranken in Lebensgefahr bringen. Sie sind die Begleiterscheinung der *schweren Dystrophie*.

Zu der alimentären Ursache der Diarrhoen kommt häufig die *Infektion*. Die mangelnde Widerstandskraft der Dystrophiker begünstigt sie ebenso wie die schlechte Zubereitung und Beschaffenheit der Kost. Dazu kommen die meist unhygienischen Küchen- und Wohnungsverhältnisse, das enge Zusammenleben. die Unsauberkeit, die mangelhaften Abortanlagen. So traten besonders in Lagern häufig epidemische Durchfälle auf, sei es durch spezifische Erreger wie Dysenterie oder Keime der Paratyphusgruppe, sei es durch Anaerobier oder Staphylokokken oder andere aus verdorbenen Nahrungsmitteln stammende Saprophyten. Die Letalität solcher Epidemien bei den hochgradig entkräfteten Dystrophikern war oft erschreckend hoch, zumal wenn geeignete Medikamente fehlten und Diät und Bettruhe nicht durchführbar waren.

Bei Ödemkranken sind *Durchfälle* besonders häufig, was durch die beschriebenen Veränderungen der Darmwand verständlich wird. Neben dem Durchfall ist der *Meteorismus* ein häufiges Begleitsymptom der Dystrophie, manchmal verbunden mit Obstipation. Die alimentären Ursachen sind ähnlich wie bei der Durchfallsneigung die grobe Kost, Verschlucken von Luft bei gierigem Essen und durch Gewohnheit, abnorme Gasbildung durch Dysbakterie und Verdauungsstörungen im Darm. Bei Ödemkranken und Kreislaufschwäche treten Resorptionsstörungen der gebildeten Gase aus dem Darm hinzu, welche eine wichtige Ursache der Blähsucht sind (SCHOEN). Außer dem lästigen Völlegefühl tritt durch Zwerchfellhochdrängung Kurzluftigkeit auf. Die hochgradige Flatulenz erschwert das Zusammenleben in engen Räumen.

Die Beschaffenheit der voluminösen Stühle wechselt. Sie enthalten stets reichlich cellulosehaltige Pflanzenreste, oft unverdaute Stärkekörner und Zeichen vermehrter Gärung. Fett und Muskelfasern fehlen, da die Nahrung sie kaum enthält. Bei Durchfällen finden sich Schleim- und Blutbeimengungen, breiige oder rein wäßrige Stühle. Häufig sind sie sauer (pH 5,5—6,5). Rektoskopisch fand FARDY eine entzündlich gerötete, leicht blutende, oft ödematöse Schleimhaut mit oberflächlichen, reaktionslosen Substanzverlusten. Der Sphinktertonus ist herabgesetzt. Die Neigung zu Hämorrhoiden ist erhöht, ebenso zu Intertrigo- und Analekzemen. Bei Inkontinenz hochgradig Entkräfteter kommt es durch Beschmutzung der Haut zu Decubitus und Pyodermien.

Die Veränderungen des Magens und Darmes sind für das Zustandsbild der Dystrophiker und für die Prognose von entscheidender Bedeutung. Auch bei der Wiederauffütterung muß der Funktionszustand des Darmes, vor allem die gesteigerte Reizbarkeit beobachtet werden. Es ist notwendig, zunächst eine leicht verdauliche Kost mit vorsichtigen, schrittweisen Zulagen zu geben.

Leber.

Die Leber als wichtigstes Stoffwechselorgan wird bei Hungerschäden erheblich in Mitleidenschaft gezogen. Ebenso ist sie an den Folgen der chronischen Unterernährung für den Gesamtorganismus maßgebend beteiligt. Es sei nur an ihre Bedeutung für die Bildung der Bluteiweißkörper, vornehmlich der Albumine, erinnert. Die Eiweißeinbuße der Leber ist nächst der Muskulatur am größten. Experimentell liegen zahlreiche Beweise an Tieren für die schweren, oft irreversiblen Schädigungen der Leber durch Unterernährung, vor allem durch Eiweißmangel, vor. Trotzdem tritt die Leber im klinischen Bild der Dystrophie zunächst nicht besonders hervor, und Angaben über ihre Störungen sind im klinischen Schrifttum relativ spärlich.

Bei der Palpation ist die Leber des Dystrophikers meist nicht vergrößert und von gewöhnlicher Konsistenz. Ihre Funktionen lassen keine auffallenden Abweichungen erkennen. Der Blutspiegel des Bilirubin ist — von Ausnahmen mit Ikterus abgesehen — niedrig (0,2—0,5 mg-%), Urobilinurie fehlt. Die Galactosebelastung verläuft regelrecht, die Eiweißlabilitätsreaktionen, z. B. die Takata-Reaktion, sind bei positivem Ausfall nur als Ausdruck der Serumeiweißveränderungen zu werten. Die Aminosäureausscheidung im Harn ist nicht erhöht (Bansi).

In Untersuchungen an insgesamt 230 Unterernährten fanden Hartmann, Mertens und Pola die Takata-Reaktion nur in 6% positiv, das Weltmannsche Koagulationsband in 28% verkürzt und in 5% verlängert, die Cadmiumsulfatreaktion in quantitativer Auswertung meist positiv, die Blutsenkung regelmäßig erhöht. Es ergaben sich Beziehungen zu den Veränderungen der Bluteiweißkörper, nicht zur Leber.

Die Häufigkeit der *Hepatitis* wird bei Unterernährten als erhöht angegeben. Doch hält die Angabe der Kritik nicht stand. Dagegen werden gelegentlich schwere Verlaufsarten der Hepatitis mit Übergang in akute Leberdystrophie bei Dystrophikern berichtet. Sehr viel bedeutsamer sind die *Leberspätschäden* der Dystrophiker, welche von verschiedener Seite, vor allem von Kalk beschrieben worden sind.

Kalk fand eine Häufung der *Lebercirrhose* bei unterernährten Heimkehrern ebenso Berning. Die Leber war etwas vergrößert und verhärtet, zeigte aber keine Funktionsstörungen. Die Milz war palpabel. Durch Laparoskopie und gezielte Leberpunktion ließ sich die Diagnose stellen. Es handelt sich um den Folgezustand vorausgegangener Leberverfettung. Hepatitis war nicht ursächlich beteiligt.

In 13 Laparoskopien und Leberpunktionen an Heimkehrern fand Kalk 2 Lebercirrhosen mit erheblicher Bindegewebsvermehrung; zusammen mit einem früheren Fall waren 3mal Hämochromatosen (Pigmentcirrhosen) damit verbunden, deren Ursachen ungeklärt bleiben. Die Cirrhose wird als Folge der durch den Hunger entstandenen Fettleber in Analogie zu den Versuchen von Himsworth gedeutet. Bei 3 lipophilen Dystrophien fanden sich Zeichen der Leberverfettung. Auch Grafe weist auf das Vorkommen von Cirrhosen und Leberatrophien als Spätfolgen der Unterernährung hin, oft nach vorausgegangener Hepatitis epidemica. Die Zunahme der Cirrhosen wurde nach den Hungerjahren des ersten Weltkrieges bereits beobachtet und wiederholte sich nach dem zweiten Weltkrieg (1940: 34 Sektionsfälle, 1948: 156 (Brass). Die Hepatitisepidemie ist allein dafür nicht verantwortlich, jedoch läßt sich ebenso der Einfluß der Unterernährung nicht näher abgrenzen.

Auch wir haben chronische Leberschäden nach schwerer Dystrophie beobachtet. Leberbiopsien durch Punktion an 20 chronisch unterernährten Kranken mit Hungerödem und Hypoproteinämie durch v. Falkenhausen und Gaida ergaben eine Verarmung an Glykogen ohne völligen Schwund desselben, geringen Fettgehalt, keine Strukturveränderungen, keine Hämosiderose. Dieser Befund steht im Gegensatz zu den Sektionsergebnissen Lubarschs, der nach dem ersten Weltkrieg die Hämosiderose infolge Blutuntergang als wichtigsten Befund der atrophischen Leber Unterernährter beschrieben hatte.

Uehlinger fand bei Hungertodesfällen Lebergewichte von 1000—1200 g gegenüber den um weniger als 100 g höheren Normalgewichten. Histologisch zeigte sich Stauungsatrophie, Ansammlung von braunem Pigment in den zentralen, von Fett in den peripheren Leberzellen. Das Cytoplasma war glykogenfrei, geringe Hämosiderose der Leber- und Bindegewebszellen.

Die auffällige Verfettung der Leberzellen der Läppchenperipherie steht im Gegensatz zur völligen Fettfreiheit aller Organe und Gewebe des Körpers. Ein Teil des Leberfettes stammt aus den subcutanen Depots, was Stefko mittels vergleichender Jodzahlbestimmung nachweisen konnte. Die Fettleber wird als pathognomonisch für den schweren Eiweißmangelschaden bezeichnet. Sie ist der Ausdruck der Unfähigkeit der Leberzellen, das Depotfett zu verwerten. Die verhältnismäßig geringe Gewichtsabnahme der Dystrophikerleber ist durch diese Fetteinlagerung bedingt, wodurch der hochgradige Verlust aktiven Protoplasmas verdeckt wird.

Die Zusammenhänge zwischen strukturellen Veränderungen der Leber und Ernährungsschäden sind vielfach *experimentell* untersucht worden. Je höher die Zellen differenziert sind, um so empfindlicher sind sie gegen Schädigungen. Die Reihenfolge bei der Leber ist: Leberparenchymzelle, Gallenepithel und Reticuloendothel (KUPFFERsche Sternzellen). Akute Schäden betreffen oft nur das Parenchym, während chronische sich sekundär ebenso im Bindegewebssystem abspielen. Die Entstehung nutritiver Leberschäden kann hier nicht im einzelnen verfolgt werden. Es sei auf die ausgezeichneten „Lectures on the Liver and its diseases" von H. P. HIMSWORTH verwiesen. Nur die wichtigsten Daten für das Verständnis der zentralen Stellung der Leber in der Pathologie der Mangelernährung und für die beim Menschen dabei beobachteten Leberstörungen und ihre Folgen seien angeführt.

MILLER und WHIPPLE haben 1942 in Plasmaphereseversuchen an Hunden durch chronischen Eiweißentzug eine Verarmung der Leber an Stickstoff und Schwefel nachgewiesen. Die rasch entstehenden Chloroformschäden solcher Lebern ließen sich durch vor- oder gleichzeitige Verabreichung von Methionin, Cholin oder Cystin verhindern. Diese Schutzwirkung greift an der Beseitigung der Fettinfiltration der Leber durch die Giftwirkung des Chloroform, ebenso des Äthylalkohols, und Tetrachlorkohlenstoffs an. Die Neutralfette werden durch die *lipotrope*Wirkung über einen Phosphorsäurekomplex zu Phosphatiden umgebaut und die dazu fähigen Schutzstoffe werden *lipotrope Substanzen* genannt. BEST hat vor allem die lipotrope Wirkung des Cholin und cholinhaltiger Eiweißkörper bewiesen und DU VIGNEAUD zeigte, daß Methionin durch seine Methylgruppe cholinbildend und dadurch lipotrop wirkt. Cystin wirkt nicht lipotrop, seine entgiftende Wirkung beruht auf dem Schwefelgehalt. Methionin hat daneben ebenfalls entgiftende Funktionen (HARTMANN). Die lipotrope Wirkung kann an den Blutphosphatiden, welche aus dem intermediären Fettumbau der Leber entstammen, gemessen werden (HARTMANN).

HIMSWORTH und GLYNN haben 1944 in Fütterungsversuchen an Ratten zwei grundsätzlich verschiedene Formen von Leberschädigungen erzeugt: Bei eiweißarmer Ernährung entwickelt sich bei den Tieren nach längerer Latenzzeit mit anscheinendem Wohlbefinden ein schwerer, schließlich zum Tode führender Zustand. Die Leber ist vergrößert und zeigt massive Nekrosen, sie bietet das Bild der akuten gelben oder der subakuten roten Atrophie je nach dem Stadium. Erfolgt Ausheilung, so finden sich anstelle der Nekrosen eingezogene, unregelmäßige Narben (Kartoffelleber nach KALK). Die Größenzunahme der Leber ist durch Ödem, nicht durch Fetteinlagerung bedingt. Die wesentliche Ursache der diätetischen Lebernekrose ist Mangel an Cystin und Vitamin E in der Ernährung.

Die andere Form der alimentären Leberschädigung geht über die *Fettleber*. Diese ist der Vorläufer der diffusen Leberfibrose (Cirrhose) und entsteht durch Fehlen der lipotropen Substanzen — Cholin, Methionin u. a. — in der Nahrung. Die klinisch vernachlässigte und nahezu unbekannte Fettleber ist auch die Vorstufe der Alkohol- und anderer toxischer Cirrhosen. Die alimentäre Entstehung der Lebercirrhose über die Fettleber ist eine für die Klinik äußerst wichtige Tatsache.

Bei der Eiweißmangel-Unterernährung des Menschen sind die Bedingungen komplexer als bei den differenzierten Mangel-Diäten von HIMSWORTH und GLYNN.

Deshalb treten beide Formen der Leberschädigung gelegentlich auf, die akute Leberdystrophie und die Cirrhose oder Mischformen. Glücklicherweise sind dies keine häufigen Ereignisse, da bei rechtzeitiger Wiederauffütterung mit hochwertigem Eiweiß die Schäden häufig reversibel sind, sofern es sich noch um Fettlebern oder lokalisierte Nekrosen handelt. Die anatomische Läsion bedingt dann keine dauernde funktionelle Schädigung. Bei schweren und langdauernden Eiweißmangelschäden wird stets mit Leberspätschäden — wie sie vielfach beobachtet wurden — zu rechnen sein und der vorbeugenden Therapie (Methionin-Cholin-Gaben) wird besondere Aufmerksamkeit gewidmet werden müssen. Die Gefahr ist besonders groß, wenn infektiös-toxische Schädigungen die Ernährungsstörung komplizieren und die entgiftende Wirkung der schwefelhaltigen Aminosäuren durch ihren Mangel ausfällt.

Auch außerhalb der kriegsbedingten Hungerjahre liegen eindrucksvolle Erfahrungen über *alimentäre Leberschädigungen* in Ländern mit chronischer Mangelernährung vor. Es sind dies der Ferne Osten, Afrika und Britisch-West-Indien. J. SNAPPER berichtet über die Häufigkeit von Lebercirrhosen infolge chronischen Eiweißmangels in Ostasien, vor allem in China. Die Kost enthält dort 80—90% Kohlenhydrate, 5—10% Proteine, wovon in China nur 7%, in Indien 5% tierischen Ursprungs sind, und 7—8% Fett. In den ärmsten Gegenden Westafrikas und Ugandas tritt ein abgrenzbares wohldefiniertes Krankheitsbild bei Kleinkindern auf, welches Kwashiorkor = „Rote Kinder“ von den Eingeborenen genannt wird. Das schwarze Haar färbt sich rötlich, die Haut wird ödematös und hyperkeratotisch, es treten Durchfälle mit unverdauten Stühlen, makrocytäre hypochrome Anämie, Osteoporose, Wachstumsstörungen, Dysproteinämie auf. Das zentrale Symptom ist eine hochgradige *Fettleber* (TROWELT und MUWAZI). Pellagra ist in Zentral-Afrika unbekannt und ohne Beziehung zu diesem Krankheitsbild. Therapeutisch soll nur Rohleber oder getrockneter Schweinemagen erfolgreich sein, nicht Methionin. In Südafrika beschrieben TH. und I. GILLMANN das Syndrom als infantile Pellagra mit schweren Fettlebern, wobei jede Leberzelle durch große Fettkugeln aufgetrieben war. Die Nutzlosigkeit von Nicotinsäureamid spricht aber gegen diese Deutung. Die Kost dieser Kinder ist extrem eiweißarm. In Britisch-West-Indien (Britisch Guayana, Trinidad und Jamaica) beschreibt WATERLOW bei Eingeborenen-Kindern unter 2 Jahren ein Krankheitssyndrom mit Ödem, Muskelschwund und Fettleber als Folge langdauernden Eiweißmangels bei kohlenhydratreicher Kost. Es handelt sich dabei um ein einheitliches Krankheitsbild, welches oft als Vorläufer späterer Cirrhose zu betrachten ist. Die pellagraartigen Nebenerscheinungen des afrikanischen „Kwashiorkor“ wie Pigmentverluste von Haut und Haaren, Hyperkeratose, Schleimhautulcera und Rhagaden am Mund, Durchfälle, Pankreasläppchenatrophie fehlen dabei gewöhnlich. Gemeinsam ist beiden Krankheitsbildern die hohe Sterblichkeit, die große Fettleber, die Unansprechbarkeit auf diätetische Maßnahmen. Es ist berechtigt, von „Fettleberkrankheit“ zu sprechen, welche in West-Indien in reiner Form und in Afrika meist mit Avitaminose vermischt vorkommt. Die Kinder sind dabei anfänglich gut ernährt. Neben Eiweißmangel sind die Kohlenhydratüberernährung und das Wachstum für die Entstehung der Fettleber wie im Tierversuch maßgebend. Die Häufigkeit der kindlichen Lebercirrhose vom LAENNEC-Typ in West-Indien und überhaupt in tropischen Ländern deutet auf die ätiologische Bedeutung des Eiweißmangels hin. Daneben kommen in Afrika und Indien gehäuft Cirrhosen unklarer Ätiologie bei Erwachsenen vor, bei welchen der alimentäre Faktor weniger im Vordergrund steht. Bemerkenswert ist auch das häufige Vorkommen primärer Lebercarcinome bei afrikanischen Negern.

Da die Leberschäden als Folge von chronischer Eiweißmangelernährung sich erst spät bei Erwachsenen entwickeln und häufig im subklinischen Stadium latent bleiben, ist es begreiflich, daß sie im Schrifttum oft nicht genügend gewürdigt werden. Die epidemische Hepatitis, welche als Folge des Krieges in vielen europäischen Ländern endemisch geworden ist, erklärt in vieler Beziehung die vermehrte Häufigkeit chronischer Leberdystrophie und Cirrhose. Der alimentäre Faktor der Kriegs- und Nachkriegsjahre fällt in diesen Gipfel hinein und ist dadurch schwer abzugrenzen. Es ist aber als klinisch und experimentell erwiesen anzusehen, daß chronischer Eiweißmangel allein die Entstehung der Fettleber und im weiteren Verlauf der Lebercirrhose veranlaßt. Wie weit der ungünstige Verlauf der Hepatitis und anderer Lebererkrankungen dadurch begünstigt wird, bleibt offen, solange eingehende Untersuchungen darüber fehlen. Die Wahrscheinlichkeit besteht durchaus. Allerdings ist zu bedenken, daß hochgradiger Eiweißmangel über längere Zeit, wahrscheinlich besonders mit Mangel an Methionin und anderen lipotropen Stoffen, zur Schädigung der Leber erforderlich ist. SHERLOCK und WALSHE haben bei 20 Personen, welche ein Jahr unter Eiweißmangelkost mit 1000 kcal täglich lebten, weder durch Punktion (Biopsie) noch durch Funktionsprüfungen Schädigungen der Leber feststellen können.

Kreislauforgane.

Das führende Symptom der alimentären Kreislaufeinflüsse ist die Senkung des *Blutdrucks*. Bei 1500 männlichen Heimkehrern fanden wir im Durchschnitt einen systolischen Wert von 100,8, einen diastolischen von 71,2 mm Hg. Es besteht eine Beziehung zum Alter in gleichsinniger Zunahme, zum Gewicht in gleichsinniger Abnahme. Im Einzelfall finden sich erhebliche Schwankungen. Doch ist die absolute Senkung des Blutdrucks ein regelmäßiger Befund, der von allen Untersuchern in den verschiedenen Ländern erhoben wurde. (GSELL, MOLLISON.) Abgesehen von den schweren Hungerschäden wurde bei der nach Lebensmittelkarten unterernährten Bevölkerung allgemein in diesen Jahren die Neigung zu Hypotonie beobachtet. Sogar der essentielle Hochdruck sank häufig auf niedrigere Werte ab, um sich nach Erholung auf die alte Höhe einzustellen. Die Ursache der Hypotonie ist nicht Herzschwäche, sondern die *hypotone Regulationsstörung*.

Die subjektiven Beschwerden sind Schwindel, leichte Ohnmacht beim Stehen, oft schon beim Aufsetzen, kalte Hände und Füße, Frösteln, kurz: Kollapsneigung. Zeichen der Herzinsuffizienz wie Atemnot, Cyanose der Lippen, Beklemmungen, Herzklopfen, pflegen zu fehlen auch dann wenn Ödeme vorhanden sind. Diese sind offenbar unabhängig vom Herzen entstanden.

Das *Herz* ist nicht vergrößert, sondern schwankt zwischen normalem und verkleinertem Durchmesser, eine Beobachtung, welche schon SCHITTENHELM und SCHLECHT nach dem ersten Weltkrieg gemacht haben. Vergrößerung des Herzens sah HEILMEYER als Zeichen der begleitenden B_2-Avitaminose an (Beri-Beri-Herz). Dem klinisch-röntgenologischen Befund eines schlanken, median gestellten „Tropfenherzens" entspricht pathologisch-anatomisch die braune Atrophie des Herzens mit Gewichtsverlust bis zu 24% (GIESE). ÜHLINGER sieht in einer Gewichtsabnahme bis zu 200 g einen kritischen Grenzwert, unterhalb dessen das Herz versagt. Die Relation Herz: Körpergewicht = 1/200 bleibt bei trockener Inanition gewöhnlich bestehen. Bei starker Abmagerung bleibt das Herz über dem Sollwert, wird also als lebenswichtig geschont. Im Alter ist diese Anpassung geringer.

Die Herztöne sind rein, der Puls ist kriechend, in schweren Fällen dikrot und ausgesprochen verlangsamt, wenn er in Ruhe untersucht wird. Unsere Heimkehrer zeigten diese Bradykardie nicht, sondern etwa 80 Schläge, da sie sich nicht unter Ruhebedingungen befanden. Diese Labilität ist Teilerscheinung der vasomotorischen Dysregulation. Die Pulsverlangsamung ist besonders bei Ödemkranken ausgeprägt, meist unter 60, manchmal ohne Blockierung bis 30 Schläge herabgehend. Der Puls ist oft weich und klein. Nach Atropingaben fand Berning regelmäßig Pulsbeschleunigung, was einen gesteigerten Vagustonus als Mitursache der Bradykardie annehmen ließ. Die zirkulierende Blutmenge wechselt, ist jedoch meist niedrig. Das Minutenvolumen ist klein (Govaerts, Reindell und Klepzig), also alle Funktionen sind herabgesetzt. Die regulierenden Einflüsse der Carotissinus scheinen abgeschwächt. Govaerts fand die Kreislaufgeschwindigkeit erniedrigt. Die arteriovenöse O_2-Differenz war groß. Landes fand sie jedoch meist erniedrigt. Er sieht darin einen Unterschied zum Vagotoniker, der durch die erhöhte O_2-Utilisation in der Kreislaufperipherie sein Schlagvolumen niedrig halten kann, während es der Dystrophiker wegen der verschlechterten O_2-Ausnutzung steigern muß. Diese geht mit der Abnahme des Grundumsatzes und der Zelloxydationen bei Unterernährten, vor allem bei Ödemkranken, einher. Nach Ausschwemmung der Ödeme steigt die Utilisation des Sauerstoffs. Der Schongang der Vaguseinstellung wirkt sich dann voll aus, wodurch der Eintritt von Herzinsuffizienz vermieden wird. Der Venendruck ist nicht erhöht (Govaerts und Lequime), steigt jedoch bei Anstrengungen erheblich an.

Das *EKG* besteht bei Ödemkranken in Niedervoltage, wie wir sie auch beim Myxödem kennen. Die Veränderung ist reversibel (Forster). Störungen der Reizbildung und Überleitung kommen gelegentlich vor. Am häufigsten ist die Größenabnahme der Nachschwankung und der QRS-Zacke. Diese sind nicht nur Ausdruck einer ödematösen Durchtränkung, sondern auch einer diffusen Herzmuskelschädigung, welche sich durch braune Atrophie, Verfettung und fleckförmige Fibrose ausprägt. Die Pulsverlangsamung entspricht einer Sinusbradykardie. Unter den Berningschen Fällen zeigten 47% normale EKGs, in 40% fanden sich Veränderungen der Nachschwankung, in 33% flache Vorhofszacken. Myokardschäden wurden in 28% angenommen. In 7% lagen Reizbildungs- und Reizleitungsstörungen vor. Verlängerung von QT, wie sie Glassner beschrieb, lassen an die energetisch-dynamische Herzinsuffizienz (Hegglin) denken, welche durch Glykogenschwund erklärt wird. Eine allgemeinere Bedeutung scheint ihr für die Dystrophie nicht zuzukommen. Das EKG des Beri-Beri-Herzens (Aalsmer und Wenkebach) zeichnet sich durch PQ-Verkürzung und hohe Amplituden und Frequenzen aus, wodurch es sich deutlich vom EKG der Dystrophie unterscheidet. Außerdem ist das Beri-Beri-Herz hypertrophisch und dilatiert, das Dystrophieherz klein und atrophisch. Das bestätigen auch die Tierversuche von Luckner und Skriba.

Neben der Vaguseinstellung mit Herabsetzung des Minutenvolumens wirkt die Hypotonie und periphere Kreislaufschwäche im Sinne einer Entlastung des Herzens. Bei der Sektion an Dystrophie Verstorbener ist die Leber außergewöhnlich blutreich (Giese), ebenso das gallertig veränderte Knochenmark. Die Verminderung der zirkulierenden Blutmenge findet so ihren morphologischen Ausdruck. Auch sie stellt eine Entlastung des Herzens dar, dessen langsame Schlagfolge eine bessere Ausnutzung des Coronarblutes erlaubt (Rein).

Die Regulationsstörung der Kreislaufperipherie ist somit vielleicht in gewissem Sinne als Teil der das Herz entlastenden Umstellungen anzusehen, ohne daß damit eine teleologische Betrachtung verbunden werden soll. Sie prägt sich in der *Hypotonie*, der Akrocyanose, der schlecht durchbluteten, blassen und kühlen Körperoberfläche aus. Besonders deutlich wird sie bei Belastungen. Zuerst hat

ICKERT darauf hingewiesen, daß die Blutdrucksteigerung bei Anstrengung ausbleibt. Wir haben in 72 Fällen bei Dystrophikern den Schellong-Test durchgeführt. Dabei fanden wir beim Stehen 17 mal Sinken des systolischen und diastolischen Blutdruckes und Pulsbeschleunigung, 21 mal lediglich diastolischen Druckanstieg und Pulszunahme. Nach 15 Kniebeugen reagierten $^3/_4$ der Unter-

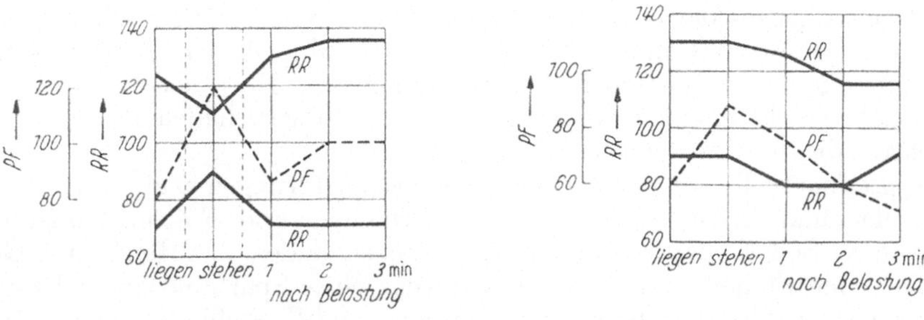

Abb. 11.   Abb. 12.

Abb. 11 und 12. Schellong-Test bei trockener Dystrophie.

suchten ungenügend oder mit Drucksenkung (Abb. 11 u. 12). Somit sind fast regelmäßig durch Belastung Regulationsstörungen nachzuweisen. Das Depotblut wird nicht entspeichert, die Gefäßregulationen versagen.

Dieses Verhalten lenkt die Aufmerksamkeit auf die *Capillaren.* Wir untersuchten eine größere Zahl unserer Heimkehrer capillarmikroskopisch und fanden dabei regelmäßig abnorm weite, atonische und spastischkontrahierte Capillaren am Nagelfalz nebeneinander. Vor allem die venösen Schenkel waren weit und geschlängelt, der breite helle Saum um die Capillaren zeigte die Ausdehnung des Ödems (Abb. 13). Bei stärkerer Anämie waren Lücken im capillaren Blutstrom vorhanden, die aus Plasma bestanden und bei venöser Stauung verschwanden (MÜLLER-DETHARD). Unter 100 Fällen von feuchter und trockener Dystrophie fand sich nur 5 mal normales Ver-

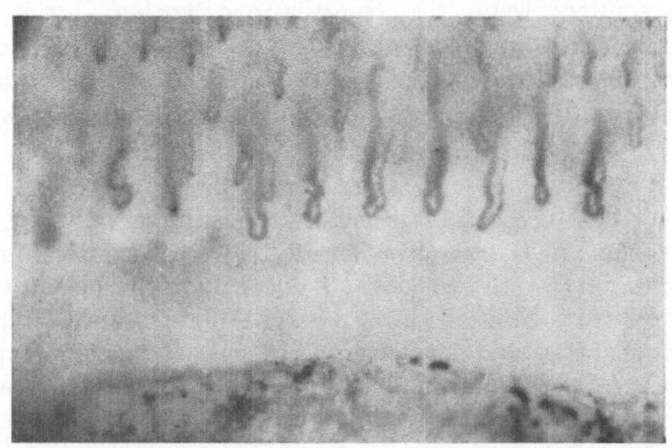

Abb. 13. Capillarmikroskopisches Bild vom Nagelfalz eines Dystrophikers mit statischen Ödemen. Man sieht abnorm weite Capillaren neben spastisch kontrahierten. Die venösen Schenkel sind atonisch geschlängelt. Der breite helle Saum um die Capillaren zeigt die Ausdehnung des Ödems (MÜLLER-DETHARD).

halten des Capillarbildes, sonst meist das beschriebene Bild des spastisch-atonischen Symptomenkomplexes von O. MÜLLER, häufig mit präcapillarem Ödem. Die Capillarmikroskopie zeigt die gestörte Funktion an, ohne über ihren Grad und ihre Ursache Aufschluß zu geben. Die Bestimmung der Capillarresistenz, wofür WENDENBURG und ZILLMER eine modifizierte Methode der Erzeugung von Petechien durch Saugen (Resistentometer) für Reihenuntersuchungen beschrieben, ergab bei 180 unterernährten Zivilpersonen und 220 Heimkehrern eine Insuffizienz der Capillarendothelien, welche bei trockener Dystrophie latent blieb, bei Ödemkrankheit manifest wurde. Die Herabsetzung der Capillarresistenz zeigte keine direkten Beziehungen zum Serumeiweiß (Hypoproteinämie) und zum gleichzeitig gemessenen

kolloidosmotischen Druck, weder quantitativ noch zeitlich. Sie überdauerte häufig
bei Rekonvaleszenten mit Ödemneigung die Störung der Bluteiweißkörper. Deshalb sehen Wendenburg und Zillmer die Capillarwandschädigung als die wesentliche Ursache der Ödementstehung an. Die gestörte Capillarfunktion ist schwer
reparabel. Bürger machte die Verminderung des Lecithingehaltes des Serums
für die Änderungen der Capillarpermeabilität verantwortlich, doch kann der
Verlust oberflächenaktiver Stoffe nur ein Faktor unter vielen sein. Berning
nimmt eine Unterfunktion der Nebennierenrinde ähnlich dem Morbus Addison
als Teilursache der peripheren Kreislaufschwäche an. Nach neuen Auffassungen
von Selye bewirkt in einem weiteren Sinne der Hungerschaden als *„stress"* eine
vermehrte Abgabe von Cortison (s. S. 239).

Die greifbaren Folgen der peripheren Kreislaufstörungen sind die Neigung zu
Frostbeulen und Erfrierungen, zu kalten Händen und Füßen, Parästhesien,
Akrocyanose und Kollapszuständen. Im ganzen bilden die Herz- und Gefäß-
störungen eine Einheit. Sie sind der Ausdruck einer Sparfunktion und zugleich
die Ursache zu zahlreichen Begleiterscheinungen und Komplikationen der Dystrophie. Die Kollapsgefahr überwiegt dabei die Bedeutung der Herzinsuffizienz
gerade für die schweren und tödlich verlaufenden Hungerschäden. Als organische
Herzkrankheit ist hier kurz die *Endocarditis lenta* zu erwähnen, welche im Verlauf
und im Anschluß an die Hungerjahre eine ungewöhnliche Zunahme gezeigt hat. Sie
bezog sich weitgehend auf Männer, welche schwere Dystrophien durchgemacht
hatten. Das Zusammentreffen von Infektionsherden (Granatsplitter, Zahn- und
Tonsillenherde) und Hungerschäden schafft anscheinend durch Resistenzver-
minderung gegen bestimmte Infektionserreger die Disposition zur Erkrankung,
besonders wenn die Herzklappen vorher durch rheumatische Veränderungen
geschädigt waren (Schoen und Fritze). Dazu genügen schon Verquellungs-
vorgänge am Subendothel der Herzklappen (Böhnig). Die Zunahme der Endocarditis lenta fällt mit der Abnahme der rheumatischen Endokarditis zusammen.

Respirationsorgane.

Die oberen Luftwege sind hauptsächlich durch die Austrocknung bei der
trockenen Dystrophie beteiligt, wodurch Reizhusten und trockene Bronchitis
gefördert werden. Bei Ödemkranken findet man feuchte Bronchitiden und in
schweren Stadien mit Zwerchfellhochstand Neigung zu Bronchopneumonien
hypostatischen Charakters. Im ganzen ist der Respirationstrakt direkt nur wenig
am Symptomenbild der Dystrophie beteiligt. Dagegen spielt die *Lungentuberkulose* als Begleit- und Folgekrankheit eine beherrschende Rolle, auf welche später
einzugehen sein wird (s. S. 254).

Nervensystem und Sinnesorgane.

Die alimentären Störungen am Nervensystem sind z. T. durch *Vitaminmangel*
bedingt. Hier können nur die durch Unterernährung allein verursachten Erscheinungen berücksichtigt werden, zumal in Europa im Gegensatz zum Fernen Osten
der begleitende Vitaminmangel keine sehr wesentliche Rolle spielte.

Die *psychischen* Veränderungen der Hungerkranken wurden bereits früher
(S. 205) geschildert. Sie beginnen mit Müdigkeit und führen über Reizbarkeit zu
Apathie und moralischem Verfall. Je schwerer die Inanition, um so mehr treten
die individuellen Unterschiede der Persönlichkeit in den Hintergrund. Bei
Zusammentreffen von Hunger und Kriegsgefangenschaft hinter Stacheldraht
verstärken sich die psychischen Störungen, insbesondere treten häufiger Psychosen
auf. Eingehende psychische Beobachtungen über den Einfluß von Unterernährung unter günstigen äußeren Bedingungen an Freiwilligen verdanken wir

A. Keys. Die intellektuellen Fähigkeiten leiden bei Jugendlichen weniger als bei älteren Menschen. Das soziale Empfinden wird stark beeinträchtigt. In der Rekonvaleszenz pflegen die psychischen Störungen sich rasch zurückzubilden. Es gibt jedoch auch Ausnahmen, welche sich nicht wieder in ihre Umwelt sozial einfügen können. Das Problem der „Heimkehrer" geht über die Hungerschäden weit hinaus.

Neurologische Störungen wurden mannigfach beschrieben. Ihre Bedeutung und Ursachen sind verschieden. Eine Gruppe bilden die begleitender *Avitaminosen*, vor allem B_1-Mangel. Dazu gehören die Hungerpolyneuritiden, welche vor allem in Ostasien und Indien beobachtet wurden. Interessant ist das Symptom der „brennenden Füße" (burning feet), welches Dunlop bei Unterernährten japanischer Lager beschrieben hat. Es besteht in heftigen, brennenden Schmerzen, die vor allem nachts exacerbieren und die Füße zugleich mit Schweißen befallen. Nicht alle neuritischen Störungen erklären sich aber durch B_1-Mangel. Vasomotorische und trophische Störungen sind beteiligt. Häufig handelt es sich um Parästhesien, manchmal Analgesie an Händen und Füßen, besonders bei Ödematösen. Motorische Störungen wurden ebenfalls beobachtet. Mit auffallender Häufigkeit von 30% der Fälle mit Hungerödem wurden von Vallejo in Madrid Reflexverluste, Bewegungsanomalien und Kontrakturen beschrieben. Bei Ödemkranken sind die Patellar- und Achillessehnenreflexe häufig abgeschwächt oder fehlen zugleich mit Hyposensibilität. Die Störungen sind mit Ödemausschwemmung reversibel. Die hochgradige Reduktion der Muskulatur bei fortgeschrittener Dystrophie, Ödem und Hautveränderungen lassen solche Störungen, wenn eindeutige neurologische Zeichen fehlen, schwer beurteilen. Die häufigen Schienbeinschmerzen wurden von Berning als Zeichen der Kalkverarmung der Tibien betrachtet ähnlich wie beim Cushing-Syndrom. Es gibt aber zweifellos Fälle von Dystrophie mit echter Polyneuritis, besonders an den Beinen. Auch die auffallende Häufigkeit postdiphtherischer Polyneuritis in den Jahren der Unterernährung dürfte mit der latenten alimentären Schädigung zusammenhängen.

Trophische Störungen finden sich regelmäßig an der Haut, Muskulatur, dem Skelet, an Haaren und Nägeln, oft auch an den Schleimhäuten der Zunge und des Magens. Besonders schwer sind die Hautveränderungen bei chronischen Ödemen. Das *tropische Geschwür* stellt in heißen Ländern eine besonders schmerzhafte und hartnäckige trophische Störung der Haut dar.

Zentral-nervöse Störungen gehören — abgesehen von den psychischen Veränderungen — kaum zum Bild der Dystrophie, da der Bestand des Zentralnervensystems bis zuletzt gewahrt wird. Auch die peripheren Nerven sind relativ wenig am Hungersyndrom beteiligt, was schon Maase und Zondeck nach dem ersten Weltkrieg betont haben.

Die *Sinnesorgane* sind ebenfalls an der Dystrophie nur in geringem Maße beteiligt. Das Sehen ist gewöhnlich ungestört. Jedoch sah Vallejo im spanischen Bürgerkrieg retrobulbäre Neuritis, Walters bei Hindus in 9% die als Gefangenschaftsamblyopie bezeichnete Abnahme der Sehschärfe mit bitemporaler Abblassung der Papille und Einengung der Gefäße. Auch Akustikusneuritiden wurden dabei beobachtet. In japanischen Gefangenenlagern wurden ebenfalls retrobulbäre Neuritis und Opticusatrophie mit Zentral-Skotomen und Sehstörungen mehrfach beschrieben (Spillane, Scott u. a.). Diese Veränderungen sprechen z. T. auf B_1-Therapie an, z. T. nicht. Es handelt sich wohl um verschiedenartigen Vitaminmangel neben der Unterernährung. In Batavia beobachteten Kullmann und de Raadt Schwindelanfälle von mehreren Minuten Dauer mit Erbrechen und Kopfschmerzen, ferner Nystagmus und Taubheit für tiefe Töne bei unterernährten Kriegsgefangenen. Es handelt sich um supranucleäre

Erscheinungen bei Pellagra und Beri-Beri. Die häufig auftretende Hemeralopie ist indirekte Folge des Fettmangels in der Ernährung, da die Resorption der fettlöslichen Vitamine — in diesem Falle Vitamin A —, auch wenn sie ausreichend zugeführt werden, gestört ist.

Heinsius unterscheidet zwei Gruppen von Störungen des Augenhintergrundes bei Dystrophikern: die Sehnervenabblassung und Atrophie nach retrobulbärer Neuritis als Folge des Albumin- und B_2-Mangels und Papillen- und Netzhautödeme sowie Retinitis angiospastica als indirekte Folgen durch hormonale Fehlsteuerung über die Nebennierenrinde.

So bleiben viele Unklarheiten über die Teilfaktoren, welche die nervösen Störungen bei Dystrophie bewirken. Bei der reinen Unterernährung sind sie selten. In experimentellen Untersuchungen zeigten Mourriquand und Croisnard an unterernährten Tauben eine Verlängerung der Chronaxie am Nervus vestibuli. Doussinet fand ebenso eine Verlängerung der Chronaxie an der Schultermuskulatur Unterernährter, während Guy Laroche erhebliche Verminderung der faradischen und galvanischen Erregbarkeit von Nerven der unteren Extremität feststellte. Diese etwas dürftigen objektiven Ergebnisse erklären sich durch die Seltenheit ernsthafter neurologischer Störungen bei Dystrophikern.

Drüsen mit innerer Sekretion.

Die Hormone sind Eiweißkörper, Derivate von Aminosäuren oder Steroide. Ihre Muttersubstanzen sind essentielle Aminosäuren und Lipoide, welche am meisten von der Mangelernährung betroffen werden. So ist von vornherein zu erwarten, daß die hormonale Unterfunktion eine Teilerscheinung der Dystrophie darstellt. Da alle endokrinen Organe betroffen werden, sind sehr ausgeprägte klinische Syndrome nicht anzutreffen, sondern mehr das uneinheitliche Bild der *pluriglandulären Insuffizienz.*

Keimdrüsen: Die erste endokrine Ausfallserscheinung bei chronischer Unterernährung ist der Verlust der Libido und der Potenz beim Mann, die Amenorrhoe bei der Frau. Die Keimdrüsen werden atrophisch ohne direkte Beziehung zu Grad und Dauer der Mangelernährung. Am Hoden sind die Veränderungen der Spermiogenese am besten zu verfolgen, an den Ovarien findet sich Follikelschwund. Bei Kindern tritt die Pubertät verzögert ein. Stefko fand bei Kindern Sistieren der Bildung der Geschlechtszellen und Atrophie der Samenkanälchen. Bei Knaben wurde häufig Kryptorchismus festgestellt. Auch bei Mädchen blieb das Genitale unterentwickelt. Wie weit diese sexuelle Entwicklungsstörung bei hungernden Kindern sich später auf die Fortpflanzungsfähigkeit auswirken wird, kann heute noch nicht entschieden werden.

Die Potenzstörungen beim Manne sind ebenso wie die weiblichen Amenorrhoen außerordentlich hartnäckig und überdauern die Zeit der Unterernährung erheblich, oft viele Jahre. Wenn auch der Mangel an Aufbaustoffen für die Keimzellen die eigentliche Ursache der Störung ist, so spielen in den späteren Phasen sicher auch psychische Momente eine begleitende Rolle. Die von Martius beschriebene „Fluchtamenorrhoe", die hartnäckige Potenzstörung bei Heimkehrern aus Kriegsgefangenschaft gehören hierher. Solche Störungen erwiesen sich als äußerst therapieresistent trotz guter Ernährung und Behandlung mit Sexualhormonen. Tierversuche von Harries und Thiemann u. a. zeigten Fruchtschädigungen nach Unterfütterung der tragenden Muttertiere. Beim Menschen ist wohl eher mit Sterilität zu rechnen. Die Geburtsgewichte der Säuglinge waren in den Hungerjahren erniedrigt (Bickenbach). So berechtigt Befürchtungen für Spätfolgen der Hungerzeit in der Fortpflanzung und in der Nachkommenschaft erschienen, so zeigt sich doch jetzt bereits, daß Schäden sich bei der überwiegenden

Mehrzahl der Bevölkerung nicht bemerkbar machen, da die frühzeitig beim Hunger eingesparten Sexualfunktionen durch den Grad und die Dauer der Unterernährung der Nachkriegsjahre noch nicht irreversibel geschädigt wurden.

Schilddrüse: Im klinischen Bild des Ödemkranken finden sich viele mit der Hypothyreose und dem Myxödem gemeinsame Züge: die trockene, rissige Haut, das Ödem, die Blässe, der Haarausfall, die Apathie und Stumpfheit, die Bradykardie, das gedunsene, ausdruckslose Gesicht, die erloschene Genitalfunktion. Als meßbares Zeichen findet sich die Senkung des Grundumsatzes um beträchtliche Grade (s. S. 242).

Anatomisch ist die Schilddrüse häufig atrophisch; das Epithel ist niedrig, das Kolloid vermehrt, die Blutversorgung herabgesetzt (BRULL), das Gesamtgewicht erniedrigt. Es ist deshalb auch häufig der Schilddrüse ein maßgeblicher Einfluß auf die Symptomatologie der Hungerkrankheit zuerkannt worden (EPPINGER). Jedoch ist die Hypothyreose nicht von primärer Bedeutung, sondern nur sekundäre Folge der fortgeschrittenen Dystrophie. Dies zeigt die zeitliche Entwicklung bei Hungerversuchen an Tieren (LUCKNER und SKRIBA) ebenso wie die klinische Beobachtung. Unterschiede zwischen Dystrophie und Myxödem wiesen z. B. die Herzgröße, der Wasserhaushalt, die Ödemgenese auf. Immerhin ist bei voll ausgebildeter Dystrophie regelmäßig die Schilddrüse mit ihrer Unterfunktion beteiligt. Interessant ist die Beobachtung, daß in allen Ländern mit Mangelernährung die Hyperthyreosen nach Grad und Häufigkeit stark zurückgegangen sind, während Hypothyreosen häufiger wurden. Die gleiche Erfahrung wurde schon im ersten Weltkrieg in Deutschland gemacht, was BALINT zur Empfehlung einer eiweißarmen Ernährung als Therapie der Hyperthyreosen veranlaßte.

Die *Nebenschilddrüsen* zeigen keine deutlichen Störungen im Sinne der Unterfunktion, wenn auch ein niedriger Calciumspiegel bei Dystrophie manchmal gefunden wird. Dagegen ist ein sekundärer Hyperparathyreoidismus (ALBRIGHT) bei den alimentären Osteopathien mit Mineralstoffwechselstörungen zu beobachten (s. S. 213).

Nebennieren und Hypophysenvorderlappen. Die Beteiligung der Nebennieren am Symptomenkomplex der Dystrophie zu beurteilen, ist besonders deshalb schwierig, weil in den letzten zwei Jahren nach Überwindung der Mangelernährung neue Anschauungen über die Nebennierenhormone gewonnen wurden, welche zu einer Revision früherer Annahmen zwingen. Anatomisch finden sich keine Veränderungen im Mark, während die Rinde in verschiedenem Grade Quellung, Entfettung, Zunahme der Spongiocyten und Fibrose der Kapsel und der Zona glomerulosa aufweist (UEHLINGER). Durch Faltung und Bildung kleiner Adenome zeigt sich das Bestreben zur Kompensation von Funktionsausfall. Rindenhyperplasie, Entfettung und vacuoläre Entmischung bezeichnet UEHLINGER als *zentrale Erscheinung* des Hungerschadens.

Die *funktionelle* Betrachtung hat bisher vor allem die Beziehungen der Nebenniereninsuffizienz (M. ADDISON) zur hypotonischen Regulationsstörung und Kollapsneigung der Kreislaufperipherie betont, also Hypotonie und Adynamie, manchmal auch Dunkelfärbung der Haut. Die Behandlungsversuche mit Desoxycorticosteron blieben bezüglich der Ödeme (COSTE, GOUNELLE) wie der anderen Erscheinungen erfolglos, im Gegenteil Ödeme traten danach auf (DECOURT und BASTIN), was nicht verwunderlich ist. Das Vollbild des Morbus Addison findet sich bei der Dystrophie nicht, es handelt sich nur um gemeinsame Symptome.

Die neuen Untersuchungen von H. SELYE über die Folgen von „stress", also von besonderer Beanspruchung des Organismus durch viele verschiedene Belastungen, darunter auch Hunger und Unterernährung, haben ein Adaptationssyndrom erkennen lassen, welches in 3 Phasen abläuft. Es beginnt mit der „Alarmreaktion", welche in „Schock" und den durch die Gegenreaktion bestimmten „Gegenschock" zerfällt. Dann kommt die „Resistenzphase", worin die Anpassung an den durch den „stress" erzeugten Reizzustand erfolgt. Schließlich tritt die „Erschöpfungsphase" als letzte ein. Die wichtigsten Motoren für die Adaptation sind die Nebennierenrinde durch Cortison (Compound E Kendalls Dehydrooxycorticosteron) und Compound F und der Hypophysenvorderlappen durch sein adrenocorticotropes Hormon (ACTH).

Betrachtet man die chronische Unterernährung als „stress" im Sinne von Selye, so erkennen wir nach der Alarmreaktion der ersten Hungertage, die bei dem chronischen schleichenden Hunger nicht hervortritt, die Resistenz- und die Erschöpfungsphase. Die vagotone Drosselung der Funktionen mit Bradykardie, Herabsetzung des Minutenvolumens, Hypotonie, Grundumsatzsenkung u. a. ist der Versuch einer Anpassung an die unzureichende Ernährung, gekennzeichnet durch Vergrößerung der Nebennierenrinde (Faltung, Adenombildung, Hypertrophie) und verstärkte Regeneration des Hypophysenvorderlappens (Uehlinger). Die verstärkte Produktion des Glucocorticoids Cortison (und Compound F) ist u. a. geeignet, in den Eiweiß- und Kohlenhydratstoffwechsel einzugreifen. Bei fortgeschrittener Dystrophie ist die Erschöpfungsphase erreicht, die Anpassung versagt. Jetzt treten Hypoglykämie, Ödeme auf, der Eiweißbestand des Organismus wird abgebaut, die Regulationen werden gestört, der Grundumsatz steigt wieder usw. Anatomisch ist die Lipoidverarmung und Vacuolenbildung der Nebennierenrinde Kennzeichen dieser terminalen Phase, der Hypophysenvorderlappen erfährt eine Änderung seiner Struktur durch Vermehrung der unreifen Stammzellgruppen bis zur Adenombildung (Uehlinger).

Der *Hypophysenvorderlappen* ist mit der Nebennierenrinde das einzige Organ, welches im Hungerzustand eine echte Volumenzunahme zeigen kann. Für die Dystrophie charakteristisch ist die von Cunz als „Linksverschiebung" bezeichnete Vermehrung der Haupt- und Stammzellen mit oder ohne Eosinophilie (Uehlinger). Die Linksverschiebung bedeutet ein Schwinden der hochdifferenzierten Zellen mit Vermehrung der Nachschubzellen. Die Zunahme der eosinophilen Zellen wird als unabhängiger Vorgang angesehen, nach Rössle als Folge der ausgefallenen Keimdrüsenfunktion. Der Grad der Veränderung ist verschieden, an 36 Hypophysen fand Uehlinger nur 10mal ein normales Schnittbild. Die reinen Hungertodesfälle zeigten die schwersten Veränderungen; Verödung und Sklerose des HVL wurde nie gefunden. Im Hinterlappen ließen sich keine Veränderungen nachweisen.

Die Schlüsselstellung des HVL im endokrinen System läßt erwarten, daß auch bei der Dystrophie die Hypophyse in besonderer Weise beteiligt ist. Daß dieses über das Vorderlappenhormon ACTH als Regulator der Cortisonbildung beim „Adaptationssyndrom" der Fall ist, wurde bereits besprochen. Auch für die frühzeitige Einstellung der Sexualfunktionen und der Schilddrüsenaktivität sind Einflüsse des HVL über die gonadotropen und thyreotropen Hormone anzunehmen.

Das Bild der fortgeschrittenen Dystrophie selbst gleicht weitgehend der *hypophysären Kachexie* oder Simmondsschen Krankheit. Die hochgradige Abmagerung und frühzeitige Alterung, die Hypotonie, Bradykardie, Grundumsatzsenkung und das Erlöschen der Sexualfunktionen sind beiden gemeinsam. Dagegen ist die Hypo- und Dysproteinämie, die Hypocholesterinämie, die Ödemneigung, die Polyurie, die schwere Anämie nur der Dystrophie eigen. Es sind also auch hier nur Teilsymptome gemeinsam wie beim M. Addison und der Hypothyreose. Demnach handelt es sich um sich überschneidende Vorgänge, aber nicht um primäre hypophysäre Störungen. Ähnlich kann auch die echte hypophysäre Kachexie infolge Anorexie sich mit chronischer Unterernährung kombinieren. Die Ansicht Bertrams, daß eine *primäre* Hypophysenzwischenhirnstörung das Bild der Dystrophie bestimme, ist nicht zutreffend.

Daß solche Einwirkungen mitbestimmend werden, wenn im Verlauf der Hungerkrankheit die Hypophyse mit erkrankt ist, steht nach klinischen und anatomischen Befunden jedoch außer Zweifel. Die Stoffwechselanomalien des Wasser- und Mineralhaushalts, die Polyurie und Nykturie, welche frühzeitig auftreten und auch in der Rekonvaleszenz noch lange fortbestehen, ebenso die Neigung zu Hypoglykämien lassen an eine *diencephale* Regulationsstörung denken. Die Symptomatologie der Eiweißmangelkrankheit wird durch diese sekundären endokrinen Umstellungen maßgebend beeinflußt.

Die anderen endokrinen Drüsen, vor allem das Pankreas, lassen so deutliche Veränderungen oder klinische Funktionsstörungen wie Keimdrüsen, Schilddrüse, Nebennierenrinde und Hypophysenvorderlappen nicht erkennen.

Avitaminosen.

Vitaminmangel ist an den Erscheinungen der Dystrophie in Europa auffallend wenig beteiligt. Die dadurch bedingten Besonderheiten bei Hungerkranken in Indien und Ostasien und in tropischen Ländern wurden bereits erwähnt. Ferner wird auf die Kapitel über Vitamine hingewiesen.

Die Zusammensetzung der Mangelkost garantiert einen genügenden Gehalt an den wasserlöslichen Vitaminen der B-Gruppe und an C-Vitamin durch das hochausgemahlene Brot, Kartoffeln und Gemüse (Kohlenhydrate). Selbst bei extremer Unterernährung in Gefangenenlagern kamen B- und C-Avitaminosen in Europa nicht nennenswert vor. Auch die Gefahr, daß ein einseitiges Überwiegen der Kohlenhydrate einen relativen B_1-Mangel hervorruft, trat nicht in Erscheinung. Die Ähnlichkeit von Beri-Beri mit der Ödemkrankheit hat früher die Deutung einer begleitenden B_1-Avitaminose erfahren, doch darf diese Annahme als widerlegt gelten. Therapeutisch ist B_1-Gabe auch in großen Dosen völlig wirkungslos. LUCKNER zeigte dies auch bei Ratten mit Hungerödemen. HEILMEYER hat neben Hungerödem auch Fälle mit Beri-Beri-Ödem gesehen. Kombinationen mit Pellagra sind in Theresienstadt (WOLFF-EISNER) und in Griechenland beobachtet worden (PERAKIS und BAKALOS). Über einige Fälle mit Skorbut berichtete DIETRICH. Aber dabei kann man sagen, daß die Ausnahme die Regel bestätigt.

Mit den *fettlöslichen* Vitaminen liegen die Voraussetzungen zur Avitaminose insofern vor, als sie zu ihrer Resorption Fett als Vehikel gebrauchen, welches in der Mangelkost oft nur ganz ungenügend — unter 10 g täglich — enthalten war. Im spanischen Bürgerkrieg (1936—39) und danach sind schwere A-Mangelzustände bekannt geworden; neben den akuten Störungen wie Nachtblindheit und Xerophthalmie blieben dauernde Sehstörungen (Amblyopie, Hornhauttrübungen) bestehen. Es wurde deshalb von REIN auf die Bedeutung eines genügenden Fettgehaltes der Ernährung (Fettminimum 40 g) hingewiesen. Wie weit A-Mangel an der Entstehung der follikulären Hyperkeratosen und anderer Hautstörungen beteiligt ist, bleibt offen (s. S. 222).

JÜRGENS wies experimentell an Ratten bei chronischem A-Mangel eine Proliferation verhornender Epithelien im Ausführungsgang der Parotisdrüsen nach, welche zur Verlegung und Rückstauung des Sekrets führen. Die häufig bei Dystrophikern beobachtete Schwellung der Parotiden ist bisher nicht als A-Mangelsymptom gedeutet worden, weil Untersuchungen darüber fehlen.

Mangel an Vitamin D trat selten in Erscheinung, zumal Kinder relativ gute Rationen erhielten. Osteomalacie und Spätrachitis, überhaupt alle Hungerosteopathien traten gegenüber den Erfahrungen des ersten Weltkrieges stark in den Hintergrund (vgl. S. 209). Über Vitamin-E-Mangel liegen keine Beobachtungen vor. Vitaminbestimmungen wurden bei Dystrophikern vereinzelt durchgeführt und dabei für alle Vitamine abnorm niedrige Werte gefunden.

Bei schweren Ödemkranken fand Hoogland 1945 in Holland Vitamin A, C und Carotin stark, Aneurin und Nicotinsäure nur gering vermindert. Die geringe Manifestation von Avitaminosen liegt einmal an dem herabgesetzten Vitaminbedarf bei Unterernährung, ferner am Zeitfaktor, indem die Unterernährung bedrohliche Formen annahm, ehe sich Avitaminosen ausbilden konnten. Trotz der geringen praktischen Bedeutung des manifesten Vitaminmangels für die europäische Form der Dystrophie bietet die Kombination von Unterernährung mit Eiweiß und Fettmangel bei kohlenhydratreicher Ernährung mit klinisch latentem verschiedenartigem Vitaminmangel in seiner Auswirkung auf den intermediären Stoffwechsel, Ferment- und Hormonbildung viele wichtige und ungelöste Probleme.

Das Fehlen der klassischen Vitaminmangelerscheinungen bei den europäischen Dystrophikern schließt nicht aus, daß larvierte oder nicht erkannte Hypovitaminosen häufiger vorkommen. Zschau und Wichmann wiesen z. B. auf das häufige Vorkommen von Nierensteinen als Zeichen des A-Mangels hin; die umschriebenen Hyperalgesien und Parästhesien lassen an B_1-Mangel, die Empfindlichkeit gegen Sonnenstrahlen, die Zungenveränderungen, Magen- und Darmschleimhautatrophien an B_2-Mangel denken. Die Identifizierung solcher Symptome als hypovitaminotisch bleibt jedoch unsicher.

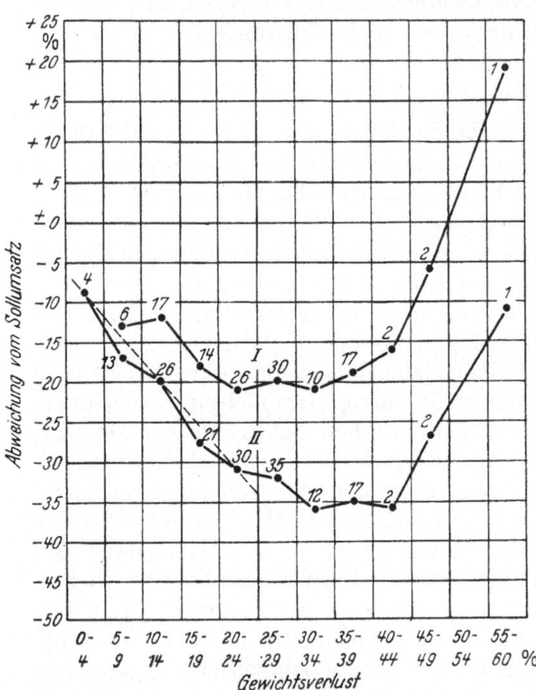

Abb. 14. Kurve 1: Mittelwerte der Abweichungen des Grundumsatzes innerhalb von Gewichtsverlustgruppen zu je 5%, errechnet aus 34 Grundumsatzbestimmungen der Literatur und 91 eigenen Grundumsatzbestimmungen. Kurve 2: Mittelwerte der Abweichung des Grundumsatzes von dem auf das Sollgewicht bezogenen Sollgewichtsumsatz innerhalb von Gewichtsverlustgruppen zu je 5%, errechnet aus 72 Grundumsatzbestimmungen der Literatur und 91 eigenen Grundumsatzbestimmungen. Kurve 1 zeigt von der Gewichtsverlustgruppe 20—24% an einen flachen Verlauf bzw. einen Wiederanstieg. Auch Kurve 2 zeigt bis zu der Gewichtsverlustgruppe 20—24% einen gleichmäßigen Abfall, um von da an flacher zu verlaufen, wie das durch die gestrichelte Linie veranschaulicht wird.

Die Stoffwechselstörung.

Die gestörten Abläufe des Stoffwechsels sind schon in wesentlichen Teilen bei der klinischen Symptomatologie besprochen worden. Deshalb soll im folgenden nur in einer kurzen Übersicht das Wesentliche nach Gruppen zusammengefaßt dargestellt werden. Übereinstimmend wurde bei chronisch Unterernährten eine Senkung des Grundumsatzes beobachtet und als Anpassung aufgefaßt, wobei die Bedeutung einer Herabsetzung der Funktion der Schilddrüse offen bleibt. Das Ausmaß der Senkung liegt — je nach dem Zustand der Untersuchten und der Methodik — zwischen —9% (Kaller und Reller, Bansi) und —20% (Göbel, Hartmann und Mertens). Bei den extrem Abgemagerten fanden wir auffallend hohe Grundumsatzwerte. Die kurvenmäßige Darstellung (Abb. 14) ergibt die Mittelwerte der Abweichungen des Grundumsatzes aus 91 eigenen Untersuchungen und solchen der Literatur in Beziehung zum Gewichtsverlust. Hartmann fand das Minimum des Grundumsatzes bei 20—24% Gewichtsverlust, jenseits derselben steigt er wieder an. Mit KALLER und RELLER nehmen wir an, daß die gut regulierenden (pyknischen) Typen ihren Umsatz erheblich senken können und deshalb bei Unterernährung weniger an Gewicht verlieren, während die schlecht regulierenden (Leptosome) durch mangelnde Grundumsatzsenkung mehr an Gewicht einbüßen. Bei hochgradiger Unterernährung kennzeichnet der Anstieg des gesenkten Grundumsatzes das Versagen der Regulationen, wodurch der Krankheitsverlauf eine bedrohliche Verschlechterung erfährt.

Eiweißstoffwechsel.

Die quantitative Eiweißmangelernährung führt zur negativen N-Bilanz, verstärkt durch die ungenügenden Gesamtcalorienmenge. Auch die allmähliche Anpassung an die Unterernährung vermag die N-Bilanz nicht auszugleichen. Das tägliche N-Defizit betrug meist über 1 g und oft wesentlich mehr. Anteil an der negativen Bilanz hat auch die Kreatinurie, welche regelmäßig vorhanden und mit dem Abbau der Muskulatur zusammenhängt.

Der Mangel an hochwertigem tierischem Eiweiß führt zu negativen Bilanzen der essentiellen Aminosäuren, deren jede einzelne bestimmte wichtige Funktionen als Wirkstoff und Aufbausubstanz besitzt (S. 92). Für die Dystrophie ist besonders der Mangel der schwefelhaltigen Aminosäuren Methionin und Cystin bedeutsam, da sie für die Plasmaeiweißbildung wichtig sind. Im ganzen handelt es sich natürlich um ein äußerst *komplexes Geschehen*, wobei der Ausfall verschiedener spezifischer Leistungen der einzelnen essentiellen Aminosäuren je nach der Zusammensetzung der Nahrung dem Bild der Dystrophie eine individuelle Ausprägung zu geben vermag. Der Begriff des Eiweißminimums der älteren Physiologen ist durch das „biologische Eiweißminimum" unter Berücksichtigung der Wertigkeit, welche durch den Gehalt an essentiellen Aminosäuren bestimmt wird, zu ersetzen. KÜHNAU stellte fest, daß 1946 in der rationierten Ernährung Hamburgs alle essentiellen Aminosäuren außer Arginin nur zu weniger als 50% des Minimalbedarfs enthalten waren. GÜLZOW fand Tyrosin und Tryptophan der Plasmaproteine bei kachektisierender Dystrophie erhöht. Die Verhältnisse lassen sich bei so vielen Varianten im einzelnen nicht übersehen, jedoch ergibt sich durch die Gleichmäßigkeit der Mangelernährung ein ziemlich einheitliches Bild der Dystrophie.

Der Abbau des Organeiweißes läßt sich nur grob in seiner Bruttoform durch die N-Bilanz erfassen. Dagegen bilden die *Bluteiweißkörper* ein besser meßbares Kriterium der Eiweißverarmung. Die Abnahme des Gesamtserumeiweißes wird hauptsächlich durch den Verlust an Albumin mit relativer Zunahme der Globuline gekennzeichnet. Die Vergröberung der Dispersität der Plasmaeiweißkörper bedingt Herabsetzung des kolloid-osmotischen Druckes, wodurch die Ödemneigung gefördert wird. Es gibt aber kein kritisches Bluteiweißminimum für die Ödemgenese, die von anderen zusätzlichen Faktoren abhängig ist. Die Höhe des Gesamteiweißes im Serum wird auf Kosten der Qualität der Eiweißkörper noch einige Zeit aufrecht erhalten (KÜHNAU, HERKEN und REMMER). Elektrophoretisch fand GSELL eine erhebliche Zunahme der γ-Globuline, Vermehrung der β- und α-Globuline in absteigender Reihe.

Die Folgen der Eiweißverarmung des Organismus stehen im Mittelpunkt des Krankheitsbildes der Dystrophie. Die erkennbaren Auswirkungen auf viele Organfunktionen (Leber), Ferment- und Hormonbildung, Blutbildung, Fortpflanzung, Muskulatur u. a. bestimmen in wesentlichen Zügen Verlauf und Prognose. Auch für die Therapie bildet die Ergänzung des Eiweißbestandes des Organismus die wesentliche Aufgabe.

Die spezifisch-dynamische Wirkung der Eiweißkörper fanden wir in Versuchen an 13 Dystrophikern nur sechsmal erniedrigt (Bretz). Sie war ohne Beziehung zur Höhe des Grundumsatzes. Offenbar kann die spezifisch-dynamische Wirkung nicht in die Regulationsvorgänge zur Energieeinsparung bei Unterernährung einbezogen werden. Auch die Zunahme der spezifisch-dynamischen Wirkung bei Wiederauffütterung zeigte sich unabhängig vom Grundumsatz. Bansi fand den endogenen Eiweißstoffwechsel bei mittelschwerem Hungerödem nicht gesteigert, also keine pathologische Neigung zum Eiweißzerfall; eine Ausnahme machen lipophile Dystrophien. Akute Blutverluste werden bei Unterernährten hämodynamisch schlecht kompensiert, da die Mobilisierung der Blutdepots, die Einschwemmung von Gewebswasser in die Blutbahn gestört sind. Es mangelte an mobilisierbaren Plasmaproteinen außer Fibrinogen (Gülzow und Pickert). Die Blutregeneration verläuft verzögert. Die Gefahr der akuten Blutung ist die Verminderung der Blutmenge (Duesberg und Schröder). Holtz erklärt die Hypotonie Hungerkranker durch Fehlen des Hypertensinogens und des Ferments Renin, die beide Eiweißkörper sind.

Die Resistenz gegen Infektionen ist bei Eiweißmangel herabgesetzt (Madden), wohl durch Abnahme der an Eiweißkörper gebundenen Antikörper und der γ-Globuline. Auch die Wundheilung verläuft abnorm langsam, die Granulationen sind schlaff und blaß, die Ödemneigung ist nach Operationen erhöht, die Narkosekomplikationen sind häufiger. Der Abfluß eiweißhaltiger Wundsekrete, ebenso Fieber, welches zum erhöhten Eiweißverbrauch führt, sind große Gefahren für den reduzierten Eiweißbestand des Dystrophikers (Duesberg). Die moderne Chirurgie trägt der Bedeutung der Eiweißverarmung dadurch Rechnung, daß große Mengen Blutes vor, während und nach eingreifenden Operationen regelmäßig infundiert werden.

Kohlenhydratstoffwechsel.

Der alte Begriff des „Hungerdiabetes" trifft für die Dystrophie nicht zu. Zuckerausscheidung kommt nicht vor. Der Nüchternblutzucker ist niedrig, etwa an der unteren Grenze der Norm (90 mg-%). Es besteht die Neigung zur Hypoglykämie, welche besonders bei Ödemkranken deutlich wird (Knack und Neumann u. a.). Final beobachtete Gülzow extrem niedrige Blutzuckerwerte, offenbar infolge Aufbrauchs alter verfügbarer Kohlenhydratreserven einschließlich des Glykogens der Leber und der Muskulatur. Tödliche Hypoglykämien sind zweifellos vorgekommen, z. B. bei plötzlichen Todesfällen nach erzwungener körperlicher Anstrengung hochgradig Unterernährter in Straflagern (2 eigene Fälle). Gerade für den plötzlichen Tod Dystrophischer ist neben dem Kreislaufkollaps stets die Hypoglykämie als verantwortlich zu betrachten (Giese). Die Symptome der drohenden Hypoglykämie sind gering, es sei denn, daß der Heißhunger als solches angesehen wird.

Belastungsversuche mit Traubenzucker sind häufig und mit wechselnden Ergebnissen durchgeführt worden (vgl. Berning). Der Anstieg erfolgt, obwohl von abnorm tiefen Anfangswerten ausgehend, gewöhnlich bis zur gewohnten Höhe des Normalen. Die hypoglykämische Nachphase fehlte. Gülzow fand verminderte Adrenalin- und gefährlich erhöhte Insulinwirkung bei Ödemkranken. Die Messung der capillar-venösen Blutzuckerdifferenzen ergab bei Ödemkranken niedrige und bei Auffütterung erhöhte Werte, was im ersten Fall für Assimilationsstörung für Zucker, im zweiten für seine gesteigerte Verwertung spricht. Bei der Rekonvaleszenz sind dementsprechend hypoglykämische Blutzuckerkurven zu beobachten. Die Rückkehr zu normalen Werten erfolgt erst in einem späten Stadium der Wiederauffütterung (Gülzow). Dann aber tritt völlige Regularisierung ein; Diabetes wurde als Nachkrankheit nicht beobachtet.

Wie weit endokrine Fehlleistungen an den Störungen der Blutzuckerregulation beteiligt sind, bleibt offen. Hypophyse und Nebenniere könnten durch Abnahme der hyperglykämisierenden Einflüsse die Hypoglykämie fördern. Es liegt aber viel näher, die Glykogenverarmung der Leber und die Erschöpfung der

Kohlenhydratreserven als Hauptursache der Störung anzusehen, zumal der relative Reichtum der Mangelkost an Kohlenhydraten die Insulinausschüttung anregt. Eine sehr erhebliche Unterfunktion des Inselorgans scheint daher nicht vorzuliegen, wie auch die Neigung zu Hypoglykämien bei der Wiederauffütterung zeigt.

Daß neben der mangelnden Glykogenmobilisierung auch die Zuckerverwertung in der Peripherie gestört ist, scheint nicht erwiesen zu sein. Der Glykogenmangel der Leber ist auch für den intermediären Eiweiß- und Fettstoffwechsel von nachteiliger Wirkung. Es kommt zur Hungeracidose durch vermehrte Bildung von Ketonkörpern im Blut und Harn, wie sie FEIGL schon nach dem ersten Weltkrieg nachgewiesen hat. Die Alkalireserve fanden STRAUB und MEIER damals ganz allgemein bei der Bevölkerung herabgesetzt. Im Gegensatz zu diesen Beobachtungen nach dem ersten Weltkrieg wurde in den Jahren nach 1945 keine Acidose gefunden, z. T. sogar Erhöhung der Alkalireserve. Die Ketonkörper waren im Blut und Harn nicht erhöht. Wahrscheinlich bedeutet die kohlenhydratreiche Ernährung bei Erschöpfung der Fettdepots und sehr geringer Eiweiß- und Fettzufuhr einen Schutz gegen die Hungeracidose.

Fett- und Lipoidstoffwechsel.

Die zunehmende Unterernährung führt zu einem Schwund der Fettdepots, deren völlige Aufzehrung durch die prämortale Hyperazoturie als Ausdruck der Heranziehung der Eiweißstoffe des Organismus zur Energiedeckung angezeigt wird. Die Hungerlipämie findet sich bei chronischer Unterernährung im weiteren Verlauf nicht mehr, sondern Gesamtfett und Lipoidphosphor des Plasmas sind vermindert. Der Cholesterinwert ist niedrig (zwischen 50—100 mg-%), die Esterquote ist anteilig nicht vermindert (GSELL) oder sogar erhöht (LAROCHE). Selbst bei der unter knapper, aber noch ausreichender Kost lebenden Schweizer Bevölkerung fand ROCH schon eine geringe Senkung des Cholesterinspiegels. Auch das Blutlecithin sinkt ab. Die Erythrocyten zeigen die gleiche Verarmung an freiem Cholesterin und Phosphorlipoiden bei hohen Cholesterinesterwerten. Nur bei lipophiler Dystrophie war das Gesamtfett erhöht (HORST).

Die extreme Fettarmut der Nahrung läßt Störungen der Fettverdauung ähnlich der Sprue durch Afermentie nicht in Erscheinung treten. Die Rückwirkung auf die Resorption der fettlöslichen Vitamine wurde bereits erwähnt, ebenso die Fettleber durch Mangel bestimmter essentieller Aminosäuren (S. 95).

Mineral- und Wasserhaushalt.

Die Störungen des Mineralhaushaltes, welche für die Hungerosteopathien verantwortlich sind, wurden S. 213 besprochen. Die Mineralwerte des Serums sind sämtlich erniedrigt, Phosphor auf 1,5—2,5 mg-%, Calcium auf 8,0—9,0 mg-%, auch Kalium in schweren Fällen (GSELL). Die Zahlen werden allerdings durch die Hydrämie verschleiert. MELLINGHOFF fand bei 60 Hungerkranken verschiedener Stadien einen annähernd normalen Serumkaliumgehalt, während die Erythrocyten erhöhte Kaliumwerte während langer Zeit aufwiesen. Im Gesamtblut war der Kaliumwert an der unteren Grenze der Norm. Das Seryumcalcium war erniedrigt, der K/Ca-Quotient stets beträchtlich erhöht. Die Verschiebungen spiegeln die Änderungen im Erregbarkeitszustand des vegetativen Nervensystems wider: vagotone Einstellung bei der Inanition im Sinne von KRAUSS und ZONDEK. In der Rekonvaleszenz erfolgt der Umschlag in ein sympathicotones Verhalten. Bei unbehandelten Dystrophien war die Adrenalinwirkung auf das K/Ca-Verhältnis stark abgeschwächt — Ödemkranke hatten in Versuchen von JANSEN eine negative Kalkbilanz. Den Serummagnesiumgehalt fand MELLINGHOFF häufig als Ausdruck eines Mg-Mangels erniedrigt. Bilanzversuche zeigten an 2 Dystrophikern eine tiefgreifende Störung des Mg-Stoffwechsels mit negativer Mg-Bilanz. Die Haftfähigkeit für Magnesium ist im Hunger herabgesetzt, weshalb leicht eine relative Mg-Unterernährung eintritt. Durch Mg-Lactatgaben ließ sich bald eine positive Mg-Bilanz erzielen, wobei die Dystrophiker erheblich mehr retinierten als der Normale. Bei Absetzung der Zulage wurde die Bilanz sofort wieder negativ, die Störung hielt demnach an. Die Calciumbilanz zeigt ähnliches Verhalten. Sie wurde durch Mg-Zulagen nicht einheitlich beeinflußt. Die Mehrausscheidung von Ca und Mg im Hungerzustand wird durch eine Störung der Bindungsfähigkeit der Kolloide für diese Mineralstoffe erklärt, vielleicht durch Veränderung der Eiweißkörper. Die Ultrafiltrierbarkeit der Ca- und Mg-Verbindungen im Serum Hungerkranker ist als Voraussetzung für die Mehrausscheidung erhöht (MELLINGHOFF).

Die Störungen im Mineralhaushalt sind mit dem Säure-Basengleichgewicht eng verknüpft. Entsprechend dem Absinken des Grundumsatzes sind bei Dystrophie die Verbrennungen eingeschränkt. Die CO_2-Produktion sinkt und damit der CO_2-Gehalt und die CO_2-Spannung des Plasmas. Die Alkalireserve nimmt zu (MICAUT und Mitarb.). Eine manifeste Alkalose tritt im schwersten Stadium der Inanition prämortal ein (p_H 7,45 GSELL). Eine Hungeracidose, wie sie beim akuten Hunger nach kurzer Zeit auftritt, wurde meist vermißt (Schutz durch hohen Kohlenhydrat-, niedrigen Fett- und Eiweißgehalt der Kost).

Die Erniedrigung des Stoffwechsels erklärt auch die Neigung zu *Untertemperaturen*, auch bei rectaler Messung. Dabei bleibt die Fähigkeit zu fieberhaften Reaktionen erhalten. Oft sind diese jedoch geringer, als der Infekt erwarten ließe

Der *Wasser- und Salz*(Kochsalz)*haushalt* ist von größter Bedeutung für das Verständnis der Hungerödeme und der Hungerexsiccose (feuchte und trockene Dystrophie). Die Störungen machen sich schon im Beginn der Unterernährung bemerkbar. Die *Polyurie* gehört zu den Frühsymptomen. Die Kochsalzausschwemmung ist dabei oft beträchtlich erhöht (72 g in 24 Std. MAURIAC). Die Mangelkost ist dabei sehr reich an Wasser und Kochsalz und begünstigt zuerst die erhöhte Ausscheidung und bei zunehmender Hypoproteinämie die *Retention*.

Die Zunahme der Ödemneigung wurde vor allem auf die Änderung der Bluteiweißkörper zurückgeführt. Ihre quantitative Abnahme bis unter 5% ist mit einem zunehmendem Sinken des Quellungsdruckes verbunden. Es ergibt sich jedoch keine kritische Grenze des Serumeiweißspiegels — wie vermutet —, welche durch das zwangsläufige Auftreten von Ödemen gekennzeichnet wird. Die qualitative Änderung der Serumeiweißkörper, die Abnahme des Albumins, das Überwiegen der Globuline bedeutet eine noch tiefer greifende Änderung des Kolloidzustandes. Der onkotische Druck einer 1%igen Lösung von Albumin beträgt 7,9 von einem 1%igem Globulingemisch 1—3 cm H_2O. Dabei sind besonders die grobdispersen β- und γ-Globuline bei chronischer Unterernährung mit Mangel an biologisch vollwertigem Eiweiß vermehrt. Die Folge für das Blut ist die *Hydrämie*, wobei die Isoosmie vor allem durch Kochsalzzunahme erhalten wird. Wir fanden bei schwer Ödemkranken erhöhte Serumkochsalzwerte. Der Trockenrückstand des Serums ist herabgesetzt (5,46% nach BÜRGER).

Der Wasseraustausch im Capillargebiet unterliegt nach STARLING zwei antagonistischen Einflüssen: der Filtration entsprechend dem hydrostatischen Druck und der Resorption entsprechend dem kolloid-osmotischen Druck der Eiweißkörper, welcher den osmotischen Druck hauptsächlich beeinflußt. Im arteriellen Schenkel der Capillare strömt durch die Blutdruckwirkung Flüssigkeit aus, welche im venösen Schenkel bei niedrigem Blut- und hohem osmotischem Druck wieder zurückfließt (STARLINGER, PFAFF und HEROLD). Die *Hypoonkie* ist beim Unterernährten das ausschlaggebende Moment für die Ödemneigung.

Daneben ist der Capillardruck entsprechend der arteriellen Hypotonie und der Verminderung der zirkulierenden Blutmenge herabgesetzt. Erst wenn der venöse Druck steigt, nimmt der Capillardruck zu. Dies ist der Fall, wenn die interstitielle Gewebsflüssigkeit vermehrt ist oder das Herz in seiner Leistung nachläßt, Faktoren, die eine zusätzliche Rolle spielen können (Travellors Oedema, Ödem in der Rekonvaleszenz).

Wichtiger sind die *Permeabilitätsstörungen* der Capillarwand selbst. Die Dysproteinämie bewirkt eine Ernährungsstörung der Endothelien, welche durchlässig werden. Sobald aber außerhalb der Capillaren sich Eiweißkörper ansammeln, entsteht durch ihre Hydrophilie Ödem. Die Störung der Capillarfunktion ist vielfach nachgewiesen worden, z. B. im Unterdrucktest am Auftreten von Petechien (ZILLMER) und bei capillarmikroskopischer Untersuchung.

GONNELLE und Mitarb. stellen die Abnahme des Zelleiweißgehaltes und die Alteration der Zellmembran an den Anfang der Ödembildung, weil sie Wasseraustritt ins interstitielle Gewebe zur Folge haben. Die Bluteiweißveränderungen sollen erst sekundär entstehen, was jedoch nicht zutrifft. Zwischen Bluteiweiß und Kochsalz bestehen nach FIESSINGER gewisse Bindungen. Sinkt der Bluteiweißspiegel, kann Kochsalz leichter ins Gewebe übertreten und dort Wasser binden. Die Mangelödeme sind relativ chlorreich. Vitaminmangel, hormonale und neurovegetative Faktoren können permeabilitätsändernd eingreifen.

Ödeme bei *normalisiertem* Serumeiweißgehalt im Stadium der Auffütterung machen der Erklärung besondere Schwierigkeit. Sie sind oft äußerst hartnäckig, auch wenn der Ernährungszustand wieder völlig oder sogar überschießend wiederhergestellt ist. Zuerst mag dabei die qualitative Wiederherstellung der Bluteiweißkörper noch nicht erfolgt, das Albumin-Globulinverhältnis noch zugunsten der Globuline verschoben sein. Doch überdauert die Ödemneigung zuweilen auch diese Phase der Dysproteinämie. In solchen Fällen sind offenbar hartnäckige Störungen der Capillarfunktion die Ursache der Ödeme, wenn nicht zusätzliche Noxen hinzukommen. Begünstigend wirken Anämien, welche die Sauerstoffversorgung in der Peripherie erschweren, zumal sie mit Verminderung der Gesamtblutmenge und Hydrämie verbunden sind. Bei bestehender Ödemneigung wird der Kochsalz- und Flüssigkeitsgehalt der Ernährung sehr wichtig sein. Komplikationen durch Herzinsuffizienz oder Nierenstörungen müssen jeweils berücksichtigt werden.

Histologisch ist die Gewebsstruktur der Haut bei Hungerödem erhalten. Die Flüssigkeit findet sich in den Bindegewebsräumen und drängt die kollagenen Fasern auseinander. Die Gefäße zeigen histologisch keine Veränderungen. Die Lokalisation in den Gewebsspalten erklärt die außerordentliche Wandelbarkeit der Hungerödeme, ihr rasches Auftreten und Verschwinden (UEHLINGER).

Die *Lokalisation* der Mangelödeme folgt der Schwere. Sie treten zuerst an den abhängigen Partien auf (Knöchelödeme). Der hydrostatische Druck ist also für die Manifestation ein wesentlicher Faktor, ohne daß jedoch eine kardiale Stauung mitwirken muß. Bei fortschreitender Ödembildung wird das lockere subcutane Gewebe im Gesicht und die Haut des Stammes und der Extremitäten im ganzen ödematös, Ergüsse in die serösen Höhlen schließen sich an, so daß universelles Ödem bestehen kann. Der Schwund des Fettgewebes wirkt raumschaffend (WEECH). Infolgedessen finden sich auch in den Fettdepots in Nachbarschaft der Nieren, des Darmes (Mesenterium, Appendices epiploicae) und anderer Organe bevorzugt Ödeme.

Wir sind heute noch von einem vollen Verständnis für die Ödemgenese bei der Ödemkrankheit entfernt. In dem komplexen Geschehen steht sicher die Hypoalbuminämie als wichtigster Faktor voran. Die chronische Unterernährung mit Eiweiß, der Mangel zumal an hochwertigem Eiweiß ist die eigentliche Ursache. Dazu kommen andere Teilfaktoren der calorienarmen, wasser- und kochsalzreichen Ernährung. Die ungenügende Eiweißzufuhr wird durch hinzukommende Resorptionsstörungen infolge von Afermentie, Durchfällen, Gärungsdyspepsien, Darmwandödem u. a. verstärkt. Kommen Infektionen hinzu (Tbc.), so tritt als weitere Belastung die Erhöhung des Eiweißverbrauches hinzu. Die Bildungsstätte der Albumine ist weitgehend die Leber. Infolgedessen ist der Funktionsstörung der Leber durch Mangelernährung (Fettleber) besonderes Augenmerk zu schenken.

Vom eigentlichen Hungerödem, welches Lamy und Lamotte-Barillon treffend als „Syndrome d'inondation chez les dénutris" bezeichnen, ist das *örtliche* Ödem der Dystrophiker zu unterscheiden. Dieses ist an örtliche Gewebsveränderungen gebunden und weitgehend unabhängig von der Hypoproteinämie. Erfrierungen, Entzündung, Narbenbildung sind die Lokalisationsfaktoren, hydrostatische Belastung, langes Stehen und Sitzen (Travellors Oedema), Kälte, Muskelanstrengung häufig auslösendes Moment. Offenbar spielt hier der gestörte Gewebsstoffwechsel infolge von Capillarschäden, Durchblutungsstörungen, lokaler Acidose und Hyperämie usw. die wesentliche Rolle. Auch diese lokalen Ödeme treten weit in der Rekonvaleszenz immer noch gelegentlich in Erscheinung. Wir fanden sie unter 225 Fällen: 210mal an den Unterschenkeln und Füßen, 124mal als morgendliches Gesichtsödem, 28mal an den Bauchdecken, 19mal am Scrotum. In 40 Fällen bestand isoliertes Gesichtsödem.

Das *experimentelle Hungerödem* läßt sich bei verschiedenen Tierspezies mehr oder weniger zuverlässig durch Unterernährung erzeugen. Vor allem ist dazu die überreichliche Salz- und Wasserzufuhr zur Auslösung geeignet (Rowntree, Swingle). Cohnheim und Lichtheim erzeugten als erste mit 6%igen Kochsalzlösungen Hydrämie und Ödeme, wonach bei Zufuhr von 60—70% des Körpergewichts der Tod eintrat.

Viel weniger als die Ödemneigung ist die *Exsiccose* der Unterernährten Gegenstand der Untersuchung gewesen. Unter 6094 chronischen Dystrophien (Rußlandheimkehrer) sahen wir in weniger als $^1/_3$ Ödeme. Davon hatten die Mehrzahl lediglich statische „Reiseödeme" infolge ihres langwierigen Transportes. Variieren die Zahlen der Ödemkranken auch je nach dem untersuchten Material, so treten sie meist — außer bei besonders extremen Bedingungen — an Häufigkeit gegenüber den trockenen Formen zurück.

Die *Deshydratation* ist die regelmäßige Begleiterscheinung der Dystrophie, welche der Ödemkrankheit gewöhnlich vorausgeht; Ödeme sind nur ein fakultatives Symptom der Hungerkrankheit, wenn auch ein sehr wichtiges und folgenschweres. Die Grundlage der Exsiccose ist die Abnahme der extracellulären Körperflüssigkeit durch Wasser- und Salzverlust. Verminderte Flüssigkeits- und Salzaufnahme kommt dafür im Falle der Unterernährung nicht in Betracht, im Gegenteil. Es kann also nur die erhöhte *Ausscheidung* die Ursache sein. Die früh einsetzende Polyurie mit hoher Kochsalzdiurese ist dafür verantwortlich. Wie weit dafür Änderungen der Glomerusfiltration durch Sinken des osmotischen Druckes oder diuretische Wirkungen von Eiweißabbauprodukten (Rückresorption der Tubuli) beteiligt sind, ist unsicher. Wasser- und Salzverlust durch Schweiß sowie Durchfälle sind oft in erheblichem Maße am Zustandekommen der Austrocknung beteiligt und gefährlich durch ihre Rückwirkungen auf den Kreislauf bei bestehender Verminderung der Blutmenge. Zuerst nimmt das interstitielle Gewebswasser ab, später auch die intracelluläre Flüssigkeit. Die Schleimhäute trocknen durch Versiegen der Sekretionen aus, die Haut wird schlaff und runzelig und läßt sich in Falten, welche lange bestehen bleiben, abheben, der Blutdruck sinkt, das Durstgefühl wird unerträglich. Die trotzdem bestehende Hydrämie kann auf dem Boden der Hypoalbuminämie und von Permeabilitätsstörungen der Capillaren bei der dauernd hohen Flüssigkeits- und Salzzufuhr von der Exsiccose unmittelbar zur Ödembildung führen. Ungenügende Salzzufuhr verhindert die Ödembildung. Die Exsiccose bleibt neben dem Ödem bestehen, die Wasserverteilung ist gestört. Trotz Ödemen leiden die Kranken unter Durst und Austrocknung der Mundschleimhaut. Die komplexen Bedingungen der Ödementstehung können so das Bild der Exsiccose in das der Ödemkrankheit umwandeln, *ohne daß eine tiefgreifende Änderung erfolgt.* Die Ödemkrankheit ist nur eine *Komplikation der trockenen Dystrophie* und keine eigene Krankheitseinheit. Die Schleusen der Capillaren öffnen sich, die Überschwemmung führt oft zum raschen Tod durch Kreislaufversagen. Die Fähigkeit der Mobilisierung des Körperwassers durch Umlagerung ist verloren gegangen. Die Flüssigkeit ist blockiert und erreicht nicht die Auscheidungsorgane. Es ist daher offensichtlich, daß brüske Flüssigkeitszufuhr bei Ausgetrockneten unter den Bedingungen des Eiweißmangels gefährliche Folgen haben kann (Evans).

Verlauf der trockenen und feuchten Dystrophie (Ödemkrankheit).

Nach der Schilderung der Symptomatik und Pathogenese der Hungerkrankheit erscheint es zweckmäßig, mit kurzen Strichen den klinischen Verlauf in seinen verschiedenen und wechselnden Erscheinungsformen zusammenfassend darzustellen. In Ostasien, Indien ist die Ödemkrankheit häufig bei der armen Bevölkerung, bei Mißernten „epidemisch" (epidemic dropsy).

Die Ödemkrankheit.

Das Bild der *Ödemkrankheit* (Hungerödem) ist besonders eindrucksvoll. Der Zeitpunkt des Auftretens der Ödeme prägt sich dem Kranken gewöhnlich gut ein; die zur schon vorhandenen Ermattung hinzutretende Schwere der Beine, die Völle des Leibes, die Kurzatmigkeit sind subjektiv sehr unangenehme neue Symptome. Deshalb konnten auch die meisten unserer Dystrophiker unter den heimkehrenden Kriegsgefangenen angeben, daß sie ein Ödemstadium durchgemacht hatten, wenn sie auch bereits seit langem ödemfrei waren oder nur noch „Reiseödeme" an den Unterschenkeln aufwiesen.

Im Stadium der Ödeme wird das Untergewicht durch die Wasseransammlung verdeckt; aber auch nach Ausschwemmung der Ödeme fanden wir bei diesen Kranken keine so extrem niedrigen Gewichte wie zuweilen bei den „trockenen" Dystrophikern (23—40% Untergewicht). Die Ödemkrankheit ist nicht notwendig das schwerste Stadium der Hungerkrankheit, aber sie bedeutet stets eine sehr ernste Komplikation, wenn die Ödeme beträchtlich sind. Die Ödeme sind sehr labil, wechseln ihren Ort und werden bei Liegen oft rasch ausgeschwemmt. Als Beispiele verschiedener Schwere der Ödemkrankheit seien 2 Fälle aufgeführt:

1. 36 jähriger Landarbeiter, der früher gesund war, wird seit 1 Jahr bei schwerer Arbeit unzureichend ernährt, hochgradiger Eiweiß- und Fettmangel. Nachtblindheit, Polyurie. Starke Ödeme des Gesichts mit Schwellung der Augenlider, der Beine bis zum Oberschenkel, der Bauchhaut und des Scrotum. Keine Höhlenergüsse. Haut trocken und rissig, Hyperkeratose. Temperatur 35,8°, 52 Pulse, Blutdruck 88/60 mm Hg. LOOSERsche Umbauzonen an der 2. u. 3. Rippe. Herz und Lunge bis auf alte Pleuraschwarte o. B. Ekg: Sinusbradykardie von 44 Pulsen. Bauchorgane o. B. Magenkurve subacid. Patellar- und Achillesreflexe fehlen. Hb: 78%, 3,6 Mill. Erythrocyten, 4300 Leukocyten, Gewicht 54 kg bei 168 cm Größe. BKS: 18/34 mm, Sternalmark: ödematös, Verquellungen reticulärer Zellen und Fasergewebe, starke Hypoplasie. Serumeiweiß 7,2% (!), 0,62% NaCl, $\varDelta = -0,57°$, Blutzucker 115 mg-%,

Ca 10,9, K 17,9 mg-%, NaCl im Ödem 0,65%, Takata +. Der Allgemeinzustand war nicht bedrohlich. Nach drei Tagen Bettruhe bei Kost mit 2200 kcal und 75 g pflanzlichem Eiweiß waren die Ödeme ausgeschieden (s. Abb. 15), es erfolgte dann vom 7. Tage ab in den nächsten Wochen echte, regelmäßige Gewichtszunahme. Bei der Entlassung nach 4 Wochen Zunahme 7,5 kg, gemessen vom niedrigsten Gewicht nach Ausschwemmung der Ödeme. Entlassungsbefund: Puls 68, Blutdruck 105/70 mm, Hb 82%, 4,1 Mill. Erythrocyten, 5800 Leukocyten, BKS 2/8 mm, NaCl im Serum 0,55%, Eiweiß 8,3%, $\Delta = -0,56°$, Ca 10,4 mg-%, K 24,0 mg, Takata negativ.

Das Beispiel zeigt einen mittelschweren Fall von Ödemkrankheit mit rascher Erholung und Rückgang aller Veränderungen zur Norm. Nur die Hypotonie persistiert. In der Anamnese unserer Ödemkranken waren fast regelmäßig Durchfälle, welche der Ödementstehung vorausgingen. Ein sehr chronischer Fall von Ödemkrankheit ist folgender:

2. 48 jähriger Kaufmann, kam im März 1945 in Breslau wegen Beinödemen ins Krankenhaus, nachdem er bereits lange Zeit unzureichend ernährt war. Keine Besserung in verschiedenen Flüchtlingslagern; Ende 1946 zunehmende Ödeme an den Armen und im Gesicht, Atemnot, Ohnmachten, Kräfteverfall. Aufnahme Med. Klinik Göttingen 4. 3. 1947. Es besteht allgemeines Körperödem mit trockener, derber und rissiger Haut, abschilfernde Hyperkeratose. Blasse Schleimhäute, spärliche Körperbehaarung. Zunge trocken, belegt. Gebiß defekt. Thoraxorgane o. B. Leber vergrößert. Genitalödem. Mäßige Anämie, 4600 Leukocyten. Serumkochsalz 0,63%, Eiweiß 4,9%. Takata R ++, anacide Magenkurve. Gewicht 69,2 kg bei 164 cm.

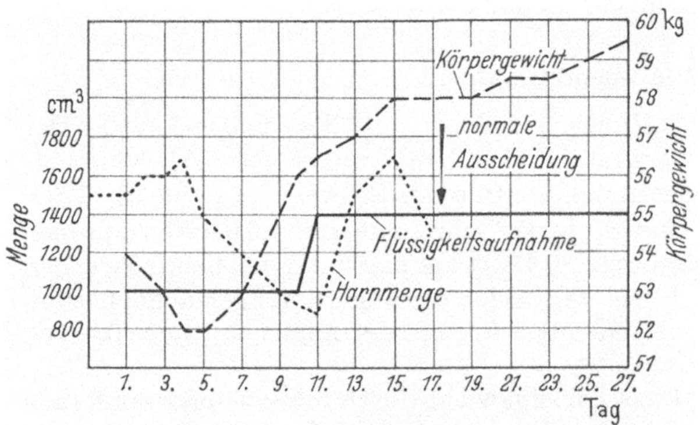

Abb. 15.
Ausscheidungs- und Gewichtskurve einer Ödemkranken.

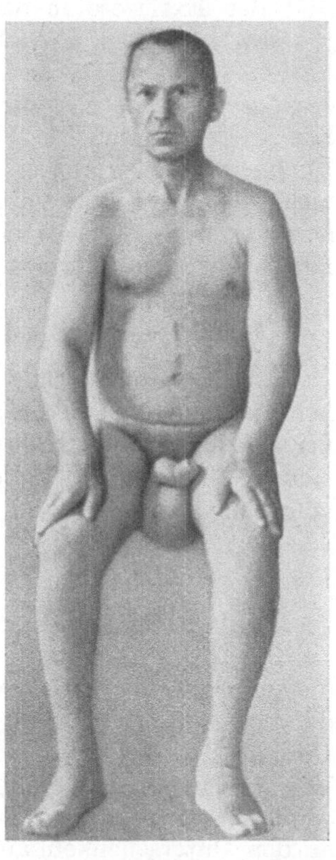

Abb. 16. Irreversible Ödemkrankheit bei 48 jährigem Mann. Allgemeines Ödem, Scrotalödem, chronische Hautveränderungen (Dyskeratose).

Der Patient blieb bis zum Tode am 1. 6. 1948 in unserer Beobachtung. Es gelang durch die Behandlung mit eiweißreicher Kost und zahlreichen Bluttransfusionen, Strophantin, Diuretica nur vorübergehend, die Ödeme zu verringern. Das Gewicht stieg dann durch Retention von Wasser weiter an, die Serumeiweißwerte stiegen für kurze Zeit bis auf 6%, sanken dann wieder stark ab. Es entwickelten sich doppelseitiger Hydrothorax und Ascites. Im Harn trat mit einem nephrotischen Syndrom Eiweiß auf. Die Sektion ergab allgemeines Anasarka mit elephantiastischen Veränderungen beider Knöchelgegenden, Ascites von 3 Litern, Pleuraerguß rechts von 1,5 Liter. Braune Atrophie von Herz und Leber, gallertiges Knochenmark; mäßiges Lungenödem, Ödem der Blasenwand, generalisierte Lymphknotenschwellung mit Hämosiderose und Sklerose. Geringfügige rezidivierende Mitralendokarditis ohne stärkere Beeinträchtigung der Klappenfunktion.

In diesem Fall (s. Abb. 16) war die Ödemkrankheit irreversibel. Trotz Eiweißtherapie, Zuführung von Aminosäurepräparaten, zahlreichen Bluttransfusionen, Methionininjektionen über ein Jahr lang gelang es nicht, den Bluteiweißspiegel definitiv zu heben; die Werte dafür lagen in den letzten Monaten um 4,5%. Die Eiweißausscheidung war sekundär und betrug nur 0,1⁰/₀₀, im Sediment waren lediglich einzelne hyaline Cylinder. Anatomisch bestand keine Nephrose. Der Blutdruck sank auf 90/60 mm. Die Differenzierung der Bluteiweißkörper ergab 0,5 g-% Albumin, 1,8 g-% Globulin.

Der Fall ist in vieler Beziehung bemerkenswert. Wir wurden oft in unserer Diagnose einer reinen Ödemkrankheit schwankend, aber die Sektion hat sie bestätigt. Die Lymphdrüsenhyperplasie mit Hämosiderose paßt zu dem Bild der Erschöpfungsphase beim Adaptationssyndrom von SELYE. Das leichte nephrotische Syndrom erklärt sich als Folge der Dysproteinämie. Es bleibt nur die Frage, warum es nicht gelungen ist, den Patienten erfolgreich zu behandeln. Eine befriedigende Antwort ist nicht zu geben. Die Vermutung liegt nahe, daß es durch die lange Dauer der Hungerkrankheit mit Ödemen vor Beginn der Behandlung zu irreversiblen Schäden der Regulationsstellen im Zwischenhirn gekommen ist, welche die Wiederherstellung normaler Bluteiweißverhältnisse nicht mehr zustande kommen ließen. Man denkt an die Erfahrungen bei länger dauerndem diabetischen Koma, bei welchem durch Insulin das Bewußtsein wiederkehrt und der Kohlenhydrathaushalt ins Gleichgewicht kommt, aber die Exsiccose und der begleitende Kollaps irreversibel trotz aller therapeutischen Versuche schließlich zum Tode führen.

Trockene Dystrophie.

Die *trockene Form* der Dystrophie (Hungerkachexie) haben wir häufiger gesehen als die feuchte, wenn wir von der Ödemneigung der Füße bei Belastung dabei absehen. Hier beherrscht die hochgradige Abmagerung das äußere Bild, das Schwinden der Fettpolster und der Muskulatur, besonders auffällig im Gesicht, an den Oberschenkeln (Adductorenlücke) und Oberarmen (vgl. Abb. 2). Die Haut im Gesicht zeigt oft eine gespannte lederartige Beschaffenheit wie bei Sklerodermie. Die Trockenheit der Schleimhäute kann bis zu Heiserkeit und Erschwerung des Sprechens führen. Das Gewichtsdefizit geht bis zu extremen Werten (30—49% des Normalgewichts in unseren Fällen). Psychisch sind die Patienten antriebslos und stumpf, mehr als die Ödemkranken. Abweichend von der Ödemkrankheit bewirkt die Exsiccose eine erhebliche Verminderung der zirkulierenden Blutmenge mit Eindickung. Infolgedessen liegen die Hämoglobin- und Erythrocytenwerte oft höher, ebenso die Serumeiweißwerte (7—9%) und der Kochsalzspiegel (0,69%). Fast regelmäßig bestand anfänglich Durchfall: in 2 Todesfällen ergab sich echte Ruhr als Ursache. Die Untersuchung der inneren Organe ergab keinen Unterschied gegenüber den Ödemkranken, z. B. Sinusbradykardie, Hypotonie, Anacidität, Kollapsneigung. Albuminurie fand sich etwa bei der Hälfte der Fälle, manchmal kombiniert mit Infektionen der Harnwege. Eine Ödembereitschaft ließ sich unter 37 länger beobachteten Kranken in 33 Fällen in der Anamnese oder bei interkurrenten Belastungen nachweisen. Die Durchfallsneigung läßt sich auf die grobe und schlechte Kost, die Afermentie und auf Infektionen, schlechte Unterbringung und Kälte zurückführen. Sie verschwand stets rasch unter Bettruhe und Behandlung.

Ein eindrucksvolles Bild hochgradiger trockener Dystrophie gibt folgendes Beispiel:

28jähriger entlassener Kriegsgefangener, 169 cm, 40,3 kg Gewicht. Früher hochqualifizierter Sportsmann. 1 Jahr mit tägl. 2 Tassen Hirsebrei, 1 Liter Roggenschrotsuppe, 500 g Brot (1600 kcal) ernährt. Wegen Erschöpfung und Durchfällen 2 Monate im Lazarett, dann entlassen, vorübergehend Ödeme. Hochgradige Abmagerung (s. Abb. 17) mit typischem Gesichtsausdruck, Muskelatrophie; Ödem der Fußknöchel. Bauchdecken eingezogen, Leber und Milz nicht fühlbar, Dünndarmatonie. Stuhl: alkalisch, dünnflüssig, unverdaut, nur mikrochemisch Blut; bakteriologisch o. B. Serumeiweiß 5,6%, NaCl 0,66%, Anämie. Trotz

7×500 cm³ Peristoninfusionen, eiweißreicher Diät, Globucidstoß und Opium bleiben die Durchfälle bestehen. Unter Entwicklung einer doppelseitigen Unterlappenpneumonie erfolgt der Tod im Kollaps. Die Sektion bestätigt diese Todesursache, außerdem findet sich eine ausgedehnte Dysenterie mit tiefgreifenden Ulcerationen im ganzen Colon. Die Hauptkrankheit ist die Inanition mit hochgradigem Fett- und Muskelschwund, brauner Atrophie von Herz und Leber, fehlender Reaktion der Milz auf den Infekt, gallertiger Atrophie des Knochenmarks.

Ohne die Komplikation der Ruhr wäre der Patient wohl noch zu retten gewesen, zumal bei seinem jugendlichen Alter. Einen anderen Patienten mit 49% Untergewicht konnten wir in kurzer Zeit aus der Gefahrenzone herausbringen (Diss. Schmidt-Rohr); obwohl er in sehr schlechtem Zustand war, nahm er in 9 Tagen 9 kg an Gewicht zu.

Das *Lebensalter* ist für die Prognose der Dystrophie ebenso von Bedeutung wie für die Verträglichkeit der chronischen Unter-

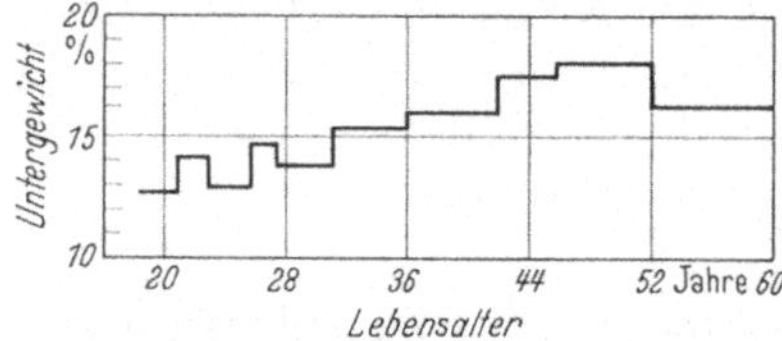

Abb. 18. Beziehung von Untergewicht (verglichen mit den Normalwerten von Hassing-Baldwin) und Lebensalter an 12 260 Heimkehrern.

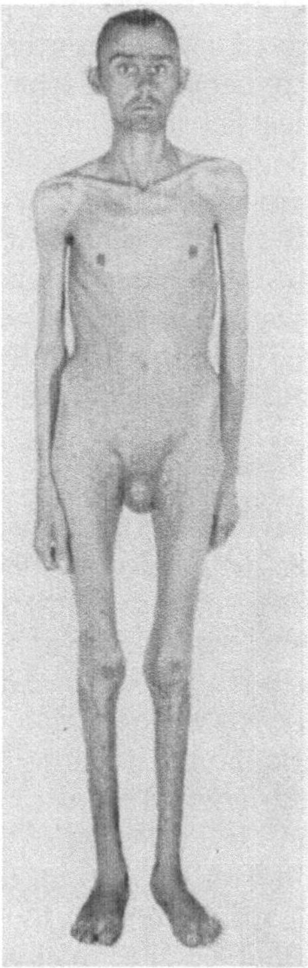

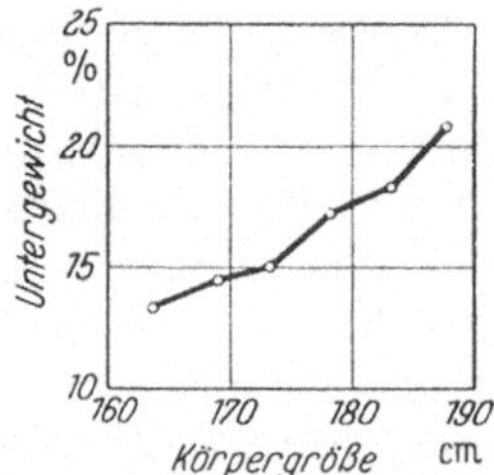

Abb. 17. Hochgradige Abmagerung bei 28 jährigem Dystrophiker von 169 cm Größe und 40,5 kg Gewicht. Früher hochqualifizierter Sportsmann. Tod durch komplizierende Ruhr.

Abb. 19. Beziehung von Untergewicht zu Körpergröße bei 12 260 männlichen Heimkehrern.

ernährung. Mit zunehmendem Alter, etwa von 45 Jahren an, nimmt die Widerstandsfähigkeit ab, Frauen halten sich besser als Männer. Bei Kindern ist kein Hungerzustand außer dem finalen Koma hoffnungslos (wenn in schwersten Fällen mit parenteraler Ernährung begonnen wird). Die Beziehungen des Lebensalters bei unseren Rußlandheimkehrern zum Untergewicht gibt Abb. 18 wieder, welche einen allmählichen Anstieg mit zunehmendem Alter erkennen läßt. Eine weitere Beziehung ergibt sich zur Körpergröße (Abb. 19). Je größer der Befallene ist, um so höher ist der Gewichtsverlust. Die Nichtberücksichtigung von Alter und Größe bei der Lebensmittelrationierung zeigte deutlich die Benachteiligung der älteren Männer und besonders der Hochwüchsigen an ihrem schlechten Ernährungszustand.

Eine besondere Verlaufsform stellt die *lipophile Dystrophie* (Bansi) dar, welche sich überwiegend bei Frauen findet, aber auch bei jüngeren Männern beobachtet wurde. Anstatt infolge der Unterernährung abzumagern, werden diese

Jugendlichen aufgeschwemmt und ausgesprochen fettleibig, oft im Gegensatz zu ihren bei gleicher Kost abmagernden Angehörigen. Bei Heimkehrern tritt dieser Zustand nach vorhergehender Abmagerung bei der Auffütterung in erstaunlich kurzer Zeit ein *(Auffütterungsfettsucht)*. Die Fettansammlung findet sich bei beiden Geschlechtern am Rumpf und an den Oberschenkeln und Schultern, das Gesicht wird oval, ausdruckslos, breit (Vollmondgesicht), die Haare schütter. Es entstehen Bilder, die beim Mann an den FRÖHLICHschen Typ (Dystrophia adiposo-genitalis), bei Frauen an hypophysär-cerebrale Fettsucht (ZONDECK) erinnern. Es sind also offenbar nervös-hormonale Fehlsteuerungen mit Einschränkung der gonadotropen und thyreotropen Funktionen mitbeteiligt. Vasculäre Dystonien mit Schweißen, Hitzewellen, Akrocyanose, Neigung zum Frieren runden das Bild ab. Als Teilsymptom kommt bei jungen Männern die oft schmerzhafte Gynäkomastie vor, dazu Herabsetzung der Libido und Spermatogenese. BANSI beobachtete häufig Schwellung der Ohrspeicheldrüsen und Submandibulardrüsen bei Ostheimkehrern, wodurch das Gesicht eine hamsterartige breite Form bekam. Er denkt an eine Arbeitshypertrophie infolge überwiegender Kohlenhydraternährung. Die Stimmung der Lipophilen ist depressiv und antriebsarm, bei jungen Mädchen treten Minderwertigkeitsgefühle hervor, die Männer zeigen ein selbstzufriedenes Phlegma trotz ihrer Potenzstörung. Amenorrhoe findet sich oft, aber nicht regelmäßig.

Das *energetische* Problem der lipophilen Dystrophie ist ebensowenig klar wie bei anderen Formen der Fettsucht. Von der Einnahmeseite her besteht bei den genuinen Formen bei jungen Mädchen an der Unterernährung mit überwiegender Kohlenhydrat-Kost kein Zweifel. Es handelt sich also um eine paradoxe Fettsucht, welche mit unseren Methoden der Bilanzversuche nicht zu fassen ist. In Tagesprofilkurven des Energieverbrauchs fand BANSI nur flüchtige Senkungen des Grundumsatzes zwischen spezifisch-dynamisch bedingten Steigerungen; die Bilanz blieb ungedeckt. Ödeme erklären die Gewichtszunahme nicht. Untersuchungen an einer interkurrent verstorbenen Lipophilen zeigten Unmassen weißen Fettes mit nur 5—6% Wassergehalt. Der Prozenteiweißgehalt von Leber, Herz und Quadriceps lag im normalen Bereich. Es bleibt unklar, woher das Fett kommt. Da die Proteine nur zum geringsten Teil als Fettquellen in Frage kommen, lag es nahe, die Kohlenhydrate verantwortlich zu machen. BANSI fand beim STAUB-TRAUGOTT-Versuch einen starken Anstieg beider Blutzuckerkurven nach Doppelbelastung mit je 50 g Glucose, eine geringe Hyper- und starke nachfolgende Hypoglykämie nach Adrenalin und einen flachen Verlauf der Blutzuckerkurve nach Belastung im Venenblut. Es wird eine große Avidität der Peripherie für Glucose bei ungenügender Glykogenbildung der Leber angenommen. Der Zucker wird in den lipophilen Geweben rasch in Fett umgebaut. Der nur durch Isotope zu erbringende Beweis dafür steht leider noch aus. Die Lipophilie wird durch Alter, Geschlecht und Konstitution beeinflußt; Frauen und Jugendliche zeigen bekanntlich eine erhöhte Hungerresistenz.

In der Wiederauffütterungsphase sahen wir besonders bei sehr brüsker Steigerung der Zufuhr hochwertiger Nahrung bei Landwirten neben der Fettsucht die lange Zeit fortbestehende Ödemneigung, oft mit erheblichen Gesichts- und Körperödemen. Erst nach vielen Monaten verschwanden diese. Fortbestehen von Mattigkeit, mangelndem Unternehmungsgeist und Potenzstörungen begleitete diesen Zustand. Auch diese Beobachtungen sprechen für lange nachwirkende, aber noch reversible diencephal-hypophysäre Regulationsstörungen als Ausdruck der Noxe durch die Periode der Unterernährung.

WIDDOWSON sah in einer Gruppe von 19 unterernährten Männern bei einer Ernährung mit 6000 kcal tägl. nach freier Wahl in 8 Wochen über 10 kg

Gewichtszunahme, aber bei 17 fortbestehende Ödeme, welche erst innerhalb von 2 Jahren sämtlich verschwunden waren. Die Zunahme der extracellulären Flüssigkeit wird als eine der wichtigsten Folgen der Unterernährung mit und ohne Ödem angesehen. Die anderen Störungen — Grundumsatzsenkung, Blutveränderungen, Polyurie und Serumeiweißsenkung — sind rasch reversibel. Die Blutdrucksenkung ist aber ebenfalls ein lang überdauerndes Symptom.

Im *Wachstumsalter* besteht die Gefahr der Dauerschädigung durch Unterernährung in erhöhtem Maße. Zurückbleiben des Wachstums des Skelets, vor allem der Generationsorgane, mangelnde geistige Entwicklung sind die wichtigsten Gefahren. Auch in der *Schwangerschaft* sind die Gefahren für Mutter und Kind naturgemäß gesteigert. Die Geburtsgewichte sind nach zahlreichen Beobachtungen in verschiedenen Gegenden um 100—200 g im Durchschnitt niedriger. Die Fähigkeit zum Stillen ist erheblich herabgesetzt, wofür Ca-Mangel und psychische Ursachen angeschuldigt wurden (DEAN). Letzten Endes handelt es sich um eine der vielen nervös-hormonal gesteuerten Einsparungsmaßnahmen bei mangelnder Ernährung. Daß auch im höheren Alter, in welchem die Rückbildungsvorgänge schon physiologischerweise überwiegen, die Unterernährung zu schweren und oft irreversiblen Folgen führt, wurde bereits erwähnt.

Begleitkrankheiten und Komplikationen der Dystrophie.

Die Unterernährung, speziell der Eiweißmangel, sollte zweifellos eine wichtige Voraussetzung für Änderung der Reaktion des Organismus gegenüber zahlreichen Noxen sein, in erster Linie *Infektionen.* Abgesehen von der Tuberkulose trifft diese Erwartung nicht in vollem Maße zu. Die großen Befürchtungen, daß bei der Desorganisation nach dem Zusammenbruch 1945 die unterernährte Bevölkerung Europas schweren Seuchen anheimfallen würde, haben sich glücklicherweise nicht bewahrheitet — von Ausnahmen abgesehen. Der Verlauf des Typhus abdominalis, den wir im Jahre 1945/46 in 200 Fällen klinisch beobachtet haben, unterschied sich nicht von dem gewohnten Bild, die Letalität betrug 10—15%, kaum mehr als in normalen Zeiten. Ebenso waren die Erfahrungen bei anderen Infektionskrankheiten: Diphtherie und Scharlach zeigten durchweg leichte Verlaufsarten. Die erhöhte Sterblichkeit der Jahre 1945—48 in Deutschland läßt sich nicht einseitig als Folge der Unterernährung darstellen, wenn man den erschütternden Anstieg der Säuglingssterblichkeit von Städten in der Ostzone durch völligen Milchmangel ausnimmt. Besonders hartnäckig erwiesen sich bei Dystrophikern infektiöse Durchfälle, nach Hautinfektionen durch banale Eitererreger, welche durch Schmutz, Ungeziefer, Kratzeffekte (Scabies) begünstigt wurden, ferner Katarrhe der Luftwege. Einer der Gründe der geringen Resistenzminderung gegen Infektionen ist die ausreichende Versorgung mit Vitaminen. STOERK und EISEN fanden an allgemein unterernährten Ratten einen erhöhten Antikörpertiter. Diese „Hungerimmunität" wurde mit der Zunahme der γ-Globuline und der Hyperplasie der Nebennierenrinde (Adaptation-Syndrom) sowie dem vermehrten Verbrauch von Lymphocyten zugeschrieben (WHITE, CHASE, DOUGHERTY). Die Infektabwehr ist also beim Unterernährten in gewissem Grade erhalten, die Reaktion bezüglich Fieber, Leukocytose und Entzündung ist jedoch herabgesetzt.

Eine Sonderstellung nimmt offenbar die *Tuberkulose* ein, welche eine bedrohliche Zunahme infolge der Unterernährung erfahren hat und auch gewisse Änderungen des gewohnten Verlaufs zeigte. Auch dabei lassen sich die Ernährungseinflüsse nicht gesondert von anderen begünstigenden Noxen beurteilen wie Durchmischung der Bevölkerung, Zusammenpferchung unter primitiven und unhygienischen Verhältnissen, ungenügende Absonderung Erkrankter, ungesunde Lebensweise, große körperliche und psychische Belastungen, Flucht, Sorge, Angst, Existenzbedrohung. Trotz dieser komplexen Schäden darf neben der Exposition die Unterernährung als wesentlicher Faktor für den ungünstigen Verlauf der Tuberkulose nach erfolgter Infektion angesehen werden. Bei 1823 Durchleuchtungen von verdächtigen Dystrophikern (Rußlandheimkehrer) fanden wir 14,3% aktive Lungentuberkulosen und außerdem 9,2% floride und abklingende tuberkulöse Pleuritiden, insgesamt 23,5% Tbc-Kranke. Bei wahlloser Reihendurchleuchtung ergaben sich etwa 10% annehmbar aktive Tuberkulosen. Unter den Kranken überwogen Jugendliche mit über 25% Gewichtsverlust. Ähnliche Erfahrungen veröffentlichte WETZEL. Bei Insassen einzelner Konzentrationslager wurden höhere Zahlen gefunden, z. B. 117 aktive Tuberkulosen bei 296 Dystrophikern (LABHART). Bei der untrennbaren Verknüpfung mit Umweltsfaktoren ist es wichtiger, die Verlaufsart zu betrachten als die Zahl der Befallenen, zumal ICKERT früher an Schulkindern gezeigt hat, daß mäßige Unterernährung allein die Morbidität an Tbc nicht gesteigert hat. MÜLLER fand beim Vergleich der Lungentuberkulosen von Heimkehrern mit denjenigen der Zivilbevölkerung zur gleichen Zeit keine wesentlichen Unterschiede.

Es scheint folgendes für die Zeit der Unterernährung festzustehen: 1. die Zahl der primären Tuberkulosen mit fortschreitendem Verlauf hat zugenommen, 2. Hämatogene Streuungen: Pleuritis, Meningitis, Miliartuberkulose, extrapulmonale Tuberkulosen, Drüsentuberkulosen sind häufiger und finden sich auch bei älteren Menschen in ungewohnter Zahl. 3. Bösartige Entwicklung tertiärer Tuberkulosen, Streuungen, Kavernenbildungen, canaliculäres Weiterschreiten, Neigung zu exsudativen, zerfallenden Formen war häufig zu beobachten. In dieser Gruppe ist das Urteil mehr auf den subjektiven ärztlichen Eindruck als auf Zahlenmaterial begründet, da es sich nur um graduelle Unterschiede handelt. Für die postprimären Tuberkulosen spielt wahrscheinlich die Superinfektion die überwiegende Rolle. (Vgl. die ausgezeichneten Untersuchungen von LABHART). Bei günstigen Ernährungs- und Umweltsbedingungen ist die Therapie der Tbc-Unterernährten nicht weniger erfolgreich als gleicher Erkrankungsformen unter gewohnten Verhältnissen.

Unter den nicht infektiösen Störungen wird vor allem auf die Häufigkeit der intravasculären Thrombosen hingewiesen (LAMY-LAMOTTE). Das Problem ist nicht nur ein hämodynamisches, sondern hängt mit der Dysproteinämie der Dystrophiker engstens zusammen. Die Agglomeration der Erythrocyten und Blutplättchen wird durch das Oberflächenpotential bestimmt, welches von der umgebenden Flüssigkeit abhängig ist. Die Änderung der Eukolloidität des Plasmas (Hypalbuminämie, relative Hyperglobulinämie) ist ein wesentlicher Faktor.

Differentialdiagnose, Prognose und Therapie der Dystrophie.

Eiweißmangel infolge anderer als alimentärer Ursachen kommt durch mangelhafte Resorption durch erhöhten Bedarf, durch Verlust von Körpereiweiß zustande. Bei der Dystrophie wirkt neben der ungenügenden Zufuhr hochwertigen Eiweißes die Resorptionsstörung durch Afermentie und Durchfälle, der erhöhte Verbrauch durch calorische Insuffizienz der Nahrung, die geringere Ausnutzung der Kost durch Unverdaulichkeit u. a. mit. Einen bildmäßigen Überblick über die Faktoren des Eiweißmangels gibt H. H. BERG.

1. Die *Differentialdiagnose* der Hungerkachexie (trockene Dystrophie) muß hochgradige Abmagerung infolge maligner Tumoren, Tuberkulose und anderer chronischer Infektionen, endokrine Magersucht (hypophysäre Kachexie) u. a.

ausschließen. Bei der Ödemkrankheit müssen Nephrose, Nephritis, Herzinsuffizienz, Lebercirrhose, tuberkulöse Polyserositis u. a. abgegrenzt werden. Im allgemeinen wird die grundsätzliche Bedeutung der Unterernährung schon durch die Anamnese herausgestellt. Schwierig ist die Deutung seltener Formen von Hypoproteinämie als einziges Symptom. Dahinter kann sich ein Myelom, eine okkulte Lymphogranulomatose, Reticulose, eine Makroglobulinämie (Waldenström) verbergen. Auf Einzelheiten der Differentialdiagnose kann hier nicht eingegangen werden (vergl. Berning).

2. Die *Prognose* der Dystrophie ist von dem Grade und der Dauer der Unterernährung abhängig. Ist diese noch nicht zu weit fortgeschritten und bestehen keine Komplikationen, so ist sie durchaus günstig. Es ist erstaunlich, wie rasch die Erholung bei geeigneter Ernährung gemessen an der Gewichtszunahme eintritt. Allerdings bleiben erhöhte Ermüdbarkeit, mangelnde Initiative, gestörte Sexualfunktionen, vasomotorische Fehlregulationen, Ödemneigung oft noch monatelang, manchmal 1—2 Jahre, bestehen. Die Prognose kann durch irreversible Schäden belastet werden, wenn der chronische Leberschaden (alimentäre Cirrhose), chronische Dyspepsien (z. B. Ruhrfolgen) oder Entwicklungsstörungen der Keimdrüsen im Wachstumsalter entstanden sind. Das Lebensalter ist für die Erholung insofern bedeutsam, als ältere Menschen jenseits 45 und besonders im höheren Alter sich viel langsamer zu erholen pflegen. Männer überstehen die Unterernährung im allgemeinen schlechter als Frauen. Besonders folgenschwer ist sie für Kinder bis zum Abschluß des Wachstums und der Pubertät, weil bleibende Schäden der körperlichen und sexuellen Entwicklung zu befürchten sind, um so mehr, je länger die Hungerperiode dauert (Stefko), ebenso für Gravide. Hier wirkt sich unter Umständen die Unterernährung auf die folgende Generation aus. Zwischen feuchter und trockener Dystrophie bestehen keine grundsätzlichen prognostischen Unterschiede. Durch Infektionen (Tbc., Fleckfieber, Typhus, Pneumonie u. a.) wird die Prognose schwerer Dystrophien ebenso gefährdet wie durch größere Operationen und jede andere unvermeidliche Belastung.

3. Der *Tod* bei Hungerkranken tritt viel häufiger durch hinzukommende Komplikationen ein als lediglich durch die Unterernährung, welche in extremen Graden natürlich zum reinen Hungertod führen kann. Die Komplikation kann eine Infektion sein — so herrschten in den Konzentrationslagern am Kriegsende Fleckfieber, Typhus, Tuberkulose und Eiterinfektionen (Lipscomb, Adelsberger, Hottinger, Wolff-Eisner). Es kann aber auch Kälte bei Unterbringung in Zelten oder im Freien und körperliche Anstrengung die letzte Ursache zum Tode Dystrophischer bedeuten, wie die erschreckende Sterblichkeit in improvisierten Massenlagern in der kalten Jahreszeit und in Straflagern mit körperlicher Zwangsarbeit zeigte. Der reine Hungertod ist ein allmähliches Erlöschen ohne irgendwelche Begleiterscheinungen. Die Prognose im prämortalen Endstadium der Dystrophie ist schlecht, wenn nicht im Wettlauf mit dem Tode das ganze Rüstzeug der intravenösen Ernährung, Blutzufuhr und Kreislaufbehandlung eingesetzt werden kann.

Auch die *günstigen* Seiten der chronischen Unterernährung müssen erwähnt werden, nachdem die Schäden so ausführlich behandelt wurden. Es handelt sich weniger um die therapeutischen Indikationen bei Fettleibigkeit u. a. Störungen mit befristetem Fasten und einseitigen Diätkuren, als um Beobachtungen an großen Völkern im Fernen Osten, bei welchen die an Zahl überwiegenden ärmeren Klassen zeitlebens unterernährt sind, sowohl in Bezug auf hochwertiges Eiweiß wie auf Fett, häufig kombiniert mit Vitaminmangel. Snapper berichtet über das geringe Vorkommen von Arteriosklerose bei Chinesen, insbesondere der Coronarsklerose und des Myokardinfarkts. Trotz Häufigkeit des Diabetes fehlt die diabetische (arteriosklerotische) Gangrän; ferner besteht keine Neigung zu Acidosis und diabetischem Coma. Auch das Amyloid ist selten, obwohl Osteomyelitis, Knochentuberkulose und Gumma alltäglich sind. Schließlich gehören in Indien und China Gallensteine zu den seltenen Erkrankungen. Sind sie vorhanden, so lassen sie sich wegen Ca-Mangel nicht im Übersichtsröntgenbild erfassen. Die Ursachen sind gewöhnlich Typhus- und Paratyphusinfektionen der Gallenblase. SNAPPER sieht in diesen Unterschieden keine Rassenmerkmale, sondern Folgen der geringen Eiweiß-, Fett- und Lipoidzufuhr.

Der Rückgang des *Diabetes mellitus* fiel vor allem im ersten Weltkrieg in der Vorinsulinzeit günstig auf. Es waren damals vor allem die fetten älteren Diabetiker, welche sich durch Abmagerung besserten, während die schweren jugendlichen Fälle durch ihre kurze Lebenserwartung an Zahl gering waren. Im zweiten Krieg hatte sich das Bild durch die Insulintherapie gewandelt und durch den Mangel an Insulin überwog die Verschlimmerung der mittelschweren und schweren Fälle. Dagegen ergab sich als Folge der Eiweißmangelernährung ein Rückgang und leichterer Verlauf des *M. Basedow* und der Hyperthyreosen. Ihre erneute Zunahme nach dem Wegfallen der Zwangsernährung bestätigt diese Beobachtung.

4. Die *Therapie* der chronischen Unterernährung ist die *Wiederauffütterung*. Diese wird im günstigen Fall unbeschränkt über alle gewünschten Nahrungsmittel in der erforderlichen Menge verfügen, im ungünstigen bei Fortbestehen einer Nahrungsmittelknappheit und Rationierung sich mit dem Verfügbaren behelfen müssen. Letzteres war in Deutschland bis zum Herbst 1948 der Fall. Es mußten deshalb Nahrungsmittelzulagen verordnet werden.

Als Beispiel führe ich an, was wir für die Dystrophiker unter den Heimkehrern mit Zustimmung des Landesernährungsamtes Niedersachsen verordneten (Oktober 46):

Normalverbraucher	1550 kcal	15 g Eiweiß
Zusatz	1700 kcal	75 g Eiweiß
	3250 kcal	90 g Eiweiß (hochwertig).

Zu diesem Zweck wurden in der Woche ausgegeben: $2^1/_4$ Liter Milch, 1050 g Quark, 750 g Fleisch, 700 g Nährmittel, 350 g Zucker, 235 g Butter = 1700 kcal. Die tägliche Eiweißzulage betrug demnach: $^3/_4$ Liter Milch, 150 g Quark, 111 g Fleisch = 75 g Eiweiß. Diese Verordnung, die damals schwer durchzusetzen war, lief zunächst für 4 Wochen und konnte nach Kontrolle durch den Amtsarzt um weitere 8 Wochen verlängert werden. Die 2. Kontrolle fand nach 12 Wochen statt, wobei meistens die Zulagen herabgesetzt werden konnten. Schwere Dystrophien kamen sofort in klinische Behandlung und erhielten dann entsprechende Zulagen bei ihrer Entlassung.

Bei *freier Ernährung* wird man ähnliche Regime empfehlen, jedoch dem persönlichen Geschmack und Bedürfnis in weitem Umfang Rechnung tragen. Dabei sind folgende Regeln zu beachten: Die Nahrungszufuhr darf nicht zu brüsk gesteigert werden, um so vorsichtiger, je schwerer die Unterernährung ist. Man gibt kleine Mahlzeiten calorisch hochwertiger, gut aufgeschlossener, leicht verdaulicher Nahrung in häufiger Folge. Hochwertiges tierisches Eiweiß soll in genügender Menge (mindestens 100 g tägl.) sofort verabreicht werden. Fermentmangel ist durch Salzsäure, Pepsin und Pankreaspräparate zu korrigieren. Besondere Vorsicht erfordert eine begleitende Durchfallsneigung. Ferner ist die Ödemneigung sehr zu berücksichtigen, in welchem Falle Wasser und Kochsalz stark zu beschränken sind. Die Gewichtskontrolle ist regelmäßig durchzuführen: eine stetige und gleichmäßige Gewichtszunahme ist anzustreben ohne Sprünge nach oben (Ödem) und unten.

Milch ist das ideale Nahrungsmittel für die Wiederauffütterung, auch Magermilch, weil sie neben dem hochwertigen Eiweiß reichlich Kalk und Phosphate, Vitamin A und D enthält. Quark ist der Milch ebenbürtig und hat den Vorzug billig zu sein. Bei Ödemkranken empfehlen sich die kochsalzfreien Aletosalmilchpulver in zahlreichen Anwendungsarten. Eier enthalten die hochwertigsten Proteine, vor allem reichlich schwefelhaltige Aminosäuren und viele Phosphatide im Dotter; Fleisch und Fische sind in gleicher Weise wichtig. Die Kartoffel ist die wichtigste Beinahrung. Ihr Eiweiß rangiert an erster Stelle unter unseren pflanzlichen Eiweißträgern, sie ist gut verdaulich, billig und stets reichlich vorhanden, ferner enthält sie reichlich Vitamin C und B und Mineralien. Brot muß zuerst als Weißbrot und Zwieback gegeben werden, daneben Nährmittel und Breie. Hafer ist wegen seines hohen Eiweiß- und Fettgehaltes anderen Cerealien vorzuziehen (REIN). Wenn die Darmfunktion reguliert ist, kann vorsichtig das vitamin- und mineralreiche Roggenbrot, zuerst als Knäckebrot, zugelegt werden, ferner durchpassierte Gemüse und Kompotte.

Je weiter die Wiederauffütterung fortschreitet, um so freier kann die Kost gestaltet werden. Eine Überfütterung ist auch dann zu vermeiden. Der Appetit ist gewöhnlich gut, wenn nicht psychogene Hemmungen bestehen. Fett ist, außer Milch und Butter, aus Gründen der Bekömmlichkeit sparsam zu geben, Gekochtes Gebratenem vorzuziehen. Ärztliche Kontrolle des Erfolges der Therapie ist unbedingt notwendig.

Für *Schwerkranke* ist eine klinische Behandlung absolut erforderlich. Bis zur Überwindung der Gefahrenzone sind — abgesehen von Behandlung des Kreislaufs und bestehender Komplikationen — besondere Maßnahmen erforderlich. Zunächst ist der die Exsiccose (auch bei bestehenden Ödemen) begleitende schwere *Kollapszustand* zu beseitigen.

Die *intravenöse Behandlung* ist bei drohender Gefahr der einzig mögliche Weg dazu. Die Aufgabe ist, Flüssigkeit, die in der Blutbahn bleibt und die Bluteiweißbestände, besser gesagt die Serumalbumine ergänzt, in vorsichtiger langsamer Infusion ohne Kreislaufbelastung in genügender Menge beizubringen. Das Ziel wird erreicht durch Infusion von a) Frischblut, b) Konservenblut, c) Blutplasma (aus Trockenplasma in 2mal konzentrierter Form zubereitet oder Homoseran), d) Albuminlösung (10%ig). Als Zusatz sind periphere und zentrale Kreislaufmittel je nach Sachlage zweckmäßig. Mit 500 cm³ Blut werden 100 g vollwertiges Eiweiß zugeführt. Die Erhöhung des onkotischen Drucks und der zirkulierenden Blutmenge sind die erwünschten Folgen dieser Therapie neben der Auffüllung der Eiweiß- und Mineralbestände. Durch Dauertropfinfusionen lassen sich große Mengen schonend im Laufe vieler Stunden beibringen (1000—2000 cm³). Von gleicher Wichtigkeit ist die völlige Ruhe des Kranken und die Wärmezufuhr, um seinen Stoffwechsel möglichst zu entlasten, und eine sorgfältige, hingebende Pflege.

Für die parenterale Behandlung sind vielfach *Eiweißhydrolysate (Caseinhydrolysate)* und *Aminosäurengemische* empfohlen und verwandt worden. Gerade von diesen hat man sich eine besonders günstige Wirkung versprochen, weil sie direkt dem Aufbau dienen sollten. Im ganzen haben diese Bemühungen nicht den erhofften Erfolg gebracht und keinen deutlichen Vorteil gegenüber den Infusionen von Blut und Plasma erkennen lassen.

ELMAN und WEINER haben aus Casein durch Fermentwirkung 1939 das erste injizierbare Aminosäuregemisch *Amigen* hergestellt. In England wurde hydrolysiertes Casein mit Zusatz von je 2% Tryptophan, Cystin und Methionin verwendet. Zu diesen Lösungen wurden 10% Traubenzucker und Vitamingemische zugesetzt. In Deutschland wurden später Gemische von Aminosäuren als Aminotrat und Nutramid (Lactalbuminhydrolysat) in den Handel gebracht, letzteres nur zur rectalen oder Sondenverabreichung. Proteinhydrolysate wurden aus Schweinepankreas mit Papain als proteolytischem Enzym gewonnen und in 5%iger Lösung vorrätig gehalten. Der Nachteil der i.v.-Zufuhr ist die Gefahr der örtlichen Thrombose, welche die Vene unbenutzbar macht. Die Aminosäurengemische und Hydrolysate sind vor allem zur peroralen Behandlung geeignet über den Weg der Sondenfütterung, wobei die Sonde bei Kindern und Benommenen als Dauersonde liegen bleiben kann. Auch peroral empfiehlt sich die Dauertropfinfusion. Voraussetzung zur optimalen Wirkung ist die Verabreichung sämtlicher lebenswichtigen Aminosäuren und calorisch ausreichende Zusatzernährung, damit die Aminosäuren voll zum Eiweißaufbau ausgesetzt werden. Mangel *einer* Aminosäure bringt die Eiweißbildung bereits zum Stillstand (CANNON). RAUSCH konnte bei Unterernährten die Verwertung hochwertiger Aminosäuregemische nachweisen. Er fand auch unterwertige Gemische fähig, die N-Resorption und Retention erheblich zu verbessern.

Zur i.v. Anwendung von Aminosäuregemischen eignen sich nur die schwersten Fälle von Dystrophie und solche mit Störungen des Magen-Darmkanals, welche eine perorale Nahrungsaufnahme nicht erlauben. Sobald wie möglich ist dann zur Sondenfütterung überzugehen. Die Hydrolysat- und Aminosäuretherapie ist kostspielig und schwierig. Die Gabe von oralen Präparaten wird schlecht in den notwendigen Mengen vertragen und ist meist entbehrlich, da die Kranken dann ebenso gut bereits Milch zu sich nehmen können. Auch eiweißhaltige Nährpräparate, z. B. Plasmon (Milcheiweiß), lassen sich vorteilhaft verwenden.

Im ganzen gelingt es durch die i.v. und Sondenbehandlung, die schwersten Fälle von bedrohlicher Unterernährung nahe dem Coma noch zu retten, falls nicht der Tod durch Komplikationen unvermeidlich ist.

Die *Ausschwemmung der Ödeme* gelingt meist innerhalb weniger Tage (s. Abbildung S. 250) bei Bettruhe und Eiweißzufuhr. BÜRGER sah nach 400 g Fleisch tägl. als Zulage innerhalb 6 Tagen Entwässerung. In unseren Beobachtungen (GRASS) schwemmten die vom ersten Tag an mit tierischem Eiweiß ernährten Ödemkranken ihre Ödeme in etwa 5 Tagen (niedrigstes Gewicht) aus und zeigten danach echte Gewichtszunahme. Kranke, welche zunächst die gleiche Diät ohne Fleisch nur mit pflanzlichem Eiweiß erhielten, brauchten mehrere Tage länger zur Ausschwemmung, eine 3. Gruppe mit reichlicher Vitamingabe (B_1, C) zeigte kein anderes Verhalten. Ein konstanter Anstieg der Gewichtskurven erfolgte immer erst nach Fleischzulage. Diuretica, Strophantin waren ohne Einfluß auf die Ödemausscheidung.

Als Ersatz für Fleisch kann *Hefe* verwendet werden. BÜRGER behandelte 30 Ödemkranke mit 100 g Trockenhefe täglich und sah Anstieg des Serumeiweißes von 5,19 auf 6,27% im Mittel und Entwässerung. 90% des Hefeeiweißes wurden resorbiert. Auch Trockenmilchpulver ist mit großem Vorteil als Zusatz zu den Speisen zu verwenden.

Die Möglichkeit einer diätetischen Therapie der Eiweißmangelschäden Unterernährter sind zahlreich und können nicht im einzelnen aufgezählt werden. Entscheidend ist die Wiederherstellung des Eiweißbestandes durch Zuführung hochwertigen Eiweißes, welches die essentiellen Aminosäuren in genügender Menge und im richtigen Verhältnis enthält, ferner die Deckung des calorischen Bedarfs durch Kohlenhydrate und Fett, damit Eiweiß nicht im Energiestoffwechsel verbraucht wird. Der Weg, auf welchem das therapeutische Ziel des Ersatzes der Eiweißbestände des Organismus erreicht werden kann, ist von dem Zustand des Kranken und von situationsbedingten Möglichkeiten abhängig, deren richtige Erfassung für den Erfolg maßgebend ist.

Bei schwerkranken Dystrophikern ergibt sich häufig die Notwendigkeit einer intensiven Kreislauftherapie, um den bestehenden oder drohenden Kollaps zu beseitigen. Die Auffüllung des zirkulierenden Blutvolumens durch eiweißreiche Infusionen, verbunden mit analeptischen zentral und peripher angreifenden Mitteln (Cardiazol, Coramin, Strychnin, Movellan als zentrale Analeptica,

Sympatol, Veritol u. a. als periphere Gefäßmittel), nach Bedarf Strophantin, steht hier als wichtigste Maßnahme im Vordergrund. Diese symptomatische Therapie, die nur am Rande erwähnt werden kann, ist ebenso wie die Wärmezufuhr und Pflege von entscheidender Bedeutung für das Überleben bedrohlicher Inanitionszustände und die Einleitung der Rekonvaleszenz.

Fehlernährung.

Die Fehlernährung ist als Teilerscheinung der Unterernährung in ihren wichtigsten Formen des Eiweißmangels, in geringerem Grade auch des Fettmangels, so ausführlich erörtert worden, daß wenig hinzuzufügen ist. Die interessanteste Seite der Fehlernährung bilden die verschiedenen Vitaminmangelzustände, welche an anderer Stelle besprochen werden.

Der gesunde Mensch kann sich auf sehr verschiedene Weise ernähren, wenn nur das Eiweißminimum von 1 g/kg Gewicht gewahrt ist. De gustibus non est disputandum. Die Eskimos leben überwiegend von Eiweiß und Fett, die Inder und Chinesen von Kohlenhydraten. Auf die Dauer muß der Bedarf an essentiellen Aminosäuren durch die Ernährung gedeckt werden, sonst treten Störungen ein, wie sie in diesen Ländern unter der ärmeren Bevölkerung auch meist nachweisbar sind. Die rein vegetarische Ernährung ist auf lange Sicht nicht vollwertig, wenn sie neben Fleisch auch auf Milchprodukte und Eier verzichtet.

Eine umstrittene Frage ist, ob es ähnlich dem Eiweiß auch ein *Fettminimum* gibt. Rein hat sie bejaht und nimmt etwa 40—60 g Fett als tägliche Minimaldosis an. Die Transportfunktion für die fettlöslichen Vitamine, welche nur mit Fett zusammen resorbiert werden können, ist dabei zu berücksichtigen. Auch wenn man sie in reiner Form zuführt, werden sie mangels Fett nicht nutzbar. Ferner ist der Körper auf ungesättigte Fettsäuren angewiesen, die er nicht selbst herstellen kann; die Linolsäure und Linolensäure sind als Rohstoffquelle für Wirkstoffe und immunbiologisch wichtig (Evans und Burns). Die Verschiebung des Verhältnisses der Kohlenhydrate zu den Fetten zugunsten der ersteren bringt einen erhöhten Vitamin-B_1-Bedarf mit sich, welcher auch bei sonst ausreichender B_1-Zufuhr Mangelerscheinungen herbeiführen kann. Der Ersatz von Fett durch Kohlenhydrate im Stoffwechsel ist an das Vorhandensein einer genügenden Menge Eiweiß in der Kost gebunden. Der Aufbau der Lipoide, welche für den Organismus, z. B. für die Blutbildung, unentbehrlich sind, ist an die Fettzufuhr geknüpft.

Wenn es somit nicht zweifelhaft ist, daß eine gewisse Menge Fett in der Nahrung lebensnotwendig ist, so hängt das Minimum ebenso wie bei Eiweiß von der Art und Menge der sonstigen Ernährung und von den Anforderungen an den Stoffwechsel ab.

Einseitige Ernährung führt bei Gesunden nicht zu manifesten Störungen im Mineralstoffwechsel, da die Grenze des Erträglichen nicht unterschritten zu werden pflegt und nur in langen Zeiträumen Mangelerscheinungen z. B. von Kalk sich bemerkbar machen.

An Hunden hat Strack Stoffwechselversuche bei einseitiger Ernährung mit Öl, Glycerin und Traubenzucker mittels eines kontinuierlichen Tropfeneinlaufs in den Dünndarm durchgeführt, welche während einiger Wochen fortgesetzt wurden. Meng und Early konnten Hunde 3 Wochen lang mit ausschließlich intravenöser Ernährung mit Eiweiß, Kohlenhydraten, Fetten, Mineralien und Vitaminen bei völligem Wohlbefinden erhalten. 34% des Calorienbedarfs wurden durch eine Fettemulsion mit Olivenöl gedeckt, welche restlos verwertet wurde. Ihr Weglassen hatte Gewichtsverlust, Apathie und Fettsäuremangel zur Folge.

Viel folgenschwerer ist die Fehlernährung bei *Kranken*. Es können nur einige Andeutungen gemacht werden, im übrigen sei auf das Kapitel Diätetik hingewiesen. Die Erkrankungen des *Magen-Darmkanals* bedürfen besonderer Rücksicht in der Ernährung. Dies ist Aufgabe der Diätetik und gehört nicht hierher. Es gibt aber auch Magen- und Darmstörungen als *Folgen* unzweckmäßiger Ernährung, wobei in der Regel endogene Faktoren im Sinne der Empfindlichkeitssteigerung oder der Disposition mitwirken. Dies ist der Fall bei der Gastritis, manchmal auch beim Ulcus, durch eine grobe Kost oder durch schwer verdauliche Speisen, zu heißes Essen u. a. Menschen, die zu spastischer Obstipation neigen, vertragen keine schlackenarme Kost und schlackenreiche nur, wenn sie in leicht verdaulicher Form geboten wird. Wer einen empfindlichen Darm hat, bekommt auf bestimmte schwer verdauliche und fette Speisen, auf Weißwein oder Bier oder auf eine ungewohnt reichliche Mahlzeit hin Durchfall, während er bei vorsichtiger Lebensweise völlig gesund ist. Auch die allergischen Störungen entstehen durch einen Bestandteil der Nahrung, z. B. Milch oder Eiweiß, gegen welchen der Betreffende überempfindlich ist. Man kann in allen solchen Fällen nicht eigentlich von „Fehlernährung" sprechen; immerhin wird bei einem klinisch Gesunden mit einer Kost, welche im allgemeinen gut vertragen wird, eine latente Bereitschaft zur Erkrankung aktiviert. Man könnte dies als „*relative Fehlernährung*" bezeichnen. Ähnliche Gesichtspunkte gelten für zahlreiche andere Störungen (Niere, Wasserhaushalt, latenter Diabetes, Gichtanfall u. a.). Beim Kind wirkt sich die Fehlernährung (z. B. der Mehlnährschaden) viel rascher und stärker aus als bei den besser regulierenden Erwachsenen.

Überernährung.

Ebenso wie ein endogener Faktor bei „relativer Fehlernährung" eine latente Krankheitsbereitschaft manifest werden läßt, ist auch in der Überernährung, wenn sie zu krankhafter Fettleibigkeit führt, ein endogener Faktor enthalten. Die reine *Mastfettsucht* ist eine Überernährung bei bestehender *Neigung* zur Fettleibigkeit. Ohne diese Veranlagung ist übermäßige Nahrungszufuhr nicht notwendigerweise mit abnormer Gewichtszunahme verbunden, da ebenso wie die Seite der Einnahme auch die der Ausgabe durch Luxuskonsumption gesteigert werden kann. Viele Menschen halten ihr Körpergewicht innerhalb geringer Schwankungen auch bei Verbesserung der Ernährung konstant. Eine physiologische Überernährung findet statt im Wachstumsalter und in der Rekonvaleszenz nach Verlust von Körpersubstanz bei Krankheiten. Die Neigung zu Fettansatz ist im Laufe des Lebens verschieden. Die Höhepunkte sind das Säuglingsalter, die Pubertät und das Alter der Involution im 6. und 7. Jahrzehnt. Frauen neigen nach einer Geburt und nach dem Klimakterium besonders zur Fettleibigkeit. Es sind z. T. endokrine Einflüsse in diesen Entwicklungsphasen deutlich, welche auf die Hypophyse hinweisen. GRAFE macht die Schilddrüse für die Regulation der Luxuskonsumption verantwortlich. Die Bindung der Neigung zu Fettleibigkeit an den *Konstitutionstyp* zeigt sich beim pyknischen und athletischen Habitus, während der Leptosome häufig untergewichtig bleibt. Die *Erblichkeit* spielt für die Fettleibigkeit eine Rolle, allerdings sind in solchen Familien auch die ererbten Lebensgewohnheiten häufig genug Veranlassung, um fett zu werden. Der exogene Faktor tritt auch in der beruflichen Fettleibigkeit der Angehörigen von Berufen der Lebensmittelbranche hervor, vor allem bei Fleischern, Gastwirten und Bäckern.

Die *Anpassung* an die *Überernährung* ist nicht so allgemein, wie es bei Unterernährung der Fall ist. Sie beruht in gesteigerten Verbrennungen, welche sich aber im Grundumsatz gewöhnlich nicht erfassen lassen. Sie könnten allerdings für unsere ungenauen kurzfristigen Methoden unterschwellig sein und mit der Zeit trotzdem wirksam werden. Analog lassen sich bei Fettsucht — abgesehen von der seltenen thyreogenen Form — gewöhnlich keine Senkungen des Grundumsatzes nachweisen. Die erhöhten Verbrennungen finden sich als Leistungsumsatz in Form der mit der Überernährung ansteigenden spezifisch-dynamischen Wirkung (Grafe). Sie findet sich nicht nur bei Eiweiß-, sondern auch bei Kohlenhydratmast, aber sie ist kein regelmäßiger Befund und daher umstritten (Krauss-Küppers). Der positive Befund ist allerdings beweisender als der negative (Grafe), aber er ist nicht gesetzmäßig. Irgendwie muß — eine genügende Resorption vorausgesetzt — die Luxuskonsumption erhöht sein, wenn die Gewichtszunahme bei Überernährung über längere Zeit ausbleibt. Der individuelle Faktor prägt sich offenbar in der Fähigkeit der Anpassung an Überernährung aus.

Die Seite der *Ausgabe* kann sich außer durch Erhöhung des Grundumsatzes und der spezifisch-dynamischen Wirkung, welche ebenso schwer erfaßbar und unter Umständen lange nachwirkend sein kann (Thannhauser), durch körperliche Anstrengung mit hohem Wirkungsgrad, durch erhöhte Wärmeabgabe bei der physikalischen Wärmeregulation, durch mangelnde Resorption der Nahrung im Darm vermehren. Lauter nimmt an, daß ohne Gewichtszunahme Muskel durch Fettgewebe ersetzt wird. Alle diese Möglichkeiten lassen sich im Einzelfall nicht überblicken und gegenseitig abgrenzen, so daß das energetische Problem der Anpassung an Überernährung letzten Endes unklar bleibt. Umsatz und Körpergewicht stehen weder nach oben noch nach unten in einem direkten Verhältnis. Der Appetit ist ein unvollkommener Regulator der Nahrungszufuhr; er richtet sich nicht nach dem calorischen Wert der Nahrungsmittel. Viel Mühe wurde auf den Einfluß der *Muskelarbeit* bei Fettleibigen auf den Stoffwechsel verwandt. In der Arbeitsperiode wurde im Vergleich zum Normalen ein geringerer (Geisler) und ein höherer Sauerstoffverbrauch (Lauter) festgestellt. Bernhardt fand, daß in der Nachperiode der Umsatz stark unter die Norm absank, was andere nicht bestätigten. Auch die Annahme von Bergmanns, daß Stoffwechselsteigerungen durch langdauernde Senkungen kompensiert werden, und dadurch eine Energieersparnis beim Fettleibigen erfolge, ist nicht allgemein anerkannt.

Die *chemische Wärmeregulation* wird durch das gegen Wärmeverlust schützende Fettpolster der Haut bei Kälte zweifellos weniger beansprucht. Dadurch wird Energie eingespart. Unter den Verhältnissen eines geregelten Lebens in zivilisierten Ländern fällt dieser Faktor aber nicht ins Gewicht.

Ein wichtiges Problem der Überernährung ist die *Eiweißmast*. Grafe hält ihr Vorkommen für gesichert, obwohl die klassische Stoffwechselphysiologie sie ablehnt. Besonders bei Überernährung mit Kohlenhydraten erfolgen erhebliche Eiweißretentionen, vor allem nach vorheriger Unterernährung. In welcher Form der Eiweißansatz erfolgt, läßt sich nicht sagen, sicher nur zum Teil als hochwertiges Zelleiweiß. White und Hale fanden Ansätze bis zu 661 g Eiweiß, berechnet nach der Einnahme.

Der *Fettstoffwechsel* ist bei der Überernährung nicht verändert, ebensowenig wie bei der Fettsucht. Nach fettreichen Mahlzeiten besteht eine Lipämie. Der Nüchternfettspiegel des Blutes ist erhöht. Der Einfluß der Fettzufuhr auf das Blutfett besteht in geringem Anstieg und raschem Absinken, woraus Schlüsse auf eine erhöhte Neigung der Gewebe zur Fettspeicherung gezogen wurden. Jedoch sind diese Befunde nicht gesetzmäßig. Die Ketonämie als Ausdruck der Fettverbrennung ist beim Fettsüchtigen erhöht (Kugelmann). Der Schlußfolgerung, daß die Fettverbrennung erhöht sei, stehen andere Befunde gegenüber, welche ihre Verminderung anzeigen (Brentano). Das Resumé aus vielen Untersuchungen ist bisher nur, daß intermediäre Veränderungen des Fettstoffwechsels bei der Fettsucht nicht nachgewiesen sind (Glatzel). Auch die Vermutung einer erhöhten Fettbildung aus Kohlenhydraten, gemessen am respiratorischen Quotienten, ist unbestätigt. Ebenso wie der Fettstoffwechsel zeigt auch der Lipoidhaushalt keine qualitativen oder quantitativen Abweichungen.

Die Frage, ob Überernährung auch dann schädlich ist, wenn keine Fettleibigkeit entsteht, ist wahrscheinlich zu bejahen. Die *Arteriosklerose* wird gefördert (sie fehlt bei den fettarm ernährten Chinesen), die Manifestierung des *Diabetes* und der *Gicht* wird sicher erheblich davon beeinflußt. Die Überlastung der Verdauungsorgane führt zu funktionellen Störungen wie Völlegefühl und Obstipation. Die Neigung zur Erkrankung der Leber (Fettleber) und Gallenwege und des Pankreas, zur Bildung von Gallensteinen läßt Beziehungen zur Überernährung, insbesondere mit Fett vermuten.

Die Beziehung der *Überernährung mit Eiweiß* zu bestimmten Krankheiten zeigte vor allem deren Abnahme im Verlaufe der Eiweißmangelernährung. Dies ist der Fall beim M. Basedow und den Hyperthyreosen, beim essentiellen Hochdruck, der Polycythämie, um nur die wichtigsten Krankheiten zu nennen. In diesen Fällen kann durch eiweißarme Ernährung ein therapeutischer Effekt auf lange Sicht erzielt werden. Auch die Abhängigkeit des Gichtanfalls von der Eiweißzufuhr sei hier erwähnt. Die Sexualfunktion wird durch die Mast bei Tieren durch Rückbildung der Geschlechtszellen herabgesetzt (STIEVE), während das Zwischengewebe in den Keimdrüsen sich vermehrt. Auch beim Menschen liegen entsprechende Beobachtungen vor, die sich jedoch nicht verallgemeinern lassen.

Die *Fettleibigkeit* als Folge der Überernährung ist an eine konstitutionelle Bereitschaft gebunden, welche wohl in den neuro-hormonalen Regulationen begründet ist. Eine ganz strenge Trennung von Mastfettsucht und endokrinen Fettsuchtformen ist nicht möglich, sofern es sich nicht um typische polysymptomatische endokrine Krankheitsbilder handelt. In diesen ist das energetische Moment der Ernährung meist nicht erkennbar. Auch bei der überwiegend exogenen Fettsucht tritt das individuelle Moment in der Fettverteilung hervor. Dieses ist aber letzten Endes wohl in hormonalen Bedingtheiten zu sehen. Man kann einen männlichen und einen weiblichen Typ unterscheiden, wobei jener die stärkste Fettansammlung am Stamm, vor allem am Bauch und am Nacken, dieser mehr an Hüften und Oberschenkeln und den Brüsten aufweist. Der kindliche Typ zeigt eine gleichmäßigere Fettverteilung. Das Gesicht ist bei verschiedenen Menschen in sehr wechselndem Maße beteiligt.

Die *klinischen Folgen* der Fettleibigkeit sind mannigfach und im allgemeinen um so folgenschwerer je älter der Betroffene ist. Dieses liegt vor allem an der Mehrbelastung des *Kreislaufes* und der Begünstigung der *Arteriosklerose*. Der Grad der Fettleibigkeit prägt sich im Übergewicht aus; außerdem zeigt aber die Inspektion, ob sich abnorm voluminöse Fettpolster finden. Der Konstitutionstypus muß bei der Bewertung des Gewichtes beachtet werden. Ein fetter muskelschwacher Astheniker wird bei gleicher Körpergröße relativ weniger wiegen als ein ebensolcher kräftiger Pykniker. Die absoluten Gewichte hochgradig Fettleibiger übersteigen 100 kg mitunter erheblich.

Psychisch verhält sich der Fettleibige sehr verschieden. Er kann trotz Körperfülle beweglich und temperamentvoll sein. Häufig allerdings paart sich die Fettsucht mit einer gewissen Bequemlichkeit und Trägheit auf körperlichem und geistigem Gebiet. Fette gelten als gutmütig und energielos. Manchmal leiden sie unter ihrem Zustand, besonders jüngere Frauen und Mädchen, weil sie sich mit Recht oder Unrecht als Zielscheibe des Spottes fühlen. Sie werden dann scheu, mißtrauisch, zurückhaltend oder zeigen Überkompensationen. Die Bequemlichkeit und erhöhte Schlafneigung kann primär den Fettansatz fördern, ebenso mangelnde Bewegungsfähigkeit bei Körperbehinderten (Amputierte). Die Entwicklung der Fettleibigkeit kann in jeder Lebensperiode von der frühen Kindheit an beginnen.

Die *körperliche Belastung* durch Fett vergrößert jede Anstrengung entsprechend dem Übergewicht, besonders bei Aufwärtsbewegungen. Die Bewegung selbst wird durch die Fettpolster behindert, vor allem das Bücken. Die Fettansammlung an den Bauchdecken und im Gekröse bewirkt eine Hochdrängung des Zwerchfells. Dadurch wird, besonders bei straffen Bauchdecken, die Einatmung behindert. Wenn im Alter der Thorax seine Elastizität einbüßt, macht sich dieses sehr unangenehm bemerkbar, zumal jede Anstrengung durch das Übergewicht eine zusätzliche Sauerstoffaufnahme erfordert. Die Kurzluftigkeit bei Fettleibigen ist oft rein *mechanisch* zu erklären. Sie legt aber eine Mitbeteiligung des Kreislaufs nahe, wenn sie höhere Grade annimmt.

Die Beurteilung der *Herzgröße* ist beim Adipösen erschwert. Die Palpation läßt keinen Spitzenstoß und keine abnormen Pulsationen erkennen. Die Perkussion wird ebenso unzuverlässig, besonders die Abgrenzung nach links. Nur mit der Röntgenuntersuchung läßt sich die Herzgröße beurteilen. Eine durch einen sog. Fettbürzel verursachte Verbreiterung der Spitze nach links ist in guten Aufnahmen zu erkennen. Das früher so hoch bewertete „Fettherz“ (Münchner Bierherz Bollingers) wird heute wenig bewertet. Große Herzen sind stets auch muskulär insuffizient. Häufig ist eine Aortensklerose bei älteren Fettleibigen vorhanden. Die Herzinsuffizienz entsteht auf dem Boden der dauernden zusätzlichen Belastung durch die Entwicklung einer Coronarsklerose mit Herzmuskeldegeneration oder in Verbindung mit Hypertonie, welche sich häufig mit Fettleibigkeit kombiniert findet und ihrerseits die sekundäre Arteriosklerose begünstigt. Diagnostisch ist das Elektrokardiogramm bei jeder Herzbeurteilung Fettleibiger unerläßlich. Periphere Durchblutungsstörungen finden sich auf der Grundlage der Arteriosklerose, besonders in Verbindung mit Diabetes droht die diabetische Gangrän. Häufig treten Varicen an den Beinen und Hämorrhoiden auf.

Neben dem Kreislauf ist bei erheblichem Übergewicht das *Stützsystem* verstärkter Dauerbelastung ausgesetzt. Die Folgen sind Platt- und Spreizfüße, vor allem aber deformierende Veränderungen der am stärksten beanspruchten *Hüft-* und *Kniegelenke.* Diese sind schmerzhaft und beeinträchtigen die Beweglichkeit, so daß die Gefahr einer weiteren Gewichtszunahme nahe liegt und ein circulus vitiosus sich zu entwickeln droht. Auch die Spondylarthrosis der unteren Wirbelsäule findet sich häufig bei Adipösen. Die Degeneration des Gelenkknorpels ist z. T. anlagemäßig zu erklären. Der vermehrte Innendruck in der Bauchhöhle zusammen mit der Dehnung und Schlaffheit der Bauchdecken befördert die Neigung zu *Hernien.* Der *Nabelbruch* ist fast eine regelmäßige Begleiterscheinung der starken Fettleibigkeit.

Schließlich ist die häufige Kombination mit *Zuckerkrankheit* zu erwähnen. Joslin sah die Fettsucht vor Eintritt des Diabetes in 75% der Fälle. Umgekehrt neigen alte Diabetiker zu sekundärer Fettleibigkeit. Die über dem Durchschnitt liegende Kombination von Fettsucht und Diabetes kann nicht bezweifelt werden. Der Diabète gras der Franzosen ist ein meist bei älteren Menschen auftretender, relativ leichter, wenig insulinempfindlicher Diabetes. Diese Fälle verbessern sich durch Unterernährung, wie die Erfahrungen des 1. Weltkrieges im Großen bewiesen haben. Eine Erklärung des Zusammentreffens durch Beziehungen des Fett- und Kohlenhydratstoffwechsels hat sich trotz zahlreicher Untersuchungen nicht ergeben.

Der französische Begriff des *Arthritisme* als Konstitutionstyp umfaßt die Vereinigung von Fettsucht, Diabetes, Gelenkerkrankungen und Gicht (dazu Ekzem, Migräne, Asthma). His hat in ähnlicher Weise Fettsucht, Diabetes, Arthrosen und Hochdruck als gemeinsame Konstitutionsmerkmale zusammengefaßt. Die Gicht ist heute fast verschwunden. Die Überernährung ist für die sekundären Gelenkveränderungen durch das Übergewicht von Bedeutung, reichliches Essen und Trinken kann aber auch im Einzelfall anfallsauslösend wirken.

Vielfach ist auch die *chronische Obstipation* ein Merkmal der Fettleibigen, vor allem die atonische Form. Dadurch wird die Ausnutzung der Nahrung begünstigt. Die Neigung zu Hämorrhoiden geht hauptsächlich auf die Erschwerung der Defäkation durch mangelnde Bauchpresse und auf Zirkulationsstörungen zurück. Die Leber ist oft fettreich ohne Funktionsstörungen zu zeigen. Die erhöhte Neigung Fettsüchtiger zu Gallensteinen wird von NAUNYN nicht anerkannt. Dagegen kommt die Fettnekrose des Pankreas angeblich bei Fettleibigen gehäuft vor.

Die *Haut* leidet durch die vermehrte Schweißabsonderung; besonders wo sich tiefe Hautfalten bilden, entstehen intertriginöse Ekzeme und Pyodermien. Der Schweißgeruch ist oft für den Kranken und die Umgebung unangenehm. Bestehen Krampfadern und venöse Stauungen oder Ödeme, so können Unterschenkelgeschwüre auftreten, die erfahrungsgemäß schlecht heilen.

Einer besonderen Besprechung bedarf die *Wärmeregulation* und der *Wasserhaushalt* des Fettleibigen. Die Wärmeregulation ist bei Fettleibigkeit in verschiedener Richtung erschwert. Das Übergewicht macht bei jeder Anstrengung eine verstärkte Wasserabgabe nötig. Das Fettpolster schützt gegen Wärmeverlust durch Abkühlung. Infolgedessen schwitzen Fettleibige ungewöhnlich stark und geben durch die verstärkte Atmung nach Anstrengung mehr Wasserdampf ab. Der Wasserhaushalt ist labiler als gewöhnlich. Das Gewebe des Adipösen ist wasserreich. Die Diurese wird manchmal stoßweise verstärkt. Starke Gewichtsschwankungen sind bei Fettsucht häufig und durch Wasserretention oder Abgabe bedingt. Dadurch erklärt sich auch der unregelmäßige Verlauf der Gewichtskurven bei Fastenkuren. Bei höherer Umgebungstemperatur gibt der Fettleibige große Mengen Wasser ab. Die Frage, ob bei Wasserspeicherung auch Kochsalz retiniert wird, ist unentschieden. Bei Kreislaufversagen ist damit zu rechnen. Störungen des Mineralstoffwechsels sind bei Fettleibigkeit nicht nachzuweisen.

Die *Typen* des Fettansatzes weichen erheblich voneinander ab. Die Fettverteilung ist konstitutionell-endokrinen Einflüssen unterworfen. Daß diese auch bei der überwiegend exogenen Form der Fettmastsucht erkennbar werden, ist ein Hinweis für die endogenen Faktoren, die auch bei dieser Form immer beteiligt sind. Bei der isolierten regionären Fettansammlung (Lipomatosis) handelt es sich um Geschwulstbildungen (Lipome) oder bei symmetrischer Anordnung um vom Nervensystem beeinflußte Fettablagerung (DERKUMsche Krankheit).

Die Fettleibigkeit kann hier nur besprochen werden, soweit sie ein Ernährungs- und Stoffwechselproblem darstellt. Die Überernährung kann dabei absolut oder relativ sein. Ein Überwiegen der Calorienzufuhr gegenüber dem Verbrauch ist — durch den Zeitfaktor oft nicht erkennbar — Voraussetzung zu jeder Gewichtszunahme durch Fettansammlung. Häufig ist der Verbrauch primär gedrosselt, am deutlichsten bei der thyreogenen Fettsucht. Überernährung allein führt bei guten Regulationen und fehlender Neigung zum Fettansatz nicht zur Fettleibigkeit.

Die endokrinen Faktoren treten deutlich bei bestimmten Syndromen mit Fettleibigkeit hervor, solche sind 1. die FRÖHLICHsche Dystrophia adiposo-genitalis, 2. das Cushing-Syndrom, 3. der Typus Laurence-Moon-Biedl, 4. der Typus Morgagni, 5. die thyreogene Fettleibigkeit, 6. die postklimakterische (ovarielle) Fettsucht und die Kastratenfettsucht. 7. Eine häufige Form ist schließlich die sogenannte *cerebrale* Fettsucht, bei welcher die vegetativen hypothalamischen Zentren beteiligt sein sollen. Der Name betont lediglich die Beteiligung des Hypophysenzwischenhirnsystems ohne anatomische sichere Grundlagen und soll nicht im Gegensatz zu den „reinen" endokrinen Formen der Fettsucht bei diesem die cerebrale Mitwirkung ausschließen. Die konstitutionellen Beziehungen sind bereits besprochen worden.

Das Problem der Fettsucht ist in vieler Beziehung das Spiegelbild der Magersucht. Es gibt auch beim gleichen Menschen Beobachtungen von mehrfachem Umschlag von extremer Fettleibigkeit in Magersucht und umgekehrt, unabhängig von der Art der Ernährung (Feuchtinger). Trotzdem tritt der individuelle Faktor bei der Fettleibigkeit mehr hervor, da bei der Unterernährung die Kompensationsmöglichkeiten eher versagen, welche bei der Überernährung durch Steigerung des Verbrauchs gegeben sind. Das klinische Bild der Fettsucht ist so vielseitiger als die monotone Symptomatologie der fortgeschrittenen Magersucht (Ähnlichkeit der Dystrophie mit der hypophysären Magersucht, der Tumorkachexie usw.).

Die *Prognose* der Fettsucht hängt von ihren Ursachen ab und ist demnach sehr verschieden. Betrachten wir die Fettsucht nur als Stoffwechselproblem, so ist der Wille zur Einschränkung der Calorienzufuhr von entscheidender Bedeutung für die Prognose. Die Folgen der Fettleibigkeit für den *Kreislauf* stehen unter den Gefahren im Vordergrund. Sie wachsen mit den bestehenden Schädigungen des Herzens und der Gefäße durch Arteriosklerose, Hypertonie, Myodegeneratio. Jede zusätzliche Belastung bedeutet eine erhöhte Gefahr. Das gilt für alle Infektionen, für körperliche und seelische Belastungen und Anfälle von Angina pectoris. Ein begleitender Diabetes kann die Prognose verschlechtern. Arthrosis deformans der Hüft- und Kniegelenke wirkt durch zwangsweise Einschränkung der Bewegung im Sinne einer Begünstigung des Fettansatzes. So ist die Prognose in mannigfacher Weise belastet, um so mehr je *älter* der Fettleibige ist.

Die *Therapie* der Fettsucht basiert auf der *Beschränkung* der *Calorienzufuhr*. Die Grundlage jeder Entfettungsdiät ist Beschränkung von Fett und leicht verdaulichen Kohlenhydraten, von Flüssigkeit, besonders nahrhaften Getränken (Alkohol) und Salzzufuhr. Es empfiehlt sich, reichlich Gemüse und Obst und mageres Fleisch oder Fisch, sowie Quark zu verabreichen, dazu Vollkornbrot, überhaupt schlackenreiche Kost zur Anregung der Verdauung. Allzu brüsker Nahrungsentzug durch langdauernde Fastenkuren ist nicht zweckmäßig und bedarf jedenfalls strenger Überwachung; besser bewähren sich einzelne eingeschobene Obst- oder Milchtage. Im einzelnen wird auf das Kapitel Diätetik verwiesen (S. 269). Die Anwendung von Abführmitteln, welche der Hauptbestandteil der reklamemäßig angepriesenen Geheimmittel zur Entfettung sind, ist unzweckmäßig und auf die Dauer schädlich.

Der Erhöhung des Verbrauchs durch Anregung des Stoffwechsels dient die spezifisch-dynamische Wirkung des Eiweißes in der Kost. Eine zusätzliche Gabe von *Schilddrüsenpräparaten* setzt genaue ärztliche Überwachung voraus bei einschleichender Dosierung. Sie kann bei gesundem Kreislauf die Entfettung sehr wesentlich unterstützen.

Die *Muskelarbeit* als Quelle des Energieverbrauchs ist ebenfalls ein wichtiger Faktor für die Entfettung, sofern sie den Kreislauf nicht gefährdet und nicht ihrerseits zur Steigerung der Nahrungsaufnahme führt. Sie muß ärztlich genau geregelt werden, da sie individuell dosiert und der Leistungsfähigkeit angepaßt werden muß. Zur Entwässerung ist Injektion von *Quecksilberdiuretica* manchmal eine gute Hilfe. Trinkkuren mit glaubersalzhaltigen Wässern in Heilbädern wirken lediglich, wenn die gesamte Kur mit Diät und Bewegung auf das Ziel der Gewichtsabnahme eingestellt wird. Die Energie des Kranken entscheidet, ob nur ein vorübergehender oder ein Dauererfolg nach Rückkehr in die gewohnte Umgebung erzielt werden kann. Die Behandlung älterer Fettleibiger erfordert häufig Digitalis und andere Herz- und Kreislaufmittel, sowie besondere Maßnahmen bei den verschiedenen Komplikationen. Sie ist stets eine Aufgabe, die nur nach einem wohlüberlegten Plan und mit zuverlässiger Mitwirkung des Kranken vom Arzt durchgeführt werden kann, wenn sie zum Erfolg führen soll.

Literatur.

Zusammenfassende Darstellungen.

BANSI, H. W.: Das Hungerödem und andere alimentäre Mangelerscheinungen. Stuttgart 1949. — v. BERGMANN: Funkt. Pathologie. Berlin 1936. — BERNARD, CLAUDE: Leçons de Pathologie expérimentale. p. 120. Paris 1872. — BERNING, H.: Die Dystrophie. Stuttgart 1949. — BÜRGER, M.: Ernährungsstörungen (Avitaminosen, Unterernährung und Überernährung). Handbuch der inneren Medizin. Bd. VI, 2, S. 655, 1944. — Verdauungs- und Stoffwechselkrankheiten. Stuttgart 1951.

DOUSSINET u. ROUSSEL: Syndromes ostéo-myo-pathiques de carence. Clermont-Ferrand 1946.

FEUCHTINGER: Fettsucht und Magersucht. Stuttgart 1946.

GLATZEL, H.: Fettsucht und Magersucht. Handbuch der inneren Medizin. Bd. VI, 1, S. 476, 1941. — GRAFE, E.: Die pathologische Physiologie des gesamten Stoff- und Kraftwechsels bei der Ernährung des Menschen. München 1923.

HIMSWORTH, H. P.: Lectures on the Liver and its Diseases. Oxford, Blackwell 1950. — HOTTINGER, A., O. GSELL, E. ÜHLINGER, C. SALZMANN u. A. LABHART: Hungerkrankheit, Hungerödem, Hungertuberkulose. Basel 1948.

JANSEN, W. M.: Die Ödemkrankheit. Leipzig 1920.

KEYS, A., J. BROZEK, A. HENSCHEL, O. MICKELSEN u. H. TAYLOR: Biology of Human Starvation. Oxford 1950.

LAMY, M., M. LAMOTTE u. S. LAMOTTE-BARILLON: La Dénutrition. Paris 1948. LANG, K., u. O. F. RANKE: Stoffwechsel und Ernährung. Berlin 1950. — LAROCHE, G.: Les Oedemes par déséquilibre alimentaire. p. 95. Paris: Mason 1945. — LUCIANI, L.: Das Hungern. Hamburg, Leipzig 1890.

MAASE u. ZONDEK: Das Hungerödem. Leipzig 1920. — MACBRYDE, C. M., u. R. ELMAN: Nutironal Requirements in Disease. Adv. int. Med. 2, 552 (1948). — MAURIAC, P.: La pathogénie des oedemes. Paris 1937. — MORGULIS, S.: Hunger und Unterernährung. Berlin u. Wien 1923. — MOURIQUAND, G.: Vitamines et carences alimentaires. Paris 1942. — MÜHLENS, P.: Die russische Hunger- und Seuchenkatastrophe 1921/22. Berlin 1933.

v. NOORDEN u. SALOMON: Handbuch der Ernährungslehre Bd. I. S. 997. Berlin 1920.

SCHITTENHELM, A.: Ödemkrankheit, Avitaminose und verwandte Krankheitszustände. Berlin 1926. — SCHOEN-TISCHENDORF: Klinische Pathologie der Blutkrankheiten. Stuttgart 1950. — SCHULTEN, H.: Die Hungerkrankheit. Saulgau: Haug 1946. — SELYE, H.: Stress. Montreal 1950.

WATERLOW, R.: Fatty Liver Disease in Infants in the British West Indies. Med. Res. Counc. Spec. Rep. Ser. 263. London 1948. — WUHRMANN u. WUNDERLI: Die Bluteiweißkörper des Menschen. Basel 1947.

Einzelarbeiten.

ADELSBERGER, L.: Lancet 1946 I, 317.

BARTELHEIMER, H.: Klin. Wschr. 1949, 521. — BENEDICT: Carnegie Inst. of Wash. Publ. 1919, 280. — BERG, H. H.: Synopsis 1, 77 (1948).—BENDITT, H. HUMPHREY, STRAUBE, WISSLER u. STEFFEE: J. Nutrit. 33, 85 (1947). — BERNHARDT: Erg. inn. Med. 36, 1 (1929). — BERNING, H.: Dtsch. med. Wschr. 1951, 346. — BERTRAM: Dtsch. med. Wschr. 1948, 36 u. 68. — BEST u. RIDONT: J. Physiol. 97, 489 (1940). — Brit. med. J. 1949 II, 100. — BÖHMIG, R.: Virchows Arch. 318, 646 (1950). — BRULL: Les états de carences en Belgique 1945. Helvet. med. Acta 1947, 571.

CANNON: J. Amer. dietet. Assoc. 20, 77 (1944). — COSTE, F., u. J. BOYER: Rév. Rhumat. 12, 139 (1945). CRESCELIUS, W.: Z. ges. inn. Med. 1952, 13.

DEAN, F. R.: Proc. roy. Soc. Med. 43, 273 (1950). — DECOURT u. BASTIN: Bull. Soc. méd. Hôp. Paris 17, 223 (1942). — DOCKHORN: Diss. Hamburg 1948. — DÖNHARDT, A.: Klin. Wschr. 1947, 1913. — DRUMMOND, J.: Lancet 1945, 45, 282. — DUESBERG, R.: Klin. Wschr. 1943, 633. — DUNKER u. GARDEMANN: Klin. Wschr. 1950, 412.

ELMAN: Physiol. Rev. 21, 372 (1944). — J. Amer. med. Assoc. 128, 659 (1945). — EVANS, LEPKOWSKY u. MURPHY: J. of biol. Chem. 106, 445 (1934).

v. FALKENHAUSEN u. GAIDA: Dtsch. med. Wschr. 1947, 30, 184. — FEHRMANN, HARTMANN, MERTENS u. POLA: Dtsch. Arch. klin. Med. 196, 627 (1950). — FEHSE u. ESCHBACH: Z. inn. Med. 4, 129 (1949). — FIESSINGER, TIFFENEAU, TREMOLIÈRES: Bull. Soc. méd. Hôp. Paris 1943, 1, 21. — FORSTER, R.: Cardiol. 10, 26 (1946).

GIESE: Klin. Wschr. 1948, 32. — GILLMANN, TH., u. J. GILLMANN: Arch. of Path. 40, 239 (1945). — Amer. J. med. Assoc. 129, 12 (1945). — GÖBEL, HARTMANN u. MERTENS: Dtsch. Arch. klin. Med. 196, 607 (1950). — GONNELLE, H.: Bull. Soc. méd. Hôp. Paris 1944,

377. — Govaerts, P.: Presse méd. **1924**, 96, 950. — Govaerts, P., u. Lequime: Bull. Acad. Méd. Belg. **6**, 200 (1942). — Grafe, E.: Dtsch. med. Wschr. **1950**, 441. — Grass: Inaug.-Diss. Göttingen 1944. — Greuer, W.: Vgl. Schoen u. Hartmann. — Gülzow: Klin. Wschr. **1947**, 518; Dtsch. Arch. klin. Med. **193**, 318, 465 (1947). — Med. Klin. **1948**, 457. — Hänel: Schweiz. med. Wschr. **1948**, 1101. — Hahn, Bale u. Whipple: Proc. Soc. exper. Biol. a. Med. **61**, 405 (1946). — Hartmann, Mertens u. Pola: Dtsch. Arch. klin. Med. **196**, 616 (1950). — Heilmeyer, L.: Med. Klin. **1946**, 13, 241. — Heilner: Z. Biol. **47**, 539 (1906). — Herken: Ärztl. Wschr. **1949**, 297. — Herken u. Remmer: Dtsch. Gesdh.wes. **1946**, 21, 683. — Himsworth, H. P., u. Glynn: Clin. Sci. **5**, 93 (1944). — Horst, W.: Klin. Wschr. **1950**, 184.
Ickert, F.: Dtsch. med. Wschr. **1946**, 99. — Erg. Tbk.forschg. **1**, 461 (1930). — Jürgens, R.: Arzneimittelforsch. **1951**, H. 3.
Kalk, H.: Dtsch. med. Wschr. **1943**, 559; **1950**, 225. — Kaller u. Reller: Klin. Wschr. **1947**, 682. — Keys, A.: J. Amer. dietet. Assoc. **22**, 582 (1946). — Keys, A., Taylor, Michelson u. Henschel: Nutrit. Rev. **4**, 317 (1946); Lancet **1951**, I. 95 — Klotzenbücher u. Dalicho: Klin. Wschr. **1948**, 684. — Knack u. Neumann: Dtsch. med. Wschr. **1917**, 304. — Küchmeister u. Taube: Ärztl. Forschg. **1947**, 278; **1948**, 141. — Kühnau, J.: Ärztl. Wschr. **1946**, 161. — Klin. Wschr. **1948**, 30. — Kullmann u. de Raadt: Nederl. Tijdschr. Geneesk. **90**, 1000 (1946).
Landes u. Arnold: Klin. Wschr. **1947**, 654; **1943**, 141. — Lang, K.: Klin. Wschr. **1947**, 868; **1948**, 257. — Lauter: Dtsch. Arch. klin. Med. **139**, 47 (1923); **146**, 173 (1925). — Leitinger: Klin. Wschr. **1943**, 356. — Leyton: Lancet **1946**, 73. — Lipscomb: Lancet **1945** II, 313. — Lohmeyer, R.: Med. Klin. **51**, 16. — Looser: Dtsch. Z. Chir. **152**, 210 (1920). — Luckner: Z. exper. Med. **103**, 563 (1938). — Luckner u. Scriba: Z. exper. Med. **103**, 586 (1938). — Lusk: Physiol. Rev. **1921**, 523.
Madden u. Whipple: Physiol. Rev. **20**, 194 (1940). — Magee: Brit. med. J. **1946**, 475; **1948**, 4. — Malten: Med. Klin. **1946**, 593. — Markoff: Erg. inn. Med. **61**, 132 (1943). — Martius, H.: Dtsch. med. Wschr. **1946**, 81. — McBryde u. Elman: Adv. int. Med. **2**, 552 (1947). — McCance: Lancet **1946**, 77. — McLardy: Lancet **1945** II, 187. — Mellinghoff, K.: Verh. dtsch. Ges. inn. Med. **1948**, 475; Klin. Wschr. **1948**, 652. — Members of the Department of Experimental Medicine, Cambridge, and Associated Workers. Studies of Undernutrition, Wuppertal, 1946—49, Spec. Rep. Ser. med. Res. Coun., Lond. no. 275. H. M. Stationery Office, 1951. — Maladies de famine: recherches cliniques sur la famine exécutées dans le ghetto de Varsowie en 1942. Amer. Joint Distribution Committee Warsaw 1946. — Meyering und Dietze Dtsch. med. Wschr. **1950**, 139. — Miller, Ross u. Whipple: Amer. J. med. Sci. **200**, 739 (1940). — Mollison: Brit. med. J. **1946** I, 141. — Morawitz, P.: Z. Chem. Phys. Path. **7**, 156 (1905). — Mouriquand u. Chroisnard: Presse méd. **1942**, 442. — Müller, E.: Brauers Beitr. **105**, 529 (1951). — Murray: Lancet **1947** I, 507.
Naumann u. Tischendorf: Dtsch. Arch. klin. Med. **193**, 533 (1948). — Nothwang, F.: Arch. Hyg. **14**, 273 (1892).
Öhme: Klin. Wschr. **1940**, 608.
Perakis u. Bakulos: Dtsch. med. Wschr. **1943**, 746. — Platt, B. S.: Brit. med. Bull. **3**, 179 (1945).
Ratschow, D.: Gesdh.wes. **1946**, 3; **1946**, 13, 361. — Rausch: Dtsch. Arch. klin. Med. **193**, 78; 217 (1947). — Klin. Wschr. **1948**, 169. — Rindell u. Klepsig: Z. inn. Med. **3**, 193 (1948). — Robscheit-Robbins u. Whipple: J. exper. Med. **82**, 311 (1945). — Rosinsky: Med. Klin. **1950**, 204.
Schittenhelm u. Schlecht: Z. exper. Med. **108**, 1 (1929). — Schoen, R.: Dtsch. Arch. klin. Med. **147**, 525 (1925); **148**, 86 (1925). — Schoen, R., u. E. Fritze: Dtsch. med. Wschr. **1949**, 1060. — Schoen, R., u. F. Hartmann: Dtsch. Arch. klin. Med. **196**, 395 (1950). — Sherlock u. Walshe: Dtsch. med. Wschr. **1950**, 40. — Lancet **1945** II, 397. — Spillane u. Scott: Lancet **1945** II, 261. — Stefko, W. H.: Erg. Path. **22**, 1, 687 (1927). — Straub u. Meier: Dtsch. Arch. klin. Med. **129**, 54 (1919). — Straub, W.: Z. Biolog. **38**, 537 (1899).
Tischendorf, W., Z. Rheumaforsch. **1951**, H. 10. — Trautman u. Kanther: Z. inn. Med. **3**, 228 (1948). — Trowell. u. Muvazi: Arch. Dis. Childh. **20**, 170 (1945). — Trümmerhoff: Dtsch. Arch. klin. Med. **196**, 697 (1949).
Valeoras, V. G:. Millbank. mem. Fd. Quart. **24**, 215 (1946). — Vallejo, A.: Bull. Soc. méd. Hop. Paris **1942**, 58, 203. — du Vigneaud u. Mitarb.: J. of biol. Chem. **131**, 57 (1940); **134**, 787 (1940); **140**, 625 (1941). — Voit: Z. Biol. **51**, 167, 550 (1901). — Volhard, F., u. E. Schütte: Dtsch. med. Wschr. **1950**, 1425.
Walters, Rositten u. Lehmann: Lancet **1947**, 205, 244. — Weech u. Goetsch: Bull. Hopkins Hosp. **63**, 1511 (1938). — Wetzel: Beitr. klin. Tbk. **102**, 519 (1950). — Widowson: Proc. roy. Soc. Med. **43**, 271 (1950).
Zakopoulos: Brit. med. J. **1946** I, 322. — Zillner: Inaug.-Diss. Göttingen 1950. — Zschau, H.: Münch. med. Wschr. **1951**, 1248. — Zschau, H., u. H. Wichmann: Med. Klin. **1951**, 911. — Zuntz u. Loewy: Biochem. Z. **90**, 244 (1918).

Diätetik.

Von

K. Mellinghoff-Kirchheim/Teck.

Diätetik im weiteren Sinne ist die Lehre von der für den Einzelmenschen am besten geeigneten Lebensweise schlechthin. In engerer Fassung versteht man darunter eine nach bestimmten Gesichtspunkten geordnete und ausgesuchte Kost, die den besonderen Bedürfnissen eines Menschen, dessen normale Anpassungsbreite eingeschränkt ist, entspricht oder bei dem durch eine gerichtete Ernährung heilsame Wirkungen hervorgebracht werden sollen. Diät bedeutet im allgemeinen Krankenkost. Besondere Umstände können diätetische Versorgung Gesunder erfordern.

Die Erstellung einer Diät verlangt Nahrungsmittelkenntnis. Ihre Zusammensetzung geschieht nach quantitativen und qualitativen Gesichtspunkten. Von wesentlicher Bedeutung ist die Art ihrer Zubereitung. Bekömmlichkeit, Resorptions- und Sättigkeitswert, Geschmack und Darreichungsweise sind wichtig. Wirtschaftliche, klimatische, traditionelle Bedingtheiten verdienen Beachtung. Eine Diät muß einem mehr oder minder wirksamen Medikament vergleichbar je nach den vorliegenden Umständen mehr oder weniger genau dosiert sein. Sie ist oft nur befristet, oft dauernd, zuweilen periodisch nötig. In jedem Falle ist die Verordnung und Durchführung einer Diät eine individuelle Leistung, die ihren höchsten Wirkungsgrad nur bei möglichst vollkommener Erfassung aller Gegebenheiten des diätbedürftigen Menschen erreicht. Unnötige oder falsche Anwendung diätetischer Ernährungsweisen sind nicht selten. Diätetische Überspitztheiten sollten vermieden werden.

Durch eine entsprechend geleitete Diät können wesentliche Rückwirkungen auf den Gesamtstoffwechsel oder auf den Zustand und die Tätigkeit bestimmter Organe und Organsysteme des Körpers ausgeübt werden. Die Kunst des Diätetikers besteht darin, die damit gegebenen Möglichkeiten optimal auszunützen. Die Verwirklichung einer adäquaten Ernährungstherapie hat zur Voraussetzung die Kenntnis der allgemeinen Einflüsse, die sich durch Änderungen der Kostbeschaffenheit und ihrer Zusammensetzung erreichen lassen. Daraus ergibt sich die Anzeige und die sinngemäße Handhabung einer Diät.

Eine schematische Einteilung der einzelnen Diätformen läßt sich nur unvollkommen durchführen, weil sich die verschiedenen Gesichtspunkte, die die Gestaltung einer Diät bestimmen, stark überschneiden. Auch vom Blickpunkt der Krankheit bleibt die Darstellung diätetischer Behandlungsweisen unbefriedigend, weil der jeweilige Zustand und die besonderen Bedingtheiten des Einzelfalles zu unterschiedlich sind. Grundsätzlich kann man unterscheiden:

1. Kostformen, deren Haupteigenschaften in einer Stoffwechselwirkung zu erblicken sind, entweder zur Beeinflussung der Gesamtstoffwechselvorgänge oder zur Anpassung an den Zustand und die Funktion bestimmter Organe und Gewebe. Die Wirkung dieser Diäten spielt sich hauptsächlich *nach* ihrer Resorption, im *inneren* Milieu des Körpers ab. Sie erhalten ihren Charakter durch die stoffliche Zusammensetzung ihrer Grundelemente. Die Auswahl der Speisen ist

hauptsächlich von diesem Gesichtspunkte aus bestimmt; die Art ihrer Zubereitung tritt an Bedeutung zurück; sie ist nur Mittel zum Zweck einer geeigneten Aufnahme in den Körper (quantitative Diäten nach Heupke).

2. Kostformen, deren Haupteigenschaften in einer Beeinflussung der Funktionen des Verdauungsrohres bestehen. Ihre Wirkungen vollziehen sich vornehmlich *vor* der Resorption, im *äußeren* Milieu des Körpers. Auswahl und Zusammensetzung der Nahrungsmittel und die Zubereitungsweise der Speisen wird in erster Linie von ihrer Verdaulichkeit abhängig gemacht (qualitative Diäten nach Heupke).

Die folgende Darstellung erlaubt nur, mit groben Strichen die Umrisse unserer derzeitigen diätetischen Kenntnisse zu zeichnen. Von der Wirkung bestimmter diätetischer Maßnahmen ist manches grundlegend Wichtige eindeutig geklärt; sehr vieles unterliegt recht verschiedener Beurteilung. Trotz zahlreicher spezieller Beobachtungen ist das meiste über die Wirkungsmechanismen noch durchaus unübersichtlich. Aus diesem Grunde ist die Diätetik nicht immer eine exakte Wissenschaft; sie beruht zum großen Teil auf Empirie.

Diäten zur Stoffwechselbeeinflussung.

Dieser Abschnitt hat sich mit den Stoffwechselwirkungen bei quantitativer Änderung unserer Nahrung oder bestimmter Grundstoffe unserer Ernährung, sowie mit der Verwendbarkeit und Durchführung derart ausgerichteter Kostformen zu befassen.

Brennwertgehalt.

Bei jeder Krankenkost ist die Frage der Calorienausstattung wichtig. Gewöhnlich wird auch dem Kranken die Nahrung nicht in genau festgelegter Menge zugemessen; man erwartet vielmehr im allgemeinen, daß er wie ein Gesunder das nötige Quantum instinktgeleitet richtig aufnimmt. Es ist klar, daß diese Voraussetzung gerade bei Kranken oftmals nicht stimmt, weil Appetit und neurohormonale Stoffwechselregulation, auch Resorption und Verwertung der Nahrungsmittel gestört sein können; oder die Essensgewohnheit wird beibehalten, obwohl der Leistungsumsatz absinkt. Auch vorgefaßte Meinungen spielen eine beträchtliche Rolle. Die tägliche Erfahrung lehrt, daß in der Diätetik der quantitative Gesichtspunkt, wenn klar umrissene Indikationen zunächst nicht vorliegen, zu oft vernachlässigt wird.

Im allgemeinen soll das *Normalgewicht* gehalten, bei Abweichungen seine Wiederherstellung angestrebt werden. Das Normalgewicht ist bekanntlich ein relativer Begriff. Er ist individuell verschieden. Er hängt von Größe, Geschlecht und Alter, von Konstitution und Zustand der Körpergewebe ab. Die Brocasche Formel (kg Sollgewicht = cm Körperlänge — 100) (s. auch S. 71) gibt nur einen sehr ungefähren Anhalt. Andere Gleichungen sind besser (Oeder, von Noorden, Bornhardt). Sie berücksichtigen z. T. Umfangs- und Breitenmaße. Man richtet sich gerne nach empirisch ermittelten Tafeln (Hassing-Schall, Feneis). Das klinische Urteil entscheidet letzten Endes über das anzunehmende Sollgewicht, wobei die Erfahrung des zu Beurteilenden über seinen normalen Gewichtszustand mitberücksichtigt zu werden verdient. Das für einen bestimmten Menschen anzunehmende Normalgewicht hat einen gewissen Streubereich; es ist schwer zu sagen, wo jeweils das wirkliche Gewichtsoptimum liegt. Streuungen von $\pm$ 10% sind für normal zu halten. Menschen mit 12% Untergewicht sollen die längste Lebensdauer haben. Der Nahrungsbedarf kann auf der Grundlage des mutmaßlichen Sollgewichts errechnet werden. Man geht dabei vom Grundumsatz, der sich z. B. den BENEDIKTschen Tafeln entnehmen läßt, aus und ergänzt nach vorhandenen Tabellen (z. B. ATZLER) den Calorienverbrauch je nach der wahrscheinlich aufzubringenden Tagesleistung. Es liegt auf der Hand, daß sich auch dabei nur Annäherungswerte ergeben. Zur Beurteilung der Gewichtsbewegung ist fortlaufende Wägung nötig, wobei zu bedenken ist, daß Änderungen im Wasserhaushalt den größten Einfluß ausüben können. Nur in Verbindung mit klinischer Überlegung läßt sich die Frage nach der calorischen Gestaltung der Kost entscheiden. Nicht selten genügen zunächst allgemeine Vorschriften; in vielen Fällen indessen sind nähere quantitative Angaben unerläßlich.

Wenn Wasserbewegung bedeutungslos ist, stellt jede Verschiebung des Körpergewichts ein energetisches Problem dar. Es herrscht ein Mißverhältnis zwischen Einfuhr und Ausgabe. Der Erfolg ist Über- oder Untergewicht. Bei guter Beeinflußbarkeit des Energiestoffwechsels ist die Nahrungsaufnahme dabei ein entscheidender Faktor, wenigstens in bestimmten individuell verschieden weit abgesteckten Grenzen. Ein gewisses Zuviel oder Zuwenig der Aufnahme kann aber durch Stoffwechselregulationen ohne wesentliche Gewichtsänderung ausgeglichen werden. Dauernder Überverzehr führt nicht zu beliebiger Mast; auch bei Unterernährung vollzieht sich eine gewisse Anpassung. Der konstitutionell neuroendokrin gut anpassungsfähige Mensch kann durch eine entsprechend brennwerthaltige Ernährung bei seinem Normalgewicht gehalten, in den Normalbereich zurückgeführt, in positiver oder negativer Richtung begrenzt verschoben werden. Bei tiefgreifender Störung der Stoffwechselregulation nimmt die natürliche Beeinflußbarkeit des Körpergewichts durch die Ernährung mehr oder weniger stark ab. Dabei spielen Änderungen der energetischen Abläufe (Grundumsatz, spezifisch-dynamische Wirkung, Arbeitsökonomie der Organe, besonders der Muskulatur, Wärmeregulation) eine Rolle. Lokale Veränderungen im Fettgewebe selbst können wichtig sein (im Sinne der lipophilen Tendenz, Störung bei Spaltungen und Abbau); übergeordnet bestehen Abweichungen in vegetativen, hormonalen, zentralnervösen, psychischen Bereichen, z. T. konstitutionell und erblich verankert, z. T. aus äußerer Ursache veranlaßt, die mit verschiedenem Akzent und in verschiedener Verknüpfung das Gesamtgeschehen beherrschen. Bei einem Teil dieser endogenen Fälle kann durch eine Änderung der Calorienzufuhr ein wesentlicher Einfluß auf das Gewicht nicht erreicht werden; die weit überwiegende Zahl dieser Kranken, besonders die fettleibigen sprechen aber doch an. Je stärker der exogene Faktor dabei mitspielt, je besser und nachhaltiger.

Vor jeder Mast- und Entfettungskur ist möglichst zu klären, warum ein Patient dick oder dünn ist, warum er zu- oder abnimmt. Oft ist die Brennwertänderung der Kost im Rahmen kausaler Heilmaßnahmen nur die notwendige Ergänzung; in anderen Fällen dagegen ist sie das tragende Mittelstück der Therapie.

Brennwertarme Kost.

Zuweilen ist knappe Kost auch ohne krankhafte Übergewichtigkeit angebracht, wenn ein unteres Normalgewicht wünschenswert ist: z. B. bei Diabetes, bei Gicht, bei Herzkranken, bei statischen Belastungen, kurz immer dann, wenn eine Entlastung von Stoffwechsel und Kreislauf oder mechanische Entlastung angestrebt werden muß. Besteht Übergewicht, sind solche Fälle erst recht zu behandeln. Geringe Fettleibigkeit, die keine Beschwerden macht, benötigt im allgemeinen nicht ohne weiteres eine Entfettungskur. Es ist aber angebracht, fettleibige Menschen mit einem Übergewicht von etwa 20% und mehr grundsätzlich der Behandlung zuzuführen, weil auf die Dauer gesehen dann Schäden nicht ausbleiben. Bei höherem Alter und ernsten Gesundheitsschäden ist grundsätzlich Vorsicht am Platze. Die diätetische Methodik einer geplanten Entfettung ist immer dem Einzelfall wohlüberlegt anzupassen.

Im allgemeinen ist eine beträchtliche Reduktion der Calorienzufuhr erforderlich, um Fettleibige zur Gewichtsabnahme zu zwingen; vor allem natürlich bei völlernden Vielessern, aber auch — was nicht so selten vorkommt — bei Übergewichtigen, die mäßig oder sogar unternormal essen; denn oft ist auch in diesen Fällen, gemessen am eingesparten Gesamtumsatz, die Einfuhr relativ dennoch zu groß gewesen. Der Fettleibige nimmt nur ab, wenn er beträchtlich den *wirklichen* Bedarf unterschreitet, so daß er gezwungen ist sein Körperfett zur Aufrechterhaltung des Energiebedarfs heranzuziehen. Die große Mehrzahl der Fettleibigen ist dazu mehr oder weniger leicht, früher oder später auch tatsächlich imstande. Man weiß das jetzt gut aus den Erfahrungen der letzten Hungerjahre, aus den Erlebnissen in den Konzentrationslagern und in der Gefangenschaft. Nur wenige verhungern in ihrem Fett dann, wenn die Fettdepots nicht angreifbar sind und wertvolle Gewebe verbrannt werden. Die üblichen Hinweise zur Kostbeschränkung helfen dem Fettleibigen wenig. Genau quantitativ berechnete Kostpläne sind meistens nötig. Man geht dabei aus von dem Sollgewicht und macht je nach dem Zustand des Kranken mehr oder weniger erhebliche Abstriche. Nach Lichtwitz werden sehr zweckmäßig drei Reduktionsstufen unterschieden: Einschränkung um etwa $^1/_5$ ist wenig wirksam; Abzug von $^2/_5$ fördert die Abnahme gut und ist auch für lange Zeit durchführbar; Abzug von $^3/_5$ der Sollcalorien kann nicht für längere Zeit ertragen werden und ist nur periodisch bei Arbeitsruhe möglich. Als Faustregel schlägt Grafe vor, soviel vom Sollbedarf abzuziehen wie der Gewichtsüberschuß beträgt (bis 75% höchstens). Brüske Entfettung ist unzweckmäßig, weil dabei Störungen durch plötzliche Stoffwechselumstellungen vorkommen. Schrittweise gleichmäßige Abnahme ist besser. Eingreifende Maßnahmen sind höchstens zu Anfang, später nur mehr periodisch geeignet. Eine Entfettungskur hat Sinn nur bei ehrlicher Mitarbeit des Kranken. Sie wird in der Regel nur bei kurmäßiger Durchführung in einer geeigneten Anstalt und unter ärztlicher Leitung erfolgreich sein; gewöhnlich kann eine begrenzte, auf Wochen beschränkte Kur nicht den endgültig möglichen Erfolg bringen. Zum Dauererfolg ist Umstellung der Kostgewohnheit auf lange Sicht nötig.

Die Reduktionskost soll appetitsenkend, sättigend sein. Sie sei voluminös; in möglichst großer Masse enthalte sie möglichst geringen Brennwert. Auf gutes Durchkauen ist Wert zu legen, da sorgsames Kauen sättigt und die oft mangelhafte Verdauungsarbeit des Fetten entlastet. Häufige, aber kleine Mahlzeiten sind ratsam; *oft* und *wenig* stillt besser den Hunger als *selten* und *viel*. Die abendliche Nahrungszuteilung kann man besonders stark drosseln. Die Kost muß fettarm sein; Einschränkung auf 20—30 g. Weniger ist auf die Dauer unzweckmäßig, einmal weil diese Menge aus küchentechnischen Gründen erforderlich ist, dann wegen der Zufuhr fettlöslicher Vitamine und schließlich auch deshalb, weil wahrscheinlich gewisse essentielle Fettsäuren nicht ohne Nachteil entbehrt werden können. Die zugestandene Fettmenge bezieht sich auf Koch-, Aufstrich- und Nahrungsfett. Die stärker fetthaltigen Nahrungsmittel, Wurst, Käsesorten usw. sind ungleich und schwer schätzbar mit Fetten vermischt. Sie sind daher besser zu streichen. Auch Kohlenhydrate müssen zurücktreten. Die hochkonzentrierten Kohlenhydrate sind ganz verboten, da aus ihnen leicht Fett wird und weil sie zu Wasserbindung führen. Brot nur wenig, bis 200 g, altbacken, Vollkornbrot. Vollkornbrot ist calorienärmer, füllt mehr, sättigt besser und wirkt stuhlfördernd. Besser ist Zwieback oder Knäckebrot mit seinem hohen Sättigungswert. Wenig Kartoffeln, viel Obst und Gemüse. Nur saftiges Obst, keine Nüsse. Gemüse stets fettarm bereitet, häufig Salate. Kohlenhydratreiche Gemüsesorten, z. B. Hülsenfrüchte, scheiden aus. Die Eiweißträger der Nahrung sind stark zu bevorzugen, da ihre hohe spezifisch-dynamische Wirkung die Verbrennungsvorgänge steigert. Auf ihren Fettgehalt ist sorgsam zu achten. Nur magere Fleisch-, Fisch- und Käsesorten sind auszuwählen. Entfettungsdiäten sollen salz- und flüssigkeitsarm sein. Fettleibige sind oft hydrophil, sehr wechselnd zwar, nicht selten aber erheblich. Damit gehen zuweilen beträchtliche Salzeinlagerungen einher (Salzwasserfettsucht). Nach

Fetteinschmelzung reichern sich oft die Fettgewebe mit Wasser an und verwischen den tatsächlichen Bestandsverlust. Kochsalzentzug führt zur Ausschwemmung, was besonders als einleitender Effekt eindrucksvoll sein kann; aber auch in der Dauerkost ist, um Wasserbindung zu hemmen, Kochsalzbeschränkung auf etwa 3—5 g beizubehalten. Kochsalzarmut ist dazu nützlich, weil sie den Appetit dämpft und die Neigung zur Flüssigkeitsaufnahme herabsetzt. Die kreislaufschonende Wirkung ist außerdem wichtig; bei Übergewicht mit Kreislaufkrankheit ist schon aus dieser Indikation die Kochsalzentziehung nötig.

Unter speziellen diätetischen Maßnahmen ist als besonders wichtig der Gebrauch streng calorienarmer Kostperioden hervorzuheben. Sie sind gebräuchlich zur Einleitung einer Kur, später als Schalttage, 1 oder 2mal wöchentlich eingeschoben. Vor allem bewährt sind Obst-Safttage. Sie sind besonders dann zweckmäßig, wenn der Erfolg der Dauerdiät zu wünschen übrig läßt oder bei weniger strenger Gestaltung im Sinne der Zick-Zackkost (VON NOORDEN). Sehr zahlreiche Diätschemen verschiedenster Prägung sind angegeben. Sie sind gewöhnlich entbehrlich, wenn an den geschilderten Grundprinzipien der Reduktionskost festgehalten wird; aber sie sind als Anhaltspunkt für die praktische Durchführung oft wertvoll. Zu strenge Einseitigkeit, vor allem Eiweißüberladung, hat keinen Vorteil, sie belastet die Kranken unnötig. Geeignet sind fettarme Rohkostregime, in strenger Form höchstens periodisch. Für manche Fettleibige ist dabei die Darmbeanspruchung nachteilig. Ob und in welchem Umfang man bei der Diätbehandlung vermehrte Muskelarbeit einsetzt, hängt ganz vom Einzelfall ab. Nicht selten erlaubt Bettruhe wirkungsvollere Einschränkung der Calorienzufuhr, weil die bei der Körperarbeit bewirkte Mehrverbrennung durch Appetitsteigerung und Nahrungsmehraufnahme leicht überkompensiert wird.

Fastenkuren: Die strengste Form des Nahrungsentzugs stellen die Fastenkuren (BUCHINGER) dar. Beim Heilfasten im üblichen Sinne ist Flüssigkeitszufuhr erlaubt; Kräutertees, Obst- oder Gemüsesäfte in Mengen bis zu 1 Liter. Dabei ist grundsätzlich Abführung nötig, schon mit Beginn der Kur, später Reinigung des Enddarmes, stets 1—2 Klysmen täglich. Die Mundpflege ist wichtig, weil Mundgeruch und mangelnde Selbstreinigung der Mundhöhle stören. Die häufigste Anzeige zur Fastenkur ist die Behandlung der Fettsucht. Man kann sie auch zur allgemeinen Umstimmung bei mancherlei chronischen Zuständen durchführen, zum Beispiel bei Migräne, Asthma, Hautleiden, Hochdruck, Verstopfung usw. Neben dem Hunger liegt ihre Hauptwirkung in der Entschlackung. Die Stoffwechselvorgänge beim Heilfasten sind sorgfältig von SCHENCK und MEYER untersucht. Man kann die Kur wochenlang ausdehnen. Der Eingriff ist stark; ärztliche Obhut ist nötig. Zunächst erfolgt eine Entleerung der Salz- und Wasserspeicher; in der 2. Woche vollzieht sich die Säurekrise mit Bildung von Acetonkörpern, dann stellt sich ein Gleichgewicht ein; das subjektive Befinden wird besser. Schließlich ist der Patient ausgefastet. Schwäche tritt ein, Herzklopfen; es kommt zu ernsteren Störungen verschiedener Art. Das Fasten muß unterbrochen werden; vorsichtig, schrittweise, unter behutsamem Aufbau vor allem des Eiweißanteiles erfolgt der Übergang zu ausreichender Vollkost. Allmählich schwingt dann der Stoffwechsel wieder normal ein. Die Fastenkur wird für die Mehrzahl der Ärzte nur nach sorgfältig abwägender Überlegung in Frage kommen, weil weniger störende, schonendere Verfahren oft Gleiches und Besseres leisten. Andererseits kann man in sonst unbeeinflußbaren Fällen noch Gutes damit erzielen. Kurzfristiges Fasten in absoluter Form hat eine unbestrittene Anzeige bei der akuten diffusen Nephritis (Hunger- und Durstkur von VOLHARD). Bei Enteritis, bei Eklampsie, zur Einleitung mancher Mastkuren usw. kann Kurzfasten angewandt werden.

Brennwertreiche Kost.

Die Kost soll in möglichst geringer Masse möglichst viel Brennwert zuführen, dabei appetitanregend und wenig sättigend sein. Die Calorienzufuhr muß stark über dem Sollbedarf liegen. Dabei soll man sich langsam einschleichend die Kost allmählich aufbauen, um nicht die Verbrennungvorgänge durch ungewohnt übermäßige Nahrungszufuhr anzufachen. Die Calorienzufuhr soll überwacht werden; sie muß nach Erreichen des Dauerkostplans mindestens 20% des Sollbedarfs überschreiten; oft wird sie schließlich auf über 50% dieses Wertes gesteigert. Fett soll zwar reichlich verwandt werden, aber nicht übermäßig, da Fett die Verdauung belastet. Kohlenhydrate möglichst in konzentrierter Form; sie sind die wichtigsten Träger der Mast und sollen mehr als die Hälfte des gesamten Nährwertes ausmachen. Kohlenhydrate gehen leicht in Fett über; Glykogenreichtum der Zelle ist Vorbedingung zum Fettansatz. Eiweiß gibt man in mittlerer Menge, aber doch über Bedarf, im allgemeinen etwa um 100 g, weil seine Bausteine zum Aufbau der meist erheblich in Mitleidenschaft gezogenen Körpergesamtstrukturen, besonders der Muskulatur erforderlich sind. Auf reichliche Vitaminausstattung und gute Mineralversorgung ist Wert zu legen. Vor allem die Zellmineralien sind für den geweblichen Aufbau wichtig (Mellinghoff). Im einzelnen führt man das Fett möglichst in unaufdringlicher Form zu. Man wählt Speisen, die viel Fett in sich aufnehmen können, z. B. Rotkohl und andere geeignete Gemüse; Kartoffelbrei. Man kann viel Fett in Kohlenhydraten unterbringen. Fettreiche Nahrungsmittel sind zu bevorzugen: Fettkäse (Brie, Gervais usw.), Schweinefleisch, Aal, Ölsardinen, Gans usw.; dann Sahne, Ölfrüchte. Fettreiche Zubereitungen, Mayonnaise, Kakao mit Butter angereichert z. B. sind anzuwenden. Konzentrierte Kohlenhydrate gibt man in Form von Hafer-, Gries-, Mehlbrei. Puddings, Süßspeisen, Maizenaprodukte, Traubenzucker, Trockenfrüchte sind zu empfehlen. In vielen Fällen herrscht Appetitlosigkeit. Oftmals ist ihre Überwindung das Hauptproblem bei der Mast. Dann wird die Zubereitung der Speisen von großer Wichtigkeit; auf ihre Auswahl und reizvolle Zusammenstellung ist in diesen Fällen der größte Wert zu legen. Die feine Küche tritt in ihr Recht mit aller erdenklichen Kunstfertigkeit, Pikanterie und Phantasie. Die Art der Darreichungsweise und des Servierens sind sehr von Bedeutung. Individuell psychologische Betreuung wird oftmals wichtige Aufgabe. Vielfach ist Ablenkung bei den Mahlzeiten das wichtigste Hilfsmittel, manchmal auch sanfter Zwang und Überredung. Die Zahl der Mahlzeiten muß meist vermehrt werden: Vorfrühstück im Bett, eingeschobene, brennwertreiche Extrabissen. Magenfüllende Suppen sind appetitwidrig.

In jedem Fall ist vor dem Beginn einer Auffütterungskur die Ursache des herrschenden Untergewichts nach Möglichkeit aufzudecken; daraus ergeben sich auch vom diätetischen Standpunkte aus wichtige Hinweise. Wenn es gelingt, die auslösende Ursache auszugleichen, so kann nicht selten schon ohne besondere Diät, allein durch die Aufnahme von größeren Mengen normaler Kost ein voller Erfolg eintreten. Die ärztliche Aufgabe liegt dann zuweilen darin, auftretende Übergewichtigkeit rechtzeitig abzubremsen. In diese Gruppe gehören z. B. primär Unterernährte ohne bemerkenswerten Organschaden, Rekonvaleszenten, Kranke nach Überwindung von Kau- oder Schluckstörungen, Zustände nach Überwindung psychogener Appetitstörungen usw. Der abgemagerte Diabetiker, der Basedowkranke braucht nach Kompensation seines Grundleidens eine entsprechend angepaßte Diät, nimmt dann aber gewöhnlich glatt zu. Besondere Sorgfalt ist bei der aufbauenden Kost von Patienten mit Magen- und Darmkrankheiten nötig, die allzuoft aus Angst und in Verbindung mit übertriebener Einseitigkeit die hierbei meistens betont kohlenhydratreiche Schonkost zu brennwertarm durchführen. Nach jeder Form schwerer Unterernährung ist langsam sich steigernde Nahrungszufuhr in kleinen Portionen, die aus leicht aufschließbaren Speisen und zunehmend eiweißbetont zusammengesetzt sein müssen, besonders wichtig. Bei Magerkeit chronisch Leberkranker ist auf eine sehr eiweißreiche Mastkost besonderer Wert zu legen. Die konstitutionelle, vorwiegend endogen bedingte, hormonal-vegetativ fehlgesteuerte Magersucht ist weitaus am schwersten zu überwinden. In diesen Fällen kann hochgradige Inappetenz das Haupthindernis sein. Verbrennungssteigerung bei zunehmender Nahrungszufuhr kann weiteren Ansatz wesentlich behindern. Oft wird ein während der Kur mühsam erreichter Gewichtsgewinn im Körper nicht lange festgehalten. Es ist nicht zu bezweifeln, daß häufig die mangelnde diätetische Technik und fehlende Beharrlichkeit der Grund für das nicht seltene Versagen der Therapie bei diesen Krankheitsformen ist. Von besonderer Bedeutung erweist sich die Notwendigkeit einer brennwertreichen Ernährung hochfiebernder Kranker. Die Stoffwechselerhöhung jener Patienten verlangt ganz im Gegensatz zu veralteten Anschauungen eine entsprechende Steigerung der Brennwertzufuhr, besonders bei langanhaltendem Fieber, z. B. bei Typhus, Sepsis, Bang, Tuberkulose. Für ausreichenden Eiweißanteil ist Sorge zu tragen, sodann für leichte Verdaulichkeit, gute mechanische Vorbereitung und erfrischende Eigenschaften. Eine gewisse Überernährung, eine Gewichtseinstellung auf obere Grenzwerte ist manchmal angebracht, z. B. bei Lungentuberkulösen, die man betont fettreich ernährt; dabei kommt vielleicht den Fettsäuren mittlerer Kettenlänge eine spezifische Bedeutung zu (WEITZEL). Auch Enteroptotiker werden dann, wenn Beschwerden entstehen, überernährt, wobei der Erfolg dieser Maßnahmen wahrscheinlich indirekt durch allgemeine Kräftigung und Hebung des Gesamtzustandes zu erklären ist. MACHELLA berichtet über gute Ergebnisse mit Überernährung bei ulceröser Colitis, die durch den Zusatz von Caseinhydrolysat hoch eiweißhaltig geführt wird.

Salzgehalt.

Trotz der großen Bedeutung, die den Mineralien im Körperhaushalt zukommen, spielt in der Diätetik nur die Änderung des Nahrungskochsalzgehaltes eine wesentliche Rolle; besondere Beachtung verdient dabei das Natriumion. Weitaus am wichtigsten sind die kochsalzarmen Kostformen Sie werden überaus häufig angewendet; sie gehören zu den wirksamsten Mitteln der Diätetik. Die übrigen Mineralien verlangen nur selten diätetische Steuerung.

Kochsalzarme Kost.

Die Wirkungen der Kochsalzentziehung auf den Körper sind in erster Linie bestimmt durch die enge Verbindung des Kochsalzes mit dem Wasserstoffwechsel. Die Körperflüssigkeiten enthalten etwa 6 g Kochsalz im Liter. Da das Kochsalz alle anderen gelösten Bestandteile mengenmäßig weit übertrifft, ist es für die Wasserbindung in den Geweben und Körperflüssigkeiten von hervorragender Bedeutung. Die hydrophilen Eigenschaften des Kochsalzes kommen dem Natriumion zu. Bei normaler Kost wird dem Körper ein Überschuß an Kochsalz zugeführt, der mit einer entsprechenden Menge Wasser zu einem Teil vom Organismus gebunden wird, im übrigen quantitativ alsbald der Ausscheidung anheimfällt. Die im Körper vorhandenen Kochsalzdepots werden bei Kochsalzentzug mit dem Lösungswasser ausgeschieden. Der Körper wird also wasserärmer. Bei stärkeren Graden der Kochsalzentziehung mindert sich als Ausdruck des verminderten Körperwassergehalts die Blutwassermenge; der Strom der Sekrete nimmt ab. Neben dieser innigen Beziehung zum Wasserstoffwechsel ergeben sich weiterhin Änderungen des Gesamtmineralgefüges. Obwohl sich selbst bei kochsalzärmster Diät das Ionengefüge des Blutserums kaum ändert, so kann es doch zu geweblichen Verschiebungen im Mineralstoffwechsel kommen Eine der wichtigsten Folgen dieses Transmineralisationsaktes wird in einem relativen Überwiegen der Calciumwirkung gesehen. Auch mit Änderungen der Bindungsweise mancher Mineralien ist zu rechnen. Es kommt bei diesen Vorgängen zur Rückwirkung auf die Regulationen des Säurebasenhaushaltes; das vegetative Nervensystem, Angriffsweise und Funktionen des endokrinen Apparates werden beeinflußt. So stellt strenge Kochsalzentziehung einen umfassenden Eingriff dar, der in seiner Wirkung von vielen Faktoren abhängig ist und der — abgesehen von methodischen Schwierigkeiten — deswegen weder in der Klinik noch im Experiment einheitlich und exakt definiert werden kann.

Tabelle 1. *Kochsalzgehalt der wichtigsten Speisen* (W. Heupke).

Kochsalzgehalt in mg in 100 g Substanz.

Obst:	mg		*Getreideprodukte* (Fortsetzung):	mg
Beerenobst	1—25		Mondamin	66
Steinobst	1—100		Maizena	66
Kernobst	2—31		Haferflocken	203
Backpflaumen	21			
Korinthen	90		*Eier:*	
Rosinen	160		1 Eigelb	7,8
Bananen	200		1 Ei	84
Nüsse	2—100			
			Milch und ihre Verarbeitungsprodukte:	
Gemüse:			Quark, gesalzen	2,5 g!
Blumenkohl	48		Sahne	130
Kartoffeln	55		Vollmilch	160
Grüne Erbsen	58		Magermilch	160
Möhren	61		Fettkäse, ungesalzen	200
Rüben	66		Quark, ungesalzen	250
Spargel	69		Halbfettkäse, ungesalzen	580
Weiße Bohnen	91			
Kohlrabi	94		*Fette:*	
Kohl	98—125		Ungesalzenes Schmalz	0
Trockene Erbsen	100		Palmin	2
Tomaten	110		Ungesalzene Margarine	100
Rettich	120		Öl	170
Salat	200		Ungesalzene Butter	690
Spinat	210			
Sellerie	250		*Fleisch:*	
			Flußfische (im Mittel)	80
Pilze:			Schweinefleisch	100
Frisch	36		Rindfleisch	110
Getrocknet	250		Kalbfleisch	130
			Seefische	320!
Zucker:				
Honig	Spur		*Gewürze:*	
Marmelade	Spur		Küchenkräuter	sehr wenig
			Zwiebeln	45
Getreideprodukte:			Kapern	200
Salzfreies Brot	fast nichts		Gewöhnlicher Senf	2,6 g!
Salzfreies Knäckebrot	fast nichts		Gewöhnlicher Hefeextrakt	18 g!
Mehl	4		Maggi	18 g!
Reis	6		*Getränke:*	
Zwieback	46—200		Kaffee, Tee	0
Nudeln	65		Bier	15
Makkaroni	65		Kakao	120
			Lagerbier	16

Der Kochsalzgehalt unserer Ernährung entspricht, wie gesagt, nicht dem natürlichen Kochsalzgehalt der Nahrungsmittel aus dem sich unsere Kost zusammensetzt. Wir pflegen vielmehr aus geschmacklichen und nahrungsmitteltechnischen Gründen beträchtliche Kochsalzmengen künstlich zuzusetzen. Die natürliche Kochsalzzufuhr liegt in unseren Breiten bei frei gewählter Kost etwa um 3 g, der künstliche Zusatz beträgt ein Mehrfaches dieser Menge. Der normale Mensch scheidet so viel Kochsalz aus wie er aufnimmt. Erhält er eine kochsalzfreie Kost, so entleert er zunächst seine Kochsalzdepots, stellt dann aber seine Kochsalzausscheidung praktisch ein, so daß sein lebensnotwendiger Bestand nicht angegriffen wird. Ein Kochsalzmangel kommt also nicht vor, solange keine unphysiologische Beanspruchung der Kochsalzbestände, gegen die der Körper wehrlos ist, erfolgt, z. B. durch Erbrechen, Durchfälle, profuse Schweiße, forcierte Diurese usw. Für die praktische Diätetik bedeuten diese Tatsachen, daß selbst maximale Kochsalzentziehung aus der Kost, solange keine Zwischenfälle dieser Art eintreten, auch auf die Dauer möglich ist, ohne daß dabei Kochsalzmangelerscheinungen zu befürchten sind.

Kochsalzarme Kochformen können verschieden streng durchgeführt werden. Alle Übergänge sind möglich. Man kann drei Stufen der Kochsalzentziehung unterscheiden.

1. Vermeiden allen Kochsalzzusatzes in der Küche und auf dem Tisch. Verbot aller mit Salz angereicherter Nahrungsmittel: Gepökeltes, Eingesalzenes oder mit Salz Konserviertes, Würste, besonders Dauerwürste, unter Kochsalzzusatz bereitete Käsesorten, gesalzene Butter, salzreiche Nahrungsmittel aller Art. Bei diesem Vorgehen erzielt man eine bereits beachtliche Beschränkung etwa auf 5—6 g NaCl, d. h. etwa die Hälfte der Durchschnittszufuhr.

2. Außerdem Vermeiden der üblichen Brotarten, deren Salzgehalt etwa 0,6—1 % beträgt und die daher bemerkenswerte Salzmengen zuführen. Es ist also salzfreies oder doch möglichst salzarm hergestelltes Brot zu fordern. Dazu sollen die stärker salzhaltigen Nahrungsmittel reduziert werden; Fleisch, Seefische, Milch usw. Diese Kost führt etwa 3 g NaCl zu.

3. Die strengste Form der Kochsalzentziehung muß sich auf die Zufuhr ausgesprochen salzarmer Nahrungsmittel beschränken. Vom Ei nur das salzarme Eigelb; Haferflocken, Kakao und Schokolade, Spinat, Sellerie, Datteln, auch Nüsse sind relativ salzfrei. Die Butter muß durch Auskneten in mehrfach gewechseltem Wasser an Kochsalz verarmt werden. Milch ist durch kochsalzverarmte Präparationen z. B. Alete zu ersetzen. Um eine in allen ihren Bestandteilen voll ausreichende Dauerkost sicherzustellen, läßt sich bei dieser kochsalzärmsten oder sog. kochsalzfreien Diät ein täglicher Kochsalzgehalt von 0,5—1,0 g nicht unterschreiten. Die sog. kochsalzfreie Diät kann nur als quantitativ errechnete Kostform fehlerfrei durchgeführt werden.

Mit großem Vorteil können praktisch ganz salzfreie Einzeltage eingeschaltet werden; besonders zu wirksamer Entlastung bei weniger strengem Salzentzug oder nach Diätfehlern im Rahmen der kochsalzfreien Kost. Dazu eignen sich z. B. Obstsafttage, Obsttage, Reis-Obsttage. Zur Kontrolle salzarmer Kostformen sind gelegentliche Harnkontrollen notwendig. Denn aus der Menge der ermittelten Kochsalzausscheidung ergibt sich der Nahrungskochsalzgehalt, allerdings nur dann, wenn die Grundkrankheit die Bilanzen nicht störend beeinflußt (was häufig der Fall ist). Bei salzfreier Kost wird zunächst überschüssig zugeführtes Kochsalz retiniert, so daß erst nach gröberem oder längerem Kochsalzmißbrauch die Ausscheidung einsetzt. Salzarme Kostformen erfordern wegen des faden appetitmindernden Geschmacks küchentechnisch besondere Sorgfalt, vor allem die sog. kochsalzfreie Diät. Nur ausgesuchte, gute Nahrungsmittel kommen in Frage. Andere Gewürze als Kochsalz sind ausnahmslos erlaubt. Sie sollen reichlich herangezogen werden, besonders Küchenkräuter (SCHMITT). Ihre Anwendung verlangt Erfahrung und Übung. Individuelle Abstimmung auf bestimmte Speisen ist nötig. Kochsalzersatzmittel sind entbehrlich; in kleinen Mengen, öfters abgewechselt und mit pflanzlichen Gewürzen vermischt sind sie indessen doch manchmal von Nutzen. Natriumreiche Salzmischungen sind dabei grundsätzlich auszuschließen. Gewisse Speisen und Speisefolgen eignen sich besonders zu salzfreier Ernährung. Sehr empfehlenswert ist die durchgeprobte Rezeptsammlung von BORKELOH. Rohkost spielt eine beachtliche Rolle. Aufmachung und Anrichtung sind bedeutungsvoll. Im ganzen ist die Durchführung einer streng salzverarmten Kost mühevoll und arbeitsreich. Sie kann aber bei

Ausnutzung aller Möglichkeiten auch auf längste Sicht durchaus befriedigend gelöst werden. Sie kann sogar bei geschickter Handhabung die geschmacklichen Reize erhöhen. Der Eigengeschmack der Nahrungsmittel kommt besser zur Geltung, die natürliche Geschmackswahrnehmung steigert sich, so daß unter Umständen normal gesalzene Kost derart ernährten Menschen unangenehm schmeckt.

Der Indikationsbereich der kochsalzarmen Kostformen umfaßt zunächst alle Zustände, die mit Wasserretention einhergehen. Vor allem alle Formen des Ödems; also das Ödem bei Herzinsuffizienz, das renale Ödem (nephritisch oder nephrotisch), die Hungerödeme, das Ödem bei örtlicher Stauung, auch entzündliche Ödeme, das allergische Ödem, endokrine Ödeme. Die Pathogenese der Ödeme ist zwar außerordentlich vielgestaltig und vielfach undurchsichtig. In jedem Falle aber wird durch Kochsalz die Wasserretention gefördert. Durch Kochsalzentzug andererseits gelingt es in einem Teil der Fälle, Ödeme zur Ausschwemmung zu bringen. Die Höhlenwassersucht verlangt salzlose Kost, auch die Ergüsse durch entzündliche Exsudation seröser Häute. Schon dem latenten Ödem, selbst nur der Neigung zur Flüssigkeitsretention ist durch Entziehung des Kochsalzes zu begegnen. Vornehmlich aus diesem Grunde ist die Kost bei Herzschwäche kochsalzarm. Schwangere sollen besonders in den letzten Wochen salzarm leben. Die Geburt wird leichter, weil die Flüssigkeitsdurchtränkung der Geburtswege, die mit Elastizitätsminderung einhergeht, günstig beeinflußt wird. Fettsüchtige neigen zu Wasserretention, manche in ausgesprochenem Maße (Salzwasserfettsucht). Sie sollen schon deshalb, dann aber auch der Kreislaufentlastung wegen kochsalzarme Kost einhalten. Kochsalzentziehung mindert die Sekretion, z. B. bei Magensaftsupersekretion, bei Bronchoblenorrhoe, Rhinitis. Bei Diabetes insipidus setzt sie das Durstgefühl, den Zwang zur Flüssigkeitsaufnahme, die Harnflut herab. Neben den Indikationen, die sich aus einer unmittelbaren Beeinflussung des Wasserstoffwechsels ableiten, ist die wichtigste Anzeige zur Kochsalzentziehung der Hochdruck. Es handelt sich auch hier um eine symptomatische Maßnahme, die sich bei jeder Art der Blutdrucksteigerung bewährt. Nicht immer kommt es zur Blutdrucksenkung; es gibt wohl bestimmte kochsalzempfindliche Typen (Arnold). Schröder, Goldman, Futcher und Hunter sahen nur in 6 von 26 Fällen eindrucksvolle Blutdruckabstiege; dabei handelte es sich hauptsächlich um „Pseudocushingtypen". Aber selbst ohne erhebliche Blutdrucksenkung gehen oft die subjektiven Beschwerden zurück. In jedem Falle wird der Kreislauf wirksam entlastet, die Herzkraft geschont. Die günstige Wirkung der Kost, die schon bei mittlerer Kochsalzbeschränkung auf etwa 3 g ihre Wirkung entfaltet, die aber am besten streng kochsalzfrei durchgeführt wird, ist wahrscheinlich im wesentlichen auf eine Minderung der zirkulierenden Blutmenge zu beziehen. Wegen der Wirkung auf Blutdruck und Kreislauf und wegen der oft notwendigen entwässernden Wirkung ist kochsalzfreie Kost die Standarddiät der Nephritis, besonders bei der akuten Form, aber auch bei chronischen Nierenentzündungen mit Ausnahme der wenigen Urämiker, die durch Erbrechen und Salzverschiebung an Kochsalzmangel leiden. Die akute diffuse Nephritis soll bis zum Blutdruckabfall und zur Ödemausschwemmung vollkommen salzfrei, zunächst durch absoluten Hunger, dann durch reine Obst- bzw. Breiobstkost behandelt werden. Sodann wird der kochsalzarmen Diät eine entzündungshemmende Wirkung zugesprochen. Dabei spielt die Ionenverschiebung im geweblichen Milieu mit ihren allgemeinen Rückwirkungen offenbar eine wichtige Rolle. Außerdem ist aber auch hier der entwässernde Faktor von Bedeutung, denn er bekämpft die saftreiche Schwellung der kranken Gewebsteile. Die Entzündungshemmung wirkt sich am stärksten an Haut und Schleimhaut aus, wahrscheinlich weil diese Gewebe besonders kochsalzreich sind, so daß sich die Umstellung im Mineralhaushalt gerade hier am nachhaltigsten auswirkt. Man wendet kochsalzarme Kost demnach vor allem bei Haut- und Schleimhautentzündungen aller Art an. Kochsalzentziehung wird weiter mit mehr oder minder guter Begründung bei mancherlei anderen Krankheitszuständen empfohlen, z. B. bei Migräne, Angina pectoris, allergischen Zuständen, bei nervösen Spannungszuständen, Schlaflosigkeit (MILLER) usw. Sie wird dabei mehr empirisch verwandt, ohne daß der Wirkungsmechanismus einer näheren Analyse zugänglich ist und ohne daß durchgehend eindeutige Erfolge erzielt werden. Kranken wird wegen der allgemein entlastenden und kreislaufschonenden Wirkung ganz generell eine relativ kochsalzarme Kost gegeben, aber es gibt Gegenindikationen, z. B. bei Nebennierenrindeninsuffizienz und natürlich bei Salzmangelzuständen jeder Art.

Bei den genannten Zuständen ist die kochsalzarme Nahrung zwar ein wichtiges, oft tragendes Mittelstück der Diät; selbstverständlich muß daneben den jeweils recht verschiedenen diätetischen Erfordernissen der einzelnen Krankheitsgruppen entsprechend Rechnung getragen werden.

Kochsalzreiche Kost.

Benötigt der Körper akut Kochsalz, so wird NaCl gewöhnlich in einer dem besonderen Zweck entsprechenden Konzentration und Applikationsweise parenteral zugeführt. Orale Zufuhr in Substanz kommt in solchen Fällen seltener in Frage, am besten tablettiert mit einem erst darmlöslichen Überzug oder in dünndarmlöslichen Hüllen, um damit eine nachteilige Beeinflussung der Magenfunktion und schlechte Bekömmlichkeit zu vermeiden. Verarbeitung mit Celluloseacetat verdeckt den Geschmack, verzögert die Resorption und verhindert Magenschleimhautreizung. Orale Einzelzulagen können, um damit den widerlichen, bitteren Geschmack zu verwischen, in eisgekühlter Limonade gereicht werden; man setzt 10 g NaCl in 1,5 l Wasser an und gibt Fruchtzucker hinzu. Als Einzelportion sind $200-300$ cm³ dieses Getränkes gut möglich. Auch Tee läßt sich salzen. Bei der Notwendigkeit einer über längere Perioden oder auch dauernd fortgeführten überdurchschnittlichen Kochsalzzufuhr tritt die Verordnung kochsalzreicher Diäten in ihr Recht.

Um reichlichen Kochsalzgehalt der Nahrung bei möglichst geringer Geschmacksbelästigung zu erzielen, ist wichtig, gekochte, grobstückige Speisen (Gemüse, Kartoffeln) vorher zu salzen, weil unter dem Einfluß der Wärme und des Zeitfaktors die Diffusionsvorgänge in das Nahrungssubstrat sich so vollständiger vollziehen; daher tritt das Salz bedeutend weniger aufdringlich in Erscheinung als bei nachträglichem Hinzufügen. Die Stärke des Geschmacks sinkt mit der Länge der Zeitspanne zwischen dem Salzen und dem Genuß der Speise so lange ab, bis die Kochsalzdiffusion abgeschlossen ist. Zerkleinerung der Nahrung bedingt schnellere und bessere Verteilung. Beim Nachsalzen ist die Beschaffenheit des Kochsalzes von Bedeutung. Grobkörniges Kochsalz, unter Umständen stark schmeckende Begleitstoffe, z. B. Magnesiumchlorid, können stärker reizen; besser ist feinkörniges, trockenes Tafelsalz von hohem Reinheitsgrad. Eine geeignete Auswahl von Nahrungsmitteln und Speisefolgen, die sich gut salzen lassen, ist selbstverständlich nötig. Salzanreicherung des Brotes ist von bedeutsamem Einfluß. Brot läßt sich mit einem Kochsalzgehalt von 3 bis sogar 4% herstellen. Die volkstümlichen Salzzulagen, pikante Gerichte (Salzbrezel, Salzhering, Rollmops usw.) werden in ihrer Bedeutung für die Salzzufuhr überschätzt. Wirksamere Salzträger sind z. B. salzreiches Brot mit Auflage von maximal gesalzenem Schweinsgehacktem oder Speck bei Aufstrich von salzreicher Butter. Trinkkuren mit Kochsalzwässern (Wiesbaden, Baden-Baden, Ems) können herangezogen werden. Sie führen bis 2 g NaCl pro Liter zu; stärker salzhaltige Quellen widerstehen.

Von salzreicher Kost wird man bei einem NaCl-Gehalt über 15 g täglich sprechen; man kann unter Ausnutzung der angeführten diätetischen Kunstgriffe Anreicherungen bis täglich 40 g erzielen. Gewöhnlich beschränkt man die Verordnung auf die allgemeine Empfehlung, die Speisen recht reichlich zu salzen, salzreiches Brot backen zu lassen, mit Salz konservierte Nahrungsmittel besonders heranzuziehen und verordnet zusätzlich bestimmte Zulagen in der erwähnten Form. Kochsalzreiche Kost kommt in Betracht bei länger anhaltendem Kochsalzmangel, der einmal zustande kommen kann durch wiederholten Verlust nach außen, zum anderen durch Kochsalzverdrängung in die Gewebe des Körpers. Kochsalz begegnet der Austrocknung, macht Schweißhemmung, wirkt eiweißsparend, es fördert und aktiviert die Insulin- und vor allem die Corticosteronwirkung. Man verordnet kochsalzreiche Kost aus diesen Erwägungen heraus bei gehäuftem Erbrechen, reichlichen Durchfällen, bei übermäßiger Schweißbildung, z. B. bei Hitzearbeit; dann bei ausgedehnter Verbrennung, bei Röntgenkater, bei zehrenden Krankheiten mit Eiweißverlust, z. B. bei chronischen Eiterungen, wobei auf entsprechende Eiweißzufuhr zu achten ist (DUESBERG), und postoperativ. Kochsalzreiche Diäten wurden empfohlen bei Infektionskrankheiten mit stärkerer Chlorabwanderung in die Gewebe z. B. bei Pneumonie, bei Fleckfieber u. a. Es gibt Kochsalzmangelzustände bei Niereninsuffizienz (BLUM). Die Sublimatniere verlangt in bestimmten Stadien kochsalzreiche Ernährung. Bei Pellagra soll salzreiche Kost nützlich sein (DÈROT). Die Kost des asthenischen und vor allem des acidotischen, ausgetrockneten Zuckerkranken sei salzreich. Eine Kardialindikation für kochsalzreiche Diät stellt die Nebennierenrindeninsuffizienz dar. In leichteren Fällen von Morbus Addison kann schon der Kochsalzreichtum der Kost das Gleichgewicht wieder herstellen. Auch beim hormonbehandelten Morbus Addison darf die Zufuhr nicht unter 25 g NaCl absinken. Sowohl bei Insulin- als auch bei Corticosteronbehandlung kann aber durch übermäßige Kochsalzgabe Ödem entstehen. Für Indikation und Dauer der Durchführung von kochsalzreichen Diäten geben die Blut- und Harnchloranalysen oft wichtige Anhaltspunkte, sind aber nicht immer entscheidend.

Natriumarme Kost.

Die charakteristische Eigenschaft dieser Kostform liegt in der konsequenten Beschränkung des hydropiogen wirkenden Natriumion. Sie ist daher grundsätzlich zugleich eine salzarme Kost. Darüber hinaus ist die Zufuhr von natriumhaltigen Verbindungen in jeder Form zu vermeiden. In Betracht kommt hauptsächlich natriumbicarbonathaltiges Backpulver; alle Backwaren, die mit derartigen Backpulvern verarbeitet sind, müssen verboten werden. Medikamente, die Natriumverbindungen enthalten, scheiden im Rahmen dieser Diätform aus. Wasserenthärtungsverfahren können das Trinkwasser mit Natrium anreichern; daher ist auch auf die Trinkwasserverhältnisse zu achten.

Die natriumarme Diät hat weitgehend ähnliche Wirkungen wie die kochsalzarme Kost, übertrifft sie aber in ihrer entwässernden Eigenschaft. Sie wird gewöhnlich als Ergänzung der sog. kochsalzfreien Diät angewendet, weil Kochsalzzufuhr als hauptsächlicher Natriumbringer den zentralen Charakter dieser Kostform in jedem Falle entscheidend verwischen würde. Man kann bei strenger Durchführung der natriumarmen Diät eine Reduktion der Natriumzufuhr auf 0,2 g erreichen. Die Indikationen sind die der salzfreien Kost, vor allem soweit die entwässernde Komponente in Betracht kommt. Sie wird vor allem bei Bluthochdruck empfohlen (WHEELER, BRIDGE und WHITE, BARNES). Die Wirkung der KEMPNERschen Reisdiät bei Hypertonie wird im wesentlichen auf ihren geringen Natriumgehalt zurückgeführt (GROLLMAN).

Kaliumarme Kost.

Kaliumarme Kost ist eine Spezialität bei ADDISONscher Krankheit, denn Nebennierenrindeninsuffizienz führt zu Kaliumretention; dabei wirkt das Kalium giftig. Man kann durch Kaliumsalze die Addisonkrise hervorrufen. Kaliumsalze erhöhen die NaCl-Ausscheidung; der Serumkaliumwert kann hoch pathologisch werden. Neben betont kochsalzreicher Kost hat sich die Kaliumeinschränkung als wichtige diätische Maßnahme erwiesen. Die Kaliumzufuhr soll 2 g in 24 Std. nicht überschreiten. Kaliumarme Kost spart Nebennierenrindenhormon. In leichten Fällen kann man dabei ohne Hormongabe auskommen. Offenbar wird bei dieser Ernährung die Wirksamkeit der Nebennierenrindenwirkstoffe beträchtlich gesteigert.

Die Diät verbietet Kaffee und Tee, Pfeffer und Essig. Statt Schwarzbrot nur fein ausgemahlenes weißes Mehl. Gemüse, Kartoffeln, Obst, Fleisch und Fisch sind kaliumreich. Butter und Zucker sind reichlich erlaubt. Gemüse und Kartoffeln, Fleisch und Fisch können durch küchentechnische Maßnahmen kaliumarm werden. Gemüse und Kartoffeln, in kleine Stücke zerteilt, werden mit 8facher Salzwassermenge ($1\frac{1}{2}$ Teelöffel Kochsalz auf 1 l Wasser) angesetzt. Nach Garwerden abgießen. Dabei gelingt Kaliumentzug um etwa $\frac{1}{3}$ des Ausgangsgehaltes. Fleisch und Fisch werden mit feuchtem Pergamentpapier, das mit Zwirn zugebunden wird, umhüllt und 2 Std. in Salzwasser gekocht. Dabei dialysiert $\frac{3}{4}$ des Kaliums in das Kochwasser. Der Saft in der Pergamenthülle wird zu Tunke usw. verwendet. Nährwert und Geschmack werden durch diese Behandlung kaum beeinträchtigt. Bei strenger Durchführung der Kost muß der Kaliumgehalt an Hand von Tabellen errechnet werden (REYNARSON).

Abgesehen von den hier näher beschriebenen Kostformen, die bei wenigstens zum Teil klar herausgearbeiteter Indikationsstellung eine eindeutig gerichtete Beeinflussung ihres Salzgehaltes erfahren, wird im übrigen bisher in der Diätetik von einer bewußten Lenkung der Mineralzufuhr nur wenig Gebrauch gemacht. Diese Tatsache hängt damit zusammen, daß trotz der Erarbeitung vieler Einzeltatsachen die Einsicht in die komplizierten Verhältnisse des intermediären Mineralstoffwechsels mangelhaft und ihre diätetische Beeinflußbarkeit schwer übersehbar ist.

Wahrscheinlich spielt eine partielle Submineralisation mindestens bei manchen über längere Zeit durchgeführten Diäten und vor allem bei Unterernährung eine nicht immer genügend beachtete Rolle. Rein diätetisch ist Mineralstoffmangel oft nur sehr langsam ausgleichbar, zumal die Resorption und auch das Mineralbindungsvermögen im Körper erheblich gestört sein können (MELLINGHOFF). Rohkost und Obsttage sind kaliumreich. Der Kaliumgehalt des Körpers hebt sich bei dieser Diät; Natrium und Chlor fließen ab. Die entquellende Wirkung des Kalium wirkt diuretisch. Zur Calciumzufuhr, die besonders bei wachsenden Kindern nicht immer ausreichend sichergestellt ist und die zur Knochenbildung, vielleicht auch bei manchen anderen Krankheiten direkt oder indirekt wirksam wird, eignet sich Milch, die über 1 g Calcium im Liter enthält. Bei Tetanie ist phosphatreiche Kost angebracht. Diätetische Bekämpfung von Eisenmangel spielt praktisch keine Rolle, weil auch die sog. eisenreichen Gemüse, Blutwurst usw. den Eisenbedarf bei asiderotischen Zuständen bei weitem nicht wirksam zu decken vermögen. Jodmangel tritt geographisch begrenzt auf und wird durch Vollsalz (bis 1 mg KJ auf 100 g Kochsalz) bekämpft.

Wassergehalt.

Die Menge des mit der Nahrung zugeführten Wassers ist unter Umständen von großer Bedeutung. Normalerweise werden bei freier Kost 2—3 l Flüssigkeit aufgenommen. Von besonderer Wichtigkeit ist die Beziehung zum Salzstoffwechsel, vor allem zum Kochsalz. Ohne Kochsalzentzug ist Flüssigkeitseinschränkung praktisch nicht möglich, weil quälender Durst eintritt. Salzentzug löscht den Durst und bringt Wasser zur Ausschwemmung. Andererseits hält Kochsalz Wasser im Körper fest; Flüssigkeitsentziehung allein vermag übermäßige

Wasseransammlung weder zu verhindern noch zur Ausscheidung zu bringen. Nicht jedes Ödem verlangt Flüssigkeitsbeschränkung. Bei Störungen im hydrostatischen und osmotischen Gleichgewicht, bei Herzinsuffizienz, venöser Stauung, Hungerödem, bei Capillarschaden, mechanischer, thermischer, toxischer Einwirkung genügt strenge Salzbeschränkung. Wassereinschränkung dabei kann falsch sein. Whithering warnte vor Flüssigkeitsbeschränkung bei Herzkranken. Sie führt unter Umständen zu Hypertonie der Extracellularflüssigkeit; es erfolgt Wasserabgabe aus den Zellen in die Interstitialflüssigkeit und es kann celluläre Dehydratation mit Durst, Mundtrockenheit, zuweilen Oligurie und Urämie entstehen, da das Gewebswasser für die Nieren nicht greifbar ist. Wassersüchtige Herzkranke erleben selbst bei einer Flüssigkeitszufuhr von 10 l in 24 Std. keine Zunahme ihrer Ödeme (Marriot). Heinzelmann wies nach, daß seine stark ödematösen Herzinsuffizienten unter der Voraussetzung einer Kochsalzreduktion auf unter 1,5 g NaCl trotz täglicher Beigaben von 3 l Flüssigkeit ihre Ödeme ausschwemmen. Bickel teilt ähnliche Befunde mit. Man braucht also, um Abfluß von Kreislaufödemen herbeizuführen, die Trinkmenge nicht notwendig einzuschränken. Aber sie soll doch nicht über das übliche Durchschnittsmaß hinausgehen. Denn bei selbst streng salzarmer Kost kann doch die Flüssigkeitsbeschränkung zu einer Entlastung des Kreislaufs beitragen, weil die zu bewegende Flüssigkeitsmenge sich mindert und gleichzeitig die Ausscheidungsarbeit herabsetzt. Darum ist bei Kreislaufschwäche, Herzmuskelkrankheiten, bei Hypertension, Aortenerweiterung, Aortensklerose eine überdurchschnittliche Flüssigkeitszufuhr nicht ratsam. Renale Wasserausscheidungsstörung, vor allem renales Ödem verlangt dagegen strengste Beachtung der Flüssigkeitsaufnahme. Die absolute Hunger- und Durstkur bei der akuten Nephritis muß kompromißlos durchgeführt werden, möglichst bis zum Ingangkommen der Ausschwemmung. Bei chronischer Nephritis hängt die erlaubte Flüssigkeit von dem Verhalten des Einzelfalles ab. Bei guter Wasserausscheidung in Verbindung mit geringem Konzentrationsvermögen orientiert sich die Trinkmenge nach der Menge des ausgeschiedenen Harns. Bei kompensatorischer Polyurie kann Flüssigkeitsbeschränkung zur Urämie treiben. Oft ist die optimale Flüssigkeitsmenge, die einerseits die bestmögliche Ausscheidung der Stoffwechselschlacken ermöglicht und andererseits die Ödembildung tunlichst vermeidet, nicht leicht zu schätzen.

Zu den klassischen Indikationen einer konsequenten *Einschränkung der Flüssigkeitszufuhr* gehören Zustände mit starker Exsudation, vor allem bei Bronchiektasie, Bronchoblenorrhoe, starkem Schnupfen; heftig sezernierende Otitis, Sinusitis, Osteomyelitis u. a. Entzündungen können gebessert werden. Es handelt sich dabei nicht nur um einen Austrocknungseffekt, sondern es ist daneben mit einer direkten Beeinflussung der Vorgänge z. T. durch den Kochsalzentzug zu rechnen. Das gilt besonders für die zuweilen zweifellos günstige Wirkung auf manche chronisch-entzündlichen Gelenk- und Hautleiden. Entzündungen seröser Häute mit starkem Erguß, Transsudate in Körperhöhlen, auch übermäßige Fruchtwasserbildung versucht man durch Flüssigkeitsbeschränkung zu beeinflussen. Der Erfolg dieser Maßnahme ist in den meisten Fällen der hier genannten Gruppe enttäuschend, mindestens solange man auf eingreifende Trockenlegung verzichtet. Bei exsudativer Pleuritis und auch bei Peritonitis tuberkulöser Ätiologie können begleitende Lungenprozesse durch Austrocknungskuren ungünstig beeinflußt werden, exazerbieren und einschmelzen. Dursten ist oftmals zweckmäßig zur Einleitung von Entfettungskuren, weil gerade im Fett zuweilen erhebliche Mengen von Wasser und Kochsalz gespeichert sind. Patienten mit Magenerweiterung reagieren auf Trockenkost günstig, wahrscheinlich aus vorwiegend mechanischer Ursache.

Bei Zumessung des Flüssigkeitsquantums ist zu berücksichtigen die Menge des tropfbaren Wassers (Getränke, Suppen, Saucen, Kompottsäfte usw.) und die in der Nahrung enthaltene Flüssigkeit (besonders bei Früchten und Gemüse). Manche Kohlenhydratspeisen begünstigen die Wasserretention; sie schwemmen auf, besonders Mehlbreie, vor allem Hafer. Dem Reis kommt diese Eigenschaft nicht zu. Die Kartoffel wirkt ihres Kaliumgehaltes wegen eher diuretisch. Gemüse enthalten um 90% Wasser; die saftreichen Früchte sind noch stärker flüssigkeitshaltig. Auch das bei der Oxydation der Nahrung gebildete Wasser spielt eine Rolle. Darum ist strenge Trockenkost zugleich calorienarm. In jedem Falle ist auf Kochsalzarmut der Kost das größte Gewicht zu legen. Dursterregende Gewürze sind zu vermeiden. Küchentechnisch ist neben dem Wassergehalt der Speisen an ihre durstlöschenden Eigenschaften zu denken und den erfrischenden Mahlzeiten der Vorrang zu geben. Warme Getränke stillen den Durst besser als kalte.

Das Maß der Flüssigkeitsbeschränkung hängt ganz vom Einzelfall ab. Oft genügt mittlere Beschränkung der Trinkmenge und der tropfbaren Flüssigkeit, besonders bei Kreislaufkranken. Man spricht von einer Begrenzung, wenn 1500 cm³ unterschritten werden unter Anrechnung bzw. Verbot der hoch wasserhaltigen Nahrungsmittel. Beliebt sind *Karelltage*, die neben der Beschränkung auf 1 l Flüssigkeit nur 700 Calorien enthalten und damit gleichzeitig Hungertage sind. Man gibt dabei 5 × 200 g Milch, mit größerem Nutzen oft chlorfreie Milchpräparationen (z. B. Aletemilch „chlorfrei"). Dieses Regime läßt sich kurmäßig ausbauen und den besonderen Absichten entsprechend modifizieren. Bei wassersüchtigen Herzkranken und auch bei geeigneten Nierenkranken wird der hierbei früher sehr gerne angewendete Karelltag gewöhnlich durch den salz- und eiweißfreien Obst- bzw. Obstsafttag ersetzt, während er eben wegen des Eiweißgehaltes (33 g in 1 l Milch) bei Lebercirrhose mit Bauchwassersucht zu bevorzugen ist.

Die strengen Trockendiäten leiten sich ab von der SCHROTHschen Kur. Ihre tiefgreifende Wirkung auf den Stoffwechsel ist eingehend von SCHENK und BENZ untersucht. Es handelt sich um eine sehr einseitige kohlenhydratreiche Trockenkost (beliebige Mengen altbackener Semmel, dazu mittags etwas Grieß-, Reis- oder Hirsebrei) bei Flüssigkeitsentziehung und begrenzter Durchströmung (Wein) im Wechsel, meist unterstützt durch ableitende Maßnahmen (Packungen, Abführmittel). Sie erstreckt sich mit Vor- und Nachkur über eine Reihe von Wochen. Die Diät ist säuernd, eiweiß-, fett- und flüssigkeitsarm. Die Kur ist sehr belastend und führt durch Stadien körperlicher und psychischer Krisen hindurch, ehe Besserung eintritt. Die SCHROTHsche Kur ist nicht ungefährlich. Stuhl kann tagelang ausbleiben; Fieber kommt vor. Die Patienten werden appetitlos. Sie ist verboten bei zehrenden Krankheiten aller Art und bei psychisch Labilen. Die SCHROTHsche Kur in ihrer ursprünglichen Form wird in der klinischen Diätetik kaum benutzt, weil weniger eingreifende Verfahren gewöhnlich gleichen oder besseren Erfolg bringen. Sie kann in entsprechend geeigneten Fällen gelegentlich als letzter Ausweg herangezogen werden. Es gibt vielfache Abwandlungen, die vor allem Erleichterung und größere Abwechslung in diese Diätform hineintragen; am bekanntesten ist die ÖRTELsche Kur. Dann eine abgemilderte Kur nach v. NOORDEN und SALOMON.

Wasserauffüllung des Körpers ist nötig bei allen Austrocknungssyndromen. Dehydratation kann bewirkt sein durch Wassermangel allein. Er kann sich ereignen bei zu geringer Flüssigkeitsaufnahme durch Fehlen von Trinkwasser und Schluckunfähigkeit bei Dysphagie, bei Bewußtlosigkeit nach Operationen. In diesen Fällen kann Beibringung reichlicher Flüssigkeitsmengen das Defizit ausgleichen. Viel häufiger ist Dehydratation in Verbindung mit Salzverlusten.

Austrocknung durch Salzmangel kann nur durch gleichzeitige Kochsalzabgabe
bekämpft werden, weil Flüssigkeit nur mit Kochsalz im Körper haftet. Bei
hochgradigem Salzmangel besteht Konzentrationsschwäche der Nieren, die also
in diesem Zustand nur dünnen Harn produzieren. Um also Schlackenretention
und Urämie zu vermeiden, ist dabei reichliche Wasserzufuhr neben der Kochsalz-
auffüllung geboten.

Vitamingehalt.

Die Vitamine und ihre Bedeutung in der Ernährung, die Erscheinungen bei
Vitaminmangel und ihre Behandlung sind an anderer Stelle dieses Buches
eingehend gewürdigt. In der Diätetik wird einer ausreichenden Vitaminausstattung von Krankenkostformen nicht immer die ihr gebührende Aufmerksamkeit
geschenkt. So kann es durch ärztliche Verordnung oder durch unvernünftig
gehandhabte diätetische Eigenbehandlung zu Hypovitaminosen mit ihren meist
uncharakteristischen, gewöhnlich verkannten und auch kaum eindeutig erkennbaren Erscheinungen kommen; nur in extremen Fällen sind typische Avitaminosen
(Skorbut, Beri-Beri) aus diätetischer Ursache beobachtet worden. Durch einseitige Zusammensetzung kann tatsächlich der effektive Minimalbedarf des einen
oder anderen Vitamins unterschritten werden. Das Optimum wird sicher häufig
nicht erreicht. Die Art der Kostzusammenstellung ist dabei wichtig. Kohlenhydratreiche Kost verlangt relativ übernormale B_1-Mengen. Bei der Rachitis
z. B. steigt der Bedarf an Vitamin D um so mehr, je stärker das Verhältnis der
Phosphorsäure zum Calcium in einer Nahrung von der Norm abweicht. Gerade
bei diätetischen Zubereitungsmethoden können küchentechnische Maßnahmen dem
Vitaminmangel Vorschub leisten, weil dabei der Vitamingehalt der Speisen nicht
selten vermindert wird. Von wesentlicher Bedeutung für die Frage des Vitaminbedürfnisses ist die Erkenntnis, daß Kranke oft größere Vitaminmengen brauchen
als gesunde Menschen. Der Vitaminverbrauch an sich kann gesteigert, die Verwertung gestört, die Resorption behindert sein. So kann ein dem Gesunden noch
ausreichender Vitamingehalt der Nahrung für einen Kranken zu wenig sein.
Über den optimalen Vitaminbedarf bei den verschiedenen Krankheiten und ihren
verschiedenen Stadien herrschen nur unvollkommene Vorstellungen, um so
mehr als schon beim Gesunden das Vitaminoptimum recht umstritten ist.

Die Vitaminversorgung ist vor allem bei manchen Schonkostformen in Frage
gestellt, besonders bei kohlenhydratreichen Magen-Darmdiäten. Sie sind B_1- und
C-arm. Auch andere Wirkstoffe der B-Gruppe können fehlen. Purinfreie Kost
ist B_1-arm. Alle Diäten, die Vollkornbrot meiden, geraten in die Gefahr des
B_1-Mangels, weil nur bei Verwendung des Vollkornbrotes die schon bei Gesunden
und bei Normalkost stets fragliche B_1-Ausstattung hinreichend gesichert ist.
Gelegentlich kann Vitamin A fehlen, z. B. bei manchen Leberleiden und bei
länger anhaltender streng durchgeführter Gallendiät. D-Vitaminmangel ist bei
Erwachsenen wenigstens unter der Voraussetzung genügender Lichteinwirkung
selten, während seine Bedeutung beim Kinde groß ist. Bei jeder Form einer
nennenswerten Unterernährung spielt Vitaminmangel eine beachtliche Rolle.
Absolut oder relativ vitaminunterwertige Kostformen werden vornehmlich bei
längerer Dauer bedenklich. Allein es gibt Hinweise, die dafür sprechen, daß schon
bei zeitlich begrenzter Anwendung solcher Diäten frühzeitig Schäden entstehen
können. Bekannt sind die Meerschweinchenversuche, bei denen bereits
8 Tage nach Vitamin C-freier Kost histologisch erkennbare Zahnveränderungen
auftraten. So scheint eine Ergänzung des Vitamingehalts bei gewissen Diäten
von vornherein nötig. In jedem Falle muß bei der Festlegung einer Heilkost die
Frage der Vitaminausstattung überprüft und möglichst für einen entsprechenden

Überschuß gesorgt werden. Die Tab. 2 zeigt, welche Nahrungsmittel bestimmte Vitamine besonders reichlich enthalten und demnach in entsprechend verdächtigen Fällen zusätzlich herangezogen werden können.

Tabelle 2. *Der Vitamingehalt von Nahrungsmitteln.*

	C	B_1	B_2	Niacin	B_6	A	D	E	K
Ganzweizenbrot		+	+	+				+	
Mehlfrüchte (ganzes Korn)		+	+	+	+			+	
Butter						+			
Milch			+			+			
Eier			+	+					
Fleisch.........		+	+	+	+				
Fisch					+				
Leber			+	+	+	+	+		
Grüne Gemüse	+		+			+		+	+
Bohnen		+		+					
		+	+	+					
Früchte (Zitronen) ...	+		+						

Der durchschnittliche Bedarf an Vitamin A und D wird durch $1^1/_2$ Teelöffel Lebertran, der gesamte Bedarf an Vitaminen B durch 40 g Trockenhefe, der Vitamin C-Bedarf durch 150 g Orangensaft vollständig gedeckt. Gegebenenfalls können auch Vitaminpräparate verwendet werden. Nahrungsvitaminquellen werden indessen wegen der möglicherweise besseren Wirkung der zugeführten Ergänzungsstoffe in ihrem natürlichen Zusammenhang im allgemeinen bevorzugt. Es gibt Beispiele, die den Vorzug vitaminreicher Nahrung vor industriellen Präparaten zu erweisen scheinen (z. B. HIRSCHBERGER).

Eiweißgehalt.

Die Eiweißausstattung einer Kost wird bei manchen Diätformen zu einem zentralen Problem. Zunächst ist klar, daß selbstverständlich auch der Kranke ein Minimum an Eiweiß benötigt. Bei der Einseitigkeit gewisser Diäten und bei den besonderen Gegebenheiten bestimmter Krankheitsfälle muß oft bewußt darauf geachtet werden, daß wenigstens diese Quote nicht unterschritten wird. Bei den Schwierigkeiten, die der Bestimmung des Eiweißoptimums schon bei Gesunden entgegenstehen, ist gut zu begreifen, daß diese Größe bei Krankheit noch weniger genau definiert werden kann. Bestimmte Erkrankungen verlangen zweifellos eine Herabsetzung auf das geringstmögliche Quantum der Eiweißzufuhr, während andererseits manchmal Mengen gegeben werden müssen, die sicher das Optimum des normalen Menschen weit überschreiten. Vollständiger Entzug für längere Zeit ist niemals möglich, so zweckmäßig kurzfristige Karenz sein kann, und übergroße Zufuhr ist also zuweilen nützlich. Zwar hat die vergleichende Geomedizin gezeigt, daß einseitig eiweißernährte Menschheitsgruppen bei guter Gesundheit voll leistungs- und anpassungsfähig sein können. Demnach ist beim Gesunden die Überschreitung des mutmaßlichen Optimums in weiten Grenzen schadlos möglich. Allein man weiß, daß das Eiweiß den Stoffwechsel stärker belastet, weil es nicht vollständig verbrannt wird, sondern harnpflichtige Stickstoffschlacken, vor allem Harnstoff bildet, also einen schlechteren Wirkungsgrad als das vollkommen oxydierbare Fett und Kohlenhydrat hat, und daß, sobald das durch den Verschleiß und Anbau bestimmte Eiweißoptimum überschritten wird, der Verbrauch des überschüssigen Eiweißes im Energiestoffwechsel die Verbrennungsvorgänge im Körper in unökonomischer Weise stimuliert. Aus diesem Grunde erscheint beim schonungsbedürftigen Kranken ein eiweißreiches Regime in der Regel nicht ratsam. Wenn keine konkrete Veranlassung zu reichlicher Eiweißzufuhr besteht, dann soll die Krankenkost für gewöhnlich mindestens nicht über dem fraglichen Optimum, eher an der unteren Grenze des Bedarfes liegen. Als Richtwert für den Gesunden ist nützlich die PIRQUETsche Regel: Die Eiweißzufuhr soll zwischen 10 und 20% des Caloriensollbetrages betragen. Dabei muß der biologischen Vollwertigkeit wegen mindestens die Hälfte des Eiweißanteiles von tierischen Eiweißen sich herleiten.

Die hauptsächlichsten Eiweißträger sind Fleisch, Fisch, Milch, Käse und Eier. Von pflanzlichem Eiweiß sind wichtig vor allem Hülsenfrüchte, Sojaprodukte, die Kleber der Getreidemehle, Nüsse. Das Eiweiß liegt stets in Verbindung mit anderen Brennwertträgern in den einzelnen Nahrungsmitteln vor; der Eiweißanteil ist in der Regel verhältnismäßig am niedrigsten, vermehrte Eiweißzufuhr bedeutet daher zugleich Calorienreichtum der Kost. Rohes Fleisch hat in der Regel um 15% Eiweiß, tischfertig bereitet mehr, im Durchschnitt um 20%. Es ist stets von Fett begleitet, dagegen mit Ausnahme von Leber und Pferdefleisch praktisch kohlenhydratfrei. Magere Fleischarten sind relativ eiweißreicher. Fisch bringt im Durchschnitt nur halb soviel Eiweiß wie Fleisch. Ein Ei enthält etwa 6 g Eiweiß, je 50% davon in Eigelb und Eiklar. Eigelb hat außerdem reichlich Fett, das Eiklar dagegen ist fett- und auch kohlenhydratfrei. Kuhmilch besteht annähernd aus gleichen Teilen Kohlenhydrat, Fett und Eiweiß; im Durchschnitt etwa 2,3% Eiweiß, 3,5% Fett, 4,8% Kohlenhydrat. Magermilch ist entfettet, hat aber ihren vollen Milchzuckergehalt. Käse sind eiweißreich, in Abhängigkeit von dem sehr unterschiedlichen Fettgehalt in stark wechselndem Maße; die mageren Sorten enthalten bis 30% Eiweiß. Getrocknete Hülsenfrüchte bestehen etwa zu $^1/_4$ aus Eiweiß; die biologische Wertigkeit indessen ist wie bei jedem Gemüseeiweiß gering. Getreidemehle haben um 10% Proteine; Brot etwa 7%, dabei ist Vollkornbrot biologisch hochwertiger. Vollsojamehl ist mit 40% Eiweißsubstanz besonders bemerkenswert. Auch Nußkerne sind eiweißreich, um 20%; die Hälfte des eßbaren Anteils besteht aus Fett. Kakaopuder enthält durchschnittlich 18% Eiweiß, Schokolade 6—7%, Kartoffeln, Gemüse sind eiweißarm und haben höchstens 2%. Erwähnt werden muß, daß trockene Nährhefe etwa zur Hälfte aus Eiweiß besteht.

Eiweißarme Kost.

Die Notwendigkeit zu einer eiweißarmen Kost drängt sich zunächst auf bei allen Nierenparenchymschäden, die mit mangelhafter Ausfuhr von Stickstoffschlacken einhergehen. Die Stickstoffsubstanzen an sich schädigen die Niere nicht, es handelt sich bei der Niereninsuffizienz um eine Anpassungsdiät. Es hat daher keinen Sinn, bei gut kompensierter Nierenleistung streng eiweißarme Kostformen anzuordnen. Gleichwohl soll auch bei vollkompensierten Nierenleiden ein Eiweißübermaß vermieden werden, weil sonst die Ausscheidungsfunktion der Niere unnötig beansprucht wird. Bei Ausscheidungsschwäche läßt sich im Anfangsstadium vollkommene Anpassung erzielen, dann wenn nur so viel Eiweißsubstanz mit der Nahrung zufließt, daß seine Abbauprodukte zusammen mit den endogen anfallenden Stickstoffschlacken restlos bewältigt werden können. Der Frage der Flüssigkeitszumessung ist dabei alle Beachtung zu schenken, sie richtet sich nach dem Wasserausscheidungsvermögen. Bei kompensatorischer Polyurie kann durch die Harnflut eine gewisse Konzentrationseinengung voll ausgeglichen werden. Das Maß der Eiweißreduktion hat sich der noch verbliebenen Leistungsbreite entsprechend anzupassen, darf aber nicht dauernd unter das

Eiweißminimum absinken. Damit also steckt sich die Grenze der diätetischen Möglichkeit eindeutig ab. Bei hochgradiger Niereninsuffizienz kann man der Reststickstoffanhäufung im Blut selbst bei vorübergehend vollständigem Eiweißentzug aus der Kost nicht mehr Herr werden, weil schon der endogene Harnstoff in diesen Fällen nicht mehr zur Ausscheidung gebracht werden kann. Bei extrarenal bedingter Blutreststickstofferhöhung ist zwar die Niere primär nicht ursächlich beteiligt, z. B. bei hypochlorämischer Azotämie verschiedener Herkunft, bei Austrocknungszuständen, bei bestimmten Formen der Herzinsuffizienz usw., aber dabei besteht doch eine sekundär funktionelle Behinderung der Nierenarbeit, so daß bis zum Wirksamwerden einer in diesen Fällen oft möglichen Kausaltherapie vorübergehende Eiweißentziehung angezeigt ist.

Sehr naheliegend ist weiter die Eiweißbeschränkung bei Störungen im Abbau der Eiweißkörper. Das hierbei entscheidende Organ ist die Leber, so daß also bei Leberparenchymschäden die Anzeige zur Reduktion der Nahrungsproteine ganz generell gegeben zu sein schien, um damit die kranke, etwa weniger leistungsfähige und anfälligere Leberzelle zu schonen. Die Forschung der letzten 10 Jahre läßt diese Denkungsweise aber höchst fragwürdig erscheinen. Es hat sich vielmehr gezeigt, daß dabei das Eiweiß der Nahrung nicht schadet, sondern im Gegenteil, daß wenigstens in bestimmten Stadien sehr reichliche Eiweißzufuhr hier nützlich und notwendig ist. Auf diesen Fragenkomplex wird in dem folgenden Abschnitt näher einzugehen sein. Eiweißbeschränkung dagegen hat sich als richtig erwiesen bei konstitutioneller Störung des intermediären Aminosäureabbaus, bei Alkaptonurie, bei Cystinurie und Diaminurie, die allerdings ihrer großen Seltenheit wegen in der Klinik kaum eine Rolle spielen. In diesen Fällen wird mit der Eiweißreduktion die Anlieferung des unverbrennbaren Materials gedrosselt, so daß etwa auftretende Schäden durch diese Stoffe sich weniger entwickeln. Bei Cystinurie wird daneben der Harn alkalisiert. Bei Alkaptonurie sind vor allem die Eiweißträger mit hohem Gehalt an aromatischen Aminosäuren, insbesondere also das Fleisch verboten; außerdem soll durch hohen Fettgehalt die Kost ketogen sein, weil Acetonkörperbildung die Homogentisinsäureabscheidung mindert.

Stickstoffarme Diätformen sind ferner angezeigt bei Grundumsatzsteigerung und bei erhöhter spezifisch-dynamischer Eiweißwirkung überhaupt. Man erreicht damit eine Schonung des Gesamtenergiestoffwechsels, weil ja das Eiweiß die Verbrennungsvorgänge im Körper ganz allgemein und vor allem bei einer erhöhten Ansprechbarkeit steigert. Von diesem Gesichtspunkt aus verordnet man eiweißbeschränkte Diät bei Schilddrüsenüberfunktion, aber auch bei anderen Regulationsstörungen, die mit erhöhter spezifisch-dynamischer Eiweißwirkung einhergehen, z. B. bei Fällen von Magersucht.

Man gibt eiweißbeschränkte Kost im allgemeinen bei den allergischen Krankheiten, besonders bei nutritiver Allergie. Dabei wird vor allem das tierische Eiweiß gestrichen, weil erfahrungsgemäß in der Mehrzahl der Fälle ein tierischer Eiweißkörper die Überempfindlichkeitsreaktion auslöst. Streng durchgeführte Gichtkost verbietet den Haupteiweißträger Fleisch, zwar nicht des Eiweißgehaltes wegen, der für die Harnsäurebildung belanglos ist, sondern weil Fleisch Purinkörper zuführt. Die BLUMsche *Schutzkost*, ursprünglich für Tetaniebehandlung gedacht, dann bei Basedowkranken angewandt, ist wegen des Fleischverbotes eiweißbeschränkt. Als wichtiger Wirkungsfaktor dieser Diät wurde neben der Eiweißarmut die Entziehung gewisser Fleischinhaltstoffe (Extraktivsubstanzen, Sterinkörper) angesehen. Bei Hypertonie wird die Beschränkung des tierischen Eiweißes, vor allem des Fleischgenusses, für nützlich gehalten; tatsächlich scheint fleischfreies Leben den Blutdruck zu senken. Ob dabei der Eiweißentzug das Entscheidende ist, erscheint mindestens zweifelhaft. Eiweißbeschränkung bei Arteriosklerose ist wenig begründet, solange die Nierenfunktion ausreicht. Einer gewissen Beliebtheit erfreut sich streng tiereiweißarme Diät bei Polycytämie. Sie ist experimentell insofern gestützt, als feststeht, daß sich die Regeneration nach Blutverlust bei pflanzlicher Kost erheblich verzögert. Bei Acidose, gleichviel welcher Art, ist Eiweißbeschränkung am Platze. Denn hier ist der Intermediärstoffwechsel auch der Proteine gestört; aus Nahrungseiweiß bilden sich Zwischenstufen von Säurecharakter, die ihrerseits die Acidose steigern, so daß ein Zirkelschluß entsteht. Diese Tatsachen sind besonders bei der Diät acidotischer Diabetiker zu berücksichtigen. Schließlich sind eiweiß-beschränkte Diäten erforderlich bei mangelhafter Verdauung und Aufschließung von Proteinen im Magendarmkanal, also bei Pankreasinsuffizienz, bei Fäulnis-dyspepsie, bei Fällen von schwerer Achylie. Snapper wies darauf hin, daß die symptomatisch oft günstige Wirkung des Pentamidin bei multiplem Myelom am besten bei eiweißarmer Kost deutlich werde.

Die praktische Durchführung eiweißarmer Kostformen muß überschlägig quantitativ sein. Von einer Herabsetzung der Eiweißzufuhr spricht man konventionell bei einer Zumessung, die 80 g Eiweiß pro Tag unterschreitet. Man unterscheidet im allgemeinen drei Stufen der Eiweißreduktion: Geringe Einschränkung 60—80 g, Einschränkung mittleren Grades 40—60 g, hochgradige Einschränkung unter 40 g täglich. Bei eiweißbeschränkter Kost werden Fleisch, Fleischwaren und Fisch gewöhnlich verboten; Milch, Käse, Eier im Rahmen der gesetzten Grenzen erlaubt. Schon mittlere Einschränkung verlangt weitgehende Reduktion; die Diät ist dann praktisch lactovegetabil. Hochgradige Einschränkung, die nur vorübergehend durchführbar ist, bedeutet zumeist streng vegetarische Kost unter Ausschluß von Hülsenfrüchten. In diese Gruppe gehören die Hunger- und Schontage, z. B. Obst-, Gemüse- und Mehlfrüchtetage, die hochgradig unter-calorisch und maximal eiweißarm sind und nur tageweise in den Gesamtplan eingeschaltet werden.

Eiweißreiche Kost.

Sie ist indiziert bei Eiweißmangel. Er kann eintreten bei ungenügender Eiweißzufuhr mit der Nahrung. Wir haben diese Zustände nach dem zweiten Weltkrieg als Hungerfolge nur zu genau kennen gelernt. Sie sind von R. Schoen ausführlich dargestellt (S. 196). Eiweißmangelzustände durch Eiweißverlust sind möglich nach größerer Blutung (zur Herstellung von 1 g Hämoglobin sind 7—8 g Nahrungseiweiß nötig), bei reichlicher Exsudat- oder Transsudatbildung in den großen Körperhöhlen, besonders wenn etwa nach häufigen Punktionen große Ergußmengen sich nach der Entnahme immer wieder neu bilden, ferner nach chronischen Durchfällen, z. B. bei Ruhr, Typhus, Paratyphus, wobei außerdem mangelhafte Resorption entscheidend mitwirkt. Eiweißverlust spielt weiter eine wichtige Rolle bei dem nephrotischen Syndrom, bei dem größere Eiweißmengen unter Umständen bis zu 20 g täglich laufend verloren gehen können. Dabei ist eine Bildungsstörung der Bluteiweißkörper von wesentlichem Belang, wie überhaupt bei allen Zuständen von Eiweißmangel pathogenetische Verflechtungen mehr oder weniger ausgesprochen vorkommen. Exzessive Zell-mauserung im Fieber, besonders bei lang anhaltendem Fieberzustand und nach Kachexie, kann Anlaß zu Eiweißmangel geben.

Große Operationen, Verbrennungen, chronische Eiterungen usw. können den Eiweißverbrauch beträchtlich steigern. Der Eiweißbedarf kann dann das Doppelte und mehr der Normalquote erreichen. In solchen Fällen ist stets eine übereiweiß-reiche Kost anzustreben. Wenn eine ausreichende Zufuhr nicht hinreichend gelingt, so gibt man — besonders wenn schnelle Verwertung verlangt wird — das Eiweiß i. v., z. B. Vollblut, Blutplasma, Serumalbumin, Eiweißhydrolysat (ZENKER, LINDENSCHMIDT). Die perorale Ergänzung der Kost durch Eiweißpräparate ist wegen des meist bald einsetzenden Widerwillens der Kranken nur eine kleine Hilfe. Von besonderer Bedeutung ist reichliche Eiweißaufnahme vor größeren operativen Eingriffen (KOOP, DREW, BINGEL und ROADS).

Erst in den letzten Jahren hat sich die eiweißreiche Diät bei Leberzellschäden durchgesetzt. Sie geht zurück auf die Beobachtung, daß im Tierexperiment toxische Leberschäden (z. B. nach Chloroform) durch Eiweißmangel verstärkt, durch eiweißreiche Kost günstig beeinflußt werden und daß eine übereiweißreiche Kost vorbeugend toxische Zellschäden verhütet. Diese Schutzwirkung ist eine spezifische Funktion der im Eiweißkomplex enthaltenen schwefelhaltigen Aminosäuren, vor allem des Methionin und des Cystin, deren Zufuhr allein, auch bei im übrigen eiweißarmer Kost, eine ähnliche Wirksamkeit zu entfalten vermögen (WHIPPLE). Die Notwendigkeit eines ausreichenden und biologisch vollwertigen Eiweißgehaltes der Kost für die Leber ergibt sich aus der Entwicklung chronischer Leberschäden mit Ausgang in Cirrhose bei Unterernährung, so wie sie bei Kindern in überseeischen Elendsgebieten vorkommen und die eindeutig als alimentär bedingte Cirrhosen bekannt sind (WAHI). Tierexperimentelle Untersuchungen sprechen im gleichen Sinne (HIMSWORTH und GLYNN). So ist zunächst klar, daß toxische Leberzellschäden z. B. durch Salvarsan und alimentär verursachte Leberschäden eine sehr eiweißreiche Kost verlangen; sie kommen nicht nur bei primärer Unterernährung vor, sondern auch bei Anorexie, bei Dysphagie usw. Ob bei der infektiösen Hepatitis im Anfangsstadium eine eiweißreiche Diät die Lebererkrankung in ihrem weiteren Ablauf günstig zu beeinflussen imstande ist, scheint nach den klinischen Erfahrungen unwahrscheinlich. Eiweißunterernährung, die nach dem Gesagten jedenfalls unzweckmäßig ist, soll aber möglichst vermieden werden, grundsätzlich sollte vielmehr, sobald die zu Beginn so störenden gastrointestinalen Beschwerden es zulassen, Eiweiß der kohlenhydratreichen, fettarmen Ausgangskost eingefügt werden, zunächst in Form von Milch, am besten Magermilch, dann magere Käse und zarte, fettarme Fleischsorten. In der Erholungsperiode nach Abklingen der Gelbsucht ist nach unseren heutigen Kenntnissen unbedingt auf eine reichliche Eiweißversorgung Wert zu legen. Das Lebergewebe ist sicher sehr häufig noch längere Monate geschädigt; man darf mit Wahrscheinlichkeit annehmen, daß unter dem Schutz einer genügenden Eiweißzufuhr, die wenigstens das Optimum Stoffwechselgesunder gewährleistet, einer ungünstigen Entwicklung mit dem zum Glück seltenen Ausgang in Leberdystrophie, der häufigeren Cirrhose und besonders den chronischen Verlaufsformen der Hepatitis besser vorgebeugt wird. Bei eintretender Leberinsuffizienz und insbesondere bei Lebercirrhose ist aber die von PATEK, HOAGLAND u. a. eingeführte überreichliche Eiweißzufuhr im Sinne einer Heilkost heute die überall unbestrittene, anerkannte Methode der Wahl. MORRISON hat ihren hervorragenden Nutzen an Hand vergleichender diätetischer Studien in überzeugender Weise dargelegt.

Eine eiweißreiche Kostform muß möglichst um 150 g Eiweiß pro Tag enthalten. Manche Zustände erfordern, um volle Wirksamkeit zu erreichen, mehr. Sehr große Mengen sind bei dyspeptischen Kranken oft schwer verträglich. Man muß sich dann besonderer küchentechnischer Maßnahmen bedienen. Die Kost ist deswegen und wegen der kostspieligen Eiweißträger nicht billig. Unter Umständen ist es schwierig, eine eiweißreiche Diät überhaupt durchzuführen. Man ist oft gezwungen, sich mit nur mäßigen Zulagen zunächst zu bescheiden. Im Notfall kann Eiweiß in einer geeigneten Form infundiert werden. Um Eiweiß zu voller Ausnutzung zu bringen, muß es in einem zweckmäßigen Verhältnis zu Fett und Kohlenhydrat dargereicht werden, weil sonst der Eiweißüberschuß im Energiestoffwechsel verpufft. Der Brennwert des Eiweißes soll etwa $^1/_5$ der Gesamtcalorienzufuhr nicht überschreiten. Bei hocheiweißreicher Kost ergibt sich bedeutende Überernährung. Zur Verwirklichung einer eiweißreichen Diät sind die Haupteiweißträger entsprechend heranzuziehen, also mageres Fleisch, Fisch, Milch, magerer Käse, vor allem Quark und Eier. Zuweilen muß aus diätetischen Gründen oder der Reizwirkung wegen das Fleisch zurückgestellt werden. Dann und bei übereiweißreicher Kost können besondere Anreicherungsverfahren z. B. unter Verwendung von fettreichem Trockenmilchpulver, von Caseinpräparaten, von Hefe oder Sojamehl gute Dienste leisten. Man kann die Zusätze in Milch, Brot, Backwerk, Saucen, Fleischspeisen usw. unterbringen. Die PATEK-Diät bei chronischen Leberschäden sieht unter Umständen über 200 g Eiweiß vor; daneben verhältnismäßig fettreiche, kohlenhydratreiche Beikost. Auf Vitaminreichtum ist Wert zu legen (Früchte, Obstsäfte). Die Maximalkost kann nur bei guter Verdauungsarbeit bewältigt werden (PATEK, POST, RATNOFF, MANKIN und HILLMANN).

Eiweißreiche, dabei calorienknappe Kost empfiehlt LUIKART zur Verhütung von Schwangerschaftsvergiftung. Der hohe kolloidosmotische Druck der Eiweißmoleküle verhindert Ödembildung. Die Kost kommt überdies dem gesteigerten Calciumbedürfnis der Graviden entgegen, denn bei großer Eiweißzufuhr wird wesentlich mehr Calcium vom Körper zurückgehalten als bei eiweißarmer Kost (McCANCE). Eiweißreiche Kost erhöht die Fähigkeit, Kälte zu ertragen (LANG und GRAB).

Fettgehalt.

Fett ist erforderlich zur Resorption der fettlöslichen Vitamine, außerdem zur genügenden Aufnahme von Calcium und Phosphorsäure. Nicht alle zum Aufbau der Lipoide erforderlichen Fettsäuren können vom Körper gebildet werden, z. B. die Linolsäure und Linolensäure. Gewisse exogene Fettsäuren sind für die Immunkörperbildung nötig. Man hat von einem Fettminimum, dessen Größe allerdings keineswegs klar ist, gesprochen (REIN). Jedenfalls ist fettfreie Diät nur begrenzte Zeit, höchstens für wenige Wochen erlaubt. In unseren Breiten sind 20 g Fett pro die als untere Grenze bei keiner Diät auf die Dauer schadlos zu unterschreiten.

Minderung der Fettzufuhr ist die Grundlage der Entfettungsdiät. Dabei ist der leitende Gesichtspunkt die Brennwerteinsparung. Eine Störung des intermediären Neutralfettstoffwechsels ist nicht bekannt, dagegen gibt es Lipoidstoffwechselstörungen. Die Lipoidosen mit vorwiegender Beteiligung des Cholesterins, das im Körper ja seines physikalischen Verhaltens wegen wie alle Lipoidkörper in enger Weggemeinschaft an die Neutralfette gebunden ist, können durch Fettentzug günstig beeinflußt werden. Das gilt besonders für die cutanen Lokalisationen der Xanthomatosen. Es gibt Fälle von Lipoidgicht, die vollkommen zurücktreten. Auch die Psoriasis, die nach BÜRGER und GRÜTZ mit Lipoidstoffwechselstörungen einhergeht, spricht in sehr vielen Fällen an. Die Fettzufuhr soll 15—20 g täglich nicht überschreiten, dabei sollen die cholesterinreichen Fette, vor allem Eigelb, Butter, Lebertran vermieden werden. Geeignet sind vegetarische Kostperioden, eingeschaltete Obst- oder Safttage. Die fettarme Kost ist dauernd erforderlich. Enge Beziehungen bestehen zwischen dem Cholesterin und der Arteriosklerose. Obwohl im Tierversuch Cholesterinüberschwemmung Arteriosklerose hervorbringt, die bei fettfreier Kost reversibel ist, kann die kausale Bedingtheit und der therapeutische Nutzen fettarmer Kostformen bisher nicht eindeutig beurteilt werden, tritt aber in seiner Bedeutung zunehmend hervor. PLOTZ berichtete neuerdings von coronarkranken Ulcuspatienten, die unter einem fettreichen Regime entscheidende, sogar tödliche Verschlechterungen ihrer

Coronarsklerose erlitten. Nach Horlick und Katz hat die Zufuhr von Neutralfetten keinen wesentlichen Einfluß auf die Gefäße. Eine mit 2% Cholesterin in Baumwollsamenöl angereicherte Kleiediät brachte dagegen bei 6—8 Wochen alten Leghornhühnern stets atheromatöse Veränderungen hervor. Fortlassen des Cholesterin senkte den Blutcholesterinspiegel, und die atheromatösen Veränderungen bildeten sich zurück.

Fettreiche Diäten waren von jeher bei Tuberkulose üblich. Fettmast schützt Schweine gegen die experimentelle Tuberkuloseinfektion weit besser als Kohlenhydratmast. Man rechnet schon lange mit der Möglichkeit, daß eine besondere Wirkung des Fettes neben der Allgemeinwirkung durch Auffütterung von Bedeutung sei. Neuere Untersuchungen haben ergeben, daß für diesen spezifischen Effekt wahrscheinlich bestimmte Fettsäuren mittlerer Kettenlänge mit 9—12 Kohlenstoffatomen wesentlich mit verantwortlich sind (Weitzel). Man erreicht mit diesen Verbindungen in vitro eine ausgeprägt wachstumshemmende Wirkung. Die in Frage kommenden Fettsäuren finden sich außer im Palmkernfett nur noch im Milchfett in größeren Mengen, damit erfährt die Bevorzugung von Butter, Sahne und Milch bei Tuberkulosekranken eine wissenschaftliche Begründung. Auch Leprabacillen und pathogene Hautpilze (Peck c. s.) werden durch Fettsäuren mit mittlerer Kettenlänge gehemmt. Fettreichtum der Kost ist natürlich aus rein energetischen Gründen bei jeder Mastkur nötig.

Kohlenhydratgehalt.

Veränderungen des Kohlenhydratgehaltes einer Kostform ergeben sich bei verschiedenen Diäten. Der durchschnittliche Kohlenhydratverbrauch des Gesunden wird mit etwa 400 g täglich angegeben. Brennwertreiche Kost geht mit reichlicher Kohlenhydratausstattung einher, die vegetarischen Ernährungsweisen und ihre Abarten sind kohlenhydratreich. Wenn Fett oder Eiweißträger besonders zurücktreten müssen, vermehrt sich naturgemäß der Kohlenhydratanteil; vor allem die Schonkostformen bei Magen- und Darmkrankheiten sind meistens kohlenhydratreich. In all diesen Fällen ist die Veränderung des Kohlenhydratgehaltes der Nahrung im Hinblick auf Stoffwechselwirkungen als gezielte Maßnahme ohne unmittelbare Bedeutung. Kohlenhydratreiche Kost ist wichtig bei Leberparenchymschäden. Die Schutzwirkung der Zuckerbildner unserer Nahrung für die kranke Leberzelle ist lange bekannt, der nützliche Effekt im Experiment mit Leberzellgiften erwiesen. Das Wesentliche dabei erscheint die Glykogenanreicherung im Inneren der Leberzelle zu sein. Auch die neuerdings in ihrem Mechanismus so vielfach studierte eiweißreiche Kost bei Leberzellschäden geht mit einem erhöhten Glucoseangebot an die Leber einher, weil sich die Proteine im Körper z. T. in Zucker umwandeln. Neben der spezifischen Wirkung gewisser Aminosäuren sind diese Auswirkungen für das Verständnis der Heilerfolge bei eiweißreicher Kost von Bedeutung. Bei Glykogenverarmung durch Hunger ist kohlenhydratreiche Kost notwendig. Betont kohlenhydratarme, dabei fettreiche Kost führt zu gesteigerter Ketonkörperbildung und damit zur Säuerung. Die ketogene Diät von Petermann, der weniger als 20 g Kohlenhydrat pro die vorschreibt, wird gelegentlich bei Epilepsie angewendet; andererseits wird kohlenhydratreiche Kost bei vermehrter Acetonkörperbildung verordnet, denn Kohlenhydrate sind antiketogen. Kohlenhydratreiche Nahrung bindet Flüssigkeit, kohlenhydratarme Kost schwemmt aus. Daher muß eine Beschränkung der Kohlenhydrate bei allen Zuständen, die eine Entwässerung wünschenswert machen, mit und neben dem Kochsalzentzug noch in Erwägung gezogen werden. Kohlenhydratarm, dabei calorienbeschränkt und vitaminreich ist die *Pembertonkost,* die bei chronischen Gelenkleiden Erfolge haben soll; ihr Wirkungsmechanismus läßt sich nicht eindeutig übersehen. Die entwässernde Wirkung infolge der Kohlenhydrateinschränkung spielt wahrscheinlich eine Rolle. Eine Kontrolle der Kohlenhydratzufuhr ergibt sich vor allem bei der Ernährung Zuckerkranker.

Diät bei Diabetes mellitus.

Bei Zuckerkrankheit ist die genaue Zumessung einer bestimmten Kohlenhydratmenge die wichtigste Maßnahme aller therapeutischen Bemühungen. Die Menge des zugebilligten Kohlenhydrats erreicht fast nie das Durchschnittsquantum der Gesundenkost. Mehr oder minder erhebliche Einschränkungen sind immer nötig. Seit wir das Insulin besitzen, ist aber die Kost des Diabetikers nicht mehr entbehrungsvoll. Die Entsagung des Zuckerkranken liegt vornehmlich in dem Gebundensein an eine erträgliche Regelmäßigkeit. Alle Diabeteskenner verlangen exakte Berechnung der Kohlenhydratgaben. Allein einer gewissen Elastizität der Kost (KATSCH) z. B. in Anpassung an insulinsparende Muskelarbeit, an äußere Umstände verschiedener Art ist Raum zu geben. Auch Leichtdiabetiker sind quantitativ einzustellen. Der Ratschlag, nur Zucker und Zuckerspeisen oder Kohlenhydrat im Übermaß zu vermeiden, ist schlecht; zuviele, zunächst unbedeutende Störungen auch alter Menschen verschlimmern sich. Die obere Toleranzgrenze des Leichtdiabetikers soll unter Blutzuckerkontrolle festgelegt sein, sie darf nicht überschritten werden. Ist Insulin verordnet, so muß die entsprechend angepaßte Kohlenhydratmenge stets quantitativ verzehrt werden, um Insulinüberwirkungen aus dem Wege zu gehen.

Die Einstellung der Zuckerkranken wird in Einzelheiten verschieden gehandhabt. Einige Grundsätze indessen sind heute allgemein anerkannt. Der Brennwert der Kost soll in der Regel an der unteren Grenze des Bedarfes liegen. Reduzierte Diabetiker müssen zunächst überernährt werden, fettsüchtige sind durch eine entsprechend brennwertarme Kost schrittweise dem Sollgewicht zuzuführen, was auch bei konsequenter Durchführung häufiger möglich ist als geglaubt wird, oft allerdings erst nach vielen Monaten. Die Kohlenhydratausstattung der Kost ist, verglichen mit früheren Gepflogenheiten, reichlich. Die Glykogenbildung in der Zelle ist dabei besser sichergestellt, die Acetongefahr geringer. Die Gegenregulationsmechanismen werden abgeschwächt. Die Diät ist leichter durchführbar. 150 g Kohlenhydrat werden heute durchweg als Mindestmaß angegeben. Viele Autoren verlangen als Standard 200—250 g Kohlenhydratzufuhr mit der Dauerkost, manche geben noch mehr. Mengen über 300 g Kohlenhydrat täglich sind auf die Dauer indessen meist nachteilig. Über die Eiweißausstattung herrscht weithin Einigkeit. Man gibt dem erwachsenen Diabetiker etwa 1 g Eiweiß je kg. Das entspricht dem von der Ernährungskommission des Völkerbundes als unterer Normalbedarf festgesetzten Grenzwert. Kinder erhalten mehr. Eiweißüberfütterung ist auch bei Zuckerkranken nicht ratsam, andererseits wird die Zuckerbildung aus Eiweiß meist überschätzt. Von fettreichen Kostformen ist man abgekommen. Beliebiger Fettgenuß birgt die Gefahr der Mast in sich; Fett ist die wohl wichtigste Quelle der Acetonkörper. Fettknappheit fördert die Insulinwirkung (BANSE); der Körper verarbeitet dabei Kohlenhydrate besser und leichter. Außerdem scheint fettreiche Kost den gefürchteten Gefäßkomplikationen Vorschub zu leisten. Obgleich Fettreichtum der Diabetikerkost im Gegensatz zu früher ganz allgemein abgelehnt wird, sind die Auffassungen über die zu erlaubende Fettmenge im einzelnen geteilt. Über 100 g Fett werden selten gegeben, diese Menge entspricht etwa der unteren Grenze der durchschnittlichen Normalkost Stoffwechselgesunder. Auf der anderen Seite sollte ein Tagessatz von 40 g Fett nicht für längere Zeit unterschritten werden. Im allgemeinen werden die Standardwerte zwischen 40 und 70 g täglich angegeben. Körperlich schwer arbeitende Diabetiker benötigen mehr Fett, auch tuberkulöse Diabetiker.

Die Einstellung der Zuckerkranken kann keinem einheitlichen Schema folgen. Der Arzt muß sich dem jeweils gegebenen Fall anpassen. Eine entscheidende Frage ist die, ob man unter allen Umständen Zuckerfreiheit und Normoglykämie durchsetzen soll, oder ob vielmehr eine höhere Kohlenhydratbilanz unter Inkaufnahme einer gewissen Zuckerausscheidung und unter Duldung einer begrenzten Blutzuckerüberhöhung besser ist. Die klassische Lehre verlangt grundsätzlich vollkommene Regulierung der Stoffwechselgrößen unter strenger Wahrung der Toleranz. Aber besonders in Deutschland gewinnt vornehmlich unter dem Einfluß der Arbeiten von BRENTANO das Prinzip der bilanzmäßig orientierten Einstellung mehr und mehr an Boden. „Wir sollen anstreben, bei einem möglichst großen Kohlenhydratgehalt der Nahrung eine möglichst geringe Zuckerausscheidung zu erreichen" (BERTRAM). Vom theoretischen Standpunkt aus läßt sich eine Entscheidung darüber, welches der beiden Verfahren richtiger ist, nicht herbeiführen. Die Idealforderung, bei ausreichender und auch sozial gut bewährter Kohlenhydratausstattung einen Normalblutzuckerspiegel bei Harnzuckerfreiheit aufrecht zu erhalten, ist nur bei einem Teil der Zuckerkranken erreichbar. Trotz seiner wunderbaren Wirkung ist ja das Fremdinsulin nur eine unvollkommene Stoffwechselprothese, welche die minutiöse Feinregulierung des körpereigenen Verhaltens bei Stoffwechselgesunden meist nur in grober Annäherung nachahmt. Mindestens bei zahlreichen Schwerdiabetikern ist eine befriedigende Einstellung nur nach bilanzmäßigen Gesichtspunkten möglich. Die Kohlenhydratbilanz ist durchweg viel günstiger, wenn eine gewisse Restglykosurie bleibt, denn bis zu einer bestimmten Grenze wird von den toleranzüberschreitenden Kohlenhydratgaben zunächst jeweils nur ein Bruchteil im Harn wieder ausgeschieden, so daß sich die Gesamtmenge der Kohlenhydrate, die jetzt im Körper zur Assimilation kommt, wesentlich steigert. Oft fühlt sich der Schwerdiabetiker bei einem erhöhten Blutzuckerspiegel besser und leistungsfähiger. Die Restglykosurie schützt ferner vor hyperglykämischen Schocks, die zwar das Leben gewöhnlich nicht ernstlich bedrohen, die aber doch das Zusammenspiel der gesamten Stoffwechselregulationen empfindlich stören können. Die Erfahrungen der Kriegs- und Nachkriegsjahre sprechen durchaus dafür, daß unter der Voraussetzung einer fett- und brennwertarmen Gesamtkost eine gemäßigt bilanzmäßig geführte Einstellung gute Resultate zeitigt. Im allgemeinen soll die Blutzuckerspitze 180—200 mg-% nicht übersteigen und die Glykosurie nicht mehr als 15—20 g betragen. Die Zumessung der Kohlenhydratmenge hängt neben der Insulinverordnung und der Zusammensetzung der Beikost sehr weitgehend von den genannten Vorstellungen über das anzustrebende Maß der Stoffwechselkompensation ab.

Der Aufbau der Diabetikerkost hat eine gute Kenntnis der einzelnen Nahrungsmittel und ihrer jeweiligen Wertigkeit zur Voraussetzung (s. Tab. 8 am Schluß). Die Kohlenhydratträger der Kost sind Zucker, Getreide und alle Stoffe, die sich von Cerealien herleiten, Kartoffeln, Obst, Milch, Hülsenfrüchte, Bier, manche Weinsorten; auch Nüsse und Kakao sind zu berechnen, sobald davon größere Mengen genossen werden. Der Kohlenhydratgehalt der Gemüse wird in der Regel nicht eingesetzt, obwohl in den rohen Pflanzen im Durchschnitt Kohlenhydratwerte von 5—10% ermittelt werden. Ein Teil dieser Kohlenhydrate besteht aus Cellulosen, die nicht zu Traubenzucker werden, ein Teil unterliegt der Darmgärung, ein Teil geht bei der küchentechnischen Aufarbeitung verloren, vorausgesetzt, daß der Gemüsesaft nicht mitverzehrt wird. Der tatsächlich belastende Zuckerstoffanteil ist bei den meisten Gemüsesorten im ganzen daher so gering, daneben so schwer auch nur annähernd faßbar, daß man ihn praktisch besser vernachlässigt. Die kohlenhydratreichen Sorten, grüne Erbsen, Bohnen mit älteren Kernen, Wurzelgemüse, können nur mit gewissen Vorbehalten freigegeben werden (abtropfen, evtl. Wechsel vom Kochwasser, Mengen unter 400 g, evtl. als zweites Gemüse sehr kohlenhydratarme Sorten).

Die Hauptmenge der zugebilligten Kohlenhydratträger wird in der Regel als Brot eingenommen, daneben vor allem als Obst; Kartoffeln mehr als Beilage, oft eine gewisse Menge Hafer. Die übrigen Kohlenhydratträger erscheinen meist nur gelegentlich auf dem Kostplan. Die zuckerbildenden Stoffe können nach Maßgabe ihres Kohlenhydratgehaltes ausgetauscht werden. Daher ist Abwechslung möglich. Das Gesetz der Vertretbarkeit gilt aber nicht absolut. Wichtig ist besonders, mit welcher Schnelligkeit die einzelnen Speisen bei der Verdauung den aus ihnen gebildeten Zucker an den Körper abgeben. Je schneller der Zucker ins Blut strömt, je mehr belastet er den Stoffwechsel. Je langsamer er aus der Nahrung frei wird, je besser ist seine Verträglichkeit. Darum ist Vollkornbrot besser als Weißbrot; darum ist Zucker verboten. Außerdem ist die Bekömmlichkeit der Kohlenhydrate aus den einzelnen Nahrungsmitteln individuell oft recht unterschiedlich; der eine verträgt z. B. Kartoffeln besser als der andere; das gleiche kann sein bei Milch oder Obst usw. Dazu kommt, daß die in den Tabellen angegebenen Zahlen für den Kohlenhydratgehalt in Wirklichkeit ziemlichen Schwankungen unterliegen. Im allgemeinen sollte daher der Zuckerkranke von den gegebenen Austauschmöglichkeiten nicht allzu freigiebig Gebrauch machen.

Der Kohlenhydratgehalt der in Betracht kommenden Nahrungsmittel ist leicht aus Tabellen abzulesen. Daraus ist die Zumessung je nach dem erlaubten Maß der Kohlenhydratzufuhr quantitativ in Gramm berechnet zusammenzustellen. Um eine Berechnung mit vielen verschiedenen Zahlen zu vermeiden, kann man eine größere Maßeinheit wählen. Man bedient sich dazu einer Einheit von 12 g Kohlenhydrat. Man bezeichnet diese Größe als Broteinheit, Weißbroteinheit oder einfach als Zulage. Der Diabetiker erfährt, wieviel Broteinheiten er nehmen darf; aus einer Tabelle ersieht er, wieviel Gramm eines Nahrungsmittels einer Broteinheit entspricht. Der Austausch der verschiedenen Kohlenhydrate wird durch die Einführung dieser Maßeinheit sehr vereinfacht. Die gebräuchlichen Zahlen prägen sich sehr bald dem Gedächtnis ein. Diese Art der Berechnung hat sich bewährt und ist weithin üblich.

Von großer Bedeutung ist eine zweckmäßige Verteilung der Kohlenhydratgaben. Man muß sich dabei an die individuell verschiedene Rhythmik des Kohlenhydratstoffwechsels der Diabetiker anpassen (Moellerstroem). Dazu ist bei der Einstellung die Untersuchung des in Portionen gesammelten Harns und die Berücksichtigung des Blutzuckertagesprofils über 24 Std. nötig. Das gilt auch für nicht insulinbedürftige Diabetiker, bei denen meist Aufgliederung in 5—6 Mahlzeiten angebracht ist. Beim insulinierten Zuckerkranken müssen die Kohlenhydrate und die geeignete Insulinmenge in entsprechender Weise aufeinander abgestimmt werden. Ein gültiges Glucoseäquivalent für die Insulineinheit gibt es nicht. Man beginnt gewöhnlich mit einer Einheit Insulin für je 2 g Harnzucker; bei hoher Glykosurie über 100 g geht man von einem höheren Äquivalent aus. Sobald die Kompensation nur einigermaßen hergestellt ist, verbrennt Muskelarbeit Zucker; in welchem Umfange, ist individuell sehr verschieden. Dabei ist der Trainingszustand der Muskulatur wichtig. Die endgültige Kohlenhydratzumessung muß darauf Rücksicht nehmen; darum ist Einstellung unter natürlichen Arbeitsbedingungen nötig (Katsch).

Besonders bekömmlich ist Kohlenhydrat, wenn es als einziger Nährstoffträger gereicht wird. Das haben zuerst die Hafertage von Noordens gelehrt. Aber auch andere Kohlenhydratträger erreichen gleich Günstiges, wenn nur das Prinzip der Einseitigkeit gewahrt ist, z. B. die Mehlfrüchtekuren von Falta und die Obsttage. Hafer bindet Wasser, Obsttage schwemmen aus. Diese Kostformen werden zur Einstellung und als eingeschobene Schalttage gebraucht.

Die Herstellung einer Zuckerkrankenkost verlangt mehr Arbeit, größere Sorgfalt und besseres Geschick als das Kochen für Gesunde. Viele Gerichte indessen lassen sich ohne Mühe von der üblichen Vollkost ableiten. Die Mahlzeiten können so zusammengesetzt werden, daß die Speisen des allgemeinen Tisches weitgehend auch Zuckerkranken gerecht werden. Zum Binden muß Mehl vermieden werden; es gibt kohlenhydratfreie Bindemittel, z. B. Eidotter, feinzerriebenen Siebkäse, verriebenen Hartkäse, Rahm, Gelatine. Als Suppengrundlagen kommen Fleischbrühe und Gemüsewasser in Betracht, dazu kohlenhydratfreie Einlagen. Viel Sorgfalt ist auf die Gemüsebereitung zu verwenden. Kohlarten werden einige Zeit offen gekocht, um allzu starken Kohlgeschmack zu vermeiden. Nach dem Kochen abtropfen lassen und erst jetzt Fett zusetzen, im Durchschnitt höchstens 2%, am besten Palmin. Reichliche Verwendung von Würzkräutern; Salate reichlich. Tunken treten zurück; grundsätzlich ohne Mehl, unter Umständen abfetten. Als Nachtisch am besten Obst in berechneter Menge. Als Brotaufstrich ist Quark in mancherlei Verarbeitungen gut geeignet, bei betonter Fettarmut ist Rauchfleisch und magerer Braten der Wurst vorzuziehen. Dem Diabetiker sind geeignete Diätbücher in die Hand zu geben; unmittelbare Schulung wird dadurch nicht überflüssig.

Puringehalt.

Harnsäure entsteht aus den Nucleoproteiden, deren Purinkern im Körper oxydiert und als Harnsäure mit dem Urin ausgeschieden wird. Dem Puringehalt der Kost wird eine spezielle Aufmerksamkeit zugewendet nur bei der Gicht und bei Urat-Nierensteinen.

Der Krankheitsbegriff der Gicht umfaßt ein komplexes Geschehen, das mit einer Störung des Purinstoffwechsels einhergeht. Der Gichtkranke hat eine Neigung zur Harnsäureretention in Blut und Gewebe. Die Hyperurikämie des Gichtkranken hängt mit einer verminderten Harnsäureausscheidungsfähigkeit zusammen, die wenigstens bei den unkomplizierten Fällen extrarenal bedingt ist. Eine gewisse Harnsäurequote (0,3—0,6 g pro die) wird durch den fortlaufenden Verschleiß endogen gebildet. Aber die Zufuhr von Nahrungspurinkörpern spielt im Gesamtumsatz eine bedeutende Rolle, der exogene Harnsäureanteil überwiegt bei freier Kost in der Regel, unter Umständen erheblich. Vielfältige Erfahrung lehrt, daß bei der Gicht purinarme Kost günstig wirkt. Die Krankheit kann abgemildert, ihr Ablauf verzögert werden, die Anfälle werden seltener. Der Anfall selbst wird zwar gewöhnlich durch allergische Mechanismen in Gang gebracht; selbst große Harnsäuremengen vermögen ihn meist nicht auszulösen. Allein die Purinkörperzufuhr ist dennoch wichtig. Denn Harnsäurestauung begünstigt den Ausfall von Uraten in den dazu disponierten Geweben, die Anfallsbereitschaft nimmt zu. Die Senkung der Harnsäureeinfuhr ist daher ein wichtiges Mittelstück der Dauerbehandlung (LÖFFLER). Man soll die Tagesrationen bei ausgesprochenen Fällen auf mindestens 200 mg einschränken und außerdem allwöchentlich purinfreie Tage einschalten.

Der Gehalt der einzelnen Nahrungsmittel an Harnsäure ist aus Tabellen (z. B. HENCH) ersichtlich. Besonders reich und daher grundsätzlich verboten sind innere Organe, Fleischextrakt, Ölsardinen, Sardellen, Sprotten, Anchovis (150—100 mg Purin auf 100 g). Mittlere Mengen enthalten gewöhnlich Muskelfleisch, Wurstwaren (mit Ausnahme von ausschließlich aus Speck und Blut hergestellter Blutwurst), Fisch, Hülsenfrüchte, Spargel, Blumenkohl, Pilze, Spinat, Vollkornbrot und Produkte aus Vollkorngetreide (75—150 mg auf 100 g); auch diese Nahrungsmittel sind in der Regel zu meiden und nur gelegentlich in kleineren Mengen zur besseren Abwechslung erlaubt. Wenig purinhaltig oder purinfrei sind Milch und ihre Produkte, Eier, die meisten Gemüse, Kartoffeln, Obst, Nüsse, dann Zucker, Fette und Getreideprodukte außer Vollkornbereitungen. Die lactovegetabile Kost ist also weitgehend purinfrei, auch Rohkost. Tee, Kaffee, Kakao sind unbedenklich, da methylierte Purine nicht in Harnsäure umgewandelt werden. Eiweißträger brauchen nur nach Maßgabe ihres Puringehaltes berücksichtigt zu werden. Purinfreies Eiweiß (Ei, Milch usw.) ist reichlich erlaubt und sogar zweckmäßig. Proteine kommen als Harnsäurebildner beim Menschen vom praktischen Standpunkt aus nicht in Betracht, sie fördern indessen die Harnsäureausschwemmung entschieden. Die Kost sei fettarm, einmal weil Gichtiker calorienknapp gehalten werden sollen, dann aber auch weil Fett die Harnsäureausscheidung behindert. Salzarme, besser natriumarme Kost fördert die Eliminierung. Purinfreie Kost ist auch auf die Dauer nicht schädlich. Sie ist leicht durchführbar, bei Art und Zahl der verbliebenen Rohstoffe gut zu gestalten, so daß die notwendigen Verzichte erträglich sind. Das Maß der Purineinschränkung mit der Nahrung wird je nach dem Schweregrad des Falles verschieden streng gehandhabt. Purinarme Kost wird übrigens von manchen für unwesentlich gehalten. CANTANI empfahl fleischreiche, dabei gemüsearme Kost.

Sind Nierensteine als Uratkonkremente erkannt, ist ebenfalls purinarme Kost am Platze. Diese Maßnahme ist allerdings nur beschränkt wirksam. Immerhin spielt die Uratkonzentration im Harn bei Ausfällung und Wachstum der Steine doch eine gewisse Rolle. Man beschränkt sich im allgemeinen auf das Verbot der purinreichsten Nahrungsmittel. Alkalisierung des Harns und Harnverdünnung durch reichliche Trinkmengen sind außerdem nötig.

Tabelle 3.
Puringehalt der wichtigsten Nahrungsmittel
(nach Hench, aus W. Löffler und F. Koller, Handbuch d. inn. Med., Bd. VI/2, 1944).

Gruppe 1. Nahrungsmittel mit sehr hohem Puringehalt.
(150—1000 mg Purin auf 100 g Frischgewicht.)

Kalbsbries (Milken)	825 mg	Rindsniere	200 mg
Sardellen	363 mg	Hirn	195 mg
Ölsardinen	295 mg	Fleischextrakt	160—400 mg
Kalbs- und Rindsleber	233 mg		

Gruppe 2. Nahrungsmittel mit hohem Puringehalt.
(75—150 mg Purin auf 100 g Frischgewicht.)

Speck, Rindfleisch, Kalbszunge, Leberwurst, Schweinefleisch, Schaffleisch, Kalbfleisch, Kaninchen, Wildbret, Karpfen, Dorsch (Kabeljau), Barsch, Hecht, Schaltier, Ente, Gans, Rebhuhn, Fasan, Taube, Wachtel, Truthahn, Hühnersuppe, Fleischsuppen, Heilbutt, Linsen.

Gruppe 3. Nahrungsmittel mit mäßigem Puringehalt.
(Bis zu 75 mg Purin in 100 g Frischgewicht.)

Schinken, Hammelfleisch, Poulet, Blaufisch, Weißfisch, Krebs, Aal, Hering, Austern, Hummer, Salm, Kutteln, Pilze, Erbsen, weiße Böhnchen, Spinat, Blumenkohl, Spargeln, Bouillon.
Auch: Grahambrot, Roggenbrot, Ganzweizenbrot.
Auch: Vollkorngetreide, Kleie, Hafergrütze.

Gruppe 4. Nahrungsmittel, die eine unbedeutende Menge von (nichtmethyliertem) Purin enthalten.

1. Getränke:
   Mineralwasser, Schokolade,
   Kakao, Kaffee,
   Fruchtsäfte, Tee.
2. Butter.
3. Brot- und Brotwaren (ausgenommen Vollkorn unter Gruppe 3), Weißbrot, Zwieback.
4. Getreide (ausgenommen Vollkorn unter Gruppe 3), Stärkemehl.
5. Getreideprodukte:
   Teigwaren, Sago.
6. Käsearten aller Art.
7. Eier.
8. Fette aller Art (doch mit Maß).
9. Caviar.
10. Früchte aller Art.
11. Gelatine.
12. Milch:
    Buttermilch, kondensierte Milch.
13. Nüsse aller Art,
    Erdnußbutter.
14. Zucker und Süßigkeiten.
15. Gemüse:
    Artischocken, Lattich,
    Krauskohl, Kartoffeln,
    Rosenkohl, Kürbis,
    Kohl, Sauerkraut,
    Rüben, Tomaten,
    Sellerie, Kohlrüben,
    Gurke, Grüne Salate.
16. Gemüse- und Cremesuppen (hergestellt aus erlaubten Gemüsen und ohne Fleischbrühe).
17. Vitaminkonzentrate:
    Lebertran, Heilbuttöl, Hefe.

Säuernde und alkalisierende Kost.

Durch eine entsprechende Auswahl der Nahrungsmittel kann man die Reaktion des Harns entweder zur sauren oder zur alkalischen Seite hin verschieben. Die aktuelle Reaktion der Gewebe ändert sich dabei praktisch nicht, weil vielfältige Regulationsmechanismen einen bei jeder Kost ausreichenden Pufferungsschutz bieten (S. 105). Der Körper kann also nicht sauerer oder alkalischer werden, aber er ändert den Mineralbestand bestimmter Organe, so daß eine Beeinflussung des Organismus und seiner Funktion doch in gewissen Grenzen zustande kommt. Säuernde Umstimmung soll Steigerung des Sympaticotonus bewirken; bei Basenüberschuß wird gegenteilige Wirkung vermutet. Säuerung führt eher zu Leukocytose mit Vermehrung der Granulocyten, Alkalisierung zur Leukopenie und Lymphocytose. Bei Säureüberschuß wird diuretische Wirkung erzielt; alkalisierende Kost disponiert zur Wasserbindung. Im einzelnen sind die Wirkungen der säuernden und alkalisierenden Kost noch wenig geklärt, die experimentellen Ergebnisse oft widersprechend.

Man kann die sauren und basischen Valenzen der Nahrungsmittel aus ihren Aschenrückständen ermitteln. Auf die so gewonnenen Werte beziehen sich die Tabellen von SCHALL, von RAGNAR BERG und anderen. Die Aschenanalysen geben zwar einen allgemeinen Anhalt, aber sie entsprechen nicht immer dem tatsächlich eintretenden biologischen Erfolg. Die Zubereitungsverfahren können den Mineralgehalt ändern, Verdauungs- und Resorptionsverhältnisse verschieben die errechneten Verhältniszahlen. Im Stoffwechsel können sich richtunggebende Umwandlungen vollziehen. Letzten Endes entscheidet allein die Empirie. Ganz allgemein ist säuernde Kost eiweiß- und fettreich, alkalisierende Kost kohlenhydrat-, obst- und gemüsereich. Harn säuernd wirken Fleisch, Fisch, Eier, Wurst, Käse, Fett, dann Getreide und seine Produkte, Hülsenfrüchte, Schokolade; dazu kommen Grünkohl, Rosenkohl, Preiselbeeren. Harn alkalisierend sind fast alle anderen Gemüse- und Obstarten, Kartoffeln, Milch, Blut (Speck- und fleischfreie Blutwurst). Basenüberschüssige Kost ist notgedrungen lactovegetabil; die Rohkost ist wegen der vollkommenen Schonung ihres vorwiegenden basischen Mineralbestandes noch wirksamer. Soweit nicht andere Erfordernisse dagegen sprechen, sollen die Sauertage kochsalz- und flüssigkeitsarm, die Basentage flüssigkeitsreich und gesalzen durchgeführt werden, weil dabei ihr Wirkungsgrad steigt. Die

Tabelle 4. *Gehalt der Nahrungsmittel an Mineralstoffen* (nach RAGNAR BERG, aus SCHLAYER-PRÜFER, Lehrbuch der Krankenernährung, I. Teil, 1935).

Art der Nahrungsmittel	Säurebildende Mineralstoffe %	Basenbildende Mineralstoffe %
Nahrungsmittel mit Säureüberschuß.		
Rindfleisch, mager	70,8	29,2
Schweinespeck	56,9	43,1
Schellfisch	68,8	31,2
Hühnerei ohne Schale	72,7	27,3
Quark	70,1	29,9
Käse	54,4	45,6
Butter	56,1	43,9
Margarine	57,4	42,6
Palmin	96,1	3,9
Weißbrot ohne Milch u. Salz	72,0	28,0
Zwieback	67,1	32,9
Makkaroni	60,7	39,3
Haferflocken	58,8	41,2
Gröberes Weizenmehl	58,3	41,7
Vollkornbrot	53,9	46,1
Reis	72,6	27,4
Rosenkohl	66,8	33,2
Linsen	61,8	38,2
Weiße Bohnen	54,8	45,2
Kleine Erbsen	52,3	47,7
Preiselbeeren	70,3	29,7
Erdnüsse	61,3	38,7
Haselnüsse	52,2	47,8
Kakaopulver	51,8	48,2
Nahrungsmittel mit Basenüberschuß.		
Rinderblut	36,7	63,3
Kuhmilch	46,6	53,4
Kohlrabi	41,6	58 4
Kartoffeln	37,2	62,8
Karotten	28,9	71,1
Schwarzer Rettich	26,1	73,9
Rote Rüben	21,6	78,4
Spinat	45,6	54,4
Brunnenkresse	44,3	55,7
Weißkraut	43,7	56,3
Zwiebeln	40,9	59,1
Schnittlauch	35,8	64,2
Gurke	35,5	64,5
Kopfsalat	25,2	74,8
Tomaten	25,0	75,0
Grüne Schnittbohnen	38,0	62,0
Erdbeeren	42,3	57,7
Äpfel	37,4	62,6
Getrocknete Hagenbutten	31,5	68,5
Rote Stachelbeeren	27,3	72,7
Getrocknete Feigen	25,5	74,5
Pflaumen	23,7	76,3
Zitronen	20,5	79,5
Steinpilze	43,3	56,7

diätetische Beeinflussung des Säurebasenhaushaltes ist nur in engen Grenzen möglich. Damit allein sind keine entscheidenden Heilwirkungen erreichbar. Als Hilfsmittel ist dieses Verfahren bei geeigneten Fällen indessen wertvoll und unter Umständen wichtig.

Zunächst kann mit alkalisierend bzw. säuernd wirkender Kost versucht werden, entsprechend gestörten Stoffwechselverschiebungen entgegenzuwirken. Von diesem Gesichtspunkt aus ist basenüberschüssige Diät zu überlegen bei acidotischen Zuständen und bei Acidosegefährdung, z. B. bei Herz- und Niereninsuffizienz, bei denen ja lactovegetabile Ernährung aus anderen Erwägungen heraus angebracht ist. Bei acidotischen Leberkrankheiten, bei acetonämischem Erbrechen, bei Eklampsie soll im Rahmen der gesamtdiätetischen Erfordernisse stets an die Möglichkeit unterstützender Basenzufuhr mit der Diät gedacht werden. Auch Zuckerkranke mit Neigung zur Säurebildung gehören in dieses Indikationsgebiet, obwohl gerade die schwere Ketose andere Maßnahmen verlangt. Bei Alkaloseneigung dagegen ist demgegenüber säuernde Kost am Platze. Die Indikationen sind hier aber noch weniger klar definiert. Vagotonie mit Phosphaturie, Tetanie, Epilepsie, Asthma, überhaupt alle krisenhaften allergischen Zustände, bei denen alkalotische Stoffwechseleinstellung als auslösender Faktor vermutet wird, können mit säureüberschüssigen Diäten versuchsweise behandelt werden.

Wichtiger ist das Anzeigengebiet bei einem primär ungestörten Säurebasengleichgewicht dann, wenn man anstrebt, durch aktive Umstellung eine Begünstigung der Heilvorgänge zu erzielen. Eine besondere und dabei gut übersehbare Rolle spielen die Wirkungen, die mit der Umstellung der Harnreaktion direkt zusammenhängen. Harn säuernde Kost gibt man bei Phosphat- und Carbonatausfällung im Harn, Harn alkalisierende Kost bei Urat- und auch bei Cystinsteinen. Die Infektion der Harnwege kann durch Beeinflussung der Harnreaktion bekämpft werden. Wachstum und Wirksamkeit der üblichen Keime sind an ein bestimmtes p_H-Optimum des Harns gebunden. Kräftige Behinderung schädigt die Bakterien. Aber in kurzer Zeit schon erlangt die Bakterienflora dank ihres großen Anpassungsvermögens die volle Vitalität wieder. Aus diesem Grunde ist kurzfristige Änderung der Harnreaktion durch häufigen Wechsel der Kostform erforderlich. Man spricht von *Schaukeldiät* und schaltet in Abständen von 4 Tagen um. Um ausreichende Verschiebungen der Harnreaktion zu erreichen, werden an den Sauertagen 10—15 g Ammoniumchlorid oder Mandelat, an Basentagen 10—20 g Bicarbonat verordnet. Die Schaukeldiät ist jetzt kein Regelverfahren mehr. Aber ihr kommt bei chemotherapeutisch nicht faßbaren Fällen auch heute noch eine gewisse Bedeutung zu. Ein feststehendes Anzeigengebiet zu säuernder Umstellungskost ist die Unterstützung vor allem der Quecksilberdiurese; auch hier ist medikamentöse Unterstützung notwendig, um Vollwirkung zu erreichen.

Weitere Anwendungsmöglichkeiten — meist theoretisch und auch empirisch nicht überzeugend begründet — sind noch in größerer Anzahl empfohlen. Die alte Lehre von Ragner Berg, wonach basenreiche Kost grundsätzlich gesundheitsfördernd sei, während andererseits säureüberschüssige Kost den Körper verschlacke und dabei allerlei Krankheiten Vorschub leiste, ist als allgemeines Dogma längst widerlegt. Säuernde Kost soll bei chronischer Eiterung und schlecht heilenden Wunden helfen. Die sog. ketogene Kost, die bei Calorien- und Kohlenhydrateinschränkung durch stark erhöhte Fettzufuhr infolge Ketonkörperbildung säuernd wirkt, wird bei der Epilepsie, besonders bei Kindern und jugendlichen Erwachsenen, zuweilen mit deutlichem Erfolg angewendet; ihr eigentlicher Wirkungsmechanismus allerdings ist unklar und jedenfalls nicht auf die säuernde Eigenschaft an sich zurückzuführen.

Vegetabile Kost.

Zur Gruppe dieser Kostformen rechnet man die vegetarische Kost, die lacto-vegetabile Kost und die Rohkost. *Vegetarische Kost* bedeutet Zusammensetzung der Nahrung aus Lebensmitteln ausschließlich pflanzlicher Herkunft; die Zubereitung ist beliebig. *Lactovegetabile Kost* erlaubt daneben Milch, Eier, Käse und Honig; sie stellt also eine wesentliche Erweiterung einer rein pflanzlichen Kost dar. Unter *Rohkost* versteht man eine rein vegetabile Ernährung, bei der alle Nahrungsmittel ohne Hitzeeinwirkung und roh bereitet sind.

Das Gemeinsame dieser Kostformen ist einmal die Vermeidung von Fleisch und Fisch. Damit wird mindestens übermäßigem Verzehr von tierischem Eiweiß vorgebeugt. Durch Fleischentzug ist die vegetabile Kost purinarm, die dem Fleisch eigentümlichen Reizwirkungen entfallen, die Assimilation der Nahrung ist leichter, die Bildung von Stoffwechselschlacken geringer. Durch den Verzicht auf Fleisch fehlt eine wichtige Quelle biologisch vollwertiger Eiweißsubstanzen. Eine besondere Eigenschaft aller vegetabilischen Ernährungsweisen ist die reichliche Verwendung von Gemüse und Obst, die möglichst zum größeren Teil in frischem Zustand gereicht werden. Die Nahrung ist wasserreich, voluminös, sättigend, schlackenreich; die Stuhlmengen sind groß. Die Zufuhr an den Vitaminen A und C ist in jedem Falle reichlich. Vitamin A ist im Gemüse als Provitamin enthalten, setzt aber zur vollen Verwertung eine ausreichende Leberfunktion voraus; der Vitamin C-Gehalt kann durch falsche Zubereitungsmethoden leiden. Der Mineralgehalt (außer Kochsalz) ist immer hoch, dabei wertvoller als zugeführte Salze, weil sie in natürlicher Bindung stoffwechselwirksamer sind. Der Caloriengehalt kann durch die Zufuhr pflanzlicher Fette weitgehend beeinflußt werden. Man wendet Pflanzenöle, Pflanzenfette, Nüsse, Mandeln an. Die Verwendung von Öl in größerer Menge ist geschmacklich schwierig, Nüsse können Meteorismus, auch Schleimhautreizung bewirken. Die Fettzulagen sättigen stark. Die Möglichkeit der Calorienanreicherung ist aus diesen Gründen oft begrenzt. Bei strenger Einhaltung der Grundprinzipien sind die Unterschiede der einzelnen vegetarischen Kostformen beträchtlich; durch Umgestaltung und Erweiterung sind natürlich alle Übergänge möglich.

Vegetarische Kost: Sie enthält neben Gemüsen und Früchten Kartoffeln und Getreideprodukte, also Brot, Backwerk, Breie, Suppen, Süßspeisen usw. aus Mehlfrüchten. Die Kost ist gewöhnlich kohlenhydratreich. Der Eiweißgehalt dieser Nahrung ist niedrig, dazu biologisch nicht vollwertig. Sie ist hauptsächlich aus diesem Grunde zu langdauernder Anwendung ungeeignet. Der Vitamingehalt ist im allgemeinen vollwertig, auch an B-Vitaminen, da vegetarische Küche Vollkornbrot anwendet. Die D-Vitaminzufuhr ist gering, da pflanzliche Fette wenig Vitamin D enthalten. Die Kost ist bei richtiger Kochweise mineralreich; der Kochsalzgehalt ist normal, schon wegen des Brotes mit seinem Kochsalzgehalt, und da die gekochten Gemüse gesalzen werden. Streng vegetarische Kost wird in der Diätetik nicht häufig gebraucht.

Lactovegetabile Kost: Sie ergänzt die vegetarische Kost durch Zugabe von Milch und Milchprodukten, Eiern und Honig. Damit wird der erforderliche Eiweißbedarf hinreichend gedeckt. Die Nahrung ist vollwertig, aber die Eiweißzufuhr bleibt immerhin knapp, mindestens mäßig. Die Kost enthält genügend Vitamin D, da sie Butter und Milch einschließt; der Vitamin A-Bedarf ist durch Milch und Eier in jedem Falle reichlich gedeckt. Ihr Kochsalzgehalt verdient Erwähnung. Die lactovegetabile Kost kann über lange Zeiträume gegeben werden und auch als Dauerkost dienen. Sie findet bei Kranken verschiedener Art sehr oft Verwendung. Sie läßt sich — wie auch die vegetarische Kost — recht billig gestalten, da Brot, Kartoffeln und alle wohlfeilen Gemüse erlaubt und einfache Zubereitung möglich ist.

Rohkost: Sie ist wie die vegetarische Kost eiweißarm; dazu ist das pflanzliche Eiweiß biologisch unterwertig. Der Mangel an Eiweiß macht strenge Rohkost zu längerer Anwendung untauglich. Kurzfristig verwendet ist die Schonung des Intermediärstoffwechsels und auch der Ausscheidungsorgane von Vorteil. Rohkost ist praktisch purinfrei. Brot- und Mehlzubereitungen sind nicht zugelassen, nur Rohgetreide als ganzes Korn, am besten als Flocken. Die Kost ist im ganzen kohlenhydratärmer als vegetarische Nahrung im engeren Sinne. Hauptcalorienträger sind die pflanzlichen Fette. Vitamin A und besonders Vitamin C sind reichlich vorhanden, die B-Gruppe weniger, besonders B_2 und Vitamin D sind knapp. Die Kost ist mineralreich, basenüberschüssig, acidosefeindlich; die Alkalireserve ist dabei hoch. Die Kost ist sehr kochsalzarm, kalium- und calciumreich, daher entwässernd, harntreibend, entzündungswidrig. Das Trinkbedürfnis ist abgesehen von der Kochsalzarmut auch wegen des Wasser- und Fruchtsäurereichtums der Nahrung gering.

Ihren besonderen Charakter gewinnt die Kost durch das Prinzip, die Vegetabilien roh darzureichen, d. h. ohne Anwendung von Hitze, frisch und in möglichst natürlichem Zustand, ohne präparierende Maßnahmen irgendwelcher Art. Die ideologische Begründung dieses Verfahrens kann hier beiseitegelassen werden. Die Rohkost schützt zweifellos am sichersten den Vitamin- und Mineralbestand der vegetabilischen Nahrungsmittel. Die durch das Kochen bewirkte „Denaturierung" kann aber sonst nicht als grundsätzlich negativer Wertbegriff gefaßt werden. Richtig gelenktes Kochen fördert vielmehr in der Regel die Verdaulichkeit, während die Rohkost manchmal schwer verträglich ist. Bei reichlichem Gemüseverzehr kann Meteorismus stören; unter Umständen belästigt Völlegefühl. Die Rohkost ist vom hygienischen Standpunkt nicht durchaus unbedenklich, da Parasiten, anhaftende Keime, auch Schädlingsbekämpfungsmittel selbst bei sorgfältigem Abspülen nicht immer zu beseitigen sind. Die Rohkost ist dank ihrer physikalischen Eigenschaften in besonderem Maße voluminös, sättigend; bei geringer Fettausstattung kann es dadurch zu Unterernährung kommen. Die Kost verlangt kräftige Kauarbeit; der Speichelfluß wird gefördert. Rohgemüse ist magensaftlockend. Die Ausnutzung der Rohkost ist gut. Fermente durchdringen auch noch umschlossene Zellen und können im Zellinnern ihre Wirksamkeit gut entfalten; die Nährstoffe diffundieren als niedermolekulare Verbindungen heraus (Heupke). Die Kotmenge ist durch die Masse gequollener Faserstrukturen erheblich, die Beschaffenheit weich und geschmeidig; die Peristaltik wird angeregt. Die Darmflora stellt sich um; der Gesamtbakteriengehalt nimmt ab. Vermehrte Gärung kommt vor, wenn schwer aufschließbare Pflanzenteile bei großer Nahrungsmenge und schneller Passage erst im Dickdarm verdauender Einwirkung zugänglich werden und hier der Bakterieneinwirkung anheimfallen.

Die Zubereitung verlangt große Sorgfalt, Geschick, viel Zeitaufwand. Die Herrichtung der Speisen muß den Mahlzeiten gewöhnlich unmittelbar vorhergehen, weil meist die Gerichte schnell unansehlich werden. Nur frisches Gemüse von bester Qualität und Obstsorten der ersten Auswahl kommen in Frage. Die Kost ist teuer. Sie läßt sich bei Anwendung der möglichen Kunstgriffe, bei ausreichender Fertigkeit und guter Sachkenntnis sehr angenehm, abwechslungsreich und wohlschmeckend gestalten. Erwähnt sei das weithin bekannte Müsli als Beispiel aus einer großen Reihe bewährter Rohkostgerichte. Es gibt zahlreiche Rezeptsammlungen, z. B. das Buch von Brupacher-Bircher.

Eine besonders wirksame Abwandlung der Rohkost sind die streng einseitig durchgeführten *Obsttage und Obstkuren.* Man erreicht damit einschneidende

Stoffwechselwirkungen. Gewöhnlich werden 1—1,5 kg Obst von einer oder verschiedenen Sorten gegeben. Die Obsttage sind ausgezeichnet durch ihre hochgradige Brennwertarmut. Sie sind mit 500—800 Calorien halbe Fasttage; durch Nüsse und Feigen ergänzt, kann man auch ausreichende Calorienzufuhr erzielen. In ihrer strengen Form sind Obsttage fettfrei und entlasten damit die Verdauungsorgane besonders wirksam. Die Eiweißzufuhr ist minimal. Der Nährwert wird fast ausschließlich durch Kohlenhydrate gedeckt, ganz überwiegend aus leicht resorbierbarem Trauben- und Fruchtzucker. Obsttage sind purinfrei. Sie sind vor allem Vitamin C-reich, dabei ausreichend Vitamin-A- und -B-haltig, Vitamin-D-arm. Von großer Bedeutung sind der Mineralgehalt und die Mineralzusammensetzung. Die Gesamtmineralmenge ist niedriger als bei der Durchschnittskost, hauptsächlich auf Kosten des Kochsalzes, das im Vergleich zur Norm um das 20—30fache absinkt, während der Kaliumgehalt sich nur um die Hälfte etwa vermindert. So sind die Obsttage relativ stark kaliumüberschüssig; das Verhältnis zum Natrium ändert sich vollkommen zugunsten des Kalium; daher ist die diuretische Wirkung besonders stark. Außerdem fördert das Kalium unmittelbar die Herzleistung. Die Obsttage sind in besonderem Maße basenreich. Obstsafttage sind ähnlich zusammengesetzt. Man gibt 0,75—1,5 l Obstsaft. Einen Teil davon je nach Belieben auch als Gemüsepreßsaft. Die Saftkuren sind etwas brennwertärmer; sie ersparen die Kauarbeit und schonen die Verdauungsarbeit maximal. Safttage erfordern Darmreinigung durch Einlauf, weil die Stuhlförderung gering ist und da sonst Fäulnisprodukte im Darmrohr verweilen und dann bei Resorption den Körper schädigen können. Die Traubenkur ist durch ihren Calorienreichtum ausgezeichnet. Die *Apfelkur* (MORO) ist besonders bei Durchfallkranken bewährt. Die Äpfel werden dabei ohne Schale gerieben; man gibt einige Tage lang 1—2 kg. Bei der Wirkung dieser Diät spielt wahrscheinlich der Pectingehalt der Äpfel eine bedeutsame Rolle. Pectin ist ein Polysaccharid, das an Uronsäuren gebunden ist. Es hat ein hohes Adsorptionsvermögen; außerdem quillt die Substanz stark, zieht damit Wasser an und festigt den Darminhalt. Die mechanische Säuberung spielt eine Rolle. Auch die Bananen sind stark pectinhaltig, außerdem sind sie gute Calorienträger, relativ kochsalzreich. Beliebt ist die Erdbeerkur bei Sprue, Gicht, Lipoidosen. Bei guter Kenntnis der Eigenschaften lassen sich also mit Obstkuren verschiedener Art (wie bei der Rohkost überhaupt) spezielle Wirkungen erzielen. Rohkost wird vielfach ergänzt mit roher Milch, Eiern, Honig, Brot und Backwaren aus Vollkornmehl. In dieser Form ist die Rohkost für längere Zeit brauchbar.

Die vegetarische Kost im strengen Sinne wird wenig angewendet, höchstens kurzfristig bei manchen Nierenkrankheiten. Die lactovegetabile Diät findet die vielseitigste Anwendung. Sie ist geeignet bei akut fieberhaften Zuständen, salzarm gestaltet bei Herz- und Nierenkranken, bei Hypertonie, salzknapp und fettbeschränkt bei Fettsucht, weiter bei Gicht, Rheumatismus. Sie ist die Standardkost bei Hyperthyreose; sie wird wegen der unerwünscht stoffwechselsteigernden Wirkung übermäßiger Eiweißzufuhr auch bei der Magersucht empfohlen (*Abelin*), in beiden Fällen fettreich geführt. Sie ist als reizlose Kost die Diät für Nervöse. Viele Verdauungskrankheiten lassen sich mit gekochter lactovegetabiler Diät unter Heranziehung besonders von Kohlenhydratträgern behandeln. Die Rohkost in ihrer *erweiterten* Form schließt die Indikation der lactovegetabilen Diät weitgehend ein und potenziert ihre Wirkung in mancherlei Hinsicht. Sie hat wegen des Schlackenreichtums ihre besondere Anzeige bei manchen Formen der Obstipation. Sie hat wesentliche Vorteile vielfach bei Fettsucht, da sie leicht sättigt. Sie wirkt wegen ihrer vorzüglich entwässernden Eigenschaft ausgezeichnet bei Herz- und Nierenkranken, vor allem bei Neigung zu Wassersucht; Zuckerkranke

Tabelle 5. *Vergleich der Zusammensetzung eines Obst- und Obstsafttages mit der Zusammensetzung einer Durchschnittskost* (W. Heupke).

	Normalkosttag	Obsttag	Obstsafttag
Calorien	2700	600	670
Eiweiß	120 g	10 g	3 g
Fett	100 g	0 g	0 g
Kohlenhydrate . . .	250 g	140 g	160 g
Gesamtmineralstoffe .	33,6 g	3,8 g	4,9 g
Kalium	4,97 g	2,14 g	2,6 g
Natrium	9,12 g	0,34 g	0,2 g
Kalium:Natrium. . .	1:2	6:1	13:1
Calcium.	1,87 g	0,22 g	0,26 g
Magnesium	0,45 g	0,15 g	0,17 g
Phosphorsäure . . .	2,54 g	0,30 g	0,51 g
Schwefelsäure . . .	1,48 g	0,16 g	0,18 g
Chlor	13,20 g	0,45 g	0,03 g

Normalkosttag: 150 g Kaffee, 100 g Brötchen, 20 g Butter.
Mittags: 200 g Graupensuppe, deutsches Beefsteak aus 100 g Hackfleisch, 20 g Brötchen und 1 Ei. Dazu 300 g Kartoffeln und 200 g Spinat.
Nachmittags: 100 g Tee, 50 g Grahambrot, 10 g Butter.
Abends: 100 g Nudeln, 100 g Schinken, 100 g Brot, 100 g Schweizerkäse, 20 g Butter.
Obsttag: 400 g Äpfel, 700 g Birnen, 400 g Bananen.
Obstsafttag: 400 g Kirschsaft, 400 g Apfelsaft, 400 g Traubensaft.

ganz allgemein, aber vor allem fettleibige und hochinsulinierte, pastöse Diabetiker eignen sich sehr für diese Diät. Sie wird bei allergischen Zuständen, besonders bei Dermatosen verschiedener Art, erfolgreich angewendet. Die chronische Polyarthritis reagiert oft gut. Die Kost ist im ganzen gesehen entzündungswidrig, schon wegen der Kochsalzarmut. Sie wird bei vielerlei Umständen als Umstimmungskost empfohlen. In ihrer absoluten Form ist die Rohkost diätetisch hochwirksam. Sie kann wie betont nur kurzfristig geübt werden; allenfalls für die Dauer einiger Wochen, am besten dann unter ärztlicher Aufsicht. Meist wird sie zu Beginn einer Behandlung vollständig ausgebauten Diäten für einige Tage einleitend vorausgeschickt und vor allem als Schalttag der Dauerernährung eingeschoben. In dieser Form ist strenge Rohkost bei vielen der oben genannten Indikationen von größtem Nutzen und oftmals geradezu unersetzlich. Besonders erfolgreich sind reine Obst- oder Obstsafttage. Dosierung, Auswahl und Anzeige der strengen Rohkost verlangen Erfahrung, um das Bestmögliche zu erreichen.

Sehr zu beachten sind die Gegenanzeigen der vegetabilen Ernährung, z. B. chronisches Fieber, bösartige Tumoren, viele organische Nervenkrankheiten, Anämie, Rekonvaleszenz, Zustände von Eiweißmangel, die Nebennierenrindeninsuffizienz. Streng durchgeführte Rohkostkuren können bei diesen Zuständen unmittelbar gefährlich werden.

Diäten zur Beeinflussung der Verdauungsorgane.

In diesem Abschnitt handelt es sich um Diäten, deren Ziel in erster Linie eine Beeinflussung der Struktur und der Funktion der Verdauungsorgane in anpassendem, schonendem oder übendem Sinne ist. Diese Diäten dienen vornehmlich zur Behandlung der Erkrankungen der Verdauungsorgane, aber sie werden darüber hinaus immer dann angewendet, wenn eine Entlastung der Verdauungsorgane zur Schonung des Gesamtorganismus erforderlich ist.

Bei Schluckunfähigkeit muß die Kost mit der Sonde beigebracht werden. Voraussetzung ist die schadlose Durchgängigkeit der oberen Speisewege. Bei stärkerer Reizbarkeit der Mundhöhle oder des Schlundes legt man die dünne Sonde durch die Nase. Bei guter Funktion des Magens kommt es allein auf die glatte Passierbarkeit der Nahrung durch den Schlauch an; ihr Zustand muß also flüssig sein, danach richten sich Auswahl und Zubereitung der Kost. Am besten eignen sich Milch, Eier, Öl, Butter, Zucker, Mehlarten. Viele Patienten ziehen der Dauersonde ein täglich wiederholtes Einführen vor. Undurchgängigkeit der oberen Speisewege kann zur Ernährung durch die Magenfistel Anlaß geben. Der kürzere Weg durch den dickeren Schlauch erlaubt die Zufuhr auch gröberer Speisen.

Magen.

Ulcus und *Gastritis:* Ihre Behandlung überdeckt sich weithin, schon weil das Geschwürsleiden fast immer mit einem mehr oder minder erheblichen Magenschleimhautkatarrh einhergeht. Die Therapie kann bei der Verschiedenheit der Verlaufsformen nur individuell gehandhabt werden, besonders auch in diätetischer Hinsicht. Die strengen Kostformen treten in der modernen Diätetik zunehmend zurück. Ganz sicher steht fest, daß durch Übertreibung und einseitigen Schematismus empfindliche Nachteile vorkommen, die dem Magenkranken sehr schaden können. Bei quantitativer und qualitativer Kostunzulänglichkeit entstehen oft schon in wenigen Wochen ungünstige Rückwirkungen auf den Allgemeinzustand, die dann die Heilung erschweren oder sogar unmöglich machen. Darüber hinaus gibt es Stimmen, die eine Diät überhaupt für mehr oder weniger überflüssig halten (z. B. KÜRTEN). Die diätetische Führung wird aber uralter Erfahrung gemäß von maßgebenden Klinikern durchweg bis heute für unentbehrlich gehalten.

Ganz allgemein soll die Kost den Magen anatomisch und funktionell schonen. Darum keine Säurelocker, keine Speisen mit langer Verweildauer (PENZOLDsche Tabellen), obwohl die Beschwerden der Kranken oft davon unabhängig sind; häufige kleine Mahlzeiten, unter Umständen auch nachts (SANDWEISS c. s.); gut kauen, nichts Grobes, mechanisch Reizendes. Leicht aufschließbare Speisen. Die Kost soll aber nicht frei von Ballaststoffen sein (EPPINGER, PETZOLD). Sehr wichtig ist das „Szenarium" (ASCHENBRENNER), die gesamte Essenkultur, Regelmäßigkeit und Bereitschaft zur Nahrungsaufnahme, die die Voraussetzung zu einem optimalen Ingangkommen der Magenarbeit ist (DUESBERG, v. UEXKÜLL, GLATZEL u. a.). Die hier skizzierten Richtlinien für Magenkranke gelten als Grundlage für jede Form der Magen-Darmschonkost überhaupt.

DEMOLE gibt die folgende Stufeneinteilung bei Schonkost:

Tabelle 6. *Stufeneinteilung bei Magenschonkost.*

(nach MICHAEL J. DEMOLE, aus Ernährungslehre und Diätetik, Bern 1948, S. 22 ff).

1. Stufe:

Die einfachste Form der strengen Magenschonkost ist die klassische Milchdiät: Man verabreicht Milch mit oder ohne Sahne in den verschiedenartigsten Formen; warm oder kalt, mit etwas Tee oder Vanille, Salz oder Zucker; verdünnt als Suppen oder aber gedickt mit Sahne, Kondens- oder Pudermilch; frische Schlagsahne.

Die Abstufung innerhalb der Zwischenstadien soll nicht „sprunghaft", sondern allmählich vor sich gehen, indem man die Nahrungsmittel der folgenden Gruppe in den Speisezettel einfügt.

Jede Kolonne von oben nach unten gelesen stellt den Aufbau einer Schonkost der 2., 3. und 4. Stufe dar. Man kann indes ohne weiteres bei der Abfassung einer Diätvorschrift sich der Speisen verschiedener Kolonnen bedienen, wobei nur diejenigen der 3. und 4. Stufe zu den Nahrungsmitteln der vorstehenden Kolonne hinzugefügt werden müssen.

Tabelle 6. (Fortsetzung.)

2. Stufe	3. Stufe	4. Stufe
Fleisch:		
Fleischsülze	Hirn	Fettlose Fleischbrühe
Zarter Fisch	Weißes gehacktes Fleisch	Geröstetes oder gebratenes
	Süßwasserfische ohne Haut	Ochsenfilet
		Huhn, Taube, Kaninchen
Eier:		
Verlorene oder weiche Eier	Eiweiß als Schneeauflauf	Rühreier
	Dotter in Sahne	Teig-Eierkuchen
Milchprodukte:		
Milch, roh oder gekocht	Weicher Weißkäse (Gerber)	halbfette Käsesorten
Yoghurt	Geriebener Käse	
Frische Sahne	Quark	
Fette:		
Frische Butter	Rohes Öl	Butter
	Den Mehlspeisen nach dem	Pflanzenfette für die Küche
	Kochen beigegebene Butter	
Mehlspeisen:		
Schleime	Reis	Frische Eierteigwaren
Pudding	Bechamel-Sauce	Sago
Feine Nudeln (ohne Eier)	Flocken, durchpassiert	
Milchgrieß	Teigwaren ohne Eier	
	Grieß	
Brot:		
Löffelbiskuits	Alte Weißbrötchen	Englisches Brot
Eingeweichter Zwieback		Trockene Biskuits
Gemüse:		
Kartoffelpüree	Gemüsepüree (Möhren,	Tomatensauce
Gemüsebouillon	Spinat, Blumenkohl,	Die gleichen Gemüse gut
	Spargelspitzen)	durchgekocht, gehackt oder
		sehr lange gekaut
Früchte:		
Apfel-, Birnen-, Pflaumen-	Übriges Stein- und Kern-	Die gleichen Früchte roh,
kompotte	obst gekocht	sehr reif, ohne Schale
		Bananen
Getränke:		
Tee, sehr leicht	Fruchtsäfte	Sirupe
Verschiedene Kräuterauf-	Kakao	Gemüsesäfte
güsse		
Suppen:		
Mehlschleime durchpassiert	Gemüsesuppen (passiert)	Fettlose Fleischbouillon
Suppe mit durchpassierten	Haferflockensuppe	
Kartoffeln	Sago	
Gemüsebouillon		
Würzstoffe:		
Schokolade	Obstsäfte	Reine Schokolade
Vanillecreme	Cenovis	Konfitüren
Zucker	Fruchtgelees	Gemüsesäfte
Wenig Salz	Honig	

Nur die angeführten Speisen dürfen vom Patienten verzehrt werden. Es handelt sich demnach um eine einschränkende „positive Diät".

Die erweiterte Magenschonkost ist eine aus Verboten bestehende „negative Diät". Der Kranke darf alle auf der folgenden Liste nicht angeführten Nahrungsmittel zu sich nehmen.

Es sind untersagt:

Fleisch: Kein Sauce- oder Pökelfleisch, kein Ragout; keine Wurstwaren (außer Schinken); kein fettes Geflügel (Gans, Ente), keinerlei Wildbret, keine Kutteln oder Milke (außer Hirn und geschabter Leber).

Fische: Keine fetten Fische (Makrele, Rochen, Aal); keine Fische in Öl (Thun, Sardinen); keine Schalen- oder Weichtiere.

Eier: So wenig Speisen wie möglich, in denen Eier durch langes Kochen eine Umwandlung erfahren haben; keine Konditor-Creme.

Käse: Keine gegorenen oder starken Käsesorten wie: Camembert, Brie, Roquefort, Gorgonzola, „Tomes", Vacherin usw.

Fette: Keine tierischen Fette (Schweineschmalz, Speck usw.); kein gekochtes Öl, deshalb weder pommes-frites noch Pfannkuchen.

Mehle und Brote: Keine zu hoch ausgemahlenen Mehle; kein Vollkorn- oder Grahambrot; kein Blätterteig.

Gemüse: Keine pommes-frites, keine „Rösti"; keine fasrigen Gemüsesorten (Sellerie, wilde Artischocken, Sauerampfer). Hülsenfrüchte nur als Püree (durchpassiert); kein Rohgemüse; kein Salat; keine Kabissorten, Rüben, Lauch; keine Champignons.

Früchte: Ohne Schale zu verzehren; keine Beeren (rohe Johannisbeeren, Brombeeren, Erdbeeren, Himbeeren). Die Traubenschalen ausspucken; Schalenölfrüchte nur als Püree; kein rohes Dörrobst (außer Datteln); keine fasrigen Früchte (Rhabarber usw.).

Getränke: Keine gegorenen Getränke, Bier, Apfelwein (mit Alkohol oder süß); keine Alkohole (Liköre, Aperitifs, Dessertweine); kein Weißwein; Rotwein verdünnt oder in sehr kleinen Mengen bei den Mahlzeiten.

Suppen: Keine fetten Bouillons.

Würzstoffe: Keine Mayonnaise, keine fetten Saucen, mit Wein oder gekochtem Blut bereitet; keine Gewürze; kein Senf; keine Essigbrühe; keine englische Sauce; keine aromatischen Kräuter; wenig Kochsalz; keine gefüllte oder gemischte Schokolade.

Es gibt eine große Anzahl von recht verschieden gearteten Diätvorschriften. Sie unterscheiden sich einmal durch die Auswahl der sie zusammensetzenden Grundstoffe, zum andern durch das Maß der stufenweise zunehmenden Magenbeanspruchung. Kein diätetisches Regime hat sich als grundsätzlich überlegen erwiesen. Sicher ist richtig Speisen zu meiden, die Beschwerden hervorrufen, denn Magenschmerz ist immer der Heilung abträglich. Dabei sind die subjektiven Empfindlichkeiten gegen gewisse Stoffe und Zubereitungsarten recht verschieden. Allergische Momente können Bedeutung gewinnen (NOTHAAS). Die Auffassungen über das Maß der für notwendig gehaltenen Ruhigstellnng des Magens sind uneinheitlich. Im akuten, stark schmerzhaften Stadium wird meistens eine strenge Diät empfohlen, die sich dann je nach der Einstellung des Arztes früher oder später in eine mehr oder minder liberale Schonkost umwandelt. Behandlungsschemata sind dann, wenn individualisierende Behandlung an der oft personell begrenzten Leistungsfähigkeit des diätetischen Apparates scheitern, schon aus organisatorischen Gründen oft nicht zu entbehren. In Deutschland wird häufig das KALKsche Schema verwandt. Nur bei sehr schmerzhaften und bei frischen Fällen, besonders bei Perforationsgefahr, werden die ersten Tage dieses Behandlungsplanes eingesetzt, der mit intravenöser, rectaler und peroraler Zuckerzufuhr beginnt und in dieser Periode den Magen ganz ohne Nahrungsaufnahme läßt. Dann wird schrittweise Milch, leicht aufschließbares Kohlenhydrat, Ei, Butter, zartes Gemüse, zartes Fleisch, Kartoffelbrei usw. zugelegt. Das KALKsche Schema ist auf weitgehende motorische und sekretorische Schonung bei langsam fortschreitender Belastung abgestellt, es ist in den frühen Perioden bedenklich schlackenarm, eintönig, calorienarm, vitaminknapp. Andere Schemata sind von Oehnell, Schlayer, Klemperer. Weniger streng sind die klassischen Kuren von Lehnartz und besonders Leube. Neuerdings wurde ein Diätschema von Aschenbrenner und Schwardt empfohlen, das eine gewisse Menge an Ballaststoffen, Cellulose, Pectine und reichlich Vitamine zuführt, dabei eine gewisse Abwechslung erlaubt. (Tab. 7). Alle Kostschemata sehen einen zunehmenden

Tabelle 7. *Ulcuskur nach* Aschenbrenner-Schwardt *mit Beispielen über die Verteilung der einzelnen Nahrungsmittel auf die Mahlzeiten.*

Nahrungsmittel Tage	1.—3.	4.—6.	7.—10.	11.—14.	15.—18.	19.—22.	23.—27
Vollmilch (auch Alete, Yoghurt, Kefir, Buttermilch, Eiweißmilch evtl. mit Zusatz von Sahne oder Trockenmilch)	200	300	400	500	500	500	500
Eier	1—2	1—2	1	1	1	1	1
Leichte Kekse (Albertkeks, Bahlsen, Leibniz)	2	4	4	2	—	—	—
Butter	—	10	20	30	40	40	40
Haferschleim, Grießschleim, Kindermehle, Mondamin, Reisstärke, Maizena usw.	200	200	300	300	200	300	300
Rohe Obstsäfte, passiert, evtl. mit Quarkzusatz	—	100	100	50	50	50	50
Kartoffelbrei	—	100	300	300	200	300	300
Zwieback	—	—	2	4	6	8	8
Lachsschinken, Schabefleisch oder auch feine gewürzarme Teewurst in den letzten Tagen	—	—	—	40	50	—	20
Puddings[1]	—	—	—	150	200	200	200
Obstbreie (Bananen, reife Äpfel, Birnen), Pfirsiche ohne Schalen und Kerne, evtl. mit Quarkzusatz[2]	—	—	—	100	100	100	100
Weißbrot, evtl. ohne Rinde, alt (Toast) oder zartes Knäckebrot	—	—	—	—	100	150	200
Nudeln, alle Arten gekocht	—	—	—	—	200	150	100
Quark, Schichtkäse	—	—	—	—	—	100	100
Zartes Fleisch, püriert	—	—	—	—	—	—	50
Zartes Gemüse	—	—	—	—	—	150	200
Calorien	600	850	1300	1800	2400	2600	2850
Eiweiß (Ges.)	18	30	37	52	75	83	100

7.—10. Tag:

8 Uhr: 150 g Milch, 1 Zwieback und 5 g Butter;
10 Uhr: 50 g Rohsaft und 2 Kekse;
12 Uhr: 150 g Haferschleim, 150 g Kartoffelbrei und 1 Ei gekocht;
14 Uhr: 50 g Rohsaft und 2 Kekse;
16 Uhr: 150 g Milch, 1 Zwieback, 5 g Butter;
18 Uhr: 150 g Haferschleim, 150 g Kartoffelbrei und 10 g Butter;
20 Uhr: 100 g Milch.

15.—18. Tag.

8 Uhr: 200 g Milch, 35 g Weißbrot ohne Rinde, 2 Zwieback, 10 g Butter;
10 Uhr: 200 g Haferschleim, 2 Zwieback, bestrichen mit 5 g Butter;
12 Uhr: 50 g Rohsaft, 200 g Kartoffelbrei, 100 g Nudeln und 35 g Lachsschinken, fein gegeschabt;

---

[1] Feiner Stärkeschleim aus Mondamin, Maizena oder dgl. mit Milch und Ei, evtl. 10 g Butter (1.—3. Tag nur für Magenbluter).

[2] Obst zerkleinert durch Reiben, evtl. im „Turmix". Bei hartnäckiger Verstopfung vom 4. Tage an außerdem 6—8 Dörrpflaumen täglich, eingeweicht und durch die Fleischmaschine oder im „Turmix" zerkleinert.

Tabelle 7. (Fortsetzung.)

14 Uhr: 200 g Pudding mit 50 g Obstbrei;
16 Uhr: 200 g Milch, 35 g Weißbrot ohne Rinde, 10 g Butter;
18 Uhr: 100 g Kartoffelbrei, 1 Ei, gekocht, 100 g Nudeln mit 50 g Obstbrei, 30 g Weißbrot
ohne Rinde, 10 g Butter, 15 g Lachsschinken, gewürfelt;
20 Uhr: 100 g Milch, 2 Zwieback, 5 g Butter.

19.—22. Tag:
(fleischfrei — zur Nachprüfung auf okkultes Blut im Stuhl).

 8 Uhr: 200 g Milch, 50 g Weißbrot, 2 Zwieback, 15 g Butter;
10 Uhr: 150 g Haferschleim, 2 Zwieback, 20 g Quark;
12 Uhr: 150 g Haferschleim mit Kräutern, 150 g Kartoffelbrei, 150 g Gemüse mit 10 g Butter,
1 Ei;
14 Uhr: 200 g Pudding, 100 g Obstbrei;
16 Uhr: 200 g Milch, 50 g Weißbrot, 10 g Butter;
18 Uhr: 150 g Kartoffelbrei, 150 g Nudeln, 50 g Weißbrot ohne Rinde, 10 g Butter, 50 g
Quark, 4 Zwieback, 30 g Quark mit 50 g Obstsaft;
20 Uhr: 100 g Milch, 2 Zwieback mit 5 g Butter.

Kostaufbau vor. Durch die Verordnung der verschiedenen Stufen ist eine Anpassung an die Bedürfnisse des jeweils gegebenen Einzelfalles weitgehend möglich. Man kann mit strengen Tagen beginnen oder mit weniger strengen. Man kann mehr oder weniger lange bei einzelnen Tagen der Schemata verharren oder auch Tage überspringen. Es ist also falsch, ein Schema grundsätzlich und bei jeder Kur fortlaufend sich gleichmäßig abwickeln zu lassen; von individualisierender Modifikation im Rahmen geeigneter Kurpläne wird viel zu wenig Gebrauch gemacht. Man soll bis zur anatomischen Heilung planmäßig behandeln, aber auch dann noch muß der Magenschwache auf weite Sicht stark Gewürztes, schwer Verdauliches, Unbekömmliches vermeiden. Zu reichliches Essen, zu große Mahlzeiten, Unregelmäßigkeiten, gehetztes Essen usw. sind stets bedenklich. Durch eine gemäßigte Intervalldiät lassen sich wahrscheinlich die häufigen Rezidive hinausschieben, vielleicht abfangen.

Vollkommene Schonung des Magens wird angestrebt, indem man ihn ganz umgeht. Zunächst kommt die *transduodenale Ernährung* in Betracht. Man läßt den Knopf einer sehr dünnen Sonde über die Flexura duodeno-jejunalis in die oberste Dünndarmschlinge wandern und läßt 5 mal am Tage die dünnflüssige körperwarme Nährflüssigkeit einlaufen. Man setzt sie aus Milch, Eiern, Butter, Zucker und Citronensaft zusammen. Um eine Dünndarmreizung zu verhüten, ist eine Vorverdauung der Milch von mehreren Std. bei etwa 38° im Brutschrank nötig. Vor der Zufuhr setzt man noch Pankreasferment hinzu; Nachspülen mit klarer Lösung. Die Sonde bleibt höchstens einige Wochen liegen. Man braucht diese Methode selten bei größerem, sonst therapieresistentem Ulcus. Das Verfahren erfreut sich wechselnder Beliebtheit. Im übrigen kommt die *rectale* und schließlich die *parenterale Zufuhr* von Nahrungsmitteln in Betracht, nicht nur zur Schonung des Magens und Darms, sondern vor allem, wenn Nahrungszufuhr auf andere Weise unmöglich ist. Die Calorienzufuhr bleibt dabei immer ganz unzulänglich, während die so bewirkte Flüssigkeitsaufnahme zur Überbrückung wertvoll sein kann. Nährklysmen werden nach Darmreinigung auch als Tropfeinlauf mit Zucker und Kochsalzlösung durchgeführt, bei Subcutaninfusion ist auf strenge Isotonie zu achten. Zusatz von Hyaluronidase (z. B. Kinetin-Schering) zur Infusionsflüssigkeit erleichtert die Aufsaugung beträchtlich. Die i. v.-Infusion kann neben beschränkten Zuckermengen vor allem Aminosäuregemische bzw. Eiweißhydrolysate zuführen. Auf diese Weise kann man die Infusionsbehandlung längere Zeit durchführen. BRUNSWIG c. s. zeigten, daß sich eine Behandlung mit täglicher i. v.-Infusion von 1500 cm³ 10%iger Glucoselösung in Salz und 1000 cm³ 5%iges encymatisch aufgeschlossenes Casein in 5%igem Traubenzucker gelöst, dazu die Vitamine B, C und K, über volle 8 Wochen ausdehnen läßt. Die i. v.-Zufuhr von Fettemulsion, die als Calorienspender von beträchtlicher Bedeutung sein würde, ist noch im Versuchsstadium; dabei kann es im Tierversuch zu granulomatösen Reaktionen, besonders in der Lunge kommen (COLLINS c. s., GEYER und Mitarbeiter). Bei Hunden wurde von MENG und EARLY 4 Wochen lang ein Infusionsgemisch in die Vene getropft, dessen Caloriengehalt zu 34% aus Fettemulsion bestand; die Versuchstiere blieben gesund, die meisten nahmen zu. Alle biologischen Proben verliefen normal. Histologisch keinerlei gewebliche Schäden.

Bei *Hyperacidität* vermeidet man Säurelocker und macht reichlich von Fetten Gebrauch, die in natürlicher Form gegeben die Sekretion hemmen und auch zur motorischen Ruhigstellung beitragen. Aus diesem Grunde wird vielfach die Kost bei Ulcus überhaupt fettreich gehalten.

Magensaftmangel bleibt in der Mehrzahl der Fälle symptomlos. Die Verdauungsstörung im Magen wird dann durch die Funktion der tieferliegenden Darmabschnitte ausgeglichen. Sind Folgezustände eingetreten, ist neben der Salzsäuresubstitution diätetische Behandlung nötig. In der Regel ist schonende Kost angebracht. Kleine, durch küchentechnische Maßnahmen und gründliches Kauen gut zerkleinerte Mahlzeiten. Bindegewebs- und cellulosearme Nahrung, denn der anacide Magen schließt diese Substanzen nur schlecht auf. Bei Pepsinmangel stickstoffarme Kost. Bevorzugt sind also die leicht verwertbaren Kohlenhydrate und Fette, deren Spaltung ja erst im Dünndarm erfolgt. In Fällen, die auf stärkeren Reiz noch freie Säure zu bilden imstande sind, können Saftlocker in Betracht kommen: Kaffee, Tee, Bouillon, Röstprodukte, Gebratenes, Gegrilltes, Gewürze, Alkoholika. Oft aber ist ihre Reizwirkung auf eine empfindliche Schleimhaut von Nachteil.

Bei funktionell bedingter, spastisch-reaktiver *Pylorusstenose* und bei kompensierten Stenosen, die inoperabel sind oder der Vorbehandlung bedürfen, ist reizlose, gut passierbare und leicht verdauliche Kost bei häufigen kleinen Mahlzeiten am Platze, wobei die Speisen mit langer Verweildauer im Magen verboten sind. Organisch verursachte, dekompensierte Pylorusstenosen, die nicht mehr beeinflußbar sind, müssen dem Chirurgen zugeführt werden.

Die *Magenblutung* wird in der Regel konservativ behandelt. Das früher geübte absolute Fasten ist heute durchweg verlassen. Die angestrebte totale Ruhigstellung des Magens wird damit nicht erreicht, weil Hungerkontraktionen auftreten und weil die Hungersekretion sich auf die Schleimhaut und insbesondere auf die blutenden Stellen nachteilig reizend auswirkt. Noch heute wird vielfach bei frischer Blutung mit strengen Schontagen, so wie sie den Anfangsstufen der meisten Ulcuskuren entsprechen, behandelt, wobei neben Eisstückchen geeignete Speisen (Milch, dünne Breie) oft eisgekühlt dargereicht werden. Dem Grundsatz der strengen Diätführung in diesem Sinne trat Meulengracht entgegen, als er vor nun fast 20 Jahren die freie Püreekost empfahl. Bei dieser Ernährung, die nach Zusammensetzung und Brennwert von Anfang an vollwertig gehalten ist, erholt sich der Betroffene schneller. Die Blutregeneration ist leichter, die Widerstandskraft der Gewebe besser. Tatsächlich vertragen die blutenden Ulcuskranken dieses Regime gut und die Erfahrungen sind günstig (Palos und Szina). Das Verfahren hat sich mit Unrecht bisher nicht allgemein durchgesetzt.

Die *Ptose* des Magens, die nur als konstitutionelle Teilerscheinung im Rahmen des Gesamthabitus zu verstehen ist und auch von diesem Gesichtspunkt aus behandelt werden muß, wird heute als diätetisches Problem zu oft vernachlässigt. Die Kost muß bei den meist appetitlosen Kranken anregend sein, außerdem brennwertreich (konzentrierte Kohlenhydrate, Fett); denn in der Regel besteht Untergewicht, so daß Mastkost nötig ist. Die Mahlzeiten sollen klein sein, nicht voluminös (keine Suppen, wenig Getränke), dabei häufig, mindestens 5, möglichst 7mal täglich. Die Allgemeintherapie ist wichtig; psychische Beeinflussung besonders bei Anorexie.

Galle.

Bei der akuten Cholecystopathie ist Ruhigstellung das oberste Gesetz. Man sucht eine Diät, deren Verdauung des Gallenzuflusses nicht bedarf, die möglichst geringe cholekinetische und choleretische Wirkungen ausübt. Oft ist es zweckmäßig, einige Tage ganz fasten zu lassen oder doch anfangs recht knapp zu bleiben, etwa nur einige Zwiebäcke und Tee, Fruchtsäfte oder auch leichte Mehlfrüchte-Wassersuppen zu erlauben. Dazu kommen bald geröstetes Weißbrot, Früchtekompotte, Mehlbreie, Kartoffelbrei. Fette und Eiweiß sind im akuten Zustand, bei hohem Fieber und nach Kolik ganz zu vermeiden. Die weitere Behandlung ergibt sich aus der subtilen Auswertung der Verhältnisse des Einzelfalles. Die Richtlinien leiten sich ab aus Anamnese, klinischem Bild, Sondenuntersuchung und Cholecystogramm. In der Mehrzahl der Fälle ist Schonung am Platze mit dem Ziel, der unvollkommenen Gallenzufuhr Rechnung zu tragen und sich der mangelhaften Funktion der Gallenwege anzupassen, sie zu entlasten und damit die Abheilung zu erleichtern. Dabei ist der so häufigen Mitbeteiligung der übrigen Teile des Verdauungskanales, besonders des Magens, Rechnung zu tragen. In anderen Fällen ist eine mehr aktive Diät von größerem Nutzen, eine Ernährung, die zu vermehrter Gallenabsonderung Anlaß gibt und die zur Entleerung der Gallenblase führt. Damit sollen die Gallenwege besser durchspült, gewissermaßen drainiert, der Stauung entgegengewirkt werden.

Die Gallenschonkost hat zunächst den allgemeinen Grundsätzen einer Magenschonkost gerecht zu werden. Die besondere Note dieser Diät ist durch die Behutsamkeit in der Fettausstattung gegeben. Die Fettmenge soll im ganzen gering sein. Nur die natürlichen Fette sind erlaubt und stets nur in unverändertem Zustand und frisch. Am besten bekommt Milchfett. Die Butter ist der gegebene Fettspender für Gallenkranke. Daneben kommen noch Tafelöle in Betracht, während sonstige tierische, pflanzliche oder künstliche Fette zu vermeiden sind. Die Darreichungsweise ist für die Bekömmlichkeit entscheidend. Gebratenes Fett, fettdurchzogene Speisen, gebackenes Fett, z. B. als Butterkeks, sind ungeeignet; auch Milchschokolade und ölhaltiger Kakao sind verboten. Den Speisen soll Fett möglichst erst vor dem Genuß zugefügt werden. Die Fette sind emulgiert leichter verdaulich. Vollmilch wird keineswegs immer vertragen: oft ist sie entrahmt besser verträglich oder verdünnt mit Fruchtsäften, Tafelwässern oder gewöhnlichem Wasser oder als Joghurt. Eier werden am leichtesten roh oder geschlagen verwertet. Mit tierischem Eiweiß ist man gewöhnlich sparsam; man wählt vor allem die fettarmen und zarten Sorten, z. B. Geflügel. Gebratenes ist nicht unbedingt auszuschließen, da Fett durch die sich bildende Kruste kaum einzieht; die Krusten selbst müssen aber in jedem Falle vor dem Genuß entfernt werden. Mehlfrüchte und Teigwaren werden ausgiebig verwandt, sie sollen aber ohne Eier verarbeitet sein. Früchte, auch reiner Zucker sind gut zu gebrauchen. Die Art der Durchführung einer Gallenschonkost ist je nach den Umständen weitgehend wandelbar. Begleitende Gelbsucht verlangt hochgradige Fettbeschränkung.

Soll die Diät galletreibenden Charakter besitzen, so muß man die Fette mehr in den Vordergrund treten lassen. Um einen ausgiebigen Effekt zu erzielen, sind besondere Maßnahmen nötig. Man gibt in diesen Fällen morgens früh nüchtern Eigelb in reiner Form, allein oder mit Sahne oder auch Öl. Dann ist die Wirkung am stärksten und auch die Verträglichkeit meistens am günstigsten. Man kann natürlich weithin verschieden dosieren. Die eigentliche Ölkur sieht 100 bis sogar 300 g vor, danach Abführmittel. Auch Rettichsaft ist bekanntlich galletreibend.

Ob cholesterinarme Diät der Steinbildung vorbeugt, ist mindestens fraglich. Mittelbare Beeinflussung des Steinleidens, auch vorbeugend, ist durch die Bekämpfung von Stauung und von Entzündung auf diätetischem Wege zweifellos möglich.

Leber.

Die Diätetik der Leberkrankheiten ist von zwei verschiedenen Gesichtspunkten aus zu leiten. Einmal ist den Bedürfnissen des erkrankten Leberparenchyms

entsprechend Rechnung zu tragen, zum andern aber ist die Schonung des meist
mehr oder minder in Mitleidenschaft gezogenen Magen-Darmkanals zu berücksichtigen. Die große Bedeutung der eiweißreichen Kost und die Notwendigkeit
einer ausgiebigen Kohlenhydratausstattung zum Schutze des Leberparenchyms
wurde bereits erörtert (S. 289, 291). Nicht weniger wichtig aber ist die Schonung
des Magen-Darmtraktus. Die Kost muß im ganzen leicht verdaulich sein und nach
den Grundsätzen der Magenschonkost geführt werden. Sie darf nicht blähen, da
Meteorismus häufig ist. Das gilt vor allem bei Behinderung des Pfortaderkreis-
laufes; dann sind die Gemüse und auch die Kartoffeln, von denen sonst reichlich
Gebrauch gemacht wird, oft stark zu beschränken. Kompotte, vor allem gezuckerte Obstsäfte sind zweckmäßig, vor allem bei Acidosegefahr. Zudem ist
Vitaminreichtum nötig. Alkohol ist grundsätzlich und stets für lange Zeit ganz
zu verbieten. Bei der akuten Hepatitis ist die quantitative Zusammensetzung
der Diät anscheinend für den weiteren Verlauf ohne Bedeutung (GERTZEN).

Bauchspeicheldrüse.

Bei Selbstverdauung und auch bei akuter starker Entzündung ist absoluter
Hunger notwendig, man darf wohl sagen entscheidend. Man will damit jede
Sekretabscheidung, die stets mit einer starken Beanspruchung des Organs einhergeht, vermeiden. Die Kost darf nur langsam aufgebaut werden. Zunächst
kommen nur reine Kohlenhydrate in leicht aufschließbarer Form in Frage, dann
Magermilch, Quark, fettfreies, zartes, geschabtes Fleisch, zartes Fruchtfleisch,
zarte Gemüse. Sehr zögernd gibt man geringe Fettmengen, nur frische Butter.
Streng salzfreie Kost ist nützlich. Noch lange ist strenge Diät zu halten, sehr
kleine Mahlzeiten, Vermeidung fettreicher Speisen, sehr gutes Durchkauen. Bei
chronischer Pankreatitis, vor allem mit Insuffizienzerscheinungen, ist hauptsächlich Fett fernzuhalten. Im übrigen ist eine reizlose Magenschonkost zu geben,
dabei kein Fleisch mit gröberem Bindegewebsgerüst. Stuhlkontrollen unter-
richten über das Maß der Ausnutzung und über den Grad weiterer Belastungs-
fähigkeit. Diabetes als echte Zweitkrankheit kommt bei äußerer Pankreas-
erkrankung selten vor. Geringe, oft passagere Glykosurien und Hyperglykämie werden öfters beobachtet. Insulin in kleinen Dosen kann dann zuweilen zweckmäßig
sein. Eine diätetische Regulierung der Kohlenhydratzufuhr ist kaum je notwendig.
Nach Pankreaskolik sind zur Entlastung fettfreie Tage zweckmäßig, dann vorläufig fettarme Ernährung.

Darm.

Bei Darmkrankheiten spielen funktionelle, bakteriell-toxische und chemische
Faktoren eine Rolle. Dabei kann das eine oder andere Moment eine führende,
primär die alleinige Rolle spielen. Früher oder später kommt es zur Überschneidung. Die Diät hat sich den jeweils gegebenen Umständen möglichst weitgehend
anzupassen und dabei zu berücksichtigen, inwieweit Magen, Leber und Pankreas
primär oder sekundär geschädigt sind. Eine diagnostisch bedeutsame Hilfe kann
in geeigneten Fällen die SCHMIDT-STRASSBURGERsche Probekost sein, die aus Fett,
Kohlenhydrat und Fleisch derart zusammengesetzt ist, daß eine fast vollkommene
Verdauung der einzelnen Bestandteile erfolgen muß. Die Stuhluntersuchung nach
einigen Tagen vermag durch die Aufdeckung mangelhafter Verdauung der zugeführten Grundstoffe wichtige Hinweise für die Gestaltung einer zweckmäßigen
Diät zu geben.

Schonkost im allgemeinen: Sie ist besonders bei allen entzündlichen Prozessen,
überhaupt bei Reizzuständen jeder Art angebracht. Sie wird je nach der Irritabi-
lität des Darmes verschieden abgestuft. Am strengsten ist sie bei der Colitis

ulcerosa durchzuführen. Die wirksamste Schonung ist vollkommene Entlastung durch Fasten. Flüssigkeit kann im strengsten Falle parenteral oder als Tropfeinlauf zugeführt werden. Bei stärkerem Wasserverlust durch heftige Durchfälle mit drohender Austrocknung muß dabei Kochsalz zugeführt werden, weil sonst der Körper das Wasser nicht einlagert. Meistens sind Tees möglich oder gezuckerte Lösungen, die bereits im oberen Dünndarm zur Resorption kommen. Sehr bald sind leicht aufschließbare Kohlenhydrate zu versuchen, Maizena, Haferschleim, Grieß oder Mehlsuppen, dann Mehlbreie. Im allgemeinen gelten die Vorschriften der Magenschonkost. Milch wird oft schlecht vertragen, besser verdünnt oder als Joghurt. Bei stärkerer Dünndarmbeteiligung ist Fett nur sehr vorsichtig erlaubt, nur in Gestalt von guter Butter oder mit Sahne. Man gibt weiter zarte Fleischsorten (Huhn, Taube, Kalb, Hirn), Fische mit zartem Fleisch (Forelle, Seezunge Zander, Schellfisch); Weichkäse, am frühesten Quark, ist bekömmlich. Eier zuerst als Eierstich, lockeres Rührei, dann weich gekocht. Keine Gewürze. Besondere Vorsicht ist mit den Celluloseträgern am Platze. Das mechanische Moment spielt hierbei kaum eine bedeutende Rolle. Aber die bei der bakteriellen Zersetzung vor allem im Coekum, wahrscheinlich daneben im unteren Ileum, entstehenden Gärungsprodukte reizen die Darmwand. Sie können, wie die Erfahrung der Kriegs- und Nachkriegszeit mit ihrer unmäßig cellulosereichen Kost im Massenexperiment gezeigt hat, selbst bei primär Gesunden zu empfindlichen Darmstörungen Anlaß geben. Darum ist bei Darmschonkost Vollkornbrot nicht erwünscht und auch das Gemüse und Obst nur sehr beschränkt und mit Auswahl erlaubt. Rohkost und vegetarische Ernährung sind unmittelbar schädlich. Cellulose soll aber nicht fehlen. Ihr kommen bei der Verdauung wichtige Funktionen zu. Die Celluloseträger sind einmal der damit zugeführten Ballaststoffe wegen bedeutsam, die für die Fortbewegung des Darminhaltes wesentlich sind, sie fördern darüber hinaus die Durchmischung des Chymus mit den Fermenten. Ihre Gärungsprodukte sind für den Ablauf auch anderer Spaltungsvorgänge wichtig. Schließlich führt cellulosefreie Kost zu einer Verarmung an wasserlöslichen Vitaminen und auch zu Mineralstoffmangel. Cellulosefrei ernährte Tiere sterben. Die Bekömmlichkeit der Cellulose hängt ab von der Menge der Zufuhr, der Art (Lignocellulose, Hemicellulosen), dem Grad der Ausreifung, von der küchentechnischen Bearbeitung und vom Kauen. Eine besondere Rolle spielen die Rohapfelkuren (s. oben), die besonders bei den akuten Durchfallserkrankungen gut bewährt sind. Statt der Rohapfeldiät wird mit ähnlicher Wirkung die Möhre, die Banane, Johannisbrot, auch gezuckerter Mandelteig (Marzipan) in geeigneter Zubereitung herangezogen.

Darmdyspepsie: In weiterem Sinne sind unter diesem Begriff alle Veränderungen der Motorik, der Sekretion und der Resorption, die zu einer ungenügenden oder fehlerhaften Verdauung des Darminhaltes führen, zu verstehen. In Abhängigkeit von der Art der zugrundeliegenden Störung, bei auftretender Dysbakterie und unter dem Einfluß der Nahrungszusammensetzung kann es zu überwiegender Gärung oder, was seltener ist, zu vermehrter Fäulnis kommen. Dabei ergeben sich mehr oder weniger scharf charakterisierte Krankheitsbilder, die im ausgesprochenen Falle als Gärungs- bzw. Fäulnisdyspepsie voneinander unterschieden werden können und die besondere diätetische Maßnahmen erfordern.

Gärungsdyspepsie: Bei den so häufigen leichten Formen genügt oft schon die Vermeidung der groben Celluloseträger (Vollkornbrot, harte Gemüse, Früchte mit derbem Cellulosegerüst, Kartoffeln) und die Beschränkung der Kohlenhydratzufuhr auf mittlere Mengen bei Auswahl leicht aufschließbarer Kohlenhydratspeisen. Bei schwerer Gärungsdyspepsie schaltet man zweckmäßig zunächst einige Hungertage ein, um dann einige Zeit jegliches Kohlenhydrat ganz oder doch weitgehend zurücktreten zu lassen. Man wählt leicht verdauliche Eiweißträger (zartes Fleisch, zarten Fisch, lockere Eierspeisen, weiche Käse, besonders Quarkgerichte) und gibt reine Fette. An Kohlenhydraten werden zuerst Zuckerlösungen, die schon im Dünndarm zur Resorption kommen, feinste Mehle, Schleimabkochungen, Breie, dann Weißmehlbackwerk, Zwieback, getoastetes Weißbrot usw. erlaubt; später erst zarte und feinpürierte Gemüse, am Ende Kartoffeln. Milch wird wegen des hohen Milchzuckergehaltes sehr lange nicht vertragen. Nur langsam geht man auf eine gemischte Darmschonkost über. Das Tempo der Zulagen wird durch das Ergebnis der fortlaufenden Stuhluntersuchungen bestimmt.

Fäulnisdyspepsie: Übermäßige Fäulnis des Darminhaltes kann vorkommen bei Eiweißüberladung der Nahrung und bei vermehrter Abscheidung eiweißreicher Substrate ins Darmlumen. So leistet die Colitis mit reichlicher Exsudation der Fäulnisdyspepsie Vorschub. Fäulnisprodukte bewirken ihrerseits Darmwandreizung. Die Diät bei Fäulnisdyspepsie muß gleichzeitig eine Darmschonkost sein. Am besten bewährt sich bei vollentwickelten Krankheitszuständen auch in diesen Fällen im Anfang Nahrungskarenz für die Dauer einiger Tage. Die stufenweise und tastend erweiterte Darmschonkost soll zunächst jede Eiweißzufuhr vermeiden. Man gibt anfangs ausschließlich leicht verdauliche Kohlenhydrate; zuerst gezuckerte Tees, Suppen, dann Breie und Puddings von Mondamin, feine Mehlarten, Haferschleim, Grieß usw., weiter Zwieback, getoastetes Weißbrot; später zarte, passierte Gemüse, Obstkompotte, Kartoffelpüree, reine Fette, schließlich unter Kontrolle der Stuhlbeschaffenheit vorsichtig leicht verdauliche Eiweißträger, lockere Eierspeise, zarte Fleischsorten, zunächst geschabt. Meist ist längere Zeit bis zum Ausgleich der Störung nötig. Die Diät kann nur allmählich in eine Normalkost übergeleitet werden. Gut bekömmlich ist Säuremilch, z. B. als Joghurt, Kefir oder Dickmilch. Die damit bewirkte Steigerung der Vergärung drängt die Fäulnisvorgänge zurück; es kommt zur Vermehrung der normalerweise im Darm nistenden Milchsäurebildner.

Fettstühle sind Ausdruck einer Dünndarmstörung, entweder weil fettspaltendes Ferment fehlt oder weil eine Resorptionsstörung vorliegt. Man schaltet in diesen Fällen das Fett weitgehend aus; fettfreie Kost höchstens für 2—3 Wochen. Bei Steatorrhoe der Kinder wird emulgiertes Fett wesentlich besser resorbiert (May und Lave). Bei Fettstühlen soll also das noch erlaubte Fett emulgiert dargereicht werden. Bei *Sprue* sind Rohfrüchtekuren nützlich. Milch wird dabei gut vertragen und ausgiebig verordnet. Die Kost soll eiweißreich sein; Mehlfrüchte und Zucker sind zu vermeiden. Auf Vitaminreichtum ist großer Wert zu legen. Folsäure scheint bei der tropischen und europäischen Form der Sprue eine bemerkenswerte Rolle zu spielen (Darly, Kaser und Jones).

Obstipation: Bei jeder diätetischen Behandlung einer Obstipation ist der Versuch zu machen, eine ätiologische Klärung des Zustandes herbeizuführen, um möglichst eine kausale Therapie veranlassen zu können. In manchen Fällen kann die Diät dann belanglos werden. Eine ätiologisch eindeutige Analyse indessen ist oftmals unmöglich. Man pflegt vom funktionellen Standpunkt aus eine Unterteilung in *spastische* und *atonische* Formen vorzunehmen, eine Klassifikation, die vorwiegend röntgenologisch getroffen wurde. Dabei muß man sich aber darüber klar sein, daß diese Zustände einander ablösen können, daß also vielmehr eine Dyskinese des Darmes der Verstopftheit häufig zugrunde liegt. In sehr vielen Fällen läßt sich weder klinisch noch röntgenologisch eine Zuweisung zur einen oder anderen Gruppe durchführen und man findet überhaupt nichts Faßbares. Im allgemeinen hat sich bei den weit überwiegenden funktionellen Formen der Obstipation die Verwendung von schlackenreicher Ernährung bewährt. Durch die Vermehrung der Stuhlmasse wird über den Dehnungsreiz die Peristaltik angeregt und die Griffigkeit des Darminhaltes erhöht. Man muß, um Schlackenreichtum des Dickdarms zu erzielen, die Kost mit Nahrungsmitteln ausstatten, die reichlich Ballaststoffe enthalten, d. h. mit Stoffen, die nicht von den Verdauungsfermenten bereits zerstört, sondern erst der Einwirkung der Bakterienflora im Colon vorbehalten sind. Dabei entstehen Säuren und Gase, die nun noch chemisch und physikalisch die Darmtätigkeit anregen. In Betracht kommen vor allem die cellulosereichen Vegetabilien, also hauptsächlich Gemüse, Obst, Vollkornbrot; verstärkte Wirkung kann man mit Dörrobst und Hülsenfrüchten erzielen. Oft ist die Rohkost geeignet. Die Kost soll nach Möglichkeit fettreich sein, da Fett in größerer Menge genossen im Dünndarm nicht restlos zur Resorption kommt und weil es, im Dickdarm nicht weiter verwertet, nunmehr als Gleitmittel wirkt. Im Übermaß anwesende Fettseifen wirken überdies stuhlfördernd, außerdem regt der von den Fetten veranlaßte Gallenfluß indirekt die Darmtätigkeit an.

Die schlackenreiche Diät in ihrer betonten Form kann bei begleitenden Reizzuständen des Darms nicht angewendet werden. Auch die oft nebengeschalteten Krankheitszustände an Magen und Dünndarm, an Leber, Galle und Pankreas müssen berücksichtigt werden. Dann ist dem Grundsatz der Schonung des Darmrohres vor allem Rechnung zu tragen. Aber die Kost soll auch hier zarte, gut ausgereifte, küchentechnisch entsprechend vorbereitete und gut durchgekaute Ballaststoffe in nicht zu geringer Menge enthalten oder doch wenigstens bald nach einer strengeren Vorperiode zulegen. Die Besonderheiten der klinischen Verhältnisse verlangen sorgfältige Einfühlung und behutsame Anpassung an den besonderen Fall. Es ist kein Zweifel, daß eine Obstipation durch diätetische Maßnahmen allein durchaus nicht immer gemeistert werden kann, aber es steht doch fest, daß in vielen Fällen eine geeignete Kost die Stuhlregelung herbeiführt oder doch mindestens erleichtert.

Magendarmschonkost zur Entlastung des Gesamtorganismus.

Bei starker Beanspruchung des Gesamtorganismus ist es von Nutzen die Verdauungsorgane zu schonen. Diese Notwendigkeit ergibt sich einmal deswegen, weil die Leistungsfähigkeit des Verdauungsapparates in solchen Fällen mehr oder weniger herabgesetzt sein kann, zum anderen weil die Verdauung größerer und schwer aufschließbarer Mahlzeiten wegen der notwendigen motorischen und sekretorischen Mehrleistung eine beträchtliche Belastung von Kreislauf und Intermediärstoffwechsel darstellt. Aus diesem Grunde ist z. B. im Fieber, bei Frischoperierten, bei Hinfälligen ganz allgemein, bei Herzkranken, nach Hungerzuständen usw. auf die Verordnung einer leicht verdaulichen Kost in einer dem jeweiligen Zustande angepaßten Zusammensetzung und Darreichungsweise der größte Wert zu legen. Auf die besonderen Eigenschaften dieser Diäten ist in den entsprechenden Kapiteln hingewiesen worden. Eine besondere Besprechung verdient die Fieberdiät.

Im *Fieber* besteht eine beträchtliche Steigerung des Gesamtstoffwechsels unter Umständen bis über 100%. Die Stoffwechselbilanz wird durch den verstärkten Abbau von Körpersubstanz negativ; das Eiweißminimum als Ausdruck der Abnutzungsquote ist wahrscheinlich spezifisch gesteigert. Bei dieser Sachlage ist der Nahrungsbedarf des Fiebernden erhöht. Die Erfahrung lehrt, daß Safttage oder Beschränkung auf die Zufuhr gezuckerter Flüssigkeiten oder Kompotte im akuten Fieber die oft appetitlosen, widerstrebenden Kranken im Anfang am meisten schont und entlastet und daß eine kurzfristige Unterernährung dem Organismus nicht schadet. Aber es ist doch durchstehende Regel, mindestens nach wenigen Tagen damit zu beginnen, eine dem überhöhten Bedarf entsprechende

Kost aufzubauen, weil sonst die dem Körper innewohnenden Abwehrkräfte sich zunehmend mindern. Es war eine der größten und sicherlich oft fatalen Irrtümer der klassischen Diätetik, Kranke mit länger anhaltendem Fieber mit unterwertiger Schonkost auch auf die Dauer zu ernähren. Es hat sich gezeigt, daß der Fiebernde bei einer seinen gesteigerten Bedürfnissen entsprechend zusammengesetzten Nahrung durchaus im Körper- und auch im Stickstoffgleichgewicht gehalten werden kann. Ausnutzung und Verwertung im Intermediärstoffwechsel sind vollgültig möglich. Die Fieberhöhe wird dabei nicht nennenswert beeinflußt. Der Grad der Konsumption im Fieberzustand ist wesentlich von der Art der Infektion, von der jeweiligen Krankheitsphase und von der Dauer des Fiebers abhängig. So kann es auch hier kein verbindliches Kostschema geben. Ganz allgemein sind die Kohlenhydrate zu bevorzugen, ein Eiweißübermaß zu vermeiden, für reichliche Vitaminausstattung zu sorgen. Die Kost muß vor allem leicht aufschließbar sein und nach den Prinzipien einer Magendarmschonkost geführt werden; mit welcher Konsequenz hängt von dem Zustand des Kranken ab. Im Anfang und bei hoch Fiebernden ist oft vorwiegend flüssige Kost nötig, wobei neben der Calorienbeibringung auf erfrischende und anregende Wirkung Bedacht zu nehmen ist. In solchen Fällen sind zweckmäßig z. B. Sahneeis, Ei mit Rotwein, Gelatinespeisen, gekühlte Getränke mit Dextropur, Fruchtspeisen.

Tabelle 8. *Beispiel einer calorienreichen Fieberdiät.*
(E. Grafe, aus Lehrbuch der inn. Med., Bd. 2 1949).

Art und Menge der Nahrungsmittel	Caloriengehalt
150 g Rohrzucker in Eis, Citronenlimonade und mit Ei und Kognak	600
50 g Milchzucker in Milch, Rahm oder Eis	200
1500 g Milch allein oder mit starkem Kaffee, Tee oder Kakao	1000
30 g Kakao oder Schokolade zu Milchkakao oder Eis	150
300 g Rahm allein oder in Milch oder in Eis	360
100 g Kartoffelbrei mit etwas Fleischextrakt oder Bratensoße, hauptsächlich als Vehikel für Butter	100
100 g Spinat mit etwas Bouillon, hauptsächlich als Vehikel für Butter	20
100 g Butter in Milch, Brei, Eis und Gemüse, Kartoffelbrei	780
6 Eigelb in Eis, Milch, Kartoffelbrei, Gemüse und mit Kognak	437
30 g Kognak (oder Südwein) mit Ei und Zucker gerührt	110
20 g Gelatine zu Eis oder Puddings	80
10 g Aminotrat	40
Summe Bruttocal.	3877

Diät bei Nierenkrankheiten.

Es handelt sich hierbei vornehmlich um quantitative Kostformen, die soweit möglich und nötig dem Prinzip der Schonung und bei gestörter Funktion vor allem den Grundsatz der Anpassung Rechnung zu tragen haben. Bei der vorher gegebenen Würdigung der allgemeinen Eigenschaften und Anwendungsweisen quantitativ ausgerichteter Diäten wurden die wesentlichen Gesichtspunkte bereits an verschiedenen Stellen gestreift. Wegen der entscheidenden Bedeutung, die der Ernährungstherapie gerade bei Nierenkrankheiten so oft zukommt, sollen die hier zu berücksichtigenden diätetischen Gesichtspunkte im Hinblick auf die Besonderheiten der einzelnen Formenkreise und Verlaufsarten nochmals zusammenfassend dargestellt werden.

Allgemeine Grundsätze.

Die Diätbehandlung parenchymatöser Nierenkrankheiten ist hauptsächlich bestimmt durch die Zuteilung von Kochsalz, Flüssigkeiten und Eiweiß. Außerdem spielt die Menge der Gesamtnahrungszufuhr, der Gehalt an sauren und basischen Valenzen, auch Auswahl, Zubereitung und Darreichungsweise der Kost eine Rolle.

Ist die Ausscheidungsfähigkeit für Kochsalz, Wasser oder Stickstoff ungenügend, so wird eine entsprechende Anpassung nötig; die betreffenden Stoffe müssen im Kostplan des Kranken zurücktreten. Die Ausscheidung kann in ihrer Gesamtheit gestört sein oder man findet nur eine oder auch mehrere Teilfunktionen in wechselndem Ausmaße geschädigt. Es genügt grundsätzlich nicht, die jeweils erkennbar gestörte Teilfunktion nur für sich zu berücksichtigen. Die Konzentrationsmaxima der einzelnen harnpflichtigen Stoffe sind nämlich nicht gleichzeitig erreichbar; sie können sich vielmehr, besonders bei Mangel an Lösungswasser, in einem gewissen Umfange gegenseitig verdrängen. So dürfen z. B. bei einer zunächst isolierten Ausscheidungsstörung für Kochsalz die Eiweißträger der Nahrung nicht etwa beliebig erlaubt werden, weil bei einer maximalen Harnstoffkonzentration die Kochsalzausscheidung beeinträchtigt wird und umgekehrt. Wasser- und Salzausscheidung sind aus osmotischen Gründen stets eng miteinander verknüpft. Die Diät hat der im besonderen Falle hauptsächlich gestörten Funktion im Rahmen des Möglichen und unter Berücksichtigung der jeweils gegebenen Besonderheiten des Einzelfalles zwar vornehmlich Rechnung zu tragen, daneben aber eine Entlastung und Schonung der Nierenfunktion im ganzen anzustreben. Die osmotische Arbeit der Nieren wird hauptsächlich bestimmt von der Menge des auszuscheidenden Harnstoffes und von der Größe der Harnmenge. Darum muß grundsätzlich angestrebt werden, die Harnstoffausscheidung so gering und die Harnmenge so groß wie möglich zu machen. Die Kostzusammensetzung bei Nierenkrankheit richtet sich nach dem klinischen Befund, sowie nach dem Ergebnis der Nierenfunktionsproben und der Blutanalysen. Dabei ist es oft schwierig, das jeweils günstigste Gleichgewicht der Ernährung anzugeben.

Salz- und Flüssigkeitseinschränkung ist nötig bei Gegenwart von Ödemen. Aber auch ohne manifest gewordene Wasseransammlung verlangt Minderung der Harnmenge, die stets mit erschwerter Salzeliminierung einhergeht, Kochsalz- und Wasserreduktion. Oligurie und Anurie werden zunächst mit Hungern und Dursten behandelt. Die Beobachtung der Diurese und die Bestimmung der Kochsalzbilanz geben den besten Anhalt für die noch vorliegende Toleranz der genannten Substanzen. Trotz mangelnder Konzentrationsfäigkeit für Kochsalz kann die Wasserabscheidung gut, ja überschießend sein. Dann ist auch im Hinblick auf die Entfernung der übrigen harnpflichtigen Stoffe das Wasserausscheidungsvermögen durch eine entsprechende Flüssigkeitszufuhr zu nutzen. Von großer Wichtigkeit für die Salzausstattung der Kost ist fortlaufende Gewichtskontrolle. Gewichtsanstieg bei sonst unveränderten Verhältnissen bedeutet Salz- und Wasserretention. Bei ungenügender Stickstoffausscheidung ist salzarme Kost angezeigt, weil dabei der Eiweißumsatz sinkt.

Nicht immer ist Kochsalzbeschränkung zur Schonung der Niere richtig. Viele Nierenkranke benötigen mehr als 3 l Harn. Bei guter Salzausscheidung, bei Fehlen von Ödemen und Hochdruck ist zur Vermehrung der Harnmenge eine entsprechende Kochsalzgabe und Flüssigkeitsaufnahme nach Wunsch empfohlen worden. Dabei ist das Natriumion entscheidend, da die Natriumaufnahme den Wasserverbrauch und damit das Flüssigkeitsbedürfnis zwangsläufig bestimmt. Salzarme Kost kann gerade bei Insuffizienz der Niere zuweilen schädlich sein. Urämiker verdrängen gelegentlich beträchtliche Mengen Chlor unter dem Einfluß von Acidose und endogenem Eiweißzerfall in die Gewebe (rétention chlorurée sèche). Bei lange Zeit durchgeführter streng salzarm gehaltener Kost, vor allem wenn sich dazu urämisch bedingtes Erbrechen und Durchfälle einstellen, aber auch ohne Chloridabgang nach außen, kann ein bedrohlicher Salzmangelzustand

eintreten, der seinerseits durch Gewebseinschmelzung und Störung der Nierenfunktion eine bereits bestehende Urämie unter Umständen schlagartig steigert
oder sogar bedingt (âzotémie par manque de sel). In diesen Fällen führt Kochsalzzufuhr zu oft erstaunlicher Besserung und unter Umständen zur Überwindung
fataler Verschlechterung. Die Erkennung des Zustandes bereitet oft unüberwindliche Schwierigkeiten. Das klinische Bild, plötzlicher Reststickstoffanstieg
ohne hinreichende Erklärung aus dem Verlauf, Hypochlorämie, Anstieg der
Alkalireserve erwecken Verdacht, sind aber nicht beweisend. Dosierung und
Dauer der Kochsalzzufuhr sind schwer zu erschließen, am besten noch aus der
blutanalytischen Verlaufsbeobachtung. In diesen Fällen ist demnach nicht selten
die Kochsalzbehandlung nur tastend und ungewiß. Auch bei akuter Nephritis
kann Salzzufuhr in besonders gelagerten Einzelfällen nötig, ja lebenswichtig
werden, wenn gleichzeitig heftige Durchfälle zu bedrohlicher Dechlorurierung des
Organismus geführt hatten.

Extrarenale Nierensyndrome benötigen oft konsequente Zufuhr von Kochsalz und Flüssigkeit, besonders wenn Salz- meist auch Wasserverlust durch Verschiebung in die Gewebe oder
in Körperhöhlen oder durch Abgabe nach außen zu Hypochlorämie mit vermehrter Bildung
und Anhäufung von Stickstoffschlacken im Körper führte (Salzmangelurämie). Wir kennen
diese Zustände bei diabetischem Koma, bei postoperativem Schock, nach Verbrennungen,
beim Crushsyndrom, bei Wiederansammlung von Ödemen und großen Ergüssen nach Punktion,
bei der Addisonkrise usw. Verlust nach außen bei gehäuftem Erbrechen, starken Durchfällen,
profusen Schweißen. Die Urämie ist, wie gesagt, bei diesen Zuständen ganz oder doch vorwiegend extrarenal bedingt, aber die Niere ist dabei mehr oder weniger funktionell unfähig,
die anfallenden Stickstoffschlacken zu entfernen. Die Therapie der Wahl besteht in den
ausgesprochenen Fällen zunächst in parenteraler Zufuhr von Kochsalzlösung, nicht selten in
sehr großen Mengen. In leichteren Fällen und vor allem noch längere Zeit nach Überwindung
dieser urämischen Zustände ist perorale Rechlorurierung als diätetische Maßnahme wichtig.

Die Kochsalzzufuhr bei Nierenleiden ist abgesehen von dem Gesichtspunkt
der Ausscheidungsstörung noch vom Standpunkte der Kreislaufschonung aus
zu betrachten (S. 278). Kochsalzbeschränkung ist angebracht bei allen Nephro-
pathien mit Bluthochdruck, besonders wenn Kreislaufinsuffizienz vorliegt. Auch
der renale Hochdruck kann durch streng kochsalzarme Diät beeinflußt werden,
mindestens bei noch gut kompensierter Nierenarbeit, zwar bei den chronischen
Formen keineswegs regelmäßig, aber doch häufig, so daß an der kochsalzarmen
Ernährung in diesen Fällen mit Recht festgehalten wird. Beschränkung der Flüssigkeitszufuhr unter ein durchschnittliches Mittelmaß ist gerade im Rahmen dieser
Indikation nicht angebracht, unter den oben erörterten Voraussetzungen gefährlich.

Beschränkung der Eiweißzufuhr ist notwendig bei gestörter Stickstoffausscheidung. Sie ist von vornherein nur von bedingtem Wert, wenn die Niere
nicht mehr imstande ist, den endogen anfallenden Stickstoff, die sog. Abnutzungsquote, mit dem Urin abzuscheiden. In diesem Falle verfällt der Niereninsuffi-
ziente trotz aller Diät der Urämie mit ihren bedenklichen Folgen. Bleibt der
Eiweißgehalt der Kost unter dem Eiweißminimum, dann schmilzt der Körper
seine Gewebe allmählich ein; der Kranke verfällt der Abzehrung. Unter dem
Einfluß des eintretenden Eiweißmangels steigert sich der endogene Eiweißzerfall.
Die Ausscheidung wird zusätzlich belastet und weitergeschädigt; das Ende
beschleunigt sich. Um also auf die Dauer bestehen zu können, muß dem Organismus unter allen Umständen das Eiweißminimum zugute kommen. Das Eiweißminimum der Kost ist für den Erwachsenen mit 0,5 g/kg, bei Kindern mit 0,6 bis
0,75 g/kg Körpergewicht anzusetzen.

Das beste Urteil über die Stickstoffausscheidung gewinnt man durch die
Beobachtung der Stickstoffbilanz, die sich aus den Stickstoffanalysen der
Kost, einfacher aus der Summe des aus Tabellen (s. Tab. 8 am Schluß)

ermittelten Stickstoffgehaltes der Nahrungsmittel und aus der Analyse des Harnstickstoffgehaltes errechnen läßt. Wenn man die Nahrung bis an die Grenze der Stickstoffausscheidungsfähigkeit mit Eiweißträgern belasten will, so muß man sich nach dem Ergebnis einer solchen Bilanzaufstellung richten. In der Praxis begnügt man sich mit der Feststellung, ob es zu einer Retention von Stickstoffschlacken im Blute gekommen ist oder nicht. Findet sich eine Steigerung der Blutwerte, so werden zunächst eiweißfreie Tage eingesetzt, um überschüssig im Blut kreisende Schlacken zur Ausscheidung zu bringen. Dann geht man zu einer eiweißarmen Kost über, die in der Regel eine so weitgehende Beschränkung der Eiweißträger vorsieht, daß sie dem Stickstoffminimum nahekommt. Die gestattete Eiweißquote soll sich aus pflanzlichem Eiweiß, ergänzt durch Milch, Käse, Eier zusammensetzen, während Fleisch, Fisch, Geflügel, Innereien, besonders auch Fleischextrakt und Fleischbrühe, die zwar kein Eiweiß, aber doch Harnstoff, Kreatin, Kreatinin und andere Stickstoffderivate enthalten, ganz oder doch weitgehend zu vermeiden sind. Die Diät ist demnach ganz vorwiegend lactovegetabil.

Bei hochgradiger Niereninsuffizienz kann man der Reststickstoffanhäufung im Blut, wie bereits betont wurde, selbst bei vorübergehend vollständigem Eiweißentzug aus der Kost nicht mehr Herr werden, weil schon der endogene Harnstoff in diesen Fällen nicht mehr zur Ausscheidung gebracht werden kann. Bei geringer Ausscheidungsschwäche läßt sich dagegen oft vollkommene Anpassung erzielen, wenn nur so viel Eiweißsubstanz mit der Nahrung zufließt, daß ihre Abbauprodukte zusammen mit den endogen anfallenden Stickstoffschlacken restlos ausgeschieden werden können. Reichliche Brennwertausstattung der Kost mit Kohlenhydraten und Fett ist dabei angebracht, nicht nur zur Hebung und Sicherstellung des Allgemeinzustandes, sondern auch weil dabei der Stickstoffumsatz und somit das Eiweißminimum gedrückt wird.

Nicht selten wird das Eiweißminimum in der Nahrung in dem Bestreben, durch eine möglichst strenge Diät möglichst viel zu nutzen, auch auf die Dauer unterschritten, was gefährliche Folgen haben muß. Begegnet man solchen Fällen, so kann man durch eine vorübergehend eiweißreiche Kost unter Umständen eine erstaunliche Besserung erzielen, nicht nur bei den kompensierten Nierenerkrankungen, sondern auch gerade bei eiweißunterernährten Fällen mit Niereninsuffizienz.

Die Frage, ob bei noch unbehinderter Stickstoffausscheidung eine Eiweißbeschränkung der Kost das Nierenparenchym der Nephritiker zu schonen imstande ist, wird verschieden beurteilt. Sicher soll Eiweiß im Übermaß vermieden werden, weil damit der Stoffwechsel im allgemeinen und auch die Niere unnötig belastet wird. Andererseits steht fest, daß die Stickstoffsubstanzen an sich die Niere nicht schädigen und daß das Eiweißoptimum dem Körper besser bekommt als die dauernde Einstellung auf die zur Existenz geringstmögliche Menge. Die deutsche Klinik steht unter dem Einfluß von VOLHARD durchweg auf dem Standpunkt, daß eine Beschränkung des üblichen Eiweißnormalverbrauches bei voll erhaltener Fähigkeit zur Stickstoffausscheidung bei Nierenkranken nicht nötig ist. ADDIS dagegen verlangt immer dann, wenn mit einer Reduktion von Nephronen zu rechnen ist, auch bei noch durchaus ungestörtem Stickstoffausscheidungsvermögen grundsätzlich eine so niedrige Eiweißzufuhr, daß der effektive Bedarf für Wachstum und Bestanderhaltung nur eben erreicht wird, eine Kost also, die stets an der Grenze des Eiweißminimums bleibt.

Bei Niereninsuffizienten spielt für die Stickstoffausfuhr das Wasserausscheidungsvermögen eine überaus wichtige Rolle. Flüssigkeitseinschränkung würde bei kompensatorischer Polyurie zur Austrocknung führen und solche Patienten geradezu in die Urämie hinein steigern. Bei mangelnder Konzentrationsfähigkeit, aber noch guter Wasserausscheidung kann durch vermehrte Flüssigkeitszufuhr dagegen die Stickstoffretention mit steigender Harnflut unter Umständen ganz oder doch teilweise ausgeglichen werden. Die Größe der Trinkmenge richtet sich nach der Harnmenge. Die Flüssigkeitszufuhr soll schonend erfolgen, damit der bei chronisch Nierenkranken ja meistens belastete Kreislauf nicht zusätzlich beansprucht wird.

Bei extrarenaler Reststickstofferhöhung ist bis zum Wirksamwerden einer in diesen Fällen oft möglichen Kausaltherapie vorübergehende Eiweißentziehung angebracht.

Eiweißreiche Diät ist nötig bei den Nephrosen, bei denen durch große Albuminurie erhebliche Eiweißverluste eintreten. Starke Eiweißausscheidungen verlangen überhaupt diätetische Berücksichtigung, vor allem bei eiweißarmen Kostplänen, die dann in jedem Falle einer entsprechenden Ergänzung bedürfen, damit das Eiweißminimum nicht unterschritten wird. Besondere Beachtung in dieser Hinsicht verdient die chronische Nephritis mit nephrotischem Einschlag (Pseudonephrose).

Zuweilen sind bei der Nephritikerkost weitere diätetische Gesichtspunkte zu berücksichtigen. Die *Vitaminausstattung* kann belangvoll werden. Bei eiweißarmer und kohlenhydratreicher Ernährung kann B-Vitamindefizit leicht vorkommen, vor allem wenn Produkte aus ausgemahlenen Mehlen im Vordergrund stehen. Dann ist auf die Zufuhr von Vitamin B-Komplex in ausreichender Menge zu achten, am besten in Form reiner Präparate, da z. B. Hefe viel Purine, Keimlinge, Eiweiß enthält. Bei Kindern soll Vitamin A und in mäßigem Umfang D-Vitamin zugeführt werden. Abgesehen von dem bereits eingehend behandelten Kochsalzproblem verlangt der Gehalt an anderen *Mineralstoffen* Beachtung, besonders bei chronischer Nephritis und Niereninsuffizienz. Eiweißarme Ernährung ist leicht untermineralisiert; salzlose Kost pflegt allgemein mineralarm zu sein. Addis empfiehlt zur Verhütung von Demineralisationserscheinungen bei fortlaufender Salzreduktion unter 1 g täglich in geeigneten Fällen ein natriumfreies Mineralgemisch: Calciumcitrat 115,0 g, Calciumchlorid 3,0 g, Magnesiumchlorid 1,0 g, Manganchlorid 0,5 g, Eisencitrat 0,5 g, Kaliumjodid 0,01 g. Diese Mischung kann als Kochsalzersatz teelöffelweise auf die Speisen gestreut werden oder man nimmt davon 3mal täglich $\frac{1}{2}$ Teelöffel mit Fruchtsaft. Streng eiweißarme Kost schließt die Möglichkeit des Calciummangels in sich, vornehmlich bei Kindern. Man kann zusätzlich Calcium verordnen, z. B. Calciumlactat, am besten spät abends, weil dann das Phosphat der Nahrung die oberen Teile des Dünndarms passiert hat und sich nun nicht mehr nennenswert mit dem Calcium verbindet. Sonst würde in dem alkalischen Milieu unlösliches Tricalciumphosphat ausfallen, wodurch dann der Körper in Phosphormangel versetzt werden könnte. Im Stadium zunehmender Niereninsuffizienz steigen Phosphat und Sulfat im Serum an, da die erkrankte Niere die Mineralsäuren nicht in genügender Menge mehr auszuscheiden vermag. Sie stauen sich dann im Körper und verbinden sich mit alkalischen Radikalen, die damit dem Stoffwechsel entzogen werden. Außerdem scheint es wahrscheinlich, daß dabei basische Valenzen durch mangelhafte tubuläre Rückresorption überschießend zur Ausscheidung kommen. Zum Ausgleich des Basenverlustes und zur Bekämpfung der schließlich sich einstellenden Acidose ist basenreiche Kost angebracht. In diesen Fällen hat die lactovegetabile Kost eine souveräne Indikation. Sie ist eiweißarm, fleischlos, basenüberschüssig und enthält wenig Kochsalz. Sie beschränkt die Darmfäulnis, die wegen der mangelhaften Ausscheidbarkeit giftiger Fäulnisprodukte bei Niereninsuffizienz möglichst zurückgedrängt werden muß. Sie ist wasserreich und fördert die kompensatorische Polyurie. Im urämischen Endstadium allerdings kann es zu

Blutkaliumerhöhung kommen. Dann muß der relativ hohe Kaliumgehalt der vegetabilen Kost gedrückt werden, indem man das Gemüsekochwasser verwirft und besonders kaliumreiche Früchte, vornehmlich die Kartoffel, aus der Diät ausschließt. Bei Basenmangel kann manchmal ein Alkalisalzgemisch nutzen. Derartige Mischungen werden dem Verhältnis der Blutplasmaalkalien entsprechend zusammengesetzt, wobei Phosphor- und Schwefelverbindungen auszuschließen sind. ADDIS gibt folgende Formel: Natriumcitrat 108,0 g; Kaliumcitrat 7,0 g; Calciumchlorid 3,0 g; Magnesiumchlorid 1,0 g; Manganchlorid 0,5 g; Eisenchlorid 0,5 g; Kaliumjodid 0,01 g. Im Endstadium, wenn eine Diät nicht mehr wirkt, läßt sich symptomatisch eine Hebung des Basenbestandes und Senkung der Acidose erreichen. Ödematöse Fälle und Fälle mit Blutkaliumerhöhung scheiden naturgemäß aus. Nur selten führt Niereninsuffizienz zu alkalotischer Umstimmung bei Unvermögen zu einer entsprechenden Basenausscheidung, eher bei stärkerem Erbrechen. In diesen Fällen ist basenreiche Kost sinnwidrig und muß vermieden werden.

Unsere Hauptnahrungsmittel schädigen das Nierengewebe an sich nicht. Man muß aber, besonders bei den entzündlichen Nierenkrankheiten, gewisse *Gewürze*, die mindestens bei fortlaufender und reichlicher Anwendung vor allem durch ihren Gehalt an Senfölen die Nieren reizen, vermeiden oder doch stark zurücktreten lassen, z. B. Senf, Pfeffer, Paprika, Zwiebel, Rettich, Meerrettich, auch Radieschen, Lauch, Petersilie, Dill, Kapern usw. Nicotin ist wegen seiner gefäßschädigenden Wirkung verboten, Alkohol unerwünscht, in kleinen Dosen nicht immer bedenklich; Kaffee und Tee sind im Rahmen der erlaubten Flüssigkeitszufuhr nicht spezifisch nachteilig.

Gerade bei Nierenkranken besteht die Gefahr einer unnötig mangelhaften Ernährung durch einseitigen Diätschematismus. Körperliches Unbehagen, Schwäche, schlechter Allgemeinzustand zwingen zur Überprüfung der Kostzusammensetzung, wenn diese Zustände nicht eindeutig durch den Verlauf des Nierenleidens an sich oder durch andere Körperschäden erklärbar sind. Am meisten zu fürchten ist die Gefahr einer ungenügenden Eiweißzufuhr, die sich bei ausreichender Brennwertmenge und dann, wenn Wasserverschiebungen fehlen, sehr bald durch Gewichtsverluste anzeigt. Auch darum ist fortlaufende Gewichtskontrolle bei chronischer Nierenkrankheit so wichtig. Daneben ist unter Beachtung der dargelegten Gesichtspunkte die Vitamin- und Mineralausstattung der Kost von Bedeutung, um Vitaminmangel und Fehl- oder Untermineralisation mit ihren Nachteilen zu vermeiden.

Spezielle Richtlinien.

Die speziellen Richtlinien für die Behandlung der einzelnen Nierenkrankheiten müssen nach den gegebenen allgemeinen Grundsätzen sinngemäß abgewandelt werden. Jede Nierenkrankheit bedarf einer individuell angepaßten Diätbehandlung.

Akute diffuse Glomerulonephritis.

In Deutschland wird dabei wohl allgemein zu Beginn die von VOLHARD geforderte Hunger- und Durstkur angewendet. Totales Dursten für 1—2 Tage, dann kleine Flüssigkeitsquanten, schluckweise 2—500 cm³, Verbot jeglicher Nahrungsaufnahme nach Möglichkeit bis zu Ödemausschwemmung und Blutdruckabfall, allenfalls etwa 1 Woche lang und mehr. Oft tritt die Wirkung bereits nach wenigen Tagen ein, oft erst im weiteren Verlauf der Behandlung. Das Hungern und Dursten geht über in eine Periode streng gehandhabter Brei-Obsttage; besonders beliebt sind die Apfel-Reistage, dann schließt sich streng salzarme, eiweiß- und flüssigkeitsbeschränkte Kost an, die je nach der Ausscheidungsfunktion mehr oder weniger erweitert, bis zur Symptomfreiheit beibehalten wird. Mit diesem Regelverfahren sind durchweg die besten Erfahrungen gemacht worden und es besteht kein Grund, davon abzugehen. Unter der Voraussetzung, daß die Diagnose richtig gestellt war, ist bei diesem Verfahren die Prognose der akuten Glomerulonephritis fast absolut gut.

Die initiale Hunger- und Durstkur, deren Wirkung zum wesentlichen Teil in der Entlastung des plötzlich so stark beanspruchten Kreislaufs erblickt werden muß, erfreut sich indessen nicht allgemeiner Anerkennung. Sie ist für den Patienten recht lästig, trotz Mundspülens, Auslutschens von Citronenscheiben und Gaben kleiner Eisstückchen. Die Frage der Flüssigkeitszufuhr wird unterschiedlich beurteilt, wenigstens solange die Harnproduktion nicht völlig versiegt ist. Viele erlauben auch im Initialstadium der akuten Glomerulonephritis bis 1 l Flüssigkeit, gesüßten Tee, Fruchtsäfte, Malzzuckerwasser, salzarme Mineralwässer. Sodann wird der totale Eiweißentzug z. B. von Addis für grundsätzlich bedenklich gehalten; *etwas* Eiweiß sei für die Niere besser als *gar kein* Eiweiß. So rät dieser erfahrene Nierenspezialist, doch wenigstens eine geringe Eiweißmenge, allerdings nur Bruchteile des Eiweißminimums, von Anfang an zu geben und nach spätestens 10 Tagen bereits langsam bis auf den Mindestbedarf von 0,5 g pro kg zu steigern. Die klassische Milchdiät ist für das akute Stadium im Beginn ungeeignet, da sie beträchtliche Mengen an Salz und Eiweiß zuführt, später bei hinreichender Funktion indessen brauchbar, stets nur vorübergehend, schon wegen der Calorienarmut. Salzarme, vegetabile Kost, in ihrem Brennwert- und Eiweißgehalt sinngemäß ergänzt, ist auch hier besonders geeignet. Die eklamptische Urämie ist eine unbestrittene Domäne der Volhardschen Hunger- und Durstkur. Kommt bei akuter Nephritis die Diurese nur zögernd in Gang, kann manchmal ein Wasserstoß helfen (Volhard); dann werden 1—1,5 l Flüssigkeit auf einmal getrunken.

Chronische Nephritis.

Bei kardiorenal vollkompensierten, sehr chronischen Verlaufsformen wird eine genau kontrollierte Diät vielfach für unnötig gehalten. Man begnügt sich damit, überdurchschnittliche Zufuhren von Kochsalz und Fleisch, auch von Gewürzen zu meiden. Bei stärkerem Hochdruck indessen sollte zur Kreislaufentlastung Kochsalzbeschränkung grundsätzlich eingehalten werden. Autoren, die durch eine Schonung der Nierenfunktion günstige Wirkungen auf den Verlauf der Krankheit erwarten, halten die Eiweißzufuhr in Höhe des Eiweißbedarfs und legen dabei auf reichliche Flüssigkeitszufuhr Wert. Akute Schübe und Exacerbationen im Verlauf einer chronischen Nephritis werden wie bei akuter Nephritis behandelt. Bei herabgesetztem Konzentrationsvermögen soll möglichst große Diurese zur Kompensation dienen. Bei ungestörtem Wasserausscheidungsvermögen sind also Trinkkuren am Platze. Man kann salzarme, hyptonische Quellen (Wernarzer, Lauchstädter Wasser) oder harntreibende Kräutertees, auch Kaffee und echten Tee brauchen. Milchkuren, Zuckerwasser sind geeignet. Vegetabile Kost ist auch wegen des großen Wassergehaltes zweckmäßig. Ödem oder Ödemneigung dagegen verlangen in jedem Falle strenge Salzarmut und Flüssigkeitsbeschränkung. Einleitende und späterhin eingeschobene Saftfastentage sind wegen der Salzarmut und des harntreibenden Kaliumreichtums hervorragend zur Wasserausschwemmung geeignet. Bei schlechter Wasserausscheidung kann reichliche Flüssigkeitsgabe gefährliche Kreislaufbelastung hervorrufen. Bei Stickstoffretention, die durch übernormale Steigerung des Harnstoff-, Rest-N- oder Harnsäuregehaltes im Serum, durch positive Xanthoprotein- oder ähnliche Serumproben, durch mangelhafte Harnstoffclearance usw. erkannt wird, muß

immer die Eiweißzufuhr beschränkt werden. Man gibt zunächst einige eiweißfreie
Tage, die die Schlackenausscheidung fördern: Obstsäfte, Brei-Obsttage o. ä.
Dann wird eine eiweißarme Kost aufgebaut, die keinesfalls längere Zeit unter dem
Eiweißbedarf bleiben darf, im allgemeinen aber an der unteren Grenze des Eiweißminimums liegt (etwa 0,5 g pro kg Körpergewicht). Bei hochgradiger Niereninsuffizienz wird die Eiweißbeschränkung immer unwirksamer, da dann die
endogene Harnstoffquote die Fähigkeit zur Stickstoffausscheidung zunehmend
beansprucht, so daß sich schließlich die harnpflichtigen Eiweißschlacken selbst
bei ganz eiweißfreier Kost im Körper anstauen. Im Endstadium liegt der Appetit
so sehr darnieder, daß man sich ganz den Wünschen der hoffnungslos Kranken
anpaßt. Bei Neigung zur Acidose ist eine betont basenreiche Ernährung am
Platze, am besten lactovegetabile Kost. In der Regel ist die Kost salzarm; nur
bei der seltenen hypochlorämischen Azotämie ist im Gegenteil Salzzufuhr nötig.
Die Flüssigkeitszufuhr ist von dem Vermögen der Wasserausscheidung abhängig,
meistens beschränkt; bei kompensatorischer Zwangspolyurie sind reichliche
Trinkmengen geboten, oft mehrere Liter. Eingeschobene Obst-, Obst-Gemüse-
oder Rohkosttage sind nützlich. Um die in den jeweiligen Stadien der chronischen
Nephritis zweckmäßigste Diät einzusetzen, ist dauernde Überwachung nötig.

Herdnephritis.

Gewürze und Würzstoffe, die reizen könnten, sollten vermieden werden, auch
funktionelle Überbelastung der Nieren, besonders in den akuten und mit starker
Blutabscheidung einhergehenden Fällen. Darüber hinaus ist eine spezielle Diät
unnötig.

Benigne Nephrosklerose.

Sie ist im Hinblick auf die Ausscheidungsfunktion der Nieren ohne Belang.
Sie hat enge Beziehungen zu der sog. essentiellen Hypertonie. Wegen des Blut-
hochdrucks wird kochsalzarme Diät verordnet. Strenge Beschränkung unter
1 g pro die kann ganz erstaunlich nutzen, setzt aber den Blutdruck keineswegs
immer herab. Trotzdem können auch dann Hochdruckbeschwerden zurücktreten.
Daneben ist eine im ganzen knappe und reizlose Kost zweckmäßig, am besten
betont lactovegetabil. Nicotin, Kaffee, Alkohol sind zu streichen.

Maligne Nephrosklerose.

Die diätetische Behandlung ist wie bei der chronischen Nephritis; wegen des
meistens sehr hohen Blutdruckes maximal kochsalzarm, außer bei hypochlorämischen Zuständen, die auch hier gelegentlich vorkommen.

Nephrose.

Die Ödeme verlangen salzarme Kost und Flüssigkeitsbeschränkung. Der
Eiweißverlust muß durch eine entsprechende eiweißreiche Ernährung ersetzt
werden. Gegen eiweißreiche Diäten bestehen, bei der im Falle der reinen Nephrose
ja stets unbehinderten Stickstoffausscheidung, keine Bedenken, obwohl dabei
Steigerung der Eiweißausscheidung vorkommen kann. Fettzufuhr in mittleren
Mengen; Fettüberbelastung kann schaden. Bei der Entwicklung einer Amyloid-
nephrose kann es durch Einbeziehung der Glomeruli zur Niereninsuffizienz mit
Stickstoffretention und Blutdruckanstieg, sogar zur Schrumpfniere kommen;
dann gelten die gleichen Gesichtspunkte wie bei der chronischen Nephritis.

Nekrotisierende Nephrosen.

Am besten bekannt ist die Sublimatniere. Ähnliche Bilder sind zu beobachten z. B. nach Salvarsan- und Chromatvergiftung, sehr selten nach schweren Infektionskrankheiten und als Folgezustand der hypochlorämischen Azotämie. Die Sublimatniere führt zu umfangreicher, vorwiegend trockener Chlorverschiebung in die Gewebe. Es kommt dabei zu einem weitgehend extrarenal verursachten Salzmangelzustand mit Hypochlorämie. Trotzdem ist hier zunächst Kochsalz zu meiden; mit dem Ingangkommen der Diurese indessen ist intensive und anhaltende Kochsalz- und Flüssigkeitszufuhr am Platze.

Seröse Nephritis.

Sie entwickelt im ausgeprägten Falle ein nephrotisches Syndrom. Sie kann von der genuinen Nephrose nicht immer abgegrenzt werden. Sie geht mit einer serös-eiweißreichen Exsudation in das interstitielle Nierengewebe einher. Sie verlangt streng kochsalzfreie und streng flüssigkeitsarme Kost.

Schwangerschaftsniere.

Sie geht in der Regel mit Blutdrucksteigerung und starkem Ödem einher. Behandlung wie bei der akuten Nephritis. Auf streng durchgeführte salzarme Trockenkost ist vor allem bei Eklampsiegefährdung besonderer Wert zu legen.

Tabelle 9.
Nährwerttabelle der Eidgenössischen Kommission für Kriegsernährung mit Erläuterungen.
(aus M. J. Demole, A. Fleisch u. Cl. Petitpierre. Bern 1948).

Gehalt der Lebensmittel an Calorien und Nahrungsstoffen.

Artikel	Calorien verdaulich pro 100 g	Verdaulicher Anteil pro 100 g Ware		
		Eiweiß g	Fett g	Kohlenhydrate g
Bienenhonig	325	0,3	—	79,0
Bier (Alkoholgehalt etwa 3,4%)	45	0,8	—	4,3
Branntwein und Liköre (Alkoholgehalt 48%)	336	—	—	—
Brot (Ausmahlung 90%)	237	7,0	0,4	50,0
Butter Tafelbutter	740	0,4	79,0	0,5
Eingesottene Butter	893	—	96,0	—
Eier, frische	75/St.	5,6/St.	5,4/St.	0,3/St.
Feingebäck: Wasserweißbrot	264	6,5	0,4	57,0
Zwieback	385	9,0	6,2	71,0
Fett: Schweine- und Rinderfett	870	—	93,5	—
Andere tierische Fette	870	—	93,5	—
Pflanzenfette	890	—	95,6	—
Fische, frische: ganze Fische	37	8,5	0,2	—
reines Fischfleisch ohne Gräten	73	17,0	0,3	—
Fischkonserven	174	18,0	10,2	1,0

Tabelle 9. (Fortsetzung.)

Artikel	Calorien verdaulich pro 100 g	Verdaulicher Anteil pro 100 g Ware		
		Eiweiß g	Fett g	Kohlenhydrate g
Blut- u. Leberwurst	110	12,8	5,7	1,0
Cervelats 1938	255	12,2	22,0	—
1942	232	17,0	17,5	—
1943/44	173	14,3	11,5	1,8
Eingeweide	118	18,0	4,3	1,0
Kalbfleisch, mager[1]	116	21,2	2,9	0,5
Kaninchenfleisch[1]	156	20,5	7,5	0,5
Pferdefleisch[1]	111	21,0	2,3	0,8
Rindfle'sch, mittelfett[1]	147	19,0	7,2	0,4
Schaf- und Ziegenfleisch[1]	123	20,2	4,1	0,5
Schweinefleisch, mittelfett[1]	257	17,0	20,0	0,4
Speck, geräuchert, gesalzen, wenig durchwachsen[1]	645	10,0	65,0	—
Büchsenfleisch	184	20,7	10,1	1,3
Geflügel	121	19,5	4,2	0,5
Gemüse[2]: Bohnen, Erbsen, Büchsen- und Salzgemüse, Frischgemüse, andere Kohlarten, Kohlrabi, Kabis, Rüben und Wurzelgemüse, Salate, Gurken, Zwiebeln und Knoblauch	26	1,4	—	5,0
Dörrgemüse	158	8,7	1,3	27,0
Gerste	323	7,5	1,5	68,0
Grieß	354	10,0	0,8	74,6
Hafer	336	9,7	5,0	61,0
Hafermehl	370	12,0	6,3	64,0
Hülsenfrüchte, ausgekernt (ganz u. gemahlen)	255	17,0	0,6	44,0
Kaffee	29	3,0	—	4,0
Kaffee-Ersatz	135	3,0	—	30,0
Kakao	324	15,0	17,0	25,5
Kandiszucker	389	—	—	95,0
Kartoffelmehl	327	7,0	0,3	72,0
Kartoffeln	90	1,6	0,2	20,0
Käse: vollfett (Emmentaler)	398	25,6	30,5	2,4
mager	198	35,0	5,0	2,0
Kindermehl	403	13,5	3,5	77,0
Kondensmilch, gezuckert	341	8,2	9,3	53,8
Kondensmilch, ungezuckert	171	8,3	9,5	11,9
Konfitüren	227	0,5	—	55,0
Magermilch	33	3,2	0,1	4,7
Magermilchpulver	345	31,3	1,5	49,5
Mais	344	7,3	0,8	75,0
Mehl: Einheitsbackmehl	323	10,0	0,8	67,0
Weißmehl (ebenso Grünkernmehl)	354	10,0	0,8	74,6
Milch, frisch	66/dl	3,2/dl	3,6/dl	4,8/dl
Most (Alkoholgehalt 4,7%)	35	—	—	0,6
Obst: Beerenobst	60	0,6	—	14,0
Kernobst	60	0,6	—	14,0
Steinobst	60	0,6	—	14,0
Dörrobst, getrocknet	242	1,2	0,5	57,0
Obstkonserven (Kompott)	70	0,7	0,6	15,0

[1] Ohne Knochen; übliche Knochenzulage 125 g zu 375 g Fleisch = 500 g zusammen.

[2] Nach Abzug der Rüstabfälle durchschnittlich 133 g Marktware = 100 g gerüstete küchenfertige Ware.

Tabelle 9. (Fortsetzung.)

Artikel	Calorien verdaulich pro 100 g	Verdaulicher Anteil pro 100 g Ware		
		Eiweiß g	Fett g	Kohlenhydrate g
Rahm	332	2,7	33,0	2,8
Reis	346	6,3	0,5	77,0
Saccharin in 100 Stück.	—	—	—	—
Salz und Gewürze	—	—	—	—
Schalenfrüchte: mit Schalen (50%)	289	6,5	26,0	5,0
ohne Schalen	578	13,0	52,0	10,0
Schokolade (Milchschokolade).	528	6,5	31,0	52,0
Speiseöl	820/dl	—	88,0/dl	—
Südfrüchte, frisch	60	0,6	—	14,0
Südfrüchte, gedörrt	242	1,2	0,5	57,0
Suppenpräparate	335	12,2	6,4	55,0
Süßmost	66	—	—	16,0
Tee und Tee-Ersatz	—	—	—	—
Teigwaren	340	10,4	0,7	71,0
Traubenkunsthonig	324	—	—	79,0
Trockeneipulver.	564	43,0	41,7	—
Wein (Alkoholgehalt 7,5%)	53	—	—	0,1
Zucker	402	—	—	98,0

1. Definition der Werte. Die Tabellen geben die verdaulichen Calorien und die verdaulichen Anteile von Eiweiß, Fett und Kohlenhydraten in den Lebensmitteln und Lebensmittelgruppen an. Die Zahlen stellen Durchschnittswerte dar, sowohl hinsichtlich der Analysen wie hinsichtlich der Verdauungsverluste, die natürlich von Mensch zu Mensch verschieden sind und durch die Zusammenstellung der Mahlzeiten beeinflußt werden. Für genaue bilanzmäßige Erfassung der in Einzelfällen aufgenommenen Nahrung ist die jeweilige genaue Analyse der dargereichten Nahrung und der ausgeschiedenen Bestandteile durchzuführen. Für exakte Stoffwechselversuche genügen daher diese Tabellen und die übrigen Berechnungen des verdaulichen Anteils nicht.

2. Grundlagen der Berechnung der Werte. Die Calorienzahlen wurden wie folgt berechnet:

$$1 \text{ g Eiweiß} = 4,1 \text{ kcal} \qquad 1 \text{ g Kohlenhydrat} = 4,1 \text{ kcal}$$
$$1 \text{ g Fett} = 9,3 \text{ kcal} \qquad 1 \text{ g Alkohol} = 7 \text{ kcal.}$$

Es wurden dort, wo schweizerische Analysen oder Forderungen in der eidgenössischen Lebensmittelverordnung vorhanden sind, diese Zahlen zugrunde gelegt, sonst die Angaben von J. König, Nahrung und Ernährung des Menschen, Berlin 1926; H. Schall, Nahrungsmitteltabellen, Leipzig 1942; McCance and Widdowsen, Chemical Composition of Foods, Med. Res. Counc., Spec. Rep. Ser. Nr. 235, London 1942; Handbuch für Lebensmittelchemie, Berlin 1938.

3. Vergleich mit der Berechnungsweise anderer Tabellen. Die meisten anderen maßgebenden Tabellen der Nährwerte der Lebensmittel basieren auf dem eßbaren Anteil der tischfertigen Gerichte ohne Berücksichtigung, wieviel davon verdaulich ist oder nicht. Die Differenzen betragen je nach der Zusammensetzung der Lebensmittel und der Zusammenstellung der Mahlzeiten für

Calorien	Eiweiß	Fett	Kohlenhydrate
6—10%	5—15—40%	4—10%	2—5—10%.

Um in runden Zahlen zu rechnen, kann man annehmen, daß man in der eßbaren, tischfertigen Nahrung etwa 10%, in der Marktware etwa 20% mehr Calorien haben muß als unter Berücksichtigung der verdaulichen Werte.

Literatur.

1. Zusammenfassende Arbeiten.

ASCHENBRENNER: Diät bei Krankheiten des Magens und Zwölffingerdarms, 8. Auflage, Stuttgart: Thienemann 1950.

BERTRAM, F.: Die Zuckerkrankheit, Stuttgart: Georg Thieme 1947. — BOLLER: Die Behandlung des Magen- und Zwölffingerdarmgeschwürs, Wien: Urban & Schwarzenberg 1947.

BÜRGER, M.: Ernährungsstörungen, Ernährung als Heilfaktor in Handbuch für innere Medizin, 3. Auflage, Band 6, Teil 2, Seite 655, Berlin: Julius Springer 1944. — Die Lipoidosen, ebenda, Seite 807. — BUCHINGER, O.: Das Heilfasten und seine Hilfsmethoden als biologischer Weg, 4. Auflage, Stuttgart 1936.

DEMOLE, M. J., A. FLEISCH u. CL. PETITPIERRE: Ernährungslehre und Diätetik, Bern: Hans Huber 1948. — DUNCAN, G. G.: Diseases of metabolism. 2. ed., Philadelphia, London: Saunders & Comp. 1947.

GRAFE, E.: Die Krankheiten des Stoffwechsels und ihre Behandlung, Berlin: Julius Springer 1931. — GLATZEL, H.: Das Kochsalz und seine Bedeutung in der Klinik. Erg. inn. Med. 53, 1 (1937).

HEUPKE, W.: Diätetik, die Ernährung des Gesunden und des Kranken. Dresden u. Leipzig: Theodor Steinkopff 1945. Obstkuren und Obstsaftkuren bei Kranken und Gesunden. Frankfurt a. M.: Breidenstein Verlagsges. 1939.

JOSLIN, E. P., H. F. ROOT, P. WHITE, A. MARBLE u. C. C. BAILEY: The Treatment of Diabetes mellitus. Philadelphia: Lea u. Febiger, 1947. — JÜRGENSEN, CH.: Allgemeine diätetische Praxis. Kopenhagen u. Berlin 1927.

McLESTER, J.: Nutrition and diet in health und disease, 3. ed. Philadelphia: Saunders & Comp. 1937. — LÖFFLER, W., und F. KOLLER: Die Gicht in Handbuch der inn. Med., 3. Aufl., Band 6, Berlin: Julius Springer 1944.

MACH, R. S.: Les Troubles du metabolisme du sel et de l'eau. Lausanne-Paris 1946. — MIDDELMANN, W., u. J. HÜRTER: Die Ernährung des Kranken. Stuttgart: Wissenschaftl. Verlagsges. 1947.

v. NOORDEN, C., u. H. SALOMON: Handbuch d. Ernährungslehre. Berlin: Julius Springer 1920.

SCHENK, E. G., u. H. E. MEYER: Das Fasten. Stuttgart: Hippokratesverlag Marquardt & Co. 1939. — SCHENK, E. G., u. W. BENTZ: Durst und Fastenkuren mit besonderer Berücksichtigung der Schrothkur und des Teefastens. Stuttgart: Hippokratesverlag Marquardt & Co. 1940. — SCHLAYER u. PRÜFER: Lehrbuch der Krankenernährung. Berlin-Wien: Urban & Schwarzenberg 1935. — SCHMITT: Kochsalzersatzmittel und Gewürze in der Diätetik. Stuttgart: Wissenschaftl. Verlagsges. 1947.

VOLHARD, F., u. F. BORKELOH: Die kochsalzfreie Krankenkost. 11. Aufl. Leipzig: Joh. Ambr. Barth 1947.

Einzelarbeiten.

ARNOLD: Dtsch. Arch. klin. Med. 192, 182 (1944). — ASCHENBRENNER u. SCHWARDT: Dtsch. med. Wschr. 1950, 679. — AUFENBERG, V. ONDARZA u. GLATZEL: Dtsch. med. Wschr. 1947, 284.

BARNES: J. Amer. med. Assoc. 136, 299 (1948). — v. BERGMANN: Dtsch. med. Wschr. 1948, 621. — BICKEL: Schweiz. med. Wschr. 1947, 67. — BRUNSCHIG, BIGELOV u. NICHOLS: J. Amer. med. Assoc. 129, 441 (1945).

DORLY, KASER u. JONES: J. Nutrit. 33, 243 (1947). — DUISBERG: Med. Welt 1938, 595. EPPINGER: Wien. med. Wschr. 1942, 745.

FRIEDEBOLD: Die Praxis der Kochsalzbehandlung. Diss. Göttingen 1944.

GERTZEN: Brit. med. J. 1950, 1186. — GRÜTZ u. BÜRGER: Klin. Wschr. 1933, 373.

HACKENTHAL: Dtsch. Gesdh.wes. 1946, 728. — HARLICK u. KATZ: J. Labor. a. clin. Med. 34, 1427 (1949). — Amer. Heart 38. 336 (1949). — HENCH: J. Amer. med. Assoc. 116, 453 (1941). — HEINTZELMANN: Nord. med. 42, 1829 (1949). — HIMSWORTH u. GLYNN: Lancet 1944, 461. — HIRSCHBERGER: Dtsch. med. Wschr. 1950, 334.

ICKERT: Tuberkulosearzt 1947, 122.

KATSCH: Klin. u. Prax. 1946, 1. — KALK: Med. Klin. 1949, 1137. — KEMPNER: Amer. J. Med. 4, 545 (1948). — KOOP, DREW, RIEGEL u. RHOADS: Ann. Surg. 124, 1165 (1946). — KÜRTEN: Münch. med. Wschr. 1944, 171.

LANG, K. u. GRAB: Klin. Wschr. 1946, 37. — LINDENSCHMIDT: 55. Tagg. Dtsch. Ges. inn. Med. 1949. LUIKART: Amer. J. Obstetr. 52, 428 (1946).

MACH, R. S., u. E. MACH: Schweiz. med. Wschr. 1946, 531. — MACHELLA: Amer. J. Med. 7, 191 (1949). — MARRIOTT: Brit. med. J. 1947, 245. — MAY u. LOWE: J. clin. Invest. 1948, 226. — MELLINGHOFF: Z. exper. Med. 110, 423 (1941); 54. Tagg. Dtsch. Ges. inn. Med. 1948. —

Menga u. Early: J. Labor. a. clin. Med. 34, 1121 (1949). — Miller: J. Amer. med. Assoc. 129, 262 (1945). — Morrison: Ann. int. Med. 24, 645 (1946).

Nothaas: Med. Mschr. 1947, 343.

Palos u. Szima: Wien. klin. Wschr. 1946, H. 43. — Patek u. Post: J. clin. Invest. 1941, 481. — Patek: Bull. N. Y. Acad. Med. 19, 498 (1943). — Patek, Post, Ratnoff, Mankin u. Hillmann: J. Amer. med. Assoc. 138, 543 (1948). — Peck, Rosenfeld, Leiper u. Burmann: Arch. f. Dermat. 39, 126 (1939). — Perlman u. Millary: J. Amer. med. Assoc. 140, 865(1941). — Petzold: Ärztl. Wschr. 1946, 268; 1948, 60. — Plotz: J. Amer. med. Assoc. 139, 623(1949).

Ravdin, Thorogood, Riegel, Peters u. Rhoads: J. Amer. med. Assoc. 121, 322 (1943). — Rein: Med. Ges. Göttingen 31. 7. 1945.

Salomon: Schweiz. med. Wschr. 1947, 1106. — Schröder, Goldmann, Futscher u. Hunter: J. Amer. med. Assoc. 140, 458 (1949). — Sellers: Brit. med. J. 1947, 522. — Snapper: J. Amer. med. Assoc. 133, 157 (1947).

v. Uexküll: Z. klin. Med. 145, 117 (1949).

Wahi: Arch. of Path. 47, 119 (1949). — Weitzel: Ang. Chem. A. 60, 263 (1948). — Wheeler, Bridges u. White: J. Amer. med. Assoc. 133, 16 (1947).

Zenker, v. Campenhausen u. Kühner: 55. Tagg. Dtsch. Ges. inn. Med. 1949.

Physiologie und Pathologie der Ernährung des Säuglings.

Von

A. Nitschke-Tübingen.

Mit 1 Textabbildung.

Einleitung.

Die alte Erfahrung, daß der Säugling durch eine unzweckmäßige Ernährung viel früher und nachhaltiger zu stören ist, als der Erwachsene, daß ferner Erkrankungen, die zunächst gar nicht im Darmsystem lokalisiert sind, nur bei ihm sekundär zu Schädigungen Anlaß geben, weist auf bedeutungsvolle Besonderheiten in der Ernährungslage des Säuglings hin.

Zunächst wäre die *Gleichförmigkeit der Ernährung* während des Säuglingsalters hervorzuheben. Ein Säugling nimmt mit immer freudigem Behagen und Appetit monatelang eine Nahrung von unveränderter Zusammensetzung. Für den Erwachsenen würde ein solches Einerlei bald Abneigung, Widerwillen und Verstimmung auslösen. Er braucht — wenn auch für den einzelnen sehr verschieden ausgeprägt — den Anreiz einer wechselnden Kost, um sich wohl und voll leistungsfähig zu fühlen. Der gesunde Säugling bedarf solcher Reize nicht; Bedürfnisse dieser Art bleiben noch während der ganzen frühen Kindheit gering.

Viele neuropathische Säuglinge aber zeigen als eines der kennzeichnenden Merkmale ihrer fehlerhaften Entwicklung einen pathologischen Reizhunger. Es sind appetitlose, ungenügend trinkende und essende Kinder, die jedesmal auf einen Nahrungswechsel hin für einige Zeit befriedigend trinken und zunehmen. Aber meist nach kurzer Zeit läßt die Wirkung nach und muß durch einen neuen Reiz ersetzt werden. In der Vorgeschichte solcher Kinder ist schließlich alles an Einzel- und kombinierten Ernährungsformen versucht, was der Erfahrung und Phantasie der Mutter zugänglich war, bis endlich alle Möglichkeiten erschöpft sind. — Wieweit bei einer solchen schweren Abwegigkeit Anlagefaktoren des Kindes bestimmend sind, wieweit Mängel bei den Pflegepersonen des Kindes, wie etwa: Überforderung bezüglich der Nahrungsmenge, Überbesorgtheit und Unruhe oder Vernachlässigung und Gleichgültigkeit, hastige Ungeduld oder übertriebene, das Schlimmste erwartende Ängstlichkeit — ist nicht immer zu entscheiden. Wahrscheinlich ist das Versagen der pflegenden Personen der bedeutungsvollere Anlaß für solche Störungen. Man muß das daraus folgern. daß sehr häufig eine radikal durchgeführte Entfernung des Kindes aus der gewohnten Umwelt in eine andere, neue (Klinik, Heim, Pflegeeltern) die Störung in kurzer Zeit zum Verschwinden bringt.

Eine weitere Besonderheit drückt sich in der *Höhe des Nahrungsbedarfs* aus, die weit die des Erwachsenen übertrifft. Bei der Berechnung des Verbrauchs hat sich als einfachste und genügend zuverlässige Ausdrucksweise die Beziehung des Calorienbedarfs auf das Kilogramm Körpergewicht bewährt. Die Werte sind empirisch festgestellt und betragen für einen gleichmäßig gedeihenden Säugling je Kilogramm *(Gedeihquotient)* für das

$$\begin{array}{lll}
1.\ \text{Quartal} & 100\text{—}110 & \text{kcal/kg} \\
2.\ \text{\ \ \ ,,} & 90\text{—}100 & \text{,,} \\
3.\ \text{\ \ \ ,,} & 80\text{—}\ 90 & \text{,,} \\
4.\ \text{\ \ \ ,,} & 70\text{—}\ 80 & \text{,,}
\end{array}$$

Er setzt sich zusammen aus einem relativ hohen Wert für den Grundumsatz (Benedict und Talbot). Der Durchschnittswert des Neugeborenen (42 kcal/kg) steigt aus einstweilen noch ungeklärten Ursachen bis zu etwa 12 Monaten an auf ungefähr 57 kcal/kg und fällt dann langsam auf den Erwachsenenwert ab (24 kcal/kg). Wie die Tabelle des Gedeihquotienten zeigt, wird der Anstieg des Grundumsatzes im 1. Lebensjahr weit überdeckt von einem anderen, erheblich und rasch abfallenden Calorienverbrauch, in dem Wachstumsansatz, Muskeltätigkeit, spezifisch dynamische Nahrungswirkung und Wärmeregulation enthalten sind. (Die Spanne zwischen Grundumsatz und wirklichem Verbrauch beträgt in den ersten Monaten etwa 50 kcal/kg, gegen Ende des ersten Lebensjahrs nur noch etwa 15 kcal/kg.) Von den angeführten Durchschnittszahlen werden häufig nach unten und nach oben Abweichungen beobachtet, die von individuellen Faktoren einerseits, Schlafdauer und Muskelunruhe andrerseits bestimmt werden. Als bemerkenswerte klinische und exakt bestimmte (Schadow) Eigentümlichkeit sei hervorgehoben, daß entgegen der theoretischen Erwartung der Bedarf von Frühgeburten bei geeigneter (eiweißreicher) Nahrung nicht höher, eher niedriger liegt als der von ausgetragenen Säuglingen.

Bei schweren chronischen oder subchronischen Ernährungsstörungen, wie wir sie z. B. gehäuft nach dem Krieg erlebten, ist man nicht selten in der Gefahr, daß auch bei vorsichtigem Nahrungsaufbau die Toleranzgrenze überschritten und damit ein Rezidiv ausgelöst wird. Andererseits schädigt auch ein zu lange fortgesetzter Hunger den Säugling. Das Ziel in einer solchen Situation muß sein, wenigstens eine Nahrungsmenge zu erreichen, die gerade eben genügt, den vorgefundenen Bestand zu erhalten *(Erhaltungsquotient)*. Er liegt im

1. Halbjahr bei etwa 70 kcal/kg,
2. Halbjahr bei etwa 60 kcal/kg.

Das bedeutet bei Verwendung der üblichen Nahrungsgemische etwa 100 g Nahrung/kg (ergänzt durch Flüssigkeit). An dieser Grenze kann ohne Bedenken auch lange Zeit gewartet werden, bis der Allgemeinzustand eine zusätzliche Steigerung erlaubt.

Eine weitere Eigentümlichkeit des Säuglings zeigt sich in seiner Empfindlichkeit gegenüber der *Korrelation der Nährstoffe* untereinander. Vergleicht man die

Tabelle 1. *Zusammensetzung der Milch.*

	Eiweiß	Fett	Milchzucker	Asche	kcal
Frauenmilch . .	1,2	4,0	7,0	0,20	70
Kuhmilch . . .	3,5	3,5	4,5	0,75	66

Zusammensetzung der Frauenmilch mit der Kuhmilch in ihren Hauptenergieträgern, dann sind die einzelnen Nahrungsbestandteile in den beiden Milchen in Mengen enthalten, mit denen der Erwachsene sich mühelos gesund erhalten könnte. Der Säugling aber gedeiht trotz gleichen Caloriengehaltes mit unveränderter Kuhmilch sehr viel mangelhafter als mit Frauenmilch. Erst durch einen hohen Kohlenhydratzusatz (etwa 7%) wird die Kuhmilch in eine für die Ernährung geeignete Form übergeführt. Dieser hohe Kohlenhydratzusatz hat sich für alle Arten der künstlichen Ernährung als unbedingtes Erfordernis erwiesen. Auch für diese, aus der Erfahrung stammende, grundlegende Eigenart des jugendlichen Organismus wissen wir eine überzeugende Begründung nicht anzuführen.

Die hohe Calorienzufuhr ist zugleich mit einem außerordentlich großen *Flüssigkeitsbedarf* verbunden, der auch im Hunger unverändert hoch bleibt. Die Trinkmengen liegen zwischen 140 und 200 cm³/kg Körpergewicht. Es ist keine Seltenheit, daß ein Säugling von 5000 g 1000 cm³ Milch aufnimmt. Ein Erwachsener müßte bei 80 kg Gewicht 16 l verbrauchen! Diese sehr hohe Flüssigkeitsmenge betrifft vor allem das erste Halbjahr, sie fällt zum Ende des ersten Jahres stark ab und beträgt dann durchschnittlich nur noch 100—120 cm³/kg. Sie kann aber nicht wesentlich unterschritten werden, ohne daß schwere klinische Symptome sich einstellen: auch bei ausreichender Calorienzufuhr fängt das Gewicht nach vorübergehendem Stillstand zu fallen an, das Kind sieht krank aus, die Temperatur kann hoch ansteigen *(Durstfieber)* und hinzutretendes, wohl zentral ausgelöstes Erbrechen beschleunigt den Verfall. (Über die Pathogenese und Theorie siehe bei RIETSCHEL, FINKELSTEIN.) Es handelt sich um einen Vorgang, der am häufigsten beim sog. transitorischen Fieber stark abnehmender Neugeborener am 3. und 4. Lebenstag beobachtet wird. — Daraus ergibt sich die dringende Forderung, daß bei allen Krankheitszuständen des Säuglings, insbesondere bei Nahrungsverweigerung und Erbrechen, für eine genügende, zwischen 150 und 200 cm³/kg liegende Flüssigkeitszufuhr gesorgt werden muß. — Unter den Salzen liegt das *Kochsalz*angebot — besonders in der Frauenmilch — sehr niedrig; mit 0,05% wesentlich unter einer physiologischen Salzlösung. Die Gesamtaufnahme pro Tag beträgt immer weniger als 0,5 g. Auch in der Kuhmilch wird, wenn Milchverdünnungen gefüttert werden, nicht wesentlich mehr gegeben (in unverdünnter Milch 0,15%). Der Säuglingsorganismus verarmt viel rascher an Chloriden als der Erwachsene, weil durch saures Erbrechen oder durch chloridhaltige Durchfälle mit den relativ sehr großen Flüssigkeitsmengen (z. B. tägliche Brechmenge bis zu $^1/_{10}$ des Körpergewichts bei Pylorusspasmus) viel Kochsalz verloren wird. Als Beispiel sei ein Säugling mit hypertropher Pylorusstenose angeführt, der in der Rekonvaleszenz befindlich durch zweitägiges erneutes, nicht sehr heftiges Erbrechen in seinen Serumchlorwerten tief absank (zwischen 30. und 32. Tag). Daraus darf man für die Behandlung von Ernährungsstörungen

Tabelle 2. *Verhalten des Serumchlor und der Alkalireserve bei der Pylorusstenose.*

	Ausgangswerte	nach 6 Tagen	30. Tag	32. Tag
Alkalireserve	90,1	51	59,5	74,8
Cl mg-%	248	355	315	284

folgern, daß — etwa bei der Pylorusstenose — auch wiederholte Magenspülungen mit Tee zu erheblichen Chlorverlusten führen können. Die Chlorverluste können hier oder auch bei schweren Enteritiden zu ausgesprochenen *Salzmangelzuständen* führen mit Benommenheit, Erbrechen, Anurie und Adynamie (mit Erhöhung der Harnstoffwerte im Blut), einem Zustandsbild, das sich durch Kochsalzzufuhr verhältnismäßig rasch beheben läßt. Diese chloropriven Zustände sind sehr viel häufiger als im Erwachsenenalter, werden aber vielfach als solche nicht diagnostiziert.

Eine weitere, teilweise auch von der Art der Ernährung abhängige Besonderheit des Säuglings liegt in seiner *Acidose*neigung. Sie mag zum Teil von den hohen Anforderungen des Stoffwechsels mit zahlreichen sauren Zwischenprodukten abhängen, zum Teil auch einfach durch den Ansatz, der allgemein Ansatz eines alkalischen Gewebes bedeutet, im besonderen Baseneinsparung durch den geforderten Knochenaufbau, bedingt sein.

Nimmt man als einfachen Maßstab für die Säurevermehrung im Organismus den Abfall des Bicarbonats (Alkalireserve), so läßt sich zeigen, daß schon Hunger bei Teekost, den der Erwachsene ohne nennenswerte Acidose zu ertragen vermag, beim Säugling nach 24 Std. zu einer beträchtlichen, gelegentlich sogar bis ins dekompensiert acidotische Gebiet reichenden Säureanhäufung führt. Diese Hungeracidose wird zugleich von einem Abfall des Nüchternblutzuckers begleitet [bis auf 50% des Ausgangswertes (Heymann)], der sich in solchem Ausmaß ebenfalls nur beim Säugling und bis ins Kleinkindalter findet und wahrscheinlich mit der Acidoseneigung in Zusammenhang steht: Zulage von 3—5% Kohlenhydrat zum Tee verhindert die Übersäuerung durch Hunger weitgehend.

Beobachtet man die Senkung der Alkalireserve innerhalb von 24 Std. bei reiner Tee-Ernährung und Tee mit steigenden Kohlenhydratzusätzen, so ergeben sich folgende Durchschnittszahlen (Tab. 3).

Tabelle 3. *Senkung der AR in 24 Stunden in Prozent des Ausgangswertes.*

Tee mit KH-Zusatz in %	0	1	2	3	5	8	10
Senkung der AR	36	24	19	21	15	9	3

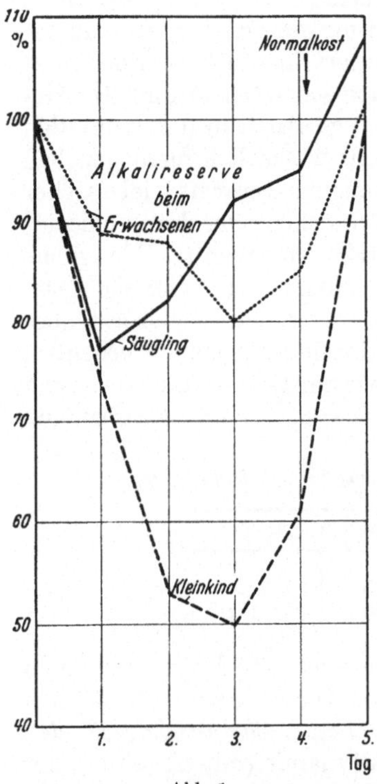

Abb. 1.
Das Verhalten der AR bei ketogener Kost in den verschiedenen Altersstufen.

Vielleicht ist hierin eine besondere Berechtigung für die altgeübte Verwendung von Schleimen während der Nahrungspause zu sehen. — Die Fähigkeit, diätetische Belastungen auszugleichen, die eine vermehrte Säurebildung zur Folge haben, scheint in komplizierter Weise altersabhängig zu sein. Sie läßt sich zeigen, wenn man in verschiedenen Altersstufen eine fettangereicherte, kohlenhydratarme Nahrung in gleichmäßiger auf die Gewichtseinheit bezogener Zusammensetzung anbietet (Abb. 1). Die Vergleichsnahrung enthielt 10% Fett, 2% Eiweiß, 3% Kohlenhydrate.

Die Mittelwertskurven für die Alkalireserve zeigen überraschend, daß bei dieser Kost die Acidoseneigung im Kleinkindesalter deutlich verstärkt ist gegenüber der Säuglings- und Erwachsenenzeit. Während der 4 Tage fortgeführten Beobachtungszeit passen sich außerdem die Säuglinge den veränderten Verhältnissen durch Ausgleichsvorgänge rascher und vollkommener an als der Erwachsene.

Die praktische Bedeutung der Bestimmung der Alkalireserve erhellt aus folgenden Beziehungen: Wenn pathologische Säuren auftreten, dann wird Bicarbonat als Kohlensäure abgeatmet. Die pathologische Säure tritt an Stelle des Bicarbonats, belegt mithin das ursprünglich durch Bicarbonat neutralisierte Alkali. Anders ausgedrückt: das durch Bicarbonat beschlagnahmte Alkali steht zur Bindung pathologischer Säuren zur Verfügung. Daher die Bezeichnung Alkalireserve. Es gilt (mit wenigen Ausnahmen) die Regel: je niedriger die Alkalireserve, desto mehr pathologische Säuren. Der tiefstmögliche Wert liegt bei AR 9 Vol-% CO_2. Er wird nicht selten erreicht im schweren, diabetischen Koma und bei der alimentären Intoxikation der Säuglinge. Im allgemeinen gilt wie für den Erwachsenen (Nissler), daß bis zu einer Alkalireserve von 30 Vol.-% CO_2 die Pufferungsfähigkeit des Blutes eine Veränderung der Reaktion verhindert, erst bei tieferen Werten wird die Reaktion meßbar ins Saure verschoben. Die Höhe der Alkalireserve zeigt also früher und genauer Störungen der Säure-Basen-Regulation an als die direkte Bestimmung der Reaktion.

In die bei acidotischen Stoffwechselschwankungen einsetzenden Regulationen werden häufig auch die Chloride und Gesamtbasen mit einbezogen, so daß die Vorgänge im einzelnen nur bei einer Gesamtanalyse der Serummineralien verfolgt werden können. Das schränkt aber den Wert der Bestimmung der Alkalireserve allein nicht grundsätzlich ein. Wir werden auf die klinische Bedeutung solcher Analysen bei der Besprechung der alimentären Intoxikation zurückkommen.

Die *motorischen Leistungen* sind den Bedürfnissen des Säuglings voll angepaßt und nicht wesentlich von denen des Erwachsenen unterschieden. Im Saugakt wirken saugende und auspressende Bewegungen zusammen. Brustwarze und ein Teil des Warzenhofs werden vom Mund umfaßt und zwar so, daß zwischen unterer Zahnleiste und Brust die Zunge leicht eingerollt gelegt wird. Durch Senken des Unterkiefers und Mundbodens entsteht ein Unterdruck, beim Heben wird vor allem durch ein leichtes Zurückziehen der angelegten Zunge die Milch ausgedrückt. Die Eröffnung der Sperrvorrichtung an den Ausführungsgängen kann sehr leicht, schon in der Vorbereitung zum Anlegen erfolgen, manchmal nur mit einiger Mühe zu erreichen sein, insbesondere wenn das Neugeborene noch nicht geschickt zu trinken gelernt hat (leicht- und schwergehende Brust). Da das Kind gleichzeitig mit dem Trinken und Schlucken atmet, meist im Verhältnis 1:1 (PEIPER), muß durch Zurücknehmen der Brust mit der Hand die Nasenöffnung frei gehalten werden. — Beim Trinken wird zugleich immer Luft geschluckt, zu deren Entfernung die Mutter ein oder zweimal während der Nahrungsaufnahme den Säugling hochnimmt. Es wird sonst im Liegen durch Ausdehnung der Luft häufig ein Teil der Milch gespuckt. Dieses Spucken wie auch reichlicheres Erbrechen wird dadurch begünstigt, daß offenbar der Kardiatonus verhältnismäßig schwach ist und Drucksteigerungen im Magen rückläufige Entleerungen zur Folge haben. Auch heftiges Erbrechen bleibt beim Säugling ohne Übelkeit; meist wird in einem einzigen oder mehreren rasch folgenden Ergüssen die Nahrung ausgeschüttet. Die Leichtigkeit und Mühelosigkeit des Ausbrechens fällt bis ins Kleinkindesalter besonders bei Neuropathen auf. Auch beim Regurgitieren der Nahrung, das vernachlässigten Säuglingen zur Gewohnheit werden kann, zeigt sich die Möglichkeit, wohl auf ganz geringen Rachenreiz hin die Nahrung rückläufig wieder hochzubringen. Allen diesen Formen des Erbrechens wirkt die Erhöhung der tonisierenden (peristolischen) Funktion des Magens entgegen, die durch Breifütterung, insbesonderem Zugabe von Gemüse und Kartoffelbreien zu verstärken ist. — Die Verweildauer der Frauenmilch im Magen ist kürzer als die der Kuhmilch ($2^1/_2$ gegen $3^1/_2$ Std. im Mittel), die Einzelschwankungen sind aber bedeutend. Der höhere Eiweißgehalt der Kuhmilch bedingt vor allem die länger dauernde Verdauungsanforderung an den Magen. Gemüse hat erst nach 4—5 Std. den Magen ganz verlassen. Auch für die Gesamtpassage bis zur Entleerung wird durchschnittlich weniger Zeit in Anspruch genommen 13 Std. im Mittel (schwankend zwischen 4 und 28 Std.), gegenüber 16 (5—48) Std. bei künstlicher Ernährung (Erwachsene 18—20 Std.). Die bedeutende Schwankungsbreite im einzelnen, ebenso wie die allgemeinen Unterschiede, sind hauptsächlich durch die verschieden lange Dauer der Dickdarmpassage bestimmt.

Es scheint eine nicht glücklich gewählte Bezeichnung, daß die *sekretorischen Leistungen*, wie viele andere Funktionen beim Säugling einer Auffassung SALGEs folgend als „werdende Funktionen" bezeichnet werden, wobei der Eindruck einer noch ungenügenden Funktion entsteht. In Wirklichkeit sind auch diese Leistungen den normalen Anforderungen völlig zugeordnet und für sie ausreichend. Sie verfügen darüber hinaus über so große Reserven, daß der Säuglingsorganismus mit einer so unphysiologischen Ernährung, wie sie die künstliche immer bleibt, nicht nur fertig wird, sondern dabei im allgemeinen ohne nachweisbare Störung gedeiht. Die fermentativen Spaltungen im Magen-Darmsystem erhöhen sich bei Frauenmilchernährung durch die Wirkung einer der Muttermilch mitgegebenen Prolipase, die durch Magensaft und gallensaure Salze aktiviert wird und im Magen und Dünndarm einen wesentlichen Anteil der Fettspaltung leistet (FREUDENBERG). Das dürfte deswegen von besonderer Bedeutung sein, weil die klinische Erfahrung stets zeigt, daß Nahrungen mit hohem Fettgehalt bei Ernährungsstörungen besonders bedenklich sich auswirken, die Fettverdauung mithin am ehesten und nachhaltigsten störbar ist. — Für die Eiweißverdauung greifen eine Reihe fermentativer Vorgänge schon im Magen ineinander: Das Casein fällt durch Labung (Pepsinwirkung) und Säuerung flockig aus und schließt in das fetthaltige Gerinnsel fettspaltende Fermente ein, die ihre weitere Wirkung im Dünndarm fortsetzen. Hauptsächlich wirksam in der Eiweißspaltung im Magen und im Dünndarm sind die Kathepsine, deren p_H-Optimum für die Spaltung viel günstiger liegt (3,8) als das Optimum für Pepsin (p_H 1,8) und Trypsin (p_H 8), da der Mageninhalt nur in den Endphasen der Verdauung so sauer und die Dünndarmchymusreaktion schwach sauer oder neutral, nur in den Wandbelägen alkalisch gefunden wird (BUCHS und FREUDENBERG). Das Endergebnis der Verdauung ist ein sehr vollkommenes: Im *Stuhl* sind nur geringe Fettmengen (etwa 5% der Zufuhr) und bei jungen, künstlich mit Stärkezusatz ernährten Säuglingen positive Jodproben nachweisbar. (Über die Wirkung der verschiedenen Zuckerarten siehe bei künstlicher Ernährung.) Die Stuhlbeschaffenheit bei Frauenmilch- und die bei Kuhmilchernährung differiert erheblich. Die Frauenmilchstühle sind wasserreicher, gelb-grün (Biliverdin), salbenartig, oft aber wesentlich dünner und dann auch schleimhaltig, riechen säuerlich, aromatisch und reagieren sauer (p_H 5—5,5); die Kuhmilchstühle werden fester, meist geformt entleert, sind bräunlich bis lehmfarben (Kalkseifen, Urobilin) und stinken faulig. Ihre Reaktion ist meist alkalisch (p_H 6—8). Die Unterschiede sind durch die verschiedene *Bakterien*besiedlung des Dickdarms bedingt. Der bei Geburt sterile Magen-Darmkanal fängt nach wenigen (2-4) Tagen an, die charakteristische, rasch zahlenmäßig zunehmende Bakterienbesiedlung aufzuweisen.

Da das Neugeborene das Vitamin K hauptsächlich einer Symbiose mit den Darmbakterien verdankt, fällt in dieser Zeit bis zum 4. oder 5. Lebenstag der vom Vitamin K-Bestand abhängige Prothrombinwert des Blutes unter Umständen tief in pathologische Bereiche ab, so daß eine typische, unter Umständen folgenreiche Gerinnungsstörung des Blutes sich entwickeln kann. Magen und Dünndarm bleiben beim gesunden Säugling dauernd keimarm; die Besiedelung beginnt im unteren Ileum und wird im Dickdarm sehr reichlich. Grundsätzlich sind in beiden Stuhlarten die gleichen Keime enthalten, aber im Frauenmilchstuhl überwiegen gärungserregende, säurebildende Keime (Bacillus bifidus, B. acidophilus und Enterococcus = Streptococcus lacticus) im Kuhmilchstuhl Fäulniserreger (Bacterium coli und Bact. lactis aerogenes, die beide unter bestimmten Umweltbedingungen auch in gewissem Umfang Gärung bewirken können) und Anaerobier (Gasbacillus Fraenkel, B. amylobacter, Putrificus, Proteus). Bei Darmstörungen jeder Art können vor allem Colikeime in die oberen Dünndarmabschnitte aufsteigen (Nachlassen der normalen bactericiden Kräfte des Dünndarms, dazu Störungen der Motilität?). Die lange Zeit umstrittene Frage nach der Auswirkung dieser Colibesiedelung scheint durch die neueren, günstigen Erfahrungen mit der Wirksamkeit von Antibioticis (Streptomycin, Chloromycetin) auf dyspeptische Störungen dahin entschieden zu werden, daß ihr für gewisse Gruppen von Erkrankungen eine pathogenetische Bedeutung zukommt.

Die natürliche Ernährung.

Die Ernährung des Säuglings an der Brust seiner Mutter ist durch keine andere Form der Ernährung gleichwertig zu ersetzen. Zwar liegt in den Ländern mit genügender pädiatrischer Erfahrung die Sterblichkeit der Brustkinder nicht mehr wesentlich unter der der Flaschenkinder, aber die natürlich Genährten gedeihen ungestörter, sehen im allgemeinen frischer aus und bleiben vor allem gegenüber infektiösen Erkrankungen viel weniger anfällig als die Flaschenkinder. Die Ursachen dieser Überlegenheit sind sehr komplexer Art. Daß der Säugling in allen seinen somatischen Funktionen auf diese ihm von Natur aus zukommende artgleiche Nahrung eingestellt und vorbereitet ist, daß für die Verdauung, den intermediären Stoffwechsel und den Ansatz wesentlich günstigere Vorbedingungen gegeben sind als bei der künstlichen artfremden Ernährung, ist sicher einer der wichtigsten Gründe. Das drückt sich z. B. darin aus, daß bei einem ungestört gedeihenden Brustkind der Eiweißbedarf je Kilogramm Körpergewicht mit etwa 2 g, bei einem künstlich ernährten Säugling erst mit 3—4 g gedeckt ist. Wahrscheinlich kann auch hierauf die Widerstandsfähigkeit gegen Infekte bezogen werden, wenn auch daneben für die ersten Wochen die Möglichkeit der Resorption von Abwehrstoffen zu bestehen scheint, die aus der Muttermilch stammend unverdaut die Darmwand passieren.

Sicherlich sind aber die überlegenen Erfolge des Stillens nicht nur auf dieses Abgestimmtsein der somatischen Funktionen des Kindes auf die von der Mutter gebotene Nahrung zu beziehen. Der körperliche Vorgang des Stillens als solcher, die Erfahrung der warmen mütterlichen Nähe, das geborgene Angenommensein, die unteilbare Zugehörigkeit zur Mutter vermitteln die Eigenart des kindlichen Lebensgefühls in einer Dichte, die sich bei der Flaschenfütterung in ganz gleicher Weise überhaupt nicht einstellen kann. Diese dem kindlichen Sein zugehörende Wechselseitigkeit der Bindung zwischen Mutter und Kind schließt beide gemeinsam ein und erschwert damit zugleich auch jene unrichtige und unerwünschte Distanzierung der Mutter, durch die so vielfach das frühkindliche Dasein gestört wird.

Während der Schwangerschaft baut sich die Milchdrüse unter dem Einfluß der Corpus luteum- und Placentarhormone durch Entwicklung des eigentlichen Drüsenparenchyms, das bis dahin kaum angelegt war, zu einem ausgedehnten drüsigen Organ auf, das aber mit seltenen Ausnahmen erst nach der Geburt zu sezernieren beginnt. Dieses Einsetzen der Lactation wird durch einen weiteren, hormonalen Vorgang eingeleitet: ein spezifisch die Sekretion auslösender Wirkstoff des Hypophysenvorderlappens tritt in Tätigkeit, dessen Abgabe aus der Hypophyse offenbar erst nach der Geburt, nach Ausstoßung der Placenta möglich wird. Es ist sehr wahrscheinlich, daß, nachdem die Lactation begonnen hat, die weitere Drüsentätigkeit unter normalen Bedingungen vom Bedarf des Kindes bestimmt wird: je ausgiebiger und kräftiger der Säugling trinkt, um so reichlicher die Milchproduktion. Nachlassen der Trinkmenge bewirkt Milchstauung und diese Verminderung der Neubildung von Milch. In anderer Form ausgedrückt bedeutet dies, daß regelmäßige und vollständige Entleerung der Brust den stärksten Anreiz zu erhöhter Drüsenleistung darstellt, daß dagegen bei ungenügender Entleerung, insbesondere wenn sie einige Tage fortgesetzt wird, die gebildete Milchmenge sich verringert und häufig die Lactation endgültig aufhört.

Hormonale Einflüsse scheinen gegenüber der Inanspruchnahme der Drüse durch den Bedarf des Kindes weit an Bedeutung zurückzutreten. Jedenfalls läßt sich eine ungenügende Lactation hormonal nicht steigern. — Auch die Ernährung der Mutter scheint nur bei langdauerndem Hunger Milchmenge und Zusammensetzung zu beeinflussen, so daß der Mutter während der Stillzeit nur eine normale, vitaminreiche Kost vorgeschrieben wird, die im übrigen von der Normalkost nicht abweicht.

Die zunächst während der ersten Tage vom Säugling aufgenommene Milch, die nur in geringen Mengen gebildet wird, unterscheidet sich durch die von Carotinoiden herrührende gelbliche Farbe und die Zusammensetzung wesentlich von der später sezernierten Milch (Vormilch, *Colostrum*). Im einzelnen zeigen die

Milchbestandteile erhebliche Schwankungen, der Eiweißgehalt liegt aber stets wesentlich höher als in der späteren Milch, er beträgt meist 4—5%, hauptsächlich Albumin bei geringem Caseingehalt; auch der Aschegehalt liegt mehr als doppelt so hoch wie in der Frauenmilch (0,45%).

Die *Zusammensetzung der Frauenmilch* ist in den nachfolgenden Tabellen gemeinsam mit den für die künstliche Ernährung gebrauchten Milchen (Kuh und Ziege) angeführt. Die Frauenmilch enthält wesentlich weniger Eiweiß als Kuh- und Ziegenmilch. Etwa je zur Hälfte setzt sich der Eiweißgehalt aus dem durch seine leichte Gerinnungsfähigkeit (Labung, Säuerung) ausgezeichneten Casein (0,6%) und aus Lactalbumin zusammen (0,5%); die hohen Kuhmilchwerte sind auf einen entsprechenden höheren Gehalt an Casein zu beziehen.

Tabelle 4. *Zusammensetzung verschiedener Milcharten.*

	Eiweiß %	Fett %	Milchzucker %	Asche %	kcal/100cm³
Frauenmilch	1,2	4,0	7,0	0,20	70
Kuhmilch	3,5	3,5	4,5	0,75	66
Ziegenmilch	3,7	4,0	4,5	0,85	70

Über die Einzelbestandteile der *Asche* unterrichtet die nachfolgende Tab. 5.

Tabelle 5. *Mineralgehalt der Milch.*

	Mineralien in mg-%							
	Na	K	Ca	Mg	Fe	Cl	P	Citronensäure
Frauenmilch	14	53	30	4	0,15	30	15	120
Kuhmilch.	45	160	126	12	0,18	126	98	250
Ziegenmilch.	79	145	128	12	0,21	128	100	150

Bemerkenswert sind der sehr geringe Eisengehalt der Milchen und die niedrigen Chloridwerte.

Der *Vitamingehalt* schwankt mit der Ernährung, zeigt aber gewisse konstante Unterschiede, unter denen besonders auf den hohen Vitamin C-Gehalt der Frauenmilch hinzuweisen ist. Vitamin D wird in beiden Milchen nur in Spuren gefunden.

Tabelle 6. *Vitamingehalt der Milch.*

	Vit. A. u. Carotine I. E./100	Vit. B$_1$ γ-%	Vit. B$_2$ γ-%	Nicotinsäure γ-%	Vit. B$_6$ γ-%	Vit. C mg-%
Frauenmilch. .	30—60	30—60	160	25—50		4—7
Kuhmilch . . .	30—60	30—75	200—300	100—600	100—300	0,5—2,5

Abgesehen vom Vitamingehalt dürfte die quantitative Zusammensetzung der Frauenmilch nur wenig von der Nahrungsaufnahme der Mutter abhängen. Unterernährung, insbesondere bei gleichzeitigem Fettmangel, kann den durchschnittlichen Fettgehalt vermindern, der Zuckergehalt dagegen bleibt stets gleichmäßig und auch die Eiweißkonzentration scheint nur ganz selten abzufallen. Nachkriegsbeobachtungen — aus der Hungerzeit stammend — bei jungen Säuglingen, die trotz Brustnahrung atrophisch geworden waren, machen es uns aber wahrscheinlich, daß bei langdauernden Eiweißmangelzuständen der Mutter im Eiweißgehalt der Milch qualitative Störungen bestehen können, die normales Gedeihen und normalen Ansatz verhindern.

In der Milch lassen sich regelmäßig bei der einzelnen Mahlzeit typische Veränderungen des Fettgehalts feststellen: Nach fettarmen Anfangsportionen (etwa 2%) steigt der Gehalt gegen Ende des Trinkens bis auf 7% an. Häufig enthält auch die Morgenmilch nach der Nachtpause (im Mittel) bei größerer Gesamtmenge wesentlich weniger Fett, als die späteren Mahlzeiten.

Die übrigen Milchbestandteile werden gleichmäßig und von diesen Schwankungen unabhängig ausgeschieden.

Den ersten Tag nach der Geburt bieten wir den Neugeborenen keine Nahrung an. Das *Anlegen an der Brust* geschieht dann in regelmäßigen, gleichmäßigen Abständen um 6 Uhr morgens beginnend, alle 4 Std. und um 22 Uhr nachts endend, also 5mal am Tag mit einer achtstündigen Nachtpause. Diese Anordnung nimmt also nicht unmittelbar Rücksicht auf die Bedürfnisse des Säuglings, sondern fügt ihn von Anfang an in eine feste Ordnung, an die er sich nach einiger Zeit gewöhnt. Das hat den Vorteil, daß sich eine Regelmäßigkeit für Mutter und Kind ergibt, die man, da unser Leben ja nie ein „natürliches" im eigentlichen Sinne sein kann, durchaus zu vertreten berechtigt ist. An vielen Orten paßt man sich in neuerer Zeit dem Hunger und somit den individuellen Bedürfnissen des Säuglings an und erreicht auch damit meist nach einiger Zeit einen regelmäßigen Turnus. Wahrscheinlich wäre es nach der Erfahrung bei Völkern ohne besondere Stilltechnik für die Leistung der Brustdrüse zweckmäßiger, häufiger als fünfmal anzulegen, weil der oft wiederholte Saugreiz die Lactation anregt. Jedenfalls kann man in den ersten Wochen unbedenklich die Zahl der Mahlzeiten auf mehr als fünf erhöhen und bei Unruhe und Hunger auch einmal während der Nacht stillen.

Beim Anlegen ist darauf zu achten, daß der Warzenhof teilweise von den Lippen des Kindes mitgefaßt wird, damit eine leichte Entleerung erreicht werden kann. Außerdem muß die Nase frei bleiben, weil Trinken und Atmen in gleichmäßigem Wechsel sich ablösen, ohne daß die Brust losgelassen wird. (Über die motorischen Vorgänge beim Trinken s. S. 331).

Manche Brüste beginnen mit der Sekretion schon früher als das Kind trinkt, manche kommen trotz reichlicher Füllung schwer in Gang. Zur Erleichterung für das Kind empfiehlt sich dann vorherige leichte Massage und Abdrücken einer geringen Milchmenge.

Der kräftig trinkende, hungrige Säugling nimmt den Hauptanteil der Nahrung während der ersten 5 min auf, danach nur noch geringe Mengen, so daß er 15 oder höchstens 20 min trinken soll. Meist schläft er, wenn er satt ist, noch an der Brust ein. Soll die aufgenommene Milchmenge bestimmt werden, so wiegt man ihn bei unveränderter Kleidung vor und nach dem Anlegen.

Die *Trinkmengen* steigen in den ersten Wochen allmählich an, man kann sie nach der einfachen Formel (Tage — 1) × 70 etwa ausrechnen. Ende der ersten Woche beträgt sie also durchschnittlich 500 g. Doch sind gerade in der Anfangszeit die Schwankungen sehr beträchtlich. Bei geringen Mengen soll man, wenn das Neugeborene nicht abnimmt, bei häufigerem Anlegen mindestens 14 Tage zuwarten, weil oft noch verspätet eine ausreichende Sekretion einsetzt.

Die bei normalen, gut gedeihenden Säuglingen festzustellenden Trinkmengen liegen zwischen 130 und 200 cm³ je Kilogramm Körpergewicht, meist bei 160 cm³/kg, sind also in ihrer Quantität weitgehend durch die Verschiedenheiten des Körpergewichtes bestimmt. Jedoch sind auch andere Faktoren wie Bewegungslust und Schlafdauer deutlich mitbestimmend. Entsprechend dem Abfall des Gedeihquotienten von 100—110/kg auf 70/kg während des ersten Lebensjahres vermindert sich auch die Trinkmenge, doch ernähren wir von $^1/_2$ Jahr ab nicht mehr ausschließlich mit Muttermilch. Als anzustrebendes Ziel gilt, den Säugling, wenn möglich, $^1/_2$ Jahr voll zu stillen. Das Mindeste, was wir zu erreichen versuchen, ist die ausschließlich natürliche Ernährung während der ersten 3 Monate.

Aber auch dem stehen oft unüberwindliche Schwierigkeiten entgegen, weil das Erreichbare abhängig ist von der *Stillfähigkeit* und dem *Stillwillen* der Mutter. Daß die Stillfähigkeit bei einem starken, von echter Mütterlichkeit bestimmten Stillwillen wesentlich höher läge, als dies heute der Fall ist, ist unbezweifelbar. Trotz der anerkannten und kaum bestrittenen hohen Bedeutung der natürlichen Ernährung scheint es bei aller aufklärenden Bemühung nicht zu gelingen, die Stillergebnisse wesentlich zu heben. Zwar hat wohl die Zahl der Mütter, die ausdrücklich nur kurz oder gar nicht stillen wollen, abgenommen; aber unter dem Bild vielgestaltiger Klagen und körperlicher Krankheitssymptome verbirgt sich das unsichere Verhältnis der Mutter zu ihrem Kind und eine meist nicht bewußte Abneigung zu stillen. Von den Beschwerden, über die zahlreiche Mütter als Folge des Stillens klagen: Brustschmerzen, Kreuzschmerzen, Mattigkeit, Entschlußunfähigkeit und Lustlosigkeit sind wohl die wenigsten durch die Still-Leistung als solche bedingt. Viel häufiger drückt sich in ihnen die neurotische Überängstlichkeit der Mutter, ihre ständige Sorge um sich selbst, um ihr Wohlergehen aus, eine Form der Befangenheit in sich und das eigene Schicksal, in die persönlichen Wünsche und Hoffnungen, die das einfache, freudige und dienende Da-Sein für das Kind sich nicht entfalten läßt. Die oft tiefreichende Störung zwischen Mutter und Kind, die einer solchen Haltung zugrunde liegt, kann Anlaß zu unüberwindlichen Stillschwierigkeiten geben. Die dabei festzustellende *Hypogalaktie* ist ein vieldeutiges Symptom. Sehr häufig ist sie Folge zu frühzeitiger Flaschenzufütterung. Nicht wenige Entbindungsanstalten scheuen die Mühe, die es erfordert, die bestmöglichen Sekretionsleistungen zu erreichen, oder sie legen Wert auf einen raschen Wiederanstieg des Gewichts nach der Abnahme der ersten Tage und füttern vorzeitig künstliche Nahrung zu. Die ganze mögliche Drüsentätigkeit wird auf solche Weise überhaupt nie erreicht. Die sich einstellende begrenzte Lactation kann nach der Entlassung aus der Anstalt gewöhnlich nicht mehr gefördert werden. Sind die Bemühungen in den Anstalten aber intensiv und konsequent, so sind fast alle Mütter, wenigstens für diese erste Zeit, imstande, voll zu stillen. Auch bei Verminderung der Zahl der Mahlzeiten auf 2 oder 3 täglich, die aus sozialen Gründen oft nicht zu vermeiden ist, sinkt die Milchmenge durch eine relative Milchstauung meist bald ab, selbst dann, wenn jedesmal beide Seiten geboten werden. Daneben gibt es aber eine echte primäre Hypogalaktie, bei der keine Ursache für die geringe, nie zureichende Milchmenge gefunden werden kann.

Die Vermutung, daß die Milchmengen unzureichend seien, bedarf zunächst einer möglichst einwandfreien und genauen Bestätigung. Voraussetzung ist eine mangelhafte Gewichtsentwicklung des Säuglings. Steht fest, daß er gesund ist und die Brust austrinkt, die Störung also nicht bei ihm liegt, dann soll versucht werden, die tatsächlich getrunkene Milchmenge festzustellen. Zuverlässige Resultate ergibt die Wägung sämtlicher Mahlzeiten während eines Tages. (Bestimmung von ein oder zwei Mahlzeiten und Berechnung für den ganzen Tag führt bei der verschiedenen Größe der einzelnen Trinkportionen zu falschen Werten!) Einen brauchbaren Anhalt gewinnt man auch aus der nach einer Woche wiederholten Wägung des Körpergewichts: Bei Zufuhr von nur 110—120 cm³/kg Frauenmilch bleibt das Gewicht stehen. Bei geringer Zu- oder Abnahme läßt sich die Trinkmenge entsprechend abschätzen. Ist das Defizit gegenüber dem errechneten Bedarf nicht zu groß (100—200 g insgesamt), dann braucht zunächst nicht zugefüttert zu werden, insbesondere bei einem noch jungen Säugling. Man kann die Zahl der Mahlzeiten um ein oder vorübergehend um zwei erhöhen oder — weniger wirksam — an beiden Seiten nacheinander trinken lassen, an der zweiten Seite dabei nur kurz.

Ist die Brustdrüse der Mutter sehr wenig ergiebig, dann hat man oft zu entscheiden, ob das Stillen noch lohnt oder nicht. Besonders bei jungen Säuglingen ist eine Gesamtmenge von 200 g sicher noch bedeutungsvoll; bei einer Tagesproduktion von 100 g und weniger kann auf weiteres Stillen verzichtet werden.

Muß nachgefüttert werden (Zwiemilchernährung), dann ist es zu empfehlen, jedes Mal nach der Brustmahlzeit die fehlende Menge über den Tag verteilt nachzugeben (Auswiegen der Einzelmahlzeit ist nicht notwendig). Ersetzt man ein oder zwei Brustmahlzeiten durch künstliche Nahrung, so geht meist durch Milchstauung während der verlängerten Pausen die Milchsekretion zurück. Damit der Säugling durch eine mühelos trinkbare Flaschenmilch nicht von der Brust abgeht, soll ein schwer gehender Sauger verwendet oder noch zweckmäßiger das fehlende Quantum als $^1/_2$ oder $^2/_3$ Milchbrei mit dem Löffel gefüttert werden.

Sonstige Stillschwierigkeiten: Offene Tuberkulose der *Mutter* bedingt nicht nur Stillverbot, sondern völlige, auch räumliche Trennung des Kindes von der Mutter. Bei schweren Infektionskrankheiten hört die Stillfähigkeit meist von selbst auf. Im Einzelfall wird man von der Gefährdung des Kindes aus gesehen das Anlegen verbieten oder gestatten. Besondere Sorgfalt sollte bei der Anfälligkeit der Säuglinge darauf verwendet werden, daß katarrhalische Infekte aus der Umgebung nicht auf das Kind übertragen werden.

Von der Mutter aus können Hohlwarzen das Trinken unmöglich machen. Die Saughütchen vermögen den Mangel oft nur unvollkommen auszugleichen, so daß Milchstauung und Rückgang droht. Es ist deshalb wie bei jeder Art von Milchstauung oder Trinkunvermögen des Kindes *Abpumpen* oder *Abspritzen der Milch* angezeigt.

Beim Abspritzen, dem einfacheren und bei Übung sehr wirksamen Verfahren, wird die Brust mit der einen Hand gehalten, die andere liegt mit dem Daumen über, mit den übrigen Fingern unterhalb der Brustwarze. Nach leichter Massage des Warzenhofs wird durch Druck und streichende, zur Mamille hin gerichtete Massage die Milch im Strahl entleert, durch einen Trichter aufgefangen und in einer Flasche gesammelt. Zum Abpumpen verwendet man entweder kleine, mit der Hand zu bedienende oder elektrische Pumpen, die den Saugdruck zu regulieren gestatten.

Häufiger wird das Anlegen und Trinken durch kleine, sehr schmerzhafte, beim Trinken entstandene Einrisse an der Brustwarze behindert *(Rhagaden)*, die besonders bei ungeschickt trinkenden Kindern entstehen. Ätzen mit 3—5%igem Argent. nitric. anästhesiert und heilt nach kurzem Schmerz und ist geeigneter, als nur anästhesierende Salben. Über Nacht empfiehlt sich die Anwendung von Lebertransalbe. Im übrigen wird die Brustwarze nur vor und nach dem Trinken mit reinem Wasser abgewaschen.

Die tiefsitzenden Entzündungen der Brust *(Mastitis)* bedürfen der Ruhigstellung und des Hochbindens und haben fast immer das Erlöschen der sekretorischen Tätigkeit der erkrankten Brust zur Folge.

Der *Säugling* kann anatomisch durch Mißbildungen, vor allem durch Gaumenspalte am Selbsttrinken verhindert sein. Es ist dabei zweckmäßig, zunächst mit der Sonde zu ernähren. Später lernen die Kinder, trotz der Mißbildung aus der Flasche zu trinken. Die Hauptschwierigkeiten liegen für den Säugling in der Anfangszeit, bis er das Trinken richtig gelernt hat. Es gibt ausgesprochen trinkungeschickte, meist unruhige und leicht erregbare Säuglinge; daneben trinkfaule, die schon nach wenigen Minuten an der Brust einschlafen oder die Brust nicht richtig nehmen wollen. In beiden Fällen hilft nur Geduld, Ruhe und Gleichmäßigkeit. Die Zahl der Mahlzeiten darf bis auf sieben erhöht werden. Schließlich sind diese Störungen immer zu überwinden. Damit die Drüsentätigkeit aber während dieser Zeit erhalten wird oder in Gang kommt, ist für regelmäßige Entleerung der Brust zu sorgen.

Zu erwähnen wäre hier, daß auch jede Behinderung der Nasenatmung das Trinken sehr erschwert, weil dann das Kind zum Luftholen jedesmal die Brust loslassen muß. Ist die Ursache der Verlegung — wie meist — ein Schnupfen, dann läßt sich durch abschwellende, kurz vor dem Stillen gegebene Nasentropfen (z. B. Privin oder ähnliches) abhelfen.

Die Stillfähigkeit kann, wenn regelmäßig an der Brust getrunken wird, jahrelang durchgehend erhalten bleiben. Jedoch hat die Erfahrung gezeigt, daß man zweckmäßig mit dem *Abstillen* etwa am Ende des 6. Monats beginnt. Zuvor kann (vom 3. Monat an) der Säugling einige Teelöffel frischen, rohen Saft erhalten (Apfelsine, Citrone, Traube, Johannisbeere, Tomate) oder geriebene Früchte (Apfel, Banane) und muß während der Wintermonate mit Vitamin D versorgt werden, da Brusternährung nicht vor Rachitis bewahrt.

Das Abstillen soll langsam erfolgen: etwa alle 4 Wochen wird eine Brustmahlzeit durch künstliche Nahrung ersetzt, so daß der Säugling mit 10 bis 11 Monaten ganz umgesetzt ist. Wenigstens soll 8 Tage gewartet werden, bis eine weitere Mahlzeit umgetauscht wird. Je rascher abgestillt wird und je jünger das Kind ist, desto häufiger stellen sich — besonders in der heißen Jahreszeit — Störungen, vor allem Durchfallserkrankungen *(Abstilldyspepsie)* ein, die bei jungen Kindern zu bedrohlichen Krankheitsbildern überleiten können.

Wird der Säugling regelrecht mit $^1/_2$ Jahr beginnend abgestillt, so ist es empfehlenswert, ihn überhaupt nicht mehr an Flaschennahrung zu gewöhnen. Man beginnt dann damit, daß um 14 Uhr eine Gemüsemahlzeit (200—300 g) gegeben wird: Möhren, Blumenkohl, Spinat, Wirsing puriert, calorisch angereichert durch eine Einbrenne mit 5—10 g Butter und Mehl oder durch $^1/_3$—$^1/_2$ Kartoffelbrei mit 5—10 g Butter; zunächst wird probeweise vorgefüttert und dann die Brustmahlzeit ersetzt. Dem Gemüse kann täglich oder jeden 2. Tag ein halbes bis ein ganzes Eigelb zugegeben werden oder 1 Eßlöffel mageres, passiertes Fleisch, bevorzugt leicht angebratene Leber. Danach wird um 18 Uhr ein Vollmilchbrei mit 8% Mondamin und frischem Saft gegeben (200—250 g). Als dritte Mahlzeit früh 10 Uhr einen Obstbrei bestehend aus rohem geriebenem und geschlagenem Obst und Zwiebäcken, eingeweicht in Wasser oder Milch. Zuletzt wird anstelle der Frühmahlzeit 200 g Milch mit 5% Zucker geboten, die aus der Tasse getrunken oder auch durch eingelegtes Brot oder Zwieback gedickt mit dem Löffel gefüttert wird.

Unter geringer Verschiebung der Zeiten nimmt das Kind dann 4 Mahlzeiten. Man kann damit auch schon früher beginnen, falls das Kind die letzte Mahlzeit um 22 Uhr nicht mehr trinken mag. Die Gesamtmenge an Vollmilch soll dabei höchstens $^3/_4$ l betragen.

Störungen bei der natürlichen Ernährung: Neben der Hypogalaktie ist die häufigste, besonders in den ersten Wochen sich einstellende Störung eine hartnäckige Dyspepsie mit 4—6 dünnen, fast wäßrigen, meist grünen Stühlen. Die Säuglinge gedeihen dabei gewöhnlich ungestört, werden aber häufig wund. Diese Anomalie, die offenbar auf einer abnorm raschen Dickdarmpassage beruht, ist zwar lästig aber unbedenklich. Man kann sie gewöhnlich durch Vorfütterung von Eiweiß (Plasmon) — jeweils 2 g in Tee vor der Mahlzeit gegeben — beseitigen.

Parenterale und vor allem enterale Infekte können wie bei den künstlich genährten Säuglingen akute Dyspepsien auslösen, jedoch verlaufen sie bei den Brustkindern im allgemeinen leichter und günstiger.

Bei den Dystrophien neuropathischer Brustkinder, die ständig Trinkschwierigkeiten machen und zu Infekten neigen, ist vom Absetzen dringend abzuraten. Die Schwierigkeiten vermehren sich noch bei künstlicher Nahrung. Allein bei der generalisierten Form der Seborrhoe, der Erythrodermia desquamativa

(LEINER), bei der sich neben den Hauterscheinungen bei ausschließlicher Muttermilchnahrung chronische Durchfälle und Dystrophie entwickeln, empfiehlt es sich, entweder die Muttermilch abzudrücken und zu entfetten oder die Muttermilch auf $^1/_3$ der Nahrungsmenge zu reduzieren und den Rest als künstliche Nahrung zu geben (Buttermilch).

Die künstliche Ernährung.

Als Hauptnahrungsmittel für die künstliche Ernährung des Säuglings findet fast ausschließlich *Kuhmilch* Verwendung. (Zusammensetzung s. S. 334.) Damit sie für die Säuglingsernährung geeignet sei, sind besondere Anforderungen zu stellen. Sie muß einen Mindestfettgehalt von 3,2% haben, soll möglichst keimarm gewonnen und filtriert sein und keimarm bis zur Verwendung bleiben, wenn möglich soll sie aus einem tuberkulosefreien Stall stammen.

Zum Nachweis genügender Keimarmut: die Milch darf nach Zusatz des doppelten Volumens von 68%igem Alkohol nicht gerinnen und Methylenblaulösung in 5 Std. nicht entfärben (SCHARDINGER-JENSEN).

Das Auswachsen von Keimen (vor allem Coli, Streptococcus lacticus) wird durch Tiefkühlung der Milch möglichst vermieden; die Milch selbst wird in Molkereien pasteurisiert (63—65°) oder kurz hoch erhitzt (74 bzw. 85°) und wieder gekühlt. Die so erhitzten Milchen sind frei von pathogenen Keimen (Typhus, Tuberkulose, Streptococcus, Bang), enthalten aber noch die Sporen der Anaerobier, deren nachträgliches Auswachsen die Milch durch Peptonisieren der Eiweißkörper bitter und unverträglich werden läßt (Heubacillen). Eine besonders sorgfältig vorbehandelte Milch wird als Säuglings- oder Vorzugsmilch verkauft. Im Haushalt sollte ein erneutes Abkochen dieser sterilisierten Milch vermieden werden. Bei den ungünstigen Lieferbedingungen während der heißen Jahreszeit ist dies und die damit bedingte Ascorbinsäureverminderung aber oft unvermeidlich.

Sehr geeignet als Säuglingsnahrung sind alle Formen von pulverisierten *Trockenmilchen* (12,5 g Vollmilchpulver ergeben mit Wasser 100 g Vollmilch). Sie machen von Lieferung und Jahreszeit unabhängig, sind praktisch keimfrei und sehr haltbar. Auch die (evaporierten) gezuckerten *kondensierten Milchen* (auf $^1/_3$ bis $^1/_4$ eingeengt) können mit Erfolg Verwendung finden, wobei ihre gute Verträglichkeit (feinflockige Caseingerinnung) besonders hervorgehoben wird.

In begrenztem Umfang findet auch Ziegenmilch Anwendung als Säuglingsmilch (Zusammensetzung s. S. 334). Sie ist durchaus brauchbar, falls die lactierenden Tiere ausreichend ernährt sind und Beikost gegeben wird. Eine anämisierende Wirkung (Ziegenmilchanämie) scheint nur der Milch unzureichend und einseitig gefütterter Ziegen zuzukommen.

Bei der Herstellung von Säuglingsmilchen sind zwei *Grundregeln* zu beachten. Die erste, entscheidende besagt, daß jede der künstlichen Ernährung dienende Milch die notwendigen hohen Kohlenhydratzusätze erhalten muß (im allgemeinen 5% Zucker und 2—3% eines hochmolekularen Kohlenhydrats). Sie dürfen nur vorübergehend (bei dyspeptischen Zuständen) aus der Nahrung ausgeschaltet werden. Die zweite Regel — ursprünglich aus der Beobachtung bei der Anwendung von Buttermilch gewonnen — drückt die Erfahrung aus, daß gesäuerte Milchen, genauer gesagt: Milchen, die feinflockig geronnenes Casein enthalten, deutlich bekömmlicher sind als ungesäuerte Milchen. Die Säuerung wird bakteriell bewirkt (Buttermilch) oder durch Zusatz schwacher organischer Säuren; am häufigsten wird Citronensäure in einer Konzentration von 0,5% verwendet (z. B. in Form von Citretten). Die Gerinnung kann auch fermentativ bewirkt werden (z. B. Eiweißmilch); doch ist die Gerinnung durch Säurezusatz sehr viel einfacher in der Herstellung und in der Wirkung gleichwertig.

Die Bedeutung dieser Säuerung kann wesentlich darauf bezogen werden, daß bei Süßmilchen zur Verdauung der stark puffernden Eiweißkörper eine umfangreiche Magensaftproduktion erforderlich ist, die sich in Säuremilchen, teils durch den Säuregrad der Milch, teils durch die feindisperse Ausflockung, beträchtlich vermindert. — Außerdem hemmt die saure Reaktion der fertig hergestellten Milch das sekundäre Auswachsen von Keimen; ein Vorteil, dessen Bedeutung vor allem in der heißen Jahreszeit nicht zu unterschätzen ist. Im ganzen wird durch die auf diese Weise bewirkte feinflockige Gerinnung des Caseins der hohe Eiweißgehalt der Kuhmilch (3,5% gegenüber 1,2% in Frauenmilch) so verträglich, daß er auch sehr jungen und empfindlichen Säuglingen z. B. in Form von Buttermilch oder gesäuerter Vollmilch mit Vorteil angeboten werden kann.

Von den übrigen Bestandteilen der Kuhmilch wirkt der hohe *Salzgehalt* durch Erleichterung der Wasserbindung ausgesprochen ansatzfördernd.

Der *Fettgehalt* nimmt in der Ernährung eine besondere, ambivalente Stellung ein: fettreiche Milchmischungen bewirken einen gleichmäßigen festen Ansatz. Die Säuglinge gedeihen nicht nur erfreulich, sondern sehen auch blühend und gesund aus. Aber fettreiche Nahrungen können gefährlich werden: sie begünstigen die Entwicklung schwerer dyspeptischer, mit Erbrechen verlaufender Erkrankungen. Diese Gefahr ist so groß, daß bei allen Ernährungsstörungen, bei denen gleichzeitig Durchfälle bestehen, Heilnahrungen gegeben werden, die fettfrei oder sehr fettarm sind. Sogar der Fettgehalt der Frauenmilch kann für schwere Störungen dieser Art zu hoch sein, so daß sie entrahmt werden muß. Fettreiche Nahrungen dürfen also nur bei darmgesunden Säuglingen verordnet werden, auch wenn das Fett in einer verhältnismäßig geeigneten Form angeboten wird (z. B. Buttermehlnahrung, Buttermilcheinbrenne).

Ernährungstechnisch von größter praktischer Bedeutung ist die Verwendung der richtigen *Kohlenhydratzusätze* in der richtigen Konzentration.

Zur Säuglingsernährung werden verwendet: Milchzucker, Rübenzucker, Traubenzucker, Nährzucker, Mehle und Schleime, Malzextrakt. Der Zuckergehalt soll mindestens 5% betragen. Nicht wenige gesunde Säuglinge gedeihen erst richtig bei einem Angebot von 8 oder 10%. Mengen unter 5%, sofern der Gehalt an einem zweiten Kohlenhydrat nicht entsprechend erhöht wird, führen sehr häufig zu Gedeihstörungen, Neigung zu Obstipation und einer erhöhten Anfälligkeit gegenüber der D-Avitaminose und wohl auch gegenüber infektbedingten Dyspepsien. Jedenfalls finden sich in der Anamnese von Kindern mit schweren Dyspepsien auffallend häufig Milchmischungen mit zu niedrigem Zuckergehalt.

Der Milchzucker, gewöhnlich als Racemat im Handel (Mischung von α- und β-Lactose) hat abführende Wirkung. Zur Säuglingsernährung ist er deswegen als Zusatz ungeeignet, falls nicht eine Neigung zu Obstipation bekämpft werden soll. Ob die reine β-Lactose (mit Begünstigung der Bifidusflora im Darm) — als Aletobiose erhältlich — dem racemischen Milchzucker deutlich überlegen ist, muß erst die weitere Erfahrung zeigen. Der Rübenzucker kann für die Mehrzahl der gesunden Säuglinge Verwendung finden. Im ersten Trimenon und bei Frühgeburten ist Traubenzucker (z. B. Dextropur) als sicherer zu empfehlen, weil er leichter resorbierbar ist und eine gewisse vorbeugende Wirkung gegen Durchfälle hat. Noch geeigneter wegen einer relativen, antidyspeptischen Wirksamkeit sind die sog. Nährzucker. Das sind Gemische von ungefähr gleichen Teilen Dextrin und Maltose (Soxhlet-, Lactana-, Löflund-, Alete-Nährzucker). Bei Durchfallsstörungen und Neigung zu Durchfällen wird also der Milch Nährzucker beigegeben.

Neben dem Zucker erhält die Nahrung regelmäßig einen Zusatz von Schleimen (Hafer, Reis, Gerste etwa 3%) oder Mehlen (Weizenmehl 3—5% für ältere Säuglinge, Maismehl, z. B. Mondamin 2%, Reismehl 3%, geröstete, dextrinisierte Mehle: Kindermehl).

Die Schleime benötigen eine lange Kochzeit, sind also nur für die Herstellung von Milchverdünnungen zu verwenden. Bei den Mehlen genügt eine Kochzeit von 3—5 min, sie können auch für die Zubereitung unverdünnter Milchnahrungen benutzt werden. Reines Weizenmehl kann bei jungen Säuglingen zu dyspeptischen Stühlen führen, Mondamin (Maismehl) wird meist gut vertragen. Eine ausgesprochen antidyspeptische Wirkung, die entsprechend in der Ernährungstherapie eingesetzt wird, kommt dem Reismehl zu. Die sog. Kindermehle (ohne Milchzusatz!) sind als geröstete (Zwieback) Pulver von angenehmem Geschmack, wesentlich weniger quellfähig, so daß sie in der Milch in relativ hoher Konzentration gegeben werden können, und bekömmlich. Ihr Anwendungsgebiet sollten vor allem schlecht trinkende, dystrophe, darmempfindliche Säuglinge sein.

Eine Sonderstellung nehmen die Malzextrakte (z. B. Löflund und ähnliche) ein. Sie sind verhältnismäßig ungereinigte Extrakte, die überwiegend Dextrin und Maltose, außerdem Eiweiß, Vitamine und Säuren enthalten, abführend wirken, aber sich bei älteren Säuglingen und Kleinkindern durch eine ansatzfördernde und appetitanregende Wirkung auszeichnen. Sie sind in hohen Dosen (30—60 g täglich) als Heilmittel bei einfacher Dystrophie in den angeführten Altersgruppen sehr zu empfehlen, dürfen nur keinesfalls bei Durchfallsneigung verordnet werden.

Die verschiedenen Milchmischungen: Am häufigsten werden während des ersten Halbjahrs verdünnte, *ungesäuerte Milchen* als künstliche Nahrung gegeben. Zweckmäßig und empfehlenswert ist es, von Anfang an $^2/_3$-Milchen zu verwenden, d. h. Gemische, die aus $^2/_3$ Milch und $^1/_3$ Verdünnungsflüssigkeit (Schleim) hergestellt sind. Man kann auch während der ersten 3 Monate mit $^1/_2$ Milch und $^1/_2$ Verdünnungsflüssigkeit ernähren und dann erst vom Ende des 3. bis zum Ende des 6. Monats auf $^2/_3$ Milch übergehen. Dagegen ist auch für die Anfangszeit von Mischungen, die nur $^1/_3$ Milch enthalten, dringend abzuraten.

Diese Verdünnungen werden mit 3% Schleim (z. B. Hafer, Reis) hergestellt und erhalten 5% Zucker (auf die gemischte Milch bezogen).

Vom 7. oder 8. Monat an wird Vollmilch mit 2% Mondamin oder 3—5% Mehl gegeben, dazu 5% Zucker. Während der ersten 3 Monate ist Traubenzucker oder Nährzucker dem Rübenzucker vorzuziehen.

Die *gesäuerten Milchen,* die beim kranken Säugling schon lange angewendet werden, erhalten auch für die Ernährung des gesunden Säuglings eine ständig zunehmende Bedeutung. Man geht zur *künstlichen Säuerung* zweckmäßig von $^2/_3$-*Milchen* oder von unverdünnten Milchen aus (nicht Halbmilchen). Die Feinheit der Caseingerinnung wird in gewissen Grenzen von der Natur des zugesetzten Mehles bestimmt. Als besonders geeignet hat sich Maismehl (Mondamin, 2% auf die Gesamtmenge berechnet) erwiesen.

Die mit Mondamin gekochten, fertigen und abgekühlten Mischungen erhalten den notwendigen Säure-(Citretten-) und Zuckerzusatz (z. B. 1 Citrette in Wasser gelöst auf 100 g fertige, gekühlte Milch langsam unter Schlagen zugesetzt). Neben gesäuerter $^2/_3$- und Vollmilch findet vielfach bei dyspeptischen Störungen die billige *gesäuerte Magermilch* (mit 2% Mondamin und 5% Nährzucker) Anwendung, die der Buttermilch ungefähr gleichwertig ist. Aus ihr ist durch Beimischung von $^1/_4$—$^1/_3$—$^1/_2$ usw. Vollmilch der Übergang zu einer normalen, altersgemäßen Nahrung in einfacher Weise möglich.

Die sehr feinflockige Caseingerinnung der *Buttermilch* ist Folge der Milchsäurebildung, die aus der bakteriellen Vergärung des Milchzuckers herrührt. Da die käuflichen frischen Buttermilchen den Anforderungen, die an eine Säuglingsnahrung zu stellen sind, gewöhnlich nicht genügen, werden meist Trockenbuttermilchen verwendet, deren Fettgehalt auf 1,2—1,3% vermindert ist (z. B. Edelweiß-Buttermilch, Eledon). Im Eiweiß- und Mineralgehalt entspricht die

Zusammensetzung derjenigen der unverdünnten Kuhmilch. Für die Säuglingsernährung erhält die „leere" Buttermilch den Zusatz der vorgesehenen Kohlenhydrate (z. B. 3% Reisschleim, 5% Nährzucker). Sie ist durch eine ausgesprochen
ansatzfördernde und antidyspeptische Wirkung die leistungsfähigste Heilnahrung
bei schweren Störungen. Auch dem gesunden Säugling kann sie gegeben werden,
insbesondere als Zufütterung zur Brust. Zur ausschließlichen Dauernahrung ist
sie jedoch wegen des geringen Fettgehalts nicht geeignet. Sie muß dann durch
Fettzusatz ergänzt werden (Rahm oder Buttermilcheinbrenne = Einbrenne mit
2% Butter, 3% Mehl, aufkochen in wäßriger Buttermilch unter ständigem
Schlagen). Bei besonderen Indikationen (Atrophie in der Reparation, Cöliakie,
hier ohne Kohlenhydratzusätze) kann die doppelte Menge Pulver in 100 g auf-
gelöst werden *(Doppelbuttermilch)*. Ausgedehnte eigene Erfahrungen zeigen,
daß diese konzentrierte, eiweißreiche Nahrung verträglich bleibt, also auch bei
Neigung zu Dyspepsien gegeben werden kann. Dabei kommt oft die der einfachen Buttermilch überlegene, ansatzfördernde Wirkung deutlich zur Geltung.
Ihr Anteil an der gesamten Nahrungsmenge kann bis zu $^1/_3$ betragen. Neben der
Trockenbuttermilch werden als ausgezeichnete fertige, mit Kohlenhydraten angereicherte Trockenmilchen vielfach verwendet die *Aletemilch*, eine mit Citronensaft angesäuerte Vollmilch (17,5 g auf 100 g mit Wasser auffüllen); für jüngere
Säuglinge im 1. Halbjahr die Alete-Frühnahrung, die etwa einer $^2/_3$-Milch entspricht und als Zucker β-Lactose enthält. Die Milch ist aus dem Pulver unmittelbar vor dem Gebrauch herzustellen. Bewährt hat sich auch z. B. das *Pelargon*,
eine Milchsäure-$^2/_3$-Milch (20 g in 100 g Wasser) mit 2% Mondamin und 5% (Nähr-
und Koch-)Zucker.

Diese gebrauchsfertigen Trockenmilchen machen von den äußeren Verhältnissen ganz unabhängig, sind zuverlässig und gleichmäßig zusammengesetzt. Ihre
allgemeine Verwendung wird allerdings durch den hohen Preis unmöglich gemacht.

Eine Milch, die hauptsächlich fermentativ geronnenes Casein enthält, ist die
Eiweißmilch (Finkelstein) — zweckmäßig als Trockenmilch zu verordnen
(Caseinolakt oder Ursa I mit 2,5%, Ursa II mit 0,8% Fett). Sie enthält 2,2%
Fett, 3,2% Eiweiß und 1,5% Milchzucker. Sie wird z. B. in 3%igem Reisschleim
aufgenommen und erhält einen Zusatz von 5% Nährzucker. Sie findet ausschließ-
lich als Heilnahrung bei Dyspepsien Verwendung.

Die *Anreicherung mit Fett*, vor allem der verdünnten Kuhmilchen, auf 4%
und mehr ist deshalb so erstrebenswert, weil fettreiche Nahrungen einen festen,
gesunden Ansatz bewirken. Der Verwendung höherer Konzentrationen steht aber
die geringe Verträglichkeit von Fettzulagen entgegen. Höherer Fettgehalt begünstigt sowohl Durchfall wie Erbrechen. Wegen dieser Empfindlichkeit des
Säuglings ist es im allgemeinen nicht möglich, etwa einfach durch Zugabe von
Rahm den Fettgehalt in geeigneter Weise zu steigern. Es müssen besondere
Formen der Fettanreicherung gewählt werden. Für untergewichtige, ungern
trinkende, aber nicht zu Durchfällen neigende Säuglinge hat sich die Butter-
Mehlnahrung (Czerny-Kleinschmidt) bewährt. Bei ihr wird eine Einbrenne aus
5% Butter und 5% Mehl hergestellt (unter gelindem Rösten) und dann eine
$^1/_2$- (oder $^1/_3$-) Milch mit 5% Zucker unter Aufkochen zugegeben. Die Buttermehl-
vollmilch (Moro) wird nicht als Einbrenne hergestellt, es kommen vielmehr zu
einer Vollmilch mit 3% Mehl 5% Butter und 5—7% Zucker (aufkochen unter
ständigem Rühren). Ähnlich, mit höherem Mehlgehalt, wird der Buttermehlbrei
zubereitet. (Siehe auch Buttermilcheinbrenne.)

Die Obstmilchen: Man kann, wie langjährige eigene Erfahrungen zeigen, an
Stelle von Schleim zur Zubereitung von $^2/_3$-Milchen auch geschlagene Banane,

rohen, geriebenen Apfel oder Karottenpüree verwenden. Bananenmilch besteht einfach aus $^1/_3$ geschlagener Banane, $^2/_3$ abgekochter Vollmilch, mehrfach durch ein feines Sieb passiert, ohne Zuckerzusatz. Apfelmilch enthält $^1/_3$ roh geriebenen Apfel, $^2/_3$ abgekochte Vollmilch, dazu 5% Zucker. Bei der Karottenmilch werden $^1/_3$ gekochte, gedämpfte, passierte Möhren mit $^2/_3$ abgekochter Vollmilch gemischt; sie erhält 5% Zucker und auf 100 g fertige Milch eine Citrette und wird ebenfalls mehrfach passiert. Diese Milchen werden auch von schlecht trinkenden Kindern sehr gut genommen, sie sind vitaminreich und haben eine ausgesprochen antidyspeptische Wirkung. Der gesunde Säugling kann eine oder zwei Mahlzeiten Obstmilch erhalten. In ihr — besonders in der Bananenmilch — läßt sich durch Rahmzusatz der Fettgehalt ohne Bedenken erhöhen. Wegen ihrer antidyspeptischen Eigenschaften sind sie zur Bekämpfung von nichttoxischen Dyspepsien sehr geeignet. Man beginnt dann zweckmäßig mit Obstmagermilchen, die für einige Zeit als ausschließliche Nahrung gegeben werden. Die Herstellung dieser Milchen ist einfach und begegnet auch im Haushalt keinen Schwierigkeiten. Empfehlenswert ist es, sie möglichst frisch hergestellt zu verwenden.

Die Technik der künstlichen Ernährung: Hat man eine für das Alter und den Zustand des Kindes geeignete Nahrung bestimmt, dann wird sie in der gleichen Weise wie beim Anlegen an der Brust, d. h. im allgemeinen fünfmal angeboten. Während die Einzelmahlzeiten an der Brust in der Menge derart zu schwanken pflegen, daß vor allem die erste Mahlzeit deutlich umfangreicher ist als die späteren, bieten wir bei der künstlichen Ernährung immer gleiche Mengen an. Auch an dieser Regel soll nicht starr festgehalten werden. Es ist zweckmäßiger, sich in der Größe der Einzelmahlzeit — ähnlich wie bei der natürlichen Ernährung — dem Bedürfnis des Säuglings anzupassen.

Die Gesamttrinkmengen unterscheiden sich bei dieser Art der Ernährung nicht von den Trinkmengen an der Brust; d. h. sie dürfen zwischen 150—200 cm³ Nahrung je Kilogramm Körpergewicht schwanken, sollen allerdings die obere Grenze nur ausnahmsweise erreichen. Wählt man diese Zahlen als Grundlage, dann ist die für jeden Säugling notwendige Trinkmenge und die Art ihrer Zusammensetzung — je nach der Nahrung, die man geben will — sehr leicht festzulegen. Vom Beginn des 4. Monats an kann eine der fünf Mahlzeiten (18 Uhr) als Milchbrei gegeben werden ($^2/_3$-Brei mit Mondamin, Grieß, Zwiebackmehl und 5% Zucker). Ihm werden zweckmäßig rohes Obst (Apfel, Banane) oder frische Obstsäfte (Apfelsine, Tomate, Möhre) in Mengen von drei und mehr Kaffeelöffeln zugemischt. Zugleich können eine oder zwei Milchflaschen durch Obstmilch ersetzt werden. Vier Wochen später erhält der Säugling noch 200—250 g Gemüsebrei (14 Uhr): gedämpfte, passierte Möhren, Spinat, Blumenkohl in einer Einbrenne mit Mehl und 5—10 g Butter oder gemischt mit etwa der Hälfte Kartoffelbrei mit Butter. Dieser Gemüsemahlzeit darf 3—4mal in der Woche ein halbes Eigelb zugesetzt werden (s. S. 338). Je nach dem Bedarf des Kindes — ohne schematische Festlegung — kann jetzt die Zahl der Mahlzeiten mit einer entsprechenden zeitlichen Verschiebung auf vier verringert werden. Wird diese Nahrung während der Wintermonate noch durch Vitamin D ergänzt, dann ist sie für die Bedürfnisse der Säuglingszeit ausreichend. Im gesamten soll die Vollmilchmenge bis zum Ende des ersten Jahres 700 g nicht überschreiten.

Milchfreie Nahrungen können, wenn auch nur sehr selten, bei hartnäckigen, kaum beeinflußbaren Ekzemen als Versuch zur diätetischen Beeinflussung notwendig werden, wenn tierische Nährstoffe ganz vermieden werden sollen. Sie dürfen aber keinesfalls nur oder fast ausschließlich aus Mehlen und Zuckern bestehen, sondern müssen ausreichende Mengen von pflanzlichem Eiweiß, gegebenenfalls auch pflanzlichem Fett und die notwendigen Mineralien und Ergänzungsstoffe enthalten.

Zur Herstellung einer Nahrung, die aus Roggenkeimen gewonnen ist, kann das Präparat *Materna C* (KLOPFER) verwendet werden. Sie enthält 10% Materna, dazu 5% Mehl (Kufeke-Kindermehl), 5% Nährzucker (Alete), 0,7% Calcium lacticum in Wasser.

Das aus Sojamehl mit Zusatz von Reismehl, Olivenöl und Salzen gewonnene Produkt *Lactopriv* (Toepfer) hat einen höheren Fettgehalt (etwa 3,2%) in der fertigen Mischung, die aus 15 g Lactopriv und 5% Zucker in Wasser besteht.

Auch *Mandelmilch*, zweckmäßig hergestellt aus Mandelmus (Dr. ENGEL-HARDT), kann in der gleichen Indikation Verwendung finden.

Für langdauernde, ausschließliche Ernährung sind diese pflanzlichen Produkte nur bei einer begrenzten Zahl von Säuglingen geeignet. Vielfach folgen ihr neben Neigung zu Dyspepsien dystrophe Zustände. Man sollte sie deswegen nur bei strenger Indikation verordnen; d. h. nur dann, wenn andere Ernährungsformen (z. B. Buttermilch) nicht zum Erfolg führen.

Ernährungsstörungen.

Formen der Ernährungsstörungen: In der Behandlung der Ernährungsstörungen sind die diätetischen Maßnahmen und Entscheidungen bisher sehr viel bedeutungsvoller, als die Möglichkeiten, die sich aus der Anwendung von Medikamenten (Sulfonamide, Antibiotica usw.) ergeben. Da aber die Diätetik von der Art der zu behandelnden Störung bestimmt wird, ist es zunächst notwendig, sich einen schematischen Überblick über die *Formen der Ernährungsstörungen* zu verschaffen.

Die hier gegebene Einteilung benutzt zur Kennzeichnung der einzelnen Erkrankungsformen wesentliche und auffallende, klinische Symptome. Sie berücksichtigt die ätiologischen Faktoren nicht und läßt die klinisch ungemein bedeutungsvolle Tatsache außer acht, daß die verschiedenen Krankheitsformen sich kombinieren können, daß sie bei manchen schweren Störungen (Intoxikation, Atrophie) sogar regelmäßig vereint vorgefunden werden, bzw. durch ihre Vereinigung erst das schwere Bild zustande kommen lassen.

Einteilung der Ernährungsstörungen.

Akute Ernährungsstörung	einfache Form	Akute Dyspepsie
	schwere Form	Alimentäre Intoxikation
Chronische Ernährungsstörung	einfache Form	Dystrophie
	schwere Form	Atrophie

Symptomatologie: Die *Symptome* der *akuten Dyspepsie* werden, wie ihr Name schon ausdrückt, von einem rasch sich entwickelnden Durchfall bestimmt. Die normalen Stühle werden zunächst breiig, dann zerfahren, bei den schwersten Formen zuletzt wäßrig, spritzend. Zugleich nimmt die Zahl der Entleerungen zu und erhöht sich auf 4 bis 6, gelegentlich noch weiter. Häufig enthält der durchfällige Stuhlgang noch Schleimbeimengungen und wird nach der Entleerung grün. Auch mehr oder weniger heftiges Erbrechen, dazu Schwierigkeiten in der Nahrungsaufnahme können sich gleichzeitig einstellen. Der Säugling verliert durch diese Störung, sowie sie heftigere Formen annimmt, und durch die zugrunde liegende Erkrankung sein gesundes, frisches Aussehen. Er wird blaß, müde, verstimmt, weinerlich und drückt darin sein schlechtes Befinden aus. Nur selten bleibt die Gewichtskurve durch eine solche akute Dyspepsie unbeeinflußt. Im allgemeinen unterbleibt auch bei zweckmäßig angepaßter Ernährung die Gewichtszunahme für eine Reihe von Tagen, oder der kranke Säugling nimmt erst nach einem vorübergehenden Gewichtsverlust wieder zu. Tiefgreifende und lang nachwirkende Beeinträchtigungen des vorher gesunden Kindes hinterläßt die einfache akute Dyspepsie aber nicht.

Bei der *alimentären Intoxikation*, die sich meist aus einer vorausgehenden, nicht toxischen Dyspepsie entwickelt, verändert sich in der Regel das Bild des Kranken so auffallend, daß der Beginn der eigentlich toxischen Symptome von den Eltern oft sehr genau angegeben wird. Das Kind wird sehr blaß, teilnahmslos, benommen, der Blick starr, die Augen sind weit geöffnet, mit seltenem Lidschlag, tief in den Höhlen liegend und dunkel umrandet, deutliche Naso-Labialfalten geben dem Gesichtsausdruck einen leidenden Zug. Perioden der Unruhe mit schrillem, fremdartigem Aufschreien durchbrechen die langsam sich vertiefende Bewußtseinsstörung. Zugleich verändert sich der Hautturgor: beim Abheben einer Hautfalte, am deutlichsten an der Innenseite der Oberschenkel und den seitlichen Partien des Bauches, ist nicht mehr die normale Elastizität und Spannung zu fühlen, sondern ein eigentümlich verformbares, teigiges Unterhautgewebe, dessen Elastizität so weit verloren ist, daß die abgehobene Falte nur langsam verschwindet. Diese Turgorveränderung verbindet sich stets mit einem akuten, schweren (mehrere hundert Gramme betragenden) Gewichtssturz, der sich auch in einer deutlich eingesunkenen Fontanelle ausdrücken kann. Neben diesen beiden Kardinalsymptomen der Benommenheit und des Turgorverlustes mit Gewichtssturz entwickelt sich regelmäßig eine oft sehr eindrucksvolle Veränderung des Atemtypus: die abdominelle Atmung des Säuglings geht stufenweise über eine kombinierte Bauch-Brust-Atmung in eine tiefe, pausenlose und sichtbar zwanghafte, thorakale Atmung über (KUSSMAULsche Atmung), deren Frequenz wechselt (Verlangsamungen sind Ausnahme). Zugleich wird der Puls sehr frequent und klein, die Venen enthalten kaum Blut, die Extremitäten sind kühl, blaß und leicht cyanotisch: es besteht ein Schocksyndrom (SCHIFF) mit Verminderung der zirkulierenden Blutmenge, das wesentlich durch Plasmaaustritt aus der Gefäßbahn verursacht ist. Diese ist in einfacher Weise an dem oft sehr hohen Anstieg von Hämoglobin (bis 140%) und Erythrocytenzahl in ihrem Ausmaß abzuschätzen (siehe die eigenen Erfahrungen, zusammengefaßt bei NISSLER). Analoge Veränderungen an den Capillarwänden, durch die sie für eiweißhaltige Lösungen durchlässig werden, sind genau bekannt und untersucht für das Histamin, dessen Injektion schwere, akute Schockzustände bewirkt. Es ist wahrscheinlich, daß bei der alimentären Intoxikation die schockerzeugenden Gifte histaminähnliche Stoffe sind. Auch für sie gilt, ähnlich wie für das Histamin, daß die an den Capillarwänden gesetzten Veränderungen voll reversibel sind, wenn die schädigende Einwirkung aufhört.

Dieses schwere Syndrom entwickelt sich bei manchen Kindern innerhalb weniger Stunden aus der einfachen Dyspepsie, häufiger nach einem länger, d. h. ein oder zwei Tage dauernden Vorstadium nicht deutlich zu erkennender, toxischer Zeichen (Prätoxikose) und kann in der vollen Ausprägung nochmals mehrere Tage fortbestehen. Gelingt seine Überwindung nicht frühzeitig, dann wird die Prognose sehr ungünstig.

Das Verhalten der Temperatur ist uncharakteristisch. Neben hoch-fieberhaften sind afebrile Zustände und (besonders bei Atrophikern) Verlaufsformen mit Untertemperatur zu beobachten. Die Temperatur scheint mehr von der Grundstörung, die zur Intoxikation führte, als von dieser selbst abhängig zu sein.

Der durch die toxischen Veränderungen bewirkte Wandel im Aussehen und Verhalten des Säuglings ist so tiefgreifend und eindrucksvoll, daß die Diagnose meist ohne Schwierigkeiten möglich ist. Erfahrungsgemäß wird sie dann leicht übersehen, wenn sich — als seltene Ausnahme — das toxische Syndrom ohne gleichzeitige Durchfälle entwickelt. Ausgesprochen schwierig ist immer die Erkennung bei jungen, noch wenig regsamen Frühgeburten. Veränderungen des Atemtypus, die am ehesten auffallen, veranlassen eine genaue Untersuchung, die dann schon fortgeschrittenen, schwersten Verlauf aufdeckt (Schocksyndrom, Acidose).

Ein wesentlicher Teil der klinischen Symptome ist auf eine vorgeordnete, dekompensierte *Acidose* zu beziehen (s. S. 329). Ähnlich wie im diabetischen Koma findet sich bei der alimentären Intoxikation ohne Ausnahme eine Übersäuerung des Organismus, meßbar an einer Acidose des Blutes. Die Symptome der großen, thorakalen Atmung und der Benommenheit, wahrscheinlich auch die Turgorveränderung der Haut, stehen in engem Zusammenhang mit der Entwicklung dieser Acidose: sie werden erst bei einer meßbaren Verschiebung der Reaktion ins saure Bereich deutlich. Als Maßstab für diese Reaktionsänderung hat sich in sehr zahlreichen Untersuchungen (Nissler) die Bestimmung der Alkalireserve erwiesen (s. S. 330). Bei Werten, die niedriger sind als 30 Vol.-% CO_2, ist eine echte dekompensierte Acidose um so sicherer, je niedriger der Wert gemessen wird. Werte zwischen 30 und 40 Vol.-% CO_2 mit noch ausgeglichener, durch Pufferungsvorgänge kompensierter Acidose geben ein objektives Maß für den sonst so schwer nur aus dem klinischen Bild zu erkennenden, prätoxischen Zustand, dem eben die klassischen, erst durch die dekompensierte Acidose ausgelösten Symptome fehlen. Die Senkung der Alkalireserve gibt einerseits einen brauchbaren Maßstab für die augenblickliche Schwere der Intoxikation, andererseits zeigt sie — und das ist für die klinische Beurteilung von besonderem Wert — bei fortlaufender, täglicher Kontrolle die weitere Entwicklung des toxischen Syndroms an. Erst wenn sie den Wert von 35—40 Vol.-% CO_2 wieder nach oben zu überschreitet, darf die Intoxikation praktisch als überwunden gelten.

Bei manchen von heftigen, enteritischen Erkrankungen betroffenen Säuglingen sahen wir eigenartige, schwere, an Intoxikation erinnernde, aber ohne Atemveränderung verlaufende, klinische Zustandsbilder, bei denen die Alkalireserve nur wenig erniedrigt oder normal gefunden wurde, aber die Chloridwerte im Serum weit unter der Norm lagen. Die Prognose für diese Kranken war ähnlich ernst wie bei der typischen, alimentären Intoxikation. Der Zustand besserte sich bei Zulage von $^1/_4$% Kochsalz zur Heilkost, es ging aber der Chloranstieg im Serum gelegentlich über ein Stadium einer dann erst einsetzenden, deutlichen Acidose mit gesenkter Alkalireserve. Es ist nicht sicher zu entscheiden, ob man diese Verlaufsformen als hypochlorämische Zustandsbilder oder als (durch Chlorverluste) larvierte Intoxikation ansehen soll.

Es erscheint uns, wie schon Schiff, wahrscheinlich, daß der Kreislaufschock mit seinen Auswirkungen auf die oxydativen Vorgänge als diejenige Störung anzusehen ist, von der die acidotischen Symptome bedingt werden. Hierfür dürfte eindrücklich die Tatsache sprechen, daß Schocksyndrome bekannter Genese, z. B. Schock nach Verbrennung oder Transfusion oder durch Hämolyse beim familiären Ikterus (Grundler) im Säuglingsalter das typische Bild der „alimentären" Intoxikation auslösen können. Es ist deutlich, daß auf diese Intoxikationsformen die sonst wohl gültige Bezeichnung „alimentär" nicht zutrifft.

Man muß aus diesen Beobachtungen folgern, daß Schockgifte der verschiedensten Entstehung das klinische Bild der Intoxikation zur Folge haben können. Überwiegend dürften sie der klinischen Erfahrung nach aus dem Darm stammen, ohne daß wir bisher ihre chemische Natur genauer anzugeben vermöchten; gelegentlich entstehen sie auch bei besonderen krankhaften Vorgängen außerhalb des Darms (Verbrennung, Hämolyse). Das volle Bild der Intoxikation scheint sich aus der Schockschädigung nur beim Säugling und sehr jungen

Kleinkind zu entwickeln. Der ältere Mensch zeigt auf die gleichen Einwirkungen, besonders bezüglich der Acidose nicht mehr ähnlich schwere Reaktionen wie der Säugling.

Die zur Charakterisierung der *chronischen Störungen* verwendeten Bezeichnungen Dystrophie und Atrophie sind in Kontrast gesetzt zur Eutrophie, dem allgemeinen körperlichen Zustand des gesunden Säuglings. In ihm fassen wir zu einem Gesamturteil eine Reihe von körperlichen Einzelmerkmalen zusammen, für die ein ideales, aus der Erfahrung abgeleitetes „Soll"-Verhalten zugrunde gelegt wird. Zu ihnen gehören neben dem Gewicht und der Länge (Sollgewicht und Soll-Länge) Hautfarbe, Hautturgor, Entwicklung und Beschaffenheit des Fettpolsters, Entwicklung und Tonus der Muskulatur. Zusammenhängend mit diesem Zustand der Eutrophie besteht eine allgemeine hohe Widerstandsfähigkeit gegen Infekte.

In den Zustand der *Dystrophie* gerät der Säugling allmählich durch eine längere Zeit fortwirkende Schädigung, etwa eine fortgesetzt fehlerhafte Ernährung. Der Gewichtsansatz wird geringer und kann bei schwereren Störungen längere Zeit ganz ausbleiben, so daß das vorgefundene („Ist"-)Gewicht hinter dem berechneten „Soll"-Gewicht zurück bleibt. (Einfache und bewährte Formel zur Berechnung des Sollgewichts: im ersten Halbjahr Monate × 600 zum Geburtsgewicht addiert, im zweiten Halbjahr Monate × 500 zum Geburtsgewicht.) Diese Abweichung gibt einen wesentlichen Hinweis auf die Schwere und oft auch auf die Dauer der Störung. Die reine Gewichtsbestimmung kann durch relativ günstige Zuwachszahlen dann täuschen, wenn der Ansatz von wäßrigen, schlaffen, eigenartig konturlos ungestalteten Fetteinlagerungen stattgefunden hat (pastöser Zustand des Unterhautgewebes). Solche Kinder — meist sind es milchüberfütterte bei gleichzeitigem Mangel an Kohlenhydraten und Beikost oder sehr selten vorwiegend mit Mehlen, milcharm Ernährte — sind entgegen dem scheinbar blühenden Aussehen oft tief geschädigt, neigen zu schweren Infekten und akuten Ernährungskatastrophen.

Mit Ausnahme der Pastösen ist das Unterhautfettgewebe besonders am Körper geringer entwickelt als dem Alter entspricht, nur das Gesicht kann blühend und rund aussehen und so über die Schädigung hinwegtäuschen. Die Haut wird blaß, aber ohne daß der Turgor sich verändert; vielfach entsteht dadurch der Eindruck einer Anämie (Scheinanämie). Bei den unkomplizierten Formen der Dystrophie bleibt die Darmtätigkeit und die Stuhlbeschaffenheit normal. Aber bei allen Dystrophen und dann noch in viel stärkerem Ausmaß bei den Atrophen vermindern sich die natürlich vorhandenen und die erworbenen Widerstandsmöglichkeiten gegen Infektionen aller Art: sie werden sehr anfällig, erkranken schwerer als durchschnittlich der eutrophe Säugling. Die Infekte wiederum wirken sich sehr ungünstig auf den Ernährungszustand aus (s. später). Diese zunächst oft gar nicht feststellbare mangelnde Widerstandsfähigkeit bestimmt dadurch weithin das Schicksal der chronisch ernährungsgestörten Säuglinge.

Wenn die dystrophierenden Anlässe fortwirken oder sich verstärken, verwandelt sich im Verlauf von mehreren Wochen der dystrophe Zustand langsam und ohne scharfe Grenze in den der *Atrophie*.

Die Gewichtskurve wird labil, die täglichen Schwankungen nach oben und unten werden groß und können 200 g und mehr betragen. Die Gesamttendenz geht nach unten. Über längere Zeiträume betrachtet, geht — im Unterschied zur Dystrophie, in der mindestens der eigene Bestand erhalten bleibt — körpereigene Substanz verloren. Die Verluste können, wie uns die Nachkriegserfahrungen wieder lehrten, so schwer sein, daß zehn und zwölf Monate alte Säuglinge nicht mehr wiegen als bei der Geburt. Die Hautfarbe wird grau, die hochroten, wie geschminkten Lippen stehen dazu in auffallendem Kontrast, das Fettgewebe schwindet ganz. Auch das Gesicht magert ab, wird faltig und greisenhaft mit großen, überwachen, lebhaft blickenden glänzenden Augen. Die welke, runzlige Haut liegt, besonders an der Innenseite der Oberschenkel, in Falten, als ob sie viel zu weit wäre, das Profil der darunter liegenden Knochen, z. B. der Rippen wird deutlich sichtbar, die Skeletmuskulatur wird weitgehend in die Atrophie mit einbezogen und ist etwa an den Oberarmen und am Gesäß unter der faltigen Haut kaum noch aufzufinden. Nur der Bauch ist häufig aufgetrieben und dick. Der Schwund der Muskulatur ist auch dort so fortgeschritten, daß die Bewegung der Darmschlingen sich auf der äußeren Bauchhaut abzeichnet und oft Leber und Leberrand in ihrer Gestaltung sichtbar sind. Das gesamte, so tief beeindruckende Bild gleicht weitgehend dem der schweren Hungerdystrophie der Erwachsenen. — Weniger auffallend, aber für die frühzeitige Erkennung der einsetzenden Atrophie sehr aufschlußreich, ist das Verhalten von Temperatur und Pulsfrequenz. Die unter normalen Umweltsbedingungen gleichmäßig um 37° liegende Temperatur des Säuglings zeigt eine sich mehrfach wiederholende Neigung abzufallen auf 36,5, 36°, manchmal auch noch darunter. Ebenso sinkt die Ruhefrequenz des Herzens von 120/min auf 110, manchmal auf 70—80 Schläge in der Minute. Beide Symptome sind zuverlässige Anzeichen dafür, daß die einfache Dystrophie zur Atrophie geworden ist.

In einem eigenartigen und immer wieder auffallenden Gegensatz zu dem elenden körperlichen Zustand steht der große, fast unstillbare Hunger dieser Kinder. Da zunächst die Nahrungstoleranz der Atrophiker sehr niedrig liegt, würden diese Kinder sich selbst aufs schwerste schädigen, falls man ihrem Nahrungsbedürfnis vorzeitig nachgäbe. Während der Zustand sich sicher nur langsam, im Verlauf von Wochen vorbereitet: seine Manifestierung, kenntlich an Untertemperaturen und Pulsverlangsamung kann manchmal plötzlich, vor allem im Anschluß an eine hinzutretende akute Dyspepsie deutlich werden.

Ist der Säugling atrophisch geworden, dann wird der weitere Verlauf, selbst wenn die Wiedergesundung erreicht werden kann, immer ein sehr langdauernder, ständig von Rückschlägen bedrohter. Neben der außerordentlichen Gefährdung durch Infekte jeder Art kann der Atrophiker jederzeit, oft noch bei fortschreitender, anscheinend voll befriedigender Rekonvaleszenz von eigenartigen, schweren, zentralen Störungen getroffen werden, die plötzlich und unerwartet einsetzend fast immer schon im ersten, sicher aber im zweiten Anfall tödlich enden. Diese zentralen Störungen treffen zugleich Atmung, Temperatur und Kreislauf. Am auffallendsten sind die Veränderungen der Atmung; sie wird im Anfall langsam, tief, dann unregelmäßig, häufig vom *Cheyne-Stoke*-Typus, schließlich hört sie nach einer oft lang hingezogenen Periode der Schnappatmung trotz aller Versuche zur Anregung ganz auf. Die Körpertemperatur fällt tief, bis auf 34—35° ab. Die Herzaktion wird ganz langsam, bleibt aber in der Regel kräftig und erlischt erst ganz nach dem Aufhören der Atmung.

Ätiologische Faktoren und Prognose: In der *Ätiologie* der *akuten Störungen* spielt eine fehlerhaft zusammengesetzte Nahrung, ein akuter Diätfehler fast keine Rolle. (Siehe als Sonderform der akuten Dyspepsie die Abstilldyspepsie.) Sie sind fast ausschließlich durch parenterale oder enterale Infekte ausgelöst. Es ist eine Eigentümlichkeit des Säuglingsalters, die schon das Kleinkind fast nicht mehr betrifft, daß außerhalb des Darmes lokalisierte („parenterale") Infekte jeder Art neben Appetitlosigkeit und Brechneigung zu akuten Dyspepsien führen können (z. B. alle Infekte der Luftwege, Otitis media, phlegmonöse Prozesse, Sepsis, Pyurie usw.). Die dünnen Stühle zeigen sich entweder gleich zu Beginn der Erkrankung, oder — häufiger — erst nachdem der Infekt schon einige Tage besteht. Der Durchfall kann bei geeigneter Diät noch während des auslösenden Infektes abheilen, ihn aber auch lange überdauern.

Die Schwere der dyspeptischen Reaktion hängt einerseits von der Schwere und Dauer der Grundkrankheit ab; sie wird aber außerdem und vielfach entscheidend von anderen Faktoren bestimmt: je jünger der betreffende Säugling ist, desto ungünstiger wird die *Prognose*; die besondere Gefährdung der ersten drei Lebensmonate ist eine alte klinische Erfahrung. — Für die Beurteilung der Schwere der Störung ist ferner wesentlich die Feststellung, ob Infekt und Dyspepsie einen vorher gesunden, richtig ernährten, gut gepflegten, also eutrophen Säugling trifft oder einen vorgeschädigten Dystrophen oder Atrophen. Die letztere Gruppe, der in der Reaktionsweise noch bestimmte konstitutionell gefährdete Säuglinge (z. B. mit schwerer Seborrhoe, Ekzem) zuzurechnen wären, antwortet in der Regel mit schweren, langanhaltenden, auch den Allgemeinzustand beeinträchtigenden, dyspeptischen Störungen. Jede akute Dyspepsie verlangt bei ihnen eine sorgfältige und vorsichtige Behandlung.

Hier wird die gefährliche, vielfach verhängnisvolle Verschlingung der akuten und chronischen Störungen deutlich: Im Zustand der Dystrophie und Atrophie vermindern sich die zur Infektabwehr notwendigen Leistungsmöglichkeiten des Organismus; der Säugling wird anfälliger; die Infekte verlaufen relativ schwer; sie lösen fast regelmäßig Dyspepsien, meist heftige Dyspepsien aus; der Ernährungs- und Immunitätszustand wird dadurch noch ungünstiger. Die Durchbrechung dieser gefahrvollen Rückwirkungen ist oft außerordentlich schwierig.

Demgegenüber sind die akuten, parenteralen Dyspepsien beim gesunden, insbesondere beim brusternährten Säugling relativ harmlose, meist rasch zu behebende Störungen. Eine besondere Beachtung fanden in den vergangenen Jahren hartnäckige, schwere, prätoxisch und toxisch verlaufende Dyspepsien, die durch chronisch okkulte Mastoiditis unterhalten werden. Der äußerlich feststellbare Ohrbefund ist dabei in der Regel nur gering, kann sogar ganz fehlen; so daß die Diagnose schwer und nur als Vermutungsdiagnose zu stellen ist.

Die Abgrenzung einer enteralen Dyspepsie von der parenteralen ist oft nicht leicht. Entleert der Säugling typische, enteritische, d. h. schleimige, eitrige, blutige Stühle mit fadem Geruch, dann ist die Diagnose einfach. Solche Stühle fehlen aber bei vielen enteralen Infekten. Oft wird die Erkennung dann durch die Zugehörigkeit der Erkrankung zu einer größeren Epidemie oder einer häuslichen oder Anstaltsendemie möglich. Gar nicht selten ist die Diagnose nur indirekt dadurch zu stellen, daß sich jeder parenterale Infekt ausschließen läßt.

Die Erreger dieser enteritischen Formen gehören sehr verschiedenen Gruppen an. Teils sind es echte Ruhrkeime, teils Erreger aus der Typhus- und Paratyphusreihe. Auch Virusinfektionen können rein oder vorwiegend als enterale Erkrankung verlaufen, so wahrscheinlich bei der sehr schweren epidemischen Diarrhoe der Neugeborenen (ockergelbe Stühle). Neugeborene scheinen überhaupt gegen solche enterale, z. T. mit geschwürigen Dünndarmprozessen verlaufende Infektion sehr anfällig zu sein. Außerdem dürften die enteritischen Erscheinungen häufig von Keimen der Coligruppe ausgelöst werden, entweder durch Bact. coli selbst oder verwandte, z. T. spezifisch zu charakterisierende Arten („Dyspepsiecoli" ADAM), die zudem in die sonst keimfreien Anteile des oberen Dünndarms ascendieren. Da auch bei schweren, parenteral ausgelösten Dyspepsien — wie bei der okkulten Mastoiditis oder den Infektdyspepsien der Atrophiker — Keime dieser Arten im Dünndarm zu finden sind, die wahrscheinlich für den Verlauf der Störung bedeutungsvoll werden, ist die Grenze zwischen enteralen und parenteralen Dyspepsien keine scharfe und grundsätzliche. — Diese enteritischen Formen haben gewisse Gemeinsamkeiten, die sie von den parenteral ausgelösten Dyspepsien unterscheiden: sie können — wie z. B. die klassische Ruhr — von Anfang an äußerst schwer und heftig auftreten, so daß auch der gesunde, sogar der Säugling an der Brust, in wenigen Tagen unter dem Bild der alimentären Intoxikation der Erkrankung erliegt. Außerdem besteht bei den enteralen Erkrankungen eine oft folgenreiche Neigung zu Rezidiven, die sich über Wochen und Monate in immer neuen Schüben hinziehen können; andere verlaufen fast unbeeinflußbar durch diätetische und medikamentöse Maßnahmen primär chronisch. Dies bedeutet für den Säugling fast ohne Ausnahme den schließlich tödlichen Ausgang, für das Kleinkind eine oft jahrelang währende, nicht selten zur Dystrophie führende Neigung zu durchfälligen, enteritischen Stühlen.

Im ganzen sind also die enteralen Erkrankungen prognostisch ungünstiger als die parenteral bedingten Dyspepsien.

Für die Genese der *alimentären Intoxikation* sind die Infekte von der gleichen entscheidenden Bedeutung wie bei der Entstehung der akuten einfachen Dyspepsie. Nur selten sind es nicht infektiöse Ursachen (Verbrennung, Hämolyse), die die toxische Reaktion auslösen. Trifft der Infekt einen bis dahin gesunden Säugling, dann reagiert er mit einer einfachen dyspeptischen Störung. Nur seltene, ganz schwere, meist enterale Infekte können auch bei ihm die Katastrophe der Intoxikation geradezu schlagartig entstehen lassen. Ganz überwiegend aber ergibt die Vorgeschichte und der Untersuchungsbefund, daß die toxische Reaktion bei den vorgeschädigten, chronisch ernährungsgestörten, dystrophen und atrophen Säuglingen als Infektreaktion einsetzt. Ganz besonders bei den Atrophikern genügen unscheinbare infektiöse Anlässe, um den toxischen Stoffwechselzusammenbruch einzuleiten. Dabei überwiegen die enteralen gegenüber den parenteralen Infekten zahlenmäßig ganz erheblich. — Die Überwärmung, der früher eine große Bedeutung für die Entstehung des Sommergipfels der Intoxikationen zuerkannt wurde, ist sicher heute von praktisch ganz geringem Einfluß. Die Zunahme während der Sommermonate ist nicht mehr so auffallend wie früher und dürfte mehr auf die Häufung enteritischer Erkrankungen, als auf Wärmestauung zu beziehen sein. Noch weniger scheint mir die oft als auslösende Ursache herangezogene Exsikkation von Bedeutung zu sein. Erhebliche, Wasserverarmung erzwingende Vorgänge sind den Vorgeschichten der Intoxikationen — verglichen mit den Vorgängen bei nicht toxischen Dyspepsien — nicht zu entnehmen. Die Gewichtsstürze, mit denen die Intoxikation sich einleitet, gehören schon zum Symptomenbild der Intoxikation selbst und werden dort wahrscheinlich durch die beginnende Acidose verursacht.

Die *Prognose* für die intoxizierten Säuglinge ist sehr ernst. Wohl ein Viertel der Erkrankten stirbt auch bei optimaler Behandlung, entweder an der Intoxikation selbst oder an dem schweren, lange nachwirkenden Schaden, den diese Erkrankung setzt. Die Rekonvaleszenz einer glücklich verlaufenden, toxischen Dyspepsie nimmt mindestens sechs Wochen in Anspruch, oft eine noch viel längere Zeit. — Die Prognose wird im einzelnen bestimmt:

1. Vom Alter des Kindes. Im ersten Trimenon ist sie relativ ungünstig. Ganz besonders gefährdet sind junge Frühgeburten.

2. Von der Vorgeschichte. Die Prognose vorgeschädigter, insbesondere dystropher und atropher Säuglinge ist sehr ernst.

3. Von der Dauer des toxischen Zustandes. Je länger die Intoxikation schon bestanden hat, desto ungünstiger werden die Heilungsaussichten.

4. Vom Ausmaß der Acidose. Werte der Alkalireserve unter 15 Vol.-% CO_2 zeigen tiefgreifende, schwer heilbare Schädigung an.

5. Von der Schwere und Dauer der auslösenden Grundkrankheit.

Chronische Ernährungsstörungen: Dystrophien und Atrophien können sich trotz geeigneter und zweckmäßiger Ernährung bei langdauernden Erkrankungen einstellen, die eine normale körperliche Entwicklung unmöglich machen. Hierher gehören: schwere, angeborene Herzfehler, schwere, chronische Leber- und Nierenerkrankungen, die zu Parenchymschädigung führen, diffuse Bronchiektasen, angeborener Hydrocephalus, HIRSCHSPRUNGsche Krankheit u. a. Sie alle bewirken nicht nur eine Verzögerung in der Gewichtsentwicklung, sondern auch — wie überhaupt alle langdauernden, tiefer eingreifenden Ernährungsstörungen — ein Zurückbleiben im Wachstum. Ihre Prognose wird durch den Verlauf des Grundleidens bestimmt und ist meist ungünstig.

Den Bedingungen, die zu den ausgeprägtesten Formen von chronischen Gedeihstörungen führen können, sind auch jene Einwirkungen zuzurechnen, die man mit der Bezeichnung „Hospitalismus" zusammenfaßte: in manchen — aber durchaus nicht allen — Heimen für Säuglinge und Kleinkinder wird die Entwicklung der Kinder, falls sie längere Zeit in diesen Heimen leben, zunehmend beeinträchtigt (vgl. z. B. SPITZ). Sie bleiben nicht nur in der geistigen und statischen Entwicklung weit zurück, sondern gedeihen auch körperlich nicht mehr. Langsam bilden sich Zustände schwerster Atrophie aus, bösartig verlaufende Infektionen aller Art sind in diesen Heimen endemisch und fordern ihre Opfer. Man war lange geneigt, unzureichende hygienische Lebensverhältnisse für diese Schädigungen und die hohen Sterblichkeitszahlen verantwortlich zu machen. Aber wir wissen jetzt, daß die gleichen Störungen auch als Einzelbeobachtungen in Familien zu finden sind, und daß vor allem auch ganz einwandfreie, moderne hygienische Bedingungen sie nicht zu beseitigen vermögen, wenn der eigentliche Mangel nicht behoben wird. Entscheidend bestimmt wird die Störung in der Entwicklung solcher Kinder durch den Mangel an menschlicher, mütterlicher Wärme und Umsorgung. Immer dann finden sich diese tiefgehenden Schäden, wenn z. B. durch zu wenig Pflegepersonen nur das Notwendige für die körperliche Versorgung dieser Kinder getan werden kann, die liebevolle Zuwendung und Ansprache, die Einbeziehung in die menschliche Welt aber ausbleibt, die der Säugling sonst als selbstverständliche Gegebenheit vorfindet.

Solche dystrophen und atrophen Kinder sind nur schwer und oft nur bei intensiver Bemühung einem gesunden Dasein wieder zu gewinnen. Als Voraussetzung dafür muß es gelingen, einen vom Vertrauen durchwärmten, einen „mütterlichen" Bereich zu schaffen, in dem sich das kindliche Wesen körperlich und seelisch entfalten kann. Aber auch dann setzt die Erholung nur zögernd ein und bleibt von vielen Rückschlägen bedroht.

Die für die Diätetik wichtigen Formen sind vor allem diejenigen, die durch langdauernde, unzweckmäßige oder ungenügende Ernährung zustande kamen. Für das Brustkind ist praktisch nur die Unterernährung, der Hunger an der Brust in Betracht zu ziehen. Dabei sind, wie überhaupt beim hungernden Säugling, die Stühle gewöhnlich zahlreich, substanzarm und dünn. Bei der künstlichen Ernährung dagegen kann sowohl die Gesamtmenge fehlerhaft sein, zu hoch oder — was für den Säugling bedeutungsvoller ist — zu gering. Unabhängig von dem Tagesquantum deckt die Anamnese beim Dystrophiker Fehler in der Zusammensetzung der Milch auf, die jeden einzelnen Bestandteil für sich gesondert treffen können, so daß sehr verschiedenartige Kombinationen die Gedeihstörung veranlaßt haben können. Um sie in der richtigen Weise beurteilen und therapeutisch ausgleichen zu können, ist eine sehr sorgfältige, alle Einzelheiten einbeziehende *Ernährungsanamnese* unerläßliche Voraussetzung. Durch ihre Ergebnisse, die Einwirkungsdauer und Bedeutung des Fehlers, die auch die vergangenen Komplikationen (z. B. Erbrechen, Zahl und Beschaffenheit der Stühle,

Infekte) darstellt, ist die richtige Einordnung des augenblicklichen Zustandes möglich, von der die Art des therapeutischen Vorgehens abhängt. Zu beachten ist allerdings, daß manche Mütter, durch vielfache Aufklärung darüber unterrichtet, was sie dem Säugling eigentlich geben sollten, bei der Erhebung der Anamnese unrichtige Angaben machen, um eigene Fehler zu verbergen. Man muß diese Möglichkeit in Betracht ziehen, wenn die Güte der Ernährungsanamnese einerseits und der elende körperliche Zustand des Kindes andererseits auffallend kontrastieren.

Nach zahlreichen Erfahrungen ist in den Anamnesen ein Fehler in der Zusammensetzung weit häufiger als alle anderen: das ist der *Zuckermangel.* Anstelle der mindestens erforderlichen 5% werden 1 oder 2% gegeben. Die Scheu vor dem Zucker („Übersäuerung") ist tief eingewurzelt. Da die Stühle hierbei normal bleiben oder fest werden, da die Säuglinge durch die oft zugleich relativ hohen Trinkmengen gesättigt und zufrieden sind, wird die einsetzende Dystrophie lange Zeit nicht bemerkt. In der Regel zeigt sich die Schädigung erst dann, wenn eine hinzutretende akute, infektbedingte Dyspepsie einen heftigen und langdauernden Verlauf annimmt.

Einseitige Überfütterung mit Kohlenhydraten, und zwar mit Mehlen (bei gleichzeitigem Milchmangel) ist sehr selten geworden. Man beobachtet sie fast nur noch bei Säuglingen, die wegen Ekzem milchfrei ernährt werden, ohne daß anderes *Eiweiß* der Nahrung zugegeben wird. Diese meist pastösen Säuglinge sind bei schon länger dauerndem Eiweißmangel als äußerst gefährdet anzusehen. Wahrscheinlich setzt dabei die unzureichende Eiweißzufuhr die entscheidende Schädigung. Sie ist, wie die Nachkriegserfahrungen wieder lehren, sehr tiefgreifend und nur in einer langdauernden Rekonvaleszenz auszugleichen. — Ein Überangebot an Kohlenhydraten nämlich, zu einer Nahrung gegeben, die die Milch in normaler Menge enthält, hat außer einer gewissen Neigung zu dünnen Stühlen keine nachteiligen Folgen.

Eiweißmangel stellt sich auch dann ein, wenn längere Zeit Milchmischungen angeboten werden, die nur $^1/_3$ Milch oder noch weniger enthalten. Zugleich wird dann der *Fettgehalt* der Nahrung zu gering. Das körperliche Gedeihen bei geringem Fettgehalt der Nahrung (z. B. Buttermilch) kann lange Zeit durchaus befriedigend sein, erst spät bleibt auch das Gewicht zurück, aber eine zunehmende Anfälligkeit gegen Infekte weist auf das Unzweckmäßige und Bedenkliche einer solchen Form von Dauerernährung hin. Sie sollte dann durch eine besondere Zulage von Vitamin A ergänzt werden. — Diese Erfahrungen waren auch der Anlaß, den Fettgehalt der künstlichen Säuglingsnahrung auf eine Konzentration ähnlich wie in der Frauenmilch zu bringen.

Beim älteren Säugling waren früher Dystrophien durch Beikostmangel (Obstsäfte, Rohobst, Gemüse), d. h. also durch einseitige Milchnahrung, ungemein häufig. Der Erfolg einer intensiven Aufklärung und Schulung ist gerade hier sehr deutlich. Außer bei überängstlichen Müttern stoßen wir fast nur noch bei gleichgültigen Eltern mit ungepflegten, vernachlässigten Kindern in der Anamnese auf diese Form einseitiger Ernährung.

Dieser großen Gruppe der rein alimentär bedingten Dystrophien steht in der klinischen Wichtigkeit jene nur wenig nach, die durch gehäufte oder langdauernde (enteritische) *Infekte* bedingt wird. Die begleitenden akuten Dyspepsien verlangen immer wieder den Abbruch der normalen Ernährung und allmählichen Neubeginn. Dies führt schließlich zu zunehmend schwereren Formen der Dystrophie. Auf diesem Weg allein oder noch rascher dadurch, daß Infekte und akute Dyspepsien einen schon fehlernährten, dystrophen Säugling befallen, entwickelt sich aus der Dystrophie die *Atrophie.*

Die auslösenden Faktoren sind also bei dystrophen und atrophen Zuständen die gleichen, die Verhältnisse liegen darin ganz ähnlich wie bei der Beziehung zwischen akuter Dyspepsie und alimentärer Intoxikation. Aber wie dort ist die eingetretene Schädigung eine ungleich tiefere und nachhaltigere. Sie hat zur Folge, daß der atrophische Säugling nur noch unvollkommen imstande ist, selbst eine zweckmäßig zusammengesetzte Nahrung zur Erhaltung und zum Ansatz zu verwenden. Über viele Wochen besteht neben dem immer drohenden Atrophietod die Gefahr der Toleranzüberschreitung und zugleich eine außerordentliche Empfänglichkeit für banale Infekte, die mit bedenklichen Dyspepsien verlaufen und nicht selten die dann meist tödliche Intoxikation zur Folge haben. Es erfordert neben der sorgfältigsten Pflege eine große Erfahrung und Fähigkeit zu individueller Anpassung, wenn es gelingen soll, einen ausgesprochenen Atrophiker wieder zur Gesundung zu bringen.

Die Behandlung der Ernährungsstörungen: Wegen der Besonderheit des Vorgehens sollen zunächst die *einfachen Dystrophien* behandelt werden, das sind also Dystrophien ohne Infekt und ohne Durchfall. Bei ihnen genügt es, den bisherigen Fehler richtigzustellen, also z. B. den Zuckerzusatz von 2 auf 5% zu erhöhen, anstelle der $^1/_3$-Milch gesäuerte $^1/_2$- oder $^2/_3$-Milch zu verordnen, die fettarme Buttermilch etwa durch eine Einbrenne anzureichern oder durch Butter-Mehlnahrung zu ersetzen, und so fort. Man kann auch, oft mit sichtlichem Erfolg, das Prinzip der Kontrasternährung anwenden: Der bisher mangelnde Anteil wird nicht nur in normaler, sondern vorübergehend in übernormaler Konzentration geboten. Das ist ohne Schwierigkeit für Eiweiß möglich. Zu Steigerungen des Zuckergehaltes über die Norm geht man allmählich in die Höhe und verordnet zur Vermeidung von Durchfällen zweckmäßig ein Nährzuckerpräparat. Ganz besondere Vorsicht erfordert die Fettanreicherung, selbst in der sonst bekömmlichen Buttermehlnahrung, weil sie sich oft als unverträglich erweist, wenn die Grenze von 4—5% überschritten wird. — Durch die Zulage des bisher fehlenden Bestandteils wird zugleich der Caloriengehalt der Nahrung so weit gesteigert, daß ein rasch nachholendes Gedeihen einsetzt.

Ziel der Behandlung bei den *mit Durchfall verlaufenden Erkrankungen* ist neben der Beseitigung der Dyspepsie die Verhinderung von Gewichtsverlusten und die baldige Überleitung aus dem gestörten Zustand auf normales Gedeihen. Das Vorgehen ist dabei immer das gleiche. Variiert wird nur die Dauer der einzelnen Behandlungsphasen und die Zusammensetzung der zur Verwendung kommenden Heilnahrung.

Das Prinzip ist schematisch in den nachfolgenden fünf Punkten zusammengefaßt:

1. Absetzen der bisherigen Ernährung. Teepause.
2. Einstelldiät, Erhöhung der Zahl der Mahlzeiten.
3. Zulage der vorgesehenen Heilnahrung in kleinen, gleichmäßig verteilten Mengen.
4. Allmählicher Ersatz der Einstelldiät durch Heilnahrung.
5. Allmählicher Übergang auf normale, altersgemäße Kost.

Bei diesem Vorgehen erhält der Säugling grundsätzlich während mehrerer Tage eine calorisch unzureichende Ernährung. Da der Hunger besonders die chronisch gestörten Kinder seinerseits — als Unterernährung — schädigt, soll er so kurz wie möglich gehalten werden. Ziel jeder Behandlung ist es also, so rasch wie möglich mit der Nahrungsmenge wenigstens den Erhaltungsquotienten (s. S. 328) zu erreichen. Der Anstieg darf aber — wiederum ganz besonders bei den chronisch vorgeschädigten Säuglingen — nicht zu sehr beschleunigt werden, weil sonst die dyspeptische Störung rezidiviert. Wird man gezwungen, bei schwer

Dystrophen oder Atrophen ein zweites Mal abzusetzen und neu zu beginnen, dann wirkt sich diese zweite Hungerschädigung meist sehr ungünstig, oft genug so aus, daß das Kind der Erkrankung erliegt. — So einfach also das Prinzip der Behandlung auch ist, ebenso groß können die Schwierigkeiten der Entscheidung vor der Realität des individuellen, erkrankten Kindes sein. Im allgemeinen ist es für den Patienten weniger nachteilig, wenn man etwas zu langsam, als wenn man zu schnell vorgeht.

Punkt 1: Die Dauer der Teepause soll je nach der Schwere der Störung 8 bis 24 Std., höchstens 48 Std. betragen. Je einfacher die Störung ist, desto kürzer darf die Pause sein. Die Beurteilung der Schwere richtet sich nach dem Gesagten nicht nur nach der Zahl und der Beschaffenheit der Stühle und nach der auslösenden Erkrankung, sondern außerdem immer nach dem Alter des Kindes und vor allem nach seiner Vorgeschichte: ob es sich um einen zuvor eutrophen oder dys-bzw. atrophen Säugling gehandelt hat. Bei der zweiten Gruppe werden auch leichte und eben beginnende Dyspepsien mit größter Vorsicht behandelt. (Ja, es ist empfehlenswert, bei ihnen bei jeder fieberhaften Erkrankung, auch wenn die Stühle noch normal sind, eine antidyspeptisch wirksame Nahrung vorbeugend anzuordnen.)

Um den Gewichtsverlust während der Teepause nicht zu groß werden zu lassen, ist es zweckmäßig, bei gefährdeten Kindern (Atrophie, Intoxikation) salzhaltigen Tee zu verwenden (z. B. Ringertee $= {}^1/_3$ Ringerlösung, ${}^2/_3$ Tee). Man kann auch 1—2mal dem Tee große Mengen Tierkohle als Adsorbens zugeben (2 Teelöffel Tierkohlegranulat). — Bei der Atrophie soll die Teepause 8—12 Std. nicht überschreiten; die längsten Pausen (24—48 Std.) werden in der Behandlung der Intoxikation notwendig.

Nur bei leichten Erkrankungen bleibt die Zahl der Mahlzeiten unverändert. Bei allen ernster zu beurteilenden wird sie auf 6—8 erhöht, teils um die Flüssigkeit gleichmäßig über den Tag zu verteilen, teils um die Trinkschwierigkeiten leichter zu überwinden, die sich oft bei den dyspeptischen Störungen einstellen. Die Trinkmenge darf, so lange Tee und Einstelldiät gegeben werden, relativ hoch sein und ungefähr 200 cm³/kg betragen.

Punkt 2: Der Tee wird bei Übergang auf Einstelldiät bei leichteren Zuständen sofort ganz ersetzt, bei schweren Formen während 24 Std. zur Hälfte, im Wechsel gefüttert, und erst dann vollständig. Diese Einstelldiäten sind ausgesprochen antidyspeptisch wirkende Flüssigkeiten, die nur wenig verwertbare Kohlenhydratcalorien enthalten. Am meisten verwendet werden Schleime, bevorzugt Reisschleim (5—8%ige Abkochungen von Reismehl) für leichtere Störungen; bei den schweren Formen Karottensuppe (500 g Karotten gereinigt und geschnitten in 1 l Wasser weich gekocht, durch ein feines Sieb mehrfach passiert, auf 1000 cm³ aufgefüllt, Zusatz von 3 g Kochsalz auf 1000 g. Oder Daukaron-Pulver, 40 g in 1000 cm³ Wasser aufgekocht.) Neuerdings wird auch Arobon (Johannisbrotmehl) 5—10%ige Aufkochung empfohlen. Bei Säuglingen innerhalb der ersten 2 Lebensmonate werden besonders häufig unter Karottensuppe Ödeme eingelagert. Es ist deshalb zweckmäßig, ihnen, wie sonst nur beim Übergang von Tee auf Karottensuppe, dauernd Tee und Karotten im Wechsel zu geben, oder den Kochsalzgehalt der Karottensuppe auf 1—2⁰/₀₀ zu vermindern. Diese Ödeme, zu denen auch die Atrophiker neigen, verlangen an sich keine besondere Behandlung. Vielfach werden sie mit fortschreitender Besserung in feste Bindung in den Organismus übernommen, häufiger scheidet der Säugling sie bei gleichzeitiger Gewichtsabnahme aus, wenn die Karottensuppe durch die weniger wasserbindende Heilnahrung ersetzt wird. Gelegentlich beobachtet man in diesem Stadium überschießende Ödemausschwemmung — so als ob der Organismus die einsetzende

Diurese nicht aufhalten könnte. Diese unerwünschten Reaktionen lassen sich durch Beibehaltung einer kleinen Menge von Karottensuppe (etwa $1/3$ der Trinkmenge) oder durch Traubenzucker-Ringer-Infusionen eindämmen.

Die Dauer der Anwendung der reinen Einstelldiät beträgt 1—2 Tage, nur bei toxischen Säuglingen wird sie so lange weiter gegeben, bis die Entgiftung eingetreten ist; d. h. zusammen mit der Teepause 3—4 Tage, kann aber auch bis zu 8 Tagen erfordern. Wir sind der Ansicht, daß wegen der Rezidivgefahr bei toxischen Säuglingen — aber auch nur bei ihnen — eine derart langdauernde Hungerpause berechtigt, ja notwendig ist.

Punkt 3: Die Auswahl der Heilnahrung richtet sich nach der vermutlichen Schwere der zu behandelnden dyspeptischen Störung. Es ist zweckmäßig, zur Beurteilung der Eignung einer Nahrung sich die folgenden allgemein gültigen Grundlagen gegenwärtig zu halten: Eiweiß feinflockig geronnen wirkt antidyspeptisch und ansatzfördernd. Fett ist bei dyspeptischen Zuständen gefährlich, weil es die Durchfälle oft verstärkt und Erbrechen begünstigt. In den meisten Heilnahrungen ist deswegen sein Gehalt sehr niedrig gehalten. Von den hochmolekularen Kohlenhydraten wirken die Schleime, am meisten der Reisschleim durchfallhemmend, noch wesentlich günstiger Apfel, Banane und Karotten. Apfel und Banane sind aber für Säuglinge in den ersten 6 Lebenswochen und für den frischen toxischen Zustand ungeeignet. Die Zuckerarten haben sämtlich eine dyspepsieerzeugende Wirkung, jedoch in sehr verschiedenem Grad. Geeignet zur Beigabe bei Durchfallstörung sind die Nährzucker. Die Salze der Kuhmilch sind für den Magen-Darmkanal indifferent, erleichtern aber den Ansatz.

Danach wäre für eine ideale Heilnahrung zu fordern: Reichlich feinflockig geronnenes Eiweiß, geringer Fettgehalt, geeignet ausgewählte Kohlenhydrate und hoher Salzgehalt; Forderungen, die z. B. in günstiger Weise die Buttermilch erfüllt.

Aus diesen allgemeinen Richtlinien ist abzuleiten, daß die Bekämpfung bedenklicher Dyspepsien sicherer gelingt, wenn in den akuten Anfangstagen der Zucker ganz weggelassen und erst nach 3—5 Tagen zunächst 3, später 5% zugesetzt werden. Ebenso kann z. B. in Obstmilchen das Fett durch Verfütterung von Apfel- oder Karottenmagermilch für einige Zeit ganz ausgeschaltet werden. Die strengste Form des Beginnens wäre dann z. B. Buttermilch mit 3% Reisschleim ohne Zucker oder Karottenmagermilch ohne Zucker.

Bei der einfachen akuten, parenteralen Dyspepsie des vorher gesunden Säuglings wird Reisschleim als Einstelldiät verwendet, als Heilnahrung genügt die bisherige (u. U. zu säuernde) Nahrung mit Ersatz des Kochzuckers durch Nährzucker. Handelt es sich um eine enteritische Form, so ist wegen der geschilderten Gefährdung Anwendung von Obst- oder Karottenmilch (u. U. als Magermilch) zur Sicherung zu empfehlen.

Bei den mittelschweren Erkrankungen können ebenso Karotten- oder Obstmager- bzw. Vollmilch angewandt werden, oder Eiweißmilch oder Buttermilch, immer mit Nährzuckerzusatz.

Für die schwersten Erkrankungen, z. B. bei Atrophikern und lange Zeit dystrophen, oder intoxizierten Säuglingen ist die Reparationsmöglichkeit am ehesten durch Buttermilch (bzw. gesäuerte Magermilch) gegeben, zunächst ohne Zuckerzusatz. Man kann das Buttermilchpulver hierbei anstatt in 3% Reisschleim auch in Karottensuppe aufnehmen (Karottensuppen-Buttermilch). Sie ist bei verstärkter antidyspeptischer Wirkung von guter Verträglichkeit.

Bei schwerkranken jungen Säuglingen ist, wenn irgend möglich, Frauenmilch zu beschaffen. Da sie durch ihren niedrigen Salz- und Eiweißgehalt den Ansatz nicht besonders begünstigt, kombiniert man sie zweckmäßig mit einer sie hierin ergänzenden Nahrung, z. B. mit Buttermilch, so daß die Hälfte bis zwei Drittel der Nahrung aus Frauenmilch besteht. Bei dyspeptischen Atrophikern und toxischen Säuglingen sollte zu Beginn die Frauenmilch entfettet werden, um den selbst im Milieu der arteigenen Milch bedenklichen Fettanteil auszuschalten. Man darf dann den niedrigen Nährwert der zentrifugierten Frauenmilch nicht vergessen (etwa 33 Cal).

Punkt 4: Die Heilnahrung wird gleichmäßig über die einzelnen Mahlzeiten verteilt und mit der Einstelldiät gemischt. Diese selbst wird der jeweils zugegebenen Menge von Heilnahrung entsprechend reduziert, so daß schließlich die Einstelldiät ganz ersetzt ist. Die Schnelligkeit dieses Austausches richtet sich weitgehend nach der Schwere und Beeinflußbarkeit der Störung. Bei einer einfachen Dyspepsie wäre der Gang z. B. folgender:

8 Std. Teepause, 1—2 Tage 8%igen Reisschleim in 6 Mahlzeiten. Dabei schon Normalisierung der Stühle. Dann 2 Tage $^1/_4$ der Trinkmenge Heilnahrung über die 6 Mahlzeiten gleichmäßig verteilt, gemischt mit dem übrigbleibenden Anteil an Einstelldiät (hier Säure-$^2/_3$-Milch mit 5% Nährzucker), 2 Tage $^1/_2$, weitere 2 Tage $^2/_3$ der Trinkmenge als Heilnahrung, dann die Gesamtmenge. Diese Ernährung wird, sobald der Säugling einige Tage störungslos gedeiht, flaschenweise durch normale, altersgemäße Kost (etwa im Verlauf von weiteren 8 Tagen) ersetzt.

Bei nicht ganz einfachen Dyspepsien wird die Nahrungszulage entsprechend langsamer erhöht. Man beginnt mit 100—200 g als Tagesmenge und erhöht täglich um 100 g, bei sehr schweren Zuständen auch nur um 50 g und wählt eine der strengeren Kostformen. Je rascher das Kind sich im Allgemeinzustand erholt, je frühzeitiger die Stühle fest werden, desto unbesorgter darf man ansteigen, und zwar in gerader Linie aus der Unterernährung bis zum Gedeihquotienten des Kindes.

Dieses gradlinige Aufsteigen muß aus zwei Gründen unterbrochen werden: 1. wenn die Stuhlbeschaffenheit unverändert dyspeptisch und die Stühle zahlreich bleiben, weil sich darin eine bedenkliche Rezidivneigung anzeigt und 2. grundsätzlich bei allen Intoxikationen und Atrophien, selbst wenn unter dem Einfluß der Heilnahrung die Stühle schon normale Beschaffenheit angenommen haben.

Die Unterbrechung erfolgt aber nicht an beliebiger Stelle, sondern am Erhaltungsquotienten — um Hungerschäden auszuschließen —, der so rasch wie irgend möglich erreicht werden soll. Das bedeutet, daß dann die Trinkmenge für die üblichen Heilnahrungen (außer entfetteter Frauenmilch) 100—110 cm³/kg beträgt, ergänzt auf ungefähr 180—200 cm³/kg durch Einstelldiät. Dieser Anstieg bis zum Erhaltungsquotienten ist meist erst im Verlauf von 8—12 Tagen möglich. Bei den unter 1. genannten Dyspepsien darf, so wie eine Besserung eingetreten ist, weiter gesteigert werden. Dagegen ist die Gefahr einer Toleranzüberschreitung bei frisch abgelaufenen Intoxikationen und Atrophikern so groß, daß unter allen Umständen am Erhaltungsquotienten gewartet werden soll, bis der notwendige innere Ausgleich erreicht ist. Für Intoxikationen sind dafür 2—3 Wochen erforderlich. Dann kann die Heilnahrung langsam weiter gesteigert werden und wird schließlich ausgetauscht. Der gesamte Heilungsvorgang nimmt selten weniger als 6—8 Wochen in Anspruch.

Bei den Atrophikern soll am Erhaltungsquotienten so lange gewartet werden, bis die klinischen Zeichen der Atrophie (Untertemperatur und Pulsverlangsamung) geschwunden sind und die Pulsfrequenz etwa 8 Tage normal blieb. Das oft viele Wochen dauernde Abwarten an dieser Grenze erfordert Geduld und Ruhe — dies um so mehr, als die atrophischen Säuglinge gewöhnlich sehr hungrig und gierig ihre Nahrung nehmen. Während dieser ganzen Zeit ist das atrophische Kind noch äußerst gefährdet (Infekte, Atrophietod) und verlangt die sorgsamste Betreuung. Um den Eiweißbedarf solcher Kinder sicher zu befriedigen, kann für längere Zeit Eiweiß parenteral, in Form von intravenösen Injektionen von Serum oder Plasma gegeben werden [täglich 50—100 cm³ (NISSLER)]. Erst dann setzt die wirkliche Erholung ein. In der nun folgenden Phase wird der Calorienbedarf der Atrophiker sehr hoch. Man hat den Bedarf nach dem Sollgewicht des Kranken zu berechnen versucht. Das dürfte aber ein willkürlicher und unzuverlässiger Ansatz sein. Zweckmäßiger erscheint es, den Energiequotienten so lange zu steigern, bis eine kräftige Gewichtszunahme beginnt (meist liegt er dann bei 120—140 kcal/kg). Um dabei nicht in zu voluminöse Trinkmengen zu geraten, muß man einen Teil der Nahrung als konzentrierte Kost geben. Uns hat sich für die Atrophiker besonders die „Doppelbuttermilch" bewährt (s. S. 342), die langsam gesteigert wird und $^1/_3$, gelegentlich auch $^1/_2$ der Nahrungsmenge ausmachen darf. Ihr hoher Eiweißgehalt ist wahrscheinlich vor allem für die günstige Wirkung verantwortlich zu machen. — Die Ausheilung einer Atrophie nimmt im allgemeinen mehr als 3 Monate in Anspruch.

Zur Verdeutlichung der Anweisungen sei noch das diätetische Vorgehen bei einer Intoxikation angeführt, wenn Frauenmilch nicht zur Verfügung steht.

24—48 Std. Ringer-Tee und Karottensuppe in 8 Mahlzeiten, darauf Karottensuppe mehrere Tage bis zur Entgiftung (Schwinden der klinischen Symptome, Alkalireserve über 35 Vol-% CO_2). Darnach Beginn mit 8mal 5 g Buttermilch in 3% Reisschleim oder Karottensuppe ohne Zucker, Rest Karottensuppe, täglich steigern um 8mal 5 g Buttermilch, bis der Erhaltungsquotient erreicht ist, vom 4. Tag der Buttermilchverwendung an Zugabe von 3%, vom 6.—8. Tag an 5% Nährzucker zur Buttermilch.

(Kann Frauenmilch verordnet werden, dann ist etwa folgendermaßen vorzugehen: 8mal 5 g Buttermilch, dann 8mal 10 g entrahmte Frauenmilch usw. im Wechsel steigern bis zum Erhaltungsquotienten). Am Erhaltungsquotienten kann die Buttermilch bei fortbestehender Neigung zu Dyspepsie durch eine mehr antidyspeptische Nahrung zur Hälfte oder ganz ersetzt werden (Karotten-, Obstmagermilch, Eiweißmilch). 14 Tage bis 3 Wochen nach Erreichung des Erhaltungsquotienten langsame Steigerung, unter Umständen mit schon fetthaltiger Nahrung und allmählicher Ersatz der Einstelldiät. Erst wenn der Säugling gleichmäßig gedeiht, darf die vorsichtige Umsetzung auf altersgemäße Kost beginnen.

Sonstige Maßnahmen. Damit sind aber, insbesondere für die Intoxikation, die Maßnahmen nicht erschöpft. Bei ihr muß noch als vordringliche Aufgabe der Kreislaufschock bekämpft werden (s. S. 345). Die Auffüllung der Blutbahn geschieht dabei viel sicherer und wirkungsvoller durch intravenöse Flüssigkeitsinjektion als durch subcutane. Der günstige Einfluß auf den Ablauf der Intoxikationen ist so deutlich, daß sich diese Behandlungsart fast allgemein eingebürgert hat. Da die Minderung der zirkulierenden Blutmenge vorwiegend durch Plasmaaustritt verursacht ist, liegt es nahe, als Infusionsflüssigkeit Plasma oder Serum zu verwenden. Aber die Beschaffung genügender Plasmamengen macht große Schwierigkeiten, und außerdem sind unangenehme Zwischenfälle mehrfach beobachtet; Zwischenfälle, die nach unseren Erfahrungen auch in schwerer Form nach Periston sich einstellen können. Das hat uns selbst veranlaßt, einstweilen die wäßrigen, kolloidfreien Lösungen zur Infusion beizubehalten (meist Mischung von 5% Traubenzucker mit Ringerlösung zu gleichen Teilen). Diese werden entweder als Dauertropfinfusion gegeben (SCHICK und KARELITZ) oder als wiederholte Injektion (3—4mal täglich) in Mengen von je 80—150 cm³. Die Wiederholung ist notwendig, weil die infundierte Flüssigkeitsmenge die Blutbahn im Verlauf einiger Stunden wieder verläßt. Gewöhnlich kann die Zahl der Infusionen mit Besserung des toxischen Zustandes auf zwei gesenkt werden. Diese aber werden noch einige Tage auch nach Überwindung der Acidose fortgesetzt.

Der Versuch, die Wirkung der Schockgifte durch Gaben von Antihistaminkörpern abzuschwächen (NITSCHKE und VIETOR), scheint die Behandlungsresultate zu verbessern. Verwendet wurden bei Frühgeburten und sehr jungen Säuglingen 4mal $^1/_4$ Tablette, bei älteren Säuglingen 4mal $^1/_2$ Tablette Antistin (1 Tablette

= 0,1 g). Die sonstige medikamentöse Kreislauftherapie (z. B. Kombination von Coffein, Strychnin, Ephetonin als oral wirksame Mittel) kann zur Unterstützung herangezogen werden, ist aber nicht imstande, die Infusionsbehandlung zu ersetzen.

Die Beurteilung der Wirkung der Antibiotica in der Behandlung der dyspeptischen Störungen, insbesondere bei der Therapie der Intoxikation ist noch nicht einheitlich. Während z. B. Loeschke für das Streptomycin, Weisse für das Chloromycetin eindrucksvoll günstige Wirkungen beschrieben, konnten wir (Hartung) bei der vergleichenden Beobachtung einer größeren Zahl von Intoxikationen überzeugende Änderungen des Verlaufs nicht feststellen. Vielleicht weisen die Unterschiede darauf hin, daß nur einzelne Erregergruppen, ähnlich wie bei den typhösen Erkrankungen, durch Chloromycetin (und Streptomycin) geschädigt werden. Die Dosierungen betragen für Chloromycetin: Anfangsdosis 250 mg, Fortführung mit 4mal 125 mg täglich. Streptomycin 6—8mal 50—80 mg vor der Mahlzeit täglich.

Jedenfalls entbindet die Anwendung der Antibiotica nicht davon, zugleich eine sorgfältig angepaßte Diät zu verordnen.

Literatur.

Adam: Jb. Kinderheilk. 116, 8 (1927).
Benedict u. Talbot: Carnegie Inst., Wash. 1914, 233.
Czerny-Kleinschmidt: Jb. Kinderheilk. 87, 1 (1918).
Finkelstein: Jb. Kinderheilk. 71, 525 (1910). — Z. Kinderheilk. 50, 630 (1931).
Freudenberg: Z. Kinderheilk. 43, 437 (1927).
Grundler: Z. Kinderheilk. 68, 297 (1950).
Hartung: Kinderärztl. Prax. 19, 493 (1951). — Heymann: Z. Kinderheilk. 53, 629 (1932).
Loeschke: Arch. Kinderheilk. 136, 154 (1949).
Nissler: Arch. Kinderheilk. 131, 1 (1944). — Klin. Wschr. 1942, 1075. — Nitschke u.
    Vietor: Z. Kinderheilk. 68, 394 (1950).
Peiper: Mschr. Kinderheilk. 50, 20 (1931).
Rietschel: Erg. inn. Med. 47, 220 (1934).
Schadow: Jb. Kinderheilk. 136, 1 (1952). — Schick u. Karelitz: Amer. J. Dis. Childr.
    42, 781 (1931). — Schiff: Erg. inn. Med. 35, 519 (1929). — Spitz: Psyche 4, 17 (1950).
Weisse: Dtsch. med. Wschr. 1951, 18.

Lenkung der Volksernährung.
Kontrolle oder Erziehung?

Von

R. F. A. Dean-Cambridge.

Mit 6 Abbildungen.

In Zeiten des Wohlstandes ist Gewohnheit der Hauptfaktor in der Wahl der Nahrungsmittel. Wenn diese knapp sind, wie es oft in Kriegszeiten der Fall ist, wird eine richtige und angemessene Kontrolle notwendig, wenn eine Nation ihre Gesundheit und Stärke — oder vielleicht nur das Leben — erhalten will.

Am Anfang des letzten Krieges war England in einer besonders ungünstigen Lage, weil es seit vielen Jahren fast 60% seiner Nahrungsmittel eingeführt hatte. Eine Kontrolle war deshalb wichtig. Es besteht allgemeine Übereinstimmung darüber, daß die ausgeübte Kontrolle bemerkenswert erfolgreich war, und es ist vorgeschlagen worden, eine Beschreibung der Art und Weise der Ausführung zu geben, die von allgemeinem Interesse sein dürfte. Der Grad des Erfolges sollte natürlich nach dem Maße beurteilt werden, in dem wissenschaftliche Prinzipien befolgt wurden.

Während des Krieges 1914/18 war eine ähnliche Situation entstanden. Es war damals notwendig, an Nahrungsmitteln zu sparen; das Land war in einem Stadium teilweiser Blockade, aber obgleich viele Lebensmittel rationiert wurden und ihr Verbrauch daher kontrolliert werden konnte, widerstrebte es natürlich, die Rationierung noch weiter auszudehnen. Die offizielle Reaktion auf diese Schwierigkeit drückte sich auf verschiedene Art und Weise aus. Dies kann kurz in zwei Worte zusammengefaßt werden: „Eßt weniger“. Nichts wurde gesagt von dem verschiedenartigen Bedarf einzelner Teile der Bevölkerung, und sogar die besonderen Bedürfnisse der Kinder wurden weitgehend unbeachtet gelassen. Die Öffentlichkeit wurde überredet, „dem selbst-opfernden, jedoch unbesonnenen Beispiel Sir Samuel Chisholms zu folgen, dessen tägliche Ration“, so lautete ein Anschlag, „aus einem Teller ‚porridge‘ und zwei Schnitten Brot zum Frühstück bestand, Makkaroni und Käse zum Mittagessen, einer Scheibe Brot zum Tee, und Suppe, 100 g Fleisch, einer halben Schnitte Brot und Reispudding zum Abend, dazu Tee oder Kaffee ohne Milch und Zucker“ (Pyke, 1948).

Eine der wenigen Ausnahmen in der unwissenschaftlichen offiziellen Politik wurde in einem Plakat sichtbar, in dem 24 gewöhnliche Nahrungsmittel miteinander verglichen wurden in bezug auf Flüssigkeit, Calorien und Eiweiß.

Nun laßt uns sehen was Drummond hierüber schreibt (1947). Als es, spät in 1939, notwendig wurde, einen Nahrungsmittelplan für die Ernährung in Kriegszeiten aufzustellen, fanden wir uns in der glücklichen Lage, die meisten der grundlegenden Angaben zur Verfügung zu haben. Wir hatten eine gute Kenntnis von den Anforderungen des menschlichen Körpers, und in welchem Maße diese durch verschiedene Verhältnisse beeinflußt werden, als da sind Wachstum, Schwangerschaft, Stillzeit und die verschiedenartigen Formen von Arbeit; in anderen Worten, wir wußten, was der spezielle Ernährungsbedarf jeder Gruppe war, in welche die Bevölkerung bei der Berücksichtigung von Kriegsverhältnissen eingeteilt werden kann. Darüber hinaus stand uns, was 1918 nicht der Fall war, eine Riesenanzahl von analytischen Angaben zur Verfügung, die die Zusammensetzung der einzelnen Nahrungsmittel in bezug auf Fette, Eiweiß, Kohlenhydrate, Vitamine und Mineralstoffe deckten. Der erste Schritt war nun, den genauen Bedarf der Bevölkerung auf Grund der befürworteten Zuteilungen abzuschätzen. Zu diesem Zweck wurden die Vorschläge des „Food and Nutrition Board of the National Research Council of the USA." von 1941 angenommen. Eine Ernährungsaufsicht wurde eingesetzt, um von Zeit zu Zeit ausfindig zu machen, was wirklich in den verschiedenen Klassen der Bevölkerung gegessen wurde, mit besonderer Berücksichtigung der niedrig bezahlten Arbeiterklasse. Als eine ständige Kontrolle darüber, daß genügend Nahrungsmittel durch das Ernährungsprogramm verteilt wurden, führte man Inspektionen von Gruppen, wie Bergleute oder Krankenschwestern, durch. Da das Körpergewicht ein ziemlich feiner Anzeiger des Ernährungsstatus ist, wurde beschlossen, außerdem noch eine ständige Aufsicht über Körpergewichte der Erwachsenen- und Kinderbevölkerung einzuführen.

Die Informationen, die von den einzelnen Aufsichtsorganen erhalten wurden, offenbarten, daß die Kost möglicherweise verhältnismäßig arm an Kalk und Lactoflavin sein könnte; dieser Mangel, so dachte man, war darauf zurückzuführen, daß der Milchverbrauch der allgemeinen Bevölkerung unter dem „Optimum" lag. Außerdem bezweifelte man, ob genügend Aneurin und Vitamin A zugeführt wurden. Die Möglichkeit dieser Mängel mußte bei der Formulierung der allgemeinen Politik vergegenwärtigt werden. Kurz gesagt, man sollte den Verbrauch an tierischem Eiweiß und Fett unter strenger Kontrolle halten, sollte aber die überaus wichtigen füllenden Nahrungsmittel Brot und Kartoffel so lange wie möglich unrationiert lassen. Es wurde angenommen, daß man, wenn dies ausgeführt werden könnte, den weit unterschiedlichen Calorienanforderungen jedes einzelnen in höchst zufriedenstellender Weise gerecht werden könnte. Es war ebenfalls offensichtlich, daß die Nahrungsmittelpreise einer Kontrolle bedurften, welche tatsächlich schon in den ersten Tagen des Krieges eingeführt wurde, und zwar für Hersteller, Großhändler und Kleinhändler, so daß ein gerechter Gewinn erzielt werden konnte. Wenn die Lebensmittelpreise für jedermann niedrig genug gehalten werden sollten, um den Einkauf alles zur Verfügung Stehenden zu ermöglichen, so würden sie unterstützt werden müssen; diese Methode, obwohl sie natürlich eine zuzügliche Versteuerung darstellte, wurde dann angenommen. Es war von Anfang an klar, daß eine Preiskontrolle der knappen Lebenmittel undurchführbar war, ohne gleichzeitig auch ihre Verteilung zu kontrollieren, daher mußten alle Transporte der Lebensmittel überwacht werden.

Soll das Vertrauen in den Ernährungsplan erhalten bleiben, so muß die Rationierung aller Nahrungsmittel als unfehlbar anerkannt werden, was auch immer die Schwankungen und Unregelmäßigkeiten in der Belieferung sein mögen. Es war deshalb notwendig, große Lebensmittellager in jeder der verschiedenen Zonen, in die das Land eingeteilt wurde, anzulegen. Die Zonen wurden so weit wie möglich unabhängig gehalten. Die daraus folgende Verteilung der Nahrungsmittel war an sich ein Vorteil; es war eine offensichtliche Verbesserung gegenüber der Zusammenfassung der Lebensmittelaufbewahrung in London vor dem Kriege. Diese Konzentration war im Anblick möglicher Luftangriffe nicht ratsam.

Die Politik der Landwirtschaft.

Alles in unseren Kräften Stehende wurde getan, um die Eigenproduktion an Nahrungsmitteln zu steigern; neben der höchstmöglichen Produktion an Calorien mußte ein Teil der Vitaminbedürfnisse aus der Ernte befriedigt werden. Weizen und andere Kornarten mußten angebaut werden, und es war natürlich ratsam, ebenfalls auf dem Anbau großer Mengen Kartoffel zu bestehen. Diese waren ökonomischer als Weizen, unter den britischen Verhältnissen, und lieferten sowohl Vitamin C als auch Calorien. Der Anbau verschiedener Gemüse, Früchte und Zuckerrüben mußte gefördert und die Milchproduktion erhöht werden, obwohl die Tierfutterstoffe nur in knappem Ausmaß zur Verfügung standen.

Brot.

Der Öffentlichkeit wurde klargemacht, daß, wenn Brot unrationiert bleiben sollte, es nicht länger in unbeschränktem Maße als füllendes Lebensmittel gebraucht werden konnte; es wurde vorgeschlagen, wo immer nur möglich Kartoffeln anstatt Brot zu gebrauchen. Eine Kampagne wurde nun ins Leben gerufen, die auf eine Verminderung der Abfallstoffe hinarbeitete. Es wurde natürlich betont, daß Sparsamkeit in erster Linie mit Brot beginnen müsse.

Niedriges Auszugsmehl (70—75% Auszug), das ein sehr weißes Brot ergab, war vor dem Kriege von der großen Mehrzahl des britischen Volkes gegessen worden, und die Mahlindustrie erzielte großen Nutzen durch den Verkauf der Weizenabfälle als Tierfutter. Der Gewinn aus den Abfällen in bezug auf Calorien und Eiweiß in dem Fleisch dieser Tiere ist sehr gering, und der Verlust, den das Mahlen mit sich bringt, beträgt bei 70% Auszug 20% in Calorien und Eiweiß. Es wurde eingesehen, daß der Auszugsgrad so weit wie möglich erhöht werden müsse, ohne dabei zuviel von den unverdaulichen Rückständen einzuführen. Der Grad des Auszugsmehles wurde jedoch nicht mit einem Male erhöht, sondern zuerst auf 80% gebracht. Dies war wahrscheinlich eine kluge Maßnahme aus psychologischen Gründen, denn sie bereitete die Öffentlichkeit auf eine weitere Änderung vor. Trotz dieses einleitenden Schrittes rief das 85%ige Auszugsbrot, als es dann endlich 1942 eingeführt wurde, beträchtliche und ungünstige Kommentare wegen seiner grauen Farbe und seines angeblich unangenehmen Geschmackes hervor. Diese wurden dann weitgehend zum Schweigen gebracht, als man entdeckte, daß die guten Bäcker bei kleinen Änderungen ihrer Arbeitsweise ausgezeichnetes Brot aus dem neuen Mehl backen konnten. Forschungen, die von MORAN (1949) im Auftrage des Ernährungsministeriums unternommen wurden, machten es möglich, Analysen der vielen verschiedenen Teile des Weizenkornes zu bekommen. Es wurde offensichtlich, daß, wenn möglich, das Scutellum, der Keim und ein Teil des äußeren Endosperm in das Mehl gebracht werden sollten, ohne den Gehalt an Kleie übermäßig zu erhöhen; und dies wurde durch eine kleine Änderung der Mahltechnik erzielt. Das 85%ige Mehl enthielt 1,3 mg Aneurin pro Pfund im Vergleich zu 0,4 mg in dem weißen Mehl der Vorkriegstage. Um den Wirkungen der Phytinsäure, die in das Mehl gebracht wurde, entgegenzuarbeiten, beschloß man, außerdem noch Calciumsalz zuzugeben (McCANCE and WIDDOWSON, 1949). Diese Zugabe des Calciumsalzes wurde im Juni 1940 bekanntgegeben und hatte viele Beschwerden an das Ernährungsministerium zur Folge, nicht nur von den Laien der Öffentlichkeit, sondern ebenfalls von Ärzten. Der Inhalt der Briefe war, daß schon „ernste Wirkungen durch den Zusatz des Calcium hervorgerufen worden waren; Arthritis wurde verschlimmert; die Patienten mit Arteriosklerose zeigten ernstere Symptome; andere Krankheitsformen, von denen angenommen wurde, daß sie sich durch Calcium verschlechtern könnten, wurden auch als verschlimmert angeführt" (DRUMMOND, 1947). Was die Schreiber allerdings nicht wußten, war, daß infolge der Schwierigkeiten in der Beschaffung die Zugabe des Calcium noch gar nicht erfolgt war, und als nun dieses tatsächlich dem Mehl zugeführt wurde, hatten die Proteste bereits aufgehört.

Margarine.

Die Vitamine A und D wurden in jede Margarine gegeben, die an den gewöhnlichen Verbraucher verkauft wurde. Dieses muß ihren Nährwert sehr nahe — wenn nicht sogar gleich — dem der Butter gebracht haben; aber, wie erwartet, viele Leute klagten, daß sie keine Margarine vertragen könnten. Diesen Leuten wurde die Gelegenheit gegeben, zu beweisen, daß sie durch das Essen von Margarine tatsächlich nachteilig beeinflußt wurden, aber nur wenige machten wirklich davon Gebrauch, und keiner zeigte irgendeine Reaktion.

Schweine und Geflügel.

In Friedenszeiten hatte der Anbau von Feld- und Gartenerzeugnissen, zum zweifachen Zweck des menschlichen Verbrauches und der Tierfütterung, dem Lande ermöglicht, eine große Anzahl von Schweinen und Geflügel zu halten, aber mit der Konzentration auf Nahrungsmittel für den direkten menschlichen Verbrauch mußte die Zahl der Tiere reduziert werden. Futterstoffe für Tiere wurden streng rationiert, jedoch die Zahl der Tiere fiel nicht dementsprechend, weil große Anstrengungen gemacht wurden, das Futter durch Abfälle zu bereichern, die in Restaurationsbetrieben und Privathäusern gesammelt wurden.

Das Ernährungsministerium wurde der Alleinkäufer des Fettvorrates und der Milch, und die Anzahl der Schlachthöfe wurde von ungefähr 16000 auf weniger als 1000 herabgesetzt.

Nahrungsmittel-Technologie.

Es war wesentlich, die volle Mitarbeit der gesamten Nahrungsmittelindustrie sicherzustellen. Die Spezialkenntnis der Nahrungsmittelkunde wurde durch die Bildung von beratenden Ausschüssen von Geschäftsfachleuten gewonnen. Auf diese Weise war es möglich, solche Maßnahmen wie die Konzentration der Nahrungsmittel produzierenden Industrie, die Verminderung in der Auswahl der hergestellten Waren und die „Rationalisierung" des Transportes herbeizuführen. Alle Teile der Industrie wurden ergriffen. So wurde z. B. eine umfangreiche Forschung auf Lebensmittelbehälter gerichtet, und es wurde möglich, eine Menge des bis dahin gebrauchten Weißbleches durch lackiertes Metall zu ersetzen; dies allein verminderte den Bedarf an Weißblech um mehr als die Hälfte. Die Lieferungen von Glasbehältern wurden so weit wie möglich aufrechterhalten, und ein Plan wurde eingeführt, die gebrauchten Flaschen wieder einzusammeln. Gummiringe wurden so weit wie möglich ausgeschaltet.

Als Teil der Politik für Lebensmittel-Konservierung wurden Art und Weise der Haltbarmachung und der Aufbewahrung entwickelt, ganz besonders in der „Low Temperature Research Station" in Cambridge (APPLETON, 1944). Beträchtliche Fortschritte wurden in den Methoden zum Trocknen von Gemüsen, Eiern und Milch erzielt. Unter diesen war die Milch besonders wertvoll, da unter dem Plan für höheren Verbrauch eine Steigerung von ungefähr 30% zwischen 1939 und 1944 zu verzeichnen war. Eine weitgehende Verminderung in den Milchmengen, die der Kunststoff- und anderen Industrien zugeteilt worden waren, schaffte hier Abhilfe.

Es wird offensichtlich, daß diese weitgreifenden Veränderungen kaum ohne den guten Willen der Allgemeinheit hätten hervorgebracht werden können. Die Lebensmittelhersteller waren in manchen Fällen bereit, auf Handelsnamen von Waren zu verzichten und für die Dauer des Krieges ein Standardprodukt herauszugeben, das die Öffentlichkeit nicht als eine Ware eines besonderen Herstellers erkennen konnte. Viele Großhändler mußten vorübergehend langfristige

Verbindungen mit ihren Kleinhändlern aufgeben, aber es wurde nur wenig
Protest erhoben. Die Kleinhändler selbst wurden sehr gut mit den ungewöhnlichen und schwierigen Verhältnissen fertig. Ihre Anzahl wurde nicht vorsätzlich
verringert, obwohl einige Geschäfte wegen der Einberufung zum Heeresdienst geschlossen wurden. Die Hausfrauen lernten, nicht zu stark auf ihren alten Gewohn-
heiten zu bestehen und andere Nahrungsmittel an Stelle der alten anzunehmen.

Das Ernährungsministerium wurde nun die alleinige Importzentrale für alle
Hauptnahrungsmittel. Da der Schiffsraum begrenzt war, wurde beschlossen,
nur Ladungen mit dem höchstmöglichen Calorienwert einzuführen. Diese einge-
brachten Waren sollten für menschlichen und nicht für Tierverbrauch sein, und
so weit wie möglich sollte der Verlust an eigenproduziertem Fleisch gutgemacht
werden. Aus diesem Fleisch, das zum Teil aus Kanada bezogen wurde, wurden
vor dem Verpacken die Knochen entfernt, und die Tiere wurden ineinander-
geschoben — Maßnahmen, die ungefähr 30% des Kühlraumes einsparten. Um
noch weiterhin an Kühlraum in den Schiffen zu sparen, wurde der Speck in
isolierenden Wänden von Schmalz verschifft, das schon eingefroren war. So weit
wie möglich wurden Nahrungsmittel in getrocknetem Zustand eingeführt, um
Platz einzusparen, und eine Menge experimenteller Arbeit wurde auf solche
Probleme verwandt, wie z. B. die kleinstmögliche Stärke von Kisten und Kasten.
Eine Maßnahme, die Menge Holz zu Verpackungszwecken herabzusetzen war,
die Kisten, die bis dahin mehr langen Rechtecken glichen, nun in der Form von
Würfeln herzustellen; in einigen Fällen brachte dies eine Einsparung von 25%
des Verpackungsmateriales mit sich.

Obwohl, wie schon erwähnt, die Absicht bestand, sich auf die Einführung der
in Calorien hochwertigen Nahrungsmittel zu konzentrieren, wurden psychologische Bedürfnisse nicht vergessen. Eine kleinere Menge Obst wurde fast immer
in die Ladungen eingeschlossen, und Gewürze, die einen so hohen Wert für die
Schmackhaftigkeit des Essens haben, waren sehr wohl den geringen Laderaum
wert, den sie beanspruchten. Die allgemeine Politik wurde in die Tat umgesetzt,
jedoch zeigte eine Analyse von Nahrungsmitteln, die 1944 auf Grund eines Pacht-
vertrages eingeführt wurden, daß sie zwar 18% des Eiweißes und 20% des Fettes,
das im Lande gegessen wurde, enthielten, daß sie aber nur 10% der Calorien
deckten.

Kontrolle der Verbraucher.

Der wirkliche Kauf der Nahrungsmittel durch den Einzelverbraucher wurde
auf verschiedene Art und Weise kontrolliert. Fleisch, Speck, Käse, Fette, Zucker,
Eingemachtes und Tee mußten von den Verbrauchern in den Geschäften gekauft
werden, in denen sie eingetragen waren, und nur unter besonderen Umständen
und mit Genehmigung des Ernährungsamtes konnten sie anderswo gekauft
werden. Viele andere Waren, die so knapp waren, daß ihre Rationierung auf
üblichem Wege unausführbar war, wurden in eine andere Kategorie gebracht;
solchen Waren wurden Punktwerte gegeben, die mit der erwarteten Nachfrage
nach diesen Nahrungsmitteln wechselten, und jeder Verbraucher verfügte über
eine gewisse Anzahl dieser Punkte, die je nach Wahl in jedem beliebigen Geschäft
verbraucht werden konnten. Nahrungsmittel in dieser Klasse waren Büchsenfleisch,
Fischkonserven und Obstkonserven, Reis, Sago und Hülsenfrüchte, Biskuits,
Haferflocken, Süßigkeiten und Schokolade. Diese Regelung war sehr beliebt und
zufriedenstellend, hauptsächlich wahrscheinlich, weil sie eine gerechte Verteilung
darstellte, und weil sie örtlicher und persönlicher Vorliebe Raum ließ. Die knappen
Waren konnten an die Kleinhändler in allen Teilen des Landes verteilt werden,
um jeweils die besonderen Nahrungsgewohnheiten ihrer Kunden zu befriedigen.

Einige Waren paßten jedoch nicht so bequem in diesen Plan hinein, weil sie verderblich waren und Gegenstand großer örtlicher und jahreszeitlicher Unterschiede in der Lieferung bildeten; Eier und Milch gehören dazu. Sie konnten von dem Kleinhändler bezogen werden, bei dem der Kunde eingeschrieben war. Werdenden und stillenden Müttern, Kindern und Kranken wurde ein Vorzug gewährt, und der Rest wurde an die übrige Bevölkerung verteilt. Es wurde keine bestimmte Menge Milch garantiert, aber das Ernährungsministerium machte von Zeit zu Zeit einen quantitativen Vorschlag, und die so angegebenen Mengen waren dann auch fast immer verfügbar. Hatte ein Kleinhändler einen Überschuß, so war es ihm erlaubt, diesen an seine eingeschriebenen Kunden zu verkaufen. Eier, entweder frisch oder in Trockenform, wurden auf der Basis einer gewissen Anzahl auf ein Rationenbuch verteilt. Wenn Apfelsinen verfügbar waren, so verfuhr man damit in derselben Art und Weise, aber in den ersten fünf Tagen jeder Zuteilungsperiode waren sie nur für die Kinder erhältlich. Später wurden sie an jeden Inhaber eines Rationenbuches verkauft.

Außer diesem Rationierungsplan wurden noch einige wichtige Ergänzungen zu den bereits verfügbaren Nahrungsmitteln gemacht. Für jede werdende Mutter und jedes Kind unter 5 Jahren konnte täglich $^1/_2$ l Milch zu dem niedrigen Preise von 2 d (16 Pf.) erworben werden; dies war weniger als die Hälfte des gewöhnlichen Preises, und wenn ein Familieneinkommen sehr niedrig war, wurde die Milch noch billiger, und von August 1946 an frei geliefert. Jeder Bezieher dieser Milch war außerdem zu einer billigen oder freien Belieferung von Apfelsinensaft oder Lebertran berechtigt oder, wenn ihm der Geschmack des Öles unangenehm war, von konzentrierten Vitamin A- und D-Tabletten. Schulkinder erhielten täglich $^1/_6$ l Milch frei, auch in den Ferien, und ein besonderer Dienst, der Mittagessen für ein paar Pfennige austeilte, wurde eingerichtet, sodaß 1945 fast 2 Millionen Mahlzeiten täglich in den Schulen ausgegeben wurden. Für die Ausführung dieser Pläne wurden Bewilligungen für die Ausrüstungen und Hauptausgaben gemacht, und die Rationen für die Schulen waren sehr großzügig und enthielten eine verhältnismäßig große Menge Fleisch. Das Ziel war, Kindern über 11 Jahren eine Mahlzeit zu ermöglichen, die 1000 Calorien ergab; Kinder von 8—11 Jahren bekamen 750 Calorien, und die von 5—8 Jahren 660 Calorien. Diese Maßnahmen gingen nicht nur soweit, sicherzustellen, daß die Kinder während der schlechtesten Zeiten der Nahrungsmittelknappheit gut ernährt wurden, sondern erleichterten auch vielen Müttern die schwierige Aufgabe, eine angemessene Mittagsmahlzeit zu beschaffen. Solche Mütter waren daher sehr oft in der Lage, kriegswichtige Arbeit auszuführen.

Es wurde festgestellt, daß Mahlzeiten in Restaurants meistens von solchen Personen eingenommen wurden, die berufstätig waren und deshalb nicht zum Essen nach Hause gehen konnten; durch die vorsichtige Kontrolle der Lebensmittelzuteilungen an die Restaurants konnte es diesen ermöglicht werden, die Mahlzeiten ohne Abgabe von Abschnitten oder Punkten auszugeben. Ein Höchstpreis wurde pro Gast und Mahlzeit festgesetzt. Insgesamt wurden ungefähr nur 3% der rationierten Waren des Landes in Restaurants gegessen; das bedeutete, daß der Mann, der keine Gelegenheit hatte, eine Werkskantine oder andere besonders eingerichtete Verpflegungsstätten zu gebrauchen, in der Lage war, einmal im Monat die Mahlzeiten eines Tages zuzüglich zu erhalten. Um die gewöhnlichen Restaurants noch zu ergänzen, wurde den örtlichen Behörden geholfen, sog. „British Restaurants" einzurichten, die gewöhnlich auf derselben Grundlage Lebensmittelzuteilungen erhielten, die aber die Mahlzeiten zum Selbstkostenpreis verabreichten. Die Anzahl der Werkskantinen wurde von der Vorkriegszahl von 1500 auf fast 19000 erhöht. Diese Kantinen und ungefähr

5000 Restaurants, von denen einige „British Restaurants" waren, die hauptsächlich Industriearbeiter bedienten, erhielten Sonderzuteilungen an Fleisch, Fetten und anderen Lebensmitteln. Es ist nicht möglich, eine absolut genaue Zahl anzugeben, aber es ist wahrscheinlich, daß ungefähr 70% der Arbeiter in der Industrie während des Krieges auf diesem Wege ernährt wurden; die Mahlzeiten waren billig, und die Hauptmahlzeit, meistens die Mittagsmahlzeit, enthielt ungefähr 1000 Calorien (ROUSE, 1947). Auch die Landarbeiter und andere, für die keine Fabrikskantine oder Restaurants zur Verfügung standen, wurden nicht vergessen. Die in England so beliebten „Meat-pies" (eingebackenes Fleisch, Fleischpasteten), Butterbrote und ähnliche Nahrungsmittel wurden von örtlichen Bäckern und Restaurants in den Städten hergestellt und durch freiwillige Organisationen verteilt. Bis 1944 belieferten diese ungefähr 5000 Dörfer und verteilten wöchentlich ungefähr $1^1/_2$ Millionen Mahlzeiten. Die Landarbeiter, Bergleute unter Tage, Straßenarbeiter und andere, die ähnliche Schwierigkeiten zum Erhalt einer Mahlzeit während der Arbeit hatten, waren außerdem noch zu einer größeren Käseration berechtigt.

Das Maß des Erfolges.

Aus der Tabelle wird ersichtlich, daß die Politik für die Produktionssteigerung derjenigen Lebensmittel, die nicht leicht im Lande erzeugt werden konnten, erfolgreich war. Es hätte sogar noch ein weiterer Erfolg erzielt werden können, wenn Arbeitskräfte und landwirtschaftliche Maschinen in unbeschränktem Maße zur Verfügung gestanden hätten; jedoch der Beitrag der Heimat war von ungeheuerem Wert. Das hervorragendste Beispiel war Weizen; von dem gesamten Bedarf waren 1938 nur 12% im Lande angebaut worden, aber 1944 waren es 44% (Ministry of Food, 1946).

Tabelle.

Nahrungsmittel	Prozentsatz des Gesamtverbrauches an Eigenproduktion		Produktion von 1944 als Prozentsatz der von 1938
	1938	1944	
Mehl (hauptsächlich aus Weizen)	12	44	450
Kartoffeln	94	100	184
Gemüse	92	99	128
Obst.	26	61	129
Zucker	18	27	113
Milch (frisch)	100	100	134
Fleisch.	45	35	78
Fisch	85	55	53
Fette	7	2	26

Die Konzentration der Nahrungsmittelindustrie war unzweifelhaft ökonomisch, und die Transportpläne hatten erstaunlich gut gearbeitet. Zum Beispiel, als Teil des Planes zur Einschränkung von Kleinhandelslieferungen wurde die Zahl der Hauslieferungen durch Bäcker und Milchmann erheblich eingeschränkt. Durch die bessere Organisation der Milchlieferung und -abholung wurden schätzungsweise täglich 75000 Meilen und jährlich $2^1/_2$ Millionen Gallonen Benzin eingespart.

Die verschiedenen Übersichten über Ernährung und Körpergewicht zeigten besser als alles andere, daß recht viel durch diese Regelung erreicht worden war. 1945 reichte der Calorienverbrauch der verschiedenen Volksschichten viel näher an den normalen heran, als vor dem Kriege, und der geschätzte Durchschnittsgrundbedarf von täglich 2350 Calorien (eingenommene Mahlzeiten in Restaurants und Kantinen waren hierin nicht eingeschlossen) wurde eingehalten; die analysierten Nahrungsproben schienen gut ausgeglichen zu sein, sie ließen keine Möglichkeit irgendeines besonderen Mangels erkennen, und keine Abnahme in dem allgemeinen Gesundheitsstand der Bevölkerung konnte festgestellt werden.

Vielleicht die wichtigste Schätzung für die Wirksamkeit eines Lebensmittel-Verteilungs-Programmes ist die Entstehung eines *Schwarzmarktes*. Wenn es etwas derartiges in England gegeben hat, dann ist die Allgemeinheit niemals dessen gewahr geworden; der Schwarzmarkt hat niemals die Form einer Organisation erreicht und war niemals weitverbreitet genug, um die nationale Versorgung auf irgendeine Art zu gefährden. Ein anderer Beweis des Erfolges — der fast unglaublich für alle Schlechtinformierten war — ist, daß im September 1945 aus britischen Lebensmittelvorräten fast eine Million Tonnen für Hilfe an Länder des Kontinents zur Verfügung gestellt werden konnten.

Die Anwendung der Erziehung.

Wir haben bis jetzt nur über die Kontrolle gesprochen und Beispiele für ihre erfolgreiche Anwendung gegeben. Wir gehen nun zu einer Besprechung der Möglichkeit einer Erziehung in Ernährungsfragen als Weg zur Verbesserung der Ernährung des Volkes über.

In gleichem Maße, wie die Nationen sich stabilisiert haben, so haben sich auch ihre Ernährungsgewohnheiten stabilisiert; sie werden nur ungern durch eine wissenschaftliche Erkenntnis des Nahrungsmittelwertes geändert. Es sind nun fast 200 Jahre vergangen, seit Lavoisier die Wärmeerzeugung eines Menschen mit der Oxydation seiner verbrauchten Nahrungsmittel in Verbindung brachte; aber selbst heute können sich die „Calorien" noch kaum eines allgemeinen Verständnisses erfreuen, obwohl sie oft als ein beliebtes Schlagwort gebraucht worden sind. Das Ausmaß des allgemeinen Verständnisses oder Mißverständnisses kann nach den Plakaten beurteilt werden, die in 1946 in Düsseldorf herumgetragen wurden: „Wir wollen Brot, keine Calorien". Das Hauptergebnis der neueren Entdeckung der Vitamine und der Aufklärung über ihren chemischen Aufbau war die Verbesserung der Synthese von Vitaminen in den Ländern, die eine starke pharmazeutische Industrie besaßen, bis fast an den Status eines Hauptbestandteiles der Nahrung. Ein paar Stimmen erhoben sich allerdings in diesen Ländern in dem Bestreben, darauf hinzuweisen, daß Vitaminmängel in einer ziemlich gemischten Kost kaum erscheinen würden, aber diese Stimmen gingen in dem lauten Geschrei der reklamemachenden Industrie unter. Es besteht kein Zweifel darüber, daß riesige Mengen an Vitaminerzeugnissen täglich von Millionen Menschen geschluckt werden, die sie höchstwahrscheinlich kaum benötigen und deshalb auch keinen Nutzen davon haben. Andererseits leben noch riesige Teile der Bevölkerung in einem sehr schlechten Ernährungszustand, die Vitamine benötigen und sie nicht bekommen können. In jedem Lande, selbst in dem mit dem höchsten Verbrauch an synthetischen Vitaminen, gibt es einen Teil der Bevölkerung, dessen Ernährung ohne Kosten und Mühe verbessert werden könnte, wenn unsere moderne Ernährungskenntnis richtig angewandt würde.

Wenn wir der Beschuldigung entgehen wollen, daß die Wissenschaft nur in ihrer eigenen Welt und außerhalb der Reichweite für die Bedürfnisse der Menschheit Fortschritte macht, und wenn wir aus der Erkenntnis der Fehler, die in anderen Ländern gemacht wurden, Nutzen ziehen wollen, müssen wir erwägen, wie unsere Kenntnis am besten dem Volke zu eigen gemacht werden kann.

Die Lektionen, die uns der letzte Krieg erteilt hat, hätten auch die klare Tatsache einschließen müssen, daß die Ernährung großer Gemeinschaften nicht länger den Launen von einzelnen überlassen werden kann, sondern auf einer *nationalen und internationalen Grundlage* geplant werden muß. Gleichermaßen steht es fest, daß die Erziehung eines Volkes zu besseren Ernährungsgewohnheiten nicht den Privatbemühungen einer Handvoll Enthusiasten überlassen werden kann. Sie ist eine Angelegenheit, die vorsichtige Richtlinien von den höchsten Stellen der Behörden erfordert. Wenn wir dieses Prinzip der Lenkung annehmen, dann müssen wir ebenfalls die Pflicht übernehmen, diese Vorschriften wissenschaftlich korrekt zu gestalten und wohlwollend unter Berücksichtigung der Bedürfnisse und Rechte des einzelnen zur Ausführung zu bringen.

Die Entstehung des britischen Ernährungsministeriums.

England hat immer viele Privatgesellschaften philantropischer Natur gehabt, und einige von ihnen haben versucht, die Ernährung der Armen zu verbessern, aber ihre Arbeit war nie mehr als nur örtlich erfolgreich. Das öffentliche Gewissen wurde zum ersten Male aufgerüttelt, als SIR JOHN BOYD ORRs Bericht (1936) zeigte, daß Armut der Hauptfaktor war, der gute Ernährung verhinderte. Das Interesse, das zu der Zeit in Fragen der Ernährung entstand, führte zu einer Untersuchung der Ernährungsgewohnheiten aller Teile der Bevölkerung, und ein paar Jahre später lieferte die kritische Lage des Krieges einen guten Grund für die Einführung eines Erziehungssystemes in der Ernährung. Dieses wurde vom Ernährungsministerium unternommen und ist seit Kriegsende fortgesetzt und erweitert worden.

Es war von Anfang an klar, daß es in der Hauptsache die Frauen[1] waren, denen diese Erziehung galt, und daß sie in drei Hauptgruppen eingeteilt werden konnten.

1. Die einfache Frau ohne jedes besondere Interesse an Problemen der Ernährung. Sie ist gewöhnlich ohne die intellektuelle Wißbegierde, die es ihr ermöglicht, die Gründe zu erforschen, warum die Nahrung unzulänglich ist und wie sie verbessert werden kann. An dieser Stelle ist tatsächlich gewöhnlich ein Fehlen der Wahrnehmung festzustellen, daß Verbesserung entweder erwünscht oder möglich ist.

2. Die Frau, die etwas besser erzogen ist und sich der Notwendigkeit bewußt ist, einige Informationen in Ernährungsangelegenheiten zu erwerben, und die gewillt ist, einen Teil ihrer Kräfte in dieser Richtung einzusetzen.

3. Die Frau, deren Erziehung und Ausbildung sie schon zu einer Erkenntnis des Wertes einer besseren Ernährung hätten bekehren müssen. In dieser Klasse sind die Frauen in den verschiedensten Gebieten der sozialen Wohlfahrt eingeschlossen, die wohl nicht in erster Linie an Ernährungsproblemen beteiligt sind, die aber beständig damit in Berührung gebracht werden; Krankenschwestern, Lehrer und Studenten, die für die Diplome in den verschiedenen Handelsinnungen arbeiten.

Es ist eines der Merkmale der erstgenannten Klasse, daß sie gewöhnlich keiner Organisation irgendeiner Art angehört, und es deshalb schwer ist, mit ihr in Verbindung zu kommen. Jede Annäherung muß einfach, klar und frei von technischen Eigentümlichkeiten sein. Sie werden ein Plakat nur verstehen, wenn es

---

[1] Obgleich viel an erzieherischen Bemühungen den Frauen gewidmet worden ist, ist es bemerkenswert, daß Männer ein reges Interesse an Vorträgen und Zusammenkünften zeigen und deshalb immer willkommen sind. Es wird erkannt, daß die Stellungnahme des Mannes zur Nahrung in der Familie sehr wichtig ist.

seine Mitteilungen unmittelbar und klar übermittelt. Ein Beispiel dafür wird in
Abb. 1 gezeigt, in der die Notwendigkeit für die Versorgung der Kinder mit Milch
in einfachster Form ausgedrückt wird. Ein anderes Plakat zeigt einen Elefanten
mit einem Knoten im Rüssel, der einen Kohlkopf hält. Er sagt: „Vergiß nicht,
daß Frischgemüse Dich gesund erhält". Abb. 2 u. 3 zeigen Plakate, die etwas
anspruchsvoller sind; eines zeigt, wieviel von der Güte der Nahrung durch
schlechtes Kochen verschwendet werden kann, und das andere, daß eine Mischung
der Nahrungsmittel aus Gemüse mit Eiern oder Milch so gut wie Fleisch ist.
Solche Plakate haben den zweifachen Vorteil, daß sie Belehrungen vermitteln
und ein Interesse an der Lösung
der Probleme erwecken, die sie darstellen. Nur wenn dieses Interesse
erwacht, kann die wirkliche Erziehung begonnen werden.

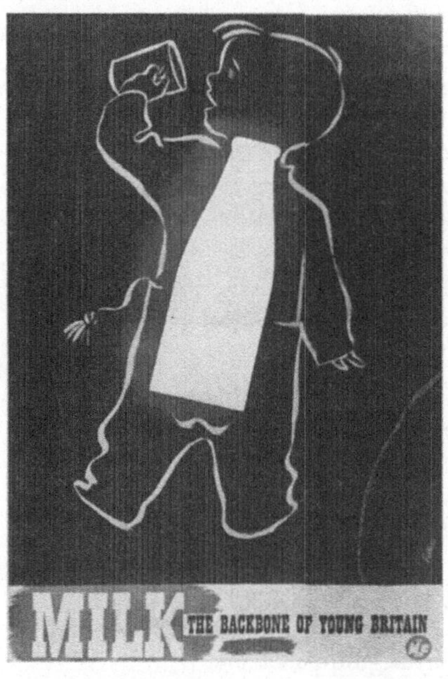

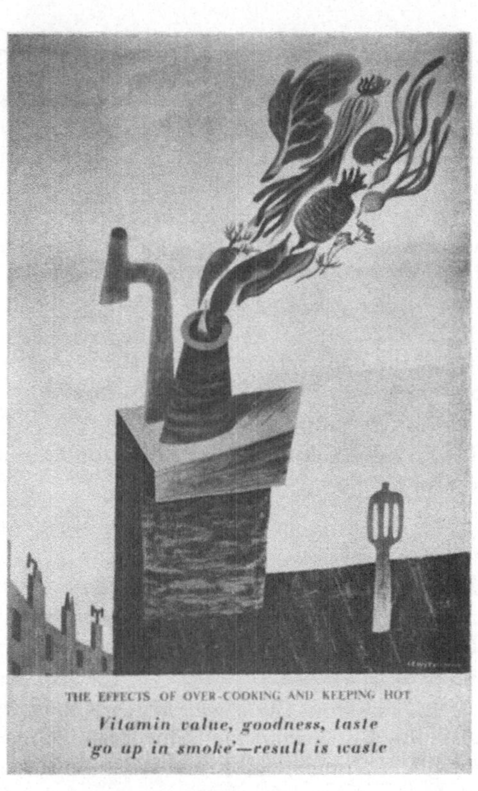

Abb. 1.   Abb. 2.

Die Frauen der zweiten Klasse schließen diejenigen ein, in denen das Interesse
an Ernährungsfragen erweckt worden ist, und die den Wunsch nach weiterer
Information ausgedrückt haben. Wenn solch eine Frau an das Ernährungsministerium schreibt, so werden ihre Fragen so ausführlich und freundlich wie
möglich beantwortet, und sie wird gewöhnlich gefragt, ob sie nicht einer Gruppe
ähnlicher Frauen beitreten möchte, die als Ernährungsberater (Food Leader)
bekannt sind. Es gibt augenblicklich schon mehr als 20 000 dieser Berater, und
viele von ihnen sind in dieser Weise angeworben worden. Die Mitgliedschaft
bringt nicht unbedingt irgendeine Verpflichtung mit sich, außer der Bereitschaft,
Informationen in einer zwangslosen Art weiterzuleiten. Jeder Berater bekommt
monatlich eine Durchschrift der neuesten Bekanntmachungen zugeschickt.
Diese enthält die verschiedensten Informationen, wie Mitteilungen über die
Zusammenkunft der Berater (die gewöhnlich unter dem Schutz des örtlichen
Stadt- oder Gemeinderates stattfinden). Sie enthält außerdem ein paar Rezepte,

die, wie alle vom Ernährungsministerium veröffentlichten, in den dortigen Versuchsküchen gründlich erprobt worden sind. Wo immer möglich, wird dieses Ausprobieren von einem Ernährungsberater oder einer anderen Person außerhalb des Personales des Ministeriums ausgeführt und außerdem von dem dafür ausgebildeten Personal. Die Gelegenheit, an diesen Versuchen teilzunehmen, ist höchstwillkommen und wird ermutigt, weil sie beweist, daß das Ministerium kein bürokratischer, unpersönlicher Körper ist, sondern eine *menschliche Einrichtung*, die versucht, der Allgemeinheit so weit wie möglich zu helfen. Die Nachrichtenblätter und die Broschüren, die sie oft begleiten, schließen kleine, einfache Belehrungen technischer Natur ein, wie z. B. die physikalischen Eigenschaften eines guten Kochfettes, eine Notiz über die verschiedenartige Verteilung von Fett in Heringen und anderen Fischen oder über die Bedürfnisse an Kalk, besonders bei Kindern im Wachstum.

Es gibt in England viele gut eingerichtete freiwillige Organisationen für Frauen, und ihre zusammengefaßte Mitgliedschaft geht wahrscheinlich in die Millionen. Diese erhalten keine offizielle Unterstützung von seiten der Regierung, und ihr Hauptwert besteht darin, die Hilfsquellen kleiner Gemeinden zum gemeinsamen Nutzen ihrer Mitglieder zusammenzufassen. Es ist gefunden worden, daß sie jede Hilfe, die ihnen in Ernährungs- und Nahrungsproblemen gegeben werden kann, willkommen heißen. Sie werden mit Broschüren versehen, auf die wir uns oben schon bezogen haben, und erhalten Unterrichtskurse und Vorlesungen. Es ist offensichtlich leichter, durch solche Organisationen zu arbeiten, aber sie stellen nur einen kleinen Teil der möglichen Zuhörerschaft dar. Die Abteilungen für ambulante Patienten in den Krankenhäusern und den vielen Beratungsstellen geben weitere Gelegenheiten, mehr Zuhörer zu finden. Ein besonders gutes Beispiel ist die Schwangerschaftsberatungsstelle, welche die Frauen aller Volksschichten während der Zeit ihrer Schwangerschaft in monatlichen Abständen zu besuchen ermutigt werden. Hier wird die Aufmerksamkeit besonders auf den Wohlfahrtsernährungsplan gerichtet, der zum Ziel hat, sicherzustellen, daß jede Mutter leicht, und wenn nötig frei, besondere Nahrungsmittelergänzungen, die sie und ihr Kind benötigen, erhält (S. 364). Plakate und Broschüren allgemeiner Art werden ebenfalls zur Verfügung gestellt, und Fachleute des Ministeriums besuchen die Kliniken so oft wie möglich, um Ratschläge zu erteilen, Zusammenkünfte einzurichten und allgemeines Interesse an dem besten Gebrauch von Nahrungsmittelquellen zu erwecken. Es hat sich gezeigt, daß die Frauen in diesen Kliniken besonders gut reagieren.

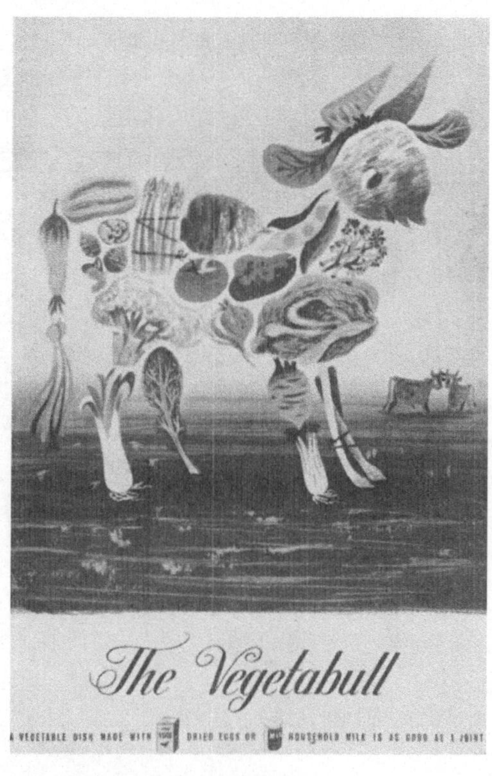

Abb. 3.

Sichtbare Hilfe.

Recht erhebliche Gedankenarbeit ist dieser Art erzieherischer Tätigkeit gewidmet worden. Vom Ministerium werden Redner ausgebildet, die in engster Berührung mit allen letzten Entwicklungen gehalten werden. Ihr Material ist von dem wissenschaftlichen Personal des Ministeriums gebilligt worden, welches seine Richtigkeit kontrolliert; sie werden mit drei Hauptformularen von dem

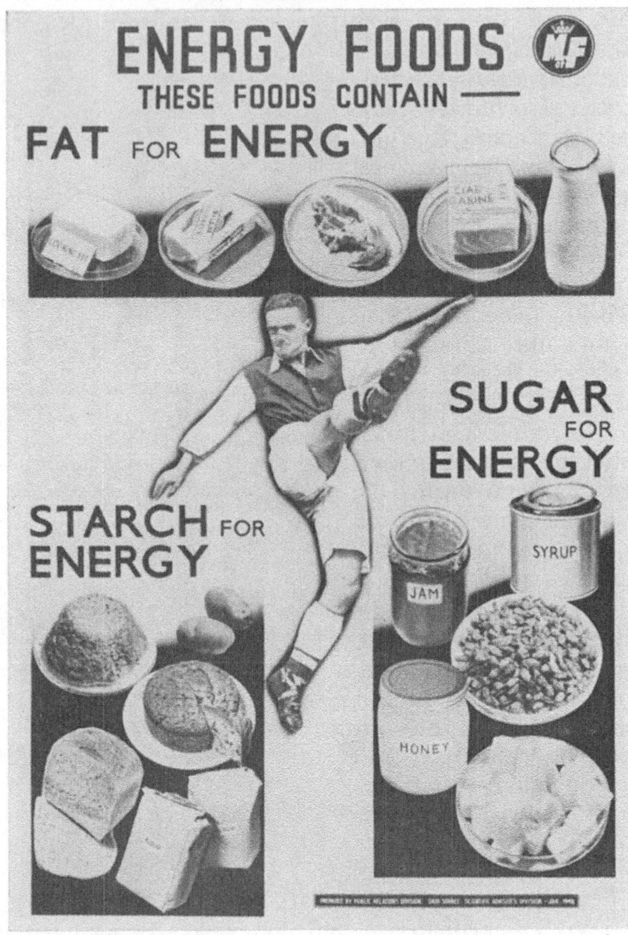

Abb. 4.

versehen, was unter dem Namen „Sichtbare Hilfe" bekannt ist. Diese Hilfe besteht aus Tabellen und Plakaten, Schmalfilmstreifen und Filmen. Die Tabellen sind so hergestellt, daß sie der verschieden angenommenen Auffassungsgabe der jeweiligen Zuhörerschaft angepaßt werden können; Beispiele, die sich großer Beliebtheit erfreuen, werden in Abb. 4 u. 5 gezeigt. Es ist leicht zu sehen, wie ein Vortrag auf einer solchen Tabelle aufgebaut werden und in seinen Einzelheiten je nach den Umständen geändert werden kann. Die Schmalfilmstreifen sind das moderne Gegenstück zu den Diapositiven; sie werden mit einer Beschreibung versehen, welche die Prinzipien in der Auswahl der Bilder erklärt. Sie sind einer fast unendlichen Erweiterung fähig und haben sich als ungeheuer beliebt erwiesen. Sie werden gewöhnlich von den Rednern den Filmen vorgezogen. Außerdem haben die Schmalfilmstreifen den großen Vorzug der Elastizität. Jedem Bild kann eine gegebene Zeit gewidmet werden, die für nötig gehalten wird, Besprechungen können angeregt und Fragen an jeder Stelle beantwortet werden. Der Film andererseits kann nicht für eine Besprechung unterbrochen werden und führt nicht zu der Entwicklung einer Atmosphäre, wie sie die Redner

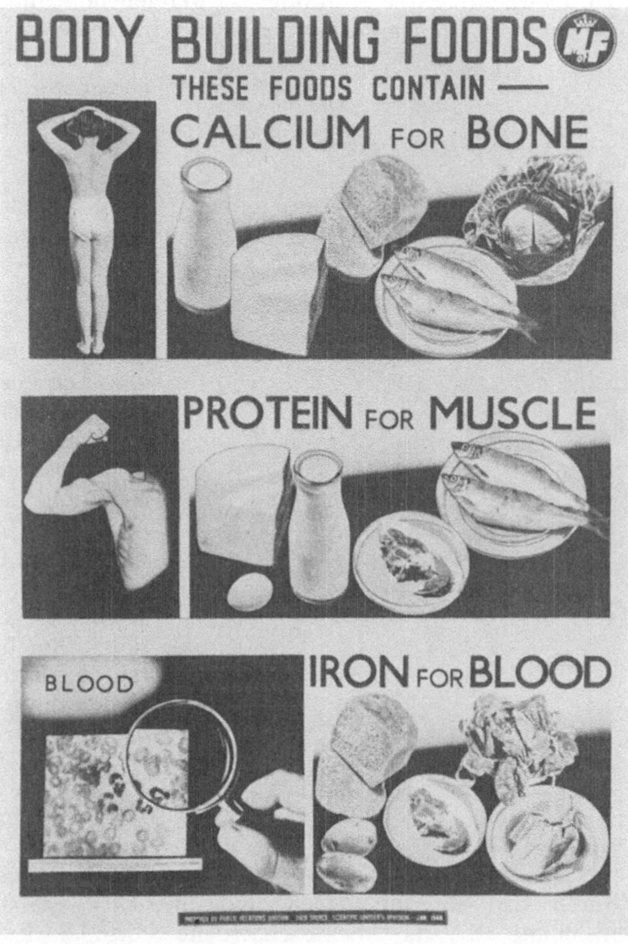

Abb. 5.

zum Gedankenaustausch herbeizuführen versuchen. Ein kürzlich gezeigter Schmalfilmstreifen mit dem Titel „Ernährung der unter 20jährigen" enthält 41 Bilder. Er beginnt mit Kindern in der Schule und bei der Entlassung und verfolgt das normale Wachstum und die Nahrungsmittel, die für dieses Wachstum erforderlich sind. Er zeigt junge Menschen bei der Arbeit und beim Spiel und gibt Beispiele für gute und schlechte Mahlzeiten.

Die Schmalfilmstreifen werden mit dem Text für 2/6 d (2 DM) verkauft, und der Vorführapparat kann fast immer ohne Bezahlung von der örtlichen Abteilung für Erziehung geliehen werden. Diese stellt die Streifen Lehrern und Schulkindern aller Arten zur Verfügung. In England unterrichtet man gewöhnlich die Schulmädchen von 11 Jahren aufwärts in verschiedenen Arten von Hauswirtschaft, und viele dieser Stunden sind dem Kochen gewidmet. Es erwies sich als sehr vorteilhaft, in diese Stunden Besprechungen, begründet auf den Tabellen und Filmstreifen, einzuschließen. In solchen Besprechungen werden den Kindern, wenn immer möglich, Durchschriften von den Nahrungsmittelbroschüren des Ministeriums gegeben und sie aufgefordert, diese mit nach Hause zu nehmen, nicht nur zum weiteren Studium, sondern in der Hoffnung, das Interesse der Eltern daran zu erwecken. Diese Hoffnung ist weitgehend erfüllt worden, und viele Nachfragen sind von Frauen gekommen, deren Interesse an der Ernährung zuerst auf diesem Wege angeregt worden war.

Die Bedürfnisse der dritten Klasse Menschen, die zum großen Teil aus denjenigen besteht, die schon einige wissenschaftliche Erziehung erhalten haben, müssen auf eine andere Art als die der gewöhnlichen Hausfrau befriedigt werden. Die Vortragenden des Ministeriums geben jede mögliche Hilfe, besonders in der besten Art der Weiterleitung der Informationen. Der Unterricht über Ernährung ist verhältnismäßig neu, und es gibt keine festgesetzte Tradition. Dies hat seine Vorteile und ermutigt die junge Generation der Lehrer, die neuen Kenntnisse in Vorlesungen der verschiedensten Gebiete hineinzupflanzen; die einfachsten Beispiele sind vielleicht Geschichte und Geographie.

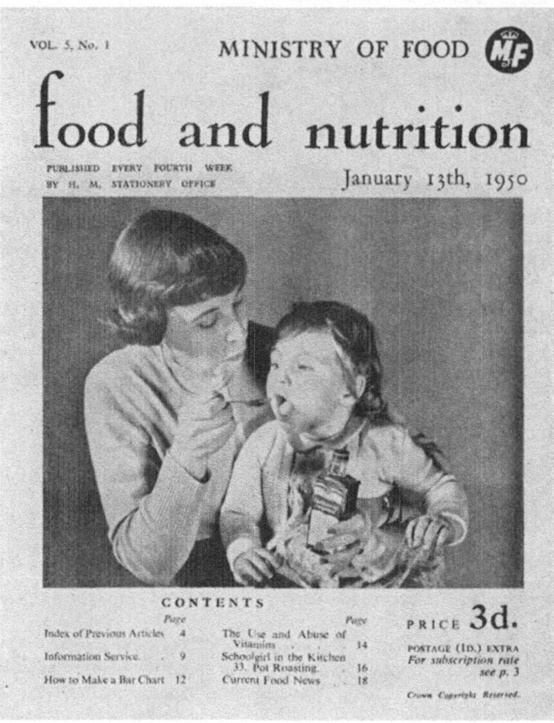

Abb. 6.

Hilfe kann durch das Magazin "food and nutrition" erhalten werden, einer Veröffentlichung, die das wissenschaftliche Personal des Ministeriums herausgibt, und die einmal monatlich erscheint (Abb. 6). Diese Ausgabe, von der das Titelblatt wiedergegeben ist, enthält unter anderem Belehrungen über Anfertigung von Tabellen, um die verschiedenen Bestandteile der einzelnen Nahrungsmittel zu zeigen, außerdem einen Artikel über Gebrauch und Mißbrauch von Vitaminen. Der Gesichtskreis dieses Journales wird durch eine Reihe von Titeln aus Artikeln veranschaulicht, die in den letzten paar Jahren erschienen sind: Gegen-Vitamine; Kinderernährung in Singapur; Nahrung in anderen Ländern: Barbados, China, Holland, Nord-Manitoba und Paraguay; geographische Verteilung von Eiern, Fisch, Roggen und Weizen; die Geschichte des Tees; der Prozentsatz der Totgeburten; die Synthese des Vitamins A; Walfleisch.

Was die Lehrer anbetrifft, so ist das Allgemeinziel, keine vollständigen Stunden über Ernährung einzuführen, sondern Material zu beschaffen, das mit den gewöhnlichen Stunden verbunden werden kann. Dies fügt sich gut in die Politik hinein, Interesse an Ernährung zu erwecken und mehr noch die Erweiterung dieses Interesses zu ermutigen, als das Überfüttern mit Tatsachen, die unverdaulich sein könnten.

Es gibt noch andere Wege, auf denen das Ministerium versucht, Ernährungsangelegenheiten der weitesten Zuhörerschaft nahe zu bringen. So besteht eine enge Verbindung mit den Frauenzeitschriften, die in England eine weite Verbreitung haben, und solche Magazine drucken oft Artikel von wissenschaftlichem Interesse, sofern diese in einer anziehenden Art dargeboten werden. Kleine Reklamen in der täglichen Presse mit Bezug auf die jahreszeitlich verfügbaren Nahrungsmittel werden ebenfalls angewendet. Solche Anzeigen wurden zuerst während des Krieges für offizielle Bekanntmachungen gebraucht. Für diesen Zweck sind sie sehr geeignet, daneben weniger für die persönlichere Annäherung, wie sie heute geübt wird.

Wie der Plan für Ernährungserziehung erweitert werden kann.

Soviel ist nun erreicht worden. Die Frage verbleibt, wie weit die Erziehung in Ernährungsfragen noch weiter durchgesetzt werden kann. Eine eindeutige Methode ist die Erweiterung des wissenschaftlichen Zeitungswesens, mit Beiträgen von Wissenschaftlern von unbestrittenem Ansehen und hoher Stellung. In der Vergangenheit war der Standard der wissenschaftlichen Genauigkeit in der täglichen Presse gewöhnlich so niedrig, daß die meisten ehrbaren Wissenschaftler eine Einladung, für sie zu schreiben, für eine Beleidigung gehalten hätten. Einige von den heutigen Zeitungen in England haben jedoch wissenschaftliche Korrespondenten angestellt, die Männer von Wissen und Erfahrung sind, und es ist zu hoffen, daß das wissenschaftliche Zeitungswesen eines Tages aufhören wird, Widersprüche und falsche Angaben zu enthalten. Die Ernährung von heute benötigt einen neuen LIEBIG, der volkstümliche Darstellungen nicht für unter seiner Würde hielt. Er würde in guter Gesellschaft sein, die unter anderen einen DAVY, FARADAY und HUXLEY einschließen würde.

Es bestand in akademischen Kreisen ein Widerstreben, zuzugeben, daß häusliche Angelegenheiten — in welchen Ernährung eine große Rolle spielen muß — einen Platz in Universitätskursen verdienen. Eine Ausnahme bildete die Einrichtung von Lehrstühlen auf dem Gebiet von Hauswirtschaft in den Vereinigten Staaten; in den Universitäten von London und Bristol werden Studenten für einen Universitätsgrad in „Sozialwissenschaft" ausgebildet. Auch in anderen Ländern sind Professuren für Ernährung eingerichtet worden. Es wird nicht allgemein anerkannt, daß solche Professuren Persönlichkeiten von weitem intellektuellem Gesichtskreis erfordern. Das Verständnis für die damit verbundenen Probleme benötigt einen Physiologen, der die Notwendigkeit der Nahrung als eine psychologische sowohl als auch physische Befriedigung erkennt, und einen Ökologen, der ein Gleichgewicht der natürlichen Gemeinden anerkennt und ebenso die Gefahren sieht, die in unserer augenblicklichen nachlässigen Handhabung die Störung dieses Gleichgewichtes mit sich bringt. Es benötigt einen Anthroprologen, dessen Beitrag eine Beschreibung der unendlich unterschiedlichen Nahrungen enthält, die in verschiedenen Teilen der Welt mit mehr oder weniger großem Erfolg in bezug auf die körperliche Entwicklung der Menschen gebraucht werden. Allgemeine Ernährung ist ein Gebiet, das besonderes Studium verlangt. Die Zeit ist nun sicherlich gekommen, um den vollen Status der Ernährungswissenschaft anzuerkennen; es könnte kein Gebiet von größerem praktischem oder theoretischem Wert geben.

24a

Die neuen Erzieher sollten ihre Kräfte nicht allein auf die Studenten und Hausfrauen richten, sondern auf die Nahrungsmittelindustrie. Besserer Nutzen könnte aus den Verbesserungen auf technischen Gebieten gezogen werden, wie die Einfrierung und Aufbewahrung, die in England unter dem Zwang zurVerhinderung von Verschwendung während des Krieges entwickelt wurden. Diese haben schon begonnen, eine Rolle im täglichen Leben zu spielen, und in fast jeder Stadt ist es nun möglich, Obst und Gemüse zu kaufen, welches durch das Tiefkühlverfahren haltbar gemacht wurde, das nicht nur ihre Frische, sondern auch alle ihre anderen Eigenschaften erhalten hat. Im Augenblick sind die Lebensmittel aus diesen Quellen notwendigerweise noch teuer, aber ihr Preis wird sich bald senken. Diese Methode liefert Abwechslung in einer Weise, wie sie bis vor kurzem nur das Vorrecht der Wohlhabenden war.

Die einsichtsvolleren Hersteller sollten ermutigt werden, es mit der Produktion von Nahrungsmitteln aus billigen und reichlich verfügbaren Materialien zu versuchen. Als Beispiel könnten wir die Möglichkeit nehmen, einiges Eiweiß aus tierischen Quellen durch Aminosäuregemische zu ersetzen, die aus verschiedenen Pflanzen erhalten werden. Es ist schon einiger Erfolg damit erzielt worden, der leicht noch erweitert werden kann. Das Unternehmen sollte auf einer gesunden Handelsgrundlage geschehen, aber nur wenn die Gemeinde erzogen worden ist, den Unterschied zwischen Nahrungsmittelersatz und ungewöhnlichen, aber nichtsdestoweniger zufriedenstellenden Nahrungsmitteln aus neuen Quellen zu verstehen. In einer Welt, die wahrscheinlich früher oder später den Problemen einer sich rapide ausbreitenden Bevölkerung ins Auge schauen muß, bei einer begrenzten Möglichkeit der Nahrungsmittelproduktion, bietet diese Möglichkeit eine Gelegenheit, den höchsten Vorteil aus der Landwirtschaft zu ziehen. Es ist immer sparsamer, Pflanzen anzubauen als Vieh aufzuziehen (Talbot, Loo, Pick und Wells, 1948).

Es ist sicher, daß mehr Nahrungsmittel aus dem Herstellungsverfahren verfügbar werden. Diese sollten einen Bericht über die Herstellungsmethoden tragen, die Ergebnisse von Analysen und Angaben über die Haltbarkeit ihrer Bestandteile unter verschiedenen Kochverhältnissen. Dieses sind ein paar von den Idealen, die wohl wahrscheinlich nicht mehr zu unserer Zeit erreicht werden können, aber ihre Verwirklichung würde schneller geschehen, wenn die Hersteller wüßten, daß der Verkauf ihrer Produkte von der Anerkennung der Kunden in bezug auf die daran angewandten wissenschaftlichen Richtlinien abhängt. Verfälschungen der Nahrungsmittel waren ursprünglich durch Gesetzgebung verboten worden, neuerdings hat aber die öffentliche Meinung denselben Erfolg wie die Gesetzgebung gehabt. Es gibt keinen guten Grund, der verhindern könnte, die Notwendigkeit für gesetzliche Durchsetzung durch eine bessere Aufklärung der öffentlichen Meinung zu ersetzen. Ein wertloses Produkt sollte unverkäuflich sein, weil es verfehlt hat, die Prüfung zu bestehen, die jeder halbwegs intelligente Mensch automatisch anzuwenden gelernt hat, und nicht, weil es einen theoretischen Standard nicht erreichen konnte.

Ich möchte hiermit Miss Hollingsworth von der „Scientific Advisers Division of the Ministry of Food" und ihren Kolleginnen Mrs. Corder und Miss Louise Davies meinen Dank ausdrücken, die mir freundlicherweise Einzelheiten über die Erziehungspläne des Ministeriums zur Verfügung stellten. Die Illustrationen, die das ‚copyright' des Ministeriums sind, wurden mir durch die Freundlichkeit von Mr. Joe Rothwell von der photographischen Abteilung überlassen.

Literatur.

Appleton, E.: Proc. Nutrit. Soc. 1, 113 (1944).
Drummond, J.: Nutrit., Dietet., Catering 3, 47 (1947).
McCance, R. A., and E. M. Widdowson: Brit. J. Nutrit. 2, 401 (1949).
Ministry of Food: How Britain was fed in war time. His Majesty's Stationery Office, London (1946).
Moran, T.: Report of the Research Association of British Flour Millers, Cereals Research Station, St. Albans, Herts. (1949).
National Research Council: Recommended Dietary Allowances. Reprint and Circular Series No. 108. Washington, D. C. (1941).
Orr, J. B.: Food, Health and Income. London: Macmillan Co. Ltd. (1936).
Pyke. M.: Nutrit. Rev. 6, 373 (1948).
Rouse, M.: Nutrit., Dietet., Catering 3, 76 (1949).
Talbot, N. B., C. C. Loo, W. W. Pick, and S. L. Wells: New England J. Med. 239, 79 (1948).

Physiologie der Vitamine.

J. Kühnau-Hamburg.

Allgemeine Physiologie.

Vitamine sind organische Verbindungen von Wirkstoffcharakter, die der tierische Organismus zur Aufrechterhaltung der Lebensvorgänge unbedingt benötigt, deren Synthese ihm aber nicht oder nur teilweise möglich ist. Zur ausreichenden Versorgung des Körpers mit Vitaminen ist also deren Zufuhr in fertiger Form oder in Form von Vorstufen (Provitaminen), die innerhalb des Organismus in die eigentlichen Vitamine umgewandelt werden, erforderlich; der letztgenannte Modus trifft für das Vitamin A und Nicotinsäure zu, während beim Vitamin D umgekehrt die Synthese des Provitamins im Organismus stattfindet, seine Ausformung zum eigentlichen Vitamin aber nur unter der exogenen Einwirkung kurzwelliger Strahlen erfolgt. Das Vitamin C nimmt insofern eine Sonderstellung ein, als der Bedarf des Organismus an diesem Wirkstoff bei den meisten Tieren durch Totalsynthese in den Geweben gedeckt werden kann; die Ascorbinsäure steht also ihrem physiologischen Charakter nach an der Grenze zwischen Vitamin und Hormon. Bei mehreren Vitaminen ist eine Zufuhr von außen deswegen entbehrlich, weil sie in ausreichender Menge von den Darmbakterien gebildet und dem Organismus zur Verfügung gestellt werden.

Von den anderen unentbehrlichen Diätbestandteilen organischer Natur (den essentiellen Aminosäuren und hochungesättigten Fettsäuren) sind die Vitamine lediglich durch die Kleinheit der Menge unterschieden, in der sie vom Körper benötigt werden; doch ist die Trennungslinie nicht in allen Fällen scharf.

Hinsichtlich der Art ihrer physiologischen Wirkung lassen sich die Vitamine in zwei Gruppen einteilen. Die eine Gruppe, welche die wasserlöslichen Faktoren des B-Komplexes und Vitamin K umfaßt, ist dadurch gekennzeichnet, daß ihre Mitglieder nach Übergang in den Organismus dort an Trägersubstanzen von Eiweißcharakter gekoppelt und so als Fermentprotein in der Zelle fixiert werden. In dieser Form greifen sie in die verschiedenen Teilphasen des Kohlenhydrat-Eiweiß- und Fettstoffwechsels ein und sind, da diese Stoffwechselprozesse den Energiebedarf der Zellen und Organe decken, für die Aufrechterhaltung jeder Form tierischen und pflanzlichen Lebens unentbehrlich. Während die Wirkungsweise dieser „prosthetisch" wirksamen Vitamine durch die Forschung der letzten 20 Jahre weitgehend aufgeklärt werden konnte, ist die der zweiten Vitamingruppe, welche die der Vitamine A, C, D und E umfaßt, noch in vieler Hinsicht rätselhaft. Das Vorhandensein dieser Vitamine ist nicht, wie das der B-Vitamine ein ubiquitäres und eine unbedingte Voraussetzung für den normalen Ablauf aller energieliefernden und lebenserhaltenden Stoffwechselvorgänge, vielmehr erscheinen sie erst bei relativ hochdifferenzierten Organismen als unentbehrliche Nahrungsbestandteile, die hier im Gegensatz zu den B-Vitaminen nur wenige scharf begrenzte Spezialfunktionen zu erfüllen haben. Wie diese umschriebenen Effekte zustandekommen, ist noch unklar, doch besteht Grund zu der Annahme, daß hier im wesentlichen der gleiche Wirkungsmechanismus wie bei den Wachstumseffekten der Keimdrüsenhormone (FISHMAN), bei der adaptativen Enzymbildung, der Antikörperbildung (PAULING), der identischen Reduplikation von Nucleoproteiden (LINDEGREN-SPIEGELMAN, FRIEDRICH-FREKSA) vorliegt, also eine Art von Induktions- oder Prägungswirkung gegenüberEiweißmolekülen, die auf diesem Wege eine spezifische Struktur und Funktion erhalten.

Die Unterschiede der hierher gehörigen „induktiv" wirksamen Vitamine gegenüber den „prosthetisch" wirksamen B-Vitaminen sind in Tabelle 1 zusammengestellt.

Tabelle 1.

	Prosthetisch wirksame Vitamine	Induktiv wirksame Vitamine
Vertreter	Vitamine der B-Gruppe, Vitamin K (?)	Vitamine A, C, D, E
Vorkommen in der Natur	ubiquitär	auf bestimmte Zellen und Lebewesen beschränkt
Funktion	1. Unentbehrlich für die Schlüsselreaktionen des Intermediärstoffwechsels	Nur für engbegrenzte, außerhalb der Hauptwege des Stoffwechsels gelegene Spezialaufgaben benötigt
	2. lebenswichtig	nicht unbedingt lebenswichtig
	3. Bestandteile von Cofermenten	nicht am Aufbau von Cofermenten beteiligt
Konzentration in den Geweben	weitgehend konstant (innerhalb einer Zehnerpotenz)	stark variierend (um 2 bis 4 Zehnerpotenzen)
Vorkommen im Blut	vorwiegend in den Zellen	vorwiegend im Plasma
Enterale Synthese	werden von Darmbakterien gebildet	werden nicht im Darm gebildet
Existenz von Wirkstoff-Hemmstoff-Antagonismen	Antagonisten (Antivitamine) in allen Fällen bekannt	Antagonisten (Antivitamine) nicht sicher bekannt
Existenz von Hypervitaminosen	Echte Hypervitaminosen nicht bekannt	Hypervitaminosen in allen Fällen bekannt

Aus der Gleichartigkeit des Wirkungsmodus der einzelnen Vitamine innerhalb jeder der beiden Gruppen erklären sich die vielfältigen funktionellen Wechselbeziehungen zwischen den Vitaminen, die einer Gruppe angehören. Es sind teils Synergismen, die auf der Abhängigkeit eines Stoffwechselvorganges (Zuckeroxydation, Transmethylierung) von mehreren Vitaminen beruhen, teils Antagonismen, bedingt durch den Wettbewerb verschiedener „prosthetischer" Vitamine um die Phosphatdonatoren und die als Trägerprotein benötigten Eiweißbestände der Zelle oder dadurch, daß eine Störung der für das optimale Funktionieren der Zelle erforderlichen normalen Mengenrelation der Vitamine durch Überzufuhr eines Vitamins die Wirkung aller anderen Vitamine mehr oder weniger stark beeinträchtigen kann.

Der Bedarf des Körpers an den einzelnen Vitaminen, d. h. die Höhe der erforderlichen Zufuhr von außen ist keine fixierte Größe. Die Ursachen hierfür liegen teils im Organismus, teils in der Umwelt. Das Vitaminbedürfnis ist im allgemeinen bei der Frau etwas geringer als beim Mann und steigt mit dem Körpergewicht, ist jedoch im Wachstumsalter, in der Gravidität und während der Laktation relativ erhöht. Stoffwechselsteigerungen (Hyperthyreoidismus), fieberhafte Erkrankungen und größere chirurgische Eingriffe vergrößern den Bedarf an Vitaminen ebenso wie Verwertungsstörungen, die konstitutionell (genabhängig) oder durch Behinderung der Resorption verursacht sein können. Die Bezifferung des Bedarfs wird dadurch erschwert, daß die meisten Vitamine in variablem Umfang durch die Bakterien des Darmes synthetisiert werden können

und daß die im Darm mikrobiell gebildeten Vitamine zur Bedarfsdeckung beitragen. Für eine Reihe von Vitaminen der B-Gruppe (Pyridoxin, Biotin, Inosit,
Folsäure, p-Aminobenzoesäure) und beim Vitamin K gilt das in solchem Umfang,
daß der Gesamtbedarf des Organismus an diesen Vitaminen durch enterale
Synthese gedeckt wird; in anderen Fällen (z. B. bei Aneurin und Lactoflavin)
werden nur Teilbeträge der benötigten Vitaminmenge, die je nach der Zusammensetzung der Kost und der Darmflora stark schwanken, von den Darmbakterien
geliefert.

Die Kenntnis von der Wirkungsweise der Vitamine ist durch die Entdeckung,
daß die Wirkstoffe durch chemisch ähnlich gebaute Substanzen von ihrem Substrat abgedrängt und so ihrer spezifischen Funktion beraubt werden können,
wesentlich gefördert worden. Das Studium derartiger „Antivitamine", die ihrem
Wesen nach zu den „Antibiotika" („metabolic inhibitors") gehören, vermag zur
Aufklärung des Angriffspunktes der Vitamine im Stoffwechsel wesentlich bei-
zutragen, da die biologischen Effekte der Antivitamine ein Negativ der Vitamin-
wirkungen darstellen und durch gleichzeitige Gaben der ihnen zugeordneten
Vitamine im Enthemmungsversuch abgestuft oder aufgehoben werden können.
Es besteht auch die Möglichkeit, die Antivitamine therapeutischen Zwecken
dienstbar zu machen, da pathogene Mikroorganismen und pathologische Gewebe
vielfach ein besonders großes Vitaminbedürfnis haben und daher durch Vitamin-
Antagonisten schon unter Bedingungen geschädigt werden, die für die normale
Zelle noch harmlos sind.

Spezielle Physiologie.

Die Vitamine mit prosthetischer Funktion.

Die Vitamine dieser Gruppe werden nach Aufnahme in den Organismus an
Eiweiß gebunden und so, als Fermentproteide, gespeichert. Diesem Prozeß geht
fast immer eine Veresterung mit Phosphorsäure voraus, deren Bindung an das
Vitaminmolekül entweder direkt oder durch Vermittlung kohlenhydratartiger
Gruppen erfolgt. So abgewandelt üben die Vitamine die Funktionen von Co-
enzymen aus.

Aneurin (Thiamin, Vitamin B$_1$).

Die wesentlichste biologische Funktion des Aneurins besteht in seinem Eingreifen in den Kohlenhydratabbau. In Gestalt seines Pyrophosphorsäureesters,
der Cocarboxylase, ist das Aneurin als Coenzym mehrerer Fermente am Umsatz
der im Intermediärstoffwechsel der Kohlenhydrate auftretenden α-Ketosäuren
beteiligt. Diese Fermente, die α-Carboxylasen, bewirken im tierischen Organismus
die oxydative Decarboxylierung der Brenztraubensäure und α-Ketoglutarsäure.
Obwohl die chemische Natur der Cocarboxylase schon seit 1937 (LOHMANN-
SCHUSTER) bekannt ist, weiß man über ihren Wirkungsmechanismus noch recht
wenig. Fest steht nur, daß die unter Carboxylaseeinwirkung durch oxydative
Decarboxylierung neben CO_2 gebildeten Produkte sauren Charakters nicht als
freie Säuren in Erscheinung treten, sondern sogleich in „aktive", energiereiche
Formen übergeführt werden, indem sie unter Vermittlung der Carboxylgruppe an
Phosphat oder Coenzym A gebunden werden. Am Abbau der α-Ketosäuren sind
also zwei Vitamine beteiligt: das Aneurin, welches die Decarboxylierung bewirkt,
und die Pantothensäure (als Baustein des Coenzym A), welche das Decarboxylierungsprodukt „aktiviert" (OLSON-STARE):

$$CH_3 \qquad CH_3 \qquad\qquad COOH \qquad COOH$$
$$\overset{|}{CO} \;+O+XH\text{*}) = \overset{|}{CO}\text{—X}+H_2O \qquad \overset{|}{CH_2} \;+O+XH = \overset{|}{CH_2} \;+H_2O$$
$$\overset{|}{COOH} \qquad CO_2 \qquad\qquad \overset{|}{CH_2} \qquad\qquad \overset{|}{CH_2}$$
$$\overset{|}{CO} \qquad\qquad \overset{|}{CO}\text{—X}$$
$$\overset{|}{COOH} \qquad CO_2$$

*) XH = energiereich gebundene Phosphorsäure oder Coenzym A.

Eine ebenfalls durch ein cocarboxylasehaltiges Enzym katalysierte Seitenreaktion führt von der Brenztraubensäure durch Zusammenschluß zweier primär gebildeter Essigsäurereste zum Diacetyl (WESTERFELD):

$$CH_3 \qquad CH_3 \qquad\quad CH_3 \qquad CH_3$$
$$\overset{|}{CO} \;+\overset{|}{CO} \;+O = \overset{|}{CO}\text{——}\overset{|}{CO} +H_2O$$
$$\overset{|}{COOH} \quad \overset{|}{COOH} \qquad CO_2 \qquad CO_2$$

Die Carboxylase ist ein Magnesium und Aneurinpyrophosphat enthaltendes Proteid, dessen Synthese ebenso durch Eiweißmangel wie durch Mangel an Aneurin verhindert werden kann; eiweißarme Ernährung kann daher selbst bei ausreichender B_1-Zufuhr Aneurinmangelsymptome hervorrufen.

Infolge Ausbleibens der Decarboxylierungsreaktionen häufen sich bei B_1-Avitaminose in Blut, Geweben und Harn Brenztraubensäure und α-Ketoglutarsäure an; Vermehrung der Blutbrenztraubensäure ist ein Frühsymptom der Aneurinmangelkrankheit. Da Brenztraubensäure und Milchsäure als Redoxsystem in einem thermodynamisch definierten Gleichgewicht zueinander stehen, ist auch der Milchsäuregehalt des Blutes bei B_1-Mangel erhöht. Aus dem nach Glucosebelastung unter Standardbedingungen ermittelten Gehalt des Blutes an Glucose, Brenztraubensäure und Milchsäure kann der Grad der Aneurinversorgung des Organismus zahlenmäßig abgeleitet werden (HORWITT-KREISLER). Besonders ausgeprägt ist die Anhäufung der Brenztraubensäure in den Organen mit hohem Kohlenhydrat- und Aneurinbedarf (Gehirn, Herzmuskel), und die bevorzugte Stellung zentralnervöser und kardialer Symptome im Krankheitsbild der B_1-Avitaminose wird mit der toxischen Wirkung hoher Brenztraubensäurekonzentrationen in Verbindung gebracht (HORWITT u. Mitarbeiter). Die Stockung des Zuckerabbaus auf der Stufe der α-Ketosäuren bei Aneurinmangel führt mittelbar zu abnormen Verhältnissen im weiteren Verlauf der Abbaureaktionen, z. B. im Haushalt der Citronensäure (KRUSIUS, FORNI, SOBER-LIPTON-ELVEHJEM). Am Gesamtorganismus wirken sich diese Tatsachen dahin aus, daß der Aneurinbedarf mit der im Körper umgesetzten Zuckermenge und dem Glucoseangebot steigt und daß im Arbeitsversuch Glucose nur bei Sättigung des Organismus mit Aneurin oder bei gleichzeitiger Zufuhr einer das Defizit ausgleichenden Aneurinmenge leistungssteigernd wirkt (DROESE).

Ausreichende Aneurinversorgung ist die Voraussetzung für das Zustandekommen der Insulinwirkung (MARTIN). Aneurinmangel macht die bei pankreaslosen Hunden auftretende Glykosurie weitgehend insulinresistent; Aneurin kann solche Glykosurien verringern oder zum Verschwinden bringen (TROPP). Durch unzureichende Insulinwirkung ist die Tatsache bedingt, daß bei Aneurinmangel die Glykogenbildung in der Leber gestört ist (EDLUND-HOLMGREN, TONUTTI-WALLRAF). Umgekehrt ist Insulin, welches durch Aktivierung des Umsatzes der Adenosintriphosphorsäure die Bildung organischer Phosphorsäreester fördert (SACKS), zur Phosphorylierung des Aneurins erforderlich (FOA-SMITH-WEIN-

STEIN). Injiziertes Aneurin wird beim pankreasdiabetischen Hund nicht oder kaum in Cocarboxylase umgewandelt, und Insulingaben bewirken beim Diabetiker einen starken Anstieg der Blut-Cocarboxylase (TROPP). Im diabetischen Koma ist der Organismus unfähig, Aneurin zu phosphorylieren und als Coenzym zu verwerten; Injektionen von Cocarboxylase beschleunigen daher das Verschwinden der Komasymptome nach Insulingaben (MARKEES). Die Abhängigkeit der Cocarboxylasesynthese von der Anwesenheit geeigneter Phosphatdonatoren (ATP) erklärt, warum Aneurinmangelsymptome bisweilen nur auf kombinierte Gaben von Aneurin und ATP ansprechen (CARLSTRÖM u. Mitarbeiter).

Die durch Cocarboxylase katalysierte oxydative Decarboxylierung der Brenztraubensäure liefert energiereiches „aktives" Acetat, welches teils in den Citronensäurecyclus einbezogen wird, teils für Acetylierungsreaktionen Verwendung findet. Bei Aneurinmangel ist daher das Ausmaß der Acetylierungsprozesse, etwa der Acetylierung von Sulfonamiden (JUNG), herabgesetzt. Auf diesem Wege scheint das Aneurin auch in die Entstehung von Acetylcholin aus Cholin und „aktivem" Acetat einzugreifen. Nachdem MINZ sowie E. und R. ABDERHALDEN erstmalig auf Zusammenhänge zwischen Acetylcholinwirkung und Aneurinversorgung des Organismus hingewiesen hatten, fand v. MURALT, daß Reizung cholinergischer Nerven zur Freisetzung von Aneurin neben Acetylcholin führt. Möglicherweise ist Aneurin ein „zweiter Vagusstoff", der nicht nur für die Synthese, sondern auch für die Intensität und Dauer der Wirkung von Acetylcholin bedeutsam ist. Dieser Aneurineffekt beruht z. T. darauf, daß Aneurin die Cholinesterase hemmt (GLICK-ANTOPOL, ZELLER-BIRKHÄUSER), doch ist der Mechanismus, durch den Aneurin und Acetylcholin miteinander verknüpft sind, noch nicht in vollem Umfang aufgeklärt.

Ein weiterer Weg der beim Kohlenhydratabbau unter Aneurinwirkung entstehenden Acetatreste führt durch reduktive Synthese unter Beteiligung energiereichen Phosphats zu den höheren Fettsäuren. So beeinflußt Aneurin indirekt die Umwandlung von Kohlenhydrat in Fett im Sinne einer Intensivierung (WHIPPLE-CHURCH, ABDERHALDEN, LONGENECKER). Am Zustandekommen dieses Effektes ist neben der Förderung der Bereitstellung von „aktivem" Acetat auch eine Aktivierung der Insulinwirkung beteiligt.

Eine Spezialfunktion des Aneurins besteht in derAnregung der HCl-Produktion im Magensaft. Bei B_1-Mangel entwickelt sich frühzeitig Appetitlosigkeit und Anacidität. Der von DAVENPORT analysierte Zusammenhang zwischen CO_2-Spannung des Blutes und HCl-Produktion in den Belegzellen läßt darauf schließen, daß das durch Decarboxylierung der Brenztraubensäure, also durch B_1-Wirkung in der Magenwand gebildete und den Belegzellen zugeführte Kohlendioxyd an der HCl-Produktion maßgebend beteiligt ist (CONWAY u. Mitarbeiter, BULL-GRAY, DAVIS-LANGMUIR-CRANE). Doch spielen hierbei auch nervöse Einflüsse eine Rolle, die teils am System Acetylcholin-Cholinesterase, teils am Kohlenhydratstoffwechsel der autonomen Nervenelemente angreifen. Sie sind im Bereich des gesamten Magendarmkanals wirksam und äußern sich u. a. in einer Förderung der Peristaltik und des Tonus der glatten Muskulatur sowie einer Erregung der Vasomotoren durch Aneurin (SURE, COWGILL, GANASSINI).

Vielfältig sind die steuernden Mechanismen, durch die Aneurin den Eiweißhaushalt beeinflußt. Es fördert die Argininsynthese (BORSOOK-DUBNOFF) und damit die Harnstoffbildung (LEUTHARDT-GLASSON), greift auf noch nicht ganz geklärte Weise in den Histidin-Histamin-Haushalt ein (EDLBACHER-BECKER, DAWSON, ZELLER) und verbessert die Eiweißverwertung (RICHTER-RICE, MAYFIELD-HEDRICK).

Wenig ist über den Mechanismus der dem Kliniker lange bekannten Wirkung des Aneurins auf den Wasserhaushalt bekannt. Der diuretische Effekt dieses Vitamins scheint auf einer Erhöhung des Blutchloridgehalts und vermehrter glomerulärer Filtration zu beruhen (TOTH), doch ist daneben von FIORIO ein hypophysär-diencephaler Angriffspunkt wahrscheinlich gemacht worden. Die Beriberiödeme sind großenteils indirekt durch ein Defizit an onkotisch wirksamen Plasmaproteinen bedingt (LUCKNER).

Wesentlich für die Beurteilung der physiologischen Effekte des B_1-Vitamins ist die Kenntnis ihrer vielseitigen Wechselbeziehungen zum endokrinen System. Die seit 1921 (McCARRISON, VERZÁR) bekannte Hypertrophie der Nebennieren beriberikranker Tiere, die ebenso durch Zufuhr von Aneurin wie von Nebennieren-rindenextrakten verhütet oder beseitigt werden kann (SCHMITZ, LOCKWOOD-HARTMAN), und die um so mehr auffällt, als alle anderen Organe bei Beriberi atrophieren, kann im Licht der Anschauungen von SELYE als Zeichen dafür gewertet werden, daß Aneurinmangel als „stress" auf Hypophysenvorderlappen und Nebennierenrinde wirkt und die B_1-Avitaminose dem Formenkreis des „adaptation syndrome" zuzurechnen ist (SKELTON). Gegenüber dem Thyroxin wirkt Aneurin im wesentlichen als Antagonist. Schilddrüsenzufuhr beschleunigt den Eintritt von Aneurinmangelsymptomen (MOURIQUAND, DRILL), während umgekehrt Aneurin Thyroxin inaktiviert (SURE-BUCHANAN). Doch scheint andrerseits für die normale Produktion von thyreotropem Hormon eine gewisse Mindestzufuhr von Aneurin erforderlich zu sein (HUNDHAUSEN-SCHULZE), so daß die Schilddrüsentätigkeit offenbar einer komplizierten Steuerung durch Aneurin unterliegt. Die Abhängigkeit der östrogen-inaktivierenden Enzymsysteme der Leber von einer ausreichenden Aneurinversorgung des Organismus (BISKIND, SEGALOFF) kann zum Auftreten von Symptomen übermäßiger Östrogenwirkung (Metrorrhagien, Mastopathien, Hodenatrophie) bei Aneurinmangel führen (AYRE-BAULD, DUNN-MORRIS-DUBNIK u. a.). Diese Enthemmung der Follikelhormon-wirkung, an deren Verhütung neben Aneurin allerdings auch noch andere B-Vitamine beteiligt sind (z. B. Lactoflavin), veranlaßt ihrerseits wieder fördernde Impulse in Richtung des Hypophysenvorderlappens, die ein kompliziertes, noch wenig untersuchtes System pluriglandulärer Gegenregulationen in Gang setzen können (BISKIND).

Lactoflavin.

Die Unentbehrlichkeit des Lactoflavins, eines gelb gefärbten Isoalloxazin-derivates, für alle lebenden Zellen hat ihren Grund darin, daß dieses Vitamin ein Bestandteil der für die Durchführung der energieliefernden Oxydationsreaktionen notwendigen „gelben Fermente" ist. Diese Enzyme, als deren Wirkungsgruppe teils ein phosphoryliertes Lactoflavin (Flavin-mononucleotid), teils ein Flavin-Adenin-Dinucleotid fungiert, übernehmen den Wasserstoff dehydrierbarer Substrate, welche Redoxsysteme mit stark negativem Potential bilden, und übertragen ihn auf Systeme mit positivem Potential, in den meisten Fällen auf das Cytochromsystem, teilweise jedoch unter Umgehung der eisenhaltigen Hämin-proteide auf noch unbekannte (chinonartige?) Acceptoren (eisenfreier Teil der Zellatmung). Bei diesem Vorgang wird der Isoalloxazinring der flavinhaltigen Co-fermentgruppierung hydriert und wieder dehydriert, ein Vorgang, der sich in schneller Aufeinanderfolge ständig wiederholt und zur Folge hat, daß die gelben Fermente mittels ihrer Wirkungsgruppe schon in katalytischen Mengen den Umsatz großer Beträge an dehydrierbarem Material bewirken. Als Angriffspunkte dieses dehydrierenden Effektes dienen in den meisten Fällen nicht die Stoffwechsel-zwischenprodukte selbst, sondern die Codehydrasen, deren Wirkungsgruppe das

Nicotinsäureamid ist, also ein weiteres Vitamin des B-Komplexes (S. 384), und die auf diese Weise zwischen die im Stoffwechsel entstehenden eigentlichen H-Donatoren und die „gelben Fermente" als Wasserstoff-Überträger eingeschaltet sind. Sie übernehmen den Substratwasserstoff und geben ihn an die gelben Fermente weiter. Dieser Mechanismus gilt etwa für die Oxydation der Glucose, 6-Phospho-glucose, 6-Phospho-gluconsäure, 6-Phospho-ketohexonsäure, Phosphotriosen, Milchsäure, Äpfelsäure, β-Oxybuttersäure, Isocitronensäure, Glutaminsäure, höheren Fettsäuren, von Äthylalkohol, Vitamin A, Östradiol, Testosteron. Andere Substrate mit positiverem Potential werden ohne Zwischenschaltung der Codehydrasen von spezifischen „gelben Fermenten" direkt oxydiert; zu diesen Substraten gehören die meisten D- und L-Aminosäuren, Aldehyde, Hypoxanthin und Xanthin, Xanthopterin, Folsäure, Cholin, Betainaldehyd, N-Methylnicotinsäure(amid) und Chinin. Lactoflavin greift also in Gestalt der „gelben Fermente" in alle Teilphasen des Intermediärstoffwechsels ein und ist vor allem für den normalen Ablauf des Kohlenhydratumsatzes mitverantwortlich. Dies spricht sich in der Tatsache aus, daß bei Lactoflavinmangel Störungen des Zuckerumsatzes auftreten (MORGAN-GROODY-AXELROD) und derartige Störungen in vielen Fällen durch Lactoflavin beseitigt werden können (BEIGLBÖCK); bei Diabetes findet man meist ein Lactoflavindefizit infolge einer Einschränkung der Fähigkeit der Zellen, Lactoflavin zu fixieren. Als Bestandteil des Co-Enzyms der D- undL- Aminosäureoxydase greift Lactoflavin auch in den Eiweißumsatz ein; Lactoflavinmangel hat zur Folge, daß ein erheblicher Teil der Nahrungsaminosäuren unverwertet im Harn ausgeschieden wird (SCHWEIGERT) und eine übermäßige Aminosäurezufuhr Vergiftungserscheinungen hervorruft (MARTIN). Der hohe Lactoflavinbedarf von Tumorgewebe ist durch dessen erhöhten Eiweißumsatz bedingt; Lactoflavinmangel oder Applikation von Lactoflavin-Antagonisten können das Tumorwachstum hemmen (MORRIS, STOERK-EMERSON). Andrerseits begünstigt Lactoflavinmangel die Entwicklung von Leberkrebs nach Buttergelbinjektionen; der carcinogenen Wirkung von Buttergelb liegt eine Veränderung der Leberproteine zugrunde, die durch Lactoflavin verhindert wird (PRICE-MILLER-MILLER). Es kommt hinzu, daß Buttergelb durch ein Flavinferment unter Aufspaltung der Azogruppe reduktiv entgiftet wird. Neben Nicotinsäureamid ist Lactoflavin auch am Aufbau eines Enzymsystems der Leber beteiligt, daß die androgenen und östrogenen Hormone oxydativ inaktiviert (SEGALOFF-SEGALOFF, SINGHER u. Mitarbeiter).

Lactoflavin greift in die für die Reaktionsabläufe des Intermediärstoffwechsels unentbehrlichen Phosphorylierungsreaktionen ein, indem es als Phosphatüberträger („phosphorus-complexing factor") das Hindurchtreten phosphorylierbarer Substrate durch die Zellmembran beschleunigt (NICKERSON-MULLINS). Sonderfälle dieses allgemeinbiologisch wichtigen Wirkungsmechanismus sind die Förderung der Glucosefixation durch die Hefezelle, die Beschleunigung der Glucoseresorption aus dem Darm und der Rückresorption der Glucose in den Nierentubulis (VANNOTTI, VERZÁR, SOULAIRAC, SCHNETZ); auch der vielfach therapeutisch ausgewertete diuretische Effekt des Lactoflavins scheint mit einer derartigen Membranwirkung zusammenzuhängen (KIRBERGER). Zu dieser Gruppe von Lactoflavinwirkungen gehört wohl auch die ihrem Wesen nach noch unklare Beteiligung des Lactoflavins am Vorgang der Salzsäureproduktion in den Belegzellen des Magens (PATTERSON-STETTEN, LEEMAN, ROSSITER-WALTERS), die zur Anwendung dieses Vitamins bei Sub- und Anacidität Anlaß gegeben hat (BOCKSBERGER).

Lactoflavin ist weiterhin unentbehrlich für den Aufbau aller Eisenporphyrinverbindungen, speziell für die Hämoglobinsynthese (VANNOTTI). Bei Lactoflavinmangel entwickeln sich frühzeitig hypochrome Anämien, die auf Lactoflavingaben schnell ansprechen. Lactoflavin wirkt hierbei derart, daß es den Einbau des Depot- oder Nahrungseisens in das Ringsystem des Protoporphyrin III katalysiert, wie sich an Kulturen cyanidvergifteter Hefen (SCHNEIDER) oder an Knochenmarksexplantaten demonstrieren läßt. Außerdem scheint Lactoflavin schon für die Synthese des physiologischen Porphyrintyps III notwendig zu sein, da bei flavinarm gezüchteten Hefen, die das pathologische Coproporphyrin I bilden, durch Lactoflavinzugabe die Porphyrin I-Bildung unterdrückt und auf Porphyrin III-Synthese umgeschaltet werden kann (STICH).

Besonders eng sind die Beziehungen des Lactoflavins zum Auge. Als wesentlicher Bestandteil von Hornhaut und Linse ist es mitverantwortlich für die optimale Funktion des dioptrischen Apparates; diese ist bei Lactoflavinmangel durch die Entwicklung von Linsen- und Hornhauttrübungen und durch das Einwuchern von Gefäßen in die Hornhaut schwer gestört. Der enorm hohe Gehalt der Tränendrüsen und Tränenflüssigkeit an Lactoflavin deutet auf eine Lichtschutzfunktion dieses Wirkstoffes hin, die möglicherweise mit seiner gelbgrünen Fluorescenz zusammenhängt. Endlich nimmt Lactoflavin als Bestandteil der Chorioidea und Retina am Sehvorgang selbst teil. Wie dies geschieht, ist noch nicht völlig geklärt; doch ist sicher, daß Lactoflavin sowohl für das Dämmerungs- wie für das Farbensehen notwendig ist (HEIMAN, POCK-STEEN, MARCHESANI-SCHOBER) und in engen synergistischen Beziehungen zum Sehpurpur steht. Die Wahrscheinlichkeit, daß Farben- und Dämmerungssehen auf grundsätzlich gleichartigem Wege, nämlich durch photochemisch bedingten Zerfall verschiedener Stäbchen- und Zapfenstoffe zustandekommt (DARTNALL, v. STUDNITZ, HARTRIDGE), läßt vermuten, daß das Lactoflavin mittels eines einheitlichen Mechanismus in beide Vorgänge eingreift. Dieser Mechanismus ist offenbar oxydoreduktiver Natur, insofern als Lactoflavin unter Lichteinwirkung in der Netzhaut zu einem „primären Photokörper" reduziert wird, der anaerob zerfällt, bei Luftzutritt jedoch Lactoflavin regeneriert (THEORELL, HEIMAN). Das hierfür erforderliche Reduktionsmittel ist wohl je nach der Art des Sehstoffes verschieden; im Falle des Sehpurpurs (Rhodopsins) und des Porphyropsins ist es identisch mit dem Vitamin A_1 bzw. A_2, welche dabei in die zugehörigen Aldehyde (Retinen$_1$ bzw. Retinen$_2$) umgewandelt werden (MORTON-GOODWIN). Bei den anderen Sehstoffen scheint das Vitamin A durch xanthophyllähnliche Reduktionsmittel ersetzt zu sein (HARTRIDGE). Diese Auffassung wird dadurch gestützt, daß Lactoflavin bei vorsichtiger, stufenweise erfolgender Hydrierung in mehrere instabile radikal-(semichinon-)artige Reduktionsprodukte von verschiedenartiger Färbung übergehen kann, die gewisse Analogien zum Sehpurpur aufweisen (KUHN-STRÖBELE); in Gegenwart von Eiweiß wird Lactoflavin durch Codehydrase II zu einem stabilen roten Pigment reduziert (HAAS). Für die Regeneration des Sehpurpurs beim Menschen ist sowohl Lactoflavin wie Vitamin A notwendig (SMITH, DEKKING, KIMBLE-GORDON).

Von großer allgemeinbiologischer Bedeutung ist der Einfluß des Lactoflavins auf die Embryonalentwicklung, der besonders von WARKANY u. Mitarbeitern an Ratten untersucht wurde. Langdauernder Flavinentzug verhindert bei Rattenweibchen die Konzeption oder bewirkt Resorptionssterilität; ist der Lactoflavinmangel auf kürzere Zeit begrenzt oder nur ein partieller, so ist der Graviditätsverlauf normal, doch weisen die neugeborenen Tiere Mißbildungen auf, die vor allem das Knochensystem betreffen und denen Störungen der Knorpelentwicklung und der Ossifikation zugrundeliegen. Von der Auffassung ausgehend, daß die Gene Enzyme höherer Ordnung seien, nimmt WARKANY an, daß bei unzureichender Lactoflavinzufuhr die Bildung eines am Aufbau bestimmter Gene beteiligten „gelben Fermentes" ausbleibt. Eine Analogie zu den hier postulierten flavinhaltigen Genen bilden die flavinhaltigen Viren, z. B. das Pockenvirus (SMA-DEL-HOAGLAND).

Gegenüber den Giftwirkungen verschiedener Schwermetalle, vor allem Thallium und Quecksilber, übt Lactoflavin einen bemerkenswerten Schutzeffekt aus (BIETTI, KÜHNAU, ALBRICH-BEIGLBÖCK). Offenbar bedingt die Vergiftung durch diese Metalle eine Blockierung flavinhaltiger Enzymsysteme.

Die physiologischen Leistungen des Lactoflavins werden durch eine Reihe endokriner Korrelationen modifiziert, so durch antagonistische Einflüsse des Thyroxins (HOEN-OEHME), die teilweise dadurch bedingt sind, daß Thyroxin die Phosphorylierung des Lactoflavins hemmt (PONZ). Zwischen Lactoflavin und Desoxycorticosteron besteht ein enger Synergismus; beide Wirkstoffe bedingen eine Kochsalzretention und ergänzen einander in dieser Hinsicht (DELACHAUX). Lactoflavin verbessert den Mineralhaushalt bei Addisonkranken, während umgekehrt Desoxycorticosteron die durch Lactoflavinmangel hervorgerufene Hypochlorämie verhindert (BEIGLBÖCK, MORGAN-GROODY-AXELROD).

Nicotinsäure (-amid).

Als Baustein der Codehydrasen (Pyridinnucleotide, dissoziierenden Cofermente), welche lose an spezifische Trägerproteine gebunden, den Wasserstoff von zahlreichen dehydrierbaren Intermediärprodukten des Stoffwechsels, soweit dessen Redoxpotential genügend negativ ist (S. 381), übernehmen und an die „gelben Fermente" weiterreichen, ist die Nicotinsäure ein unentbehrlicher Bestandteil jeder lebenden Zelle; ohne ihre Mitwirkung können die fundamentalen energieliefernden Reaktionen des Kohlenhydrat- und Fettsäurestoffwechsels nicht ablaufen. Die Coenzymfunktion der Codehydrasen hat ihr chemisches Substrat in der Tatsache, daß das in der Pyridiniumform gebundene Nicotinsäureamid in reversibler Reaktion 2 H-Atome (genauer: 1 H-Atom und 1 Elektron; das fehlende Proton wird an einen Phosphorsäurerest fixiert) aufnehmen kann, wobei ein durch eine starke Absorption bei 340 mμ ausgezeichnetes, gegen Luft-sauerstoff beständiges, aber durch dasLactoflavin der gelben Fermente reoxydierbares Hydrierungsprodukt der Codehydrasen entsteht. Die obligate Hintereinanderschaltung der Codehydrasen und gelben Fermente erklärt die enge funktionelle Verknüpfung von Nicotinsäure und Lactoflavin und die Tatsache, daß die Funktionen beider Vitamine und die ihnen zugeordneten Ausfallserscheinungen vielfach kaum voneinander zu differenzieren sind. Die beiden Codehydrasen (Di- und Triphosphorpyridinnucleotid [DPN und TPN]), die sich dadurch unterscheiden, daß DPN 2, TPN 3 Phosphorsäurereste enthalten, haben verschiedene Wirkungsbereiche; so katalysiert TPN die Dehydrierung der Isocitronensäure, der höheren Fettsäuren und die direkte Oxydation des Glucose-6-phosphats zu Ribose-5-phosphat, während DPN an den oxyreduktiven Teilreaktionen der Glykolyse, der Dehydrierung von Äthylalkohol, β-Oxybuttersäure, Betainaldehyd, der dehydrierenden Inaktivierung von Oestradiol und Testosteron und an der Regeneration des Sehpurpurs durch Reduktion von Retinen zu Vitamin A beteiligt ist; in anderen Fällen (z. B. bei der Oxydation von Glutaminsäure, Milchsäure, Nitrit) sind beide Codehydrasen gleich wirksam. Von besonderer physiologischer Bedeutung ist die Tatsache, daß der Codehydrasegehalt der Gewebe, also auch die Intensität der oxydativen und oxyreduktiven Vorgänge in der Zelle einer doppelten Steuerung unterliegt, die einmal durch ein System codehydrasespaltender Fermente (DPN- oder TPN-Nucleosidase, DPN-Pyrophosphorylase) (KORNBERG-PRICER), zweitens dadurch bewirkt wird, daß das wirksamste dieser Fermente, die DPN-Nucleosidase durch ihr eigenes Reaktionsprodukt Nicotinsäureamid gehemmt wird (HANDLER-KLEIN, McILWAIN, KORNBERG). Dadurch wird eine Art Selbststeuerung des Kohlenhydratstoffwechsels in Abhängigkeit von Energiebedarf und Sauerstoffzufuhr ermöglicht, die vor allem für das Zentralnervensystem von großer Bedeutung ist, indem sie das Verhältnis von Atmung zu Glykolyse auf ein den jeweiligen Verhältnissen angepaßtes Maß einreguliert (McILWAIN-RODNIGHT). Die Beeinflussung des Kohlenhydratstoffwechsels durch Nicotinsäureamid kommt also auf verschiedenen Wegen über die Codehydrasen und über den nucleosidasehemmenden Effekt des Nicotinsäureamids zustande. Sie äußert sich, im ganzen gesehen, in einer Verbesserung der Zuckerverwertung und beim Diabetiker in einer Einsparung an Insulin (GORDON, TALAAT, BANERJEE), doch steigert andrerseits Insulin den Nicotinsäurebedarf durch Erhöhung des codehydraseabhängigen Kohlenhydratumsatzes (SYDENSTRICKER). So können Kohlenhydrat- und Insulinzulagen bei Diabetikern Pellagrasymptome hervorrufen. Infolge des hohen Codehydrasegehaltes und -bedarfs des Herzmuskels ist dieser ein besonders feiner Indicator für den Grad der Nicotinsäureversorgung. Nicotinsäure bewirkt am myokardgeschädigten Kaninchenherzen schon bei einer Konzentration von $5 \cdot 10^{-6}$ eine Steigerung der Auswurfsleistung, Beseitigung von Rhythmusstörungen und Normalisierung des EKG (CALDER). Auch die diuretische Wirkung der Nicotinsäure ist wohl ähnlich der des Lactoflavins auf eine Steigerung der Oxydationsvorgänge in der Nierenzelle zurückzuführen.

Ebenso wie Lactoflavin ist auch das Pellagravitamin funktionell eng an die mineralwirksamen Desoxysteroide der Nebennierenrinde gebunden; beide Wirkstoffe sind Synergisten und können teilweise füreinander eintreten (HANDLER-DANN, LASZT).

Nicotinsäureamid besitzt eine ausgeprägte antiallergische und antianaphylaktische Wirkung, für die eine Erklärung bisher noch nicht gegeben werden kann (HALPERN, DAINOW, CASTELLI-DESTEFANIS), die aber vielfältig und erfolgreich therapeutisch ausgewertet wird, etwa bei der Behandlung von Asthma, Heuschnupfen, Urticaria, Ekzemen (DAINOW, FORNI, SURANYI, MELTON u. a.). Dasselbe gilt für die praktisch sehr bedeutsame „Leberschutzwirkung" der Nicotinsäure, die unter anderem darin zum Ausdruck kommt, daß Nicotinsäure (-amid) die Entwicklung einer Fettleber nach großen Cystingaben verhindert (TYNER-LEWIS-ECKSTEIN). Dieser Effekt und die Heilwirkung, die Nicotinsäureamid bei Cirrhosen, Hepatitiden, Ikterus ausübt, sind wohl auf eine Steigerung des Codehydrasebestandes und damit auf eine Verbesserung des Eigenstoffwechsels der Leberzelle zu beziehen. Andrerseits kann übermäßige Zufuhr von Nicotinsäure durch Erschöpfung der Methyldonatorbestände des Organismus selbst zu Leberverfettung führen, da Nicotinsäure in der Leber methyliert und als N^1-Methylnicotinsäureamid (Trigonellinamid) im Harn ausgeschieden wird.

Die Verstärkung der Magensalzsäureproduktion durch Nicotinsäureamid und das frühzeitige Auftreten von Anacidität bei Pellagra kann darauf zurückgeführt werden, daß Nicotinsäureamid als Pyridinnucleotid neben Aneurin und Lactoflavin in die Kette energiefreisetzender Reaktionen eingeschaltet ist, welche zur HCl-Bildung erforderlich sind; die H-Ionen der Salzsäure scheinen dabei unmittelbar durch Reduktion des Pyridinnucleotids zu entstehen (PATTERSON-STETTEN):

Eine wichtige Aufgabe des Nicotinsäureamids besteht in der Verwertung der Nahrungsaminosäuren zum Aufbau von Körpereiweiß. Werden die essentiellen Aminosäuren in einer unphysiologischen Mengenrelation oder in Gestalt unvollständiger Gemische zugeführt, so steigt der Nicotinsäurebedarf steil an (Henderson-Hankes). Die bei Verfütterung solcher unvollständiger oder unausgeglichener Aminosäuremischungen auftretenden Vergiftungserscheinungen und Verwertungsstörungen können durch vermehrte Zufuhr von Nicotinsäureamid verhindert werden, sind also ihrem Wesen nach Nicotinsäure-Mangelsymptome. Damit erklärt sich z. T. die pellagraerzeugende Wirkung der Maiskost; das Hauptprotein des Maiskorns, das Zein, enthält eine hochgradig unausgeglichene Mischung von Aminosäuren, in der Tryptophan und Lysin fehlen, Leucin dagegen im Überschuß vorhanden ist (Krehl-Sarma-Teply-Elvehjem). Der pellagrogene Effekt der reinen Maisnahrung wird noch verstärkt durch das absolute Defizit an Tryptophan, welches bei normaler, tierisches Eiweiß enthaltender Kost als Vorstufe (Provitamin) von Nicotinsäureamid fungiert und daher auch bei unzureichender Zufuhr von Nicotinsäure den Bedarf an diesem Vitamin zu decken vermag. Die Annahme, daß Mais ein pellagraerzeugendes Antivitamin der Nicotinsäure enthalte, hat sich nicht bestätigen lassen.

Auf das Blutbild hat die Nicotinsäure unmittelbar keinen Einfluß. Das Auftreten makrocytärer Anämien bei Pellagra erklärt sich aus der Tatsache, daß Zufuhr von Nicotinsäure oder Tryptophan (bzw. tryptophanhaltigem Eiweiß) per os für das Gedeihen der folsäureproduzierenden Darmflora erforderlich ist (Elvehjem u. Mitarbeiter). Es entwickelt sich also bei Nicotinsäuremangel eine sekundäre Folsäureavitaminose, die sich als makrocytäre Anämie manifestiert.

Die Beurteilung des Nicotinsäurehaushalts im menschlichen Organismus wird durch die Provitaminqualität der Aminosäure Tryptophan sehr erschwert. Tryptophan, welches durch Lebergewebe in eine Folge von mindestens 7 Teilreaktionen in Nicotinsäure umgewandelt werden kann, vermag Nicotinsäure in einem Mengenverhältnis von 50—100 : 1 (bei oraler Verabfolgung) zu vertreten. Eiweiß-(tryptophan-)arme Kost erhöht den Nicotinsäurebedarf und prädisponiert für Pellagra. Der Anteil des Nahrungstryptophans, der innerhalb des Organismus in Nicotinsäure umgewandelt wird, ist jedoch sehr variabel und nicht exakt bestimmbar. Auch sind die Erscheinungen des Tryptophan- und des Nicotinsäuremangels nicht identisch, da Tryptophan außer seiner Funktion als Vorstufe der Nicotinsäure noch andere Aufgaben im Organismus zu erfüllen hat.

Man kennt endlich noch gewisse Wirkungen der Nicotinsäure, die von dem Vitamincharakter dieser Substanz unabhängig sind, da sie dem Amid fehlen. Sie bestehen in einer schlagartig auftretenden intensiven Gefäßerweiterung im Bereich von Kopf, Oberextremitäten und Herzmuskel und äußern sich in einem flüchtigen Anstieg der Hauttemperatur und einer von Juckreiz und dem Gefühl des Blutandrangs zum Kopf begleiteten Hautrötung am Oberkörper. Dieser vasomotorische Effekt ist die Grundlage einer vielfältigen therapeutischen Anwendung der Nicotinsäure, so bei peripheren Durchblutungsstörungen, Spasmen der Retina- und Coronargefäße und ischämischen Schmerzzuständen.

Vitamin B_6 (Pyridoxin, Pyridoxal, Pyridoxamin).

Während die Funktion der Vitamine Aneurin, Lactoflavin und Nicotinsäure darin besteht, daß sie den physiologischen Ablauf der energieliefernden Reaktionen sicherstellen, die im wesentlichen dem Kohlenhydrat- und Fettstoffwechsel angehören, greift das die „Rattenpellagra" (Rattenakrodynie) verhütende Vitamin B_6 primär spezifisch in den Eiweißstoffwechsel ein. Es kommt in der Natur in drei Formen (Pyridoxin, Pyridoxal, Pyridoxamin) vor, die ineinander umwandelbar sind und von denen das Pyridoxal als Phosphorsäureester das Coferment zahlreicher den Umsatz der Aminosäuren bewirkender Enzyme bildet. Pyridoxalphosphat ist in dreifacher Weise mit dem Aminosäurestoffwechsel verknüpft: einmal als Codecarboxylase, d. h. als Coferment einer Gruppe von (bisher nur aus Bakterien und Hefe isolierten) Fermenten, die die Decarboxylierung von Aminosäuren unter Bildung primärer Amine bewirken. Bisher sind spezifische Decarboxylasen für Lysin, Ornithin, Arginin, Tyrosin, Dioxyphenylalanin, Histidin und Glutaminsäure aufgefunden worden, die sich voneinander nur durch ihren Apoferment-(Eiweiß-)Anteil unterscheiden (GALE, UMBREIT-BELLAMY, GUNSALUS). Pyridoxalphosphat ist ferner als „Co-transaminase" am Aufbau der den Vorgang der Transaminierung (Umaminierung) katalysierenden Enzyme beteiligt. Dieser von BRAUNSTEIN und KRITZMANN entdeckte Prozeß, durch den Eiweiß- und Kohlenhydratumsatz miteinander verknüpft sind, besteht in einem Austausch von NH_2-Gruppen der Aminosäuren gegen Carbonylgruppen von α-Ketosäuren. Dieser Austausch wird wahrscheinlich durch die Carbonylgruppen des Pyridoxalphosphats vermittelt, welches dabei reversibel in Pyridoxaminphosphat umgewandelt wird (SNELL, GREEN). Als Substrat der Transaminierungsreaktionen (in Gegenwart von α-Ketoglutarsäure) können mit Ausnahme von Prolin und Oxyprolin alle Aminosäuren dienen (CAMMARATA-COHEN); ob an jeder dieser Reaktionen ein spezifisches Ferment beteiligt ist, läßt sich noch nicht mit Sicherheit sagen. Eine dritte biologische Leistung des Pyridoxalphosphats besteht darin, daß es für den Auf- und Abbau des Tryptophans in Bakterien und Pilzen erforderlich ist. Die Synthese von Tryptophan aus Indol und Serin in Neurospora (UMBREIT-WOOD-GUNSALUS) ist ebenso von seiner Mitwirkung abhängig wie die Spaltung von Tryptophan in Indol, Brenztraubensäure und NH_3 durch Colibacillen (WOOD-GUNSALUS-UMBREIT). Auch beim Säugetier wird der Tryptophanabbau durch Vitamin B_6 gesteuert. Bei B_6-Mangel scheiden Mensch, Hund, Ratte und Schwein ein pathologisches Umwandlungsprodukt des Tryptophans, die Xanthurensäure (4,8-Dioxychinolincarbonsäure) aus (LEPKOVSKY, WINTROBE, GREENBERG, SCHWEIGERT u. Mitarbeiter). Das Auftreten dieses Stoffes im Harn wird durch ausreichende B_6-Zufuhr unterdrückt. Als Zwischenprodukt der Xanthurensäurebildung bei B_6-Mangel konnten REID u. Mitarbeiter Kynurenin nachweisen; dieser Stoff wird normalerweise durch ein in Leber und Niere vorhandenes Ferment, die Kynureninase, an dessen Aufbau wiederum Pyridoxalphosphat als Coenzym mitwirkt (WISS), zu Anthranilsäure und Alanin abgebaut (BRAUNSTEIN u. Mitarbeiter). Auch die Desulfurase, ein Ferment der Leber, welches Cystin unter H_2S-Bildung spaltet, enthält Pyridoxalphosphat als Coferment (BRAUNSTEIN-AZARKH); dasselbe gilt für die Enzyme, die den Schwefel vom Homocystein auf die Kohlenstoffkette des Serins übertragen (Transsulfurasen; BINKLEY-CHRISTENSEN-JENSEN). Aus dieser vielseitigen Beteiligung des Vitamins B_6 am Umsatz der Aminosäuren erklärt sich der tiefgreifende Einfluß dieses Wirkstoffes auf den Eiweißhaushalt. Die Verwertung der Nahrungsproteine ist von der Vitamin B_6-Zufuhr abhängig. Pyridoxinmangel wird von Ratten um so besser vertragen, je geringer die Eiweißzufuhr ist (CERECEDO-FOY, MILLER-BAUMANN, MORGAN-GROODY-AXELROD), umgekehrt steigert Überzufuhr von Eiweiß oder einzelnen Aminosäuren den B_6-Bedarf (SARMA u. Mitarbeiter, WELCH, FISHMAN-ARTOM) und ruft bei einem unter normalen Umständen eben ausreichenden Pyridoxinangebot schwere Schäden hervor. Bei hohem Eiweißgehalt der Kost wird weniger Pyridoxin in den Geweben retiniert (also mehr verbraucht) als bei knapper Eiweißversorgung (SCHWEIGERT u. Mitarbeiter). Bei Milchsäurebakterien wird die sonst erforderliche Zufuhr von Alanin, Threonin,

Arginin, Lysin, Phenylalanin und Tyrosin entbehrlich, wenn dem Kulturmedium reichlich B_6 zugesetzt wurde (Lyman u. Mitarbeiter). Vitamin B_6 ermöglicht also die Synthese einer Reihe von Aminosäuren in Bakterien. Die fördernde Wirkung dieses Vitamins auf die Eiweißproduktion und -verwertung erklärt seinen Einfluß auf die Embryonalentwicklung, das Tumorwachstum und die Antikörperbildung. Applikation von B_6-Antagonisten (Desoxypyridoxin) oder B_6-armes Futter hat bei graviden Ratten ein Absterben der Feten oder kongenitale Mißbildungen zur Folge (Cravens-Snell, Karnofsky u. Mitarbeiter). Pyridoxin fördert das Wachstum von Impftumoren (Bischoff-Ingraham-Rupp, Kline, Miller) und die Produktion von Antikörpern (Stoerk-Eisen). Das Vorherrschen zentralnervöser Symptome im Krankheitsbild der B_6-Avitaminose ist wahrscheinlich mit einer Störung im Glutaminsäurehaushalt des Gehirns und Rückenmarks zu erklären (Davenport-Davenport).

In einer noch unklaren Weise greift das Vitamin B_6 in die Synthese hochungesättigter Fettsäuren ein. Das von Burr und Burr entdeckte, bei der Ratte durch das Fehlen hochungesättigter Fettsäuren in der Kost hervorgerufene Akrodynie- oder „scaly tail"-Syndrom kann durch reichliche B_6-Zufuhr auch ohne Änderung des Fettgehalts der Kost zur Abheilung gebracht werden (McElroy-Goss, Medes-Keller-Kurkijan), wie überhaupt das beim Nager durch B_6-Mangel erzeugbare Krankheitsbild demjenigen, das sich im Gefolge eines Defizits an hochungesättigten Fettsäuren entwickelt, außerordentlich ähnlich ist (Viollier, Birch, Steenbock u. a.).

Eine wichtige biologische Funktion des Vitamins B_6 besteht darin, daß es für die Synthese des Hämoglobins, und zwar seines Globin- wie seines Farbstoffanteiles unentbehrlich ist. Bei Pyridoxinmangel verliert der Organismus die Fähigkeit, Protoporphyrin zu synthetisieren (Cartwright-Wintrobe), vermutlich infolge eines Unvermögens, die zum Aufbau der Pyrrolringe notwendigen Aminosäuren (Glycin, Glutaminsäure) zu bilden oder zu verwerten; der dem Versagen der Hämoglobinsynthese bei Pyridoxinmangel zugrundeliegende biochemische Defekt besteht also wiederum in einer Störung des Aminosäurestoffwechsels. Infolge des Fehlens des zur Komplexbildung mit Eisen benötigten Protoporphyrins häufen sich bei Pyridoxinmangel im Organismus (Leber, Milz) und im Plasma große Mengen von Eisen an (Hämosiderose). Dementsprechend entwickeln sich bei B_6-Mangel hypochrome Anämien mit hohen Plasmaeisenwerten. Nach Aderlässen und Blutverlusten beschleunigt Pyridoxin die Hämoglobin-Regeneration (Russo-Ricciuti).

Vitamin B_6 ist ein wirksamer Histamin-Antagonist; es desensibilisiert den Meerschweinchendarm gegenüber Histamin (Donatelli-Galeotti) und schützt den menschlichen und Säugetierorganismus vor Strahlenschädigungen (Goldfeder, Maxfield u. a.). Der Mechanismus dieses Effektes ist im einzelnen noch ungeklärt.

Pantothensäure.

Die Aufklärung des Wirkungsmechanismus der Pantothensäure nahm ihren Ausgang von Beobachtungen über Veränderungen des Bakterienstoffwechsels unter dem Einfluß mangelhafter Pantothensäureversorgung. Danach beruht der Wachstumseffekt, den die Pantothensäure allen Bakterien gegenüber ausübt und der schon lange vor Entdeckung ihres Vitamincharakters bekannt war, im wesentlichen auf einem fördernden Eingreifen der Pantothensäure in den Umsatz der Brenztraubensäure (Dorfman-Berkman-Koser, Hills). Etwa gleichzeitig mit dieser 1942 gemachten Entdeckung wurde festgestellt, daß auch in der Säugetierleber der Brenztraubensäureabbau von der Anwesenheit der Pantothensäure abhängig ist (PILGRIM-AXELROD-ELVEHJEM). DORFMAN u. Mitarbeiter hatten bereits erkannt, daß nicht die Brenztraubensäure selbst, sondern das aus ihr durch oxydative Decarboxylierung unter Mitwirkung von Aneurin entstehende Produkt derjenige Stoff ist, dessen weiteres Schicksal der Kontrolle der Pantothensäure untersteht. Doch haben erst die Untersuchungen von NOVELLI u. LIPMANN an pantothensäurearm gezüchteter Hefe (1947) einen Einblick in den Mechanismus der Pantothensäurewirkung ermöglicht. Sie fanden, daß Pantothensäure der Bestandteil eines Coferments, des Coenzyms A, ist, welches die Verwertung der im Intermediärstoffwechsel anfallenden Zweikohlenstoffreste ermöglicht. Dadurch, daß diese Verwertung z. T. in einer Anlagerung der C_2-Reste an andere Kohlenstoffverbindungen besteht, greift die Pantothensäure in einen der grundlegenden Mechanismen des Aufbaus organischer Materie, nämlich den Vorgang der Herstellung von C—C-Bindungen nach dem sog. CLAISEN-Typ (d. h. unter Beteiligung von Acylresten, die die Gruppierung —CH_2—CO— enthalten) ein. Der Umsatz der Zweikohlenstoff-(„Essigsäure"-)Reste nach diesem Modus, der schon aus rein quantitativen Gründen eine erhebliche biologische Rolle spielt (der Rattenorganismus produziert in 24 Stunden 1% seines Körpergewichts an „aktivem Acetat"; BLOCH), kann auf sehr verschiedenen Wegen erfolgen, die alle coenzym-A-abhängig sind. Der wichtigste dieser Wege ist der, durch den die Essigsäure bzw. ihr beim oxydativen Abbau der Brenztraubensäure entstehendes Äquivalent in den Zucker- und Lipidstoffwechsel eingeschaltet ist; er besteht darin, daß das hierbei primär gebildete Abbauprodukt sich mit Oxalessigsäure zu Citronensäure kondensiert. Diese „Citrogenase"-Reaktion (MARTIUS, BREUSCH), die die Schlüsselreaktion des über den Tricarbonsäure-(KREBS-)Cyclus führenden oxydativen Kohlenhydrat- und Fettsäureabbaus ist, findet nur in Gegenwart von Coenzym A statt (STERN-OCHOA, NOVELLI-LIPMANN, OLSON-HIRSCH-RICHARDS-STARE). Diese Tatsache hat auch für den Eiweißstoffwechsel Bedeutung; da der oxydative Umsatz vieler Aminosäuren im Organismus über Brenztraubensäure und Zweikohlenstoffreste („Essigsäure") verläuft, ist auch deren biologische Verwertung von der Anwesenheit von Coenzym A abhängig (KERSEY-PORTER), ebenso wie die (über die Essigsäurestufe verlaufende) Umwandlung von Kohlenhydrat und Eiweiß in Fett (McHENRY-GAVIN). Auch kann die Verbrennung von Glucose, Brenztraubensäure und Essigsäure zu $CO_2 + H_2O$ in Bakterien, Hefe, Vogel- und Säugetierleber nur in Gegenwart von Pantothensäure stattfinden (NOVELLI-LIPMANN, OLSON-KAPLAN, HILLS u. a.), da die Citrogenase-Reaktion eine obligate Durchgangsstufe des oxydativen Zuckerabbaus ist. Bei Pantothensäuremangel häuft sich in der Hefe Essigsäure an (NOVELLI-LIPMANN). Weitere coenzym-A-abhängige CLAISEN-Kondensationen unter Beteiligung von Zweikohlenstoffresten sind: die Verknüpfung zweier Essigsäurereste zu Acetessigsäure (SOODAK-LIPMANN) im Tierkörper und die Synthese von Threonin aus Glycin und Essigsäureresten (ROSSI-CENNAMO) in niederen Organismen. Auch die Zusammenfügung mehrerer C_2-Reste unter Bildung von höheren Fettsäuren und Steroiden beim Tier und unter Bildung von Fettsäuren, Steroiden, Carotinoiden, aromatischen Aminosäuren und mehrwertigen Phenolen in Bakterien und Pflanzen bedarf der Mitwirkung der Pantothensäure in Form von Coenzym A (GUIRARD, SHIVE u. Mitarbeiter, GORDON, SCUDI-HAMLIN, MORGAN-GUEHRING). Neben der Knüpfung von C—C-Bindungen wird auch die von C—O- und C—N-Brücken in Gestalt von Ester-, Amid- und Peptidbindungen durch Pantothensäure katalysiert. Beispiele hierfür sind die Synthese von Acetylcholin aus Cholin und die Acetylierung von p-Aminobenzoesäure, Sulfonamiden und anderen aromatischen Aminen (NACHMANSOHN-BERMAN, LIPMANN-KAPLAN). Beide Reaktionen bedürfen der

Mitwirkung von Coenzym A. Die Wirkung der Pantothensäure beschränkt sich hierbei nicht auf die Übertragung von Essigsäureresten auf OH- oder NH₂-haltige Verbindungen; vielmehr ist Coenzym A imstande, auch andere Säuren wie Bernsteinsäure (SANADI-LITTLEFIELD, KAUFMANN-OCHOA) oder Benzoesäure (CHANTRENNE-LIPMANN), sofern sie in einer aktivierten Form vorliegen, in ester- oder amidartige Bindung überzuführen. Ein Beispiel dieses Mechanismus liegt in der Hippursäuresynthese vor. Neben der Transacetylierung, die im Organismus in besonders vielen Formen belegt ist, bilden also Transsuccinylierung und Transbenzoylierung weitere Einzelfälle einer biologisch ungemein bedeutsamen coenzym-A-bedingten Fundamentalreaktion, die wahrscheinlich auch bei der Peptid- und Eiweißsynthese eine entscheidende Rolle spielt, da Pantothensäure die Eiweißbildung fördert und eiweißsparend wirkt (NELSON-EVANS).

Soweit an diesen Umsetzungen Zweikohlenstoffreste beteiligt sind, haben sie nicht den chemischen Charakter der Essigsäure selbst, sondern den eines besonders reaktionsfähigen Derivats dieser Säure, das meist als „aktives Acetat" bezeichnet wird. Die ursprüngliche Annahme, es handele sich hierbei um Acetylphosphat, bestätigte sich nicht (KAPLAN-LIPMANN). Neuerdings konnten LYNEN und REICHERT den Nachweis erbringen, daß das „aktive Acetat" eine Coenzym-A-Verbindung ist, in welcher die Acetylgruppe durch Vermittlung eines sulfhydrylhaltigen Schaltstückes (Cysteamin) mit Pantothensäure verknüpft ist. Aus dieser Bindung kann der Rest des „aktiven Acetats" leicht auf Phosphorsäure (aus ATP) übertragen werden, wobei reaktionsfähiges Acetylphosphat entsteht; hierzu ist die Mitwirkung eines nur in Bakterien vorkommenden Enzyms (Transacetylase) erforderlich (OCHOA u. Mitarbeiter). Somit dient das Coenzym-A-Molekül selbst als Acetylüberträger, indem es fermentativ gebildete Zweikohlenstoffreste chemisch bindet, dadurch aktiviert und so als energiereiches „aktives Acetat" zum Übergang auf geeignete Akzeptoren vorbereitet. Auf analoge Weise kann im Intermediärstoffwechsel auch ein „aktives Succinat" und ein „aktives Benzoat" aus den entsprechenden Säuren durch Bindung an Coenzym A entstehen. — Neben dem Coenzym A existieren noch andere cofermentartige Zustandsformen der Pantothensäure, z. B. der Lactobacillus-bulgaricus-Faktor (LBF), doch sind deren Stoffwechselfunktionen noch kaum bekannt.

In all diesen Reaktionen ist die katalytische Funktion der pantothensäurehaltigen Coenzyme abhängig von ihrer Bindung an ein Trägerprotein. Daraus resultiert, daß die Pantothensäure im Körper nicht zur Wirkung gelangen kann, wenn zu wenig oder gar kein Trägereiweiß zur Verfügung steht. Dies kann bei lange fortgesetzter eiweißarmer Ernährung der Fall sein; ein Eiweißdefizit in der Kost kann auch bei ausreichender Pantothensäurezufuhr zum Auftreten von Apantothenosesymptomen Anlaß geben. Umgekehrt vermag reichliches Eiweißangebot Pantothensäure einzusparen und den Bedarf an diesem Vitamin herabzudrücken, indem es die Fixierung des Coenzym A in der Zelle und die Bildung pantothensäurehaltiger Enzyme erleichtert (HARKNESS-SEIFTER-NORIC-MUNTWYLER, NELSON-VAN NOUHUYS-EVANS).

Die Unentbehrlichkeit der Pantothensäure für eine Reihe von Fundamentalprozessen des Intermediärstoffwechsels liefert die Erklärung dafür, daß sich unzureichende Zufuhr dieses Vitamins als starke Belastung („stress") für den Organismus auswirkt und die Nebennierenrinde im Sinne einer Alarmreaktion (SELYE) zunächst zu erhöhter Tätigkeit anregt, welche von Erschöpfung und Insuffizienz dieses Inkretorgans gefolgt ist. Pantothensäurearme Ernährung bewirkt bei Ratten zunächst Hypertrophie der Nebennierenrinde mit Verlust der sudanophilen Granula und Wegfall der Ketosteroidreaktionen in der Zona fasciculata (DEANE-McKIBBIN, McQUEENEY u. Mitarbeiter) sowie Atrophie der Thymusdrüse

und der Lymphknoten als Ausdruck einer zeitweisen Überproduktion von Glyko-
steroiden (Cortison) (McQueneey), später Atrophie, Nekrose und Blutungen der
Nebennierenrinde (Daft-Sebrell). Die Einwirkung der Pantothensäure auf die
Funktion des Interrenalorgans geht aber über den Modus einer unspezifischen
Alarmreaktion hinaus, ohne daß bisher eine genaue Analyse dieser Beeinflussung
gegeben werden könnte, deren große Bedeutung darin zum Ausdruck kommt,
daß nebennierenlose Tiere allein durch Pantothensäuregaben (in Gegenwart von
NaCl) ohne Hormonapplikation am Leben erhalten werden können (Ralli).
Allerdings sind hierzu Pantothensäuremengen notwendig, die den normalen
Pantothensäurebedarf der Ratte weit übersteigen (Dumm-Ralli). Da bei neben-
nierenlosen, mit Pantothensäuregaben am Leben erhaltenen Ratten die sonst eintretende Blutzuckersenkung ausbleibt, besteht Grund zu der Vermutung, daß
Pantothensäure als Coenzym A durch Bereitstellung von „aktivem Acetat"
(s. oben) die Störungen des Kohlenhydratstoffwechsels verhindert, die sonst auf
eine Nebennierenexstirpation folgen. Nach R. J. Williams ist es möglich, daß die
Biogenese der Nebennierenrindenhormone insofern von der Pantothensäure abhängt, als Coenzym A eine Acetylierung am C_{17}-Atom des Steranringsystems bewirken und so die Ausbildung der für die Corticosteroide typischen Seitenkette
in die Wege leiten könnte.

Mit einer Störung der Nebennierenrindenfunktion hängt auch in noch unklarer Weise ein charakteristisches Symptom der Apantothenose, nämlich das
Grauwerden der Haare (Achromothrichie) zusammen. Adrenalektomie verstärkt
bei Ratten die Pigmentablagerung im Haarkleid (Ralli-Graef), wirkt also entgegengesetzt dem Pantothensäuremangel. Desoxycorticosteron verhindert diese
Pigmentanhäufung, ja es scheint sogar für die Ergrauungswirkung des Pantothensäuremangels notwendig zu sein. Die unmittelbare Ursache des Achro-
mothrichie-Effektes ist offenbar in dem Ausfall einer Wirkung zu erblicken, die
die Pantothensäure auf den Kupferhaushalt ausübt. Das Grauwerden des Fells
kann ebenso durch ein Defizit an Pantothensäure wie an Kupfer hervorgerufen
werden (Henderson u. Mitarbeiter) und die Kupfermangel-Achromothrichie wird
ebenso durch Pantothensäure wie durch Cu beseitigt (Singer-Davis). Bei Apantothenose ist der Cu-Gehalt der Haut ums 3—4fache erhöht (Hundley). Wahrscheinlich ist bei Pantothensäuremangel die für die Bildung dunkler Hautpigmente
erforderliche Kupfer-Protein-Bindung (Synthese der kupferhaltigen Polyphenoloxydase; Rothman, Flesch) blockiert.

Das Eingreifen der Pantothensäure in eine Vielzahl von Schlüsselreaktionen
des Stoffwechsels ist endlich die Grundlage der großen Bedeutung dieses Vitamins
für die Fortpflanzung und Embryonalentwicklung. Pantothensäure ist für die
normale Fruchtbarkeit erforderlich (Taylor-Pennington-Thacker), ihr Fehlen
bewirkt Resorptionssterilität und fetale Mißbildungen (Nelson-Evans). Der
Säugetierfetus speichert Pantothensäure in viel höherem Maße als alle anderen
B-Vitamine (Everson u. Mitarbeiter); der fetale und Neugeborenen-Organismus
hat einen exzessiv hohen Pantothensäurebedarf (Unna-Richards). Ratten, die
von Geburt an zusammen mit den Muttertieren ohne Zufuhr von Pantothensäure
aufgezogen werden, weisen schwere Störungen der Knorpel- und Knochenbildung
auf (Nelson-Sulon-Becks-Ward-Evans).

Biotin (Vitamin H).

Die physiologische Funktion dieses schon in ungewöhnlich kleinen Mengen für
alle Organismen unentbehrlichen Vitamins ist noch nicht völlig geklärt. In Form
mehrerer Cofermente, von denen eins, das sog. Biocytin, kristallisiert erhalten
und als N-Biotinyl-L-lysin identifiziert werden konnte (Wright u. Mitarbeiter),

während andere die Struktur von Biotin-nucleotiden besitzen (Lichstein), nimmt Biotin teil am Aufbau von Fermentproteiden, die katalytisch in verschiedene Teilphasen des Kohlenhydrat-, Fett- und Eiweißstoffwechsels eingreifen und zu denen das aus Leber isolierte „Biotoprotein" (Hofmann-Dickel-Axelrod) gehört. Biotin ist eine Komponente des Enzymsystems der β-Carboxylase, die folgende Reaktionen katalysiert:

$$\text{Oxalessigsäure} \;\rightleftharpoons\; \text{Brenztraubensäure} + CO_2$$
$$\text{Oxalbernsteinsäure} \;\rightleftharpoons\; \alpha\text{-Ketoglutarsäure} + CO_2 \;.$$

Diese Reaktionen spielen im Kohlenhydratstoffwechsel im Rahmen des Tricarbonsäurecyclus eine entscheidende Rolle und sind vor allem deswegen von Bedeutung, weil sie in Form der Rückreaktion den Aufbau organischer Substanz aus CO_2 durch Carboxylierung (Wood-Werkman-Reaktion) zum Ausdruck bringen (Shive-Rogers, Lardy, Pilgrim-Axelrod-Elvehejem). Damit ist Biotin ebenso für den normalen Zuckerabbau wie für die CO_2-Assimilation unentbehrlich. Die erste dieser beiden Reaktionen erklärt weiter, daß Biotin auch indirekt für den Aufbau der Asparaginsäure benötigt wird und damit in den Eiweißstoffwechsel eingreift (Stokes-Larsen-Gunness, Potter-Elvehjem). Wahrscheinlich wird Biotin als nucleotidartiges Coferment auch unmittelbar für die reversible Desaminierung einzelner Aminosäuren benötigt, da Bakterien bei Biotinmangel das Vermögen verlieren, Asparaginsäure, Serin und Threonin zu desaminieren.

Unabhängig davon scheint Biotin für die Synthese ungesättigter Fettsäuren erforderlich zu sein. Im Nährmedium von Milchsäurebakterien und in der Nahrung von Fliegenlarven kann Biotin durch Ölsäure vertreten werden (Williams-Fieger, Trager, Axelrod u. Mitarbeiter), wenn gleichzeitig Asparaginsäure anwesend ist. Die Annahme, daß hier die Ölsäure als Biotinvorstufe dient, konnte widerlegt werden. Die Rolle, die das Biotin im Stoffwechsel der ungesättigten Fettsäuren spielt, ist auch für den Säugetierorganismus bedeutsam. Ihr Ausfall scheint zu einem wesentlichen Teil für das Zustandekommen der cutanen Manifestationen des Biotinmangels (Dermatitiden, Ekzemen, Haarausfall) bei Mensch und Ratte verantwortlich zu sein.

Von allen anderen B-Vitaminen ist Biotin dadurch unterschieden, daß es eine undissoziierbare, biologisch unwirksame Komplexverbindung mit Avidin, einem in rohem Eiklar vorhandenen Protein, bildet (György, Launer und Fraenkel-Conrat). Durch Verfütterung von rohem Eiereiweiß können bei Säugetier und Mensch Biotinmangelzustände erzeugt werden (Sydenstricker u. Mitarbeiter).

Inosit.

Der meso-Inosit unterscheidet sich von den übrigen Vitaminen der B-Gruppe dadurch, daß er nicht nur als ubiquitär benötigter Wirkstoff Entwicklung und Wachstum tierischer und pflanzlicher Zellen fördert, sondern auch als konstitutives Element der lebenden Substanz unmittelbar an ihrem Aufbau teilnimmt. Aus diesem Grunde, und da der Inositbedarf bei allen Tieren um etwa 2 Zehnerpotenzen größer ist als der Bedarf an anderen B-Vitaminen, ist bisweilen die Vitaminnatur des Inosits bezweifelt und angenommen worden, daß dieser Stoff lediglich als Baumaterial der Zelle biologisch bedeutsam sei, in deren Verband er vor allem als Bestandteil der Phosphatide (z. B. in Tuberkelbacillen, in der Hefe, in der Sojabohne, in Gehirn und Leber der Säugetiere) auftritt. Jedoch hat Woolley 1940 durch den Nachweis des Vorkommens einer echten, in Form von Wuchsstillstand und Alopecie zum Ausdruck kommenden Inosit-Avitaminose bei Ratte und Maus die Wirkstoffnatur des meso-Inosits sichergestellt. Ein weiteres

Argument zugunsten der Auffassung vom Vitamincharakter des Inosits besteht in der Tatsache, daß dieser Stoff ebenso wie die anderen Vitamine der B-Gruppe ein für die Entwicklung von Mikroorganismen unentbehrlicher Wuchsfaktor ist (Schopfer), dessen Wirksamkeit eine strenge stereochemische Spezifität besitzt. Insbesondere sind fast alle Pilze (Asco-, Basidio-, Phycomyceten), darunter die meisten Hefearten, Neurospora und die pathogenen Trichophyton- und Achorionarten, auf Inositzufuhr von außen angewiesen, während Bakterien im allgemeinen inosit-autotroph sind. Auf der Basis dieses Inositbedürfnisses sind mehrere sehr empfindliche mikrobiologische Methoden zur Inositbestimmung (Woolley, Beadle, Schopfer, Fleury) aufgebaut worden. Inosit ist einer der Bestandteile des „Bios", eines schon 1901 aus Hefe gewonnenen Wuchsstoffgemisches. Die Fähigkeit der Bakterien, den von ihnen benötigten Inosit selbst zu produzieren, kommt in der Existenz einer bakteriellen, durch Sulfonamide hemmbaren Inositsynthese im Darm von Vogel und Säugetier zum Ausdruck. Die enterale Inositsynthese hat zur Folge, daß die meisten Säuger nicht auf exogene Inositzufuhr angewiesen sind. Die von Needham sowie Platt und Glock behauptete Fähigkeit des Vogel- und Säugerorganismus zur Inositsynthese ist bisher nicht bewiesen und wahrscheinlich eine Fehldeutung der erwiesenen Tatsache, daß Mensch und Tier enteral gebildeten Inosit verwerten können. Für den Vitamincharakter des Inosits spricht auch die Existenz von Inosit-Antagonisten, deren Applikation zu Inositmangelsymptomen verschiedener Ausprägung führt; hierher gehören der Hexa- und Pentamethylinosit, das Streptomycin, dessen Streptidinkomponente eine weitgehende strukturelle Analogie zum meso-Inosit aufweist (Posternak), und das γ- und δ-Isomere des Hexachlorcyclohexans (Gammexan und Delthexan), von denen das letztgenannte die gleiche räumliche Anordnung der Substituenten aufweist wie der meso-Inosit (Bastiansen u. Mitarbeiter). Viele Wirkungen dieser Stoffe auf pflanzliche und tierische Zellen können durch Inosit verhütet oder aufgehoben werden; die Unfähigkeit des Inosits, alle Effekte des Gammexans zu annullieren, beruht wohl darauf, daß Gammexan im Gegensatz zum Inosit lipoidlöslich ist und daher im Organismus an Stellen zur Wirkung gelangt, die für Inosit unzugänglich sind.

Der Wirkungsmechanismus des Inosits ist noch völlig unklar. Seine Wuchsfaktorqualität, seine weite Verbreitung und seine Unentbehrlichkeit für alle lebenden Organismen lassen den Schluß zu, daß er ebenso wie die anderen B-Vitamine als Bestandteil eines Cofermentes in eine bestimmte Teilphase des allen Organismen gemeinsamen energieliefernden Intermediärstoffwechsels eingreift. Es ist jedoch bisher nicht gelungen, diesen Angriffspunkt ausfindig zu machen. Die Angabe, daß Inosit am Aufbau des Moleküls der Pankreasamylase beteiligt sei (Lane-Williams), konnte nicht bestätigt werden. Gewisse Anhaltspunkte für die Annahme einer Beeinflussung der Mitose liefern Beobachtungen, die bei Versuchen mit Inosit-Antagonisten gemacht wurden. Der durch Colchicin (welches offenbar kein direkter Inosit-Antagonist ist, sondern die Inositverwertung beeinträchtigt) bewirkte Metaphasen-Arrest wird durch Inosit spezifisch enthemmt (Chargaff-Stewart-Magasanik). Gammexan bewirkt bei Schimmelpilzen ebenso wie Inositmangel bei inositbedürftigen Neurosporamutanten „paramorphes" Wachstum und Chromosomenschäden (Tatum-Baratt-Cutter). Besonders ausgeprägt ist die mitosehemmende Wirkung des Delthexans (s. oben) am Seeigelei (Chaix-Lacroix). Die Förderung der Zellvermehrung durch Inosit kommt auch in dem erhöhten Inositgehalt von Tumoren zum Ausdruck (Ritchey-Wicks-Tatum). Bei Vogel und Säugetier ist daneben ein spezifischer lipotroper Effekt nachweisbar. Inosit setzt den Gehalt des Blutes an Cholesterin und Phosphatiden bei Erkrankungen, die mit erhöhtem Blutlipoidspiegel einhergehen, herab (Hermann, Felch-Dotti, Leinwand-Moore u. a.) und verhindert den Cholesterin- und Phosphatidanstieg im Blut bei cholesteringefütterten Kaninchen (Dotti-Felch-Ilka). Gleichzeitig verhütet oder beseitigt Inosit das Auftreten von Fett- und Cholesterinablagerungen in der Leber nach Verfütterung fettfreier, cholesterin- und eiweißreicher Diäten (Best-Lucas-Patterson-Ridout, Dam, Forbes, Handler, Lecoq). Diese lipotrope Wirkung ist unabhängig von einer ähnlichen Wirkung des Cholins. Dagegen scheint der lipotrope Effekt des als „lipocaic" bezeichneten Pankreasfaktors zum mindesten teilweise auf seinem Gehalt an Inosit zu beruhen (Wick). Ebenso wie Inositmangel hat auch Verabfolgung von Inosit-Antagonisten (Gammexan, Penta- und Hexamethylinosit) eine Leberverfettung sowie Fettablagerungen in Muskulatur, Niere und Nervenzellen zur Folge (Dallemagne-Gerebtzoff-Phillippot, Buu Hoi u. Mitarbeiter). Der so erzeugte biochemische Defekt scheint nach Ausweis von Isotopenversuchen (Govaerts-Dallemagne-Gerebtzoff) in einer starken Vermehrung der Lipoid-(speziell Phosphatid-)Synthese und einem Zerfall von Lipoid-Eiweiß-Bindungen zu bestehen; doch ist der Mechanismus, mittels dessen der Inosit diese Schäden verhindert, nicht geklärt. Durch Vermittlung dieser lipotropen Wirkung kommen synergistische Beziehungen zwischen Inosit und Tocopherol zustande. Vitamin E wird nur in Gegenwart inosithaltiger Lipoide (Hefe, Soja) oder von Lipocaic (s. oben) verwertet (Patrick-Morgan, Dam-Kelmán). Eine bedeutende, aber ebenfalls wenig bekannte Rolle spielen in der Pflanzenwelt die Phosphorsäureester des Inosits, vor allem das Phytin, welches sowohl im mikrobiologischen Test (Söderhjelm-Zetterberg) wie beim Säugetier (Woolley) volle Inositwirkung besitzt und ebenso wie Inosit die Hemmwirkung des Streptomycins auf Bakterien aufheben kann. Auch in den Lipoiden von Gehirn, Leber, Pankreas, Hefe und Sojabohne ist der Inosit als Mono- oder Diphosphat gebunden.

p-Aminobenzoesäure und Folsäure.

p-Aminobenzoesäure (PAB) und Folsäure sind verschiedene Zustandsformen desselben Wirkstoffs, von denen die PAB von den meisten Bakterien und den Pflanzen, die Folsäure von einzelnen Milchsäurebakterien (Streptococcus faecalis und Lactobacillus casei) und allen tierischen Organismen benötigt wird. Beim Menschen und vielen Säugern ist die Folsäure nur die Vorstufe des eigentlichen Wirkstoffes, des sog. Citrovorum-Faktors (Leukovorin), welcher auch gegenüber einer Bakterienart (Leuconostoc citrovorum) als Wuchsfaktor fungiert. Daneben gibt es noch andere Zustandsformen dieses Vitamins, welche chemisch Zwischenstufen der Synthese von Folsäure aus PAB darstellen, aber nur eine engbegrenzte biologische Bedeutung besitzen: p-Aminobenzoylglutaminsäure (Wuchsfaktor für Streptobacterium plantarum), Rhizopterin (Wuchsfaktor für Rhizopus nigricans) und Pteroinsäure (Wuchsfaktor für Streptokokken). Allen diesen Stoffen ist ein fundamentaler biologischer Effekt gemeinsam: sie nehmen teil an der Synthese der zum Aufbau der Zellstrukturen erforderlichen Nucleoproteide. Dieser Aufgabe werden die Wirkstoffe der Folsäuregruppe auf zweierlei Weise gerecht: einmal indem sie am Aufbau von Fermenten teilnehmen, welche der Synthese von Purin- und Pyrimidinbasen und damit der Nucleinsäuren dienen, und zweitens indem sie, wiederum als Bestandteile spezifischer Enzyme, an dem Aufbau des Moleküls mehrerer Aminosäuren (z. B. Serin, Methionin, bei Bakterien auch Valin und Lysin) mitwirken. Beide Funktionen gehen auf eine gemeinsame Fundamentalleistung der Vitamine der Folsäuregruppe zurück, welche darin besteht, daß diese Wirkstoffe die Freisetzung und Verwertung von Einkohlenstoffresten („single carbon units") in Gestalt von Methylgruppen, Methanol und Formiat bewirken. Als Quellen solcher C_1-Reste dienen vor allem Cholin und Glycin,

während die daraus mobilisierten C_1-Gruppierungen unter dem Einfluß der PAB
oder Folsäure in Aminosäuren, Pyrimidin- und Purinbasen und Porphinderivate
eingebaut werden (Winkler-De Haan, Totter u. Mitarbeiter, Plaut-Betheil-
Lardy u. a.). Daraus ergibt sich, daß PAB und Folsäure für die Eiweißsynthese
unentbehrlich sind, wobei im Falle der Proteide sowohl die Bildung des Proteinanteils wie die der prosthetischen Gruppe der Kontrolle dieser Vitamine unterstehen. Der Befund, daß sowohl PAB wie Folsäure bei den Lebewesen, für die
sie notwendig sind, durch Thymin vertreten werden können, läßt sich nur so
deuten, daß Thymin das Produkt einer PAB- oder folsäure-katalysierten Schlüsselreaktion ist. Elwyn und Sprinson zeigten, daß diese Reaktion auf dem Einbau
eines Einkohlenstoffrestes in das Molekül des Uracils unter der Einwirkung von
PAB oder Folsäure beruht. In analoger Weise führt bei Bakterien PAB, bei Tieren
Folsäure den Aufbau des Ringsystems der Purinbasen unter Mitwirkung von
C-Resten durch, wobei als Zwischenprodukt ein Imidazolderivat (4-Amino-5-imi-
dazolcarbonsäureamid), frei oder als Nucleotid, entsteht. Dieser Stoff, dem zum
kompletten Purinring das C-Atom 2 fehlt, häuft sich in Bakterien bei Behandlung

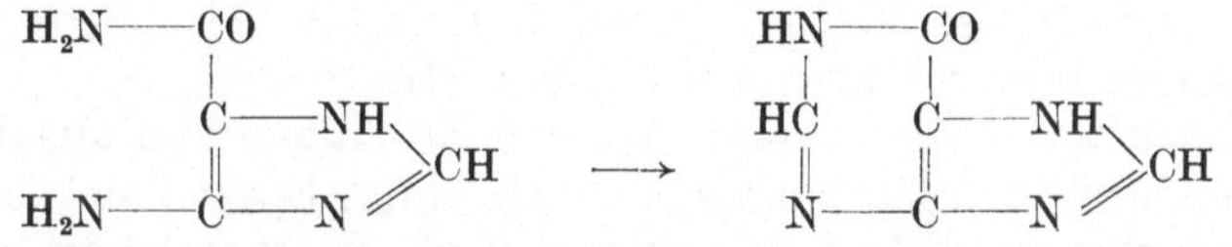

$$H_2N-CO \quad C-NH \diagdown CH \quad H_2N-C-N \diagup \quad \longrightarrow \quad HN-CO \quad HC \quad C-NH \diagdown CH \quad N-C-N \diagup$$

mit Sulfonamiden oder Folsäureantagonisten an (Shive-Ackermann-Gordon-
Getzendaner-Eakin, Woolley-Pringle), ein Beweis für die Tatsache, daß zum
mindesten der Einbau des C-Atoms 2 in den Purinring dem katalytischen Einfluß
PAB- oder folsäurehaltiger Enzyme unterliegt (Ben Ishai-Volcani-Bergmann).
Das gilt ebenso für den Bakterien- wie für den Säugerorganismus (Buchanan).
Endlich untersteht auch die Verwendung von Einkohlenstoffresten zum Aufbau
von Kreatin (Dinning-Day, Totter u. Mitarbeiter) und Protoporphyrin (Be-
nard-Gajdos-Gajdos) der Kontrolle durch Folsäure. Alle diese auf eine Lenkung
der Produktion und des Umsatzes von „single carbon units" zurückführbaren
Effekte der PAB und Folsäure bilden die gemeinsame Grundlage der tiefgreifenden
Wirkungen dieser Vitamine in lebenden Organismen. Hier steht im Vordergrund
die Stimulierung der Eiweiß- und Nucleoproteidsynthese, die sich in einer Anregung aller Wachstumsprozesse, vor allem während der Embryonal- und frühesten Jugendzeit, einer Beschleunigung der Zellteilungsvorgänge sowie einer Förderung der Erythro- und Granulopoese im Knochenmark und der Entwicklung des
lymphatischen Apparates zu erkennen gibt (Prusoff-Teply-King, Plaut-
Bethell-Lardy, Skipper-Mitchell-Bennett u. a.). Auch im Tumorgewebe, in
dem eine verstärkte Eiweiß- und Nucleinsäuresynthese stattfindet, ist der Fol-
säuregehalt gegenüber der Norm erhöht, und beim Huhn kann folsäurereiche Kost
das Wachstum von Sarkomen fördern (Little-Oleson-Subbarow). Beim Säuger
ist ein derartiger Effekt nicht beobachtet worden, doch üben Folsäureantagonisten
bei Maus und Ratte eine ausgeprägte Hemmwirkung auf das Wachstum verschiedenartiger transplantabler Tumoren aus (Moore-Stock-Sugiura-Rhoads, Burchenal u. Mitarbeiter). Die durch Folsäure bewirkte Anregung der Nucleinsäure-
und Eiweißsynthese wirkt sich besonders ausgeprägt im Fetalleben aus. Folsäuremangel während der Gravidität hat beim Säuger schwere Resorptionssterilität
oder embryonale Mißbildungen (Hydro-, Ex-, Anencephalus, Wolfsrachen,
Syndaktylie, Nabelhernien, Lungenatelektase) zur Folge. Beim Huhn ist die Ei-
produktion und Ausbrütbarkeit der Eier um so besser, je größer der Folsäure-
gehalt des Futters. Den Entwicklungsstörungen während der Fetalzeit liegt als

biochemisches Korrelat ein Defekt in den nucleoproteidsynthetisierenden Mechanismen zugrunde (WILLIAMS-SUNDE-CRAVENS-ELVEHJEM). Ihnen superponieren sich Hemmungseffekte, die an den Keimdrüsenhormonen direkt angreifen. Folsäure verstärkt das durch Östradiol bewirkte Eileiterwachstum bei Frosch und Huhn (GOLDSMITH-SCHREIBER-NIGRELLI). Auch bei der Ratte und beim Affen (HERTZ-SEBRELL) fördert Folsäure die Wirkung der Östrogene auf den Uterus nach Ovariektomie. Es scheint sich hier um den Einzelfall einer generellen Wechselwirkung zwischen Steroidhormonen und Folsäure zu handeln, da schon im mikrobiologischen Test Folsäure durch trans-Dehydroandrosteron oder Cortison (GAINES-TOTTER) vertretbar ist und bei der Ratte Folsäure-Antagonisten die Wirkung von Androsteron verstärken, die von Progesteron hemmen (WEINTRAUB u. Mitarbeiter, KING-VELARDO). Folsäure ist auch für die normale Milchproduktion erforderlich (NELSON-EVANS). Eine Sonderfunktion der Folsäure besteht darin, daß sie den physiologischen Ablauf der Resorptionsvorgänge im Darm garantiert. Bei Folsäuremangel treten neben den typischen Knochenmarks und Blutveränderungen auch multiple Störungen der Darmresorption auf, die im Krankheitsbild der Sprue und Cöliakie das klinische Bild beherrschen können und den Übergang von Glucose, Fetten, Carotin, Vitamin A, Tocopherol aus dem Darm in den Organismus beeinträchtigen (DARBY u. Mitarbeiter).

An dem Einfluß, den die Folsäure auf den Eiweißhaushalt ausübt, sind neben den schon beschriebenen Mechanismen noch einige Spezialeffekte beteiligt, die ihrem Wesen nach noch nicht völlig geklärt sind. Hierher gehört eine eigentümliche Einwirkung der Folsäure auf den Glutaminsäurestoffwechsel, die sich darin äußert, daß bei Folsäuremangel große Mengen Glutaminsäure in peptidartiger Bindung ausgeschieden werden (BAKERMAN-SILVERMAN-DAFT) oder (bei folsäurebedürftigen Bakterien) sich intracellulär anhäufen (HARRISON, CLAPPER). Weiterhin ist die Folsäure am oxydativen Umsatz des Tyrosins beteiligt. Bei Folsäuremangel treten im Harn in vermehrter Menge Phenolderivate auf, und Leber von Folsäuremangeltieren vermag Tyrosin nicht in normalem Umfang abzubauen (RODNEY-SWENDSEID-SWANSON). Die bei menschlichen Frühgeburten oder bei skorbutkranken Meerschweinchen nachgewiesene Ausscheidung von p-Oxyphenylbrenztraubensäure und verwandten millon-positiven Substanzen wird durch Folsäure zum Verschwinden gebracht (WOODRUFF-DARBY), allerdings auch durch Ascorbinsäure, was auf enge funktionelle Wechselbeziehungen zwischen diesen beiden Vitaminen hindeutet (JOHNSON-DANA). Diese sind z. T. darauf zurückzuführen, daß Ascorbinsäure für die Umwandlung von Folsäure in ihre eigentliche Wirkform, den Citrovorumfaktor, verantwortlich ist (NICHOL-WELCH), doch scheinen außerdem die beiden Vitamine noch dadurch funktionell aneinander gekoppelt zu sein, daß sie an zwei aufeinander folgenden Stellen katalytisch in den Tyrosinstoffwechsel eingreifen (SEALOCK-GOODLAND, SWENDSEID u. Mitarbeiter).

Obwohl PAB von Mensch und Säugetier als Wirkstoff nicht benötigt wird, spielt sie indirekt als Wuchsfaktor für pathogene Mikroorganismen in der menschlichen Pathologie eine wichtige Rolle. Die Ausschaltung der PAB durch Verabfolgung von PAB-Antagonisten ist die Grundlage der Sulfonamidtherapie, deren Entwicklung nicht möglich gewesen wäre, wenn auch beim Menschen ein unmittelbares PAB-Bedürfnis existierte. Von verschiedenen Seiten (LAMPENJONES, TSCHESCHE) ist allerdings angenommen worden, daß die Sulfonamidwirkung nicht auf einen direkten Wuchsstoff-Hemmstoff-Antagonismus, sondern auf einer Blockierung der Synthese von Folsäure aus PAB beruhe, und daß nicht PAB, sondern Folsäure der eigentliche Bakterienwuchsstoff sei. Doch ließ sich für die meisten sulfonamidempfindlichen Bakterien der Nachweis erbringen, daß die Sulfonamidwirkung nur durch PAB, nicht aber durch Folsäure aufgehoben werden kann, die Annahme einer Hemmung der Folsäuresynthese also nicht zutrifft (WILLIAMS, SARETT, KIMMIG-WEHRMANN, AUHAGEN). Da, wo ein Enthemmungseffekt von Folsäure beobachtet wurde, ließ er sich darauf zurückführen, daß Folsäurelösungen besonders nach längerem Lagern stets PAB enthalten (KOFT-SEVAG-STEERS). Doch gibt es auch einige Bakterienarten, die nur Folsäure und nicht PAB benötigen (L. casei, Str. faecalis), und andere, bei denen PAB als Wuchsfaktor durch Folsäure vertreten werden kann (Enterokokken, Str. viridans, viele Stämme von Staph. aureus); die erstgenannten sind obligat, die anderen fakultativ (d. h. nur in Gegenwart von Folsäure) sulfonamidresistent (AUHAGEN, MÖLLER-WEYGAND-WACKER). Möglicherweise beruht die Sulfonamidhemmung bei den Bakterien dieser letzten Gruppe auf einer Blockierung der Folsäuresynthese im Sinne der Theorie von LAMPEN-JONES-TSCHESCHE. Sulfonamidresistente Stämme von Staphylo- und Gonokokken synthetisieren und enthalten bis zu 100 mal mehr PAB als gewöhnliche sulfonamidempfindliche Rassen (LANDY u. Mitarbeiter, SPINK-VIVINO) als Resultat eines kompliziert verlaufenden Mutationsprozesses (OAKBERG-LURIA), — Im Gegensatz zu den Antagonisten der PAB, den Sulfonamiden, üben die Antagonisten der Folsäure (Aminopterin, Amethopterin usw.) dadurch, daß sie die von jeder tierischen Zelle benötigte Folsäure nicht zur Wirkung gelangen lassen, tiefgreifende Effekte auf den menschlichen und tierischen Organismus aus. Schon kleinste Mengen dieser „antifolics" führen zum Auftreten schwerer, unter Umständen tödlich endigender Folsäuremangelerscheinungen. Wenn sie trotzdem bisweilen in der Therapie menschlicher Erkrankungen Anwendung finden, so deshalb, weil der Folsäurebedarf krankhafter, insbesondere schnell wachsender Gewebe gegenüber der Norm oft erhöht ist. Das gilt vor allem für Tumorgewebe, dessen Entwicklung durch Drosselung der Folsäureverwertung mit Hilfe von Folsäureantagonisten blockiert werden kann. In der Tat gelingt es im Tierversuch, Impftumoren aller Art (transplantable Sarkome, Carcinome und Leukämieformen) durch Folsäureantagonisten zum Verschwinden zu bringen (BURCHENAL, STOCK u. a.), und auch beim Menschen hat die Anwendung dieser Stoffe gewisse Erfolge, vor allem bei der Behandlung der sonst unbeeinflußbaren akuten Säuglingsleukämie, gezeitigt (FARBER, DAMESHEK, MEYER u. Mitarbeiter); doch ist der Anwendungsbereich der Folsäureantagonisten in der Therapie durch ihre hohe Toxizität stark eingeschränkt. Die enorme Giftigkeit der „antifolics" beruht darauf, daß sie nicht die Folsäure selbst, sondern deren eigentliche Wirkform, den Citrovorumfaktor, von seinem biologischen Angriffspunkt abdrängen, also in die letzte und entscheidende Phase der Wirkung dieses Vitamins eingreifen, offenbar indem sie die Bildung des Citrovorumfaktors aus Folsäure im Organismus verhindern. Dies geht daraus hervor, daß eine Entgiftung der Folsäureantagonisten durch Folsäure selbst nicht möglich ist, sondern nur durch Verabfolgung von Citrovorumfaktor gelingt, und zwar auch nur dann, wenn dieser Wirkstoff kurz vor oder gleichzeitig mit dem Folsäureantagonisten appliziert wird (GREENSPAN-GOLDIN-SCHOENBACH).

Vitamin B_{12}.

Die 1926 von MINOT und MURPHY gewonnene Erkenntnis, daß die perniziöse Anämie des Menschen durch einen in Leber vorhandenen Wirkstoff geheilt wird, war der Ausgangspunkt einer langen Reihe vergeblicher Versuche, diesen antianämisch wirksamen Leberfaktor (Antiperniciosastoff) zu isolieren. Obwohl von verschiedenen Forschergruppen (E. J. COHN, DAKIN-WEST, LALAND-KLEM, SUBBAROW u. a.) brauchbare Anreicherungsmethoden angegeben worden waren, gelang erst 1948 (Rickes-Brink-Koniuszy-Folkers, Lester Smith) die Darstellung des als Vitamin B_{12} bezeichneten kristallisierten Antiperniciosastoffs. Sie wurde erst möglich, als man erkannt hatte, daß der antiperniziöse Wirkstoff gleichzeitig ein hochwirksamer Wuchsfaktor für gewisse Milchsäurebakterien (Lactobac. lactis Dorner, Lactobac. leichmanii) und Grünalgen (Euglena gracilis) ist und auf Grund dieser Wuchswirkung im mikrobiologischen Test schon in außerordentlich kleinen Mengen relativ schnell quantitativ erfaßt werden kann, während seine Bestimmung früher nur im langwierigen und unsicheren Versuch am Menschen durchführbar war. Das Vitamin B_{12} erwies sich hierbei als einer der höchstaktiven Wirkstoffe, die in der belebten Natur vorkommen. Im Euglenatest wirkt es noch in einer Konzentration von $1 \cdot 10^{-15}$ g/cm³, entsprechend einer Relation von rund 5000 Molekülen pro Algenzelle, wachstumsfördernd (Hutner u. Mitarbeiter, Heinrich). Die Auffindung der Wuchsstoffwirkung des Vitamins B_{12} gegenüber Mikroorganismen wurde bald darauf ergänzt durch die Erkenntnis, daß es auch beim Huhn (Combs u. Mitarbeiter, Nichol-Dietrich-Cravens-Elvehjem) und Schwein (Neumann-Krider-Johnson) wachstumsfördernd wirkt und mit Hilfe dieses Effektes am Huhn biologisch bestimmt werden kann. Die genaue Analyse der Wuchswirkung ergab, daß das Vitamin B_{12} ebenso wie Folsäure in den Stoffwechsel der labilen Methylgruppen und der daraus im Körper entstehenden Einkohlenstoffreste eingreift. Bei ausreichender B_{12}-Versorgung können sowohl Huhn (Jukes-Stokstad-Broquist) wie Ratte (Stekol-Weiss, Schaefer-Salmon-Strength) cholin- und methioninfreie Kostformen zu normalem Wachstum verwerten, vorausgesetzt daß ein Teil des Schwefelbedarfs durch Homocyst(e)in gedeckt ist. Offenbar werden unter dem Einfluß von Vitamin B_{12} Methylgruppen in einer zur Umwandlung von Homocystein in Methionin ausreichenden Menge im Körper synthetisiert. Daß diese Synthese eine Leistung des Organismus und nicht etwa der Darmbakterien ist, konnte in Versuchen an steril aufgezogenen Tieren bewiesen werden (du Vigneaud-Ressler-Rachele). Aus dem Befund, daß Schnitte von Rattenleber in vitro nur nach vorangehender B_{12}-Zufuhr Methionin aus Homocystein + Cholin zu bilden vermögen (Oginsky), geht hervor, daß die Leber der Ort der Methylsynthese ist; doch ist entgegen der Auffassung von Oginsky das Vitamin B_{12} offenbar nicht an der Durchführung von Transmethylierungen beteiligt (Gillis-Norris), welche vielmehr der Kontrolle der Folsäure unterstehen, sondern es bewirkt die Neubildung von Methylgruppen (Stekol u. Mitarbeiter). Aus dieser Funktion erklärt sich seine lipotrope und leberschützende Wirkung bei der Ratte (György-Rose, Drill-McCormick) und die Tatsache, daß sich Vitamin B_{12} und Methionin bzw. Cholin bis zu einem gewissen Grade gegenseitig vertreten können (Gillis-Norris, Schaefer u. Mitarbeiter, Briggs-Hill-Giles).

Daneben greift Vitamin B_{12} noch auf andrem Wege in den Aminosäurestoffwechsel ein. Es verbessert die Verwertung der im Blut zirkulierenden Aminosäuren (Charkey-Wilgus-Patton-Gassner) und der Nahrungsproteine (Hartman-Dryden-Cary). Dieser seinem Mechanismus nach noch rätselhafte Effekt hat wichtige physiologische Konsequenzen. Er erklärt die Tatsache, daß Vitamin B_{12} imstande ist, die physiologische Wertigkeit von Casein und vor allem von pflanzlichen Proteinen zu verbessern (Henry-Kon, Richardson-Blaylock u. a.). Der lange bekannte Unterschied in der biologischen Valenz pflanzlicher und tierischer Eiweißkörper beruht nicht nur, wie früher angenommen, auf Differenzen der Gehalte an essentiellen Aminosäuren, sondern zu einem wesentlichen Teil darauf, daß Eiweißquellen tierischer Herkunft einen Faktor enthalten, der die Verwertung des mit der Nahrung aufgenommenen Eiweißes verbessert (,,animal protein factor", ,,APF", ,,Zoopherin") und der in den tierischen Rohmaterialien in fester Bindung an Eiweiß vorliegt, während dieser Faktor in pflanzlichen Eiweißquellen und Proteinen nicht vorkommt. Durch tierexperimentelle und klinische Untersuchungen (STOKSTAD u. Mitarbeiter, OTT-RICKES-WOOD, LILLIE-DENTON-BIRD) konnte die Identität der Hauptkomponente des „animal protein factor" mit Vitamin B_{12} dargetan werden. Mittels eines Zusatzes von B_{12}-haltigen APF-Konzentraten (aus Fischmehl, Schimmelpilzkulturen oder Kuhdung) oder von reinem Vitamin B_{12} gelingt es, minderwertige pflanzliche Proteine so zu komplettieren, daß sie hinsichtlich ihres biologischen Effektes tierischem Eiweiß gleichwertig sind (BIRD, RUBIN-GROSCHKE-BIRD, ROBBLEE u. Mitarbeiter). Allerdings ist der „animal protein factor" chemisch kein völlig einheitlicher Begriff; zum mindesten enthalten APF-Präparate aus Schimmelpilzkulturen neben B_{12} auch noch einen anderen Stoff, der die Eiweißverwertung verbessert, nämlich Aureomycin (JUKES-STOKSTAD-TAYLOR-CUNHA-EDWARDS-MEADOWS, LUECKE-McMILLEN-THORP). Dieser Effekt des Aureomycins kommt dadurch zustande, daß es Darmbakterien, die nur wenig Vitamin B_{12} produzieren (E. coli) oder es gar zerstören, zugunsten einer reichlich B_{12} synthetisierenden Darmflora (z. B. Bac. Megatherium) unterdrückt (McGINNIS, DAVIS-CHOW, CRAVIOTO-MUNOZ-POUCHER-WAISMAN) und so Vitamin B_{12} einsparen oder sogar vertreten kann. Die Substituierbarkeit von B_{12} durch Aureomycin erstreckt sich nicht nur auf seine Qualität als „animal protein factor", sondern auch auf seine Heilwirkung bei perniziöser Anämie (LICHTMAN-GINSBERG-WATSON, FOY-KONDI-HARGREAVES). Diese Tatsache demonstriert die große biologische Bedeutung der bakteriellen B_{12}-Synthese. Es steht heute fest, daß alles in der Natur vorkommende B_{12}-Vitamin letzten Endes einer synthetischen Leistung von Bakterien und Ascomyceten sein Dasein verdankt, da weder Tiere noch höhere Pflanzen B_{12} bilden können (LESTER SMITH).

Ein hiervon ganz unabhängiger Modus der B_{12}-Wirkung steht im Zusammenhang mit der Nucleinsäuresynthese. Im mikrobiologischen Test und im klinischen Versuch ist B_{12} vertretbar durch Thymidin (Thymindesoxyribosid), das also offenbar das Produkt einer B_{12}-katalysierten Reaktion ist (WINSTEN-EIGEN). Da die Synthese des Thymins nicht der Kontrolle des Vitamins B_{12}, sondern der der Folsäure untersteht, kann der Einfluß des Vitamins B_{12} auf die Thymidinsynthese nur darin bestehen, daß es die Bindung des Thymins an Desoxyribose herbeiführt (JUKES-BROQUIST-STOKSTAD), einen Vorgang, der von großer physiologischer Bedeutung ist, weil Thymidin als Bestandteil der Desoxyribonucleinsäuren am Aufbau der Zellkernsubstanz teilnimmt.

Alle diese Partialfunktionen des Vitamins B_{12} wirken in gleicher Richtung, nämlich im Sinne einer Förderung des Wachstums und des Eiweißansatzes und einer Herabsetzung des Bedarfs an exogenem Eiweiß (CUNHA u. Mitarbeiter). Auch die Verbesserung der Laktationsleistung durch Vitamin B_{12} (SURE) erklärt sich auf diesem Wege. Noch nicht völlig deutbar ist die Tatsache, daß die Anregung der Eiweißproduktion durch B_{12} vor allem dem zentralen und peripheren Nervensystem zugute kommt und auf diese Weise zur Grundlage der Heilwirkung des Vitamins B_{12} bei funikulärer Myelose und Polyneuropathien wird (UNGLEY u. a.). Dagegen ist der bekannteste klinische Effekt des B_{12}-Stoffes, die Wirkung auf das Knochenmark (Anregung der Erythropoese, Beseitigung der Megaloblastose und der Reifungshemmung bei Perniciosa), keine unmittelbare Leistung dieses Vitamins, sondern bedingt durch eine unter dem Einfluß des B_{12}-Stoffes erfolgende vermehrte Bereitstellung und Auswirkung von Folsäure (JOHNSON u. Mitarbeiter, DIETRICH-NICHOL-MONSON-ELVEHJEM). Der hierin zum Ausdruck kommende Synergismus von Folsäure und B_{12} ist ebenfalls noch nicht ganz aufgeklärt. Neben einer Verbesserung der Verwertung von Folsäurekonjugaten

(Polyglutamaten der Folsäure) (Swendseid u. Mitarbeiter) ist zu seiner Erklärung vor allem das Zusammenwirken von B_{12} und Folsäure bei der Synthese von Thymidin und eine wechselseitige Begünstigung der bakteriellen Synthese jedes der beiden Vitamine in Betracht zu ziehen.

Ein sehr wichtiger Faktor im Wirkungsmechanismus des Vitamins B_{12} ist die Tatsache, daß es im Organismus des Menschen und vieler Säugetiere erst nach einer im Magendarmkanal erfolgenden Koppelung an ein hier produziertes endogenes Prinzip, den „intrinsic factor" (Castle-Faktor) zur Wirkung gelangt. Schon 1929 hatte Castle nachgewiesen, daß der perniciosawirksame Leberstoff durch Wechselwirkung eines „extrinsic factor" genannten und inzwischen mit Vitamin B_{12} identifizierten (Berk, Hall, Morgan, Wolf u. Mitarbeiter) Nahrungsbestandteils mit einem fermentartigen Wirkfaktor der Magenschleimhaut gebildet wird, dessen Fehlen im Magen zum Auftreten der perniziösen Anämie führt (Bethell-Swendseid-Miller-Rivera). Das Vitamin B_{12} besitzt eine ausgesprochene Neigung, mit verschiedenen Proteinen sehr feste Verbindungen einzugehen, ein Verhalten, das auch in der schon erwähnten Koppelung des „animal protein factor" an tierisches Eiweiß zum Ausdruck kommt. Speziell Lysozym und andere im Magendarmkanal vorkommende Glykoproteide bilden wohlcharakterisierte B_{12}-Symplexe (Bird-Hoevet). Ein solches zur Bindung an B_{12} befähigtes Protein ist auch das im normalen Magensaft vorkommende Apoerythein (Ternberg-Eakin), welches sich mit B_{12} stöchiometrisch zu einem mikrobiologisch unwirksamen (also im Gegensatz zu B_{12} nicht mehr mit Lactob. leichmanii bestimmbaren) Proteid, dem Erythein, verbindet. Die Möglichkeit, daß das (auch im Speichel nachgewiesene) Apoerythein oder ein ihm nahestehendes Protein mit dem „intrinsic factor" identisch sei, fand eine Stütze in zahlreichen Beobachtungen (Ungley, Hall-Morgan-Campbell u. a.), wonach bestimmte Fraktionen normalen Magensaftes die an sich nur sehr geringfügige B_{12}-Resorption aus dem Magendarmkanal erheblich verstärken können. Schließlich gelang auch der Nachweis, daß der „intrinsic factor" mit dem von den mukoiden Zellen der Magendrüsen abgesonderten „glandulären Mucoprotein" (oder einem von ihm nicht abtrennbaren Stoff) identisch ist (Glass-Boyd-Rubinstein-Svigals). Dieses Mucoprotein besitzt die Fähigkeit, per os gegebene, für sich allein unwirksame kleine B_{12}-Dosen zu voller antiperniziöser Wirksamkeit zu aktivieren (Glass-Boyd). Diese Beobachtung schien den Beweis für die Richtigkeit der Theorie von Castle zu liefern, um so mehr als Pennington nachweisen konnte, daß das gesamte B_{12} des Darminhaltes als mikrobiologisch unwirksames, mit dem Erythein identisches oder nahverwandtes Proteid vorliegt. Jedoch deuteten manche Beobachtungen darauf hin, daß der „intrinsic factor" nicht oder nicht nur die Aufgabe haben könne, die Resorption des B_{12}-Vitamins zu verbessern, eine Funktion, die bei der erheblichen Molekülgröße des Erytheins schon aus physikalisch-chemischen Gründen schwer verständlich war. Wahrscheinlicher, allerdings ebenso unbewiesen, ist die Annahme, daß das Vitamin B_{12} durch Koppelung an Apoerythein oder „intrinsic factor" (deren Identität von Spray bestritten wird) der Verwertung oder Zerstörung durch die Darmbakterien entzogen und so in vermehrtem Umfang dem Organismus zur Verfügung gestellt wird (Watson). Burkholder konnte den Nachweis erbringen, daß im oberen Dünndarm Perniciosakranker Bakterien vorkommen, die Vitamin B_{12} adsorbieren und so der Verwertung durch den Organismus entziehen. Bindung des B_{12}-Stoffes an endogen gebildeten oder von außen zugeführten „intrinsic factor" verhindert diese Adsorption. Danach ist das beim Perniciosakranken im Darmkanal reichlich vorhandene Vitamin B_{12} (Girdwood) offenbar durch Adsorption an die Bakterienleiber für den Organismus unverwertbar, da der „intrinsic factor" fehlt. Er ist zwar im Speichel des Perniciosakranken vorhanden (Burkholder), wird aber im Magen zerstört. Die Rolle der Magendarmsekrete und der Darmbakterien im B_{12}-Haushalt bedarf noch weiterer Bearbeitung.

Vitamin K.

Obwohl vom Vitamin K beim Wirbeltier bisher mit Sicherheit nur eine einzige Funktion, die Anregung der Prothrombinsynthese in der Leber, bekannt ist, darf angenommen werden, daß diese Funktion nur der Sonderfall einer viel allgemeineren, für alle Organismen lebenswichtigen biologischen Leistung ist. Dafür spricht, daß Vitamin K-wirksame Stoffe als Wuchsfaktoren in der ganzen belebten Natur verbreitet sind und bereits in Bakterien und niederen Pilzen vorkommen. In dieser Hinsicht verhält sich das Vitamin K wie die Wirkstoffe der B-Gruppe, denen es auch darin gleicht, daß geringfügige Veränderungen des Moleküls Substanzen mit Antivitamin-Charakter entstehen lassen. Offenbar ist das Vitamin K, welches in vielen seiner Zustandsformen etwa ebenso wasserlöslich ist wie Lactoflavin oder Folsäure, den B-Vitaminen darin verwandt, daß es als Coenzym in gewisse Fundamentalreaktionen des Stoffwechsels eingreift, zu denen beim Wirbeltier die Prothrombinbildung gehört (QUICK-COLLENTINE) und die sich bei niederen Organismen als Wachstumsförderung äußern. Vitamin K_1, Vitamin K_3 und das Vitamin K-wirksame Pigment Phthiocol sind Wachstumsfaktoren für Bakterien und Pilze (WOLLEY-CARTER, SCHMIDT-BÜSING, VINET). Auf Grund seiner chinoiden Struktur vermag Vitamin K sowohl SH-Gruppen zu binden und so das Redoxpotential des Milieus zu beeinflussen (BERNHEIM. SCHOPFER) als auch sich mit Aminen und Aminosäuren zu kondensieren, wodurch wahrscheinlich die die Coenzymfunktion des Vitamins bedingende Fixierung an das Trägerprotein bewirkt wird. Die Fähigkeit zahlreicher natürlich vorkommender und synthetischer Chinone, mit SH-Gruppen zu reagieren, äußert sich vor allem in einem hemmenden Einfluß auf die Wirkung aller Enzyme, deren Aktivität an das Vorhandensein SH-haltiger Wirkgruppen geknüpft ist. Beim Vitamin K_1 scheint sich dieser Hemmungseffekt spezifisch auf ein prothrombinabbauendes katheptisches Enzym der Leber zu beschränken (McCAWLEY-GURCHOT) und so an der Steigerung der Prothrombinsynthese unter der Einwirkung von Vitamin K maßgeblich beteiligt zu sein. Im Falle anderer Chinone erstreckt sich die Hemmwirkung auch auf andere Mercapto-Enzyme, vor allem die SH-haltigen Fermente der Glykolyse (BUEDING-PETERS-WHITE, WALSH-WALSH). Aus der Blockierung dieser lebenswichtigen Fermente resultieren die für viele Naphthochinone, darunter auch solche mit Vitamin K-Wirkung, charakteristischen antibiotischen Effekte (GEIGER-CONN, ILAND u. a.), die bei einzelnen Chinonen (und diesen räumlich analog konfigurierten Phenazinderivaten) ganz spezifisch gegen bestimmte biologische Objekte, z. B. gegen Tuberkelbacillen (ILAND, LLOYD-MIDDLEBROOK), Pilze (etwa Thrichophytonarten, PRATT u. Mitarb., LITTLE-SPROSTON-FOOTE, RAOUL, SCHOPFER) oder Malariaplasmodien (ZANGG u. Mitarb. FRIESER u. Mitarb.), gerichtet sind.

Die eigentliche biologische Wirkung des Vitamin K besteht in einer Förderung der Prothrombinproduktion in der Leber (DAM). Da das Prothrombin identisch ist mit einem Bestandteil des Komplements, und zwar wahrscheinlich mit der Komponente $C'\,1$, bewirkt Vitamin K gleichzeitig einen Anstieg des Komplementtiters im Blut und greift auf diesem Wege in die Antigen-Antikörperreaktionen ein. Die Prothrombinsynthese ist nicht einfach durch vermehrte Bildung eines spezifischen Proteins erklärbar. Vor allem die genaue Analyse des durch einen Antagonisten des K-Vitamins, das Dicumarol, gesetzten Gerinnungsdefektes hat ergeben, daß das Vitamin K einen sehr komplizierten, noch keineswegs ganz aufgeklärten Mechanismus im Rahmen der ersten Phase der Blutgerinnung in Gang bringt. Er besteht darin, daß außer dem eigentlichen, elektrophoretisch reinen Prothrombin noch ein zweiter, stets mit dem Prothrombin gemeinsam vorkommender und meist als Komponente des Rohprothrombins aufgefaßter Eiweißkörper, das Proconvertin (OWREN), auch Co-Thromboplastin (MANN-BARKER-HURN) oder Faktor VII (KOLLER-LOELIGER-DUCKERT) genannt, unter dem Einfluß von Vitamin K vermehrt zur Verfügung gestellt wird. Dieses Protein ist [neben zwei weiteren Katalysatoren, dem Proaccelerin (Plasma-Ac-Globulin) und Accelerin (Serum-Ac-Globulin)] an der Umwandlung des Prothrombins in Thrombin beteiligt, indem es die Thromboplastwirkung verstärkt. Bei K-Avitaminose und nach Dicumarolgaben ist das Proconvertin wesentlich stärker im Blut vermindert als das wahre Prothrombin, und umgekehrt steigert Vitamin K_1 den Proconvertingehalt des Blutes mehr als den Prothrombingehalt (KOLLER u. Mitarb.). Die Ac-Globuline werden durch Vitamin K kaum beeinflußt. Allerdings haben JACOX und BAYS bei K-Avitaminose und nach Applikation von Dicumarol ein verzögertes Verschwinden von Accelerin (Serum-Ac-Globulin) aus dem Serum beobachtet. Offenbar werden auch noch unbekannte Faktoren der ersten Phase der Blutgerinnung vom Vitamin K kontrolliert (DAM-SØNDERGARD). Die von FAHEY, OLWIN und WARE beobachtete Proaccelerin-Verminderung nach Dicumarolgaben konnte von späteren Untersuchern nicht bestätigt werden. Ebenso wie Dicumarol und verwandte Cumarinderivate bewirken auch Salicylsäure, Acetylsalicylsäure und p-Aminosalicylsäure, offenbar nach vorausgegangener Oxydation zu chinoiden Produkten, eine Hypoprothrombinämie, die durch Vitamin K verhütet oder beseitigt werden kann (LINK u. Mitarb., SHAPIRO, QUICK, GALIMARD, SINGER, MADIGAN u. Mitarb.). Die katalytische Wirkung des Vitamin K auf die Prothrombinsynthese ist von der Intaktheit der Leberfunktion abhängig. Das Verhalten der Prothrombinzeit nach Vitamin K-Applikation kann daher zur Beurteilung der Leberfunktion herangezogen werden (BUDELMANN-SCHULZ, UNGER-SHAPIRO-SCHWALB). Auch die Antivitamin K-Wirkung des Dicumarols greift an der Leber an. Mit C^{14} markiertes Dicumarol ist, solange die Prothrombinzeit verlängert ist, in der Leber nachweisbar; durch Vitamin K wird es aus der Leber verdrängt (SPINKS-JAQUES).

Auf einen noch unbekannten physiologischen Effekt des K-Vitamins weist seine in der Therapie menschlicher Hypertonien verwendete blutdrucksenkende Wirkung hin (SCHWARZ-ZIEGLER, FERREIRA, DORTMANN-LANDEN u. a.). Diese Wirkung wird von einigen Autoren (TORDA WOLFF, MORELLI-SALVI) damit in Zusammenhang gebracht, daß Vitamin K den Gehalt des Serums an Cholinesterase herabsetzt. Wahrscheinlicher ist jedoch, daß Vitamin K als Chinon (SOLOWAY u. Mitarb.) gewisse pressorisch wirksame, in der Niere gebildete Amine durch eine Kondensationsreaktion inaktiviert (DORTMANN-LANDEN). Möglicherweise trifft aber keine dieser beiden Annahmen zu.

Die Vitamine mit induzierender Funktion.

Obwohl die in diese Gruppe gehörigen Vitamine (A, C, D, E) zu den am längsten bekannten essentiellen Diätfaktoren gehören, ist über ihren Wirkungsmechanimus noch sehr wenig bekannt. Die Tatsache, daß ein Bedürfnis an ihnen erst auf einer relativ späten Entwicklungsstufe auftritt und sie keineswegs unbedingt lebenswichtig sind, beweist ihre begrenzte biologische Bedeutung, die im Gegensatz zu der universalen Funktion der Wirkstoffe der B-Gruppe steht. Die Aufgabe der hier einzuordnenden Vitamine im Organismus scheint vielmehr in der Durchführung spezifischer, auf bestimmte Gewebe beschränkter „formativer" Reaktionen zu bestehen, über deren Wesen noch wenig bekannt ist, die aber offenbar auf einem durch spezifische Oberflächenstrukturierung vermittelten Kontakt der in katalytischen Mengen anwesenden Vitamine mit Proteinen beruhen. Dieser biologisch bedeutsame Effekt kann bei Zufuhr sehr hoher Vitamindosen in eine Schädigung lokaler oder allgemeiner Art („Hypervitaminose") umschlagen, ein Phänomen, das bei den Vitaminen der B-Gruppe nicht beobachtet wird.

1. Vitamin A.

Der spezifische Effekt dieses Vitamins greift an den Epithelien der Haut und der Schleimhäute an und äußert sich in der Erhaltung der Vitalität und Vermehrungsfähigkeit aller epithelialen Strukturen („Epithelschutzvitamin"; WOL-BACH-HOWE). Dieser Effekt ist offenbar beschränkt auf die aus Eiweiß bestehenden epithelialen Gebilde der Wirbeltierreihe; Insekten mit ihren chemisch ganz andersartig aufgebauten epithelähnlichen Integumenten benötigen kein A-Vitamin (BOWERS-McKAY). Bei unzureichender Vitamin A-Versorgung fallen die Proteine der Epithelzellen bei Fisch, Vogel und Säugetier charakteristischen Denaturationsvorgängen anheim, die sich als Verhornung, Schuppenbildung oder andere Formen der Epithelmetaplasie zu erkennen geben und chemisch im wesentlichen als eine pathologisch gesteigerte Umwandlung von Sphäroproteinen in Faserproteine zu deuten sind. Worauf die Schutzwirkung des Vitamins A gegenüber den epithelialen Proteinen beruht, ist noch unbekannt; die Annahme, daß Vitamin A als Cofermentbestandteil am aeroben Energietransport teilnehme (ERNESTER-ZETTERSTRÖM-LINDBERG), bedarf noch der Bestätigung und erklärt nicht die morphologische Selektivität seiner Wirkung. Besonders empfindlich gegenüber Vitamin A-Mangel sind die Epithelien des Auges, doch unterliegt auch die Entwicklung und Funktion des Zahnschmelzes, der Schleimhäute des Magendarm-, Respirations- und Urogenitaltraktes sowie des Keimepithels der Kontrolle des A-Vitamins. Die durch sein Fehlen bedingte Epithelmetaplasie bewirkt neben einer Neigung zu Verhornung (Hyperkeratosen) ein Versiegen der Sekretion der Hautanhangsdrüsen und setzt infolge dieser Beeinträchtigung der Haut- und Schleimhautfunktion die Resistenz der Integumente gegenüber Infektionserregern herab; Vitamin A wird daher auch als „antiinfektiöses Vitamin" (MELLANBY) bezeichnet.

Eine offenbar von dem Epitheldefekt, ja wahrscheinlich vom Vitamincharakter des A-Stoffes überhaupt unabhängige Wirkung dieses Vitamins besteht in seiner Teilnahme an der Bildung des Sehpurpurs (und wahrscheinlich noch anderer Sehstoffe). Wie WALD zeigen konnte, entsteht der für das Dämmerungssehen bei Säugern, Vögeln und Seefischen verantwortliche Stäbchensehstoff (Sehpurpur, Rhodopsin) aus Vitamin A unter Mitwirkung eines dehydrierenden Enzymsystems (Alkoholdehydrase + Diphosphopyridinnucleotid), welches Vitamin A in Retinen (Vitamin A-Aldehyd) überführt, und eines Proteins (Opsin), welches sich mit Retinen zu Rhodopsin verbindet. In analoger Weise entsteht bei Süßwasserfischen und anadromen Seefischen das hier den Sehpurpur ersetzende Sehviolett (Porphyropsin) aus Vitamin A_2 über Retinen$_2$. Bei Belichtung zerfallen Rhodopsin und Porphyropsin über labile, den Sehnervenreiz auslösende Zwischenstufen (von WALD, DURELL und St. GEORGE als Lumi-rhodopsin und Meta-rhodopsin, von BLISS und LYTHGOE als „transient orange" und Indicatorgelb bezeichnet) hinweg in die entsprechenden Retinene, welche durch die in der Netzhaut vorhandene Retinenreduktase (WALD) schnell in Vitamin A zurückverwandelt wird, und das Protein Opsin. Bemerkenswert ist die ungewöhnliche stereochemische Spezifität dieses Prozesses. Von den 4 möglichen cis-trans-Isomeren des Vitamin A (all-trans-, Δ^3-cis-, Δ^5-cis-, $\Delta^{3,5}$-di-cis-Vitamin A) kann nur die

Δ^3-cis-Form sich mit Opsin zu Rhodopsin verbinden, nicht aber die beiden Zustandsformen, in deren Gestalt das Vitamin A außerhalb des Auges im tierischen Organismus vorkommt [all-trans-Vitamin A und Neovitamin A (Δ^5-cis-Vitamin A)]. Dagegen entsteht bei Belichtung des Sehpurpurs die gewöhnliche all-trans-Form des Retinens und Vitamin A; beim Sehvorgang wird also cis-Vitamin A verbraucht und trans-Vitamin A gebildet. Die bei Bleichung des Sehpurpurs entstehenden trans-Formen von Retinen und Vitamin A können durch blaues Licht sofort wieder zur cis-Form isomerisiert werden, ihre Hauptmenge wird jedoch auf dem Blutwege abtransportiert, so daß zum Zweck der Regeneration des Rhodopsins ein den Verlust an trans-Vitamin A kompensierender Betrag an cis-Vitamin A aus dem Organismus in ständigem Strom herangeschafft werden muß. So erklärt sich, daß bei Vitamin A-Mangel die Rhodopsinsynthese gestört ist und Nachtblindheit eintritt. Wo die Bildung des sonst im Körper nicht benötigten cis-Vitamin A stattfindet, ist unbekannt (WALD-HUBBARD). Da das eigentliche, als Epithelschutzstoff voll wirksame all-trans-Vitamin A ebenso wie das Δ^5-cis-(Neo-)Vitamin A kein Rhodopsin zu bilden vermag, während das als Rhodopsinvorstufe fungierende Δ^3-cis-Vitamin A außerhalb der Retina, wenn überhaupt, nur eine geringe Vitaminwirkung entfaltet (ZECHMEISTER), ist die Sehpurpurbildung offenbar eine biologische Funktion des A-Vitamins, die von der eigentlichen Vitaminqualität dieses Wirkstoffes unabhängig ist. Dafür spricht auch die Tatsache, daß zu den in der Tierwelt als Photoreceptoren weitverbreiteten Carotinoiden solche zählen, die keinen Provitamin A-Charakter besitzen (WALD); hierher gehören auch die von DARTNALL, HARTIDGE und v. STUDNITZ untersuchten, den Xanthophyllen nahestehenden Zapfensehstoffe. Solche Pigmente entstehen sehr leicht aus Retinen durch Weiteroxydation (WALD).

Die wachstumsfördernde Wirkung des Vitamin A scheint darauf zu beruhen, daß dieser Wirkstoff spezifisch die Eiweißsynthese in wachsenden Zellen fördert (BROWN-MORGAN); doch ist auch hier der zugrundeliegende Mechanismus unklar (EMERIQUE, HEINEMANN). Das Auftreten schwerer, vor allem das Auge und die Mundhöhle betreffender fetaler Mißbildungen bei Vitamin A-freier Ernährung vor und während der Gravidität (HALE, MOORE-HOFFMAN-DUNCAN, WARKANY-ROTH, WILSON-BARCH) deutet darauf hin, daß die wachstumsfördernde Wirkung vor allem in einer Anregung der normalen Entwicklung der epithelialen Strukturen und einem steuernden Einfluß auf ihre Differenzierung besteht.

Das Vitamin A gehört zu den Diätfaktoren, die nicht nur als solche, sondern auch in Form von Vorstufen (Provitaminen) mit der Nahrung aufgenommen werden. Als Provitamine sind alle jene Carotinoide wirksam, die mindestens einen β-Ionon-(β-Cyclocitral-)Ring enthalten; die Provitaminqualität wird ferner durch die sterische (cis-trans-)Konfiguration der an den Iononring anschließenden Polyenkette beeinflußt (vgl. S. 23). Die höchste Wirksamkeit als Provitamin A besitzt das all-trans-β-Carotin, das im Organismus in 2 Moleküle all-trans-Vitamin A übergeht. Die Umwandlung der Carotinoide in Vitamin A findet in der Darmschleimhaut statt (CHENG-DEUEL, MATTSON-MEHL-DEUEL, GLOVER-GOODWIN-MORTON). Dabei wird wahrscheinlich das Carotinoidmolekül zunächst oxydativ aufgespalten, so daß aus dem den β-Iononring enthaltenden Anteil Retinen entsteht (aus β-Carotin also 2 Moleküle Retinen gebildet werden), worauf das Retinen durch die in der Darmschleimhaut nachgewiesene Retinenreduktase (BALL-GLOVER-GOODWIN-MORTON) zu Vitamin A hydriert wird (HUNTER); dieser Vorgang wird durch die Anwesenheit fettlöslicher Antioxydantien (Vitamin E, Octylhydrochinon) begünstigt (HIGH-WOODS-WILSON). So erklärt sich offenbar auch die Steigerung der biologischen Verwertbarkeit der Carotinoide durch Vitamin E (KOEHN). Durch unphysiologisch hohe Vitamin E-Gaben wird allerdings die Umwandlung

Carotin—Vitamin A wieder beeinträchtigt (JOHNSON-BAUMANN-HIGH-DAY). Cis-konfigurierte Carotinoide gehen schon vor der Umwandlung in Vitamin A im Darm zum mindesten teilweise in die all-trans-Isomeren über (KEMMERER-FRAPS, ZECHMEISTER-DEUEL-INHOFFEN-LEEMAN-GREENBERG-GANGULY). so daß das aus dem natürlichen cis-trans-Isomerengemisch entstehende Vitamin A fast ausschließlich (zu mehr als 90%) aus all-trans-Vitamin A besteht (ZECHMEISTER). Lediglich Pro-γ-Carotin (ein penta-cis-γ-Carotin) wird vom Huhn als solches gespeichert (GREENBERG u. Mitarb.). Im Organismus geht all-trans-Vitamin A z. T. in biologisch gleich wirksames, mono-cis-konfiguriertes Neovitamin A über; diese Umwandlung ist reversibel (CAWLEY u. Mitarb.).

Die biologische Verwertbarkeit der provitamin-wirksamen Carotinoide unterliegt ferner einer ihrem Wesen nach noch ungeklärten Förderung durch die Schilddrüse (JOHNSON-BAUMANN, DRILL-TRUANT). Schilddrüsenlose Ziegen geben statt der normalen Vitamin A-haltigen weißen Milch eine carotinhaltige gelbe Milch (FASOLD-HEIDEMANN). Diese und andere Feststellungen deuten darauf hin, daß die Schilddrüse in den Prozeß der Umwandlung von Carotinoiden in Vitamin A eingreift (WENDT, JOHNSON-BAUMANN, KELLEY-DAY). Der Mechanismus dieses Vorganges muß ein indirekter sein, da Thyroxin in vitro ohne Einfluß auf die Umwandlung Carotin—Vitamin A in der Darmschleimhaut ist (LOWRY-LOWRY). Das Schilddrüsenhormon bewirkt ferner eine Beschleunigung und Verstärkung des Vitamin A-Verbrauchs im Organismus und eine Entleerung der Vitamin A-Depots in der Leber (WENDT, JOHNSON-BAUMANN). Diese beiden Effekte kompensieren sich teilweise insofern, als unter Thyroxineinwirkung Vitamin A zwar vermehrt verbraucht, aber auch vermehrt aus angebotenem Carotin nachgeliefert wird. Kompliziert werden die Beziehungen zwischen Schilddrüse und Vitamin A dadurch, daß Vitamin A die Schilddrüsentätigkeit dämpft und als Thyroxin-Antagonist fungiert, eine Tatsache, auf der die Verwendung von Vitamin A in der Therapie der Hyperthyreosen basiert (ABELIN, WENDT, CLAUSEN, GORDON-SEVRINGHAUS u. a.). Auch dieser Effekt ist seinem Wesen nach noch unklar. Möglicherweise beruht er darauf, daß Vitamin A im Organismus zu thyreostatisch wirksamen Benzolderivaten abgebaut wird (BIELIG-HAYASIDA). Die Konzentration von radioaktivem Jodid in der Schilddrüse wird durch Vitamin A gehemmt (MONEY-FAGER-LUCAS-RAWSON).

Auch zur Nebennierenrinde bestehen Beziehungen. Vitamin A bewirkt eine Hyperplasie dieses Organs (MONEY u. Mitarb.), und das in der Nebennierenrinde vorkommende Steroid 3,17-Dioxyallopregnen-20-on (Compound L) verstärkt die Vitamin A-Speicherung in der Leber unter Verminderung des Vitamin A-Spiegels im Blut (BODANSKY-MARKARDT). Die Bildung von Vitamin A-Depots in der Leber wird auf der andren Seite durch Xanthophyll (KELLEY-DAY) und durch hohe Tokopheroldosen (JOHNSON-BAUMANN), die auf diesem Wege Vitamin A-Mangelsymptome hervorrufen können (CHEVREL-CORMIER), unterdrückt.

Vitamin A-Überdosierung, wie sie etwa bei Genuß der äußerst Vitamin A-reichen Leber gewisser Polartiere auftritt (RODAHL), kann sich akut (als Muskelschwäche und Benommenheit) oder chronisch (in Gestalt von Appetitlosigkeit, Erbrechen, Diarrhöen, Schleimhautblutungen, Hämaturie, Muskelatrophie, erhöhter Knochenbrüchigkeit, Entkalkung von Knochen und Zähnen) manifestieren. Die Symptome der A-Hypervitaminose ähneln auffallend denen des Skorbuts und sind von einer Abnahme der Blut-Ascorbinsäure begleitet; auch findet sich wie beim Skorbut eine Störung der Kollagensynthese (MAYER-KREHL). Offenbar bewirkt Vitamin A-Überschuß eine Störung der Verwertung (bei der Ratte auch der Synthese) des C-Vitamins. Symptome der A-Hypervitaminose können bei Rekonvaleszenten auch ohne vorausgehende Überdosierung infolge schlagartiger

Freisetzung des Vitamins aus der Leber, die im akuten Krankheitsstadium Vitamin A fixiert, auftreten (STEIGMANN-MEYER-POPPER).

2. Ascorbinsäure (Vitamin C).

Obwohl die chemische Struktur des skorbutverhütenden Vitamin C seit 25 Jahren bekannt ist und zahllose Veröffentlichungen über sein Vorkommen und seine klinische Bedeutung Auskunft geben, ist es bis heute nicht gelungen, die biologische Funktion dieses Wirkstoffes eindeutig aufzuklären. Lange Zeit ist seine auffallendste chemische Eigenschaft, das schon von seinem Entdecker v. SZENT-GYÖRGYI als charakteristisches Kennzeichen hervorgehobene intensive Reduktionsvermögen, als die Ursache seiner Vitaminqualität angesehen worden; jedoch hat sich gezeigt, daß überall da, wo die Ascorbinsäure auf Grund ihres Reduktionsvermögens — etwa als Aktivator katheptischer Enzyme (KARRER-ZEHENDER) oder als oxydationsverhindernder Schutzstoff für Adrenalin (SCHROEDER) — biologische Effekte entfaltet, diese unspezifischer Natur sind. Die Ascorbinsäure kann in solchen Systemen durch andere, antiskorbutisch unwirksame Reduktionsmittel (Isoascorbinsäure, Reducton, Glutathion, Cystein) ersetzt werden. Nur insofern, als sie mit ihrem Dehydrierungsprodukt (Dehydroascorbinsäure) ein unter biologischen Verhältnissen reversibles Redoxsystem bildet, scheint sie in einer dem Wirkungsmodus der Flavin- und Pyridinnucleotide analogen Weise an der aeroben Energieproduktion beteiligt zu sein, da die Dehydrierung der Ascorbinsäure mit der Bildung eines durch Rattenleber-Mitochondrien in Gegenwart von Cytochrom c mit der Bildung eines energiereichen Phosphatrestes verknüpft ist (JUDAH). Der biologische Sinn dieser Tatsache ist allerdings noch unbekannt; es scheint, daß die Ascorbinsäure in einen von den Pyridinnucleotiden und gelben Fermenten unabhängigen Parallelweg der Atmungskettenphosphorylierung eingeschaltet ist. Andrerseits kann mit Sicherheit gesagt werden, daß der Ascorbinsäure im Gegensatz zu den Vitaminen der B-Gruppe keine Cofermentfunktion zukommt; alle bisherigen Versuche, eine solche nachzuweisen, müssen als mißglückt bezeichnet werden. Auch die Tatsache, daß viele Organismen (Hefe!) ohne Ascorbinsäure gedeihen können, spricht gegen ihre Cofermentnatur. Dagegen deutet manches daraufhin, daß die Ascorbinsäure kein Vitamin im eigentlichen Sinne ist, sondern den Hormonen nahesteht; eine solche Auffassung wird gestützt durch die Tatsache, daß ein Ascorbinsäurebedürfnis in der Tierreihe erst relativ spät und etwa gleichzeitg mit der Entwicklung eines endokrinen Apparates auftritt und daß die meisten Tiere die Fähigkeit der Synthese von Ascorbinsäure besitzen, eine Fähigkeit, die auch beim Menschen nicht völlig verloren gegangen ist.

Die Beziehungen der Ascorbinsäure zum endokrinen System kommen auch darin zum Ausdruck, daß beim Säuretier Nebenniere, Hypophyse und Corpus luteum unter allen Organen die höchste Ascorbinsäurekonzentration aufweisen. Das Wesen dieser Beziehungen scheint darin zu bestehen, daß die Ascorbinsäure unmittelbar an der Bildung von Steroidhormonen, vor allem denen der Nebennierenrinde, teilnimmt. Die zuerst 1940 von GIROUD, SANTA, MARTINET und BELLOY vertretene Auffassung, daß die Biosynthese der Corticosteroide von der Anwesenheit der Ascorbinsäure in der Nebennierenrinde abhängig sei, konnte mehrfach durch Versuche in vivo (SAYERS-LEWIS-LONG, LI-EVANS) und in vitro (HOFMANN-STAUDINGER) bestätigt werden. Aus wäßrigen Nebennierenextrakten konnten LOWENSTEIN und ZWEMER ein kristallisiertes, ascorbinsäurehaltiges Corticosteroid isolieren, und die papierchromatographische Analyse von Nebennierenrindenbrei-Ansätzen (STAUDINGER) ergab, daß Ascorbinsäure speziell am Aufbau von 11-Oxysteroiden beteiligt ist. Unter Bedingungen erhöhten Hormonbedarfs (bei „stress"-Situationen im Sinne von SELYE) verschwindet sowohl

Cholesterin (die physiologische Vorstufe der Corticosteroide) wie Ascorbinsäure aus der Nebennierenrinde, und die vielfach (allerdings nicht immer) beobachtete antirheumatische Wirkung gleichzeitiger Verabfolgung von Desoxycorticosteron und Ascorbinsäure (Lewin-Wassén) wird mit der Produktion rheumawirksamer 11-Oxysteroide aus Desoxycorticosteron mit Hilfe von Ascorbinsäure in Zusammenhang gebracht (Brockmann). Die Frage, ob und in welchem Umfang die biologische Wirkung der Ascorbinsäure durch die 11-Oxysteroide der Nebennierenrinde vermittelt wird, ist noch nicht eindeutig zu beantworten, doch besteht kein Zweifel, daß am Zustandekommen der später zu erörternden, am Mesenchym und an der Antikörperbildung angreifenden Effekte der Ascorbinsäure eine interrenale Komponente beteiligt ist. Cortison (Schaffenburg-Masson-Corcoran) sowie das eine 11-Oxysteroid-Ausschüttung bewirkende ACTH der Hypophyse (Hyman-Ragan-Turner) verzögern bei Vitamin C-armer Ernährung den Eintritt der Skorbutsymptome und erhöhen den Ascorbinsäuregehalt von Plasma und Urin (Porter-Skelton, Booher-Meyers-Dent, Beck u. Mitarb.), vermögen also Ascorbinsäure partiell zu vertreten; auch sind die bei skorbutkranken Meerschweinchen vorhandenen Störungen des Kohlenhydratstoffwechsels (Banerjee-Grosh, McKee-Cobbey-Geiman) zweifellos ebenso durch eine funktionelle Insuffizienz der Nebennierenrinde bedingt wie die bei protrahiertem Vitamin C-Mangel sich entwickelnden rheumatischen Gelenk- und Knochenveränderungen (Mouriquand, Rinehart u. a.). Umgekehrt kann ACTH beim Menschen auch einen manifesten Skorbut hervorrufen (Stefanini-Rosenthal), offenbar infolge einer Ausschwemmung der Ascorbinsäure durch Herabsetzung ihrer Nierenschwelle. Endlich ist Skorbut keineswegs immer von Störungen der Nebennierenrinden-Inkretion begleitet (Treager u. Mitarb.). Die Beziehungen der biologischen Leistung des C-Vitamins zur Inkretion der Nebennierenrinde sind also sehr komplexer, heute noch nicht in vollem Umfang übersehbarer Natur.

Dem Symptomenbild des Vitamin C-Mangels liegt trotz seiner Vielgestaltigkeit (Haut- und Gelenkblutungen, erhöhter Capillarfragilität, Verzögerung der Wundheilung, Muskelschwäche, Knochen- und Zahnfleisch- und Dentinveränderungen) im wesentlichen eine gemeinsame Ursache zugrunde, die in der Hemmung der Produktion normaler mesenchymatischer Kitt-(Intercellular-)Substanz besteht. Schon 1919 hatten Aschoff und Koch die Ansicht ausgesprochen, daß die skorbutischen Blutungen auf einem Defekt im Aufbau der die Capillarendothelien umgebenden und verbindenden Kittsubstanz beruhe. Dieser Defekt stellte sich als Einzelfall einer tiefgreifenden, das gesamte Mesenchym betreffenden Gewebsschädigung heraus, die von Höjer auf eine Atrophie der Fibroblasten und Bindegewebszellen, von Wolbach und Howe jedoch mit mehr Berechtigung auf eine Beeinträchtigung der Produktion von strukturloser Bindegewebsgrund- und Intercellularsubstanz zurückgeführt wurde. Bei Vitamin C-freier Ernährung kommt es beim Meerschweinchen zu einer Blockierung der Synthese von Skleroproteinen (Kollagen, Elastin, Chondrin, Ossein), also derjenigen Materialien, die als zellfreie Kittsubstanz der Bindegewebe, Sehnen und Capillarwände, die Knorpelgrundsubstanz, das osteoide Gewebe und das Dentin aufbauen (Menkin-Wolbach-Howe, Dalldorf). Mit der Störung der Kollagen- und Osseinproduktion hängt auch die Tatsache zusammen, daß bei Skorbut der Gehalt der Muskelzellen an Glykokoll, dem wesentlichsten Baustein des Proteinanteils von Kollagen und Ossein, erheblich vermindert ist (Christensen-Lynch). Da die die mesenchymalen Stützgewebe aufbauenden Strukturen vorwiegend aus metachromatisch färbbaren Kohlenhydrat-Protein-Komplexen bestehen, ist anzunehmen, daß die Synthese und Erhaltung aller derartiger Glykoproteide der Kontrolle der Ascorbinsäure untersteht. Dem entspricht die Feststellung, daß nur in Anwesenheit von

Vitamin C der Säugerorganismus mucopolysaccharidhaltiges Kittmaterial zu bilden vermag (Mazoué-Randoin, Penney-Balfour); auch die Beschleunigung der Wundheilung und Bildung von Granulationsgewebe durch Vitamin C beruht auf diesem Vorgang (Lanman-Ingalls, Bartlett u. Mitarb.). Mit dieser Funktion der Ascorbinsäure erklären sich gewisse Veränderungen der Bluteiweißkörper, die den Skorbut begleiten, und die mit ihm verbundene Infektionsbereitschaft, da Plasmaglobuline, Antikörper und Komplementfraktionen zum großen Teil Glykoproteidnatur besitzen.

Abgesehen von der Anregung der Glykoproteidsynthese greift das Vitamin C noch auf dem Weg über eine Steuerung des Umsatzes der aromatischen Aminosäuren in den Eiweißstoffwechsel ein. Die Leber skorbutischer Meerschweinchen ist unfähig, Tyrosin in normalem Ausmaß zu oxydieren (Lan-Sealock, Rienits); im Harn solcher Tiere und skorbutkranker Menschen erscheinen p-Oxyphenylbrenztraubensäure, p-Oxyphenylmilchsäure, Homogentisinsäure und Chinonessigsäure als Produkte unvollständigen Tyrosinumsatzes (Sealock-Silberstein, Sealock-Perkinson-Basinski, Fishberg, Morris-Harpur-Goldbloom), ebenso im Harn von Frühgeburten und bei normalen Kindern nach Tyrosinbelastung (Levine-Marples-Gordon). In allen diesen Fällen wird die Ausscheidung der Produkte des pathologisch veränderten Tyrosinumsatzes durch Vitamin C-Gaben unterdrückt und die normale Fähigkeit der Leber, Tyrosin zu oxydieren, wiederhergestellt (Sealock u. Mitarb., Morris u. Mitarb., Rienits, Painter-Zilva). Vitamin C vermindert auch die Homogentisinausscheidung bei Alkaptonurikern (Leslie) und die Ausscheidung von p-Oxyphenylbrenztraubensäure bei mit Testazid belasteten Leberkranken (Kirberger-Bücher). Auf Grund von Versuchen mit Enzymfraktionen aus Leberhomogenaten (Knox-Le May Knox) ist anzunehmen, daß Ascorbinsäure in die Reaktionskette der Tyrosinoxydation auf der Stufe der Umwandlung von p-Oxyphenylbrenztraubensäure in Homogentisinsäure eingreift; allerdings erklärt diese Auffassung nicht das Auftreten von Homogentisin- und Chinonessigsäure bei Vitamin C-Mangel. Die vorliegenden Befunde sind zu der Theorie verdichtet worden, daß Ascorbinsäure das Coferment eines tyrosinoxydierenden Enzymsystems sei (Fishberg, Sealock-Goodland), doch spricht gegen diese Annahme, daß Ascorbinsäure schon in vitro auf rein chemischem Wege einen oxydativen Abbau von Phenolderivaten (einschließlich Tyrosin) bewirkt (Ekman). Jedenfalls ist die Beeinflussung des Tyrosinabbaus durch Ascorbinsäure ein Vorgang, der mit der antiskorbutischen (Vitamin-)Qualität dieses Wirkstoffes nichts zu tun hat, da er durch die skorbutunwirksame d-Glucoascorbinsäure (Painter-Zilva) und die nur sehr schwach vitaminwirksame Isoascorbinsäure (Knox-Le May Knox) ebenso begünstigt wird wie durch Vitamin C. (Allerdings ist nach Rienits in Leberschnittversuchen dies nicht der Fall.) Das Problem wird weiter dadurch kompliziert, daß Folsäure und Citrovorumfaktor auf den Vorgang der biologischen Tyrosinoxydation den gleichen Effekt ausüben wie Ascorbinsäure (Morris u. Mitarb., Rienits) und ebenso wie diese imstande sind, die Ausscheidung millonpositiver Substanzen bei skorbutischen Meerschweinchen und Frühgeburten zu unterdrücken (Woodruff-Darby, Govan-Gordon). Möglicherweise ist die Wirkung der Ascorbinsäure im Tyrosinhaushalt eine indirekte und dadurch bedingt, daß sie für die Umwandlung der Folsäure in das Coenzym eines tyrosinoxydierenden Fermentes notwendig ist.

Die Tatsache, daß der Ascorbinsäurebedarf des Menschen sehr verschieden — auf Werte zwischen 15 mg (Rietschel) und 125 mg (Scheunert) — beziffert wird und offenbar je nach konstitutionellen Gegebenheiten und Umweltfaktoren stark schwankt, ohne daß — wie bei den B-Vitaminen — hierfür eine variable enterale Vitaminproduktion verantwortlich gemacht werden könnte, läßt den

Schluß zu, daß die bei den Säugern verbreitete Fähigkeit zur Vitamin C-Synthese
in den Geweben auch beim Menschen nicht ganz verloren gegangen ist und vor allem
beim Kleinkind, aber auch beim Erwachsenen, besonders bei gewissen an C-freie
Kost gewöhnten primitiven Völkern, soweit erhalten sein kann, daß ein Bedarf an
exogener Ascorbinsäure nicht mehr existiert (ROHMER, WACHHOLDER). Diese
Situation ist in der Reihe der Vitamine einmalig und auch mit der biologischen
Synthese von Nicotinsäure aus Tryptophan nicht vergleichbar. Da zudem der
Gehalt des menschlichen Körpers an Ascorbinsäure mit rund 1,5 g deutlich ober-
halb der Spurenstoffgrenze liegt, entspricht die Ascorbinsäure in wesentlichen
Punkten nicht der Definition eines Vitamins, und es wird sich vielleicht nach
klarer Einsicht in ihre biologischen Funktionen als notwendig erweisen, sie in
Zukunft nicht mehr als Vitamin, sondern als ,,essentielles Kohlenhydrat" (in
Analogie zu den essentiellen Aminosäuren und essentiellen Fettsäuren vom Linol-
säuretyp) in das System der Körperbestandteile einzuordnen.

Wie aus verschiedenen Beobachtungen (WIDENBAUER, RIETSCHEL-MENSCHING,
WALTHER) hervorgeht, kann durch fortgesetzte Verabfolgung hoher Ascorbinsäuredosen eine C-Hypervitaminose erzeugt werden, die sich in psychischen Veränderungen, Magendarmstörungen und Symptomen einer Knochenmarksreizung
äußert, aber noch einer genaueren Analyse bedarf.

3. Vitamin D.

Auch der Wirkungsmechanismus des antirachitischen Vitamins ist trotz zahl-
loser Experimentalarbeiten, die sich mit diesem Gebiet beschäftigen, noch unbekannt. Aus den Manifestierungen des antirachitischen Effektes, der in einer
Förderung der Ossifikation der Epiphysenfugen durch Aufnahme eines ultra-
filtrablen phosphathaltigen Calcium-Komplexsalzes (A. F. HESS) besteht, ergibt
sich, daß das Vitamin D letzten Endes am Calcium- und Phosphorbestand des
Knochens angreift. Für die Annahme, daß das Vitamin D hierbei die Rolle eines
in den Ossifikationsvorgang eingeschalteten Coenzyms spielt, fehlt jedoch bisher
jeder Anhaltspunkt. Die genauere Analyse dieses Vorganges (GYÖRGY, HENSCH-
KRAMAR, ROMINGER) hat ergeben, daß der primäre Stoffwechseldefekt im rachitischen Organismus nur den Phosphor betrifft und durch eine Phosphordemine-
ralisation gekennzeichnet ist, die eine Calciumverarmung nach sich zieht. Dem entspricht die den Blutchemismus bei florider Rachitis beherrschende, mit normalem
oder wenig vermindertem Blutkalkspiegel kombinierte Hypophosphatämie. Die
Verarmung der Gewebe, insbesondere des verknöchernden Knorpels an Phosphat
kann durch ein zu geringes Phosphatangebot vom Darm her, durch Verringerung
der Phosphataseaktivität der verkalkenden Gewebe oder durch abnorme Phosphat-
verluste über die Niere zustandekommen. Es kann jedoch eine Ossifikations-
störung auch (z. B. bei der Rachitis des Flaschenkindes, ROMINGER-MEYER) durch
zu hohes alimentäres P-Angebot bedingt sein, indem durch die so hervorgerufene
Herabsetzung der Kalkresorption und des Blutkalkspiegels dieInkretionderEpithel-
körperchen angeregt und damit eine vermehrte Phosphatausscheidung herbei-
geführt wird (CRAWFORD u. Mitarb.). Daraus ergibt sich, daß sowohl durch ein zu
geringes wie ein zu hohes Phosphatangebot Rachitis hervorgerufen werden kann,
wobei allerdings nie die absolute Höhe der Phosphatzufuhr, sondern stets nur das
Verhältnis ihrer Größe zu der Menge des aufgenommenen Ca maßgebend ist. Liegt
der Quotient Ca : P in der Nahrung bei oder in der Nähe von 1, so ist beim Säugling
nur wenig, bei der Ratte überhaupt kein Vitamin D zur Rachitisverhütung und zum
normalen Wachstum erforderlich (YUDKIN, IRVING, BROWN-STURTEVANT, GREEP-
FISCHER). Ein Vitaminbedürfnis tritt unter diesen Bedingungen bei der Ratte nur
ein, wenn die Nebenschilddrüsen fehlen. Je weiter der Wert des Quotienten Ca:P

in der Kost von 1 nach oben oder unten entfernt ist, um so mehr Vitamin D wird zur normalen Ossifikation benötigt und um so stärker ist die Rachitisgefährdung. Der Weg, auf dem das Vitamin D diese Gefährdung beseitigt, besteht in einer Verbesserung sowohl der Resorption von Calcium (JONES, MACH-FABRE-SANTA, GREENBERG-HARRISON-HARRISON) wie von anorganischem Phosphat (REIFENSTEIN-ALBRIGHT, BILLS, REED-STRUCK-STECK, KAPLAN-GREENBERG) aus dem Darm infolge einer spezifisch gearteten Erhöhung der Permeabilität der Darmschleimhaut (BOND). Vitamin D verbessert auch die Phosphatretention durch Verstärkung der tubulären Rückresorption in der Niere (HARRISON-HARRISON), doch ist in diesem Falle der Effekt möglicherweise durch eine Hemmung der Epithelkörperinkretion bedingt. Jedenfalls ist es noch nicht geklärt, ob die Durchlässigkeitserhöhung im Bereich der Darm- und Tubulus-Epithelien eine echte Membranwirkung ist oder eine auf Aktivierung der Phosphatasen beruhende Transportverbesserung darstellt. Für diese Alternative spricht der Umstand, daß Vitamin D (vor allem in Form seines wasserlöslichen, stark rachitiswirksamen Phosphorsäureesters) ein hochwirksamer Aktivator der alkalischen Phosphatase ist (ZETTERSTRÖM) und auf diesem Wege die-Bildung anorganischen Phosphats aus Phosphorsäureestern bei der Ossifikation bewirkt (COHN-GREENBERG). Bei Rachitis verarmt außer dem Darm auch der Knochen an alkalischer Phosphatase, die ins Blut ausgeschwemmt wird und hier stark erhöhte, bei Vitamin D-Verabfolgung wieder zur Norm absinkende Werte aufweist (SMITH, ANDERSON, MORRIS u. Mitarb., BARNES-MUNKS).

Die große Bedeutung, die der Ca- und P-Resorption aus dem Darm im Rahmen der Wirkung des D-Vitamins zukommt, geht auch aus dem rachitisheilenden Effekt der Citronensäure und dem rachitiserzeugenden der Phytinsäure hervor. Zahlreiche Beobachtungen beweisen, daß Citrate die Rachitisheilung im Tierversuch wie beim Kind begünstigen, ja sogar das Vitamin D vollwertig zu ersetzen vermögen (SHOHL, HAMILTON-MEYER, HAMILTON-SCHWARTZ, HATHAWAY-MEYER, ROMINGER, GLANZMANN). Diese Wirkung wird nur bei oraler, nicht bei parenteraler Citratgabe beobachtet (NICOLAYSEN-NORDBØ), so daß auf einen Angriffspunkt im Darm geschlossen werden muß. Die Citronensäure bildet als tertiäres Citrat-Ion einen ungewöhnlich stabilen, löslichen Ca-Komplex (HEINZ), der leicht aus dem Darm resorbiert, aber nicht durch die Niere ausgeschieden wird (HURNI), sondern bevorzugt im Knochen fixiert wird (DICKENS, NICOLAYSEN). In den Knochen rachitischer Tiere ist der Citronensäuregehalt auf ein Fünftel der Norm herabgesetzt. Möglicherweise besteht eine Aufgabe des D-Vitamins darin, das Ca der Nahrung in nichtionisierter und nicht mit Phosphat reagierender Form durch die Darmwand zu transportieren; eine solche Ca-Verbindung würde besonders günstige Resorptionsbedingungen finden und auch zur Ca-Anreicherung des Organismus gut geeignet sein. Für das Vorliegen eines derartigen Mechanismus spricht die fördernde Wirkung, die das D-Vitamin auf die Resorption des in Cerealien reichlich vorhandenen Phytin-P ausübt. Dieser repräsentiert bei Pflanzennahrung einen wesentlichen Teil des aufgenommenen Phosphors; seine Verwertung setzt voraus, daß er durch darmeigene oder in der Kost enthaltene Fermente (Phytasen) in anorganischen P übergeführt wird. Da aber die Phytinsäure mehrere völlig unlösliche und unresorbierbare, auch durch Phytase nicht spaltbare Ca-Salze bildet, beeinträchtigt das Zusammentreffen von Phytinsäure und Ca-Ionen im Darm nicht nur durch Ausfällung des Kalks (CRUICKSHANK) die Ca-Resorption, sondern auch die Freisetzung und Verwertung des Phytin-P selbst, und zwar um so mehr, je größer die Ca-Zufuhr ist (WALKER-FOX-IRVING). So erklärt sich die rachitiserzeugende Wirkung der Phytinate und phytinsäurehaltigen Mehlprodukte (MELLANBY), die durch Vitamin D verhindert werden kann. Dieses Vitamin verbessert die Verwertung des Phytin-P dadurch, daß es den Kalk in komplexe Bindung überführt und so an der Umsetzung zu unlöslichen Ca-phytinaten hindert; aus den löslich gebliebenen Phytinaten kann alsdann der Phosphor fermentativ abgespalten und resorbiert werden (BOUTWELL-GEYER-HALVERSON-HART, SPITZER-MARUYAMA-MICHAUD-PHILLIPS, KRÜGER-BUNKFELDT-STEENBOCK). Vitamin D kann auch hinsichtlich seiner Wirkung auf die Phytinsäureverwertung durch Citronensäure ersetzt werden (DAY). Mit der Verbesserung der Ca- und P-Resorption durch Vitamin D hängt auch die Tatsache zusammen, daß der p_H-Wert des Darminhaltes nach Vitamin D-Gaben abnimmt (STEENBOCK-BELLIN-WIEST). Dieser Befund scheint einen grundlegenden biologischen Tatbestand aufzudecken, der geeignet ist, durch Annahme einer Beeinflussung der Konzentration und des Transports von H-Ionen an Grenzflächen alle Wirkungen des D-Vitamins einheitlich zu erklären, aber noch genauerer Analyse bedarf.

Neben diesen Effekten, die sich an der Darmschleimhaut abspielen, besitzt das D-Vitamin ohne Zweifel noch einen unmittelbar im Knochen gelegenen Angriffspunkt. Nach Vigantolgaben wird Phosphor aus anderen Organen abgezogen und zum Knochen transportiert (SHIMOTORI-MORGAN). Implantierter normaler Knochen wird im Organismus eines normalen Huhnes calciumreicher, in dem eines rachitischen Tieres calciumärmer (MIGICOVSKY-NIELSON); Vitamin D verhindert also die Auslaugung schon im Knochen abgelagerter Kalksalze (MIGICOVSKY-EMSLIE). Die Ossifikation knochenbildenden Gewebes unterbleibt in rachitischem Serum auch nach Zusatz des Fehlbetrages an Ca und P (FISCHMANN).

Das beim Menschen wirksame antirachitische Vitamin ist Vitamin D_3. Es entsteht durch UV-Einwirkung in der Haut aus 7-Dehydrocholesterin, welches in der Dünndarmschleimhaut durch eine spezifische Dehydrase aus Cholesterin gebildet wird (GLOVER-GLOVER-MORTON) und von dort zur Haut transportiert wird; hier findet es sich in geringer Menge neben sehr viel mehr 7-Dehydrocholestanol (IDLER-BAUMANN), dessen biologische Funktion noch unbekannt ist.

In sehr hohen Dosen wirkt Vitamin D toxisch. Außer in Allgemeinsymptomen (Durchfällen, Erbrechen, Gewichtsabnahme) äußert sich die D-Hypervitaminose in Kalkablagerungen, die die verschiedensten Organe (vor allem Gefäßwände, Herz, Nieren, Muskulatur) betreffen können und von einer Entkalkung der subepiphysären Knochenspongiosa begleitet sind; gleichzeitig ist der Blutkalk stark erhöht. Bei alimentärem Kalkentzug sind diese Symptome weniger stark ausgeprägt. Die das Bild der D-Hypervitaminose charakterisierenden heterotopen Verkalkungen entstehen also dadurch, daß die Gewebe eine erhöhte Affinität zum Calcium erwerben und dieses sowohl aus der Nahrung wie aus dem großen Ca-Depot der Knochen an sich ziehen.

Die Beziehungen des Vitamins D zu den ebenfalls in den Ca- und P-Haushalt eingreifenden Nebenschilddrüsen sind völlig unübersichtlich. Durch Erhöhung des Blutphosphatspiegels setzt Vitamin D den Mechanismus der homöostatischen Regulation des P-Stoffwechsels durch die Epithelkörperchen in Gang; dieser aktivierende Effekt wird jedoch mehr als kompensiert durch die Hemmungswirkung, die durch die verbesserte Ca-Resorption und den dadurch erhöhten Blutkalkspiegel bedingt ist und sich in einer Verkleinerung der Nebenschilddrüsen nach Vigantolgaben kundtut. Andrerseits vermag Vitamin D wegen eben dieser Wirkung auf den Blutkalk innerhalb gewisser Grenzen das Epithelkörperhormon zu ersetzen und Tetanie zu heilen (SCHULTZER-CHRISTENSEN), ein Effekt, den das Vitamin D mit einigen ihm nahestehenden rachitisunwirksamen Sterinderivaten (Dihydrotachysterin, AT 10) teilt und der daher möglicherweise eine von der Vitaminwirkung unabhängige Überdosierungsfolge ist.

4. Vitamin E.

Die ursprünglich auf Grund der schon 1927 entdeckten sterilitätsverhütenden Wirkung des Vitamin E vertretene Anschauung, daß dieser fettlösliche Wirkstoff lediglich an der Funktion der Fortpflanzungsorgane angreife, mußte revidiert werden, als sich herausstellte, daß chronischer Vitamin E-Mangel bei Vogel und Säuger zahlreiche extragenitale Mangelsymptome hervorruft, und daß Vitamin E bei einer erstaunlichen Vielzahl menschlicher Erkrankungen, die nicht die Genitalsphäre betreffen, therapeutisch wirksam ist. Diese Befunde wiesen auf das Vorliegen eines universellen, verschiedenartigste biologische Reaktionen auslösenden Wirkungsmechanismus hin, ohne daß es bis heute gelungen wäre, das Wesen dieses Mechanismus zu erkennen. Die nach den bei den B-Vitaminen gemachten Erfahrungen naheliegende Annahme, daß Vitamin E selbst oder in Gestalt eines Derivates Coenzymfunktionen ausübe, hat sich hier ebensowenig wie bei den anderen induktiv wirksamen Vitaminen beweisen lassen. In letzter Zeit mehren sich die Beobachtungen, die darauf hindeuten, daß die Tokopherole als lipoide Regulatoren des Redoxpotentials der Gewebe fungieren. Schon seit langem ist bekannt, daß Vitamin E auf Grund seines Reduktionsvermögens, welches ja auch zu seiner Bestimmung analytisch ausgewertet wird (KARRER, EMMERIE-ENGEL), eine Schutzwirkung gegenüber oxydierenden Einflüssen ausübt. Diese „antioxygene" Wirkung (OLCOTT-MATTILL) macht sich vor allem im Lipoidhaushalt geltend und verhindert eine oxydative Zerstörung von ungesättigten Fettsäuren, Carotinoiden und Vitamin A (MOORE, HICKMAN-MATTILL). So erklärt sich die Tatsache, daß Vitamin E die Verwertung der Nahrungs-Carotine verbessert (KOEHN), die Vitamin A-Vorräte vergrößert (MOORE, POPPER-STEIGMAN-DYNIEWICZ) und die Wirkung des Vitamin A verstärkt und verlängert („Vitamin A-sparende Wirkung", MILES-ERICKSON-MATTILL); auch ist die mit Braunfärbung (Ablagerung von Ceroid-Pigmenten) verbundene Anhäufung von Peroxyden im Depotfett und den Muskellipoiden (DAM, ROBINSON-COEY u. a.) bei E-Mangeltieren ebenso durch den Wegfall der antioxygenen Wirkung des E-Vitamins bedingt wie der hämolytische Effekt der Dialursäure, der das Vorliegen eines Vitamin E-Defizits anzeigt (GYÖRGY-ROSE) und durch das infolge abnormer Autoxydation der Dialursäure, entstehende Wasserstoffsuperoxyd bedingt ist. Ein Überschuß an hochungesättigten Fettsäuren (Lebertran) kann umgekehrt durch Peroxydbildung die antioxygene Wirkung des E-Stoffes vernichten und so sekundär eine A-Avitaminose hervorrufen (DAM-PRANGE-SØNDERGAARD). Die große allgemeinbiologische Bedeutung der lipoidgebundenen Reduktionsintensität der Tokopherole geht daraus hervor, daß die Gesamtheit der antioxygenen Effekte, die dem Vitamin E zukommen, durch chemisch ganz andersartig gebaute Stoffe mit Redoxcharakter, vor allem durch Methylenblau und Thionin, weniger vollständig durch Tetramethylthiuramdisulfid („Antabus"), Thiodiphenylamin oder Octylhydrochinon, nachgeahmt werden kann (DAM u. Mitarb., HIGH-WOODS-WILSON). Hierbei erwies sich Methylenblau nicht nur als befähigt, die Bräunung und Peroxydbildung im Depotfett (AAES- JÖRGENSEN-DAM-GRANADOS), die Dialursäurehämolyse (CHRISTENSEN-DAM) und andre Folgen des Ausfalls der antioxygenen Vitamin E-Wirkung zu verhindern, sondern auch typische, nicht ohne weiteres durch einen solchen Ausfall erklärbare Symptome der E-Avitaminose, wie die alimentäre exsudative Diathese und die Encephalomalacie beim Huhn oder die Leberverfettung und Resorptionssterilität bei der Ratte, zu verhüten und zu beseitigen (DAM-GRANADOS, DAM-KRUSE-PRANGE-SØNDERGAARD). Methylenblau scheint also Vitamin E in seinen biologischen Funktionen weitgehend, wenn nicht vollständig, ersetzen zu können. Sollte sich dieser Mangel chemischer Spezifität der Vitamin E-Wirkung als ein für deren Gesamtbereich gültiger und grundsätzlicher erweisen, so würde dies bedeuten, daß die Tokopherole nicht in vollem Umfang der Definition des Vitamin-begriffs entsprechen und daß ihre scheinbar so komplizierten biologischen Lei-stungen in ganz uncharakteristischer Weise durch ihren Charakter als lipoider Redoxsysteme bestimmten Potentialwertes bedingt sind.

Ein Sonderfall der oxydationsverhindernden, „antioxygenen" Wirkung des E-Vitamins liegt in seinem Einfluß auf den Muskelstoffwechsel und die Funktion der Muskulatur vor, der darin zum Ausdruck kommt, daß der Sauerstoffverbrauch der Muskulatur bei Vitamin E-Mangel erhöht ist (FRIEDMANN-MATTILL, HOUCHIN-MATTILL, KAUNITZ-POPPER) und (in vivo und in vitro) nur durch Vitamin E (Tokopherolphosphat) normalisiert wird (MELVILLE-HUMMEL). Man hat versucht, diese Steigerung des O_2-Verbrauchs mit Veränderungen im Fermenthaushalt der Muskulatur in Beziehung zu setzen, denn Vitamin E in wasserlöslicher Form (Tokopherolphosphat) ist ein Hemmstoff für gewisse Fermente, die im Muskel-stoffwechsel eine entscheidende Rolle spielen, so für das Succinoxydase-System (JACOBI u. Mitarb.), die DPN-Nucleosidase, welche die Codehydrase I unter Frei-setzung von Nicotinsäureamid aufspaltet (AMES, SPAULDING-GRAHAM, GOVIER-JETTER), die DPN-Nucleotidase, welche die Codehydrase I zu Nicotinamidribosid abbaut (GOVIER-YANZ-GRELIS), und für die Milchsäuredehydrase (GOVIER u. Mitarb.); auch der Hemmungseffekt, den die Tokopherole gegenüber dem die Oxydation ungesättigter Fettsäuren bewirkenden Enzym Lipoxydase ausüben (HOLMAN), könnte in der Muskulatur eine Rolle spielen. Doch ist der Beweis für das Vorliegen definierter enzymatischer Fehlregulationen im E-avitaminotischen Muskel bisher nicht erbracht, da die zu ihrer Begründung herangezogenen Fer-menthemmungseffekte des stark oberflächenaktiven Tokopherolphosphats (eines typischen „anionic detergent") unspezifischer Natur sein können (RABINOVITZ-BOYER). Von größerer Bedeutung scheint der Befund zu sein, daß in der dystro-phischen Muskulatur E-avitaminotischer Tiere die Synthese der Kreatinphosphor-säure verringert (HUMMEL) und der Zerfall dieser Substanz gesteigert ist (GOETTSCH-LONSTEIN-HUTCHINSON). Es handelt sich hierbei offenbar um die Teilerscheinung einer ganz allgemeinen Störung der oxydativen Phosphorylierungen, die die energe-tische Grundlage der Muskeltätigkeit darstellen. In der Tat ist im dystrophischen (E-avitaminotischen) Muskel die Phosphorylierung des Glykogens (LU-EMERSON-EVANS) und die Bildung energiereichen Phosphates auf Kosten der Oxydation von Stoffen des Tricarbonsäurecyclus (HUMMEL) stark herabgesetzt. Diese Entkoppe-lung von Oxydation und Phosphatbindung im dystrophischen Muskel spricht dafür, daß Vitamin E in das Zustandekommen der Atmungskettenphosphory-lierung, also der Speicherung der aus oxydativen Prozessen resultierenden Energie in Form von energiereichem Phosphat eingeschaltet ist (HEINRICH-MATTILL). Eine Konsequenz des Versagens der Phosphokreatinsynthese bei E-Avitaminose ist die schon vor Auftreten dystrophischer Veränderungen zu beobachtende Kreatinurie (MORGULIS-SPENCER, MCKENZIE-MCCOLLUM, MARKEES, MELVILLE-HUMMEL), die sowohl beim E-Mangeltier (Ratte, Kaninchen; VERZÁR, MARKEES) wie beim Kind, das schon normalerweise Kreatin ausscheidet, und beim Patienten mit progressiver Muskeldystrophie (HOTTINGER, MILHORAT) durch Tokopherol-gaben beseitigt wird. Als Kompensationsvorgang ist die Tatsache zu deuten, daß bei Vitamin E-Mangel der Kreatingehalt von Leber und Niere um ein Mehrfaches erhöht ist (HEINRICH-MATTILL, MELVILLE-HUMMEL). — Die Abnahme des Gehaltes an Glutamin (RODERUCK) und der Asparaginsäure- und Glutaminsäure-Trans-aminaseaktivität (BARBER-BASINSKI-MATTILL) im dystrophischen Muskel deutet darauf hin, daß das Vitamin E außerdem tiefgreifende Einflüsse auf den Eiweiß-stoffwechsel der Muskulatur ausübt, die vielleicht mit der erwähnten Steuerung der oxydativen Phosphorylierungsprozesse gekoppelt sind. Daß diese Einflüsse sich auch auf die Nucleoproteide erstrecken, geht aus der Zunahme der Ribo- und Desoxyribonucleinsäurekonzentration in den Geweben und der Allantoinausscheidung unter der Einwirkung des E-Vitamins hervor (Young-Dinning). Auch die Verwertung des Nahrungseiweißes wird durch Vitamin E verbessert (Dam, Hove-Harris), ein Effekt, dessen Deutung noch Schwierigkeiten bereitet. Die tiefgreifenden Störungen des Muskelstoffwechsels im Gefolge Vitamin E-freier Ernährung führen schließlich zu den charakteristischen degenerativen („dystrophischen"), mit Myoglobinzerfall und Pigmentablagerungen verknüpften Veränderungen, die bei Ratte, Kaninchen, Schaf und Schwein das Bild der E-Avitaminose beherrschen (Einarson-Ringsted, Pappenheimer, Monnier, Demole-Pfaltz u. a.). Auch die Störungen der Eiimplantation im Uterus, die eine wesentliche Ursache der weiblichen Sterilität bei E-Mangel darstellt (Blandau-Kaunitz-Slanetz), gehen letzten Endes auf Funktionsausfälle der Uterusmuskulatur zurück. Ebenso ist Vitamin E für die Funktion des Myokards unentbehrlich; tokopherolfreie Ernährung erzeugt bei Huhn, Ratte und Kaninchen Herzmuskelschäden (Houchin-Smith, Mason-Emmel, Gullickson-Calverly u. a.).

Scharf zu trennen von diesen Effekten, die trotz ihrer Verschiedenartigkeit offenbar alle mit der Beeinflussung der oxydativen Phosphorylierungsprozesse durch Vitamin E zusammenhängen, sind diejenigen Wirkungen des E-Stoffes, die am Umsatz der Lipoide angreifen. Auch hier ist noch unklar, wie diese Wirkungen zustandekommen. E-Mangel hat Vermehrung des Cholesterins im Muskel bei gleichzeitiger Verminderung im Gehirn zur Folge (Heinrich-Mattill). Tokopherol verhindert die durch Cholesterinfütterung beim Kaninchen erzeugbare Atheromatose (Baguena); auch beim Hund verhindert Vitamin E die nach lipoidreicher Kost auftretenden Arterienveränderungen (Holman). Vielleicht hängt mit diesem Effekt auch die blutdrucksenkende Wirkung des E-Vitamins zusammen. (Telford-Swegart-Schoene). Beim Diabetiker variieren Tokopherol- und Cholesteringehalt des Blutes gleichsinnig (Bensley u. Mitarb.). Auch die Antisterilitätswirkung des E-Vitamins kommt, zum mindesten teilweise, über den Lipoidstoffwechsel zustande; bei Ratten kann die normale Fruchtbarkeit auch durch große Vitamin E-Gaben nicht aufrechterhalten werden, wenn kein Fett zugeführt wird (Dam-Granados-Prange). Die Nahrungsfette, unter denen Speck am wirksamsten ist, enthalten offenbar Bestandteile, die für die normale Fortpflanzungstätigkeit unentbehrlich sind und durch Tokopherol stabilisiert werden. Vitamin E ist für die normale Fett- und Lipoidsynthese in der Leber (Menschik-Szczesniak u. a.) unentbehrlich; auch der Lipoidgehalt der Ovarien wird von diesem Wirkstoff gesteuert (Menschik). Seine große Bedeutung für den normalen Fettumsatz in der Leber kommt in seiner lipotropen Wirkung zum Ausdruck. Vitamin E-Mangel bewirkt zunächst Verfettung, später Nekrose der Leber (György-Goldblatt, Moore, Himsworth-Lindan). Die diätbedingte, z. B. durch Verfütterung von Hefeeiweiß erzeugbare Lebernekrose der Ratte kann durch Tokopherolgaben verhütet werden (Schwarz, Himsworth-Lindan), allerdings auch durch Verabfolgung von Methionin, was derauf hindeutet, daß Vitamin E für die Verwertung des Methionins zur Cholinsynthese erforderlich ist. Auch bei menschlicher Lebercirrhose finden sich Zeichen eines Vitamin E-Defizits (Klatskin-Molander).

Die oben skizzierten Beziehungen zwischen Vitamin E und Cholesterinhaushalt stehen möglicherweise in direktem Zusammenhang mit den klassischen Wirkungen des E-Stoffes auf die Keimdrüsen. Vitamin E übt seinen Antisterilitätseffekt im weiblichen Organismus nur durch Förderung der Eiimplantation aus, während Ovulation und Befruchtungsvorgang selbst nicht beeinflußt werden (Blandau u. Mitarb.). Dieser Effekt kommt über eine spezifische Aktivierung der

Progesteron-Inkretion zustande. Vitamin E verstärkt in charakteristischer Weise die Produktion von Progesteron, erkennbar an einer Steigerung der Pregnandiolausfuhr (VOGT-MOLLER, BACH, WINKLER, STÄHLER), ja es kann sogar beim infantilen und kastrierten Tier oder bei der östrogenbehandelten ovariektomierten Frau Progesteron vollständig ersetzen (TUSINI-VANDELLI, STÄHLER u. Mitarb.). Vitamin E ist somit ein „exogenes Schwangerschaftshormon" (STÄHLER). Allerdings ist die progesteronähnliche Wirkung des E-Vitamins an bestimmte, noch nicht klar definierte Voraussetzungen gebunden (TASCH, DICZFALUSY). Vieles deutet darauf hin, daß diese Wirkung durch eine Förderung der Progesteronsynthese in der Nebennierenrinde bedingt ist. Dafür spricht auch der Umstand, daß Placenta und Nebenniere neben dem Hypophysenvorderlappen die tokopherolreichsten Organe sind (ABDERHALDEN, MASON), und daß die Nebennierenrinde bei Vitamin E-Mangel hypertrophiert (BIDDULPH-MEYER). Die bei Vitamin E-freier Ernährung frühzeitig eintretende Schädigung des männlichen Keimepithels läßt es möglich erscheinen, daß auch die Androgenproduktion in der Nebennierenrinde einem stimulierenden Einfluß des E-Vitamins unterliegt. Weniger ausgeprägt ist eine östrogenaktivierende Komponente im Wirkungskomplex des E-Vitamins (ROTH). Alle diese Befunde lassen sich unter einem einheitlichen Gesichtspunkt deuten, wenn die zentrale Rolle berücksichtigt wird, die der Hypophysenvorderlappen (HVL) bei der Vermittlung der Vitamin E-Wirkungen spielt (VERZÁR 1931). Seitdem NELSON und GIERHAKE gezeigt haben, daß Vitamin E-Mangel bei der Ratte Veränderungen des HVL im Sinne einer „Kastrationshypophyse" hervorruft, ist durch zahlreiche morphologische, physiologische und klinische Beobachtungen (BARRIE, ROWLANDS-SINGER, HEINSEN, BACH-WINKLER u. a.) die Bedeutung des HVL als primären Receptors der Tokopherolwirkung sichergestellt worden. Nur in Gegenwart von ausreichend E-Stoff, dem „Regulator der Hypophysenfunktion" (HEINSEN), ist der HVL voll funktionsfähig, und bei alimentärem Tokopheroldefizit stellen sich nicht nur Zeichen vegetativer, diencephal bedingter Dysregulationen, sondern auch massive Störungen der Hormonproduktion im HVL ein, die einmal Prolan A und B betreffen und so mittelbar die Funktion der Genitalsphäre beeinflussen (STÄHLER, KAUNITZ), außerdem diese aber auch direkt durch Blockierung des Umbaus von Cholesterin in Steroidhormone lahmlegen. Unter dem Einfluß des E-Vitamins wird im HVL ein „cholesterinabbauendes Hormon" produziert, welches in der Nebennierenrinde (vielleicht auch in den Keimdrüsen) die Umwandlung von Cholesterin in Progesteron, Corticosteroide, androgene und östrogene Hormone durch spezifischen Abbau der Seitenkette des Sterinmoleküls bewirkt. Dieses Hormon, welches nach A. B. ROY aus lipoiden HVL-Extrakten isoliert werden kann, senkt gleichzeitig den Cholesterinspiegel des Blutes, und seine Existenz könnte somit die Wirkungen des E-Vitamins auf den Cholesterinhaushalt ebenso erklären wie seine an Nebenniere, Corpus luteum und Keimdrüsen angreifenden biologischen Leistungen.

Die beim Huhn das Bild der E-Avitaminose beherrschende „alimentäre exsudative Diathese" (DAM-GLAVIND), die Herabsetzung gesteigerter Capillarbrüchigkeit durch Vitamin E beim Hund (SKELTON-SHUTE-SKINNER-WAUD) und die Schutzwirkung dieses Vitamins gegenüber strahlenbedingten Zell- und Capillarwandschäden (AMES-BAXTER-GRIFFITH) deuten auf einen membranabdichtenden Effekt des E-Vitamins hin, der vielleicht damit zusammenhängt, daß α-Tokopherol ein hochwirksamer Hemmstoff der Hyaluronidase ist (MILLER-DESSERT). Der Membraneffekt des E-Vitamins spielt möglicherweise eine wichtige Rolle bei der Entwicklung des implantierten Eis und der Ernährung des fetalen Organismus; sein Ausfall könnte zur Erklärung des Vorganges der Resorptionssterilität beitragen (SUOMALAINEN).

Anhang: Permeabilitätsfaktoren (Vitamin P).

Im Jahre 1936 hatten v. Szent-György und seine Mitarbeiter gefunden, daß bestimmte, in Citrusfrüchten und Paprika vorkommende gelbe Farbstoffe eine Heilwirkung gegenüber Erkrankungen ausübten, die mit erhöhter Capillarfragilität und -durchlässigkeit (Blutungsbereitschaft, Neigung zu Ödemen und Exsudaten) einhergehen. Diese Stoffe wurden als neue essentielle Diätfaktoren betrachtet und als Vitamin P (Permeabilitätsvitamin) bezeichnet. Später ergab sich, daß Substanzen mit der Eigenschaft des Vitamin P in sehr großer Zahl und weit verbreitet im Pflanzenreich vorkommen und daß sowohl Derivate des Flavons, Flavanons und Flavonols, wie Anthocyane, Catechine, Chalkone und Cumarinabkömmlinge, eine capillarabdichtende (permeabilitätsherabsetzende) Wirkung besitzen. Widersprach schon das weitgehende Fehlen einer chemischen Spezifität dem Vitamincharakter solcher Stoffe, so wurden die Zweifel an ihrer Vitaminnatur noch dadurch verstärkt, daß es nicht gelang, ihre Unentbehrlichkeit für den menschlichen und Säugerorganismus nachzuweisen. Da die wichtigsten Kriterien des Vitaminbegriffs im Falle des „Permeabilitätsvitamins" nicht erfüllt sind, scheint es nach dem heutigen Wissensstand angebracht, die hierher gehörigen Wirkstoffe nicht als Vitamine, sondern als „Permeabilitätsfaktoren" zu bezeichnen. Andrerseits läßt ihr ubiquitäres Vorkommen in der Pflanzenwelt und ihre ständige Anwesenheit in unserer Nahrung darauf schließen, daß ihre dauernde Einwirkung auf den Organismus ein physiologischer Vorgang ist und daß sie an der normalen Regulation der Gefäß- und Zellwanddurchlässigkeit teilnehmen. Ihre Verwandtschaft mit den eigentlichen Vitaminen (und zwar denen mit induktiver Wirkung) wird auch durch ihre chemischen und funktionellen Beziehungen zum Vitamin E und Vitamin K dargetan. Über ihre Wirkungsweise ist wenig bekannt. Ihre von französischen Forschern (Lavollay, Javillier) in den Vordergrund gestellte Fähigkeit, die Adrenalinwirkung zu verstärken und zu verlängern, kann nicht als selbständige biologische Funktion gewertet werden. Dagegen haben Versuche mit permeabilitätswirksamen Flavonolen (vor allem mit Rutin und Rutinphosphat), Anthocyanen und Catechinen gezeigt, daß alle diese Stoffe eine deutliche Antihyaluronidase-Wirkung aufweisen (Levitan, Beiler-Martin, Freimanis, Voss). Dieser Effekt hängt wiederum zusammen mit der Fähigkeit der genannten Stoffe, Kupfer komplex zu binden. Cu-Ionen in sehr kleiner Konzentration wirken aktivierend, in höherer hemmend auf die Aktivität der Hyaluronidase ein (Freimanis, Meyer-Rapport). Der Aktivierungseffekt kleinster, im physiologischen Bereich liegender Kupfermengen gegenüber der Hyaluronidase wird durch Flavon-, Anthocyan- und Catechinderivate, die sehr wirksame Kupferkomplexbildner sind (Clark-Geissman u. a.), in sein Gegenteil verkehrt, und die ihnen selbst innewohnende Antihyaluronidasewirkung, die vielleicht nur durch Kupferspuren bedingt ist, wird durch Kupferzusatz potenziert. Die Blockierung der Hyaluronidase durch die Permeabilitätsfaktoren verhindert den Abbau des isolierenden Membranbestandteiles Hyaluronsäure und bewirkt so eine Abdichtung der Zell- und Capillarwände. Daneben spielen aber noch andere Effekte eine Rolle. Rutin erhöht herabgesetzte Blutkalkwerte und fördert Verkalkung und Wachstum der Röhrenknochen (Kühnau). Möglicherweise sind die Permeabilitätsfaktoren an dem Zustandekommen der Kalk-Eiweiß-Bindung in den Zellgrenzflächen beteiligt. Alle diese Auffassungen bedürfen aber noch weiterer experimenteller Begründung. Zweifellos liegt dem in der Therapie menschlicher Erkrankungen vielfach bewährten gefäß- und membranabdichtenden Effekt der Permeabilitätsfaktoren ein sehr komplizierter und vielschichtiger Mechanismus zugrunde, über dessen Einzelheiten wir bisher nur andeutungsweise Bescheid wissen.

Literatur.

Mason, E.: Vitamin E. Ann. N. Y. Acad. Sci. **52**, 63 (1949).

Ochoa, S.: The Biological Action of the Vitamins. University of Chicago Press, Chicago 1942.

Rominger, E.: Vitamin D. Erg. Vitamin- u. Hormonforschung **2**, 104 (1939). — Rosenberg, H. R.: Chemistry and Physiology of the Vitamins. New York: Interscience Publishers 1945.

Stepp, W., J. Kühnau u. H. Schroeder: Die Vitamine. 7. Aufl., 2 Bände. Stuttgart: Enke 1952.

Vogel, H., u. H. Knobloch: Chemie und Technik der Vitamine. 3. Aufl., Bd. 1. Stuttgart: Enke 1950.

Williams, R. J., R. E. Eakin, E. Beerstecher jr. a. W. Shive: The Biochemistry of B Vitamins. New York: Reinhold Publishing Co. 1950.

Klinische Symptomatologie und Therapie der A-Avitaminose*.

Von

R. Jürgens-Basel.

Mit 14 Abbildungen.

Historisches.

Vitamin A-Mangelsymptome müssen schon den alten Ägyptern und den Griechen bekannt gewesen sein. So wird die Nachtblindheit im Papyrus Ebers erwähnt und der Genuß von Leber als Heilmittel dagegen empfohlen. Auch in griechischen Schriften aus der Zeit des Hippokrates sowie in einem chinesischen Buch über Augenkrankheiten aus der Zeit der Tang-Dynastie wird über Heilung von Augenkrankheiten durch Leber berichtet.

In der klinischen Medizin sind seit etwa 130 Jahren die Bitotschen Flecke an der Conjunctiva, sowie die Veränderungen an der Hornhaut, die Keratomalacie, bekannte Symptome (Rau[1] und Brown[1a]). Sie wurden schon damals als Folgen unzweckmäßiger Ernährung angesehen.

In neuerer Zeit ist die Verbreitung der A-Avitaminosen, namentlich aus China und Japan, bekannt geworden. So berichtete Inouye 1896 über gehäuftes Vorkommen zahlreicher Fälle von Xerophthalmie und Keratomalacie bei japanischen Kindern. Auch Mori konnte anfangs dieses Jahrhunderts ein großes Material von Augenkrankheiten an japanischen Kindern sammeln. Rückblickend muß es sich bei diesen Erkrankungen um A-Avitaminosen gehandelt haben. Die Kranken hatten im Innern Japans einseitig pflanzliche Nahrung genossen, im Gegensatz zur Bevölkerung an den fischreichen Küstengewässern, bei welchen diese Symptome niemals gesehen werden. Auch in Japan machte man die Erfahrung, daß Leber, namentlich von Fischen, diese Erkrankungen heilt.

Erst nach der Entdeckung der A-Avitaminose der Ratte durch die experimentelle Medizin im ersten Jahrzehnt unseres Jahrhunderts (McCollum[2] und Davis, Osborne und Mendel[3], Stepp[4] u. a.), war es möglich, die klinische Symptomatologie der A-Avitaminose des Menschen näher kennen zu lernen. Namentlich die Untersuchungen von Pillat in China an einer großen Zahl von Kranken ermöglichten es, die einzelnen Symptome zu ordnen und zu einem geschlossenen Krankheitsbild zusammenzufügen. Im Innern Chinas lebt die Bevölkerung fast vorwiegend vegetabilisch. Die ärmeren Schichten genießen kaum Butter oder Eier. Zudem wird durch langes Kochen der Vitamingehalt des Fettes zerstört. Die Folgen sind Mangelerscheinungen, die sich zuerst als Nachtblindheit (Hemeralopie) äußern, später bilden sich die Bitotschen Flecke, die sog. Xerosis epithelialis an der Conjunctiva, schließlich entwickelt sich als schwerstes Symptom die Keratomalacie. Letztere ist in China, aber auch in Niederländisch-Indien, die Hauptursache für Erblindungen der Kinder. Neben diesen Hauptsymptomen kommt es zu Austrocknung der Cornea und der Conjunctiva, zur Bildung von Chalazien an den Lidern, sowie zur Einengung des Gesichtsfeldes für blau und gelb.

---

* Aus den Medizinischen Laboratorien der F. Hoffmann-La Roche & Co. A.G., Basel.

Obwohl die klassischen Symptome: die Hemeralopie, die Keratomalacie und die Einengung des Gesichtsfeldes für blau und gelb, sich am Auge finden, so bedürfen auch andere Organe einer optimalen Versorgung mit Vitamin A, wenn nicht mehr oder weniger schwere Veränderungen bei verminderter Zufuhr oder Überangebot sich entwickeln sollen.

Ehe auf das klinische Symptomenbild eingegangen wird, soll das Vorkommen von Vitamin A in der Nahrung und in den wichtigsten Organen angeführt werden.

Vorkommen und Stoffwechsel von Vitamin A.

Das Vitamin A ist den Carotinoiden eng verwandt, Farbstoffen der Pflanzen, die nach dem Farbstoff der Karotte (Mohrrübe, gelbe Rübe usw.) benannt worden sind. Der Karottenfarbstoff hat drei Isomere; das α-, β- und γ-Carotin. Das β-Carotin besteht aus zwei spiegelbildlich aneinandergefügten Vitamin A-Molekülen. Es kann durch Aufnahme von zwei Molekülen Wasser in zwei Vitamin A-Moleküle zerlegt werden. Diese Provitamine gelangen mit der pflanzlichen Nahrung in den Organismus der Warmblüter und werden in der Leber mit Hilfe von Carotinase in Vitamin A umgewandelt und z. T. abgelagert. Aber auch fertiges Vitamin A wird mit dem Genuß von tierischen Ölen und Fetten, von Milch, Eiern und inneren Organen, namentlich der Leber, dem Organismus zugeführt. Für die menschliche Ernährung ist es daher wichtig, daß genügend Carotinoide mit der pflanzlichen Nahrung oder fertiges Vitamin A mit der Nahrung tierischer Herkunft aufgenommen wird. Namentlich müssen Schwangere, Säuglinge und Kleinkinder genügend Vitamin A oder Provitamin A erhalten, eine Erkenntnis, die auch für die Aufzucht von Tieren, namentlich von Geflügel, große Bedeutung gewonnen hat. Dabei ist zu beachten, daß die Raubtiere, z. B. Hunde und Katzen, nicht fähig sind, die Carotinoide in Vitamin A aufzuspalten, weil sie mit ihrer natürlichen Nahrung, namentlich mit roher Leber, genügend gespeichertes fertiges Vitamin A aufnehmen.

Sehr reich an Vitamin A sind die Trane (0,03—12 g/100 g); sie kommen in den Lebern der Wale, Robben und Eisbären sowie in der Fischleber vor, namentlich beim Dorsch, Schwertfisch, Heilbutt, Hering u.a. Auch die Lebern von Seevögeln enthalten reichlich Vitamin A. Nach Genuß von Eisbärleber kommt es infolge Überangebot des in großen Mengen dort gespeicherten Vitamins A sogar zu Vergiftung durch Überdosierung (A-Hypervitaminose). Auch bei anderen Säugern, z. B. bei den Haustieren, ist Vitamin A reichlich in der Leber vorhanden (3—50 mg/100 g). Man kann es hier leicht histologisch im Gefrierschnitt fluorescenzmikroskopisch nachweisen. Es findet sich in groben Schollen vorwiegend in den KUPFFERschen Sternzellen abgelagert. Außerdem kann der Gehalt an Vitamin A in der Leber relativ leicht nach geeigneter Extraktion durch Aufnahme des Ultraviolett-Spektrums nachgewiesen werden. Außer in der Leber findet sich noch reichlich Vitamin A im Sehpurpur der Netzhaut, viel weniger in den Nieren, in den übrigen Organen nur in Spuren. Milch (0,07 mg/100 g), vor allem aber Butter (0,3—1,5 mg/100 g) und Eier (0,2 mg/100 g), enthalten relativ viel Vitamin A, doch ist ihr Vitamin A-Gehalt abhängig von dem Reichtum der Nahrung an Carotinoiden. Im Sommer, bei Grünfütterung, sind die genannten Nahrungsmittel am reichsten an Vitamin A. Butter enthält neben Vitamin A, namentlich in den Sommermonaten, noch Carotin.

Die fetale menschliche Leber ist arm an Vitamin A, dagegen ist die Leber schwangerer Frauen besonders Vitamin A-reich, ebenso die Frauenmilch.

Der Vitamin A-Gehalt der Nahrungsmittel muß aber für eine optimale Ernährung berücksichtigt werden. Dies gilt namentlich bei erhöhtem Bedarf, in der Schwangerschaft, beim Säugling und Kleinkind sowie bei Ernährungsstörungen mit mangelhafter Resorption des Vitamins A.

Die *Speicherung des Vitamins A* geschieht vorwiegend in der Leber, aber auch im Körperfett, besonders dem des Unterhautzellgewebes; sie erfolgt etwa zu 25% der mit der Nahrung aufgenommenen Menge (With[5]). Das abgelagerte Vitamin A ist in den Kupfferschen Sternzellen fluorescenzmikroskopisch z. T. in großen Schollen an Gefrierschnitten festzustellen, während die Speicherung in den Sternzellen bei Vitamin A-frei ernährten Ratten völlig fehlt (Studer[6]). Chemisch ist das Vitamin A in der Leber mit dem „Leberspeicherungstest" nach Extraktion des Lebergewebes und Bestimmung mit der Carr-Price-Reaktion photocolorimetrisch leicht nachweisbar (Guggenheim und Koch[7]). Im Alter nimmt der Vitamin A-Gehalt der Leber zu (Guerrant[8]). Nach Clausen und Mitarbeiter[9] wird z. B. der Vitamin A-Alkohol in der Leber in veresterter Form gespeichert, auch die Vitamin A-Ester werden als solche abgelagert (Gray und Mitarbeiter[10]). Im Blute findet sich nur etwa $^1/_5$ des Vitamin A in Form von Estern, der Rest als Vitamin A-Alkohol (Hoch[11], Popper und Mitarbeiter[12, 13]).

Die Vitamin A-Speicherung ist auch von der Darreichungsform abhängig. So wird Vitamin A nach oraler Verabreichung in wäßriger Emulsion wegen schnellerer Resorption in größerer Menge abgelagert als nach Zufuhr in öliger Lösung (Halpern und Mitarbeiter[14], Popper und Volk[15], Lewis und Bodanski[16]). Neuerdings wurde von Pfaltz gezeigt, daß durch Zugabe von sehr viel Lösungsvermittler die Speicherungsgröße in der Leber wieder absinkt. Auch nach *intramuskulärer Injektion* wird Vitamin A aus wäßrigen Emulsionen in größerer Menge in der Leber gespeichert als aus öligen Lösungen.

Der *Gehalt von Vitamin A* im Blut bewegt sich nur innerhalb gewisser Grenzen (With[18]) und ist ziemlich unabhängig von der Speicherungsgröße 'in der Leber und dem Vitamin A-Angebot der Nahrung (Morton und Mitarbeiter[19]). Normalerweise wird ein Gehalt von etwa 35—40 I.E. pro 100 cm³ Plasma gefunden, der allerdings bei Erschöpfung der Vitamin A -Vorräte abnimmt. Bonfils und Marnay[20] fanden nach oraler Verabreichung von 200000 I.E. Vitamin A einen erhöhten Vitamin A-Gehalt bei Patienten mit herabgesetztem Grundumsatz (Myxödem), bei gesteigertem Grundumsatz (Basedow) einen verminderten Vitamin A-Gehalt des Blutes. Bei erhöhter Schilddrüsentätigkeit ist der Vitamin A-Verbrauch gesteigert. Bei schweren Fällen von Myxödem und Kretinismus ist dagegen nach Wendt — infolge Störung der Umwandlung von Carotin in Vitamin A — auch der Gehalt im Blut herabgesetzt. Pathologische Erniedrigung des Vitamins A im Serum wurde bei schweren *Leberkrankheiten* (Lebercirrhosen, Leberatrophie, schwerem Occlusionsikterus) bei schweren Veränderungen der Darmschleimhaut (Gastroenteritiden, Sprue, Typhus, Darmtuberkulose) sowie bei perniciöser Anämie infolge Resorptionsstörungen gefunden (Stepp und Wendt[21]). Vermehrung des Vitamin A-Gehaltes im Blut kommt bei Nephrosen und bei Diabetes vor (Brandaleone und Ralli[22]), wo Verwertung und Ausscheidung *getrennt* zu sein scheinen (Stepp und Mitarbeiter[23]). Die *Ausscheidung des Vitamin A* geschieht unter normalen Verhältnissen durch die Faeces (Stepp und Mitarbeiter[23], Stepp und Wendt[21], With[18]).

Im *Harn* findet man normalerweise kein Vitamin A (Schneider und Weigand[24]), jedoch wird bei Überbelastung, namentlich bei kachektischen Krankheiten sowie bei schwerem Ikterus (Boller und Mitarbeiter[25]), sowie bei Leberparenchymschädigungen Vitamin A auch mit dem Harn ausgeschieden (Marchionini[26], Tomaszevski[27]). Abbauprodukte der Carotine und von Vitamin A lassen sich im Harn nachweisen (Prelog und Mitarbeiter[28]).

Von Cornbleet[29] wurde der Vitamin A-Gehalt des Blutes bei verschiedenen Hauterkrankungen bestimmt. Die Haut enthält normalerweise wenig Vitamin A. Auch bei verschiedenen Dermatosen (Acne, Psoriasis, Xanthelasma, Seborrhoe,

Keratitis follicularis) war der Vitamin A-Gehalt des Blutes normal, bei Pityriasis rubra pilaris und Lupus erythematodes mit Leberschaden vermindert (Josephs[30]).

Symptomatologie des Vitamin A-Mangels.

Allgemeine Symptomatologie.

Die Wachstumshemmung an jungen Ratten durch Vitamin A-freie Ernährung ist eines der Hauptsymptome des Vitamin A-Mangelzustandes, so daß die Zunahme des Körpergewichts der wachsenden Ratte nach Verfütterung von Vitamin A als Maß für die Auswertung von Vitamin A-Präparaten dient. Nach dieser Methode werden die internationalen Einheiten berechnet. Klinische Befunde beim Menschen über die durch Vitamin A-Mangel verursachte Gewichts-

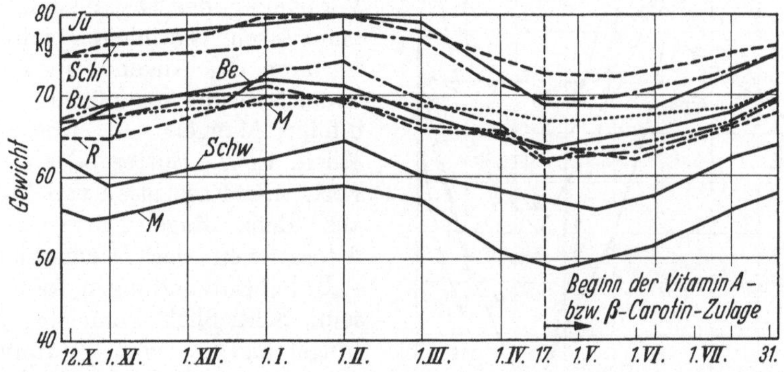

Abb. 1. Gewichtskurven von Vitamin A-frei ernährten Menschen (nach WAGNER).

abnahme liegen naturgemäß nur spärlich vor. Zwar wußte man, namentlich durch die Beobachtungen von PILLAT in China, daß Kinder bei Vitamin A-Mangel im Wachstum zurückbleiben und Erwachsene an Gewicht abnehmen. Erst kürzlich hat aber WAGNER[31] sichere Bestimmungen über die Gewichtsabnahme von Menschen, die längere Zeit Vitamin A-frei ernährt wurden, vorgenommen (Abb. 1 u. 2). Zehn gesunde Männer erhielten mehrere Monate lang eine calorienmäßig und an Eiweiß, Fett und Kohlenhydraten ausreichende Nahrung, die praktisch Vitamin A-frei war, aber alle übrigen Vitamine in den notwendigen Mengen enthielt. Zunächst nahmen alle Versuchspersonen etwas an Gewicht zu, wohl infolge der Umstellung auf eine calorienreichere Kost bei genügenden Vitamin A-Reserven. Nach deren Aufbrauch sank bei neun Versuchspersonen vom 109. Tag an das Gewicht zwischen 2,5 und 8 kg, im Durchschnitt um 4,4 kg. Nur eine Person nahm nicht an Gewicht ab. Nach Zugabe von Vitamin A, bzw. β-Carotin, stieg das Körpergewicht wieder an und erreichte nach etwa drei Monaten wieder die Ausgangswerte. Experimenteller Vitamin A-Mangel bei Erwachsenen hat mithin ebenso einen Gewichtsverlust zur Folge wie Vitamin A-Mangel beim wachsenden jungen Tier. Anscheinend verfügt der normal ernährte Organismus über reichliche Vitamin A-Reserven, so daß vorübergehender Vitamin A-Mangel, selbst nach Monaten, noch nicht zu A-Mangel-Symptomen führen muß. BRENNER und ROBERTS[32] fanden bei drei Frauen, die sieben Monate lang, und bei zwei Männern, die vier Monate lang praktisch Vitamin A-frei ernährt worden waren, weder Störungen der Dunkeladaptation, noch Haut- oder Bindehautveränderungen. Nach anderen Untersuchungen der gleichen Autoren[32] reichten die Vitamin A-Reserven bei englischen Männern etwa 1—2 Jahre aus, denn trotz Vitamin A-freier Kost waren 15 von 20 Personen immer noch nicht Vitamin A-frei. Die Messungen des Vitamin A-Gehaltes im Blut ergaben normale Werte. Bei Fortsetzung des Versuches mit 11 Personen erkrankten drei zwischen dem 17. und 22. Monat an ausgeprägten Vitamin A-Mangelveränderungen, bei den andern sank der Vitamin A-Blutspiegel allmählich. Zugabe von 2500 I.E. Vitamin A oder 5000 I.E. β-Carotin behob bei weiteren sieben Versuchspersonen den erniedrigten Vitamin A-Gehalt des Blutes. Die genannten Mengen wurden von den Autoren als Normalbedarf des Menschen angesehen.

Die Ursachen für Vitamin A-Mangel sind von PILLAT zusammengestellt worden. Nach diesem Autor kann die Verarmung des Organismus an Vitamin A sehr verschieden bedingt sein. Es kann das Angebot an Vitamin A in der Nahrung ungenügend sein, z. B. infolge Mangels an Frischgemüse, Milch, Eiern, Butter oder tierischem Fett. Die Resorption von Vitamin A aus dem Magen-Darm-Kanal bei Alterationen der Darmschleimhaut, z. B. bei Entzündungen, kann gestört sein. Schließlich kann die Speicherungsfähigkeit von Vitamin A in den Geweben, besonders in der Leber, infolge chronischer Schädigungen dieser Organe, durch Vergiftungen, z. B. bei Lebercirrhosen, ungenügend sein, und endlich kann der Vitaminverbrauch bei fieberhaften Erkrankungen, im Wachstum und in der Schwangerschaft erhöht sein.

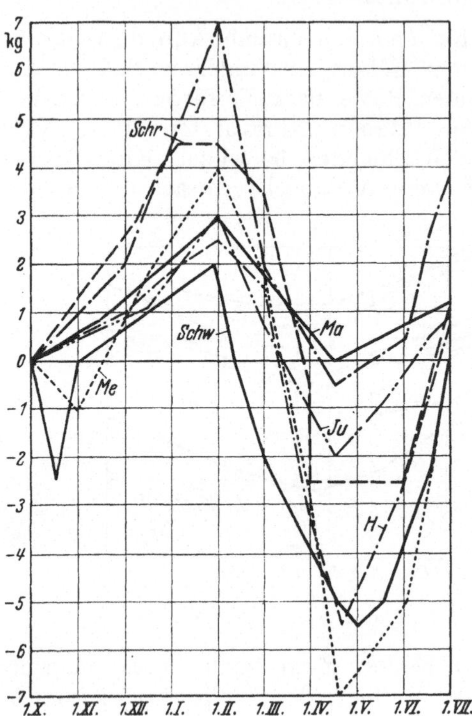

Abb. 2. Gewichtsveränderungen bei Vitamin A-freier Ernährung (nach WAGNER).

Wie schon hervorgehoben wurde, ist die Speicherung von Vitamin A beim normal ernährten Organismus nach allen bisher gesammelten Erfahrungen auch beim Menschen groß. Erst lang anhaltende Unterernährung mit Mangel an β-Carotin und Vitamin A läßt die Mangelsymptome manifest werden, wobei zweifellos die endogenen Momente eine bedeutende Rolle spielen. Namentlich Leberveränderungen mit den sie fast stets begleitenden Dünndarmerkrankungen sowie die infektiösen Darmkrankheiten der Kinder führen zu Vitamin A-Verarmung. Das männliche Geschlecht scheint gegen den spezifischen A-Mangel empfindlicher zu sein als das weibliche, hingegen erkranken Frauen besonders leicht während der Schwangerschaft, da der Vitamin A-Bedarf in dieser Zeit gesteigert ist.

Die experimentelle Forschung der letzten Jahrzehnte hat ergeben, daß Vitamin A-Mangel in erster Linie die ektodermalen Gewebe verändert, woraus sich die Vielfalt des klinischen Symptomenbildes an den verschiedenen Organen ableitet. Außer den Augen mit ihren Anhangsorganen (Lidbindehaut, Tränen- und Talgdrüsen) erleidet die Haut erhebliche Störungen bei Vitamin A-Mangel. Haare, Nägel, Talg- und Schweißdrüsen, die Schleimhäute der Atem- und Verdauungswege und der Urogenitalorgane werden in ihrer Struktur und ihren

Funktionen verändert, so daß man von einer Systemerkrankung aller ektodermalen Gewebe sprechen kann.

Die vom Ektoderm herstammenden Organe sind anscheinend außerordentlich Vitamin A-bedürftig. Vitamin A findet sich aber in fast allen Körperorganen. Es läßt sich auch im Blute, im Serum, aber nicht in den roten Blutkörperchen, nachweisen (DOST[36]). Ein starker Vitamin A-Verlust tritt in der Stillzeit ein, da die Muttermilch reich an Vitamin A ist, so daß der Vitamin A-Bedarf in der Schwangerschaft und Stillzeit, wie schon oben ausgeführt wurde, erheblich gesteigert ist. Die klinischen Symptome des Vitamin A-Mangels erstrecken sich in erster Linie auf die Augensymptome; sie dienen als feinste Gradmesser für Vitamin A-Mangelzustände, namentlich bei unzweckmäßiger Ernährung der Kinder.

Die *Häufigkeit von A-Avitaminosen* ist — soweit es sich um ausgeprägte Symptome handelt — in Ländern mit guten Ernährungsverhältnissen gering einzuschätzen. Anders steht dies in Zeiten mit Nahrungsmangel, wie wir sie in

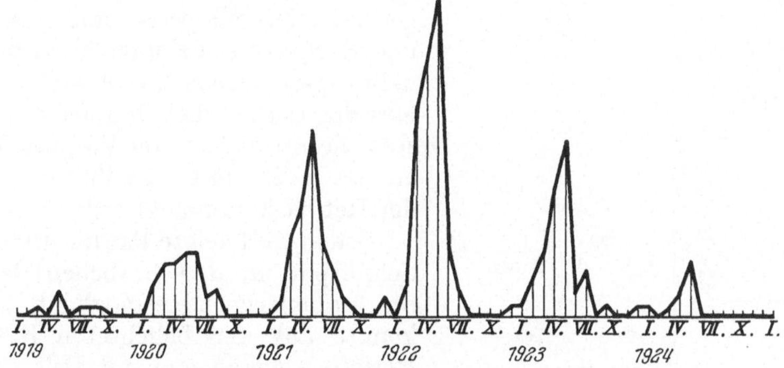

Abb. 3. Jahreszeitliche Verteilung der Nachtblindheit (nach BIRNBACHER).

Europa in unserem Jahrhundert zweimal erlebt haben, und wie sie namentlich in Indien und China immer wieder vorkommen. Hier hat man geradezu Epidemien von Xerophthalmie und Keratomalacie gesehen (PILLAT[33]).

Vitamin A-Hypovitaminosen sind hingegen auch in zivilisierten Ländern viel häufiger, da Ernährungsstörungen mit zu den häufigsten Krankheitszuständen gehören. BIRNBACHER[45] hat in großen Reihenuntersuchungen die Mangelhemeralopie als Gradmesser für die A-Hypovitaminose hingestellt. Seine bekannte, auch hier wiedergegebene Abb. gibt Aufschluß über das zeitliche Auftreten der A-Hypovitaminose. Im Frühling ist die Dunkeladaptationsstörung am ausgeprägtesten. Nach PIES und WENDT[34] ist aber die große Variationsbreite der Dunkeladaptation zu berücksichtigen. JEANS und ZENTMIRE[35] fanden auch bei 45 von 213 untersuchten Personen mit normaler Ernährung Dunkeladaptationsstörungen, ohne daß Vitamin A-Mangel nachweisbar war. Es ist also notwendig, die Streuung der Adaptationswerte genügend zu berücksichtigen. Am besten ist es, bei Störungen der Dunkeladaptation den Vitamin A-Gehalt im Blut zu untersuchen, um einen sicheren Anhalt für das Vorliegen von A-Hypovitaminose zu bekommen.

Spezielle Symptomatologie.

Störungen der Dunkeladaptation bei Vitamin A-Mangel.

Von allen Vitamin A-Mangelerscheinungen macht sich als erstes Symptom eine Störung in der Dunkeladaptation (Hemeralopie) geltend. Die Personen mit A-Mangel sehen in der Dämmerung schlechter als normale, so daß die Orientierung erschwert ist. Willkürlicher Vitamin A-Entzug in der Nahrung beim Menschen ergab, daß schon nach sechs Tagen Dunkeladaptationsstörungen festzustellen waren (Jeghers[37], Wald und Mitarbeiter[38]). Ähnliche Beobachtungen machten Hecht und Mitarbeiter[39]. v. Drigalsky[40] konnte in einem 72 Tage dauernden Selbstversuch bereits am dritten Tage ein Absinken der Dunkeladaptation feststellen. Sie erreichte am 22. Tag ihren tiefsten Wert. Vom 58. Tag an stellten sich Allgemeinstörungen ein, wie Abgeschlagenheit, Schwitzen, Muskelkater sowie katarrhalische Entzündungen an den Schleimhäuten der Atemwege. Ähnliche Störungen wurden von Wagner[41] festgestellt, darunter auch eine Schwächung des Farbempfindens am 95. Tag und ein Gewichtsabfall am 109. Tag unter Vitamin A-freier Nahrung. Später machten sich Veränderungen im Blutbild bemerkbar, wie leichte hypochrome Anämie, geringe Thrombopenie mit Leukocytose und Rechtsverschiebung. Nach diesen Ernährungsversuchen am Menschen gibt die Messung der Dunkeladaptation am frühesten die Anzeichen von Vitamin A-Mangel an, was mit dem hohen Vitamin A-Bedarf der Retina zusammenhängt.

Schon 1881 zeigte Parinaud[42], daß der Sehpurpur in den Stäbchen das Sehen im Dämmerlicht ermöglicht. Wald[43] konnte aus der belichteten Retina das Retinin isolieren und mit Hilfe der Carr-Price-Reaktion das Vitamin A identifizieren, was von Morton und Goodwin[44] bestätigt wurde. Diese Autoren fanden, daß das Retinin mit dem Vitamin A-Aldehyd identisch ist. Damit war bewiesen, daß der Vitamin A-Aldehyd im Sehpurpur enthalten ist.

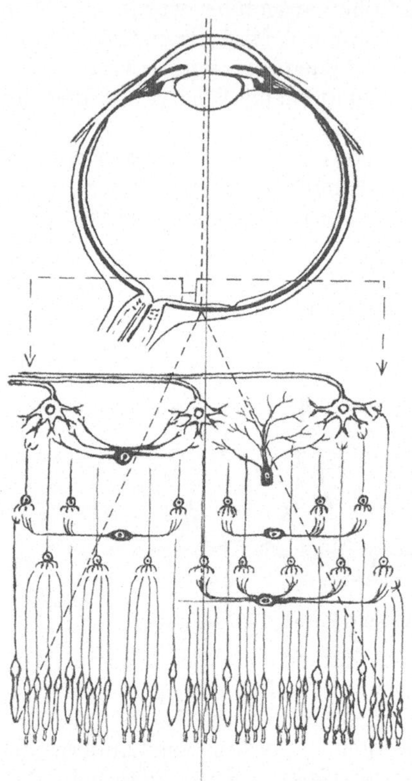

Abb. 4. Lichtwirkung auf die Stäbchen und Zapfenschicht in der Retina (nach Kahn).

Die Störung der Dunkeladaptation beruht in Veränderungen der Zapfenschicht durch Vitamin A-Mangel. Die Kranken sehen bei Tageslicht völlig normal, während sie in der Dämmerung oder bei künstlicher Beleuchtung fast blind sind. Bei Sehprüfungen in teilweise verdunkelten Räumen sieht der Normalsichtige noch gut Buchstaben oder Zahlen mittlerer Druckgröße, der Hemeralope sieht kaum noch den größten Druck. Der Hellapparat reagiert also normal, dagegen ist der Dunkelapparat des Auges gestört. Nach der Duplizitätstheorie (M. Schultze, Parinaud, v. Kries) geschieht das Hell- und Dunkelsehen durch zwei Sinnesapparate: durch die Zapfen erfolgt bei großen Lichtstärken die Farbwahrnehmung, durch die Stäbchen bei schwacher Beleuchtung das Schwarz-Weiß-Sehen ohne Empfindung für Farben. Durch Mischung von Licht verschiedener, nicht zu weit auseinanderliegender Wellenlängen entsteht die Farbempfindung. Mit zunehmendem Abstand der Lichter im Spektrum werden immer ungesättigtere Mischfarben wahrgenommen. Im Zentrum des Gesichtsfeldes liegt die stärkste Farbempfindlichkeit, sie nimmt nach der Peripherie ab. Zuerst hört die Grün-, dann die Rot- und schließlich die Blauwahrnehmung auf. Ist das Auge nur hoher

Lichtintensität ausgesetzt, so sinkt bei Verdunkelung fortschreitend der Schwellenwert, bei dem eben noch Licht wahrgenommen wird, bis auf etwa den 30. Teil des Anfangswertes. Der Schwellenwert nimmt bei Verdunkelung nochmals erheblich ab, um nach etwa 2 Stunden den tiefsten Wert zu erreichen. Diese weitere Abnahme des Schwellenwertes, die einer Zunahme der Empfindlichkeit entspricht, wird durch den in den Stäbchen enthaltenen *Sehpurpur* verursacht (Abb. 4).

Der Sehpurpur läßt sich mit gallensauren Salzen oder mit Digitonin aus den Netzhäuten extrahieren, er ist ein Chromoproteid. Der Farbstoffanteil ist ein Carotinoid (Retinin) mit einem Absorptionsmaximum von 502 mμ, was auch der größten Helligkeitsempfindung beim Sehen in der Dämmerung entspricht. Durch Belichtung wird der Sehpurpur abgebaut über orange- und gelbfarbige Zwischenprodukte bis zum farblosen „Sehweiß". Die Regeneration des Sehpurpurs geschieht im Dunkeln, wozu das Vitamin A benötigt wird. Für den Aufbau des Sehpurpurs im sog. „Sehpurpurcyclus" hat das Vitamin A daher große Bedeutung. Fehlt dieses Vitamin, so kann er nicht mehr in genügender Menge regeneriert werden, den Zapfen fehlt der Sehpurpur und das durch diesen erst ermöglichte Sehen im Dämmerlicht fällt aus. Die Ursache der Hemeralopie ist demnach eine verzögerte oder ausbleibende Regeneration des Sehpurpurs. Neueste Erkenntnisse über den Sehvorgang berichten HUBBARD und WALD[44a]. Danach wird eine Stereoform des Vitamin A bzw. des Vitamin A-Aldehyds im Auge gebildet.

Einengung des Farbensinnes. Außer der Dunkeladaptationsstörung findet sich im Vitamin A-Mangelzustand auch eine Einschränkung der Farbempfindung, namentlich für blau und gelb. In leichteren Fällen von Hemeralopie sind die Außengrenzen des Gesichtsfeldes für blau und rot konzentrisch eingeengt, in schwereren Zuständen kann es zu einer Inversion der Farbgrenzen kommen durch Einengung des Blaufeldes und Überschneidung der Gesichtsfeldgrenzen für die verschiedenen Farben.

Untersuchung auf Hemeralopie. Die Bestimmung der Adaptationsfähigkeit des Auges geschieht mit einem Adaptometer. Bewährt haben sich die Apparate von ENGELKING-HARTUNG, COMBERG, JOERMANN und NAGEL und das Fünfpunktadaptometer von BIRCH-HIRSCHFELD. Um Vergleichswerte zu erhalten, wird zunächst die Helladaptation gemessen. Der Patient blickt 10 min lang in eine erleuchtete weiße Halbkugel von bestimmter Helligkeit (z. B. 3000 Lux). Für die Messung der Dunkeladaptation wird danach das nach einer bestimmten Adaptationszeit eben noch wahrgenommene Lichtminimum gemessen. Dies wird in verschiedenen Zeitabständen (5, 10, 20, 30, 40 min usw.) wiederholt, der Verlauf der Adaptationszeit in Kurven aufgetragen und mit Befunden an Gesunden verglichen.

Vorkommen von Adaptationsstörungen. Die Auswirkungen auf die Dunkeladaptation bei Vitamin A-armer Nahrung wurden auch während des 1. und 2. Weltkrieges in mehreren Ländern beobachtet; so zeigten sich z. B. in England in den Jahren 1919—1924 und in Wien nach dem Ersten Weltkrieg während der dortigen schlechten Ernährungslage an zahlreichen Personen Dunkeladaptationsstörungen, die besonders ausgeprägt bei Schwangeren waren und im Ausgang des Frühjahres am häufigsten festgestellt wurden, dann aber vorwiegend bei Männern (BIRNBACHER[45]). Auch aus dem Zweiten Weltkrieg liegen Beobachtungen über Störungen der Dunkeladaptation vor, aus England (BRENNER und ROBERTS[46]), aus Frankreich, Italien und Finnland. In Frankreich führte die Verdunkelung zu der Feststellung, daß die Hemeralopie viel häufiger vorkommt, als bisher angenommen wurde (DREYFUS[47]). Namentlich hatte die Hemeralopie bei den Schulkindern — wohl auch durch die Auswirkungen ungenügender Ernährung — während des Krieges zugenommen (HÉDON und Mitarbeiter[48]). Ähnliche Beobachtungen wurden an Kindern in Turin gemacht (MATHIS[49]). Nach den Erhebungen von SIMOLA und SAKSELA[50] litten von 1377 untersuchten Finnen

16,2% an Dunkeladaptationsstörungen. Aus diesen Untersuchungen an Normalen geht hervor, daß geringgradige Hemeralopie namentlich in Zeiten mangelhafter Ernährung wegen ungenügender Zufuhr von Vitamin A doch häufiger vorkommt, als man früher annahm.

Weitere systematische Untersuchungen ergaben, daß die Kinder der Großstädte bei unzweckmäßiger Ernährung häufig Dunkeladaptationsstörungen haben. Nach einer amerikanischen Statistik hatten 29—53% der untersuchten Großstadtkinder mehr oder weniger ausgeprägte Hemeralopie (JEANS und ZENTMIRE[35], RAPAPORT und GREENBERG[51]). Nach einer englischen Studie litten 22 bis 36% der Schulkinder in London und Cambridge (MAITRA und HARRIS[52]) an Dunkeladaptationsstörungen.

Nach den statistischen Erhebungen von BIRNBACHER[45] sind Dunkeladaptationsstörungen bei Männern häufiger als bei Frauen, besonders in jugendlichem Alter (10—30 Jahre) (s. Abb. 5).

Englische Studenten zeigten bis zu 20% Dunkeladaptationsstörungen durch Vitamin A-Mangel (DORAISWAMI und YUDKIN[53]). Augenärztliche Untersuchungen an Automobilisten, die von JEGHERS[54] durchgeführt wurden, ergaben, daß vorwiegend bei Männern das Dunkelsehen durch Vitamin A-Mangel beeinträchtigt sein kann, ein Befund, der für die Verkehrstauglichkeit bedeutsam ist. Ähnliche Störungen wurden bei englischen Grubenarbeitern festgestellt (CAMPBELL[55]).

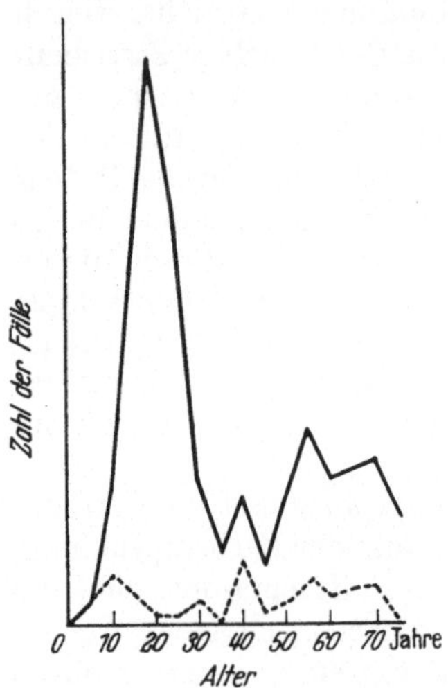

Abb. 5. Hemeralopiefrequenz der Lebensalter und Geschlechter. Abszisse = Lebensalter, Ordinate = Zahl der Fälle.

——— = Männer
- - - - - = Frauen

Nach Untersuchungen über die Korrelation zwischen aufgenommenem Vitamin A bzw. β-Carotin und der Dunkeladaptation von NYLUND und WITH[56] kommen trotz ausreichender Zufuhr von Carotin noch Störungen der Dunkeladaptation vor, weil die Ausnützung des Carotins, namentlich aus Mohrrüben, oft mangelhaft ist. Ein großer Teil des Carotins wird nämlich unverändert mit den Faeces ausgeschieden, was auch von anderen Autoren (VAN EEKELEN und PANNEVIS[57], WITH[58]) gezeigt werden konnte.

Setzt man aber das Vorkommen von Dunkeladaptationsstörungen mit zugeführten Vitamin A-Mengen in Beziehung, so ist die Korrelation viel genauer, weil fertig gebildetes Vitamin A besser verwertet wird als das in den Rüben enthaltene Carotin. Auch WAGNER[41] konnte feststellen, daß der Unterschied zwischen der Wirkung von Vitamin A und der von Carotin von der größeren Ausscheidung des Carotins mit den Faeces verursacht wird.

Die Prüfung der Dunkeladaptationsfähigkeit ist die Methode, mit der am besten auf Vitamin A-Mangel geschlossen werden kann, vorausgesetzt, daß die keineswegs ganz einfache Technik und die Auswertung richtig und kritisch gehandhabt werden.

Dunkeladaptationsstörungen während Schwangerschaft und Stillzeit. Der Vitamin A-Bedarf während der Schwangerschaft ist besonders groß. Gewöhnlich wird der Vitamin A-Verbrauch deshalb für ausnehmend hoch angenommen, weil die Frucht schnell wächst.

Aus der experimentellen Medizin ist bekannt, daß die Fruchtbarkeit der Ratten deutlich vermindert ist, wenn die Muttertiere nicht genügend Vitamin A erhalten (EVANS und BISHOP[59]). Auch in eigenen ausgedehnten Untersuchungen konnten wir gemeinsam mit PFALTZ immer wieder bestätigen, daß die Fruchtbarkeit der Ratten unter Vitamin A-Mangeldiät erheblich leidet. Bei völligem Entzug von Vitamin A nehmen die Ratten entweder gar nicht auf oder verwerfen schon im Beginn der Trächtigkeit. Daß gelegentlich selbst bei ungenügender Vitamin A-Zufuhr Trächtigkeit oder das Werfen von Jungen vorkommt, wie das z. B. VON MASON [60] und NEWTON [61] beobachtet wurde, konnten auch wir feststellen, hängt aber mit dem großen Speicherungsvermögen von Vitamin A der Muttertiere zusammen. Allerdings sind die dann geworfenen Jungen abnorm klein und oft nicht lebensfähig, auch weisen sie gelegentlich Mißbildungen auf (WARKANY und ROTH [62]), namentlich an den Augen, wie Fibrose des Glaskörpers, Colobom, rudimentäre Entwicklung von Iris und Augenkammern, Defekte der Cornea, mangelhaften Lidverschluß usw. Ähnliches wurde an Kühen und Schafen beobachtet (GUILBERT und Mitarbeiter [63]). Namentlich am Ende der Trächtigkeitsperiode scheint der Vitamin A-Bedarf bei Tieren besonders groß zu sein, da manche Tiere anfänglich mit sehr geringen Mengen von Vitamin A auskommen, dann aber am Ende der Trächtigkeit verwerfen oder nicht lebensfähige Junge zur Welt bringen, wenn sie nicht noch in der letzten Trächtigkeitsperiode genügend Vitamin A zu sich nehmen.

Mangelhemeralopie wird nach KLAFTEN [64] bei schwangeren Frauen besonderes dann häufig beobachtet, wenn das Ende der Schwangerschaft in das Frühjahr fällt, wo relativ wenig Vitamin A bzw. Carotin mit der Nahrung zugeführt wird. Nach VOGT [65] ist auch beim Menschen der Vitamin A-Bedarf im Schwangerschaftsende am größten und der Vitamin A-Gehalt des Blutes dann oft herabgesetzt (GAETHGENS [66]). Eine erhebliche Störung der Dunkeladaptation bei fast 50% Schwangeren wurde in Dänemark von EDMUND und CLEMMESEN [67] beobachtet. Auch v. DRIGALSKY und Mitarbeiter [68] berichten über Vitamin A-Mangel mit Dunkeladaptationsstörungen bei Schwangeren und Stillenden, ebenso TATAR [69] in einer neueren Studie an 118 Schwangeren und 68 Wöchnerinnen. Die Ursache für den erhöhten Vitamin A-Bedarf während der Schwangerschaft liegt in dem Mehrbedarf für das Wachstum des Fetus. Nach WITH [58] ist der Vitamin A-Verbrauch des Hühnerembryos größer als der des ausgebrüteten Kückens, eine Beobachtung, die deshalb besonders aufschlußreich ist, weil jede Zuführung von Vitamin A durch den mütterlichen Organismus im Gegensatz zum Säugetier ausgeschaltet ist. Allerdings zeigen an Neugeborenen vorgenommene Vitamin A-Bestimmungen nur sehr kleine Reserven, selbst dann, wenn die Mutter große Mengen von Vitamin A erhalten hat (DANN [70], DEBRÉ und BUSSON [71], WOLFF [72], TOVERUD und ENDER [73], VAN EEKELEN und WOLFF [74], ELLISON und MOORE [75]). Der vermehrte Vitamin A-Bedarf der stillenden Mütter hängt naturgemäß mit dem Vitaminverbrauch durch die abgegebene Milch zusammen. Dabei wurde schon von vielen Autoren darauf hingewiesen, daß die Muttermilch selbst dann noch ausreichend Vitamin A enthält, wenn die Nahrung arm an Vitamin A ist und sogar Störungen der Dunkeladaptation vorhanden sind (FRAPS und Mitarbeiter [76], NYLUND und WITH [56]). Auch bestehen zwischen der mit der Milch ausgeschiedenen Vitamin A-Menge und dem Vitamin A-Gehalt des Blutes keine unmittelbaren Beziehungen. Die Deckung des Mehrbedarfs in der abgegebenen Milch erfolgt so lange wie möglich aus dem Vitamin A-Depot der Leber. Maximale Ausscheidungen von Vitamin A in der Milch lassen sich nur mit hohen Dosen von Vitamin A (über 6000 I.E. täglich) erreichen. Auf jeden Fall ist mit einem gesteigerten Vitamin A-Bedarf während der Stillzeit zu rechnen, so daß lieber für reichliche Zufuhr von Vitamin A gesorgt wird.

Diese Überlegungen sprechen auch dafür, daß namentlich die Fütterung der Kühe so eingerichtet wird, daß die Kuhmilch den optimalen Gehalt an Vitamin A besitzt. Deshalb ist man schon dazu übergegangen, dem Kuhfutter künstlich Vitamin A beizumengen.

Während der ersten drei Monate beträgt der Bedarf des Neugeborenen an Vitamin A etwa 100—150 I.E. täglich. Unter 30—50 I.E. täglich können Mangelerscheinungen auftreten (Nylund und With [56]). Etwa ein Liter Milch täglich deckt den Bedarf optimal, wenn die Milch etwa 15 I.E. pro Kubikzentimeter enthält. Werden Neugeborenen größere Mengen von Vitamin A zugeführt, so steigen auch die Reserven an, auch haben Frühgeburten etwa die gleichen Mengen von Vitamin A gespeichert wie rechtzeitig geborene Kinder. Der Vitamin A-Umsatz des Fetus scheint sich daher am Ende der Schwangerschaft nicht wesentlich von dem des Neugeborenen zu unterscheiden, wenigstens beim Menschen. Diese Untersuchungen sind aber mit einem gewissen Vorbehalt aufzunehmen, da methodische Unzulänglichkeiten naturgemäß hier eine große Rolle spielen. Wahrscheinlich ist, daß der Vitamin A-Bedarf des Embryos namentlich kurz vor der Geburt größer ist als der des Neugeborenen, woraus sich wohl das Mehrbedürfnis an Vitamin A während der Schwangerschaft erklärt. Die Placenta scheint ebenfalls als Speicherorgan zu dienen (Gaethgens [66]), während Wendt [77] die Placenta eher als ein Sperrorgan ansieht.

Auch bei *Wöchnerinnen und während der Stillzeit* besteht ein großer Bedarf an Vitamin A. Auch hier sind die Bestimmungen der Dunkeladaptation wegleitend. Nylund und With [78,56] haben das Dunkelsehen stillender Frauen untersucht und gleichzeitig den Vitamin A-Gehalt der Nahrung annähernd bestimmt. Erhielten stillende Frauen über 1800 I.E. Vitamin A, dazu aber noch Carotin in Form von Mohrrüben (etwa 1050—33000 I.E.), so konnte Hemeralopie nicht nachgewiesen werden, wobei festzustellen ist, daß die Ausnützung des Mohrrübencarotins unsicher ist; sie beträgt schätzungsweise nur 5%! 50 I.E. Vitamin A/kg sind nach Nylund [78] imstande, Hemeralopie zu verhüten, wobei auf die großen individuellen Schwankungen für den Vitamin A-Bedarf hingewiesen werden muß. Die genannten Dosen sind als Minimalwerte zu betrachten. Will man sicher gehen, so ist erheblich höher zu dosieren. So kommen z. B. Friderichsen und With [79] zu viel höheren Werten. Eine Zufuhr von etwa 4000—10000 I.E. Vitamin A bewirkte erst optimale Vitamin A-Ausscheidung in der Milch.

Minimalbedarf von Vitamin A auf Grund von Dunkeladaptationsmessungen. Als Minimalbedarf wird die kleinste Menge Vitamin A-wirksamer Substanzen bezeichnet, die dem durch Vitamin A-Mangelkost seiner Vitamin A-Reserven beraubten Organismus zugeführt werden muß, um Mangelsymptome beim Erwachsenen oder Wachstumsstillstand beim wachsenden Organismus zu verhüten. Der optimale Bedarf ist weniger scharf zu bestimmen, er läßt sich definieren als diejenige Menge zugeführten Vitamins A, die alle von Vitamin A gelenkten Funktionen optimal verlaufen läßt. Für beide Größen ist die Bestimmung der Dunkeladaptation des Auges die einzige sichere Methode, um Störungen durch verminderte Aufnahme kleiner Mengen von Vitamin A am Lebenden zu erfassen. Wichtig ist, die mit der Nahrung aufgenommene Menge von Vitamin A oder Vitamin A-wirksamen Stoffen (α-, β-, γ-Carotine, Kryptoxanthin, Echinenon, Myxoxanthin) von dem wirklich resorbierten Teil des zugeführten Vitamins A zu unterscheiden, da namentlich die in der Nahrung enthaltenen Carotine nur zum kleinsten Teil in wirksames Vitamin A übergeführt werden. Deshalb sind für alle Berechnungen des Vitamin A-Bedarfes nur Präparate von reinem, natürlichem oder synthetischem Vitamin A zu verwenden. Da die natürlichen Präparate oft nicht in dem Reinheitsgrad vorliegen wie die synthetischen von gleicher Wirkung, sind letztere zu bevorzugen.

Bisher wurde die A-Avitaminose als Folge ungenügender Zufuhr in der Nahrung oder bei physiologischen Zuständen, der Schwangerschaft und der Stillzeit, die einen Mehrbedarf verursachen, besprochen, soweit sie Störungen der Dunkeladaptation als Ausdruck eines allgemeinen relativ leicht zu bestimmenden Vitamin A-Mangels betreffen. Auch an den einzelnen Organen kommt es bei Vitamin A-Mangel zu Ausfallserscheinungen.

Mangelsymptome am Auge.

Die *Conjunctiva* erleidet bei Vitamin A-Mangel des Organismus erhebliche Veränderungen; diese bestehen in einer Verhornung der Epithelien. Die *benigne Xerose* wird durch zeitweiligen Vitamin A-Mangel der Nahrung in den Frühjahrsmonaten verursacht. Neben der Cornea entwickeln sich trockene Bezirke in Dreieckform mit festhaftendem schaumigem Sekret im Bereich der Lidspalten, die sog. BITOTschen *Flecke.*

Als *maligne Xerose* bezeichnet man die narbige Umwandlung der Bindehaut bei schwerem und dauerndem Vitamin A-Mangel; sie kommt außerdem nach Trachom, Diphtherie, Pemphigus, Verätzungen u. a. vor.

Bei der Xerose durch Vitamin A-Mangel besteht keinerlei entzündliche Rötung des Bulbus. Dieser ist vielmehr oft blasser als normal, da die klare Bindehaut durch die Verhornung des Epithels undurchsichtig wird. In schweren Fällen können die BITOTschen *Flecken* ineinander verlaufen und die Bindehaut lederartig umwandeln. Durch Austrocknung kommt es dann zu einer Fältelung der Conjunctiva.

Die *Xerosis epithelialis* erstreckt sich gewöhnlich nur auf die Conjunctiva bulbi, in schweren Fällen aber auch auf die Lidbindehaut. Auch das Epithel der Cornea kann betroffen sein.

Die *Cornea* wird ebenfalls bei ausgesprochenem Vitamin A-Mangel in Mitleidenschaft gezogen. Nach PILLAT[33] entwickelt sich die *Xerosis epithelialis corneae* vorwiegend bei länger dauerndem Vitamin A-Mangel, während die Xerosis corneae bei Kleinkindern in den meisten Fällen unmittelbar zu einer Zerstörung der Cornea, zu Keratomalacie, führt. Die Xerosis corneae beginnt meist an der Peripherie der Hornhaut, oft als unmittelbare Fortsetzung der benachbarten BITOTschen Flecke der Conjunctiva. Bevorzugt wird die untere Hornhauthälfte, von wo aus sich die Veränderungen auf die ganze Cornea fortentwickeln können.

Die *Xerosis corneae* kann auch isoliert vorkommen, ohne daß vorgängig oder gleichzeitig eine Xerosis conjunctivae besteht, was aber seltener ist.

Die Sensibilität der Hornhaut und der Bindehaut ist bei Xerosis conjunctivae und Xerosis corneae herabgesetzt. Histologisch ist die Epithelschicht verhornt und mit Keratohyalinkörnchen durchsetzt. Die schaumigen Auflagerungen bestehen aus abgehobenen Zellen der Hornschicht, die feinste Luftbläschen enthalten. Auch Fettablagerung ist zwischen den Zellen der Hornschicht nachweisbar.

Die schwerste Veränderung der Hornhaut durch Vitamin A-Mangel ist die *Keratomalacie.* Die Erkrankung befällt hauptsächlich Kinder in den ersten Lebensmonaten, wenn sie fast überhaupt kein Vitamin A mit der Nahrung erhalten und auch ihre Vitamin A-Reserven erschöpft sind.

Zunächst entwickelt sich die sog. „Praexerose" der Bindehaut, an die sich die schon erwähnte lederartige Umwandlung der Bulbusbindehaut anschließt. Oft schon nach wenigen Stunden kommt es zur Zerstörung der Hornhaut. Nicht selten gehen die Kinder bald danach zugrunde. Die Augenmangelsymptome verlaufen beim Kleinkind viel schneller als bei älteren Kindern oder beim Erwachsenen.

Bei letzterem entwickelt sich die Keratomalacie viel langsamer. Wohl ausnahmslos besteht vorher schon monatelang Hemeralopie und meist auch Xerosis conjunctivae mit charakteristischen Bitotschen Flecken. Gelegentlich läßt sich Pigmentierung der Bindehaut feststellen. Die Keratomalacie der Erwachsenen beginnt mit einer Xerosis der Hornhaut. Die obersten Schichten heben sich ab, jedoch kommt es nicht zur charakteristischen Verhornung. Der Hornhautzerfall setzt langsam ein, indem die Hornhaut infiltriert wird und sich trübt. Im Anschluß daran kann es dann auch beim Erwachsenen zu einer völligen Zerstörung der Cornea kommen. In der Regel beginnt die Keratomalacie in der Mitte der Hornhaut mit Geschwürsbildung, die gegen die Peripherie fortschreitet. Oft schließt sich ein Hypopyon der Vorderkammern an. Der Geschwürsprozeß greift bis in die angrenzende Sklera über. Von diagnostischer Bedeutung ist das völlige Fehlen einer entzündlichen Reaktion. Die Keratomalacie kann unmittelbar nach der Geburt oder in den meisten Fällen in den ersten Tagen oder Wochen nach der Geburt sich entwickeln. Die kindliche Keratomalacie ist durch ihren schnellen Verlauf bis zum Durchbruch des Geschwürs charakterisiert, während beim Erwachsenen die Entwicklung im allgemeinen langsamer vor sich geht. In allen Fällen ist eine hochgradige Herabsetzung der Hornhautsensibilität nachweisbar. Der Ausgang der Krankheit ist oft einseitige oder doppelseitige Blindheit. Die Keratomalacie ist die Hauptursache der Erblindung von Kindern in Niederländisch-Indien und China. Im Endstadium entwickelt sich ein Leucoma adhaerens. Oft kommt es zu völliger Atrophie der Bulbi mit tief eingesunkenen Augenhöhlen. Der histologische Befund zeigt eine fortschreitende Nekrose der Hornhaut.

Verwandt mit der kindlichen Keratomalacie sind die *marantischen Hornhautgeschwüre*, welche bei Kachexie und bei Ernährungsstörungen durch symptomatischen Vitamin A-Mangel vorkommen. Sie entwickeln sich hauptsächlich bei schweren Leberkrankheiten, so bei den verschiedenen Formen der Lebercirrhosen im Endzustand, sowie bei Lebercarcinomen. Schließlich führen sie häufig zu einer Zerstörung der Hornhaut. Histologisch bietet sich das Bild der Nekrose dar, die durch Leukocyten und gewucherte Bindegewebszellen gegen das gesunde Gewebe abgegrenzt ist. Bemerkenswert ist eine fettige Infiltration in den Zellen des Hornhautepithels und zwischen den Hornhautlamellen in keratomalacisch veränderter Hornhaut.

Bakteriologisch lassen sich Xerosebacillen, Pneumokokken und Staphylokokken nachweisen. Meist sind es Saprophyten des menschlichen Auges, die pathologisch vermehrt sind, aber keine wesentliche Entzündung bedingen.

Die *Ursache der Keratomalacie* liegt im Vitamin A-Mangel des Organismus. Dieser kann durch zu geringes Angebot von Vitamin A in der Nahrung, durch verminderte Vitamin A-Resorption im Darm und schließlich durch erhöhten Bedarf an Vitamin A im Wachstum und bei fieberhaften Erkrankungen bedingt sein. Keratomalacie durch verminderten Vitamin A-Gehalt in der Nahrung ist in Europa selten, hingegen im Fernen Osten häufiger. Die Bewohner Chinas nehmen Milch, Butter und Eier nur in geringer Menge zu sich, wenigstens gilt dies für die armen Bevölkerungsschichten. Das Fett wird zudem durch langes Kochen, oft in der Sonne, noch seines letzten Vitamin A-Gehaltes beraubt, so daß Keratomalacie bei Kleinkindern infolge Vitamin A-Mangels in der Ernährung relativ oft vorkommt. Symptomatischer Vitamin A-Mangel und die dadurch bedingte Keratomalacie tritt auch in zivilisierten Ländern als sekundäres Krankheitssymptom bei zahlreichen Ernährungsstörungen auf, wenn auch dieses Symptom relativ selten zur vollen Entwicklung kommt. So wurden im Verlauf schwerer Epidemien bei Dysenterie, Cholera, Typhus, Vitamin A-Mangelerscheinungen mit Keratomalacie beobachtet. Ebenso bei den Sommerdurchfällen kleiner Kinder. Auch bei chronischer Colitis sowie bei chronischen Cirrhosen kann es zu symptomatischer Keratomalacie kommen. Hierher gehören die schon erwähnten marantischen Hornhautgeschwüre.

Keratomalacie bei akuten und chronischen Infektionskrankheiten soll z. T. durch einen vermehrten Verbrauch an Vitamin A hervorgerufen werden können, namentlich bei schwerer Darmtuberkulose sowie bei Masern (HIRO und YAMADA [80]). Auch in der Schwangerschaft kommt sie bei schon bestehendem Mangel an Vitamin A-Reserven gelegentlich vor (FUCHS [81]). Daß auch einseitige, Vitamin A-freie Ernährung zu Keratomalacie führen kann, zeigen die in Dänemark während des 1. Weltkrieges bekannt gewordenen Fälle, als die Vitamin A-haltigen Fette und die Butter durch minderwertige Vitamin A-freie Margarine ersetzt worden waren. Eine Sonderform der Keratomalacie ist die Mumifizierung der Hornhaut, die von PILLAT [82] 1932 beschrieben wurde.

Mumifizierung der Hornhaut. Im Gegensatz zur Erweichung der Hornhaut kommt es zu einer trockenen Gangrän. Die Epithelzellenlagen bleiben erhalten, sterben aber ab und trocknen ein. Diese Mumifizierung kommt durch Wasserverlust der Hornhaut zustande, der durch völliges Sistieren der Tränensekretion eintritt. Verflüssigung, die sonst durch Fermente bewirkt wird, kann infolge des Wassermangels nicht eintreten.

Bei allen Mangelerkrankungen des Auges entwickelt sich häufig eine Pigmentierung der Bindehaut, namentlich bei den farbigen Rassen. Sie ist oft ein Frühsymptom des Vitamin A-Mangels, beginnt im innern Augenwinkel in der Gegend der Plica semilunaris, und verbreitet sich in der Conjunctiva der Lider. Schließlich gewinnt die ganze Bindehaut ein schmutzigfleckiges Aussehen. — Histologisch handelt es sich um intracelluläre Ablagerung von Melaninpigment in den tiefen und oberflächlichen Epithellagen.

Auch am *Augenhintergrund* bilden sich bei Vitamin A-Mangel in schweren Fällen Veränderungen aus. In der Netzhaut lassen sich weiße, kleine Stippchen in verschiedener Anordnung oder größere, weiße Herde, die zentral in der Netzhaut liegen können, beobachten. Auch Trübungen der Netzhaut diffuser Art oder in Ringform um die Papille sind von PILLAT beschrieben worden.

Die Therapie der Keratomalacie sowie der dazugehörigen, beschriebenen Symptome ist die Beseitigung der A-Avitaminose durch Zufuhr von genügend Vitamin A. Außerdem ist eine lokale Behandlung der Augen notwendig, die sich namentlich auf das Verhüten der Eintrocknung richtet.

In schweren Fällen von Vitamin A-Mangel werden auch die Tränendrüsen-Epithelien geschädigt, so daß die Tränensekretion vermindert ist oder sistiert. Zunächst versiegt die Tränensekretion, weil der Lidschlag durch das Fehlen des normalen Reflexes ausfällt, der durch die herabgesetzte Sensibilität von Hornhaut und Conjunctiva nicht ausgelöst wird. Die trotzdem noch austretende Tränenflüssigkeit haftet nicht mehr an der ausgetrockneten Cornea, so daß die Eintrocknung fortschreitet. Die verminderte Sekretion beruht im wesentlichen auf einer Schädigung der Drüsenepithelien. Auch kann die Keratomalacie eine Unterbrechung des Reflexbogens durch Miterkrankung des Nervus trigeminus bedingen. Ferner kann es am Tränensack zu entzündlichen Veränderungen kommen infolge Vermehrung der Xerosebacillen oder anderer Saprophyten (Dakryocystitis).

Die Augenlider erleiden bei Vitamin A-Mangel ebenfalls Veränderungen. Die Haut wird trocken, schuppig, zeigt Pigmentierung, gelegentlich kommt es zu Schwellungen, Abscessen, die von den Talgdrüsen ausgehen. Der Lidrand zeigt Wucherungen der Epidermis. Sie wird blaß und glanzlos infolge Abnahme der

Talgsekretion der Meibomschen Drüsen. Es kommt zu einer trockenen, entzündlichen Blepharitis. Schließlich entwickelt sich eine Lidrandxerose mit starken hornartigen Auflagerungen, die durch Eintritt von Luft infolge des Lidschlages ein schaumartiges Aussehen erhalten. Oft treten Chalazien auf, sowie Comedonen der Lidhaut infolge der Hyperkeratose. Auch an der Linse wurden Veränderungen beschrieben. So hat Pillat eine bräunliche Beschaffenheit des vorderen Linsenchagrins beschrieben, der normalerweise silberig glitzern soll.

Schließlich sei auch auf *Entwicklungsstörungen des Auges* bei chronischem Vitamin A-Mangel hingewiesen, die sich namentlich an Tieren systematisch verfolgen ließen. So wurden nach Hale [83] Ferkel blind geboren, die von Vitamin A-frei ernährten Müttern stammten. Die Tiere hatten Anophthalmus oder rudimentär entwickelte Augen. Ähnliches wurde von Tansley [84] an Ratten beschrieben. Auch beim Menschen sind Fälle von Mißbildungen an den Augen infolge Vitamin A-armer Ernährung beobachtet worden. Die Mütter dieser Kinder hatten Hemeralopie und andere Vitamin A-Mangelerscheinungen. Die Kinder selbst waren blind und hatten Mikrophthalmus (Starkiewitz [85]).

Die Vitamin A-Mangelsymptome des Auges sind als Schädigung eines Organs aufzufassen, welches ektodermaler Herkunft ist. Nachtblindheit, Xerose und Keratomalacie beruhen auf Funktionsstörungen epithelialer Gewebe, die das Vitamin A für ihre normalen Funktionen notwendig haben. Kaum andere Schädigungen von Organen werden so eindrucksvoll durch Zufuhr von Vitamin A gebessert und unter Umständen völlig ausgeheilt wie gerade die Augensymptome bei A-Avitaminose, sofern noch nicht irreparable Schäden in der Struktur vorliegen.

Mangelsymptome an der Haut.

Der älteste Bericht über Vitamin A-Mangelerscheinungen an der Haut dürfte die im Jahre 392 von Hilarius verfaßte Schilderung des Lebens des heiligen Hieronymus sein, die kürzlich von Taylor [86] veröffentlicht wurde. Wörtlich sei zitiert: „Von seinem 31.—35. Lebensjahr nahm St. Hieronymus als Nahrung nur 6 Unzen Gerstenbrot und etwas in Wasser gekochtes Gemüse zu sich. Als er aber fand, daß seine Augen trüb wurden, sein ganzer Körper verschrumpfte, sich mit einem Ausschlag und einer Art steinernen Rauheit bedeckte (impetigine et pumicea quadam scabretine), gab er zu seiner Nahrung etwas Oel und hielt diese karge Kost bis zu seinem 63. Lebensjahr inne. Auch aß er weder Obst noch Hülsenfrüchte, noch nahm er etwas anderes zu sich."
Der heilige Hieronymus erkrankte also während seiner jahrelangen Fastenzeit an Hyperkeratose der Haut in Kombination mit Hemeralopie und anscheinend beginnender Xerophthalmie. Als der Heilige aber seine Nahrung mit Oel verbesserte, wurde er gesund und hat das 63. Lebensjahr erreicht.

Verhältnismäßig früh wurde auch in der klinischen Medizin der Zusammenhang bestimmter Hautsymptome mit der A-Avitaminose erkannt. So erwähnt Pillat schon in seinen ersten Veröffentlichungen die follikuläre Hyperkeratose als Vitamin A-Mangelsymptom bei chinesischen A-avitaminotischen Soldaten, worüber Frazier und Hu [87] noch gesondert berichtet haben.

Vorher hatte schon Gouvêa [88] trockene und schollige Haut bei unterernährten Negerkindern aus den Kaffeeplantagen Brasiliens beobachtet, die gleichzeitig an Augenerscheinungen litten, was anscheinend durch Vitamin A-Mangel verursacht worden war. Auch Bloch [89] hat bei Xerophthalmie der Kinder auf die trockene, verschrumpfte und schuppende Haut hingewiesen, diese Symptome jedoch noch nicht mit dem Vitamin A-Mangel in Zusammenhang gebracht, sondern auf Unterernährung und Deshydratation zurückgeführt.

Phrynoderma. Ein spezielles Krankheitsbild, die *follikuläre Hyperkeratose*, wurde zuerst von Frazier beim Menschen mit Vitamin A-Mangel in Zusammenhang gebracht. Diese ist eine charakteristische Erkrankung, welche sich besonders bei Männern entwickelt. An der Haut finden sich kleine, trockene, derbe, scharf abgegrenzte Papeln, die bis zu einem halben Zentimeter über der Haut erhaben sind. Befallen sind besonders die Streckseiten der Oberarme und der Oberschenkel, die Nates, die Schultern sowie Ellenbogen und Knie. Diese Papeln sind denen bei Keratosis pilaris außerordentlich ähnlich, nur etwas größer. Die Keratosis pilaris, ein fast physiologischer Zustand, findet sich gerade an den Streckseiten der Oberarme sehr häufig. Bei der A-Avitaminose ist auch die Umgebung der Papeln trocken, spröde und schuppig und erinnert fast an eine schwach entwickelte Ichthyosis (Xerodermie). Außerdem ist die Schweiß- und Talgsekretion vermindert. Histologisch läßt sich erkennen, daß die Follikelmündungen durch konzentrisch angelegte Hornpfröpfe verstopft sind. Die Haare liegen oft als aufgerollte Fädchen unter oder innerhalb der Hornpfröpfe. Die Papillen sowie die Talg- und Schweißdrüsen sind atrophisch, das Epithel der Follikeltasche ist akanthotisch verdickt und läßt Para- und Hyperkeratose erkennen. Entzündliche Veränderungen fehlen. Dieses Zustandsbild wurde von NICHOLLS [90] *Phrynoderma* genannt. Oft finden sich auch andere klassische Krankheitszeichen: Xerophthalmie, Keratomalacie, Hemeralopie sowie ein verminderter Vitamin A-Gehalt im Blut.

Diese Veränderungen der menschlichen Haut ließen sich auch im Rattenversuch reproduzieren (MOULT [91]). Die Haut dieser Tiere zeigt Keratinisierung der Follikelmündungen und Atrophie der Papillen. Auch lassen sich Hornpfröpfe an den Follikelmündungen erkennen. Ferner besteht Atrophie der Talgdrüsen, und das Haarwachstum ist sistiert. Auf Vitamin A-Therapie ließen sich diese Symptome der Ratten heilen.

Über *Phrynoderma* und in diese Gruppe gehörige Hyperkeratosen liegt eine größere Literatur vor. So hat LOEWENTHAL [92] in Uganda, Afrika, von 1000 Insassen eines Zentralgefängnisses bei 74 Patienten Hautveränderungen infolge Vitamin A-Mangels festgestellt. Die Hautsymptome bestanden in Trockenheit, Verlust der Schweiß- und Talgsekretion, Schuppung, Pigmentation, papulösen Eruptionen, besonders an den Streckseiten der Oberarme und Schenkel, Folliculitis und Acne. Zum Unterschied vom gewöhnlichen Comedo besteht keine Pustelbildung, hingegen erhebliche Hyperkeratose und Akanthose. Außer leichten Lymphocyteninfiltrationen und Fibrocytenvermehrung fanden sich im Corium keine entzündlichen Veränderungen. Auch NICHOLLS [90] beschreibt bei Gefangenen auf Ceylon Phrynoderma, welches mit Stomatitis, Keratomalacie und Gewichtsverlust verlief. Andere Fälle sind von GOODWIN [93], SCHEER und KEIL [94], SWEET und K'ANG [95], FRAZIER und HU [96], REISS [97], RAO [98], DE ARRUDA [99], PEMBERTON [100], LEHMAN und RAPAPORT [101], GOODMAN [102], STROUD [103], GARFIELD [104], BAMBER [105], FASAL [106], ROBINSON [107], STANNUS [108], PLATT [109] und HARDY [110] beschrieben worden. In vielen dieser Fälle bestand gleichzeitig noch Mangel an Vitamin B-Komplex. Allen Beschreibungen gemeinsam ist die schnelle Heilung auf Zuführung von Vitamin A.

Keratosis pilaris. Auch andere hyperkeratotische Zustände wurden mit Vitamin A-Mangel in Verbindung gebracht. So namentlich die *Keratosis pilaris.* Sie unterscheidet sich vom Phrynoderma durch ihre beschränktere Lokalisation und eine geringere Entwicklung der Papeln. Aus der Literatur läßt sich vermuten, daß zwischen Keratosis pilaris und Phrynoderma fließende Übergänge bestehen. Beiden Affektionen ist gemeinsam, daß sie günstig auf Vitamin A-Therapie ansprechen. Fälle von Keratosis pilaris gemeinsam mit Diabetes hat LYON [111] beschrieben. Andere klinische Beobachtungen wurden von COMBES [112], KLUMPP [113], McINTOSH und MOORE [114], FUHS [115] und STANNUS [108] veröffentlicht. Über weitere Fälle wird von BLOOM [116], SENEAR und STUBENRAUCH [117], RONCHESE [118] und NEWMAN [119] berichtet, die teilweise günstig auf Vitamin A-Therapie ansprechen.

Keratosis senilis. Von Düblin[120] wurden 50 Patienten mit Keratosis senilis während 1³/₄ Jahren täglich mit 100000 I.E. Vitamin A behandelt. 13 Fälle heilten völlig, 32 wurden sehr gebessert, 5 blieben unbeeinflußt. Auch Scherber[121] berichtet über Heilungen durch Vitamin A bei dieser Hautaffektion.

Ichthyosis. Die Ichthyosis und ihre leichteren Formen — Xeroderm — wurden zu Vitamin A-Mangel in Beziehung gebracht, weil auch andere Vitamin A-Mangelerscheinungen gleichzeitig beobachtet worden waren. So hat Pillat[122] Ichthyosis bei Kindern mit Xerosis conjunctivae, Bitotschen Flecken, Heiserkeit infolge Kehlkopfhyperkeratose und Enteritis festgestellt. Rapaport und Mitarbeiter[123] berichten über Besserungen bei sechs Patienten mit Ichthyosis, die gleichzeitig Dunkeladaptationsstörungen hatten und nach langdauernder Behandlung mit Vitamin A gebessert wurden. Über andere Fälle wurde von Lawless[124], Ball[125] und Torrey[126] berichtet. Peck und Mitarbeiter[127] sahen dagegen keinen Erfolg, auch nicht nach Behandlung mit 200000 I.E. Vitamin A, wohl aber Besserung der Dunkeladaptation; dagegen beobachteten Sulzberger und Baer[128] sehr gute Resultate, desgleichen Ball[125], Bloquiaux[129] und Gordon[130]. Andere ichthyosiforme Hyperkeratosen wurden von Sheard und Mitarbeitern[131] bei Vitamin A-Mangel festgestellt, die auf Vitamin A-Therapie reagierten. Sheard und Mitarbeiter[132] sahen bei Vitamin A-Mangel Xerodermie, Hyperkeratose, Para- und Dyskeratosis. Bei chronischen Arsenvergiftungen (Hall[133]) mit warzenartiger Keratose an den Handtellern bewirkte Vitamin A-Therapie in einzelnen Fällen Heilung.

Veränderungen an Haaren und Nägeln bei Vitamin A-Mangel sind ebenfalls beschrieben worden. So sah Schwemmler[134] eine Förderung des Haarwachstums bei Therapie mit dreimal täglich 30000—50000 I.E. Ebenso beobachtete er unter dieser Therapie Nagelwuchs, während höhere Dosen Haar- und Nagelwuchs schädigten. Von Fuhs[115] wurde bei A-Avitaminosen Haarausfall und Nageldystrophie beobachtet. Auch Wiedmann[135] sowie Gill[136] fanden Haarausfall bei Vitamin A-Mangel und Förderung des Haarwachstums durch Vitamin A-Zufuhr.

Vernix caseosa. Die *Vernix caseosa* wird am Neugeborenen bei der Geburt beobachtet. Die Körperoberfläche ist von einer mehr oder weniger dicken, sich fettig anfühlenden Schicht bedeckt, die dem Inhalt der Atherome ähnlich sieht. In der Literatur wird die Frage erörtert, ob es sich um eine übermäßige Talgsekretion oder um eine vermehrte Desquamation der fetalen Hornschicht handelt. Nach den Untersuchungen von Unna und Golodetz[137] besteht die Vernix caseosa nicht aus Sekretfett, sondern sie ist ein Zellfett, das aus fetalen Hornzellen stammt. Nach Straumfjord[138] kommt die Erscheinung bei mit Vitamin A behandelten Müttern weniger vor, so daß vermehrte Vernix caseosa Beziehungen zu Vitamin A-Mangel zu haben scheint.

Pityriasis rubra pilaris. Bei dieser Affektion wird von Brunsting und Sheard[139] auf die klinische und histologische Ähnlichkeit mit dem Phrynoderma hingewiesen. Auch bei dieser Krankheit wurden Dunkeladaptationsstörungen beobachtet. Mehrere Monate durchgeführte Behandlung mit hohen Dosen Vitamin A ergab Besserung. Auch von Peck und Mitarbeiter[140], von Graham[141], Fox[142], Cornbleet und Mitarbeiter[29] und Leitner und Moore[143] wird über mehr oder weniger ausgesprochene Besserungen nach Vitamin A-Therapie bei Pityriasis rubra pilaris berichtet. Kürzlich haben Kirland und Kulwin[144a] 31 Krankenfälle beschrieben, die mit Vitamin A behandelt worden waren, wovon ein großer Teil besser auf die Vitamin A-Therapie als auf andere Behandlungsmethoden ansprach.

Morbus Darier. Die Dariersche Krankheit, *Psorospermosis oder Dyskeratosis follicularis vegetans*, ist eine Dyskeratose, die hauptsächlich Gesicht, Kopf, Brust, die Rückenrinne, die Seitenfläche des Rumpfes und die Genitalien befällt. Zunächst entwickeln sich auf der Haut derbe, gelbliche bis dunkelbraune Knötchen, die sich ausbreiten, um schließlich große, rauhe, mit Schuppen bedeckte, flächenhafte Efflorescenzen zu bilden. Die Ursache dieser auch erblich vorkommenden Erkrankung ist nicht bekannt, familiär gehäuftes Vorkommen wird beobachtet. Von mehreren Autoren (PECK und Mitarbeiter[144]) wurden wegen der Ähnlichkeit der DARIERschen Krankheit mit Vitamin A-Mangelsymptomen therapeutische Versuche mit Vitamin A vorgenommen. Es ließen sich Dunkeladaptationsstörungen sowie ein herabgesetzter Vitamin A-Gehalt im Serum nachweisen. Mit täglichen Dosen von 200000 I.E. Vitamin A besserten sich die Symptome und der Vitamin A-Spiegel erreichte wieder normale Werte. Möglicherweise ist bei dieser Krankheit der Organismus nicht in der Lage, das Carotin in Vitamin A umzuwandeln, so daß es zur Dyskeratose durch Vitamin A-Mangel kommt (PECK und Mitarbeiter[144]). Andere Fälle, die ebenfalls auf Vitamin A-Therapie reagierten, wurden von BARWASSER[145], LEITNER und MOORE[143], MICHELSON[146], SWEITZER[147], CARLETON und STEVEN[148], EPSTEIN[149], PORTER und BRUNAUER[150], HAYNES[151], NEWMAN[152], ABRAMOWITZ[153], PREISSMANN[154], ANDERSON[155], BENSON und CARMON[156], WELTON[157], CHARPY[158] beschrieben. Eingehend hat letzterer das klinische Krankheitsbild geschildert. Die Affektionen können so generalisiert sein, daß es unmöglich ist, auch nur eine einzige freie Stelle an der Haut zu finden. Auch die Kopfhaut kann beteiligt sein, so daß es zu vollständigem Verlust des Haupthaares kommt. Die Handteller sind von einer dicken, rötlich verfärbten Hornschicht bedeckt, so daß das Beugen der Finger unmöglich wird. An den Sohlen finden sich große hyperkeratotische Platten. Finger- und Zehennägel können fast gänzlich überwuchert sein. Alle diese Fälle reagierten mehr oder weniger gut auf längere Behandlung mit hohen Dosen Vitamin A.

PORTER und Mitarbeiter[159] erzielten mit täglich 100000 I.E. Vitamin A bei einer zwei Monate langen Behandlung in sieben Fällen von DARIERscher Erkrankung, bei denen auch Störungen der Dunkeladaptation bestanden, mehr oder weniger beträchtliche Besserungen. Andere Fälle wurden von CARLETON und STEVEN[148], ANDERSON[155], MICHELSON[160], PECK[161], SWEITZER und MICHELSON[147], GOODMAN und PELS[162], BRUNSTING und SHEARD[139], PREISSMANN[163], LUTZ[164], Mitarbeitern des Charlottesville (Virginia)-Hospitals[165], ELLIS[166] beschrieben und ebenfalls Besserungen mit hohen Dosen von Vitamin A gesehen; z. T. wurde auch zur Kontrolle der Vitamin A- und Carotingehalt des Blutes bestimmt. Ein Teil der Patienten zeigte Besserungen. Auch mit Vitamin A-Salbe kam es dazu und gleichzeitig zu einem Anstieg von Vitamin A im Blut. PECK und Mitarbeiter[167] sahen in zehn Fällen bei Verabreichung von 200000 I.E. täglich Besserungen der Hautaffektionen mit Ansteigen der Vitamin A-Blutwerte. Die Autoren nehmen eine Vitamin A-Mangelkrankheit an, bei der eine hereditäre oder erworbene Schwäche für die Resorption bzw. die Umwandlung von Carotin in Vitamin A besteht, so daß es zur Dyskeratose kommt.

In einer kürzlich erschienenen Übersicht gibt LECLERCQ[168], Paris, eine Zusammenstellung von 62 Fällen von Maladie de Darier und ihrer Beziehung zum Vitamin A. So war von 32 untersuchten Fällen der Vitamin A-Gehalt des Serums deutlich herabgesetzt, eine Störung der Dunkeladaptationsfähigkeit fand sich in 10 Fällen von 20 untersuchten und eine Wirkung des Vitamin A ließ sich in 44 Fällen — davon 12 völlige Heilungen — bei 51 behandelten Kranken nachweisen. LECLERCQ empfiehlt für die Behandlung 200000 I.E. täglich.

Ekzem. Ebenso wurde eine Reihe chronischer, lichenifizierter, hyperkeratotischer Ekzeme mit Vitamin A behandelt. So berichtete WRIGHT[170] über günstige Beeinflussung von trockenen Ekzemen an der Körperhaut durch Vitamin A. Nach COMEL[171] wurden von 21 Ekzemkranken die meisten durch Therapie mit Vitamin A + D gebessert. Dainow[172] sah Besserungen durch Vitamin A-Therapie bei Berufsekzemen. Gross[173] berichtet über Besserungen des Nummularekzems durch Vitamin A.

Es mag richtig sein, daß gewisse Formen des Ekzems durch Vitamin A günstig beeinflußt werden können, wobei vor allem die hyperkeratotischen Ekzeme günstig zu reagieren scheinen. Andererseits spricht die große Menge der Ekzeme wenig oder gar nicht auf Vitamin A-Therapie an.

Kraurosis vulvae. Auch die *Kraurosis vulvae* soll nach Wyss-Chodat[174] erfolgreich durch Vitamin A-Therapie beeinflußt werden können, ebenso einzelne Fälle von **Leukoplakie** (Cramer[175]). Daß der **Milchschorf** erfolgreich behandelt werden kann, ist nur in einzelnen Fällen bekannt geworden (van Gulik[176]). Anscheinend handelt es sich hierbei immer nur um sekundär bedingten Vitamin A-Mangel, nicht aber um die eigentliche Krankheitsursache. Das gilt in gleicher Weise für die Behandlung von **Warzen** (Scherber[121] und De Boer[177]), wie für die **Seborrhoe** (v. Kibéd[178]).

Acne vulgaris. Ein weites Gebiet für die Vitamin A-Therapie wäre die Behandlung der *Acne vulgaris*. Eine Indikation zur Vitamin A-Behandlung der Acne besteht angesichts der Pathogenese dieser Hautaffektion, kommt doch durch die Hyperkeratose der Follikelmündung die Verstopfung des Follikels zustande. Es bildet sich ein Hornpfropf, der, ähnlich wie beim Phrynoderma, aus konzentrisch gelagerten Hornlamellen besteht, in deren Lücken reichlich Bakterien angesiedelt sind. Es ließe sich denken, daß der Comedo durch eine Hyperkeratose entsteht, die durch Vitamin A-Mangel bedingt ist. Über die Therapie der Acne vulgaris mit Vitamin A gibt es eine große Literatur. Frazier und Hu[87] kamen bei ihren schon erwähnten Untersuchungen zu dem Ergebnis, daß Vitamin A-Mangel der Nahrung für die Entwicklung der Acne mitbestimmend ist. Auch Loewenthal[92] fand bei Vitamin A-armer Nahrung, welche die Gefangenen im Zentralgefängnis von Uganda erhielten, eine Häufung von Acnefällen, was er mit Vitamin A-Mangel in Zusammenhang brachte. Maynard[180] hat 130 Patienten mit Acne vulgaris während drei Monaten mit Vitamin A behandelt und 50% Besserung gesehen. Ähnliche Beobachtungen machten Straumfjord[181] und Saunders[182]. Lynch[183] hat kürzlich die histologischen Veränderungen bei Acne vulgaris beschrieben. Bei der Acne bildet sich in der Follikelmündung ein aus hyperkeratotischen Schuppen mit etwas Sebum gebildeter Pfropf mit geringer perifollikulärer Lymphocyteninfiltration. Bei älteren Läsionen wird das Follikelepithel atrophisch, die perifollikulären Infiltrationen zeigen Riesenzellen. Die entzündlichen Papeln bestehen aus atrophischen, oft entleerten Talgdrüsen mit starker zelliger Infiltration in der Umgebung des Follikels, so daß es zur Entwicklung von kleinen Abscessen kommt. Zwischen den Hornschichten der Pfröpfe finden sich massenhaft Bakterien, sog. diphtheroide Bacillen, die normalerweise saprophytisch auch auf der gesunden Haut leben. Auch grampositive Staphylokokken sowie verschiedene polymorphe kokkoide und diphtheroide Erreger sind vorhanden. Die follikuläre Entzündung wird als eine durch den Comedo hervorgerufene Fremdkörperreaktion mit Druckatrophie auf die Follikelwand sowie durch die chemische Reizung erklärt, indem sich im Comedo organische Säuren (Buttersäure usw.) und Cholin entwickeln.

Nach Lynch und Cook[184] wurden von 45 Patienten mit Acne vulgaris die Hälfte gebessert, nachdem sie drei Monate lang 100000 I.E. Vitamin A täglich erhalten hatten. Ähnliche günstige Ergebnisse haben Combes und Mitarbeiter[185] mit täglich 100000 I.E. während drei Monaten und Davidson und Sobel[186] mit 40000 I.E. täglich einen Monat lang verabreicht, erreicht.

Im ganzen genommen gibt es doch recht viele Fälle von Acne, die günstig auf Vitamin A-Therapie reagieren. Die große Masse der Fälle von juveniler Acne zeigt mindestens Besserungen auf Vitamin A-Therapie, auch Heilungen werden beobachtet. Die Ursache der Acne vulgaris ist sicher nicht einfacher Vitamin A-Mangel, sondern die Ursachen sind komplexer Natur und hängen ebenso mit hormonalen Störungen zusammen, welche die physiologische Gewebsreaktion stören. Nach CHARPY[158] ist Vitamin A auch bei Rosacea und Acne rosacea indiziert.

Keratosis follicularis contagiosa. Die *Keratosis follicularis contagiosa* (Basler Krankheit), eine kurz nach dem letzten Kriege besonders in der Schweiz, in der Nähe von Basel, aufgetretene Krankheit der Säuglinge und Kleinkinder, ist eine Hautaffektion, die epidemisch auftrat. Sie besteht im Beginn der Erkrankung aus Rötung und Schwellung der Haut des Gesichtes und der Extremitäten. Später erscheinen Comedonen mit sekundärer Pustelbildung und schließlich bei längerem Verlauf entwickeln sich kleine hyperkeratotische Papeln. Die Krankheit trotzte allen modernen bactericiden und bakteriostatischen Mitteln. Man hat auf eine gewisse Ähnlichkeit mit Vitamin A-Mangelzuständen (Phrynoderma) hingewiesen (ESSER[187]), so daß ein sekundärer Vitamin A-Mangel in Erwägung gezogen wurde. Histologisch stellen die comedonenartigen Elemente, welche die Follikelmündungen verschließen, wie bei der Acne vulgaris, verhornte Plattenepithelzellen dar. Die Affektion wurde deshalb während mehrerer Wochen mit hohen Vitamin A-Dosen behandelt (150000 bis 300000 I.E.) (PULAY[188]). Besserungen mit Vitamin A werden in einem Teil der Fälle in Kombination mit Vitamin D beobachtet.

MEYER[189] bringt die Keratosis follicularis, die namentlich bei Schulkindern Basels beobachtet worden war, mit einer ungenügenden Vitamin A-Zufuhr in der Nahrung in Zusammenhang. Ein geringes Defizit an Vitamin A der Nahrung soll beim wachsenden Organismus, der einen Mehrbedarf an Vitamin A hat, nach längerer Zeit Mangelsymptome auslösen. Außer den bereits geschilderten Symptomen beobachtete MEYER die Keratose auch am Bauch, am Gesäß, mit häufiger Entwicklung von Abscessen, besonders im Nacken.

Faßt man die beim Menschen infolge Vitamin A-Mangels bekannt gewordenen klinischen Erscheinungen zusammen und bringt sie in Beziehung zu den Versuchen am Tier, so ergibt sich, daß das Vitamin A für den Stoffwechsel der Haut nötig ist und daß bei Vitamin A-Mangel krankhafte Symptome zustande kommen. Vitamin A beeinflußt die Entwicklung der basalen Zellen der Epithelien, so daß eine abnorme Verhornung verhütet wird. Diese Erscheinungen sind bis zu einem gewissen Maße spezifisch, denn Hautveränderungen, welche auch bei Mangel anderer Vitamine beschrieben wurden und die ebenfalls in Rötung und Schuppung bestehen, sind eher entzündlicher Natur. Dagegen fehlt beim Vitamin A-Mangel dieses Moment völlig. Die Schuppung ist ein Ausdruck der übermäßigen möglicherweise pathologischen Verhornung. Das Vitamin A ist für die Prophylaxe und Therapie zahlreicher Hautaffektionen ein unentbehrliches Heilmittel.

Mangelsymptome an den Schleimhäuten.

Außer Veränderungen an der Haut kommen auch Störungen an den Schleimhäuten bei Vitamin A-Mangel vor. Von PILLAT wurden zuerst Veränderungen der Schleimhäute der Atemwege bei Vitamin A-Mangel beschrieben. Von den pathologischen Veränderungen der Nase ist schon lange bekannt, daß die Grenze zwischen Haut und Schleimhaut weiter hinauf verlagert wird. Die Nasenschleimhaut selber wird trocken und ist mit Borken und Krusten bedeckt. Das Epithel erleidet eine Metaplasie in Form der Epidermisierung.

Ozaena. Durch Vitamin A-Mangel kann bei Erwachsenen infolge Atrophie der Schleimhaut und Entwicklung einer Parakeratose eine *Ozaena* durch Zersetzen der borkigen Auflagerungen entstehen. Diese Form der Ozaena wird durch Vitamin A-Therapie schnell geheilt (Glasscheib[212], Griebel[213]). Neuerdings berichtet Strandbygaard[214] über erfolgreiche Behandlung mit zweimal wöchentlich 300000 I.E. intramuskulär bei Ozaena, die mit Vitamin A völlig beseitigt werden konnte. Die gleiche Autorin berichtet ferner über Heilungen mit Vitamin A bei *Rhinopharyngitis sicca.* Auch das Riechvermögen soll nach den älteren Angaben von Pillat bei den chinesischen Kranken herabgesetzt sein, weil die Sinnesepithelzellen der Regio olfactoria ihre spezifische Funktion verloren haben.

Durch Metaplasie der Epithelzellen des Larynx und Pharynx kommt es zur *Heiserkeit.* Diese Veränderungen finden sich auch an der Trachea. Oft entwickelt sich eine *Bronchitis,* ausgezeichnet durch starke rasselnde und pfeifende Atemgeräusche, die durch zähen Schleim hervorgerufen werden. Nach Pillat kommt die terminale *Bronchopneumonie* bei schweren A-Avitaminosen der Kinder auch dadurch zustande, daß die Alveolen ihre respiratorische Funktion verlieren und in undifferenzierte Formen verwandelt werden, so daß der Tod durch innere Erstickung, infolge Unfähigkeit den Sauerstoff aufzunehmen, eintritt. Auch gegen *Rhinitis vasomotorica* wurde bei bakterieller Infektion Vitamin A in hohen Dosen (täglich 100000—150000 I.E.) mit Erfolg angewendet (Westcott[215]).

Mangelsymptome am Magen-Darm-Kanal.

Die *Schleimhaut der Lippen* wird durch Verhornung der Schleimhautzellen trocken und undurchsichtig. Das Lippenrot wird blaß mit bläulichem Unterton. Auch die Lippenschleimhaut verliert ihren Schleimhautcharakter, indem vor allem das Übergangsepithel epidermisiert wird. Die Schleimhautgrenze wird gegen die Mundöffnung hin verschoben. Gelegentlich entwickeln sich auch Pigmentflecken durch Vermehrung der Melanoblasten in den basalen Schichten des Übergangsepithels.

Mundschleimhaut. Im ausgesprochenen Vitamin A-Mangelzustand wird die Mundschleimhaut, besonders am harten und weichen Gaumen fleckig durch Verhornung der Epithelzellen. Namentlich an der Mündung der Speicheldrüsenausführungsgänge tritt diese Epidermisierung am frühesten auf. Schließlich kann die ganze Mundschleimhaut trocken und matt werden. Von Aykroyd und Krishnan[216] wurde bei A-avitaminotischen Kindern in Indien eine Mundwinkelstomatitis beschrieben. Neuerdings beobachtete Daver[217] in Reihenuntersuchungen an 1800 Kindern im Staate Haiderabad Phrynoderma und anguläre Stomatitis, die auf Vitamintherapie, indem man Vitamin A in Kombination mit Vitamin B_2, C und D verabreichte, gut ansprachen. Akute Stomatitis und Gingivitis wurde mit Sulfonamiden sowie mit einer kombinierten Vitamintherapie behandelt, wobei Vitamin A in großen Dosen empfohlen wurde (Harnisch[218]). Auch van Minden[219] berichtet über erfolgreiche Therapie einer schweren desquamativen Gingivitis mit Vitamin A, B_1 und C in Kombination mit Oestrin.

Die Trockenheit der Schleimhäute wird auch durch die Verminderung der Speichelsekretion begünstigt. In den menschlichen Speicheldrüsen kommt z. B. normalerweise kein Plattenepithel vor, wohl aber wandelt sich das Cylinderepithel der Ausführungsgänge und Drüsen bei A-Avitaminose in Plattenepithel um (Hamperl[220]). Beim sog. Sjögrenschen Syndrom (Sjögren[221]) bestehen Schleimhautatrophie des Rachens und der oberen Luftwege, sowie Versiegen der Tränen- und Speichelsekretion, außerdem Mundwinkelrhagaden, Achylie, hypochrome Anämie und als Spätsymptom chronische Arthritis. Dieser Symptomenkomplex beruht außer auf einem Mangel an Vitamin B_2 und anderen Vitaminen des B-Komplexes auf einer A-Avitaminose. Das SJÖGRENsche Syndrom wird anscheinend mit durch verminderte Speicherung von Vitamin A im Organismus verursacht (STAHEL[222], MORCH[223]). Wir konnten gemeinsam mit PFALTZ[224] an der Ratte bei A-Avitaminose Entzündung (Sialodochitis) und Verhornung (Sialokeratose) der Speicheldrüsen mit Versiegen der Speichelsekretion (Xerostomie) feststellen und als typische Mangelsymptome den bekannten Symptomen anreihen (JÜRGENS und PFALTZ[224], JÜRGENS[225]). Bei Behandlung mit natürlichem oder synthetischem Vitamin A konnten diese Symptome verhütet und geheilt werden. Die Speicheldrüsen und ihre Ausführungsgänge bedürfen demnach für ihre physiologischen Funktionen und für ihre normale Struktur genügender Mengen von Vitamin A.

Für die normale Entwicklung der *Zähne* ist ein genügendes Angebot von Vitamin A notwendig (WOLBACH und HOWE[226]). Von REBEL[227] wird neuerdings das Vitamin A für die Schmelzbildung als notwendig erachtet. Nach JEANNERET[228] ist Vitamin A für die Resistenz gegen Caries neben Vitamin D, Fluor und Calcium von Bedeutung. Ausgedehnte Zahnuntersuchungen an 1000 Schulkindern in Hawai haben ergeben, daß Mangel an den Vitaminen von C, D und K, und namentlich an A für die Entwicklung der Zahncaries von Bedeutung ist (LARSEN[229]). Für die Mütter soll während der Schwangerschaft und der Stillperiode reichlich Vitamin A neben C und D verabreicht werden, da erfahrungsgemäß die Zahncaries während der Schwangerschaft starke Fortschritte zu machen pflegt, was durch Vitamin A verhütet werden kann (HESS[230]).

Magen. PILLAT und CHANG[231] hatten bei ihren klassischen Untersuchungen in China bei A-Avitaminosen Hypo- und Anacidität beobachtet, die durch Vitamin A-Therapie nach kurzer Zeit wieder behoben werden konnten. Ähnliche Befunde wurden von CHRISTIANSEN[232] erhoben. Von 150 Magenkranken mit Achylie waren 60% hemeralop. In diesen und ähnlichen Fällen dürften Resorptionsstörungen des Darmkanals vorgelegen haben.

Aus der experimentellen Medizin ist bekannt (HARRIS und Mitarbeiter[233]), daß bei A-avitaminotischen Ratten sich ulcusartige Schleimhautläsionen entwickeln, welche prompt auf Vitamin A-Zufuhr abheilen. Beim Menschen sind die Beobachtungen an Ulcuskranken spärlich. Im Lister Institute[234] wird neuerdings auch eine Behandlung des *Ulcus pepticum* durch Vitamin A mit röntgenologisch nachweisbaren Heilungen empfohlen.

Darm. Bei A-Avitaminosen kommt es häufig zu schleimig-blutigen Stühlen, die durch abnorme Gärung und Fäulnis oder durch Störungen der Darmresorption infolge Veränderungen der Epithel- und Drüsenzellen hervorgerufen werden. Inwieweit die Darmerkrankung wegen Resorptionsstörungen die eigentliche Ursache für die Vitamin A-Verarmung ist, oder ob primärer Vitamin A-Mangel der Nahrung vorliegt, ist nach STEPP oft schwer zu übersehen. Jedenfalls kommt es nach oraler oder parenteraler Therapie mit Vitamin A oft in wenigen Tagen zur Sistierung der Durchfälle und Abheilung der entzündlichen Veränderungen. Nach WENDT[77, 235] ist bei Gastro-Enteritis mit beschleunigter Darmpassage der Vitamin A-Gehalt des Blutes vermindert.

In mehreren Fällen von Flexner-Ruhr waren schwere Glossitiden aufgetreten, die jeder anderen Therapie trotzten, jedoch nach Verabreichung von täglich 240 000 I.E. Vitamin A prompt abheilten (HABS[236]). Eine wichtige Rolle scheint das Vitamin A bei gewissen Formen der *chronischen Colitis* zu spielen. Nach RACHET und Mitarbeiter[237] werden selbst in fortgeschrittenen Fällen durch Verweilklistiere mit Vitamin A-Lösung in Öl günstige Heilerfolge erzielt. Über ähnliche Erfahrungen hat CHEVILOTTE[238] bei Colitis berichtet. Bei Diarrhöen und

Steatorrhoe (Hernando[239]) sowie bei der Säuglingsdiarrhoe nach Alexander[240] hat die Vitamin A-Behandlung neben der Therapie mit B-Vitaminen, C und D oft einen durchschlagenden Erfolg. Auch May und Lowe[241] berichten aus Amerika über erfolgreiche Therapie mit Vitamin A-Emulsionen bei kindlicher Steatorrhoe.

Veränderungen an der Leber.

Die Veränderungen an den großen Drüsen des Verdauungstraktes sind bei der A-Avitaminose oft erheblich. Die Leber hat als Vitamin A-Speicherungsorgan große Bedeutung. Sie ist bei ausgesprochener A-Avitaminose arm an Vitamin A. Ihre Speicherungsfähigkeit für Vitamin A wird als ein Maß für die Resorption von oral verabreichtem Vitamin A genommen, da der Vitamin A-Gehalt der Leber beim Laboratoriumstier durch Extraktion und nachfolgende Bestimmung mittels der Carr-Price-Reaktion verhältnismäßig gut quantitativ bestimmbar ist (Guggenheim und Koch[7], Foy und Morgareidge[242]).

Aus älteren klinischen Arbeiten ist bekannt, daß chronische Leberleiden oft mit Hemeralopie, Xerosis, Keratomalacie verlaufen. Man sprach deshalb früher von „Ophthalmia hepatica“. Auch in der neueren Literatur finden sich Angaben über Vitamin A-Mangelsymptome bei Ikterus (Wagner[243]) und bei Lebercarcinom (Santos[244]). Ähnliche Beobachtungen haben Knöpfelmacher und Reiter[245], Owen und Hennessy[246] mitgeteilt. Nach Schneider und Widmann[247] kann mit der Nahrung aufgenommenes Carotin durch eine geschädigte Leber nicht in Vitamin A umgewandelt werden, während zugeführtes Vitamin A noch verwertet wird. Von Linneweh[248] wurde das Vitamin A geradezu als Leberschutz bei darniederliegender Leberfunktion verabreicht. Es soll nach diesem Autor und anderen bei Lebercirrhosen die Leberfunktionen verbessern (Mateer und Mitarbeiter[249]) bei gleichzeitiger Therapie mit B-Vitaminen, Cholin und Methionin. Bei Leberparenchymschädigung war die Dunkeladaptation nach Lasch und Kaloud[250] deutlich herabgesetzt; sie besserte sich durch Vitamin A-Therapie in hohen Dosen. Mateer und Mitarbeiter[251] haben mit 11 verschiedenen Leberfunktionsproben (Cephalin-Cholesterin-Flockungstest, Bromsulfonphthalein-Test, Hippursäure-Test, kombinierte Trübungs- und Flockungsmethode u. a.) den Grad der Thymol-Leberschädigung festgehalten und mit Vitamin A in Kombination mit diätetischen Maßnahmen und Vitamin B-Komplex-Verabreichung gewisse Besserungen der Leberfunktionen beobachtet. Popper und Mitarbeiter[252] beobachteten bei chronischen Leberaffektionen A-Hypovitaminose mit flachen Toleranzkurven wegen Erschwerung der Resorption des verabreichten Vitamins, so daß große Dosen für die Behebung der Hypovitaminose nötig waren. Operierte Leberkranke haben nach O'Brien[253] einen besonders hohen Bedarf an Vitamin A und Vitaminen des B-Komplexes. Nach Untersuchungen von Auffret und Tanguy[254] an Sektionsmaterial von afrikanischen Negern beträgt der Vitamin A-Gehalt normalerweise 80000 I.E./100 g Frischleber, während bei Lebercarcinom und Lebercirrhose das Vitamin A stark vermindert ist (etwa 700 I.E./100 g Frischleber). Im Plasma liegt das Vitamin A zu etwa 80% in Form des A-Alkohols vor, während die Werte bei Carcinom und Cirrhose bedeutend erniedrigt sind und der Vitamin A-Ester im Plasma ziemlich unverändert bleibt (Popper und Mitarbeiter[13]).

Bei *Hepatitis epidemica* sinkt nach Harris und Moore[255] der Vitamin A-Gehalt des Blutes deutlich ab, und zwar in Abhängigkeit von der Höhe und Dauer des Fiebers. Die Prothrombinverminderung und die Störung der Dunkeladaptation, Veränderungen in der Rekonvaleszenz wurden unter Vitamin A-Therapie wieder gebessert.

Die Angaben in der Literatur über die Wirkung von Vitamin A sind in Anbetracht der Häufigkeit von Leberleiden dürftig. Immerhin scheinen doch gewisse Erfolge mit der Vitamin A-Therapie vorzuliegen, was im Hinblick auf die Rolle der Leber als Hauptspeicherungsorgan für Vitamin A bemerkenswert ist. Auf jeden Fall lohnt es, bei Leberparenchymschäden Vitamin A neben Vitaminen des B-Komplexes, Cholin und Methionin zu verabreichen, da der Vitamin A-Gehalt des Blutes und der Leber bei Parenchymschädigungen nach den vorliegenden Untersuchungen herabgesetzt ist (MORRISON[256]). Selbstverständlich kann man von einer Vitamin A-Medikation in Kombination mit Vitaminen des B-Komplexes sowie Cholin und Methionin nur eine unterstützende Wirkung für die Besserung von Leberparenchymschädigungen erwarten, da es sich ja nicht um ausgesprochene Mangelsymptome handelt, wie wir sie im Tierversuch sehen.

Wichtig ist noch, auf die Bedeutung der *Galle* für die Resorption von Vitamin A hinzuweisen. Nach Beobachtungen von ALTSCHULE[257] an elf Kindern mit kongenitaler Atresie der Gallenwege war die Resorption von oral verabreichtem Vitamin A wegen des Ausfalles der Gallensekretion mangelhaft, so daß sich Vitamin A-Mangelsymptome an den Epithelien der Schleimhäute entwickelten.

Vitamin A und Steinbildung.

Schon 1917 fiel OSBORNE und MENDEL[253] bei der Ausarbeitung ihres Wachstumstestes von Tieren, die mit sog. „künstlicher" (d. h. Vitamin A-armer) Nahrung ernährt wurden, auf, daß diese Tiere oft Harnsteine hatten. Erst viel später konnten VAN LEERSUM[259, 269] und unabhängig von diesem FUJIMAKI[260] und SAIKI[261] Ablagerungen von Calcium in den Nierentubuli bei Vitamin A-Mangelratten finden. Nach VAN LEERSUM soll es bei Vitamin A-Mangel zu Störungen des Calciumstoffwechsels in geschädigten Epithelzellen kommen, so daß das Calcium abgelagert wird. Es gelangt dann in die Blase, wo die einzelnen Konkremente einen Kristallisationskeim für die Steinbildung bilden können. Auch experimentell konnte eine ganze Reihe von Autoren bei chronischem Vitamin A-Mangel die Entwicklung von Blasensteinen feststellen (PERLMANN und WEBER[262], GASPARJAN und OWTSCHINNIKOW[263]). HIGGINS[264] konnte bei Vitamin A-Mangelratten eine Keratinisierung der Schleimhaut des Urogenitaltraktes nachweisen und dann in Zusammenhang damit Infektionen, welche die Steinbildung förderten. Der gleiche Autor konnte durch Zufuhr von Lebertran die Steinbildung verhüten. Ähnliche Beobachtungen machten BLISS und Mitarbeiter[265] sowie ESCUDERO und BOSQ[266]. Steinbildungen in den Uretern sowie in den Gallengängen konnten auch an Meerschweinchen festgestellt werden (STEINER und Mitarbeiter[267], EMILIANI und BAZZOCCHI[268]). Derartige Befunde lagen bereits von VAN LEERSUM[269] 1928 und später von BERGMANN[270] 1936 vor.

Eine Erklärung für die Steinbildung bei Vitamin A-Mangel haben MASON und ELLISON[271] gegeben. Die Epithelzellen erzeugen nach diesen Autoren bei Vitamin A-Mangel kein Glykoproteid (Mucin) mehr, und beginnen Albuminoide (Keratin) im Überschuß zu bilden. Diese experimentellen Befunde entsprechen den Beobachtungen PILLATs in China, wo Blasen- und Nierensteine infolge der

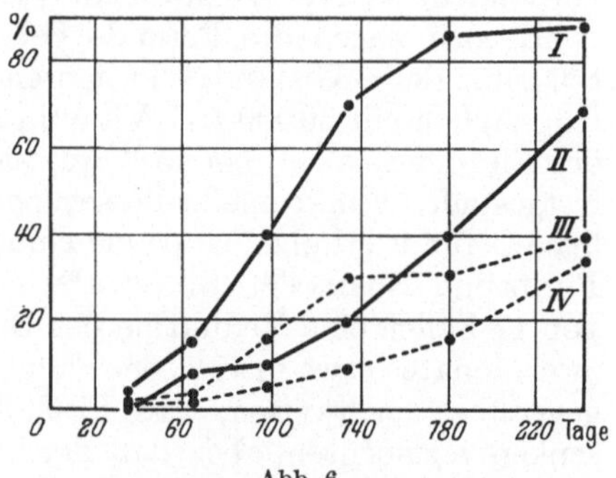

Abb. 6.

I. Blasensteine   II. Blaseninfektion
III. Nierensteine   IV. Niereninfektion

Blasen- und Nierensteine und Infektionen in Blase uud Niere bei Vitamin A-Mangelratten (nach HIGGINS[264]).

Vitamin A-armen Ernährung der Chinesen häufig sind. Auch Higgins hat bei Menschen mit reichlichem Steinabgang nach Vitamin A-Therapie eine Abnahme der Rezidive von 16,4% auf 4,7% beobachtet. Die Befunde wurden röntgenologisch kontrolliert. In neuerer Zeit hat Robinson[272] schwere Veränderungen an den Epithelien der Harnwege festgestellt, die er auf eine Störung des Verhältnisses zwischen Calcium und Phosphat zurückführt, so daß es zu Steinbildung kommt. Nach Stigter[273] soll auch die Behandlung unspezifischer Urethritis mit Vitamin A (80000 I.E./Tag) oft überraschende Erfolge zeitigen.

Überblickt man die experimentellen und klinischen Befunde, welche die Beziehungen von Vitamin A zur Steinbildung klarlegen, so zeigt sich, daß ausgesprochener Vitamin A-Mangel zweifellos infolge von Schleimhautschädigungen die Steinbildung begünstigt. Liegen bei Steinbildung allgemeine Ernährungsstörungen vor, so ist Vitamin A für die Verhütung von Ureter- und Blasensteinen, vielleicht auch von Gallensteinen indiziert. Natürlich kann die Steinbildung auf verschiedenen Ursachen beruhen, so daß bei einer Vitamin A-Therapie nicht in allen Fällen mit einem Erfolg zu rechnen ist. Inwieweit der pharmakodynamische Effekt großer Vitamin-A-Dosen auf die Schleimhäute der Gallenwege und der abführenden Harnwege zur Verhütung der Steinbildung beitragen kann, muß noch durch weitere klinische Erfahrungen geklärt werden.

Vitamin A und Hochdruck.

Vor wenigen Jahren wurde von amerikanischen Autoren[274] mitgeteilt, daß große Dosen von Vitamin A in Leberkonzentraten bei chronischer Hypertension eine wesentliche und anhaltende Blutdrucksenkung bewirkten. Diese aufsehenerregende Mitteilung wurde an zahlreichen Fällen nachgeprüft. Bei den ersten Beobachtungen von Pena und Villaverde[274] wurde gefunden, daß Tagesdosen von 180000 I.E. Vitamin A den Blutdruck um 30—40 mm/Hg zu senken vermögen. Namentlich Bruel und Lecoq[275] setzten sich für diese neue Behandlung des Hochdruckes ein. Sie hielten das Vitamin A für die beste Therapie bei chronischer Hypertension. Diese Befunde fanden ihre experimentelle Bestätigung am Hund (Wakerlin und Mitarbeiter[276]). Bald stellten aber Moss und Wakerlin[277] fest, daß das in Vitamin A-Konzentraten bei renaler Hypertension des Hundes vorhandene aktive Prinzip nicht Vitamin A ist.

Ebenso waren die Befunde bei menschlicher Hypertension widersprechend. So behandelte Guyot[278] Patienten mit arterieller Hypertension drei Wochen lang täglich mit 20000 I.E. Vitamin A intramuskulär. Bei 55% trat eine Senkung des Blutdruckes ein, bei 15% war sie zweifelhaft, bei 30% wurde keine Wirkung festgestellt. Funktionelle Besserungen wurden dagegen häufig beobachtet. Ähnliche Befunde erhoben Gounelle und Mitarbeiter[279], Dhôtel[280], Bonfils[281] sowie Pond und Rosen[282]. Bonfils[281] fand nach Injektion von 200000 I.E. in allen von 17 Fällen eine Reduktion des Blutdruckes um 30—80 mm/Hg, die noch nach zwei Monaten etwa in 40% der Fälle erhalten blieb[283]. Grollmann[284] konnte demgegenüber nachweisen, daß Fischöle ebenfalls den Blutdruck von Ratten zu senken vermochten, aber daß der hypotensive Effekt und der Vitamin A-Gehalt der verwendeten Öle nicht parallel verliefen. Schließlich konnte nachgewiesen werden (Sciclounoff und Roche[285], Gounelle und Bonfils[286]), daß intramuskuläre Injektionen von hohen Dosen reinem Vitamin A-Acetat keine Blutdrucksenkung verursachten, Lebertran mit geringerem Vitamin A-Gehalt aber blutdrucksenkend wirkte. Damit war gezeigt, daß die hypotensive Wirkung von Lebertran nicht auf seinem Vitamin A-Gehalt beruht, sondern durch andere Bestandteile hervorgerufen wird. Auch andere Autoren, z. B. Legrand und Mitarbeiter[287], Gadrat und Mitarbeiter[288], Porge[289], Poinso und Mitarbeiter[290] und COE und Mitarbeiter[291] konnten eine Wirkung von Vitamin A auf die arterielle Hypertension nicht oder nur vorübergehend (MARCONI und ANTERA[292] und MARCONI[293]) nachweisen. Die beobachtete blutdrucksenkende Wirkung von Lebertranextrakten ist auf andere hypotensive Substanzen zurückzuführen, aber nicht auf Vitamin A. Nach dem heutigen Stand ist daher eine Vitamin A-Therapie bei Hypertension nicht vertretbar.

Vitamin A und Schilddrüse.

Nach älteren Untersuchungen bestehen zwischen dem Vitamin A und dem Thyroxin der Schilddrüse Wechselwirkungen. So wird die Wachstumswirkung von Vitamin A durch Thyroxin aufgehoben. Außerdem hat Vitamin A antidotische Eigenschaften bei Vergiftungen mit Schilddrüsensubstanz. Auch hemmt Vitamin A die durch Thyroxin beschleunigte Metamorphose von Kaulquappen (EUFINGER und GOTTLIEB[294]). Eine besonders in die Augen fallende Beobachtung war die Tatsache, daß schilddrüsenlose Ziegen nicht weiße, sondern gelbe Milch geben, da sie nicht imstande sind, das Carotin in Vitamin A umzuwandeln. Auch bei Funktionsstörungen der Schilddrüse ist die Umwandlung von Carotin in Vitamin A anscheinend gestört. Nach ABELIN und Mitarbeitern[295, 296] wird die experimentelle Hyperthyreose der Ratte durch große Dosen von Vitamin A weitgehend gebessert, weil Vitamin A auf das Schilddrüseninkret hemmend wirkt. Auch v. EULER und KLUSSMANN[297] konnten die wachstumsfördernde Wirkung von Carotin und Vitamin A durch Thyroxin hemmen und die Speicherung von Vitamin A in der Leber an hyperthyreotischen Tieren verhüten. Auch A-Hypervitaminose ließ sich durch (FASOLD und PETERS[298]) Thyroxin hemmen. ABELIN[296] konnte die durch Thyroxinüberschuß bedingte Wachstumshemmung durch Vitamin A-Verabreichung aufheben und die grundumsatzsteigernde Wirkung von Thyroxin durch Vitamin A abschwächen. Ähnliche Befunde erhoben RAPPAI und ROSENFELD[299]. Nach diesen älteren Untersuchungen (SCHNEIDER und WIDMANN[300]) soll zwischen dem Vitamin A und dem Thyroxin ein direkter Antagonismus bestehen, so daß Thyroxinüberschuß den Vitamin A-Verbrauch steigert und umgekehrt Vitamin A-Überschuß beim hyperthyreotischen Tier die Thyroxinwirkung abschwächt. Dementsprechend wurden von WENDT[301] systematische Untersuchungen des Vitamin A-Gehaltes im Serum durchgeführt und festgestellt, daß bei schweren Hyperthyreosen das Vitamin A fehlte oder vermindert war. Neuere Untersuchungen von THOMAS und LELEUX[302] ergaben aber, daß der Vitamin A-Gehalt des Blutes bei 20 Basedowkranken nicht erniedrigt war. Die Divergenz der Befunde ist wahrscheinlich durch die Bestimmungsmethoden zu erklären. Nach Jodbehandlung, bzw. nach Schilddrüsenoperationen erhöhte sich das Vitamin A im Serum entsprechend der klinischen Besserung. Von zahlreichen anderen Autoren ist der Morbus Basedow mit hohen Dosen von Vitamin A behandelt worden. Hand in Hand mit Gewichtszunahme und Erniedrigung des erhöhten Grundumsatzes, sogar bis zur Norm, wurden auch klinische Besserungen beobachtet (WENDT[225], FALTA[303], DIETRICH[304], VOIT[305], SIMKINS[306]).

Auch die Pubertätsstruma wird durch Vitamin A-Therapie zurückgebildet. (FASOLD[307]). Nach ABELIN läßt sich die Wirkungsweise des Vitamin A auf die BASEDOWsche Erkrankung folgendermaßen erklären: Vitamin A steigert im Organismus den Lipoidspiegel des Serums, besonders des Cholesterins (WENDT[308]). Bei der Hyperthyreose findet sich eine Verminderung der Serumlipoide. Ähnliche Verhältnisse treffen für das Glykogen zu. Bei Hyperthyreosen besteht ein kleiner Glykogengehalt im Muskel und in der Leber, während Vitamin A im gesunden

Organismus eine Steigerung des Glykogens in diesen Organen bewirkt. Nach Untersuchungen von Wendt an Myxödemkranken, die Carotin erhielten, fand sich eine verzögerte Umwandlung in Vitamin A infolge der herabgesetzten Schilddrüsenfunktionen. Ähnliche Befunde konnte Wendt an Kretins erheben. Auch eine vermehrte Speicherung von Vitamin A bei herabgesetzter Schilddrüsenfunktion oder am schilddrüsenlosen Tier wurde von Schneider und Widmann[300] beobachtet.

Die Hyperplasie der Schilddrüse nach Verabreichung von Thiouracil, die infolge Hemmung der Thyroxinsynthese und reaktiver vermehrter Ausschüttung von thyreotropem Hormon aus der Hypophyse entsteht, läßt sich durch gleichzeitige Verabreichung von großen Dosen Vitamin A dagegen nicht hemmen. Hemmung des Thiouracilkropfes durch Vitamin A-Präparate und klinische Besserung von Basedow-Fällen kann vorgetäuscht werden, da allerkleinste Mengen von Jod zur Hemmung des Thiouracilkropfes genügen.

In diesem Zusammenhang hat Studer[309] nachgewiesen, daß auch Jodverbindungen mit festgebundenen Jodatomen deutlich die Entjodung der Schilddrüse durch Thiouracil hemmen. Danach sind auch ältere Beobachtungen aus England (Mellanby) verständlich, die mit Lebertran bei Kranken mit Struma und Exophthalmus überraschend günstige Auswirkungen sahen. Lebertran enthält oft Spuren von Jod, ebenso Konzentrate von Vitamin A, mit denen ebenfalls günstige Wirkungen bei toxischen Adenomen beobachtet wurden.

Bei Kriegsgefangenen, die einseitig nur mit Vegetabilien ernährt wurden und denen hochwertiges Eiweiß der Nahrung völlig fehlte, wurden schwere Störungen festgestellt. Diese konnten durch Eiweißernährung und Verabreichung von Vitamin A in einigen Monaten gebessert werden, während Jodmedikation ohne Verbesserung der Nahrung allein unwirksam blieb (Holler und Scholl[310]).

Neuere Nachprüfungen von Simkins[306] ergaben doch eine sichere Wirksamkeit massiver Dosen von Vitamin A bei Hyperthyreosen (täglich 200000—400000 I.E. während Monaten). Nach täglicher Behandlung mit den genannten Mengen begann zunächst die Schilddrüse kleiner zu werden. Nach 14 Wochen war sie von normaler Größe. Hand in Hand damit ging auch der Exophthalmus zurück, der Grundumsatz wurde herabgesetzt, das Blutcholesterin gesteigert, während die beschleunigte Herztätigkeit nur langsam reagierte und Gewichtszunahme nur ganz allmählich erfolgte. Erhalten solche Patienten neben dem Vitamin A noch Jod, so wird die Wirkung verstärkt. Diesen Befunden entspricht ein verminderter Vitamin A-Gehalt des Serums bei Patienten mit erhöhtem Grundumsatz (Basedow, Akromegalie) und umgekehrt ein erhöhter Vitamin A-Gehalt im Serum bei vermindertem Grundumsatz (Myxödem) (Bonfils und Marnay[20]). Langeron[311] konnte bei der Hälfte seiner Patienten mit Hyperthyreose bei kombinierter Behandlung mit Aminothiazol, Jod und Vitamin A eine deutliche Besserung der Krankheitssymptome beobachten. Ähnlich äußerte sich Steidle[312]. Auch eine Kombination von Vitamin A mit Cholin wird neuerdings bei akuter Hyperthyreose empfohlen (Esposti[313]).

Überblickt man die zahlreichen experimentellen Untersuchungen und klinischen Befunde, die über Vitamin A bei Hyperthyreosen vorliegen, sind gewisse Beziehungen zwischen dem Vitamin A und den Schilddrüsenfunktionen unverkennbar, welche für die Therapie nutzbar gemacht werden können. Besonders scheint sich eine Kombination der Vitamin A-Therapie mit Jod, z. T. auch mit Cholin zu empfehlen.

Vitamin A und Magersucht.

Unter dem Eindruck der günstigen Wirkung von Vitamin A bei Hyperthyreosen mit erheblicher Abmagerung wurde das Vitamin A auch zur Therapie

der Magersucht angewandt, obwohl bei dieser Erkrankung keine Überfunktion
der Schilddrüse besteht. Nach Beobachtungen von WENDT und FALTA werden
bei konsequenter Verabreichung größerer Dosen von Vitamin A auch bei der
Magersucht erhebliche Gewichtszunahmen erreicht. So sprach FALTA[303] vom
Vitamin A als Mastmittel. Auch bei der Abmagerung infolge von Magenkrank-
heiten bewirkt Vitamin A erhebliche Gewichtszunahmen (BOLLER[314]). STEPP
weist in diesem Zusammenhang darauf hin, daß eine Speicherung, z. B. von Glykogen im Muskel und in der Leber, durch Vitamin A erreicht werden kann, ebenso
bewirkt Vitamin A eine Vermehrung der Blutlipoide, besonders des Cholesterins,
und eine Fettspeicherung in der Leber.

Vitamin A und Blutbild.

Schon geringe Änderungen in der Nahrung können Verschiebungen in der
Regulation der Blutregeneration bewirken. So hat einseitige Ernährung, namentlich eiweißreiche Kost, z. B. Fleisch, Eiereiweiß, Gelatine, einen fördernden Einfluß auf die Blutbildung aller drei Systeme: der Erythropoese, der Leukopoese
und der Thrombopoese. Besonders innere Organe haben eine Reizwirkung auf
die blutbildenden Zentren. WHIPPLE hat bei seinen Untersuchungen über die
blutbildende Wirkung der verschiedenen Nahrungsstoffe die Leber als das am
meisten die Blutbildung fördernde Nahrungsmittel gefunden, was später den
Anlaß zur Entdeckung der Antiperniciosawirkung der Leber und der Leberextrakte und der schließlich isolierten spezifischen Wirkstoffe, Folsäure und Vitamin B_{12} gab. Beim Gesunden kommt es bei einseitiger Fleischkost, und noch
mehr bei Genuß von Leber, nicht nur zu Steigerung der Erythropoese, sondern
auch zu einem vermehrten Zerfall (MORAWITZ und KÜHL[315], HEILMEYER und
OETZEL[316]). Neben den eigentlichen Nahrungsmitteln spielen anorganische Katalysatoren, wie Eisen, Kupfer, Mangan und besonders die Vitamine, eine Rolle als
Reizstoffe für die Blutbildung. Bei Mangel an fettlöslichen und wasserlöslichen
Vitaminen kommt es zu mehr oder weniger erheblichen Anämien, die nur durch
Verabreichung von vitaminreicher Nahrung oder Polyvitamin-Präparaten geheilt
werden können. Aber auch das Fehlen der einzelnen Vitamine bedingt Störungen
der Blutbildung, die durch Zugabe des fehlenden Vitamins verhütet und geheilt
werden.

Nach Befunden von ANAGNOSTU[317] kommt es bei hochgradiger A-Avitaminose
zu Veränderungen im Knochenmark, die an das Bild der Panmyelophthise erinnern. Neben dieser Markatrophie entwickelt sich manchmal auch eine Markhyperplasie, die von STODTMEISTER und HOCK[318] als frustrane kompensatorische
Markhyperplasie gedeutet wurde. Auffällig ist die Atrophie des lymphatischen
Gewebes, besonders in der Milz, die wir auch in eigenen Untersuchungen an
der Ratte feststellen konnten.

Veränderungen des roten Blutbildes. Schon HSU[319] und wenig später PILLAT[320]
hatten bei ihren Beobachtungen in China eine mehr oder weniger ausgebildete
Anämie bei A-Avitaminose festgestellt. Auch neuere Untersucher (FRANK[321],
ABBOTT und Mitarbeiter[322]) berichten übereinstimmend über leichte bis mittelschwere hypochrome Anämie bei der A-Avitaminose des Menschen. Bei der
experimentellen menschlichen A-Avitaminose, über welche von WAGNER[323] an
zehn gesunden Versuchspersonen, die 188 Tage lang Vitamin A-frei ernährt
wurden, berichtet, fand sich eine mäßige Anämie mit Anisocytose und Poikilo-
cytose, die auf 2500 I.E. Vitamin A reagierte. Auch bei kindlicher Anämie vom
Typus der akuten hämolytischen Anämie *Lederer*, brachte nach MAINZER und
JOEL[324] Vitamin A-Therapie eine rasche Regeneration des roten Blutbildes. Auf
eine deutliche Abnahme der Reticulocyten bei Vitamin A-freier Ernährung haben

v. Euler und Malmberg[325] hingewiesen. Wir haben gemeinsam mit Studer[326]
Untersuchungen über den Erythrocytendurchmesser bei Vitamin A-Mangel durchgeführt und dabei die erhaltenen Werte auf Verteilungskurven nach Price-
Jones aufgetragen. Die Bestimmung der Erythrocytengröße hat für viele Ernährungsstörungen und namentlich für Krankheiten des Magen-Darm-Traktes
ohne Anämien immer größere Bedeutung gewonnen, da mit dieser Methode
feinere Störungen der Erythropoese erfaßt werden können. So fand z. B. Heilmeyer[327] — auf dessen Anregung unsere Untersuchungen fußten — bei unterernährten Kranken mit B_1-Mangelsymptomen Mikrocytose des Blutbildes ohne
Anämie. Der Erythrocytendurchmesser am normalen wachsenden und ausge-
wachsenen Tier muß zunächst ermittelt werden, um Vergleiche zu ermöglichen.
Man erhält eine Kurve, die von der vierten bis zur zehnten Woche abfällt, bis
zur 30. Woche wieder ansteigt und bis zur 63. Woche unverändert bleibt. Alte
Ratten (mehr als 6 Monate) haben wieder einen etwas größeren Erythrocytendurchmesser (s. Abb. 7).

An drei Wochen alten männlichen Vitamin A-frei ernährten Ratten fand sich
nach achtwöchiger Versuchsdauer eine deutliche Vergrößerung der Erythrocytendurchmesser (6,28 μ gegen normal 5,82 μ) mit Rechtsverschiebung und
Verbreiterung der Kurvenbasis (s. Kurve). A-Hypervitaminose bewirkt nur eine
geringe Verbreiterung der Kurvenbasis und keine wesentliche Veränderung des
durchschnittlichen Erythrocytendurchmessers. Bei A-Avitaminose lassen sich
also Größenveränderungen der Erythrocyten nachweisen, ohne daß eine Anämie
vorzuliegen braucht. Zum Vergleich sind auch in der beigegebenen Kurve
(Jürgens und Studer[326]) die Erythrocytendurchmesser von Ratten bei verschiedenen Vitaminmangelzuständen wiedergegeben.

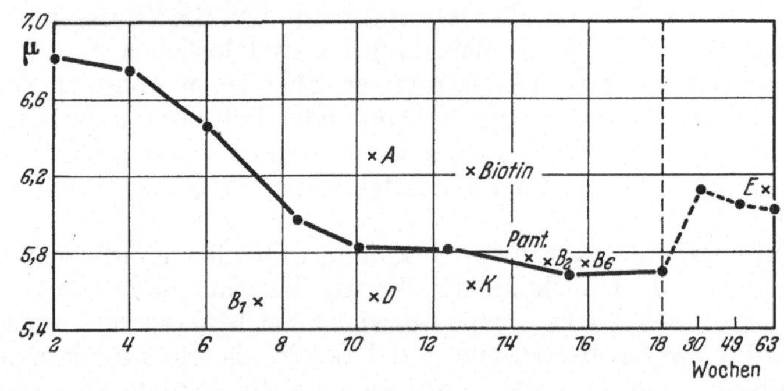

Abb. 7.
Erythrocytendurchmesser von Ratten bei verschiedenen Vitaminmangelzuständen
(nach Jürgens und Studer).

Die Abb. gibt die Durchschnittsdurchmesser der Erythrocyten in den
ersten Lebensmonaten an; die eingezeichneten Punkte die Größenabweichung
bei verschiedenen Avitaminosen.

Danach findet sich erhebliche Rechtsverschiebung (Makrocytose) mit Basis-
verbreiterung der Price-Jones-Kurve außer bei der A-Avitaminose noch bei
Biotinmangel und angedeutet bei Mangel an Vitamin E. Linksverschiebung
(Mikrocytose) mit Basisverbreiterung (Anisocytose) wird bei Vitamin B_1-, -D- und
-K-Mangel beobachtet.

Diese hämatologischen Befunde deuten auf Störungen der Erythropoese bei
Vitamin A-Mangel hin und haben daher eine gewisse diagnostische Bedeutung.

Veränderungen des weißen Blutbildes. Auch die Leukopoese ist bei Vitamin A-Mangel mitbetroffen. So fanden PILLAT und YANG[327a] im chronischen Vitamin A-Mangelzustand des Menschen recht beträchtliche Leukocytose. Die gleichen Autoren beobachteten auch Neutrophilie mit relativer Lymphocytopenie, Befunde, die im wesentlichen von FRANK[321] an Kindern mit Vitamin A-Mangelsymptomen bestätigt wurden.

Demgegenüber stehen die Befunde von WAGNER[323], der bei der experimentellen menschlichen A-Avitaminose Leukopenie mit Rechtsverschiebung des Differentialblutbildes sowie degenerative Symptome an den Leukocyten beobachtete. Etwas andere Ergebnisse hatten ABBOTT und Mitarbeiter[322] sowohl bei experimenteller A-Avitaminose der Ratte wie beim Menschen. Sie beobachteten bei ausgesprochener Leukopenie Linksverschiebung des Differentialblutbildes mit toxischer Granulation und Vacuolisierung der Leukocyten. Ähnliche Befunde erhoben MAXIA[328] und SURE und BUCHANAN[329]. Nach RUSSO[330] ist bis zum zweiten Monat der Mangeldiät eine Leukopenie mit normalen Leukocytenformen, nachher eine Leukocytose mit Vermehrung der Myeloblasten festzustellen.

CRIMM und SHORT[331] beschreiben eine Neutropenie bei A-Mangel und eine Neutrophilie bei A-Hypervitaminose. Dementsprechend konnte STUDER[332] die Succinylsulfathiazol-Leukopenie der Ratte mit großen oralen Dosen von Vitamin A vorübergehend günstig beeinflussen und einen Anstieg der neutrophilen Leukocyten erzielen.

Auch die Lymphocyten reagieren bei Vitamin A-Mangel. So sahen HART und Mitarbeiter[333] bei länger dauerndem Vitamin A-Mangel eine Verminderung der Lymphocyten sowie Atrophien der Lymphknoten. Ähnliche Beobachtungen machten MAXIA[328], SURE und BUCHANAN[329] sowie FRANK[321]. ABBOTT und Mitarbeiter[322] beobachteten eine Verminderung der kleinen und eine Vermehrung der großen Lymphocyten. Wir haben an einem großen Tiermaterial bei avitaminotischen Ratten in schweren Fällen ebenfalls Lymphocytopenie des peripheren Blutes gesehen, ebenso im Knochenmarkausstrich, ferner eine Vermehrung der Reticulumzellen. Diese, z. T. widerspruchsvollen Befunde lassen sich vielleicht so deuten, daß die entzündlichen Begleitsymptome als Folge der Epithelschädigungen eine Leukocytose mit Linksverschiebung verursachten, langdauernder Vitamin A-Mangel aber doch zu einer Markatrophie mit Leukopenie, z. T. auch durch Erschöpfung des Knochenmarks, führt.

Veränderungen des Thrombocytenblutbildes. Thrombocytenbefunde liegen sowohl bei der A-Avitaminose des Menschen wie bei der experimentellen A-Avitaminose an Ratten und an Meerschweinchen vor. Wichtig ist, nach welchen Methoden die Zählung vorgenommen wird. Mit der Ausstrichmethode von FONIO fand GLANZMANN[334] bei Vitamin A-Mangel der Kinder eine Verminderung auf ein Drittel des Normalwertes. Verabreichung von Vitamin A führte zu promptem Anstieg der Thrombocyten. FRANK[321] fand keine Veränderungen, während ANAGNOSTU[317] etwa Herabsetzung auf die Hälfte bei ausgesprochenem Vitamin A-Mangel beobachtete. Nach CRAMER und Mitarbeiter[335] sowie nach BEDSON und ZILVA[336] kann die Verminderung der Thrombocyten um 75% der Ausgangswerte erreichen. In derartigen Fällen ist auch die Blutungszeit verlängert und das RUMPEL-LEEDEsche Phänomen positiv. Eingehend hat sich LORENZ[337] mit dem Verhalten der Thrombocyten bei A-Avitaminose beschäftigt. Er fand beim A-avitaminotischen Meerschweinchen nach der Haut-Blutzähl-Methode von JÜRGENS[338] als erste Reaktion erhebliche Zunahme der Thrombocytenzahlen von normal 600000 auf 1300000, wobei aber nur die kleinsten Plättchen vermehrt waren und morphologische Veränderungen zeigten (Poikilo-Anisocytose, Vacuolenbildung, Mikroplättchen). Die größeren Plättchen fand auch LORENZ[337] in Übereinstimmung mit vergleichend angestellten Zählungen nach der Methode von FONIO in seinen Versuchen vermindert (JÜRGENS[338, 339]). Er erklärt die Differenz der Befunde damit, daß nur die widerstandsfähigen größeren Thrombocyten erhalten bleiben, während die kleinen Formen im Ausstrich nicht sichtbar sind. In Ergänzung zu diesen Befunden konnte WAGNER[340a] bei der experimentellen A-Avitaminose des Menschen ebenfalls mit der Methode von JÜRGENS eine Verminderung der Thrombocyten bis auf 30000 (gegen 600000 normal) feststellen.

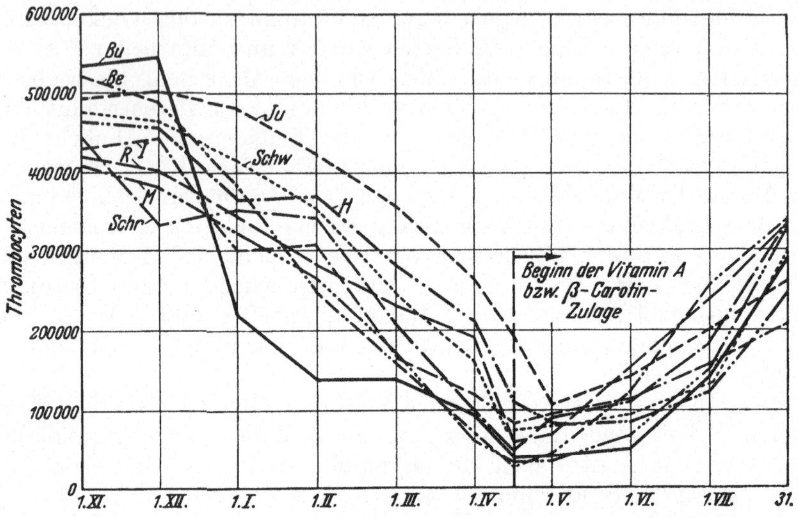

Abb. 8.
Zahl der Thrombocyten bei Vitamin A-frei ernährten Menschen (nach WAGNER[340a]).

Im ganzen genommen hat Vitamin A-Mangel einen erheblichen Einfluß auf die Hämatopoese. Wir finden eine Insuffizienz des Knochenmarks, die im peripheren Blut zu leichten bis mittelschweren hypochromen Anämien führt. Die Leukocytenzahl ist vermindert mit Entwicklung degenerativer Formen der myeloischen Zellen. Gleichzeitig besteht Lymphocytopenie mit Atrophie der Lymphknoten. Auch die Thrombopoese ist gestört. Es findet sich Thrombocytopenie, z. T. mit pathologischen Thrombocyten. Anämie, Leukopenie und Thrombocytopenie können prompt durch Verabreichung von genügend Vitamin A behoben werden.

Vitamin A und Nervensystem.

Die Kenntnisse über die Störungen im zentralen Nervensystem bei Vitamin A-Mangel beim Menschen sind bisher nur lückenhaft. Im Tierexperiment sind hingegen die Nervenveränderungen besser studiert worden. So zeigen Vitamin A-frei ernährte Ratten unkoordinierte Bewegungen der Hinterbeine mit Paralyse auch der Zehen. Bei der A-Avitaminose der Schweine wurden besonders schwere Nervensymptome beobachtet, die sich in Ataxie, spastischen Lähmungen, Sehstörungen und Muskelatrophie äußerten. MELLANBY[344] beobachtete bei jungen Hunden mit Vitamin A-Mangel Störungen im zentralen und peripheren Nervensystem, an den Gehörnerven und an den Gleichgewichtszentren. Diese Veränderungen wurden von einigen Autoren als primäre, von anderen als sekundäre Nervenschädigungen angesehen. SUTTON und Mitarbeiter[345] sowie SETTERFIELD und SUTTON[346] beschreiben degenerative Markscheidenveränderungen des Nervus ischiadicus und Nervus femoralis, die sich gleichzeitig mit der Xerophthalmie und dem Wachstumsstillstand entwickeln. Die Degeneration schreitet rasch fort. ZIMMERMANN[347] beobachtete Markscheidendegeneration der sensiblen Bahnen in der Peripherie des Rückenmarks und der Hinterstränge, weniger häufig dagegen in den gekreuzten und ungekreuzten Pyramidenbahnen. Auch IRVING und RICHARDS[348] sahen die neurotrophischen Störungen als im Vordergrund stehend an und faßten alle anderen Veränderungen als sekundär auf. Diese erscheinen bei solchen Tieren, deren Mütter vor der Entwöhnung strenge A-Mangelkost bekommen haben, früher als bei anderen, deren Mütter normal ernährt wurden.

Nach anderen Autoren sind die Nervenveränderungen sekundärer Natur. MELLANBY[349] beobachtete bei Vitamin A-Mangel Knochenhypertrophie, die sich an den Austrittsstellen der Nerven, besonders des Olfactorius, des Trigeminus und Acusticus bemerkbar macht und wodurch Druck auf die Nervenstränge entsteht. Nach WOLBACH und BESSEY[350] dagegen ist das gesamte Knochenwachstum bei Vitamin A-Mangel gehemmt, während das Nervensystem normal wächst. Dies führt im Schädel zu Kompressionserscheinungen mit sekundären Nervenveränderungen. So sind im Rückenmark die Vorderstränge wesentlich stärker befallen als die Hinterstränge (MELLANBY[351]). Dieser Autor[352] beobachtete außerdem Knochenwucherungen in der Labyrinthkapsel und in den Gehörgängen. Sekundär findet er in Versuchen an Hunden Degeneration des sensorischen Epithels des Labyrinths, einschließlich des CORTISCHEN Organs.

In Ernährungsversuchen mit besonderer Berücksichtigung des Geschmackempfindens stellen LE MAGNEN und RAPAPORT[353] eine Anosmie fest. STUDER[354] sah außerdem herdförmige Degeneration der Skeletmuskelfasern, wobei hier die Frage, ob primär oder sekundär, noch offen zu lassen ist.

Gesamthaft ist festzustellen, daß Vitamin A-Mangel bei der Ratte schwere Nervenläsionen des Rückenmarks und der Medulla oblongata zur Folge hat.

Allgemeine Symptomatologie bei A-Hypervitaminosen.

Die A-Hypervitaminose wurde zunächst durch Tierversuche bekannt. Ratten, die täglich mehr als 100000 I.E. Vitamin A erhalten, erkranken an Erschöpfung, Appetitlosigkeit, Wachstumsstillstand und Gewichtsverlust (v. DRIGALSKI[195], ASAYAMA[196]), es tritt Haarausfall ein (FINUCCI[197]), und schließlich kann nach etwa 2—3 Wochen der Tod erfolgen (COLLAZO und SANCHEZ-RODRIGUEZ[194], YPSILANTI[198]).

Knochenveränderungen. Nach älteren Untersuchungen von ASAYAMA[196] und FINUCCI[197] kommt es zu einer Anreicherung des Cholesterins im Organismus und zu Spontanfrakturen der Knochen (MOORE und WANG[199], WOLBACH[200]). STUDER[6] hat kürzlich diese Spontanfrakturen an den Knochen nach Verabreichung von 50000 I.E. Vitamin A schon in wenigen Tagen bei der Ratte erhalten, außerdem eine erhebliche Verbreiterung von Periost und Endost mit An- und Abbauvorgängen an verschiedenen Stellen des Skeletsystems. Beim normalen Organismus kommt es außerdem bei Überdosierung mit Vitamin A zu einer vorübergehenden Aktivierung des Knochenmarks mit gesteigerter Leukopoese, zu einer Vermehrung der Zellteilungsvorgänge der Haut mit starker Verdickung der Epidermis. Vitamin A gibt in großen Dosen einen pharmakodynamischen Impuls zu proliferativen Vorgängen im ektodermalen und mesenchymalen Gewebe.

Beim Menschen wird A-Hypervitaminose selten beobachtet, da sehr große Dosen notwendig sind, um Vergiftungserscheinungen hervorzurufen. Bekannt geworden sind die Vergiftungen nach Genuß von Eisbär- und Polarfuchsleber, worüber RODAHL[201] berichtet hat. LINDHARD[202] macht folgende Angaben über die Symptomatologie: bei 19 Männern einer Polarexpedition kam es nach dem Essen von Eisbärleber schon binnen weniger Stunden zu Schwindel und Unruhe, Somnolenz, Kopfschmerzen und Erbrechen. Nach 2 Tagen trat Schuppung der Haut um den Mund und an größeren Hautflächen des Körpers auf. Dieses schon früher bekannte Krankheitsbild wurde auf eine besondere Giftigkeit der Eisbärleber zurückgeführt, bis Rodahl und Moore[193] zeigen konnten, daß die krankhaften Veränderungen durch den hohen Vitamin A-Gehalt der Eisbärleber verursacht wurden. Die Eisbärleber enthält etwa 26000 I.E. Vitamin A/g. Aber auch durch Überdosierung von Vitamin A-Präparaten, bzw. von Lebertran, können sich krankhafte Erscheinungen entwickeln. Die A-Hypervitaminose ist hauptsächlich bei Kindern beobachtet worden (Josephs[203], Toomey und Morisette[204], Rothman und Leon[205], Fried und Grand[206], Dickey und Bradley[207], Wyatt und Mitarbeiter[208], Caffey[209]).

Bei den Kindern findet sich eine eigenartige Empfindlichkeit bei Berührung der Extremitäten, die durch proliferative Periostitis oder osteochondrale Veränderungen verursacht ist. Ferner werden Trockenheit, Brüchigkeit und Verminderung des Haupthaares, Verlust des Lanugohaares, Pruritus, leichte Schuppung, seltener Rötung der Haut, Trockenheit und Schuppung der Lippenschleimhaut beobachtet, ferner Blässe, Vergrößerung der Leber und Milz, Erhöhung des Vitamin A-Spiegels im Serum, hypochrome Anämie, Leukopenie, Vermehrung der Serumlipoide, Verminderung der Serumglobuline, Erhöhung der Serumphosphatase, beschleunigte Blutsenkung. Diese Veränderungen entstehen erst nach monate- bzw. jahrelanger Verabreichung von täglich 1—2 Teelöffel Lebertran, bzw. 200000—600000 I.E. Vitamin A. Die Wirkung von Vitamin D ist für diese Erscheinungen nicht verantwortlich, wie durch Kontrolluntersuchungen mit Vitamin A-Überdosierung am Menschen erprobt wurde (Toomey und Morisette[204]).

Kürzlich wurde ein Fall von Sulzberger u. Lazar[210] beschrieben: Es handelt sich um eine 44jährige Frau, die während 18 Monaten täglich 600000 I.E. Vitamin A genommen hatte. Sie zeigte folgende Symptome: Trockenheit, Brüchigkeit, Steifheit und partielles Ausfallen der Haare am Kopf, an den Augenbrauen, an den Axillae und Pubes. Verlust der Lanugohaare am ganzen Körper. Chloasma-ähnliche Pigmentation des Gesichts und des Nackens, disseminierter Pruritus und Schuppung der Haut des Rückens und der Extremitäten. Follikuläre Hyperkeratose, besonders ausgeprägt an den Armen und Oberschenkeln, acneforme und miliumähnliche Papeln im Gesicht, besonders an der Stirn. Leichte Schuppung und Fissuren um die Nasenöffnung und die Mundwinkel. Onychorrhexis, Brüchigkeit und Weichheit der Fingernägel. Oligomenorrhoe, generalisierte Knochen- und Gelenkschmerzen, nächtliche Schweißausbrüche und Exophthalmie. Schließlich sei noch eine Beobachtung von Henschen[211] erwähnt, nach der eine manisch veranlagte Frau infolge übermäßigen Mohrrübengenusses (täglich 1 kg rote Karotten und 4 Salatköpfe, die reichlich Carotin enthalten) außer an generalisierter Gelbfärbung der Haut an Paraesthesien, Juckreiz, Leberschwellung und Knöchelödem erkrankte.

Hautaffektionen. Bei der Behandlung der verschiedenen Hautaffektionen wurden häufig sehr hohe Dosen Vitamin A verabreicht, da man nicht einen Mangelzustand, sondern eine pharmakodynamische Wirkung erzielen wollte. So wurden täglich Dosen von 100000 bis 400000 I.E. während mehrerer Wochen, z. B. zur Behandlung der Hypertonie, des Morbus Basedow und der oben besprochenen Hautkrankheiten verabreicht.

Auf Grund experimenteller Untersuchungen, die kürzlich von Studer und Frey[190] an der Ratte durchgeführt wurden, ergab sich, daß bei oraler Verabreichung von Vitamin A in hohen Dosen generalisierte Veränderungen der Epidermis vorkommen. Sie bestehen in Rötung, Schuppung und Haarausfall sowie einer Verdickung der Epidermis, die, wie Messungen mit dem Okularmikrometer an histologischen Präparaten ergeben haben, das Dreifache der Norm betragen kann. Sie ist bedingt durch Auflockerung des Zellgefüges und eine Vergrößerung der Zellen des Stratum spinosum, mit glasiger Auftreibung der Zellen und Vacuolenbildung. Die Zellen des Stratum germinativum werden kubisch und liegen z.T. mehrschichtig. Das Stratum granulosum ist verbreitert und hat kompakte Granula. Diese Veränderungen halten unter Vitamin A-Verabreichung etwa 11—13 Tage an, um sich dann trotz Weiterbehandlung wieder zurückzubilden. Es tritt anscheinend eine Gewöhnung ein. Diese Befunde zeigen, daß eine morphologisch erkennbare Wirkung von Vitamin A auf die Haut besteht. Die gleiche Wirkung von lokal appliziertem Vitamin A auf die Haut wurde kürzlich von SABELLA und Mitarbeiter beobachtet[191].

Kürzlich haben nun FREY und SCHOCH[192] im Hinblick auf die pharmakodynamische Wirkung hoher Dosen von Vitamin A bei Patienten mit Psoriasis mehrere Monate lang täglich 400000 I.E. synthetisches Vitamin A-Acetat (Arovit „Roche") verabreicht. Zwei Kranke erhielten sogar während einiger Tage zwei bis vier Millionen I.E. Vitamin A-Acetat. Die Psoriasis wurde nicht wesentlich beeinflußt, hingegen trat bei den mit einer Million I.E. behandelten Patienten Trockenheit, Schuppung und Rhagadenbildung der Lippen auf. Diese Symptome verschwanden trotz Weiterführung der Behandlung bei einem Teil der Patienten, bei anderen erst nach Absetzen der Therapie. Zwei Patienten, welche zwei bis vier Millionen I.E. erhalten hatten, zeigten die erwähnten Symptome noch stärker, und zusätzlich kam es auch zur Rhagadenbildung an der Schleimhaut der Nase und des Anus. Außerdem entwickelten sich Rötung und Schuppung am Nacken, Hals, Handrücken, an den Unterschenkeln sowie Rhagaden an den Fingerbeeren und an den Zehen. Bei einem Patienten kam es zu Rötung und Depapillation der Zungenspitze. Die histologische Untersuchung ergab an der Lippenschleimhaut parakeratotisch verhorntes Plattenepithel mit Lymphocyten- und Leukocyteninfiltration, Vermehrung der Mitosen in den Reteleisten. Die Epidermis der Stirnhaut war ebenfalls parakeratotisch und verdickt. Im Papillarkörper waren die polymorphen Bindegewebszellen vermehrt. Ähnliche Hautveränderungen wurden schon früher nach Genuß von Eisbärleber, die große Mengen von Vitamin A enthält, von RODAHL[193] festgestellt. Auch COLLAZO und SANCHEZ RODRIGUEZ[194] sowie v. DRIGALSKI[195] haben Veränderungen an der Rattenhaut nach Verabreichung hoher Dosen von Vitamin A festgestellt.

Wirkung hoher Dosen von Vitamin A. Lange Zeit verabreichte größere Mengen von Vitamin A-Präparaten verursachen beim Menschen und beim Tier ein Ansteigen der Erythrocytenzahlen und der Hämoglobinwerte über die Norm (ROSSI[340]). Nach SEYDERHELM und GREBE[341] bewirkt Dauerverabreichung von Vitamin A eine ständig nachweisbare Vermehrung der Reticulocyten. Sehr hohe Dosen von Vitamin A bewirken Leukocytose (CRIMM und SHORT[331]). Nach LORENZ bewirkt Verabreichung von Vitamin A-Präparaten über lange Zeit und bei Kindern mit zunächst niedrigen Thrombocytenzahlen einen Anstieg, bei Kindern mit hohen Thrombocytenzahlen (z. B. nach Infektionen) einen Abfall der Thrombocyten. Das Vitamin A soll also die Thrombopoese regulieren. LORENZ[337] konnte diese Befunde auch im Tierexperiment (am Meerschweinchen) bestätigen. Er benützte auch hier die Haut-Blutzähl-Methode nach JÜRGENS[338]. Werden jedoch unphysiologisch hohe Dosen von Vitamin A zugeführt, so daß es zur A-Hypervitaminose kommt, so entwickeln sich hyperchrome Anämien (STRAUSS[342], PAPKE[343]). HENSCHEN[211] beobachtete eine hyperchrome Anämie mit Leberschädigung und Milzschwellung nach übermäßigem Genuß von Karotten (sog. Carotinose).

Längere Zeit zugeführtes Vitamin A in mäßiger Dosierung führt also zu einer leichten Vermehrung der Erythrocyten, des Hämoglobins und der Leukocyten.

Das Vitamin soll einen regulatorischen Effekt auf die Thrombocytenzahlen ausüben. Bei Überdosierung mit den klinischen Zeichen der Hypervitaminose kommt es zu hyperchromer Anämie infolge gesteigerter Hämolyse und Insuffizienz des toxisch geschädigten Knochenmarks. Dabei besteht meist Leukopenie.

Wirkung von Vitamin A_2 und A_3.

Das sog. Vitamin A_2 wurde in Ölen aus der Leber von Süßwasserfischen zuerst auf spektroskopischem Wege nachgewiesen und später isoliert (EDISBURY und Mitarbeiter[355], LEDERER und RATHMAN[356], LEDERER und Mitarbeiter[357], MEUNIER und JOUANNETEAU[358]). Die reinsten Präparate sollen etwa 40% der Wirksamkeit von Vitamin A_1 besitzen (JENSEN und Mitarbeiter[359]). Vitamin A_2 kann auch vom Säugetierorganismus verwertet werden, so daß es als Vitamin A- Quelle für den Menschen eine Rolle spielt. Nach den Untersuchungen von SHANTZ und Mitarbeitern[360] wird das Vitamin A_2 auch bei Vitamin A-Mangelratten in der Leber gespeichert. Allerdings scheint die Toxicität des Vitamin A_2 größer zu sein als die des Vitamin A_1.

Für die Ernährung spielt Vitamin A_2 namentlich dort eine Rolle, wo die Bevölkerung ihren Eiweiß- und Fettbedarf vorwiegend aus Süßwasserfischen deckt (z. B. in gewissen Landstrichen Finnlands). Die Synthese von Vitamin A_2 gelang FARRAR und Mitarbeiter[361], wodurch die chemische Konstitution gesichert wurde. SCHWARZKOPF und Mitarbeiter[364] nannten ein Nebenprodukt der Vitamin A-Synthese, das geringe Vitamin A-Wirksamkeit besitzt, Vitamin A_3. Es wird von ISLER[365] als Isovitamin A bezeichnet, da es sich um ein Kunstprodukt handelt.

Vitamin A und andere Wirkstoffe.

Nach Untersuchungen von KOEHN[366] wird bei der Ratte bei Verfütterung von β-Carotin dieses durch Sprengung der zentralen Doppelbindung in Vitamin A übergeführt, was nach älteren Untersuchungen in der Leber (PATZELT und SCHAIRER[367]), nach neueren Arbeiten im Pankreas (BRAZER und CURTES[368]) bzw. in der Darmschleimhaut (GLOVER und Mitarbeiter[369]) geschehen soll. Ferner übt das Tocopherol in geringer Menge eine gewisse Sparwirkung auf das Vitamin A bzw. β-Carotin aus (CALDWELL und Mitarbeiter[370], DARIES und MOORE[371], DUBOULOZ und CASPUY[372], HARRIS und Mitarbeiter[373], LEMLEY und Mitarbeiter[374], SHERMAN[375]), während hohe Dosen (10 mg) die Speicherung in der Leber hemmen (JOHNSON und BAUMANN[376]).

Auch sollen gewisse Beziehungen zum Vitamin C bestehen. So ist der Ascorbinsäuregehalt des Blutes im Vitamin A-Mangelzustand erniedrigt (JONSSON und Mitarbeiter[377]). Auch ließ sich zeigen (MAYER und KREHL[378]), daß nach intraperitonealer Injektion von Ascorbinsäure die Vitamin A-Mangelsymptome an der Ratte weniger ausgesprochen sind und schneller durch therapeutische Vitamin A-Gaben abheilen als ohne Vitamin C.

WENDT und SCHROEDER[379] konnten die experimentelle A-Hypervitaminose durch Zufuhr von reichlich Vitamin C aufheben und außerdem zeigen, daß die Vitamin A-Speicherung in der Leber durch Vitamin C gehemmt wird. Es besteht also ein gewisser Antagonismus zwischen den Vitaminen A und C. Das gleiche gilt für die *Vitamine A* und *D*. Bekanntlich gleichen gewisse Vitamin A-Mangelsymptome solchen der D-Hypervitaminose, und umgekehrt entsprechen Symptome der A-Hypervitaminose gewissen Erscheinungen des Vitamin D-Mangels. Normalerweise muß ein Gleichgewichtszustand zwischen beiden Vitaminen vorhanden sein (JUSATZ[380], THOENES[381]).

Auch ein Antagonismus von Vitamin K zum Vitamin A läßt sich insofern ableiten, als Überdosierung von Vitamin A Hypoprothrombinämie bewirkt, die durch Behandlung mit Vitamin K behoben werden kann (WALKER und Mitarbeiter[382]), was aber nicht für die Knochenveränderungen zutrifft (MOORE und WANG[199]).

Daß A-Avitaminose und Vitamin B-Mangelsymptome gleichzeitig vorkommen, ist aus der klinischen Literatur bekannt. So wurden bei Beri-Beri auch Hemeralopie, bei Pellagra auch Vitamin A-Mangelsymptome beobachtet. Hier handelt es sich aber um Poly-Avitaminosen, die bei schweren Ernährungsstörungen häufig sind.

Beziehungen von Vitamin A zu den *endokrinen Drüsen* sind in diesem Zusammenhang ebenfalls zu erwähnen. Nach JOHNSON und BAUMANN[383] wird die Bildung von Vitamin A aus Carotin von der Schilddrüse gefördert, während bei künstlicher Unterfunktion der Schilddrüse durch Verabreichung von Thiouracil die Vitamin A-Bildung aus Carotin gehemmt wird. Schließlich läßt sich diese Thiouracilwirkung wieder durch Thyroxin aufheben (DRILL[384], DRILL und TRUANT[385]). Andere Beobachter fanden hingegen in Wachstumsversuchen an Ratten, daß auch nach Verabreichung von Thiouracil die wachstumsfördernde Wirkung des Carotins erhalten blieb (WIESE und Mitarbeiter[386]). Hier sei auch auf eine Beobachtung STUDERs[332] hingewiesen, wonach es zunächst den Anschein hatte, daß Vitamin A-Methyläther die durch Thiouracil verursachten Veränderungen an der Schilddrüse (Hyperplasie, Hyperämie) zu verhüten vermochte, spätere Versuche ergaben aber, daß nicht die Vitamin A-Verbindung, sondern beigemengte kleinste Mengen von Jod den Thiouracilkropf rückbildeten.

Schließlich konnten WIESE und Mitarbeiter[386] zeigen, daß auch beim hyperthyreoiden Tier die Carotinumwandlung in Vitamin A nicht gehemmt ist, jedoch ließ sich mit Thiouracil ein geringerer Vitamin A-Verbrauch nachweisen.

Auch *Follikelhormone* stehen in Beziehungen zu Vitamin A-Mangelsymptomen. So konnten JÜRGENS und PFALTZ[224] und JÜRGENS[225] die durch Vitamin A-Mangel entstandenen Verhornungen an den Speicheldrüsenausführungsgängen (Sialokeratose) durch Verabreichung von Follikelhormon bessern.

Für die Klinik der A-Avitaminose ist es von Bedeutung, immer an die Wechselwirkungen der Vitamine und anderer Wirkstoffe zu denken. Reine Vitamin A-Mangelzustände sind beim Menschen selten, fast immer handelt es sich um mehr oder weniger ausgeprägte allgemeine Nährschäden, deren Symptomenbild zwar durch den Mangel eines Vitamins vorwiegend geprägt ist, andere Nebensymptome aber eine Poly-Avitaminose anzeigen, die zudem oft mit hormonalen Störungen vergesellschaftet ist.

Vitamin A bei allgemeiner Erkrankung des Organismus.

In den vorangegangenen Kapiteln wurden die krankhaften Veränderungen der einzelnen Organe besprochen, soweit sie vorwiegend durch Vitamin A-Mangel verursacht werden. Mangelhafte Zufuhr von Vitamin A-haltiger Nahrung bei ungenügenden A-Vorräten im Organismus führt zu Nährschäden, die sich schon bei Hypovitaminose in Störungen der Dunkeladaptation, allgemeiner Resistenzlosigkeit gegen Infektionen, Funktionsstörungen des Magen-Darm-Kanals, der Leber und des Blutes, des Urogenitaltraktes, des Nervensystems, der endokrinen Drüsen, Veränderungen an der Haut und an den Schleimhäuten äußern. Mit anderen Worten, es kommt zu einer allgemeinen Schädigung des vom Ektoderm herstammenden Gewebes, zu einer Systemerkrankung des Organismus.

Früher wurde die A-Avitaminose als eine „Augenerkrankung" hingestellt, weil die sinnfälligsten Symptome des A-Mangels sich an den Augen zeigten.

Später sprach man von Vitamin A als dem „antiinfektiösen Vitamin", weil infolge Schädigung der Epithelzellen, namentlich an den Schleimhäuten der Atemorgane und der ableitenden Harnwege, sich Entzündungen durch Infektionen abspielten. Diese Einseitigkeit der Auffassung von einer mehr oder weniger begrenzten Lokalerkrankung einzelner Organe ist der Erkenntnis gewichen, die verschiedenen Krankheitssymptome unter einem einheitlichen Gesichtspunkte zu sehen. Wir wissen heute, daß Vitamin A-Mangel Veränderungen an weit auseinanderliegenden Organen hervorrufen kann, und daß mit der Sicherheit des Experimentes solche Mangelsymptome durch Vitamin A-Verabreichung prompt geheilt werden können.

Für die ärztliche Praxis mögen noch in kurzen Zügen die hauptsächlichsten Schädigungen bei A-Hypovitaminosen angeführt werden.

Große praktische Bedeutung für die Therapie hat die *Resistenzminderung gegen Infektionen* bei ungenügender Zufuhr von Vitamin A. Hierüber liegt eine große Literatur vor. Wir beschränken uns auf einige Angaben. Die Frage, ob bei bestehender A-Avitaminose eine Zunahme von Infektionen beobachtet wurde, wird im allgemeinen bejaht. So berichtet z. B. BLOCH[387], daß unter 68 in Dänemark beobachteten Fällen mit A-Avitaminose 80% der Kranken mehr oder weniger schwere Infektionen hatten (Bronchopneumonien, Bronchitiden, Pyelocystitiden, Otitiden, Pyodermien). Dies bestätigt die von fast allen Autoren beobachtete Anfälligkeit für katarrhalische Erkrankungen der Luftwege bei Vitamin A-Mangelratten, die sich oft störend einer Auswertung von Vitamin A-Präparaten im Wachstumstest an der Ratte in den Weg stellt.

Zahlreich sind die Beobachtungen über die *resistenzsteigernde Wirkung des Vitamin A bei Infektionen,* wo ein relativer oder absoluter Mangel der Schleimhäute an Vitamin A der *Anlaß zu Erkrankungen der Schleimhäute* (STEPP) ist (Laryngitis, Bronchitis, Bronchopneumonie, Pyelitis, Gastritis, Pyodermien u. a.). Da namentlich Epithelschäden der Haut und der Schleimhäute durch Vitamin A behoben werden, wurde durch v. DRIGALSKI[195] der Name „Epithelschutzvitamin" vorgeschlagen, obwohl zu bedenken ist, daß auch bei anderen Avitaminosen sich Epithelveränderungen entwickeln.

Auch die entzündlichen Erkrankungen des *Magens und des Darmes* können z. T. auf einer A-Hypovitaminose infolge von Schädigungen der Schleimhäute beruhen. Erwiesen ist, daß bei schweren, chronischen Darmerkrankungen infolge Resorptionsstörungen auch Mangelerscheinungen, wie Hemeralopie, beobachtet werden können. Hier ist ein Circulus vitiosus wirksam: Einerseits kann A-Hypovitaminose, z. B. durch mangelhafte Vitamin A-Zufuhr mit der Nahrung, die Empfänglichkeit für Darmerkrankungen begünstigen, andererseits wird die Vitamin A-Resorption bei schweren Veränderungen der Schleimhäute gestört und so die Schädigung des Darmepithels verstärkt. Und schließlich besteht bei jeder akuten und chronischen Infektion ein Mehrverbrauch an Vitamin A. Vitamin A-Mangel verschlechtert daher den Verlauf chronisch-entzündlicher Erkrankungen, namentlich bei Tuberkulose, vornehmlich bei Miterkrankung des Darmes, ferner bei Typhus, Dysenterie, Sprue, Cöliakie, Colitiden und septischen Zuständen. Was für die entzündlichen Veränderungen der Luftwege und des Magen-Darm-Kanals gesagt wurde, gilt auch für die so häufigen *Entzündungen der ableitenden Harnwege.* Wie schon im einzelnen ausgeführt wurde, kommt hier noch als besonders infektionsbegünstigend der Verschluß oder die Abflußbehinderung durch Nierenkonkremente, Ureter- und Blasensteine hinzu.

Zur Therapie mit Vitamin A-Präparaten bei den häufigsten akuten Infektionen und den chronischen Infektionskrankheiten seien noch einige Angaben hinzugefügt.

Die Anfälligkeit gegen banale, akute Infekte (Grippe, Luftröhrenkatarrh, Halsentzündungen, Schnupfen) wurde mit Vitamin A-Prophylaxe und -therapie zu bekämpfen versucht. Darüber liegt eine größere Literatur vor. Von vorneherein ist nicht zu erwarten, daß derartige Krankheiten ebenso prompt durch Vitamine verhütet und geheilt werden können, wie die Avitaminosen. Aber eine geringere Empfänglichkeit für Infektionen durch Steigerung der Widerstandsfähigkeit sowie ein leichterer und kürzerer Verlauf der Infektionen ist von vielen Ärzten beobachtet worden. Die Vitamintherapie mit höheren Dosen beruht zum Teil auf der pharmakodynamischen Wirksamkeit der einzelnen Vitamine. Hier seien nur einige Berichte aus der Literatur angeführt: RAWLING[388] berichtet über systematische Ernährungsversuche an Kindern, die neben anderen Vitaminen auch Vitamin A erhielten und mit einer Resistenzerhöhung gegen Erkältungskrankheiten reagierten. Auch die Übersicht von UDDSTRÖMER[389] zeigt mit Wahrscheinlichkeit, daß Infektionen der Luftwege bei Vitamin A-Therapie seltener sind und milder verlaufen. Inhalieren von Provitamin A soll nach LEVINSON und GABULOVICH[390] der üblichen Therapie bei grippalen Infektionen überlegen sein. Nach CRAMER[391] werden durch Vitamin A Funktionsstörungen der Schleimhäute behoben und Infektionen verhütet. LEAK[392] hat mit Erfolg intramuskuläre Injektionen von Vitamin A bei Influenza verwendet. Ähnlich äußerte sich TRESS[393]. Systematische Untersuchungen von BEARD[394] an Studenten, die mit Vitamin A behandelt wurden, ergaben eine 50%ige Reduktion der Erkältungskrankheiten und eine mildere Verlaufsform. Ähnliche Feststellungen machte ERBEN[395] an Kindern. Intensive Vitamin A-Behandlung bei Masern (300 Fälle) soll nach ELLISON[396] vor Lungenkomplikationen schützen oder aufgetretene Bronchopneumonien mildern, ebenso die Komplikationen bei Scharlach (CLAUSEN[397]). DONALDSON und TASKER[398] haben unter der Vitamin A-Therapie einen leichteren Verlauf von Pneumonien mit Verringerung der Mortalität beobachtet. Diese Beispiele ließen sich vermehren, auch solche mit negativen Ergebnissen.

Vergleicht man diese mehr oder weniger bestimmt angegebene Wirkung der Vitamin A-Therapie bei akuten Infekten mit den Beobachtungen im Tierexperiment, wo avitaminotische Ratten so ungeheuer leicht an Infektionen der Luftwege erkranken und zugrunde gehen, so ist die günstige Wirkung bei menschlichen Infektionen zwar dadurch nicht mit Sicherheit bewiesen, aber doch wahrscheinlich gemacht. Die auf jeden Fall unschädliche Vitaminprophylaxe und -therapie bei akuten Infekten lohnt sich also, auch besonders deshalb, weil eine eingreifende Therapie, z. B. mit Antibioticis, bei den banalen Infekten nicht unbedenklich ist.

Für die Therapie der Tuberkulose kann die Vitamin A-Behandlung auch eine unterstützende Wirkung haben. Nach Angaben der Literatur liegen bei der chronischen Lungentuberkulose die Vitamin A-Werte niedrig (LAFONTAINE[399]). Durch Verabreichung von hohen Vitamin A-Dosen (250000 I.E. täglich) steigt der Blutspiegel an und der Allgemeinzustand wird verbessert. Beobachtungen an indischen Kindern, deren Nahrung arm an Vitamin A ist, ergaben nach regelmäßiger Zugabe von Vitamin A eine Schutzwirkung gegen Tuberkelbacilleninfektionen und einen günstigen Verlauf der Tuberkulose (BASU[400]). Eine Resistenzverbesserung des Organismus bei bestehender Lungentuberkulose durch regelmäßige Verabreichung von Vitamin A wird von vielen Autoren angegeben (BREESE[401], TISSUE[402], HASSELBACH[403], VILLANOVA[404], SCHUERLEN[405], OUDENDAL[406], DORMER und GIBSON[407], FEHR[408], DANIEL[409]). Auch hier sind die Ergebnisse nicht immer eindeutig, aber eine unterstützende Wirkung wurde in vielen Fällen sicher beobachtet.

Eine besondere Bedeutung hat die Vitamin A-Therapie in Kombination mit der Streptomycinbehandlung. COCCHI[410] berichtet über Abschwächung der

Nebenerscheinungen nach Streptomycinverabreichung bei der Miliartuberkulose und der Meningitis tuberculosa.

Erwähnt seien auch günstige Wirkungen einer kombinierten Vitamin A-Therapie neben intensiver Behandlung mit Antibioticis bei verschiedenen Sepsisformen, bei Furunkulose, chronischen Eiterungen, chronischer Gonorrhoe und anderen chronischen Entzündungen.

Die Therapie mit Vitamin A.

Natürliches Vitamin A.

Für die Therapie wird natürliches, durch Extraktion bzw. Molekulardestillation erhaltenes *Vitamin A* aus tierischen Organen benutzt, das vorwiegend aus Leber oder anderen Eingeweiden von Fischen und Walen gewonnen wird.

Die Darstellung *reiner Vitamin A-Konzentrate* aus Leberöl durch KARRER[411] führte zur Aufklärung der Konstitution (KARRER und Mitarbeiter[412]). Die Therapie mit natürlichem Vitamin A geschah früher durch Verabreichung von *Leber*. Später wurde das natürliche Vitamin A in *Form von Lebertran* gegeben, der im wesentlichen aus Dorschleber stammt.

Die *Therapie mit Lebertranen* spielt namentlich in der Pädiatrie eine große Rolle. Mit dem Lebertran werden aber außer dem Vitamin A große Mengen von Fetten zugeführt, die oft zu einer Überlastung des Verdauungstraktes führen, so daß das mit verabfolgte Vitamin A nur teilweise resorbiert werden kann. Auch ist immer daran zu denken, daß das Vitamin A im Lebertran nur begrenzt haltbar und gegen Luftzutritt und Belichtung wenig widerstandsfähig ist. Besser verträglich und angenehmer sind die verschiedenen Lebertranemulsionen, die mehr oder weniger geruch- und geschmacklos gemacht worden sind. Lebertranextrakt kann auch subcutan oder intramuskulär (1/2—1 cm³ täglich) dargereicht werden (BLEGVAD[413], CARSTEN[414]). Heute wird aber Vitamin A in anderer Darreichungsform bevorzugt. Hier ist auch die Verwendung von *Lebertransalben* und *Lebertranverbänden* nach LÖHR[415] für die Wundbehandlung zu nennen, wodurch eine Verbesserung der Bildung von Granulationen erreicht wird. So sollen schwer heilende Ulcera cruris, Röntgenulcera, Analfisteln, Osteomyelitiden, Verbrennungen unter dieser Behandlung schneller ausheilen. Gegenwärtig werden aber in erster Linie die Antibiotica für die Wundbehandlung herangezogen, so daß die Lebertrantherapie an Bedeutung verloren hat.

Synthetisches Vitamin A.

Die Synthese des Vitamin A ist durch die Bemühungen verschiedener Arbeitsgruppen von Chemikern in den letzten Jahren verwirklicht worden.

Zunächst hatten KUHN und MORRIS[416] im Jahre 1937 ein Verfahren zur Herstellung von Vitamin A ausgearbeitet, das aber später nicht reproduziert werden konnte (KARRER und RÜEGGER[417]).

1946 gelang die Synthese des Vitamin A-Methyläthers ISLER, HUBER, RONCO und KOFLER in Basel[418] und MILAS in Boston[419], die Synthese der kristallisierten Vitamin A-Säure ARENS und Mitarbeiter[420] in Oss und KARRER und Mitarbeiter[421] in Zürich. Die Synthese von Vitamin A verwirklichten Anfang 1947 ISLER und Mitarbeiter[422] in Basel, CALWEY und Mitarbeiter[423] in Rochester und ARENS u. VAN DORP[424] in Oss.

Die synthetischen Präparate haben den Vorzug größerer Reinheit, leichterer Dosierbarkeit und leichterer Verabreichung gegenüber den Vitamin A-Konzentraten.

Die Auswertung der synthetischen Vitamin A-Präparate geschieht durch physiologisch-chemische Methoden (Messung der Ultraviolett-Absorption mit dem BECKMANNschen Spektralphotometer, Messung der Absorption nach Zugabe von Antimontrichlorid in Chloroform) und durch Prüfung im „Biologischen Wachstumstest" an der Ratte. Für die Prüfung werden zwei Dosen des amerikanischen Standardpräparates US.-Reference Oil, dessen Basis kristallisiertes Vitamin A-Acetat natürlichen Ursprungs ist, zu 1,5 und 2,5 I.E. zugrunde gelegt.

Zwei Kurven (Abb. 9, 10*) geben Messungen der Ultraviolettabsorption von Vitamin A-Acetat und Carr-Price-Messungen von Vitamin A-Alkohol (nach ISLER) wieder, wobei auf der Abszisse die Wellenlänge in $m\mu$ und auf der Ordinate die Extinktion angegeben sind.

Abbildung 11* zeigt biologische Wachstumskurven an Vitamin A-Mangelratten und an Mangelratten, die verschiedene Dosen von kristallisiertem Vitamin A-Acetat erhalten haben (JÜRGENS und PFALTZ[225]). Daraus ergab sich eine gleiche Wirkung der natürlichen wie der synthetischen Präparate, was wegen der chemischen Identität auch zu erwarten, aber biologisch noch zu bestätigen war. In den beigegebenen Abbildungen sind kristallisierte Reinpräparate von Vitamin A-Alkohol, -A-Acetat und -A-Palmitat wiedergegeben (s. Abb. 12—14*).

Einheiten.

Für die Standardisierung von Vitamin A-Präparaten gilt die im Jahre 1949 festgesetzte internationale Einheit (World Health Organisation, Technical Report Series Nr. 3). Eine I.E. ist die Wirksamkeit von 0,344 γ Vitamin A-Acetat vom Schmelzpunkt 57,8—59,0°. Das Vitamin A-Standardpräparat wird in Form einer Oellösung ausgegeben, die in 0,1 mg Lösung 0,344 γ (= 1 I. E.) Vitamin A-Acetat enthält. Der Board of Trustees der United States Pharmacopoeia (U.S.P.) verteilt Kapseln, die 250 mg Standardlösung oder 2500 I. E. enthalten. Das frühere Vitamin A-Standardpräparat β-Carotin wurde als Internationaler Standard für die Provitamine beibehalten. Eine I. E. ist die Wirksamkeit von 0,6 γ β-Carotin vom Schmelzpunkt 180°.

Dosierung.

Die Dosierung richtet sich nach dem Bedarf des Organismus an Vitamin A. Dieser ist im Einzelfall schwer abzuschätzen, hängt doch die Bedarfsgröße von vielen Variablen ab. Als tägliche Minimaldosis wird diejenige Menge angesehen, die die Entwicklung von Mangelsymptomen verhütet. Nach dem Hygiene-Komitee des Völkerbundes wird der tägliche Bedarf auf 4000 I.E. geschätzt. Von anderen Autoren werden kleinere Zahlen genannt (NYLUND und WITH[56]): 25—40 I.E./kg, d. h. etwa 1750—2800 I.E. pro Mensch, WAGNER[41]: 20 I.E./kg, d. h. etwa 1400 I.E. Diese Zahlen geben den Minimalbedarf an.

Der optimale Bedarf für Erwachsene dürfte bei etwa 5000 I.E. liegen, für Kinder bis zu 12 Jahren bei 2000—4500, bei Jugendlichen zwischen 13 und 20 Jahren zwischen 5000 und 6000 I.E. Während der Schwangerschaft und in der Stillzeit wird ein Tagesbedarf auf etwa 6000—8000 I.E. geschätzt.

Für die Therapie sollen die täglichen Vitamin A-Dosen ein Mehrfaches des Tagesbedarfs betragen.

Die Verabreichung kann oral in Dragées oder Tropfenlösungen sowie in Ampullen zu intramuskulärer Injektion geschehen.

Indikationen für die Therapie mit Vitamin A-Präparaten.

Im allgemeinen ist eine Therapie mit Vitamin A-Präparaten indiziert bei der eigentlichen *A -Avitaminose* mit ausgeprägten Mangelsymptomen, bei der *A-Hypovitaminose*, die sich durch Verarmung des Körpers an Vitamin A infolge ungenügender Zufuhr mit der Nahrung (unzweckmäßiger Ernährung), durch gesteigerten Verbrauch von Vitamin A (Schwangerschaft, Stillzeit, fieberhafte

---

* Die Abbildungen finden sich als Nachtrag auf Seite 587—588.

Erkrankungen) und durch Erschwerung der Aufnahme bei Resorptionsstörungen (Gastroenteritiden, Colitis, Typhus, Ruhr, Dyspepsien, Sprue, Leberaffektionen, Tuberkulose) entwickelt.

In der *Ophthalmologie* ist die Vitamin A-Therapie indiziert bei den sich am Sehorgan abspielenden Mangelerscheinungen (Störungen der Dunkeladaptation, Präxerose, Xerose, Keratomalacie, Mumifizierung der Hornhaut, Pigmentierung der Bindehaut, Augenhintergrundsveränderungen, Erkrankung der Tränendrüsen (Dakryocystitis), Veränderungen am Lidrand (Lidrandxerose, Blepharitis, Chalazien, Comedonen), Erkrankungen der Linse. Neben der oralen Verabreichung in Dragéeform, oder in schweren Fällen der intramuskulären Injektion, kommt die lokale Anwendung durch Einträufeln von Tropfenlösungen ins Auge in Betracht, um das Vitamin A auf direktem Wege den erkrankten Geweben zuzuführen. Präxerose, Xerose und Hornhautgeschwüre heilen überraschend schnell aus.

In der *Dermatologie* finden Vitamin A-Präparate mannigfache Anwendung. Auch hier führt neben der oralen und intramuskulären oft eine Lokalbehandlung, welche direkte Berührung der erkrankten Gewebe mit dem Vitamin herbeiführt, zu überraschenden Erfolgen.

Für die Therapie kommen in Betracht vor allem Dys- und Hyperkeratosen: das Phrynoderma, Keratosis pilaris, Keratosis senilis, Ichthyosis, Störungen des Haar- und des Nagelwuchses, die Vernix caseosa der Neugeborenen, Pityriasis, Morbus Darier (Dyskeratosis follicularis vegetans), Keratosis blennorrhagica, gewisse Formen des Ekzems.

Günstig reagieren auch viele Fälle von Acne vulgaris. Hier zeigt die Mehrzahl der Fälle von juveniler Acne bei intensiver und längerer Behandlung mit Vitamin A wenigstens Besserungen, die sogar zu Heilungen führen.

In der *Oto-Rhino-Laryngologie* wird Vitamin A bei den Mangelerscheinungen, die sich an den Epithelien der Schleimhäute der Nase, des Rachens, des Kehlkopfes, der Luftröhre und der Bronchien finden, als allgemeine und lokale Therapie angewandt. Von speziellen Krankheitsbildern sind zu nennen die *Ozaena*, die manchmal sehr günstig reagiert, die *Rhino-Pharyngitis sicca* sowie gewisse Formen von Laryngitis, Tracheitis und Bronchitis. Auch bei Rhinitis vasomotorica sollen hohe Dosen von Vitamin A zuweilen günstig wirken (täglich 100000 bis 150000 I.E.).

In der *Geburtshilfe* und in der *Gynäkologie* ist die Kraurosis vulvae als spezielles Krankheitsbild für die Vitamin A-Therapie anzuführen. Außerdem ist dem gesteigerten Bedarf während der Schwangerschaft und der Stillzeit Rechnung zu tragen.

In der *inneren Medizin* kommen die schon mehrfach erwähnten Veränderungen am *Magen-Darmkanal* für die Therapie in Frage. *Verhornung der Epithelien der Lippen mit Bildung von Rhagaden* infolge Vitamin A-Mangels heilen auf Vitamin A-Therapie meist schnell ab, ebenso gewisse Formen von *Stomatitis* (Daver[217], Harnisch[218]) und *Gingivitis* (van Minden[219]) sowie Erkrankungen der *Speicheldrüsen* (Sjögren-Syndrom, Sialodochitis und Sialokeratose). Auch bei *Zahncaries* hat die Vitamin A-Therapie namentlich im jugendlichen Alter gewisse Wirkungen.

Für die sog. *Leberschutztherapie* spielt Vitamin A eine Rolle, ferner wird es verordnet bei Parenchymschädigungen der Leber, den verschiedenen Formen der Lebercirrhose, bei Hepatitis und behinderter Gallensekretion. Auch bei *Cholelithiasis* und *Nephrolithiasis* sowie bei *Blasensteinen* und Speichelsteinen wird Vitamin A in höheren Dosen angewendet.

Ein großes Indikationsgebiet sind die chronischen Erkrankungen des *Magen-Darmkanals*, namentlich bei Resorptionsstörungen infolge Veränderungen der Magen- und Darmschleimhaut (Gastroenteritiden, Colitis ulcerosa, Dysenterie,

Typhus, Darmtuberkulose, Dyspepsien, Sprue). Schließlich ist eine optimale Versorgung mit Vitamin A bedeutsam als *Resistenzsteigerung bei Infektionen*, sowohl bei den akuten *Infektionskrankheiten* (Scharlach, Masern, Diphtherie, Pertussis, Grippe, Pneumonien) wie bei *anderen Infektionen* (Sepsis, Bronchitiden, Bronchopneumonien, Pyelocystitis, Otitis, Pyodermien). Für die Behandlung der Lungen- und Knochentuberkulose ist das Vitamin A nach den vorliegenden großen klinischen Beobachtungen nützlich.

Auch die Vitamin A-Therapie bei *Hyperthyreosen* sowie bei Magersucht wird empfohlen.

In der *Hämatologie* wird die hypochrome Anämie bei *A-Avitaminose* sowie Größenveränderungen der Erythrocyten, Leukopenie und Thrombocytopenie bei *A-Hypovitaminose* infolge von Ernährungsstörungen mit *Vitamin A* in der Regel rasch und günstig beeinflußt.

In der Neurologie sind neurotrophische Störungen, gewisse spastische Paresen und Muskeldystrophien Indikationen für die Vitamin A-Therapie.

Schließlich ist das Vitamin A ein wichtiger Faktor für die Polyvitamintherapie in kombinierten Vitaminpräparaten, die heute in großem Maßstab auf der ganzen Welt zur Erhöhung der Resistenz und allgemeiner Stimulierung angewandt werden.

Nahrungsmittelindustrie.

Vitamin A hat auch einen wichtigen Platz in der Industrie, wo namentlich das synthetische Vitamin A in Großbetrieben hergestellt wird, um den industriell produzierten, pflanzlichen und tierischen Fetten und Ölen (z. B. Margarine, in hydrierten Fetten, in Ölkonserven [Olivenöl]), die arm an Vitamin A sind, in der gewünschten Menge zugesetzt zu werden; es dient in großem Ausmaße zur Verbesserung dieser Fette, die heute den Fettbedarf eines großen Teils der Bevölkerung in der ganzen Welt decken.

Auch zur *Vitaminisierung von Futtermitteln* wird heute das Vitamin A in immer zunehmendem Maße verwendet und es ist wichtig für die Verbesserung landwirtschaftlicher Erzeugnisse (Milch und Eierproduktion, Geflügelzucht). Hier findet es mengenmäßig seine größte Verwendung.

Vitamin A-Präparate.

Die natürlichen Vitamin A-Präparate sind fast alle aus Fischleberölen hergestellt. Es handelt sich um Vitamin A-Konzentrate, die meist kleine Mengen von Vitamin D enthalten. Die Tropfenlösungen haben in den meisten Fällen einen leichten tranigen Geschmack und Geruch, der mehr oder weniger durch geeignete Darreichungsformen verdeckt ist.

Die Verabreichung geschieht als Tropfenlösung, Emulgat, Kapseln, Dragées für die orale Applikation, als Ampullenlösung für die intramuskuläre Injektion und als Emulgat in Tuben für die lokale Applikation.

Die synthetischen Vitamin A-Präparate werden erst seit 1947 hergestellt, nachdem die Synthese des Vitamins A mehreren Forschergruppen gelungen war. Das synthetische Vitamin A besitzt alle biologischen Eigenschaften des natürlichen Vitamins A, weil es mit diesem chemisch identisch ist. Der tranige Geruch und Geschmack fehlt. Synthetisches Vitamin A hat nur einen leichten aromatischen, dem Vitamin A eigenen Geruch.

Synthetisches Vitamin A kommt in den Handel als Vitamin A-Palmitat und Vitamin A-Acetat in Dragées, Kapseln für die orale Verabreichung und in Ampullen für die intramuskuläre Injektion. Kombinationen von Vitamin A und D werden in öligen Lösungen in Tropfenform als Emulsionen und Perlen für die orale Applikation von zahlreichen Firmen abgegeben.

Liste der Vitamin A-Präparate

I. Natürliches Vitamin A.

Präparat	Hersteller	Deklaration		Handelsformen
A-Mulsin	Mucos-Wiesbaden	Schoko-Kapseln Emulgat (in Tube)	zu 15 000 I.E. Vitamin A (emulgiert) zu 15 000 I.E. ,, ,, ,, pro cm³ (für Therapie)	6 und 12 Kapseln 10 cm³ Tube
A-Mulvit	Mucos-Wiesbaden	Emulgat (in Tube)	zu 5 000 I.E. Vitamin A (emulgiert) pro cm³ (für Prophylaxe)	10 cm³ Tube
Axerol	Wander	Ampullen (1 cm³) Lösung Perlen	} zu 120000 I.E. Vitamin A { pro cm³ (30 Tr.) u. 10 Perlen	3, 6 u. 25 Amp. f. i.m. Inj. 5 u. 45 cm³ 30, 150 u. 500 Perlen
Davitamon A	Organon	Ampullen (0,5 cm³) ölige Lösung simplex ölige Lösung forte	zu 20000 I.E. Vitamin A zu 6000 I.E. ,, ,, pro cm³ zu 60000 I.E. ,, ,, pro cm³	6 Amp. 10 cm³ Tropfen 10 cm³ Tropfen
Vogan	Bayer u. Merck	Lösung in Öl Dragées	zu 40000 I.E. Vitamin A pro g zu 4000 I.E. ,, ,,	10 cm³ u. 50 cm³ Tropfen 50 u. 500 Drag.
			Amerikanische Präparate	
Afaxin Vi-Alpha Vitamin A	Winthrop Lederle Abbott, Bristol, Squibb, Walker u. a. m.	stabilisiert mit Vitamin E		
			Für lokale Applikation	
A-Mulsal	Mucos-Wiesbaden	Emulgat (in Tube)	zu 5000 I.E. Vitamin A pro cm³	10 cm³ Tube

II. Synthetisches Vitamin A.

Präparat	Hersteller		Deklaration	Handelsformen
Arovit [1]	Hoffmann-La Roche	Ampullen (1 cm³)	zu 300000 I.E. Vitamin A (als Vitamin A-Palmitat)	3 u. 25 Amp. f. i. m. Injektion
		Dragées	zu 50000 I.E. Vitamin A (als Vitamin A-Acetat)	30 u. 200 Drag.
Vogan-Neu	Bayer u. Merck	Kapseln	zu 50000 I.E. Vitamin A (als Vitamin A-Palmitat)	20 u. 100 Kapseln
			Amerikanische Präparate	
Synthetic Vitamin A	Warner	Kapseln	zu 25000 I.E. Vitamin A (= U.S.P.-Einheiten)	24 Kapseln
Vitamin A Capsules	Abbott	Kapseln	zu 100000 I.E. Vitamin A (als Vitamin A-Acetat und natürl. Vitamin A)	50 Kapseln

III. Kombinationen Vitamin A + D.

Präparat	Hersteller		Deklaration		Handelsformen
Davitamon-A + D	Organon	ölige Lösung	zu 3000 I.E Vitamin A 6000 I.E. Vitamin D	} pro cm³	15 cm³
Detavit	Bayer u. Merck	Emulsion	zu 2400 I.E. Vitamin A 200 I.E. Vitamin D	} pro g	Flasche 125 cm³
A + D-Vicotrat	Heyl, Berlin	Tropfen	zu 1400 I.E. Vitamin A 300 I.E. Vitamin D	} pro Tropfen	5 cm³ Tropfen
		Perlen (Lofot-Perlen)	zu 3500 I.E. Vitamin A 350 I.E. Vitamin D	} pro Perle (entspr. 1 Teelöffel Lebertran)	20 u. 50 Perlen
Vi-De-A	Wander	Dragées	zu 2500 I.E. Vitamin A 500 I.E. Vitamin D₂ Calcium phosphoric. u. Calcium lactic.	} pro Drag.	50 u. 500 Drag.
Vitapan Concentratum	Siegfried	Liquidum Perlen	zu { 35000 I.E. Vitamin A 7500 I.E. Vitamin D }	pro cm³ (30 Tr.) u. 10 Perl.	10 cm³ Tropfen 50, 200 u. 500 Perlen

Weitere Präparate: Adexoline (Glaxo, Greenford); Aquasol A u. D Drops (US Vitamin Corp.); Nadola (Parke Davis); Vitadone (Byla, Paris).

[1] In Großbritannien als Ro-A-Vit, in Dänemark als Ariovit, in Argentinien als Roavit im Handel.

Literatur.

[1] Rau: Rev. Ophtalm. de la Lit. méd. 1840—41, p. 166, par F. Cunier, Paris 1842. — [1a] Brown, J.: Edinburgh J. Med. Sci. 3, 218 (1827). — [2] McCollum, E. V., and M. Davies: J. Biol. Chem. 15, 167 (1913). — [3] Osborne, T. B., and L. B. Mendel: J. Biol. Chem. 16, 423 (1913). — [4] Stepp, W.: Biochem. Z. 22 (1909); Z. Biol. 57, (1911). — [5] With, T. K.: Vitamine und Hormone 2, 369 (1942). — [6] Studer, A.: Schweiz. Z. Path. 13, Fasc. 6, 799 (1950). [7] Guggenheim, K., and W. Koch: Biochemic. J. 38, 256 (1944). — [8] Guerrant, N. B.: J. Nutrit. 37, 37 (1949). — [9] Clausen, S. W., W. S. Baum, A. B. McCoord, J. O. Rydeen and B. B. Breese: J. Nutrit. 24, 1 (1942). — [10] Gray, E. B., K. C. D. Le Hickman and E. F. Brown: J. Nutrit. 19, 39 (1940). — [11] Hoch, H., and B. Hoch: Brit. J. Exper. Path. 27, 316 (1949). — [12] Popper, H., F. Steigmann, A. Dubin, H. A. Dyniewicz and F. P. Hesser: Proc. Soc. Exper. Biol. a. Med. 68, 676 (1948). — [13] Popper, H., F. Steigmann, H. Dyniewicz and A. Dubin: J. Lab. Clin. Med. 33, 1631 (1948). — [14] Halpern, G. R., and J. Biely: J. Biol. Chem. 174, 817 (1948). — [15] Popper, H., and B. W. Volk: Proc. Soc. Exper. Biol. a. Med. 68, 562 (1948). — [16] Lewis, J. M., and O. Bodanski: Amer. J. Dis. Childr. 75, 464 (1948). — [18] With, T. K.: Vitamine und Hormone 1, 417 (1941). — [19] Morton, R. A., J. Glover and T. W. Goodwin: Biochemic. J. 41, 97 (1947). — [20] Bonfils, S., et C. Marnay: C. r. Soc. Biol. 142, 29 (1948). — [21] Stepp, W., u. H. Wendt: Dtsch. Arch. klin. Med. 180, 640 (1937). — [22] Brandaleone, H., and E. Ralli: Proc. Soc. Exper. Biol. a. Med. 32, 200 (1934). — [23] Stepp, W., J. Kühnau u. H. Schroeder: Die Vitamine und ihre klinische Anwendung, VI. Auflage. Stuttgart 1944. — [24] Schneider, E., u. H. Weigand: Klin. Wschr. 1937, 441. — [25] Boller, R., O. Brunner u. E. Brodaty: Wien. Arch. inn. Med. 31, 1 (1937). — [26] Marchionini, A.: Klin. Wschr. 1938 II, 1250. — [27] Tomaszevski, W.: Edinburgh Med. J. 49, 375 (1942). — [28] Prelog, V., J. Führer, R. Hagenbach u. R. Schneider: Helvet. chim. Acta 31, 1799 (1948). — [29] Cornbleet, Th.: Arch. of Dermat. 49, 103 (1944). — [30] Josephs, H. W.: Bull. Hopkins Hosp. 65, 112 (1939). — [31] Wagner, K. H.: Dtsch. Z. Verdgs. u. Stoffwechselkrkh. 3, 273 (1940). — [32] Brenner, S., and L. J. Roberts: Arch. Int. Med. 71, 474 (1945). — [33] Pillat, A. Mercks Jber. 1936; Wien. klin. Wschr. 1940, 779; Münch. med. Wschr. 1940, 225. — [34] Pies, R., u. H. Wendt: Klin. Wschr. 1940, 419; 1939, 429. — [35] Jeans, P. C., and Z. Zentmire: J. Amer. Med. Assoc. 102, 892 (1934). — [36] Dost, F. H.: Klin. Wschr. 1, 273 (1937). — [37] Jeghers, H.: J. Amer. Med. Assoc. 109, 756 (1937). — [38] Wald, G.: H. Jeghers and J. Arminio: Amer. J. Physiol. 123, 732 (1938). — [39] Hecht, S., and J. Mandelbaum: Science (Lancaster, Pen.) 88, 219 (1938). — [40] v. Drigalsky, W.: Z. Vitaminforsch. 9, 325 (1939). — [41] Wagner, K. H.: Z. Physiol. Chem. 264, 153 (1940). — [42] Parinaud, M.: C. r. Acad. Sci. 93, 286 (1881). — [43] Wald, G.: J. Gen. Physiol. 19, 351 (1935); Nature (London) 136, 913 (1935); J. Gen. Physiol. 19, 781 (1936); 20, 45 (1936); Nature (London) 139, 587 (1937); 139, 1017 (1937); J. Gen. Physiol. 21, 795 (1937); Amer. J. Physiol. 133, 479 (1941); J. Gen. Physiol. 25, 235 (1941); 25, 331 (1941). — [44] Morton, R. A., and T. W. Goodwin: Nature (London) 153, 405 (1944). — [44a] Hubbard, R., and G. Wald: Science 115, 60 (1952). — [45] Birnbacher, T.: Münch. med. Wschr. 1928 I, 1114. Die epidemische Mangelhemeralopie. Berlin: S. Karger 1927. — [46] Brenner, S., and L. Roberts: Arch. Int. Med. 71, 474 (1943). — [47] Dreyfus, C.: Paris méd. 30, 126 (1940). — [48] Hédon, L., H. Coste, A. Donnezan, L. Goldstein et J. Némorin: Presse méd. 1943, 37. — [49] Mathis, G.: Giorn. R. Acad. Med. Torino 102, 218 (1939). — [50] Simola, P. E., u. N. Saksela: Duodecim 56, 185 (1940); Nord. Med. 9, 275 (1941). — [51] Rapaport, H. G., and D. Greenberg: N. Y. State J. Med. 41, 879 (1941). — [52] Maitra, M K., and L. J. Harris: Lancet 1937 II, 1009. — [53] Doraiswami, S., and J. Yudkin: Brit. Med. J. 1948 II, 708. — [54] Jeghers, H.: New England J. Med. 216, 51 (1937). — [55] Campbell, J.: Brit. Med. J. 1941 II, 726. — [56] Nylund, C. E., and T. K. With: Vitamine und Hormone 2, 125 (1942). — [57] van Eekelen, M. V. and W. Pannevis: Nature (London) 141, 203 (1938). — [58] With, T. K.: Absorption, Metabolism and Storage of Vitamin A and Carotene. Copenhagen: E. Munksgaard 1940. — [59] Evans, H. M., and K. S. Bishop: Amer. J. Physiol. 63, 396 (1922); J. Metabolic Res. (Am.) 1, 319 u. 335 (1922). — [60] Mason, K. E.: Amer. J. Anat. 57, 303 (1935). — [61] Newton, W. H.: J. Physiol. (brit.) 92, 32 (1938). — [62] Warkany, J., and C. B. Roth: J. Nutrit. 35, 1 (1948). — [63] Guilbert, H. R., R. F. Miller and E. H. Hughes: J. Nutrit. (Am.) 13, 543 (1937). — [64] Klaften, E.: Z. Geburtsh. 85, 485 (1923). — [65] Vogt, E.: Münch. med. Wschr. 1929 II, 1748; Dtsch. med. Wschr. 1931 I, 1110. — [66] Gaethgens, G.: Klin. Wschr. 1937 II, 1073, 1075. — [67] Edmund, C., and S. V. Clemmesen: On Deficiency of A Vitamin and Visual Dysadaption, S. 92. Copenhagen: Levin & Munksgaard 1936. — [68] v. Drigalski, W., H. Kunz u. K. Schlüpmann: Klin. Wschr. 1939 I, 875. — [69] Tatar, J.: Klin. Mbl. Augenheilk. 1943, 677. — [70] Dann, W. J.: Biochemic. J. 26, 1072 (1932). — [71] Debré, R., et A. Busson: Rev. franç. Pédiatr. 10, 413 (1934); Bull. Soc. Pédiatr. Paris 32, 56 (1939). — [72] Wolff, L. K.: Schweiz. med. Wschr. 66, 979 (1936). — [73] Toverud, K. J., u. F. Ender: Acta paediatr. (Stockh.) 18, 174 (1936). — [74] van Eekelen, M., et L. K. Wolff: Acta brevia neerl. Physiol. 6, 131 (1936). — [75] Ellison,

E. B., and T. Moore: Biochemic. J. **31**, 165 (1937). — [76] Fraps, G. S., O. Copeland and R. Treichler: Texas Agric. Exper. State Bull. 495 (1934); 536 (1937). — [77] Wendt, H.: Münch. med. Wschr. **1936 I**, 808. — [78] Nylund, C. E.: Nord. Med. **9**, 659 (1941). — [79] Friderichsen, C., u. T. K. With: Ann. paediatr. (Basel) **153**, 113 (1939). — [80] Hiro, Y., u. M. Yamada: Mschr. Kinderheilk. **65**, 438 (1936). — [81] Fuchs, A.: Klin. Mbl. Augenheilk. **81**, 859 (1928); **94**, 244 (1935). — [82] Pillat, A.: Z. Augenheilk. **79**, 200 (1932). — [83] Hale, F.: Amer. J. Ophthalm. **18**, 1087 (1935). — [84] Tansley, K.: J. of Physiol. **71**, 442 (1931). — [85] Starkiewitz, S.: Zdrowie **1917**, 379. — [86] Taylor, F. S.: Nature (London) **154**, 802 (1944). — [87] Frazier, C. N., and C. K. Hu: Arch. Int. Med. **48**, 507 (1931). — [88] Gouvêa, H.: Arch. of Ophthalm. **29**, 167 (1883); zit. v. Frazier. — [89] Bloch, C. E.: Ugeskr. Laeg. (dän.) **79**, 349 (1917); zit. v. Frazier. — [90] Nicholls, L.: Indian Med. Gaz. **68**, 681 (1933); **69**, 241 (1934). — [91] Moult, F. A.: Arch. of Dermat. **47**, 768 (1943). — [92] Loewenthal, L. J. A.: Arch. of Dermat. **28**, 700 (1933). — [93] Goodwin, G. P.: Brit. Med. J. **1934 II**, 113. — [94] Scheer, M., and H. Keil: Arch. of Dermat. **30**, 177 (1934). — [95] Sweet, L. K., and H. J. K'ang: Amer. J. Dis. Childr. **50**, 699 (1935). — [96] Frazier, C. N., and C. K. Hu: Arch. of Dermat. **33**, 825 (1936). — [97] Reiss, F.: Chin. Med. J. **50**, 945 (1936). — [98] Rao, R. M. V.: Ind. Med. Gaz. **73**, 461 (1938); J. Amer. Med. Assoc. **111**, 1510 (1938). — [99] De Arruda, J.: Bol. Soc. Ger. Saude Assist. **5**, 57 (1939); (Brit. Abstr. A III, **1939**, 850). — [100] Pemberton, J.: Lancet **238**, 871 (1940). — [101] Lehman, E., and H. G. Rapaport: J. Amer. Med. Assoc. **114**, 386 (1940). — [102] Goodman, J.: Arch. of Dermat. **43**, 566 (1941). — [103] Stroud, G. M.: Arch. of Dermat. **43**, 1080 (1941). — [104] Garfield, W. T.: Arch. of Dermat. **45**, 423 (1942). — [105] Bamber, G.: Brit. J. Dermat. **54**, 163 (1942); Arch. of Dermat. **47**, 117 (1943). — [106] Fasal, P.: Arch. of Dermat. **50**, 160 (1944). — [107] Robinson, P.: Lancet **248**, 65 (1945). — [108] Stannus, H. S.: Proc. Roy. Soc. Med. **38**, 337 (1945); [Brit. Med. Bull. **3**, 194 (1945)]. — [109] Platt, B. S.: Brit. Med. Bull. **3**, 179 (1945). — [110] Hardy, M. K.: Arch. of Dermat. **53**, 392 (1946). — [111] Lyon, E.: Gastroenterologia **68**, 139 (1932). — [112] Combes, F. C.: Arch. of Dermat. **43**, 1042 (1941). — [113] Klumpp, M. M.: Arch. of Dermat. **46**, 903 (1942). — [114] McIntosh, D. G., T. Moore, D. M. Keay and R. P. Cook: Biochemic. J. **40**, 1 (1946). — [115] Fuhs, H.: Wien. klin. Wschr. **1941**, 397. — [116] Bloom, D.: Arch. of Dermat. **56**, 278 (1947). — [117] Senear, F. R., and C. H. Stubenrauch: Arch. of Dermat. **55**, 138 (1947). — [118] Ronchese, F.: Arch. of Dermat. **51**, 412 (1945). — [119] Newman, B. A.: Arch. of Dermat. **45**, 1214 (1942). — [120] Düblin, W. B.: Arch. of Dermat. **57**, 178 (1948). — [121] Scherber, G.: Wien. med. Wschr. **1943**, 273. — [122] Pillat, A.: Wien. klin. Wschr. **1937**, 1408. — [123] Rapaport, H. G., H. Herman and E. Lehmann: J. Pediatr. **21**, 733, (1942); (Brit. Abstr. A III, **1943**, 407). — [124] Lawless, T. K.: Arch. of Dermat. **44**, 30 (1941). — [125] Ball, F. J.: Arch. of Dermat. **47**, 284 (1943). — [126] Torrey, F. A.: Arch. of Dermat. **52**, 130 (1945); **52**, 178 (1945). — [127] Peck, S., A. Glick and C. Chargin: Arch. of Dermat. **48**, 32 (1943). — [128] Sulzberger, M. B.: Yb. of Dermat. **1938**; zit. v. R. Leclercq: Ann. de Dermat. **78**, Nr. 2, 173 (1951). — [129] Bloquiaux, S.: Arch. belg. Dermat. **4**, 251 (1948). — [130] Gordon, H.: Arch. of Dermat. **52**, 178 (1951). — [131] Sheard, C., H. L. Bair and L. F. Steffens: Amer. J. Physiol. **129**, 461 (1940). — [132] Sheard, C., H. P. Wagener and L. A. Brunsting: Arch. of Dermat. **52**, 36 (1945). — [133] Hall, A. F.: Arch. of Dermat. **53**, 154 (1946). — [134] Schwemmler, B.: Münch. med. Wschr. **1939**, 1226. — [135] Wiedmann, A.: Wien. klin. Wschr. **1941**, 397. — [136] Gill, S.: Arch. of Dermat. **51**, 110 (1945). — [137] Unna, P. G., and L. Golodetz: Arch. of Dermat. **107**, 221 (1911). — [138] Straumfjord, J. V.: West. J. Surg. Obstetr. **48**, 341 (1940) (J. Amer. Pharmac. Assoc. Sci. Ed. **30**, Abstr. 148). — [139] Brunsting, L. A., and C. Sheard: Arch. of Dermat. **43**, 42 (1941). — [140] Peck, S. M., and L. Chargin: Arch. of Dermat. **44**, 722 (1941). — [141] Graham, T. N.: Arch. of Dermat. **51**, 354 (1945). — [142] Fox, H.: Arch. of Dermat. **52**, 128 (1945). — [143] Leitner, Z. A., and T. Moore: Lancet **1946 II**, 262. — [144] Peck, S. M., L. Chargin and H. Sobotka: Arch. of Dermat. **43**, 223 (1941). — [144a] Kirland, R. R., and M. Kulwin: Arch. f. Dermat. **61**, 925 (1950). — [145] Barwasser, N. C: Arch. of Dermat. **44**, 961 (1941). — [146] Michelson, H. E.: Arch. of Dermat. **46**, 179 (1942); **45**, 628 (1942). — [147] Sweitzer, S. E.: Arch. of Dermat. **45**, 628 (1942). — [148] Carleton, A., and D. Steven: Arch. of Dermat. **48**, 143 (1943). — [149] Epstein, N. N., and F. Keddie: Arch. of Dermat. **47**, 143 (1943). — [150] Porter, A., and S. R. Brunauer: Brit. J. of Dermat. **61**, 277 (1949). — [151] Haynes, H. A.: Arch. of Dermat. **47**, 421 (1943). — [152] Newman, B. A.: Arch. of Dermat. **47**, 288 (1943). — [153] Abramowitz, E. W.: Arch. of Dermat. **45**, 976 (1942). — [154] Preissmann, M.: Méd. & Hyg. **1944**, Nr. 35, 7. — [155] Anderson, N. P.: Arch. of Dermat. **53**, 162 (1946). — [156] Benson, A., and A. Carmon: Arch. of Dermat. **14**, 961 (1941). — [157] Welton, D. G.: Arch. of Dermat. **47**, 398 (1943). — [158] Charpy, J.: Gaz. méd. de France 1. X. 1947. — [159] Porter, L. D., E. W. Godding and S. R. Brunauer: Arch. of Dermat. **56**, 306 (1947). — [160] Michelson, H. E.: Arch. of Dermat. **46**, 179 (1942). — [161] Peck, S. M.: Arch. of Dermat. **45**, 976 (1942); **45**, 833 (1942). — [162] Goodman, M. H., and J. R. Pels: Arch. of Dermat. **44**, 359 (1941). — [163] Preissmann, M.: Dermatologica **91**, 28 (1945). — [164] Lutz, W.: Dermatologica **96**, 395 (1948). — [165] Mitarb. d. Charlottesville (Virginia) Hospitals: Arch. of

Dermat. **50**, 131 (1944). — [166] Ellis, F. A.: Arch. of Dermat. **50**, 27 (1944). — [167] Peck, S. M., A. W. Glick, L. Chargin and H. Sobotka: Arch. of Dermat. **48**, 17 (1943). — [168] Leclercq, R.: Ann. de Dermat. **78**, 173 (1951). — [169] Combes, F. C., and H. T. Behrmann: Arch. of Dermat. **46**, 728 (1943). — [170] Wright, E. J.: Brit. Med. J. **1934** II, 234. — [171] Comel, J. M.: Giorn. ital. dermat. sifil. **76**, 283 (1935); L'ospedale maggiore **1935**, 549. — [172] Dainow, I.: Rev. méd. Suisse rom. **1939**, 362. — [173] Gross, P.: Arch. of Dermat. **44**, 1060 (1941). — [174] Wyss-Chodat, F.: Praxis **1942**, 573. — [175] Cramer, H.: Dtsch. med. Wschr. **1942**, 759. — [176] van Gulik, A.: Nederl. Tijdschr. Geneesk. **76**, 3035 (1932); (Chem. Zbl. **1932** II, 891). — [177] De Boer, S.: Z. Vitaminforsch. **18**, 87 (1946). — [178] v. Kibéd, A. V.: Arch. f. Dermat. **183**, 15 (1942); (Chem. Zbl. **1942** II, 1255). — [179] Sutton, R. L.: Arch. of. Dermat. **18**, 887 (1928). — [180] Maynard, M. T. R.: Arch. of Dermat. **41**, 842 (1940). — [181] Straumfjord, J. V.: Northwest. Med. **42**, 219 (1943); [J. Amer. Pharmac. Assoc. Sci. Ed. **34**, Abstr. 32 (1945)]. — [182] Saunders, T. S.: Arch. of Dermat. **50**, 199 (1944). — [183] Lynch, F. W.: Arch. of Dermat. **41**, 593 (1940). — [184] Lynch, F. W., and C. D. Cook: Arch. of Dermat. **55**, 355 (1947). — [185] Combes, F. C., R. B. Saperstein and J. Distelheim: Med. Times **77**, 473 (1949). — [186] Davidson, D. M., and A. E. Sobel: J. Invest. Dermat. **12**, 221 (1949). — [187] Esser, M.: Schweiz. med. Wschr. **76**, 625 (1946); **76**, 1206 (1946); Ärztl. Mschr. **1947**, Nr. 8, 839. — [188] Pulay, E.: Schweiz. med. Wschr. **77**, 239 (1947). — [189] Meyer, A.: Praxis Nr. 6, 94 (1947). — [190] Studer, A., u. J. R. Frey: Schweiz. med. Wschr. **17**, 382 (1949). — [191] Sabella, J., H. Bern and R. Kahn: Proc. Soc. Exper. Biol. a. Med. **76**, 499 (1951). — [192] Frey, J. R., u. M. A. Schoch: Dermatologica **104**, 80 (1952). — [193] Rodahl, K., and T. Moore: Biochemic. J. **37**, 166 (1943). — [194] Collazo, J. A., u. J. Sanchez-Rodriguez: Klin. Wschr. **1933**, 1732 u. 1768. — [195] v. Drigalski, W.: Klin. Wschr. **1933**, 308. — [196] Asayama, R.: Acta Soc. Ophthalm. (jap.) **41**, 718 (1937). — [197] Finucci, V.: Arch. ital. chir. **39**, 519 (1935). — [198] Ypsilanti, H.: Klin. Wschr. **1935**, 90. — [199] Moore, T., and Y. L. Wang: Biochemic. J. **39**, 222 (1945). — [200] Wolbach, S. B.: J. Bone Surg. **29**, 271 (1947). — [201] Rodahl, K.: Nature (London) **164**, 530 (1949). — [202] Lindhard, J.: Meddl. Grønland, **41**, 461 (1913); zit. nach Biochemic. J. **37** 166 (1943). — [203] Josephs, H. W.: Amer. J. Dis. Childr. **67**, 33 (1944); J. Amer. Med. Assoc. **143**, 1417 (1950); Brit. Med. J. **2**, 565 (1950). — [204] Toomey, J. A., and R. A. Morisette: Amer. J. Dis. Childr. **73**, 473 (1947). — [205] Rothman, P. E., and E. E. Leon: Radiology **51**, 368 (1948). — [206] Fried, C. T., and M. J. H. Grand: Amer. J. Dis. Childr. **79**, 475 (1950). — [207] Dickey, L. B., and E. J. Bradley: Stanford M. Bull. **6**, 345 (1948). — [208] Wyatt, T. C., C. A. Carabello and M. E. Fletscher: J. Amer. Med. Assoc. **144**, 304 (1950). — [209] Caffey, J.: Amer. J. Dis. Childr. **79**, 404 (1950). — [210] Sulzberger, M. B., and M. P. Lazar: J. Amer. Med. Assoc. **146**, 788 (1951). — [211] Henschen, C.: Schweiz. med. Wschr. **71**, 331 (1941). — [212] Glasscheib, A.: Ref. Mschr. Ohrenheilk. **1936**, 70. — [213] Griebel, C.: Ther. Ber. **13**, 316 (1936). — [214] Strandbygaard, E.: Ugeskr. Laeg. (dän.) **1950**, 1628. — [215] Westcott, F. H.: N.Y. State J. Med. **47**, 57 (1947). — [216] Aykroyd, W. R., and B. G. Krishnan: Indian Med. Gaz. **71** (1936). — [217] Daver, M. B.: Indian Med. Gaz. **81**, 209 (1946). — [218] Harnisch, H.: Dtsch. zahnärztl. Ztg. **4**, 97 (1946). — [219] van Minden, F.: J. Amer. Dent. Assoc. **33**, 1294 (1946). — [220] Hamperl, H.: Klin. Wschr. **1940**, 929. — [221] Sjögren, R.: Acta ophthalm. Suppl. 2 (1933); **13**, 1 u. 40 (1935); **18**, 369 (1940). — [222] Stahel, W.: Klin. Wschr. **1938**, 1692. — [223] Morch, E. M.: Hosp.tid. (dän.) **51**, 81 (1938). — [224] Jürgens, R., u. H. Pfaltz: Festschr. f. E. C. Barell, Basel 1946. — [225] Jürgens, R.: Arzneimittelforsch. **1951**, H. 3, 119. — [226] Wolbach, S. B., and P. R. Howe: J. Exper. Med. **42**, 753 (1925); Proc. Soc. Exper. Biol. a. Med. **22**, 402 (1925); Amer. J. Path. **1933**, H. 1, 275. — [227] Rebel, H. H.: Dtsch. med. Wschr. **1946**, 64. — [228] Jeanneret, R.: Ärztl. Mh. **1947**, 1067. — [229] Larsen, N. P.: J. Amer. Med. Assoc. **137**, 832 (1948). — [230] Hess, W.: Schweiz. Mschr. Zahnheilk. **59**, 390 (1949). — [231] Pillat, A., and H. C. Chang: Chin. Med. J. **46**, 254 (1932). — [232] Christiansen, J.: Ugeskr. Laeg. (dän.) **1936**, 1043; Dtsch. med. Wschr. **1936**, 2, 1262. — [233] Harris, P. L., E. L. Hove, M. Mellott and K. Hickman: Proc. Soc. Exper. Biol. a. Med. **64**, 273 (1947). — [234] Lister Institute: Brit. Med. J. **1949**, 647. — [235] Wendt, H.: Münch. med. Wschr. **1935**, 1679; Klin. Wschr. **1935**, 9; **1936**, 222; **1937**, 1175. — [236] Habs, H.: Dtsch. med. Wschr. **1944**, 481; Gastroent. **71**, 252 (1946). — [237] Rachet, J., A. Busson et M. Rey: Presse méd. **1946**, 845. — [238] Chevilotte, R.: Presse méd. **1950**, 97. — [239] Hernando, T.: Presse méd. **1949**, 1075. — [240] Alexander, M. B.: Brit. Med. J. **1948**, 973. — [241] May, C., u. C. Lowe: Ann. paediatr. (Basel) **168**, 343 (1947). — [242] Foy, J. R., and K. Morgareidge: Analytical Chem. **20**, 304 (1948). — [243] Wagner, R.: Arch. exper. Path. u. Pharmakol. **97**, 441 (1923). — [244] Santos, F.: España oftalm. **5**, 186 (1920). — [245] Knöpfelmacher, W., u. F. Reiter: Z. exper. Med. **68**, 232 (1929). — [246] Owen, H. B., and E. S. F. Hennessy: Trans. Roy. Soc. Trop. Med. London **25**, 367 (1932). — [247] Schneider, E., u. E. Widmann: Klin. Wschr. **1935**, 670 u. 1786. — [248] Linneweh, W.: Med. Klin. **1936**, 469. — [249] Mateer, J. G., J. I. Baltz, H. H. Steele, S. W. G. Brouwer and J. R. Colvert: Med. Press. Egypt **6**, 331 (1947). — [250] Lasch, F., u. H. Kaloud: Wien. klin. Wschr. **1950**, 67. — [251] Mateer, J. G., J. I. Baltz, H. H. Brouwer and J. R. Colvert: J. Amer. Med. Assoc. **133**, 909 (1947). —

[252] POPPER, H., F. STEIGMANN and H. A. DYNIEWICZ: J. Lab. Clin. Med. **32**, 1403 (1947). — [253] O'BRIEN, G.: Exc. Med. VI, **1**, 196. — [254] AUFFRET, C., et F. TANGUY: L'Algérie méd. **51**, 186 (1948). — [255] HARRIS, A. D., and T. MOORE: Brit. Med. J. **1947**, 553. — [256] MORRISON, L. M.: Rev. Gastroenterology **15**, 119 (1948); ref. in J. Amer. Med. Assoc. **137**, 1337 (1948). [257] ALTSCHULE, M. D.: Arch. of Path. **20**, 845 (1935). — [258] OSBORNE, T. B., and L. B. MENDEL: Carnegie Inst. of Washington Publ. No. 156, S. 80 (1911). — [259] VAN LEERSUM, E. C.: Brit. Med. J. **1927** II, 873; J. Biol. Chem. **76**, 137 (1928). — [260] FUJIMAKI, Y.: Jap. Med. World **6**, 29 (1926). — [261] SAIKI, T.: Dtsch. med. Wschr. **1927**, 517; Klin. Wschr. **1927**, 974. — [262] PERLMANN, S., u. W. WEBER: Dtsch. med. Wschr. **1928**, 1045. — [263] GASPARJAN, A., u. N. OWTSCHINNIKOW: Z. urol. Chir. **30**, 365 (1930). — [264] HIGGINS, C. C.: J. of Urol. **29**, 157 (1933); Urol. & Cutan. Rev. **38**, 33 (1934); J. Amer. Med. Assoc. **104**, 1296 (1935); New England J. Med. **213**, 1007 (1935). — [265] BLISS, A. R. jr., G. R. LIVERMORE and E. O. PRATHER jr.: J. of Urol. **30**, 639 (1933). — [266] ESCUDERO, A., y P. BOSQ: Quinto Congreso Nacional de Med., Rosario 1934; Semana méd. **42**, 1632 (1935). — [267] STEINER, M., B. ZUGER u. B. KRAMER: Arch. of Path. **27**, 104 (1939). — [268] EMILIANI, P., ed G. BAZZOCCHI: Riv. Pat. Sper. **10**, 72 (1933). — [269] VAN LEERSUM, E. C.: J. Biol. Chem. **79**, 461 (1928). — [270] BERGMANN, V.: Mschr. Geburtsh. **1936**, 101.— [271] MASON, K. E., and E. T. ELLISON: J. Nutrit. **9**, 735 (1935).— [272] ROBINSON, R. H. O. B.: Brit. Med. J. **1946**, 1000. — [273] STIGTER, W.: Nederl. Tijdschr. Geneesk. **26**, 1914 (1948). — [274] PENA, J. G., y M. VILLAVERDE: Rev. Cubana Cardiol. **2**, 332 (1940); [Ref. J. Amer. Med. Assoc. **118**, 1418 (1942)]. — [275] BRUEL, L., et R. LECOQ: Bruxelles méd. **1947**, 1343; Concours méd. **69**, 549 (1947); Gaz. méd. France **54**, 233 (1947). — [276] WAKERLIN, G. E., W. G. MOSS and E. L. SMITH: Science (Lancaster, Pa.) **96**, 161 (1942); Proc. Centr. Soc. Clin. Res. **15**, 30 (1942). — [277] MOSS, W. G., and G. E. WAKERLIN: J. Pharmac. Exper. Ther. **186**, 355 (1946). — [278] GUYOT, R.: Presse méd. **1947**, 289. — [279] GOUNELLE, H., S. BONFILS et CH. MARNAY: C. r. Soc. Biol. **140**, 980 (1946). — [280] DHÔTEL, Y.: Presse méd. **1947**, 344; **1948**, 613. — [281] BONFILS, S.: Presse méd. **1948**, No. 1, 6. — [282] POND, A., and A. M. ROSEN: Rocky Mountains Med. J. **41**, 242 (1944). — [283] BONFILS, S.: Bull. Soc. méd. Hôp. Paris **1947**, 1093; ref. in Schweiz. med. Wschr. **1948**, 470. — [284] GROLLMANN, A., and T. R. HARRISON: Proc. Soc. Exper. Biol. a. Med. **52**, 162 (1943); J. Pharmac. Exper. Ther. **84**, 128 (1945). — [285] SCICLOUNOFF, F., u. R. ROCHE: Verh. schweiz. naturforsch. Ges. 127. Versammlg. 101 (1947). — [286] GOUNELLE, H., et S. BONFILS: C. r. Soc. Biol. **142**, 882 (1948). — [287] LEGRAND, J. D. DESRUELLES et ROBELET: Presse méd. **1948**, 858. — [288] GADRAT, DUPRÉ et PEYRET: Presse méd. **1949**, 205. — [289] PORGE, J. F.: Presse méd. **1949**, 285. — [290] POINSO, R., J. CHARPIN et J. PELLEGRIN: Presse méd. **1949**, 780. — [291] COE, W. S., M. M. BEST and J. M. KINSMAN: J. Amer. Med. Assoc. **143**, 5 (1950). — [292] MARCONI, F., ed L. ANTERA: Il Policlinico **49**, 1501 (1948). — [293] MARCONI, F.: L'attualità medica **13**, 9 (1948); ref. in Z. Vitaminforsch. **21**, 490 (1950). — [294] EUFINGER, H., u. J. GOTTLIEB: Klin. Wschr. **1933**, 1397. — [295] ABELIN, I., M. KNUCHEL u. W. SPICHTIN: Biochem. Z. **228**, 189 (1930). — [296] ABELIN, I.: Z. physiol. Chem. **217**, 109 (1933). — [297] v. EULER, H., u. E. KLUSSMANN: Z. physiol. Chem. **213**, 21 (1932). — [298] FASOLD, H., u. H. PETERS: Z. Ges. exper. Med. **92**, 57 (1933). — [299] RAPPAI, S., u. P. ROSENFELD: Pflügers Arch. **236**, 464 (1935). — [300] SCHNEIDER, E., u. E. WIDMANN: Klin. Wschr. **1934**, 1497. — [301] WENDT, H.: Münch. med. Wschr. **1935**, 1160. — [302] THOMAS, A., et CH. LELEUX: Acta clin. belg. **2**, 436 (1946); Arch. med. Belg. **2**, 63 (1947). — [303] FALTA, W.: Münch. med. Wschr. **1936**, 504; Wien. klin. Wschr. **1936**, 254. — [304] DIETRICH, H. E.: Münch. med. Wschr. **1936**, 313. — [305] VOIT, K.: Münch. med. Wschr. **1937**, 1619. — [306] SIMKINS, S.: J. Clin. Endocrinol. **7**, 574 (1947). — [307] FASOLD, H.: Klin. Wschr. **1937**, 90. — [308] WENDT, H.: Dtsch. med. Wschr. **1936**, 1213. — [309] STUDER, A.: Experientia **5**, 362 (1949). — [310] HOLLER, G., u. F. SCHOLL: Wien. klin. Wschr. **1947**, 223. — [311] LANGERON, L.: Presse méd. **1949**, 9. — [312] STEIDLE, R.: Med. Klin. **1949**, 1510. — [313] ESPOSTI, A. D.: Minerva Med. **41**, 297 (1950). — [314] BOLLER, R.: Z. klin. Med. **130**, 163 (1936); Klin. Wschr. **1936**, 685. — [315] MORAWITZ, P., u. G. KÜHL: Klin. Wschr. **1925**, 7. — [316] HEILMEYER, L., u. W. OETZEL: Dtsch. Arch. klin. Med. **171**, 365 (1931). — [317] ANAGNOSTU, J.: Klin. Wschr. **1939** II, 1277. — [318] STODTMEISTER, R., u. R. HOCK: Erg. inn. Med. **62**, 239 (1942). — [319] HSU, K. L.: Chin. Med. J. **41**, 825 (1927). — [320] PILLAT, A.: Arch. of Ophthalm. **2**, 256 u. 399 (1929). — [321] FRANK, M.: Mschr. Kinderheilk. **60**, 350 (1934). — [322] ABBOTT, O. D., C. F. AHMANN and M. R. OVERSTREET: Amer. J. Physiol. **126**, 254 (1939). — [323] WAGNER, K. H.: Z. klin. Med. **137**, 648 (1940); Klin. Wschr. **1940**, 567. — [324] MAINZER u. JOEL: Acta med. scand. (Stockh.) **96**, 535 (1938). — [325] v. EULER, H., u. M. MALMBERG: Z. physiol. Chem. **256**, 243 (1938). — [326] STUDER, A., u. R. JÜRGENS: Schweiz. med. Wschr. **1948**, 1066. — [327] HEILMEYER, L.: 2. Tagung d schweiz. hämatol. Ges. **1948**. — [327a] PILLAT, A., u. G. S. YANG: Arch. of Ophthalm **4**, 309 (1930) — [328] MAXIA: Scritti biol. **5**, 35 (1930); **5**, 453 (1930). — [329] SURE, B., and K. S. BUCHANAN: Proc. Soc. Exper. Biol. a. Med. **30**, 173 (1932/1933). — [330] RUSSO, S.: Vitaminologia **3**, 241 (1944); [Ref. Z. Vitaminforschg. **16**, 2/4 340 (1945)]. — [331] CRIMM, P. D., and D. M. SHORT: Amer. J. Physiol. **111**, 397 (1935). — [332] STUDER, A.: Experientia, IV/11, 445 (1948). —

[333] Hart, Th. De Ruyter jr. et M. H. Kraijenhoff-Sloot: Acta brevia neerl. Physiol. **3**, 64 (1933). — [334] Glanzmann, E.: Jb. Kinderheilk. **133**, 129 (1931). — [335] Cramer, W., A. H. Drew and J. G. Nottram: Brit. J. Exper. Path. **4**, 37 (1923). — [336] Bedson, S. P., and S. S. Zilva: Brit. J. Exper. Path. **4**, 5 (1923); 4/5, 306 (1923). — [337] Lorenz, E.: Z. Kinderheilk. **58**, 504 (1936); **59**, 499 (1938); Klin. Wschr. **1938 II**, 1498. — [338] Jürgens, R.: Klin. Wschr. **1934**, 97. — [339] Jürgens, R., u. H. Graupner: Folia haemat. **57**, 263 (1937). — [340] Rossi, G.: Z. Vitaminforsch. **2**, 194 (1933). — [340a] Wagner, K. H.: Dtsch. Z. Verdgs.- usw. Krkh. **3**, 273 (1940) — [341] Seyderhelm, R., u. H. Grebe: Vitamine und Blut. Ein Beitrag zur klin. Bedeutung der Retikulocytose. Leipzig: Joh. Ambrosius Barth 1935. — [342] Strauss, K.: Beitr. path. Anat. **94**, 345 (1934). — [343] Papke, W.: Z. exper. Med. **101**, 648 (1937). — [344] Mellanby, E.: Brit. Med. J. **1**, 515 (1926); **1**, 667 (1930); J. Amer. Med. Assoc. **96**, 325 (1931); Biochem. Soc. London **12**, 11 (1937). — [345] Sutton, T. S., H. Setterfield and W. Krauss: J. Biol. Chem. **105**, 2 (1934). — [346] Setterfield, H. E., and T. S. Sutton: J. Nutrit. **9**, 645 (1935). — [347] Zimmermann, H. M.: Schweiz. Arch. Neur. **39**, Nr. 1, 195 (1937). — [348] Irving, D. T., and M. B. Richards: J. of Physiol. **94**, 307 (1938). — [349] Mellanby, E.: Proc. Roy. Soc. London, Ser. B. **132**, 28 (1944). — [350] Wolbach, S. B., and O. Bessey: Science (Lancaster, Pa.) **92**, 483 (1940). — [351] Mellanby, E.: Schweiz. med. Wschr. **1937**, Nr. 17, 349. — [352] Mellanby, E.: J. of Physiol. **94**, Nr. 3, 380 (1938). — [353] Le Magnen, J., et A. Rapaport: C. r. Soc. Biol. **145**, Nr. 11—12, 800 (1951). — [354] Bisher unveröffentlicht. — [355] Edisbury, J. R., R. A. Morton and G. W. Simpkins: Nature (London) **140**, 234 (1937). — [356] Lederer, E., and F. H. Rathman: Biochemic. J. **32**, 1252 (1938). — [357] Lederer, E., V. Rosanova, A. E. Gillam and J. M. Heilbron: Nature (London) **140**, 233 (1937). — [358] Meunier, P. C. R., et I. Jouanneteau: Bull. Soc. Chim. biol. **30**, 18 (1948). — [359] Jensen, J. L., E. M. Shantz, N. D. Embree, J. D. Cawley and P. L. Harris: J. Biol. Chem. **149**, 473 (1943). — [360] Shantz, E. M., H. Embree, H. C. Hodge and J. Willis: J. Biol. Chem. **163**, 455 (1946). — [361] Farrar, K. R., J. C. Hamlet, H. B. Henhest and E. R. H. Jones: Chemistry & Industry **1951**, 49 Nr. 3. — [364] Schwarzkopf, O., H. J. Cahmann, A. D. Lewis, B. J. Swidins and H. M. Wuest: Abstract of Papers 115th Meeting Amer. Chem. Soc. 11, San Francisco 1949. — [365] Isler, O.: XIIIth International Congress of Pure and Applied Chemistry Sect. 10, paper 98, New York 1951. — [366] Koehn, C. J.: Arch. Biochem. **17**, 337 (1948). — [367] Patzelt, K., u. E. Scharer: Klin. Wschr. **19**, 1251 (1940). — [368] Brazer, J. G., and A. G. Curtes: Arch. Int. Med. **65**, 90 (1940). — [369] Glover, J., T. W. Goodwin and R. A. Morton: Biochemic. J. **41**, 94 (1947). — [370] Caldwell, M. J., G. McLeod and H. C. Sherman: J. Nutrit. **30**, 349 (1945). — [371] Daries, A. W., and T. Moore: Nature (London) **147**, 794 (1941). — [372] Dubouloz, P., et C. Caspuy: C. r. Soc. Biol. **140**, 621 (1946). — [373] Harris, Ph. L., W. J. Swanson and K. C. D. Hickman: J. Nutrit. **33**, 411 (1947). — [374] Lemley, J. M., R. A. Brown, O. D. Bierd and A. S. Emmet: J. Nutrit. **34**, 205 (1947). — [375] Sherman, W. G.: Proc. Soc. Exper. Biol. a. Med. **65**, 207 (1947). — [376] Johnson, R. M., and C. A. Baumann: J. Biol. Chem. **175**, 811 (1948). — [377] Jonsson, G. O., L. Obel u. K. Syoberg: Z. Vitaminforsch. **12**, 300 (1942); **15**, 115 (1944). — [378] Mayer, J., u. W. A. Krehl: Arch. Biochem. **16**, 313 (1948). — [379] Wendt, H., u. H. Schroeder: Z. Vitaminforsch. **4**, 206 (1935). — [380] Jusatz, H. J.: Z. Vitaminforsch. **3**, 268 (1934). — [381] Thoenes, F.: Dtsch. med. Wschr. **1935 II**, 2079. — [382] Walker, S. E., E. Eylenburg and T. Moore: Biochemic. J. **41**, 575 (1947). — [383] Johnson, R. L., and C. A. Baumann: J. Biol. Chem. **171**, 513 (1947). — [384] Drill, V. A.: Physiol. Rev. **23**, 355 (1943). — [385] Drill, V. A., and A. P. Truant: Endocrinology **40**, 259 (1947). — [386] Wiese, C. E., J. W. Mehl and H. J. Deuel jr.: J. Biol. Chem. **175**, 21 (1948). — [387] Bloch, C. E.: Acta paediatr. (Stockh.) **7**. Suppl. **2**, 61 (1928); Ugeskr. Laeg. (dän.) **90**, 185 (1928). — [388] Rawling, J. M.: Amer. J. Publ. Health **39**, 858 (1949). — [389] Uddströmer, M.: Acta med. scand. (Stockh.) **102**, 214 (1939). — [390] Levinson u. Gabulovich: Sov. Vrach. Zhurn., Leningrad **1939**, 17; Ref. in Schweiz. med. Wschr. **1940**, 380. — [391] Cramer, W.: Lancet **1930 I**, 1153. — [392] Leak, W. N.: Brit. Med. J. **1940 I**, 191. — [393] Tress, E. M.: Amer. J. Digest. Dis. Nutrit. **1**, 795 (1935). — [394] Beard, H. H.: J. Amer. Dietet. Assoc. **10**, 193 (1934). — [395] Erben, F.: Dtsch. med. Wschr. **1933 I**, 954. — [396] Ellison, J. B.: Brit. Med. J. **1932 II**, 708. — [397] Clausen, S. W.: Amer. J. Dis. Childr. **42**, 698 (1931). — [398] Donaldson, S., and J. Tasker: Proc. Transvaal Mine Med. Officers Assoc. **9**, 64 (1930). — [399] Lafontaine, A.: Presse méd. **1946**, Nr. 24, 349. — [400] Basu, N. K.: Z. Vitaminforsch. 1/2, 190 (1932/33). — [401] Breese, B. B.: J. Amer. Med. Assoc. **119**, 3 (1942). — [402] Tissue, K. A.: J. Amer. Dietet. Assoc. **16**, 313 (1940). — [403] Hasselbach, F.: Ther. Gegenw. **1942**, 165. — [404] Villanova, P.: J. Praticien, **1950**, 245. — [405] Schuerlen, F.: Münch. med. Wschr. **1930**, 976. — [406] Oudendal, F. L.: Nederl. Tijdschr. Geneesk. **1941**, 4128. — [407] Dormer, B. A., and M. Gibson: S. Afric. J. Med. Sci. **7**, 109 (1942). — [408] Fehr, P.: Schweiz. med. Wschr. **1948**, 90. — [409] Daniel, G.: Sud. Med. et Chir. **79**, 77 (1947). — [410] Cocchi, C.: Riv. chir. Pediatr. **46**, 209 (1948). — [411] Karrer, P., u. R. Morf: Helvet. chim. Acta **16**, 557, 625 (1933). — [412] Karrer, P., R. Morf u. Schoepp: Helvet. chim. Acta **14**, 1036, 1431 (1931). — [413] Blegvad, O.: Hosp.

tid. (dän.) **1919**, 1252; Ugeskr. Laeg. (dän.) **85**, 942 (1923); C. r. Soc. Biol. **89**, 197 (1923). — [414] Carsten, E.: Acta ophthalm. (Københ.) **2** (1925). — [415] Löhr, W.: Arch. klin. Chir. **1934**, 179, 312; Chirurg. **1934**, 6, 5 u. 263; Zbl. Chir. **1934**, 31. — [416] Kuhn, R., u. O. R. Morris: Z. physiol. Chem. **70**, 853 (1937). — [417] Karrer, P., u. A. Rüegger: Helvet. chim. Acta **23**, 284 (1940). — [418] Isler, O., W. Huber, A. Ronco u. M. Kofler: Experientia **2**, 31 (1946); Festschr. E. C. Barell, 31 (1946), Basel. — [419] Milas, N. A.: Science (Lancaster, Pa.) **103**, 581 (1946). — [420] Arens, J. P., D. A. van Dorp and H. H. Inhoffen: Nature (London) **157**, 190 (1946). — [421] Karrer, P., E. Jucker u. E. Schick: Helvet. chim. Acta **29**, 704 (1946). [422] Isler, O., W. Huber, A. Ronco u. H. Kofler: Helvet. chim. Acta **30**, 1911 (1947). — [423] Cawley, J. D., C. D. Robeson, L. Weisler, E. M. Shantz, N. D. Embree and J. G. Baxter: Science (Lancaster, Pa.) **107**, 346 (1947). — [424] Arens, J. F., and D. A. van Dorp: Nature (London) **160**, 189 (1947).

Symptomatologie und Therapie der E-Avitaminose[1].

Von

Rudolf Jürgens - Basel.

Mit 2 Abbildungen.

Historisches.

Im Jahre 1920 beobachteten Matill u. Conklin[1], daß ausschließlich mit Milch ernährte Ratten unfruchtbar blieben. Sie vermuteten, daß ein für die Fortpflanzung notwendiges Vitamin diesen Tieren fehlen müßte. Etwa 2 Jahre später entdeckten Evans u. Bishop[2], daß die bei einer bestimmten Diät eintretende Sterilität der Ratten durch den Mangel an einem fettlöslichen Wirkstoff verursacht wird, der verschieden von den bisher bekannten fettlöslichen Vitaminen A und D war. Die Existenz dieses fettlöslichen Faktors konnte Sure[3] 1923 bestätigen, und er nannte ihn Vitamin E. Eine brauchbare biologische Methode für den Nachweis des Vitamins E arbeiteten Evans u. Burr[4] aus.

Der neugefundene Wirkstoff blieb aber längere Zeit ohne Beachtung, namentlich in der klinischen Medizin. Die therapeutische Bedeutung des Vitamin E konnte erst dann erkannt werden, als es gelang, hochaktive Extrakte aus Weizenkeimöl zu erhalten (Evans u. Olcott[5]). Zunächst wurde die Wirkung des E-Vitamins bei E-freier Kost an Hühnern festgestellt (Card[6] sowie Card, Mitchell u. Hamilton[7]). Die jungen Hennen legten bei E-armer Ernährung unbefruchtete Eier, so daß keine Kücken ausgebrütet wurden. Setzte man dem Futter aber angereichertes Weizenkeimöl zu, so wurde eine Befruchtung möglich, und die jungen Hühnchen schlüpften nach normaler Bebrütungszeit aus. Bei Kücken, die ein E-armes Futter erhalten hatten, stellten sich Schädigungen des Nervensystems ein, die in Ataxie und Muskelschwäche bestanden (Adamstone[8]). Bei den Hähnen fanden sich Degenerationen der Testes, ähnlich wie sie aus den Ratten- und Mäuseversuchen bekannt waren (Adamstone u. Card[9]). Auch bei größeren Säugern (Rindern und Schweinen) ließen sich bei E-armer Ernährung, z. B. mit Öl und Palmkernkuchen, Sterilität, Verwerfen und Veränderungen an Ovarien und Testes nachweisen (Vogt-Moeller[10] u. Bay[11]). 1931 berichtete Vogt-Moeller[12] über die Wirkung von Vitamin E-reichem Weizenkeimöl bei habituellem Abort. In der Folgezeit wurde von zahlreichen Autoren die Vitamin E-Behandlung bei habituellem Abort empfohlen. Auch die verschiedenen Sterilitätsursachen des Mannes wurden in den Kreis der Vitamin E-Therapie einbezogen, ohne daß jedoch sichere Ergebnisse erzielt werden konnten. Auch die an der Ratte und an Hühnchen beobachteten

---

[1] Aus den Medizinischen Laboratorien der F. Hoffmann-La Roche & Co., A. G., Basel.

30*

Schädigungen des Nervensystems wurden auf die klinische Medizin übertragen. So versuchte Vogt-Moeller[13] auf Grund der Arbeiten von Einarson u. Ringsted[14], Evans u. Burr[15], sowie von Ringsted[16] und Lipschütz[17], die bei Versuchstieren Schädigungen des Nervensystems beobachtet hatten, Strangsklerosen bei perniciöser Anämie, Tabes dorsalis, amyotrophische Lateralsklerose und verschiedene Formen von Muskeldystrophie mit E-haltigem Weizenkeimöl zu behandeln. In einigen Fällen glaubten er und eine Reihe anderer Kliniker auch Besserungen dieser chronischen Nervenkrankheiten gesehen zu haben, ohne jedoch auf überzeugende Erfolge hinweisen zu können.

Eine allgemeinere Anwendung des Vitamin E in der Therapie war erst möglich, nachdem noch genauere Kenntnisse über Eigenschaften und die Gewinnung von hochaktiven Extrakten erlangt worden waren, was namentlich durch Drummond[18], Drummond, Singer u. McWalter[19] geschah. Aber erst 1936 kamen Evans u. Emerson[20] zu zwei reinen Substanzen, die sie α- und β-Tocopherol nannten. Diese beiden homologen Verbindungen sind die wesentlichsten Träger der Vitamin E-Wirksamkeit bzw. die wichtigsten Bestandteile des natürlichen Vitamins E. Bald wurde die Konstitution des α-Tocopherols bekannt (Fernholz[21]). Später gelang auch die Synthese des Vitamin E, die zuerst von Karrer u. Isler[22] sowie Karrer u. Mitarb.[23] und etwas später von Todd u. Mitarb.[24] durchgeführt wurde. Schließlich wurden noch weitere Vitamin E-Faktoren, das γ- und δ-Tocopherol, entdeckt, die durch verschiedene Stellung und Zahl ihrer Methylgruppen am Oxychromanring gekennzeichnet sind (Stern, Robeson, Weisler u. Baxter[25]). Von diesen Verbindungen erwies sich das α-Tocopherol als weitaus am wirksamsten. Die Auswertung geschieht durch den Antiabortivtest an der Ratte, der als kurativer oder prophylaktischer Test ausgeführt werden kann (Bacharach[26], Bacharach u. Allchorne[27], Bacharach, Allchorne u. Glynn[28], Emerson u. Evans[29]). Außerdem werden noch chemische Methoden z. B. Farbreaktionen für die Vitamin E-Bestimmung benützt (Emmerie[30] und Emmerie u. Engel[31] u. a.). Kofler u. Mitarb.[32] haben eine Methode zur Bestimmung der einzelnen E-Vitamine nebeneinander ausgearbeitet (Dipyridyl-Reaktion). Ferner sind die Furter-Meyer-Reaktion (Furter u. Meyer[33]) sowie eine fluorometrische Methode (Kofler[34]) zu nennen. Außer diesen Farbreaktionen kommen noch Reduktionsmethoden für die Bestimmung der Tocopherole in Betracht (Glavind u. Mitarb.[35], Quaife u. Mitarb.[36], Karrer u. Mitarb.[37], Karrer u. Keller[38]). Schließlich werden physikalisch-chemische Methoden angewandt. So beruht eine spektrographische Methode auf der Bestimmung der Absorption bei 290—294 mμ, wobei weder Carotinoide noch Vitamin A stören (Cuthbertson u. Mitarb.[39], Moore u. Rajagopel[40]). Auch mit Hilfe der Polarographie lassen sich Tocopherole bestimmen (Smith u. Mitarb.[41]), wobei allerdings Begleitsubstanzen stören.

Vorkommen und Stoffwechsel von Vitamin E.

Das Vitamin E ist in fast allen tierischen und pflanzlichen Bestandteilen vorhanden, allerdings meist nur in kleinsten Konzentrationen. In einigen Pflanzenteilen, namentlich in ölhaltigen, kommt es in größerer Menge vor; so sind die Keime von Getreidekörnern, der Baumwollsamen und Reiskörner besonders reich an Vitamin E. Auch in Gemüsen und in verschiedenen Grasarten ist Vitamin E vorhanden. Es bleibt beim Trocknen (Heu, Trockengemüse) erhalten.

Im tierischen Organismus findet es sich in der Leber, im Herzmuskel (Mason[42]), im Eigelb (Barnum[43]) sowie in der Milch und im Lebertran und ist auch in tierischen Fetten in größerer Menge (Chippault u. Lundberg[44]) enthalten. Im Mehl ist nur wenig Vitamin E vorhanden; das meiste wird bei der Bleichung des Mehls zerstört (Engel[44a]). Nach Emmerie u. Engel[45] enthalten Maiskörner und Kohlarten 8—10 mg/100 g Tocopherol, Maisöl und Sojabohnenöl sogar 120—250 mg/100 g, und Weizenkeimöl (Lecoq[46]) bis 450 mg/100 g, Butter, Olivenöl etwa 2—3 mg/100 g, Leber, Herz, Muskulatur etwa 1,2—3 mg/kg, Milch etwa 0,5—1 mg/100 g. Am reichsten an Vitamin E ist das subcutane Fettgewebe namentlich des Abdomens mit etwa 30—50 mg/100 g. Daher ist der weibliche Organismus reicher an Vitamin E (etwa 8 g/50 kg) als der männliche (etwa 3,5 g/70 kg) (Quaife u. Dju[47]).

Der Organismus ist in der Lage, das Vitamin E für längere Zeit zu speichern, so daß sich Vitamin E-Mangelsymptome erst nach monatelangem völligem Fehlen des Vitamins in der Nahrung einstellen (KAUNITZ u. Mitarb.[48], [49]). Bei Zufuhr des Vitamins in normaler Menge mit der Nahrung wird es im Herzmuskel, in den Lungen und in der Milz abgelagert; werden dagegen zu medikamentösen Zwecken größere Dosen verabreicht, so erfolgt die Speicherung vor allem in der Leber und in der Muskulatur.

Im *Blutserum* finden sich nach ENGEL[50] etwa $100\gamma/10$ cm³ bei Normalpersonen, bei Kranken (Abort und Muskeldystrophien) Werte zwischen 44 und 190 $\gamma/100$ cm³ Serum. Von ABDERHALDEN[51] wurden bei Frauen mit habituellem Abort niedrigere Werte (etwa 0,3 mg-%) im Serum als bei Gesunden (0,6 mg-%) oder Schwangeren (0,7 mg-%) gefunden. Nach GAEHTGENS[52] bestehen aber keine spezifischen Beziehungen des Vitamin E zu den Funktionen der weiblichen Sexualorgane. Nach seinen Ergebnissen ist Vitamin E ein für den Zellstoffwechsel unentbehrlicher Wirkstoff, dessen Fehlen zu unspezifischen Störungen der Fortpflanzung führt, so daß bei ausgesprochenem E-Mangel allgemeine Stoffwechselveränderungen im Organismus ausgelöst werden, welche auf indirektem Wege Sterilität oder habituellen Abort bei der Frau, Sexualschwäche, Azoospermie und Sterilität beim Mann bedingen.

Eine schon frühzeitig bekannt gewordene Stoffwechselveränderung ist die im Tierexperiment regelmäßig beobachtete *Kreatinurie* im Vitamin E-Mangelzustand. Die Kreatinurie tritt im Zusammenhang mit neuromuskulären Veränderungen (DEMOLE[53]) und Muskeldystrophien (DEMOLE u. PFALTZ[54]) auf. Nach VERZÁR[55] läßt sich mit hohen Dosen Vitamin E die Kreatinurie an der Ratte vorübergehend hemmen. Die im Kindesalter bestehende physiologische Kreatinurie konnte nach den Beobachtungen HOTTINGERs[56] durch Vitamin E-Medikation gesenkt werden. Auch Grundumsatz (BORMANN u. HEINSEN[56a]) und spezifisch-dynamische Wirkung von Glykokoll sollen durch Vitamin E-Therapie nach HOTTINGER[56] herabgesetzt werden können.

Durch Prostigmin wird das durch Vitamin E-Mangel gestörte Gleichgewicht von Kreatin-Kreatinin zur Norm zurückgebracht, wobei die Vitamin E-Mangel-Symptome allerdings unverändert bestehen bleiben. Prostigmin hemmt die Cholinesterase; es ist der Schluß gezogen worden, daß die Muskeldegenerationen bei E-Mangel nur indirekt durch Schädigungen der Nerven entstehen (MARTIN[57]). Die Kreatinurie des Erwachsenen ist eine unspezifische Stoffwechselstörung, die namentlich bei Veränderungen des Kohlenhydratstoffwechsels z.B. bei gesteigertem Glykogenabbau im Muskel immer beobachtet wird (BRENTANO[58]). Kreatinausscheidung nach Vergiftungen, wie z. B. durch Tri-ortho-kresylphosphat, lassen sich ebenfalls durch Vitamin E-Verabreichung verhüten oder abschwächen (BLOCH u. HOTTINGER[59]). Auch im Tierexperiment konnte MARKEES[60] für die orale wie für die parenterale Darreichungsform von DL-α-Tocopherol mit 10 bis 20 mg/Ratte, schließlich auch für das γ-Tocopherol eine Herabsetzung der E-Mangel-Kreatinurie zeigen, was übrigens auch mit anderen dem Tocopherol chemisch nahe verwandten Stoffen möglich war. Offenbar ist die Wirkung auf die Kreatinurie nicht so eng an eine ganz bestimmte Konfiguration des Tocopherolmoleküls gebunden, wie dies für die antiabortive Wirksamkeit Voraussetzung ist.

Kleine Mengen von Tocopherol sollen imstande sein, die Bildung von Acetylcholin in Gehirnsubstanz anzuregen (TORDA u. WOLFF[61]), was im Hinblick auf die degenerativen Veränderungen der Hinterstränge des Rückenmarks im E-Mangelzustand von Interesse ist (MONNIER[62]). Schließlich soll die Wirkung von Vitamin E bei Muskeldystrophien nur nach oraler Verabreichung (ZIESCHE[63]) wirksam sein, soweit überhaupt eine Beeinflussung der Muskelveränderungen festgestellt wurde. Das Vitamin E soll im Magen-Darmkanal chemisch verändert werden, denn aus dem Darminhalt konnte ein Tocopherolinositäther erhalten werden (Milhorat u. Bartels[64]), der nach parenteraler Verabreichung von Vitamin E nicht auftrat.

Die beschriebenen Muskelveränderungen führen zu Adynamie und zu Bewegungsstörungen. Derartige E-Mangelratten haben einen erhöhten Sauerstoffverbrauch (Matill u. Mitarb.[65]). Nach Markees[66] senkt DL-α-Tocopherol den erhöhten Grundumsatz zur Norm. Ebenso ließ sich im Warburgversuch an der isolierten Muskelzelle der vermehrte O_2-Verbrauch durch Zusatz von Vitamin E senken. Auch diese Eigenschaft des E-Vitamins ist nicht streng an seine besondere Molekülstruktur gebunden, sondern wird ebenso durch chemisch nahe verwandte Substanzen bewirkt. Ferner wurde über das Eingreifen von Vitamin E in den Stoffwechsel bei Diabetes häufig berichtet. So sah Cataldi[67] nach größeren Gaben von Tocopherol eine Senkung des Nüchternblutzuckers beim Gesunden und beim Zuckerkranken sowie eine Verstärkung der Insulinwirkung. Diese insulinsparende Wirkung von Vitamin E wurde kürzlich namentlich von Vogelsang[68] beobachtet. Nach diesem Autor hat sich sogar in gewissen Fällen das Insulin durch Vitamin E ersetzen lassen, wenn es lange Zeit verabreicht wurde. Zu gleichen Resultaten ist Butturini[201] gelangt.

Allerdings konnte diese Wirkung des Vitamin E bei Diabetes von anderer Seite nicht bestätigt werden (Guest[69]). Auch Joslin[70] hält die Angabe über eine Insulinwirkung des Vitamin E für nicht erwiesen, da vor allem noch keine sicheren therapeutischen Erfolge beim Menschen gesehen wurden. Tierexperimentelle Untersuchungen von Markees[71] an normalen und alloxandiabetischen Kaninchen haben ebenfalls keine nennenswerte Beeinflussung des Blut- oder Harnzuckers durch Vitamin E erkennen lassen.

Dem Vitamin E wurde auch eine Anregung der *Diurese* zugeschrieben; sie soll nach Westerschulte[72] und Heinsen[73] durch eine Stimulierung des Hypophysenvorderlappens durch Vitamin E zustande kommen. Von Markees[74] konnte auch diese Beobachtung in Diureseversuchen an der Ratte durch wiederholte Verabreichung von Vitamin E nicht reproduziert werden.

Vitamin E greift ferner in verschiedene *Fermentsysteme* ein. So hemmt nach Zierler u. Mitarbeiter[75] Tocopherol das Ferment Papain, beeinflußt aber nicht die Adenosintriphosphatase, sofern genügend Calcium anwesend ist, was ebenfalls für die Bernsteinsäure-Oxydase-Hemmung durch Vitamin E gilt (Ames[76]). Vitamin E besitzt auch eine gewisse Antihyaluronidase-Wirkung (Miller u. Dessert[77]). Die Hyaluronidase erhöht die Permeabilität der kleinsten Gefäße wie der Zellen, besonders des Bindegewebes; Vitamin E bewirkt demnach eine gewisse Abdichtung, ein Befund, der für die Pathogenese der sog. *Kollagenosen* („collagen disease") von Bedeutung ist (Markees[78]).

Überhaupt soll dem Tocopherol eine maßgebende Rolle beim Zellaufbau zukommen, namentlich für die Bildung von Muskelzellen, besonders des Herzmuskels (Abderhalden[79]). Fehlt das Vitamin E durch Mangel in der Nahrung, so stellen sich Herzmuskelveränderungen ein (Bradgen u. Levine[80]; Gatz[81]). Baer u. Mitarb.[82] leiten aus diesem Befund die Bedeutung des Vitamin E als Therapeuticum bei gewissen Herzkrankheiten ab.

Die Entwicklung des Embryos vollzieht sich durch massenhaft umgebildete Zellen. Ohne Vitamin E ist eine starke Zellproduktion unmöglich, weil die Zellsynthesen nur in Gegenwart von genügend Vitamin E geschehen können. Damit steht auch in Zusammenhang, daß für den Aufbau notwendige Nährstoffe, z. B. das Casein und andere Eiweiße durch Vitamin E optimal verwertet werden können (Dam[83], Hove[83a]).

Diese allgemeinen stoffwechselfördernden Eigenschaften des Vitamin E bedingen auch eine Wachstumswirkung an jungen Tieren, wie sie an Kaulquappen

(MÜLLER u. MISLIN[84]) und an Mäusen (VOGT-MOELLER[84a]) gezeigt werden konnten. Auch eine leistungssteigernde Wirkung im Sinne der besseren Muskelleistungen werden für das Vitamin nachgewiesen (KOKAS u. GORKA[85]).

Auf den Stoffwechsel in der Leber übt Vitamin E ebenfalls eine Wirkung aus. Erhalten Ratten eine sehr eiweißarme Nahrung, so entwickeln sich nach einigen Wochen Verfettungen und anschließend zentrale Läppchennekrosen. Durch prophylaktische Zugabe von Vitamin E in kleinen Mengen lassen sich diese schweren Veränderungen verhüten und z. T. auch heilen. Diese Eiweißmangelschäden (SCHWARZ[86]) sollen durch Fehlen eines unbekannten Faktors bedingt sein (HIMSWORTH u. Mitarb.[87]).

Schließlich sei noch auf die Wirkung von Vitamin E auf den Phosphorstoffwechsel hingewiesen, der neuerdings mit radioaktiven Phosphor-Isotopen näher untersucht wurde. Danach soll eine besondere Speicherung von Phosphor in den Knochen und anderen Geweben beim E-Mangel-Organismus vorliegen (WEISSBERGER u. HARRIS[88]).

Auch zum Fettstoffwechsel hat das Tocopherol Beziehungen. So verursacht die Aufnahme großer Mengen hochungesättigter Fettsäuren eine Herabsetzung des Tocopherolgehaltes im Blut, was namentlich nach Verabreichung von Lebertran beobachtet wurde (CORNIER[89], MEUNIER u. Mitarb.[90]). Eine eigenartige Pigmentbildung mit Verfärbung des Fettgewebes konnten DAM und MASON an Vitamin E-Mangelratten beobachten, die durch α-Tocopherol gut und durch γ-Tocopherol schlechter verhütet werden konnte.

Innerhalb der glatten Muskulatur namentlich des Uterus wurde bei E-Mangelratten ebenfalls eine abnorme gelbbraune Pigmentierung von VERZÁR[92], MARTIN u. MOORE[93], DEMOLE u. PFALTZ[94], DEMOLE u. VERZÁR[95], EMERSON u. EVANS[96] gefunden, die Lipofuscincharakter (FARIA[96a]) haben soll. Nach Zufuhr von genügend Vitamin E verschwindet dieses Pigment wieder.

Zu den Stoffwechselwirkungen des Vitamin E im weiteren Sinne gehört seine *antiabortive Wirksamkeit*. Vitamin E-frei ernährte Ratten sind nach etwa 3 bis 4 Monaten nicht mehr fähig, ihren Wurf auszutragen, die Feten sterben ab, werden abortiert oder resorbiert. Früher nahm man als Ursache dieser Sterilität hormonale Funktionsstörungen an, die durch das Fehlen des Vitamin E verursacht würden. Gegenwärtig ist man der Auffassung, daß das Absterben der Embryonen durch mangelhaft entwickelte fetale und placentare Blutgefäße bedingt ist, so daß die Feten durch fehlerhafte Entwicklung ihrer Gewebe lebensunfähig sind und absterben. ZAGAMI u. Mitarbeiter[97] und namentlich MASON[98] haben an Blutgefäßen der Placenta und der Feten bei E-Mangelratten abnorme Beschaffenheit der Gefäßwände, Gefäßerweiterungen, Stauungen und Blutungen nachgewiesen. Ähnliche Beobachtungen machten DAM u. Mitarb.[99] sowie ADAMSTONE[100] an Hühnern und INGELMAN-SUNDBERG[101]. Es handelt sich also nicht um ein Eingreifen in den Hormonstoffwechsel, sondern um eine Schädigung des mesenchymalen Gewebes, aus dem die Blutgefäße bestehen.

Von einer Reihe anderer Autoren sind gewisse Beziehungen des Vitamin E zu den Sexualhormonen angenommen worden, obwohl eine endgültige Klärung bisher nicht erreicht werden konnte. So glaubten DEUTSCH u. Mitarb.[102] und STÄHLER u. Mitarb.[103] einen Synergismus von Tocopherol mit weiblichen Sexualhormonen feststellen zu können. Auch soll nach SPOTO[104] die Wirkung von Oestron bei Vitamin E-Mangelratten erhöht sein, wenn diese Tiere kastriert waren. Allerdings konnte namentlich die Annahme STÄHLERs, daß das Vitamin E als sog. „exogenes Sexualhormon" anzusehen wäre, von KNEIP[105] nicht bestätigt werden. Wie für die weiblichen, so wurden auch für die männlichen Sexualhormone funktionelle Beziehungen zum Vitamin E angenommen. Bei jungen Kaninchen soll die Entwicklung der Hoden beschleunigt werden (Stähler u. Mitarb.[106]). Im Hinblick auf die zahlreichen Stoffwechselwirkungen sowie die morphologischen und funktionellen Veränderungen an so vielen Organen ist die Annahme einer speziellen Wirkung auf die Sexualhormone viel weniger wahrscheinlich als die allgemeine Wirkung auf den Zellstoffwechsel besonders der mesenchymalen Organe, zumal die experimentellen Untersuchungen, soweit sie die Beziehungen der Sexualhormone zum Vitamin E betreffen, noch keineswegs eindeutig sind.

Betrachtet man die Stoffwechselstörungen bei Vitamin E-Mangel insgesamt, so läßt sich erkennen, daß die Wirkung des Vitamin E sich keineswegs auf die antiabortive Wirkung beschränkt. Das Tocopherol greift vielmehr in weitestem Sinne in den gesamten Zellstoffwechsel ein. Es ist notwendig für die Zellsynthese wie für die Zellteilung und das Wachstum namentlich des sich aus der Eizelle entwickelnden Organismus. Wirkungen auf die Fermentsysteme, die Hemmung der Kreatinurie, die Verminderung des Sauerstoffverbrauches sind Ausdruck für eine allgemeine physikochemische Wirkungsweise, die sich in erster Linie auf die vom Mesenchym abstammenden Gewebe, namentlich die Gefäße und das Bindegewebe erstreckt.

Organveränderungen bei Vitamin E-Mangel.

Die pathologische Morphologie der Organe ist beim Vitamin E-Mangel gut charakterisiert:

Das *Genitalsystem* läßt bei den weiblichen Tieren Degenerationen des Ovariums erkennen, die schließlich bei lang anhaltendem Vitamin E-Mangel zu Sistierung der Ovogenese führen. Bei männlichen Tieren kommt es zu Degenerationen des Keimepithels (Monnier[107]). Von anderen *endokrinen Drüsen* wurde eine Atrophie der *Schilddrüse* beobachtet (Barrie[108]). Über Veränderungen an der *Hypophyse* haben Mason[109], Nelson[110] und andere berichtet. Das Follikelepithel von Mäusen wird nach Menschik[111] durch Vitamin E in seiner Entwicklung angeregt. Verstärkte *Pigmentbildungen* ließen sich an einigen Organen z. B. außer den bereits erwähnten auch an *Lungen* und *Lymphknoten* feststellen (Martin u. Mitarb.[93]).

Sehr typische anatomische Veränderungen wurden an der *Skeletmuskulatur* gesehen: Schon Evans u. Burr[112] hatten bei ihren ersten Versuchen mit VitaminE-armer Nahrung an Ratten Paresen und Paralysen der Beine beobachtet. Die Ursachen ließen sich histologisch in wachsartigen Degenerationen und schologem Zerfall der einzelnen Fasern wie ganzer Muskelbündel erkennen oft mit Vermehrung pyknotischer Kerne und Infiltration von Leukocyten (Ruppel[113]). In anderen Fasern läßt sich tropfenförmige oder schollige Pigmentbildung beobachten. Die Kerne haben oft bizarre Formen mit Durchschnürungen sowie Hyperchromatosen. Gelegentlich kommt es zur sog. Wucheratrophie, wie sie auch bei Untergängen von Muskelfasern anderer Ursache bekannt geworden ist. Betroffen von diesen Veränderungen sind die Muskelgruppen der Beine, des Halses, sowie der Kau- und Zungenmuskulatur. Mehr oder weniger schwere Veränderungen werden regelmäßig in der Herzmuskulatur beobachtet. Zunächst finden sich Pigmentablagerungen zwischen den Muskelfibrillen, später ist die Fibrillenstruktur zerstört und zeigt Konglomerate von Schollen und Tropfen. Das Pigment ist eisenfrei und verschieden von allen bekannten Pigmentformen des Herzmuskels. Schließlich lassen sich leere Muskelschläuche mitWucherungen von Fibroblasten, namentlich in der Nähe der Muskelkerne erkennen. Es entwickeln sich Muskelnekrosen und schließlich narbiges Bindegewebe.

Zwischen den spindelförmigen Bindegewebszellen lassen sich noch Kernreste sowie nicht abgebautes Pigment nachweisen. Im Präparat nach Feulgen finden sich reichlich Nucleoli. Auch die Vermehrung der sog. „basophilen" Herzmuskelfasern ist beachtlich, gekennzeichnet durch die in die Faserbündel eingestreuten dunkel gefärbten Muskelpartien. Im Interstitium finden sich Myocyten, wie sie von ANITSCHKOW[114] beschrieben worden sind. Diese interstitiellen Zellen sind fast völlig von einem Kern mit streifenförmigem Chromatin ausgefüllt, das Feulgen-Reaktion gibt. Die anatomischen Veränderungen am Herzmuskel sprechen also für eine erhebliche Schädigung durch den Vitamin E-Mangel.

Auch die *glatte Muskulatur des Uterus* läßt namentlich bei lange dauerndem Vitamin E-Mangel morphologische Veränderungen erkennen, die auf schwere Funktionsstörungen dieses Organs hindeuten.

Am *Uterus* lässt die *Mucosa* Unregelmäßigkeiten in der Anordnung der Drüsenschläuche erkennen mit vermehrter Hämosiderinablagerung. Auffallend ist die Dichte der Pigmentschollen von verschiedener Größe. Das Pigment liegt zunächst in den Sarkoplasmaräumen an den Kernpolen, später, bei viele Monate dauerndem Vitamin E-Mangel, werden die einzelnen Fasern fast vollständig von Pigmentschollen ausgefüllt. Die Muskelkerne sind vergrößert oder z. T. pyknotisch und haben wabige Chromatinstruktur, die eine positive Feulgen-Reaktion gibt.

Schließlich können im chronischen Vitamin E-Mangelzustand, wenn er ein Jahr und darüber bestanden hat, größere Muskelbezirke veröden, so daß fibröses Narbengewebe an Stelle der glatten Muskulatur tritt. In einzelnen Bezirken finden sich oft Makrophagen mit reichlich Pigment.

Bedeutsam sind die pathologisch-anatomisch feststellbaren *Gefäßschädigungen* bei Vitamin E-Mangel: Aorta und andere große Arterien des Rumpfes zeigen keine Veränderungen; hingegen deuten Gefäßalterationen an den Extremitäten auf erhebliche Zirkulationsstörungen. Die Zellen der Gefäßwände haben pyknotische Kerne, die oft noch Einschnürungen besitzen. In den glatten Muskelfasern ist reichlich Pigment abgelagert, und in der Adventitia lassen sich, namentlich in der Umgebung der Vasa vasorum, reichlich mit Pigment beladene Makrophagen beobachten. Auch die *Venenwände* zeigen Schädigungen ihrer glatten Muskelfasern (Kernpyknosen und Pigmentablagerungen). Zuweilen sind die Muskelspindeln atrophisch oder doch ganz mit Pigment ausgefüllt.

Gerade die beschriebenen Gefäßveränderungen an den Extremitäten im Vitamin E-Mangelzustand weisen auf die schwere Ernährungsstörung durch Vitaminmangel hin, die mit zu den lokalen Veränderungen der Muskeln und Nerven beiträgt.

Es kommt demnach bei der E-Avitaminose zu einer Systemschädigung der gesamten Körpermuskulatur; quergestreifte, Herz- und glatte Muskulatur zeigen Degenerationserscheinungen.

Kurz sei noch auf die morphologischen Veränderungen einzelner Organe hingewiesen. An den Lungen fällt schon bei makroskopischer Betrachtung eine deutliche Blähung auf, sie kommt durch Erweiterung der Bronchioli infolge zu dünner Wände zustande. Diese Erscheinung beruht auf einer Schädigung der glatten Muskulatur, die z. T. untergegangen ist oder doch Pigmentablagerung, Kernpyknose und Atrophie zeigt. Die muskuläre Wand kann fast völlig zerstört sein, sie ist durch fibröses Narbengewebe ersetzt, so daß die Fähigkeit der Kontraktion verloren gegangen ist. Auch das *Bronchialepithel* wird infolge der Erweiterung der Bronchien zu einer dünnen Schicht kubischer Zellen umgeformt. Selbst in den Knorpelringen lassen sich Degenerationen der Grundsubstanz mit Bildung von Chondroplasten erkennen, die in dichten Reihen die Knorpelsubstanz einrahmen. An den *Nieren* lassen sich an den glatten Muskeln der Venenwände Pigmentschollen nachweisen. Die Tubuli contorti zeigen wabige Zellstrukturen mit Pigmentablagerungen. In den Kanälchen befindet sich häufig hyaline Substanz, welche die Lichtung ausfüllt. Bei lange bestehendem Vitamin E-Mangel kann es zu Ablösungen des Epithels von den Basalmembranen kommen, so daß sich das Bild der nekrotisierenden Nephrose bietet.

Auf die Veränderungen in der *Leber* (Verfettung, selten Läppchendegenerationen oder Nekrosen) wurde schon hingewiesen.

In der *Milz* besteht Vermehrung des Hämosiderins; das Serosaepithel enthält abnorme Pigmentablagerung; die Muskulatur der Milztrabekel und der Milzkapsel ist degenerativ verändert (Pigmentablagerung in den Muskelzellen. Kernpyknose, Fibrillenschwund). Die wiederholt erhobenen Befunde am *Nervensystem*, wie sie von EINARSON u. RINGSTED[115], EVANS u. Mitarb.[116], DEMOLE u. VERZÁR[117], MARTIN u. MOORE[118], DEMOLE u. PFALTZ[119] und MONNIER[120] eingehend beschrieben wurden, bestehen in cellulären Veränderungen und Degenerationen der hinteren Wurzeln der sensorischen Leitungsbahnen des Rückenmarks, der Pyramidenstränge und der Vorderhornzellen mit Entarten der zugehörigen Nervenfasern.

Allerdings lassen sich selbst bei weit vorgeschrittenen Mangelsymptomen an der Muskulatur noch zahlreiche gut erhaltene Nervenfasern und Endplatten nachweisen (PAPPENHEIMER[121], TELFORD[122]), so daß die Nervenschädigungen wohl nicht für die Muskeldegeneration ursächlich verantwortlich sind. Die Befunde von WOLF u. PAPPENHEIMER[123] sprechen vielmehr für eine primäre Capillarschädigung durch Vitamin E-Mangel mit Durchblutungsstörungen und folgender ischämischer Nekrose der Nervensubstanz, die besonders empfindlich auf mangelhafte Blutversorgung reagiert. Die Annahme einer primär neurotropen Wirkung des Vitamin E ist daher wohl irrig.

Bei den geschilderten Organschädigungen, namentlich den Muskeldegenerationen spielt eine tiefgreifende Störung des Stoffwechsels sicher eine bedeutsame Rolle. Vitamin E-Mangel verursacht, wie bereits betont, eine systematische Schädigung (RUPPEL[124]) der quergestreiften und glatten Muskulatur, die meist früher nachweisbar ist als die Degenerationserscheinungen im Zentralnervensystem und an den peripheren Nerven. Namentlich die in den letzten Jahren bekannt gewordenen speziellen Störungen des Muskelstoffwechsels (Hemmung der Fermentsysteme) (AMES[125], HOUCHIN[126], GOVIER u. JETTER[127]) dürften für die Entwicklung des komplexen Bildes der E-Avitaminose von ausschlaggebender Wichtigkeit sein.

Bedarf, Resorption und Ausscheidung.

Nach HICKMAN u. Mitarb.[128] liegt der Bedarf an Tocopherol (α, β, γ) bei etwa 20—30 mg pro Mensch und Tag, was etwa 10—15 mg α-Tocopherol entspricht. Da das Vitamin E zu den fettlöslichen Vitaminen gehört, ist ein normaler Gallengehalt im oberen Dünndarm Voraussetzung für eine gute Resorption. Im Alter ist der Vitamin E-Bedarf erhöht (KAUNITZ u. Mitarb.[129]) ebenso in der Schwangerschaft. Bei der Ratte reicht eine Verabreichung von etwa 1,5—2 mg zur Beendigung einer normalen Trächtigkeit aus, wobei dem natürlichen D-α-Tocopherol eine etwas höhere antiabortive Wirksamkeit zukommt als dem synthetischen DL-α-Tocopherol. β und γ-Tocopherol sind weit weniger wirksam, δ-Tocopherol hat nur eine ganz schwache antiabortive Wirkung.

Mangelhafte Wirksamkeit von Vitamin E-Präparaten hat ihre Ursache oft in erschwerter Resorption oder in einer Zerstörung der oxydationsempfindlichen Substanz durch peroxydhaltige Lösungsmittel, Luft oder Lichtzutritt. Die *Resorption* aus dem Darm und den Geweben von Vitamin E, sein Eindringen in den Blutkreislauf und seine Ausscheidung im Kot und im Harn bedürfen noch weiterer Bearbeitung. Eine wesentliche Vermehrung von Vitamin E im Blut zu erreichen, gelingt kaum, da bei jeder Applikationsform dieses Vitamin offenbar nur sehr langsam und unvollständig ins Blut gelangt. Selbst große Mengen von Vitamin E (1,5 g) konnten den Blutspiegel erst nach 8 Stunden merklich erhöhen (STEINBERG[130]).

Ähnliche Beobachtungen machten POPPER u. Mitarb.[131]. In Öl gelöstes Tocopherolacetat gelangt auch bei parenteraler Zufuhr von 600 mg nicht viel schneller in das Blut als bei oraler Applikation. Wird unter Zuhilfenahme von Lösungsvermittlern das fettlösliche Tocopherol intravenös direkt in das Blut injiziert, (z. B. 200 mg/kg), so wird nach unveröffentlichten Versuchen von MARKEES der Vitamin E-Gehalt des Blutes stark erhöht; es dauert aber unverhältnismäßig lange bis das Vitamin E aus dem Blut verschwindet und in die Gewebe abgeströmt ist. Normalerweise wird Vitamin E nicht im Harn ausgeschieden (EMMERIE u. ENGEL[132]). Neuerdings hat HARRIS[132a] α-Tocopherol mit radioaktivem C-Atom an Ratten in physiologischen Dosen verfüttert und eine Ausscheidung mit dem Kot von etwa 1 mg/die festgestellt.

Symptomatologie und Therapie der E-Avitaminose beim Menschen.

Eigentliche Vitamin E-Mangelsymptome, wie sie z. B. von der A-Avitaminose bekannt sind, gibt es beim Menschen nicht. Analogien zu Tierversuchen bei Vitamin E-Mangelzuständen mit charakteristischen E-Mangelsymptomen, sowie therapeutische Ansprechbarkeit auf Vitamin E bei entsprechenden Krankheitssymptomen meist unbekannter Ätiologie beim Menschen führten zur Aufstellung von Indikationen, wobei dem Vitamin E pharmakodynamische Wirkungen auf dem Wege über die Beeinflussung des Stoffwechsels beigemessen werden. Der Ausgangspunkt für die Beachtung eines Vitamin E-Mangels auch beim Menschen war der antiabortive Effekt dieses Vitamins im Rattentest. Es lag daher nahe, die Wirkung des Vitamins E als Antiabortivum bei habituellem und drohendem Abort, ferner bei Störungen der Spermiogenese und des Cyclus und besonders bei Amenorrhoe und im Klimakterium therapeutisch auszuwerten.

Im Hinblick auf die im Tierexperiment gemachten Beobachtungen über schwere neuromuskuläre Veränderungen im Vitamin E-Mangelzustand wurde bei den verschiedenen Formen der Muskeldystrophie, der amyotrophischen Lateralsklerose, der Myasthenie beim Menschen an eine Beteiligung des Tocopherols im ätiologischen oder pathogenetischen Sinne gedacht. Allerdings hat sich dies nur zu einem kleinen Teil bestätigen lassen, die Erfolge bei den eigentlichen idiopathischen Muskelerkrankungen des Menschen sind bescheiden (s. unten).

Anders ist die Situation bei den *Erkrankungen des Bindegewebes*, den sog. *Kollagenosen*. Unter dem Begriff der „collagen disease" werden eigentlich alle das Muskel- und Bindegewebe betreffenden Krankheiten zusammengefaßt (AEGERTER u. Mitarb.[133], YARDUMIAN u. KLEINERMAN[134]) obwohl eine klare pathologisch-anatomische oder klinische Definition (KLEMPERER[135]) damit nicht gegeben ist. Das Kollagensystem ist bei vielen allergischen Affektionen und bei Rheumatismus betroffen, ohne daß diese Krankheitsbilder dem Krankheitsbegriff der Kollagenosen im engeren Sinne zugeordnet werden dürfen.

Bestimmte Affektionen der Muskel- und Bindegewebe werden heute in der angelsächsischen Literatur als „Fibrositis" bezeichnet, Synonyma sind die Tendinose (GLATTHAAR), die Tendoperiostitis (v. NEERGARD) und die Tendomyose (CLEMMESEN). Es handelt sich im wesentlichen um rheumaähnliche Veränderungen an den Muskeln (Muskelrheumatismus, Lumbago, Torticollis, Gelatinosen des Muskels), an den Sehnen, den Bändern, den Fascien, dem Periost, den Nervenscheiden, die wohl Quellungen und Proliferationen der Bindegewebsfasern zeigen, ohne aber erhebliche akut entzündliche Symptome aufzuweisen (Stockman[139]). Schon 1816 schenkte ein Edinburgher Arzt, W. Balfour[140] der ödematösen Schwellung des Bindegewebes beim sog. Muskelrheumatismus besondere Beachtung. Die Bezeichnung Fibrositis rührt von Gowers[141] her. Übrigens sieht auch Klinge[142], der das Verdienst hat, als Erster experimentelle rheumatische Gewebsreaktionen hervorgerufen zu haben, die erste morphologisch erkennbare Schädigung in einer Quellung der Bindegewebsfasern. Der Engländer Yawger[143] brauchte den Namen „Fibrositis" speziell für die „Muskelschwielen" (Froriep 1843[144]) (sog. Myogelosen der deutschen Literatur). Offenbar soll die enge Zugehörigkeit des Bindegewebes zu den Muskelfasern hervorgehoben werden, indem Gewicht darauf gelegt wird, daß die Muskelbündel vom Bindegewebe umhüllt sind und namentlich die Blutversorgung nur durch größere und kleinere Bindegewebssepten erfolgt, so daß Störungen des Bindegewebes notwendig auch zu Erkrankungen der Muskelfasern führen (Henneberg[145], Gordon[146]). Vitamin E soll nun die Bindegewebsfasern entquellen helfen, indem es den gestörten Stoffwechsel des Bindegewebes sowie seine Permeabilitätsverhältnisse reguliert und den lokalen Flüssigkeitsaustausch zwischen Gefäßen und Bindegewebe normalisiert. Diese Annahmen stützen sich auf histologische Befunde an Vitamin E-Mangelratten wie auf Biopsien am Menschen unter Vitamin E-Behandlung (Burgess u. Pritchard[147]). Die bisherigen therapeutischen Ergebnisse (Steinberg[148]) sprechen zugunsten dieser Vorstellung, wenigstens soweit es sich um die sog. „primäre Fibrositis" handelt. Steinberg versteht darunter rheumatische Affektionen, die sich primär, d. h. ohne erkennbare Ursache, auf Kopf, Hals, Schulter und Rückenmuskulatur, auf Gelenkkapseln, Schleimbeutel, Nervenscheiden, Sehnen, Fascien und Aponeurosen erstrecken.

Es handelt sich um akut auftretende Fälle mit plötzlich einsetzenden Schmerzen bei Bewegungen der Gliedmaßen sowie um umschriebene Druckempfindlichkeit der Gewebe. Sekundäre Fibrositis, akuter Gelenkrheumatismus sowie Fibrositis bei Infektionen, sollen dagegen nicht auf Vitamin E reagieren.

Von englischer Seite (Copeman[149]) werden die *Störungen der Permeabilitätsverhältnisse*, speziell des Wasserhaushaltes bei sog. Fibrositis mit Veränderungen im Fettstoffwechsel in Verbindung gebracht, so daß der Angriff des Vitamin E auch auf diesem Weg erfolgen könnte (Heinsen[150], Westerschulte[151], Mason[152]).

Ob, wie von manchen Autoren (Guerra[153], Meyer u. Ragan[154]) angenommen wird, der Hyaluronidase eine wesentliche Bedeutung für die Pathogenese der genannten Rheumatismusformen beizumessen ist, muß dahingestellt bleiben (Miller[155]). Obgleich dieses Ferment, welches spezifisch die in den Bindegewebsfasern enthaltene Hyaluronsäure abbaut, zu einer Lockerung und Veränderung des Bindegewebes führt und auch die Permeabilität beeinflußt, sind sicherlich noch zahlreiche andere reaktive Vorgänge des Bindegewebes, namentlich Dysfunktionen anderer Fermentsysteme, an der Entwicklung rheumatischer Veränderungen entscheidend beteiligt. Die Hyaluronidase ist wohl nur einer der Faktoren unter vielen, der für die Pathogenese des Weichteilrheumatismus in Betracht kommt. Inwieweit hier das Vitamin E wirksam eingreift, ist noch nicht zu übersehen. So hemmt zwar nach Miller[155] Vitamin E die Hyaluronidase; Vitamin E ist aber beim akuten Gelenkrheumatismus, bei dem es zu einer Mobilisierung der Hyaluronidase kommen soll, nur wenig oder gar nicht wirksam, wenigstens nicht vergleichbar mit der Cortison- oder ACTH-Wirkung.

Die pathologischen Veränderungen des Bindegewebes bestehen bei den genannten Krankheitszuständen in einer Streckung und Verdichtung der Kollagenfasern, die brüchig werden, quellen und eosinophil sind. Der kolloidale Zustand der Fasern wird offenbar verändert, es kommt zur sog. „fibrinoiden Degeneration und Sklerose des Kollagensystems" (KLEMPERER u. Mitarb.[156], DUFF[157], EPP-STEIN[158]).

Experimentelle Untersuchungen an Kaninchen über die *Kollagenkrankheit* des Kaninchens lehren, daß sowohl Kollagendegenerationen an kleinen Gefäßen wie Anhäufungen von hämatogenen Elementen (Lymphocyten, Monocyten, Plasmazellen) im Herzmuskel, Zellreaktionen beim akuten Rheumatismus im menschlichen Myokard ähneln (CRIEP u. Mitarb.[159]). Auch die von DAM u. Mitarb.[160] in Ernährungsversuchen an Hühnern erhobenen Befunde, die Permeabilitätsstörungen der Gefäße und encephalomalacischen Veränderungen zeigten, oder die perikardialen Exsudate, Ascites, Lungenödementwicklung, die nach ausschließlicher Ernährung mit Trockenmilch ebenfalls an Hühnern von BIRD und CULTON gefunden wurden und durch Vitamin E verhütet oder geheilt werden konnten, alle diese Beobachtungen sprechen insgesamt doch dafür, daß Schädigungen bestimmter Gewebe, die sich vorwiegend aus Kollagen zusammensetzen, durch Vitamin E therapeutisch zu beeinflussen sind. Unter diesem Aspekt stellen die in der angloamerikanischen Literatur behandelten Krankheitsbegriffe der „collagen disease" und der „Fibrositis" eine gemeinsame Plattform für die Wirkungen des Tocopherols auf Muskulatur und Bindegewebe dar.

Schließlich sind noch *Störungen der Hämatopoese* und *der Gerinnungsregulationen* zu nennen, die als Nebenerscheinungen bei ausgesprochener E-Avitaminose eintreten.

Bei Ratten im Vitamin E-Mangelzustand entwickelt sich eine progrediente Anämie, die auf einem vermehrten Abbau der Erythrocyten beruht (ROSE u. GYÖRGY[162]). Von Vitamin E-Mangelratten stammende Erythrocyten zeigen eine verminderte Resistenz gegenüber Alloxan und verwandten Verbindungen. Vitamin E-Verabreichung kann die herabgesetzte Erythrocytenresistenz aufheben.

Vitamin E soll auch in die 2. Phase des *Blutgerinnungsablaufes* eingreifen, es hemmt bis zu einem gewissen Grade die Thrombinwirkung, ist also ein Antithrombin wie ein schwach wirksames Heparin. Nach ZIERLER u. Mitarb.[163] hat eine Tocopherolkonzentration von etwa 1 mg-% im Blut eine deutlich nachweisbare Antithrombinwirkung. Auch OCHSNER[164] glaubt, daß das Vitamin E als Antithrombin für die Gerinnungs- bzw. Thromboseneigung von Bedeutung sei, so daß das Tocopherol auch als Antikoagulans für die *Thrombosetherapie* in Frage komme. Von chirurgischer Seite (REIFFERSCHEID u. MATIS[165]) wurde im Verfolg dieser Gedankengänge das Vitamin E systematisch für die Thromboembolietherapie herangezogen und Untersuchungen im Tierexperiment wie beim Menschen durchgeführt. Ausgeprägte Einwirkungen konnten weder auf die Antithrombinzeit noch auf den Prothrombingehalt des Blutes und die Acceleratoren noch auf die Gerinnung von Vollblut festgestellt werden. Die Autoren glauben aber, eine gewisse Wirkung des Vitamins E bei Thrombosen, namentlich über die Gefäßfaktoren feststellen zu können. Eine Schutzwirkung gegen die Dicumarolhypoprothrombinämie ließ sich aber nicht nachweisen. Wir haben die Angaben von ZIERLER u. Mitarb. nachgeprüft (JÜRGENS bei MARKEES[166]) und nur unter Verwendung sehr hoher Dosen von wasserlöslichem Tocopherolphosphorsäureester nach intraperitonealer Verabreichung beim Kaninchen eine Erhöhung des Antithrombingehaltes und eine Gerinnungsverzögerung mäßigen Grades von Vollblut bestätigen können. Ob die beobachtete Wirkung von Vitamin E auf die Blutgerinnung so erheblich ist, daß sie für eine Antikoagulantientherapie in Betracht kommt, möchten wir dahingestellt sein lassen. Hingegen soll es nach

Pappenheimer u. Wolff[167] bei hochgradiger Vitamin E-Verarmung des Organismus zu Thrombenbildungen kommen, die durch Vitamin E-Zufuhr verhütet werden können.

Anders ist es mit den Gefäßwirkungen. Ausgehend von der Vorstellung, daß die Wirkung des Vitamins E sich auf das mesenchymale Gewebe, dem die Gefäße angehören, erstreckt, wurden Durchblutungsstörungen (z. B. bei Thrombangiitis obliterans) in den Bereich der Vitamin E-Therapie einbezogen (Shute, Vogelsang, Skelton[168]; Heinsen u. Scheffler[169]), mit mehr oder weniger günstigem Erfolg (Pennock[170]). Reifferscheid u. Matis[171] haben die Anwendung von Tocopherol auf Frühfälle von diabetischer Gangrän sowie auf beginnende Durchblutungsstörungen bei Raynaudscher Gangrän und Arteriosklerose beschränkt, wobei namentlich die Anoxie während des akuten Schubes der Gefäßalterationen außer durch die für längere Zeit verordnete Vitamin E-Medikation noch mit drastisch wirkenden gefäßdilatierenden Mitteln behandelt werden soll. Auch bei *Claudicatio intermittens* wurden nach Angaben von Boyd[172, 172a] und Heinsen[173], Ratcliffe[173a] günstige Wirkungen mit Vitamin E erzielt.

Versuche, wesentliche Besserungen mit Vitamin E bei verschiedenen Herzleiden (Angina pectoris, Hypertension mit Herzdekompensation, Herzinfarkte) zu erreichen, schlugen nach einigen anfänglichen Erfolgsberichten (Shute[174]) bei genauerer Kontrolle immer wieder fehl, so daß die Vitamin E-Therapie bei organisch bedingten Herzleiden nicht berechtigt erscheint (Travell u. Mitarb.[175], Baer u. Mitarb.[176]), es sei denn als Adjuvans mit unspezifischem allgemein tonisierendem Effekt.

In diesem Zusammenhang ist zu erwähnen, daß Vitamin E den Heilungsverlauf von Ulcera cruris begünstigen soll (Pennock[170], Reifferscheid u. Matis[171], Siedentopf u. Krueger[177], Burgess u. Pritchard[178], Stritzler[179], Wong Chia[180]). Schließlich liegen Befunde über auffallende Rückbildungen der Dupuytrenschen Palmarfascienkontraktur bei intensiver Behandlung mit Vitamin E vor (Steinberg[181], Hanfstaengl[182], Thomson[183], Reifferscheid u. Matis[171]). Auch ließen sich Rückbildungen der Veränderungen im Unterhautzellgewebe bei *Lupus erythematodes* mit Vitamin E-Therapie beobachten und klinische Besserungen des Symptomenbildes feststellen (Burgess u. Pritchard[183]).

Nach Angaben von Hagerman[269] hat Vitamin E auch bei Acrodermatitis atrophicans progressiva (Herxheimer) eine mehr oder weniger günstige Wirkung. Er verabreichte Vitamin E (150 mg Ephynal „Roche" täglich einen Monat lang) auch neben der Penicillintherapie (2 bis 3 Millionen E.), die merkwürdigerweise sich bei dieser Hautaffektion als wirksam erwiesen hat.

Fibröse Veränderungen der intercavernösen Septen des Penis, die zu Penisinduration (Peyroniesche Krankheit) führen, werden nach Angaben von Scardino u. Scott[184] etwa in der Hälfte der Fälle mit intensiver, langdauernder Vitamin E-Therapie gebessert (Katz-Galatzi[185]). *Induratio penis plastica*, chronische Cavernositis und Peyroniesche Krankheit sind synonyme Bezeichnungen für die schon 1687 von Ephemerides[205] beschriebene und nach La Peyronie[206] 1743 benannte Krankheit, bei der fibröse Plaques der Buckschen Fascie, der Tunica albuginea und des Septum cavernosum bestehen, die zu Penisdeformationen führen, deren Ursache entweder auf älteren Verletzungen oder den Folgen chronischer Entzündungen beruht. Neuerdings wurde auch das Lymphogranuloma inguinale als Ätiologie diskutiert (May[207] u. a.).

Scardino u. Hudson haben bei Ureterstrikturen in einem Teil der mit großen Dosen Vitamin E (200—1200 mg täglich) behandelten Patienten Besserungen gesehen. Die günstige Wirkung der Tocopheroltherapie auf die Penisinduration und auf die Ureterstrikturen wird auf die Reaktion des Bindegewebes ähnlich wie bei Fibrositis zurückgeführt.

Stoffwechselstörungen bei Frühgeburten, die in pathologischen Flüssigkeits-retentionen an den Augen und den inneren Organen bestehen, konnten durch Vitamin E günstig beeinflußt werden. Nach Gerlóczy[186] wird das *Sklerödem* bei Frühgeburten auffallend rasch durch orale Verabreichung größerer Dosen von Vitamin E gebessert; es kommt zu kräftiger Diurese, die lebensrettend wirkt. Auch durch prophylaktische Gaben von Vitamin E läßt sich die Entwicklung des Sklerödems bei Frühgeburten verhüten. Ähnliche Wirkungen von Vitamin E werden bei einer anderen Frühgeborenenerkrankung mit Tocopherol erzielt: der sog. „*retrolental fibroplasia*". Hier ist der Glaskörper durch Bindegewebshyper-plasie getrübt, einer von der Netzhaut ausgehenden Entartung, die meist zur Er-blindung führt. Bei dieser Erkrankung wirkt Vitamin E therapeutisch und pro-phylaktisch günstig (Owens[187])*. Die Angaben von Owens konnten nicht bestä-tigt werden.

Vitamin E-Verabreichung soll auch für das *Gedeihen der Säuglinge* förderlich sein. So wurden nach den Untersuchungen von Schmidt[188], die sich namentlich auf dystrophische Säuglinge (dyspeptische oder postinfektiös bedingt) erstreckten, erhebliche Gewichtszunahmen nach einer Medikationszeit von 4—6 Wochen er-zielt, wie sie auf anderem Wege ernährungsmäßig nicht zu erwarten waren. Oft überdauerte die Nachwirkung die Therapie längere Zeit, was auch Hottinger[189] und Saputo[190] feststellten. In diesem Zusammenhang sei auf eine von vielen Beobachtern erwähnte Tatsache aufmerksam gemacht, nämlich die allgemein *tonisierende* und *appetitanregende Wirkung des Tocopherols*.

Auch Permeabilitätsstörungen der Gefäße, so die petechialen *cerebro-menin-gealen Hämorrhagien*, die bei Frühgeburten infolge mangelhaft entwickelter Gefäß-wände beobachtet werden, sollen nach Minkowski[191] durch Vitamin E verhütet werden, besonders dann, wenn die Mütter während der Schwangerschaft reichlich Vitamin E erhalten.

Lockerungen der Bindegewebsstruktur durch *Paradentose* können nach Gold-bach[192] durch Vitamin E-Kuren zu Festigung der Zähne führen. Auch hier ist der Angriffspunkt des Vitamins E im Bindegewebssystem zu suchen. Ähnliche Beobachtungen wurden von Loos[193] sowie von Kaindl[194] mitgeteilt. Von Leo-pold[195] wurde Vitamin E lokal in die Umschlagsfalte im Munde injiziert und nach dieser Medikation eine bessere Durchblutung der Gingiva und eine Verfestigung der Zähne bei Paradontopathien erreicht. Ähnliche Erfahrungen machten Lieb u. Mathis[196], die nach intraglutaealen Injektionen Verschwinden des lividen Zahn-fleischsaumes, Abklingen von Entzündungen und der Alveolarpyorrhoe und Festi-gung der gelockerten Zähne bei Paradontopathien beobachteten.

Von mehreren Autoren ist über Heilungen von *Magengeschwüren* durch Vit-amin E berichtet worden, die nach Verabreichung von sehr eiweißarmen Futter-gemischen bei Ratten auftreten (Harris u. Mitarb.[197], Jensen[198], Cuervo u. Villarino[199]). Ob diese Wirkungen auch für das Ulcus ventriculi oder duodeni des Menschen zutreffen, ist bei der Neigung zu Heilungen, die unter den ver-schiedensten Diäten und Medikamenten beobachtet werden, schwer zu ent-scheiden.

Wie schon oben erwähnt, ist die Wirkung von Vitamin E auf den Kohlen-hydratstoffwechsel *bei Diabetes* sehr unsicher. Immer wieder wird über thera-peutische Erfolge mit Vitamin E bei Diabetes berichtet. Dies beruht auf Befunden beim Gesunden und Diabetiker über die Herabsetzung des Blutzuckers durch Tocopherol und den insulinsparenden Effekt bzw. die Verstärkung der Insulin-

---

* Nur wenn das Vitamin E bald nach der Geburt verabreicht wird. Vorgeschrittene Fälle sind nur wenig beeinflußbar (Reese u. Blodi[187a], Holm[187b]).

hypoglykämie (Cataldi u. Volpe[200], Butturini[201]). Auch wurde eine bessere Kohlenhydratausnutzung in der Muskelzelle mit Einschränkung der Glykosurie angenommen. Guest[202] konnte beim Diabetes der Jugendlichen selbst mit langfristiger Vitamin E-Therapie überhaupt keinen Erfolg sehen und ein so guter Kenner der Klinik des Diabetes wie Joslin[203] erklärt, daß weder tierexperimentelle noch therapeutisch gesicherte Beobachtungen beim Menschen vorliegen, die eine Vitamin E-Therapie beim Diabetes rechtfertigten.

Hingegen mag das Vitamin E indiziert sein bei gewissen *Leberschädigungen*, wie dies von Schwarz und anderen experimentell gezeigt wurde. Von Hartmann u. Mitarb.[203a] konnte an der tetrachlorkohlenstoffvergifteten Ratte gezeigt werden, daß durch Vitamin E und Cystin die Neutralfettablagerung herabgesetzt wird.

Schließlich sei noch auf die wichtigsten speziellen Hauptindikationen für eine Therapie mit Vitamin E eingegangen:

Die Anwendung des Tocopherols in der Gynäkologie wird verschieden beurteilt. Bei *habituellem oder drohendem Abort* wird einerseits über gute Erfolge berichtet, andererseits kein Nutzen von dieser Therapie gesehen. Nach einer Statistik an größerem Krankengut kommt Nürnberger[204] zum Schluß, daß beim habituellen Abort die Vitamin E-Therapie keinen entscheidenden Erfolg bringe, hingegen beim drohenden Abort gute Wirkungen beobachtet worden seien. Nach Jones[204a] besteht E-Mangel in 20—25% der Fälle. Über die Beziehungen des Tocopherolgehaltes im Blut zum habituellen Abort ist zunächst zu sagen, daß der Vitamin E-Gehalt des Serums individuell verschieden ist, jedoch beim einzelnen Menschen ziemlich konstant bleibt. Nach Abderhalden[208] sind die durch Vitamin E-Mangel verursachten habituellen Aborte nicht sehr häufig. Nach seinen Ergebnissen, die mit Hilfe der fluorometrischen Methode von Kofler[209] erhalten wurden, sind Vitamin E-Werte unter 400 γ-% bei Schwangeren verdächtig. Wird Vitamin E rechtzeitig in solchen Fällen verabreicht, so ist ein fast sicherer Erfolg gewährleistet. Therapeutisch sollen täglich 20—30 mg gegeben werden. Abderhalden[208] betont, daß der Vitamin E-Blutspiegel sich nur bis zu einem gewissen Grade steigern läßt. Die obere Grenze liegt bei etwa 1500 γ-% im Blut. Ähnliche Angaben machte Couperus[210]. Nach Abderhalden bringt eine Therapie mit Tocopherol niemals irgendwelchen Schaden, so daß die Vitamin E-Medikation bei habituellem Abort auf jeden Fall angewandt werden soll. Nach Engel[211] und D'Oliveijra[212] wird der habituelle Abort etwa in 10—30% durch Vitamin E-Mangel verursacht. Der wechselnde Gehalt des Blutes an Vitamin E hängt nach Abderhalden weitgehend von der Ernährung ab. So sank z. B. in den Jahren 1945/1946 in Deutschland nach dem Kriege der durchschnittliche Vitamin E-Gehalt bei Schwangeren erheblich ab. In allen Fällen mit abnorm niedrigem Vitamin E-Spiegel erfolgte nach Verabreichung von Vitamin E die Geburt lebensfähiger Kinder, während sonst die Zahl der Fehlgeburten abnorm hoch war.

Abderhalden[213] sowie Neuweiler[214] fanden, daß der Vitamin E-Gehalt in den Organen des Neugeborenen kleiner als im mütterlichen Organismus ist. Ähnliche Befunde gibt Käser[215] an. Das eben geborene Kind verfügt über sehr geringe Vitamin E-Reserven, hingegen enthält die Frauenmilch reichlich Tocopherol. Nach der Geburt wird das E-Defizit aus der Frauenmilch rasch gedeckt. Der Übergang von Vitamin E von der Mutter auf den Fetus geschieht träge. Wurden Schwangere mit reichlich Vitamin E behandelt, so war auch der Übertritt in den Embryo größer, sowohl venöses wie arterielles Blut enthielten höhere E-Konzentrationen. Bei Vitamin E-Belastung von Schwangeren wird das Vitamin in der Placenta gespeichert, um dann erst in den kindlichen Organismus überzutreten. Wenn man beim Kinde relativ geringe Mengen von Tocopherol nachweisen kann, so läßt dies auf einen hohen Verbrauch im kindlichen Organismus schließen (NEUWEILER[214]). Obwohl in der Nahrung meist genügend Vitamin E zur Verfügung steht, so ist doch ein erhöhtes Angebot von Vitamin E in Form einer zusätzlichen Medikation gerechtfertigt. In der Praxis hat sich eine kombinierte Behandlung mit Corpus luteum-Hormon bewährt (STÄHLER u. Mitarb.[216]). Oft wird der Anwendung von Vitamin E bei habituellem oder drohendem Abort entgegengehalten, daß sich bei derartigen Schwangeren keine regelmäßige Verminderung des Vitamin E-Gehaltes im Blut finden lasse, was KÄSER in seiner schon genannten Studie beobachtet hat. Bei der Ratte, die auf völlig freier Diät gehalten wird, gehen die fehlerhaft entwickelten Eier zugrunde und werden resorbiert oder es kommt zu Fehlgeburten. Freilich besteht beim Menschen völliger Vitamin E-Mangel in der Nahrung praktisch niemals, sondern nur mehr oder weniger ausgesprochene E-Hypovitaminose. Daß diese zu allgemeinen Zellstoffwechselstörungen führt, die verschiedene Fermentsysteme betreffen, wurde schon ausgeführt. Zum Abort kommt es infolge von Ernährungsstörungen, auf indirektem Wege, durch Unterernährung und vorzeitiges Absterben der Frucht. Aber auch in die hormonalen Regulationsvorgänge soll das Tocopherol eingreifen; es soll nach BACH u. WINKLER[218] aktivierend auf das Corpus luteum-Hormon einwirken.

Vitamin E-Unterangebot soll nach dieser Hypothese eine gegenteilige Wirkung, d. h. eine zu geringe Stimulation des Gelbkörpers und eine abgeschwächte Wirkung des Progesterons auslösen, so daß der Abort bei kleinem E-Angebot auf einer sekundär bedingten Corpus luteum-Insuffizienz beruhte. Der Mangel an Progesteron könnte durch ungenügende gonadotrope Funktion der Hypophyse verursacht oder ovariell bedingt sein. Günstige Ergebnisse der Behandlung mit Vitamin E bei drohendem oder habituellem Abort sind schon lange als Beweis dafür herangezogen worden, daß Tocopherol die hormonale Regulation beeinflußt. v. MASSENBACH u. STADTMÜLLER[219] haben kürzlich auf experimentellem Wege die Wirkung des Tocopherols auf die gonadotrope Funktion des Hypophysenvorderlappens zu beweisen versucht, indem sie eine von LIPSCHÜTZ u. Mitarb.[220] ausgearbeitete Versuchsanordnung benutzten.

LIPSCHÜTZ implantierte beim Meerschweinchen ein Ovar in die Milz, das andere wurde entfernt. Vom „Milzovar" gelangen die Ovarialhormone über den Pfortaderkreislauf in die Leber. Die aus dem Milzovar stammenden Hormone werden in der Leber verändert, so daß ihre hemmende Wirkung auf den Hypophysenvorderlappen verloren geht, worauf die Hypophyse mit einer Vermehrung gonadotroper Hormone reagiert, die in dem in der Milz befindlichen Ovar cystische und blutige Follikel zur Entwicklung bringt. Die Veränderungen im Milzovar gestatten daher Rückschlüsse auf die Funktion des Hypophysenvorderlappens. Nach diesen Befunden stimmt Tocopherol das follikelstimulierende und das luteinisierende Hormon des Hypophysenvorderlappens aufeinander ab und verhütet eine einseitige Überfunktion. Mit dieser eleganten Versuchsanordnung ließ sich zeigen, daß das Vitamin E tatsächlich regulierend auf die Funktionen des Hypophysenvorderlappens einwirkt, nachdem die direkte Ovarialhormonwirkung ausgeschaltet ist. Normalerweise wirken die Ovarialhormone unter Umgehung der Leber auf den Hypophysenvorderlappen. Wurde ein Eierstock im Organismus belassen, so reichten die von diesem gebildeten Hormone aus, um die Hypophysenvorderlappenfunktionen zu hemmen und eine Mehrbildung von gonadotropem Hormon zu verhüten. Im Milzovar solcher Tiere fanden sich niemals große cystische oder blutige Follikel. In den *Abbildungen*, die der Arbeit von MASSENBACH und STADTMÜLLER entnommen sind, ist die prozentuale Häufigkeit sowie die durchschnittliche Zahl der cystischen und blutigen Follikel und der Corpora lutea bei Kontroll- und Vitamin E-Tieren dargestellt. Die Zahl der cystischen und blutigen Follikel ist bei den Vitamin E-Tieren kleiner als bei den Kontrollen, hingegen die Corpus luteum-Anzahl bei den E-Tieren größer. Wir haben diese Versuche etwas ausführlicher behandelt, weil sie uns beweisend für die regulierenden Funktionen des E-Vitamins auf die Hormone zu sein scheinen.

Hierher gehören auch die Versuche, die *Amenorrhoe* nicht durch Stimulierung peripherer Organe, z. B. der Uterusschleimhaut zu behandeln, sondern mit

Vitamin E auf übergeordnete Zentren — Hypophyse und Zwischenhirn — einzuwirken. Nach Heinsen u. v. Massenbach[221] lassen sich bei derartigen Patientinnen auch Störungen des Kohlenhydrat- und Wasserstoffwechsels nachweisen, die zentral bedingt sind. Vitamin E-Therapie führte häufig zu normalen Periodenblutungen, zur Besserung vegetativ bedingter Beschwerden und zu Normalisierung des Kohlenhydrat- und Wasserstoffwechsels.

In diesem Lichte erscheint die systematische Behandlung von *Ovarialinsuffizienz, Sterilität und klimakterischen Beschwerden* mit Vitamin E besser begründet als nur empirisch unter Hinweis auf die Gefahrlosigkeit der Vitamintherapie, die nur nützlich oder wirkungslos sein kann. Über günstige Ergebnisse mit Vitamin E-Therapie, namentlich in der Klimax, wurde auch schon von zahlreichen Autoren berichtet (Stähler[221a], Christy[222], Hain[223], McLaren[224], Whitacre[225], Ferguson[226]).

Die Vitamin E-Therapie der genannten sexuellen Funktionsstörungen bringt nicht immer nur Erfolge, was durch die der Vitamintherapie anhängenden Unregelmäßigkeiten der Resorption, der Ausnützung und der Wirkungsmöglichkeit über Fermentsysteme an den Erfolgsorganen bedingt ist*.

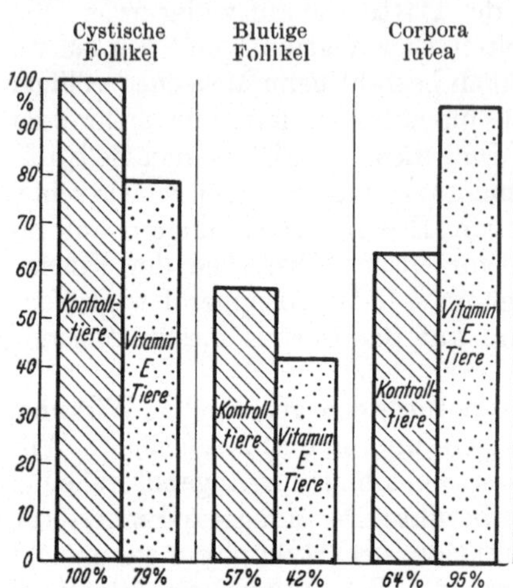

Abb. 1. Prozentuale Häufigkeit der cystischen und blutigen Follikel, sowie der Corpora lutea bei Kontroll- und Vitamin E-Tieren (nach v. Massenbach u. Stadtmüller[219]).

Hier sei auch auf die Vitamin E-Therapie als Antiabortivum in der *Veterinärmedizin* hingewiesen. Namentlich über die Behandlung des Abortus Bang beim Rind mit Vitamin E liegt eine größere neuere Literatur vor (Strub u. Mitarb.[227], Gysler[228], Flückiger[229]). Im allgemeinen wird über die Therapie mit Vitamin E bei Abortus Bang des Rindes Günstiges berichtet (Zürcher[230]). Die Frage nach der Wirkungsweise wird meist so beantwortet, daß Zirkulationsschädigungen zwischen Muttertier und Fetus oder hormonale Störungen, welche die Ursache für die vorzeitige Ausstoßung der Frucht bei Abortus Bang-Infektionen sind, durch das Vitamin E verhütet werden.

Geburtsfolgekrankheiten, z. B. *mangelhafte Placentaablösung, Endometritiden* oder *Versiegen der Muttermilch*, sollen nach Vitamin E-Verabreichung seltener sein und gutartiger verlaufen. Schwierig zu erklären ist die Wirkung von Vitamin E bei Pflanzenfressern, da im natürlichen Futter reichlich Tocopherol vorhanden ist, mehr als mit dem Präparat verabreicht wird. Möglicherweise wird das im natürlichen pflanzlichen Futter vorhandene Vitamin E schlechter resorbiert und verwertet, als wenn stoßweise Tocopherol in hoher Konzentration verabreicht wird.

Auf die *Spermatogenese* hat nach den Untersuchungen von Farris[231] Vitamin E keinen Einfluß, auch nicht auf *Libidostörungen und Impotenz*.

Ein wichtiges Indikationsgebiet bilden ferner die *neuromuskulären Erkrankungen*. Ermutigende Ergebnisse mit der Vitamin E-Therapie wurden bei *Muskelschwäche* und *Adynamie* nach Infektionen, Vergiftungen, in der Rekonvaleszenz, erzielt d.h. überall dort, wo die Ursache der Muskelschwäche gestörte Durchblutung ist. Wie bereits dargelegt, bewirkt Vitamin E eine verbesserte Sauerstoffausnützung. So ließ sich nach Markees[232] im Gaswechselversuch an der intakten Ratte und

---

* Immerhin ist der Prozentsatz der positiven Resultate hoch und die Ausschaltung der einer Hormontherapie in der Klimax anhaftenden Gefahr einer möglichen Begünstigung der Carcinomentstehung ein sehr wesentlicher Faktor.

im Atmungsversuch an der isolierten Muskelzelle ein vermehrter Sauerstoffverbrauch bei der E-Avitaminose und eine Normalisierung durch Vitamin E feststellen. So ist auch eine *Steigerung der Muskelkraft*, die außerdem durch verbesserte Durchblutung ermöglicht wird, sowie der *tonisierende Effekt* der Vitamin E-
Therapie erklärlich, der auch zu größeren sportlichen Leistungen befähigt. Derartige Leistungssteigerungen durch Vitamin E wurden experimentell im

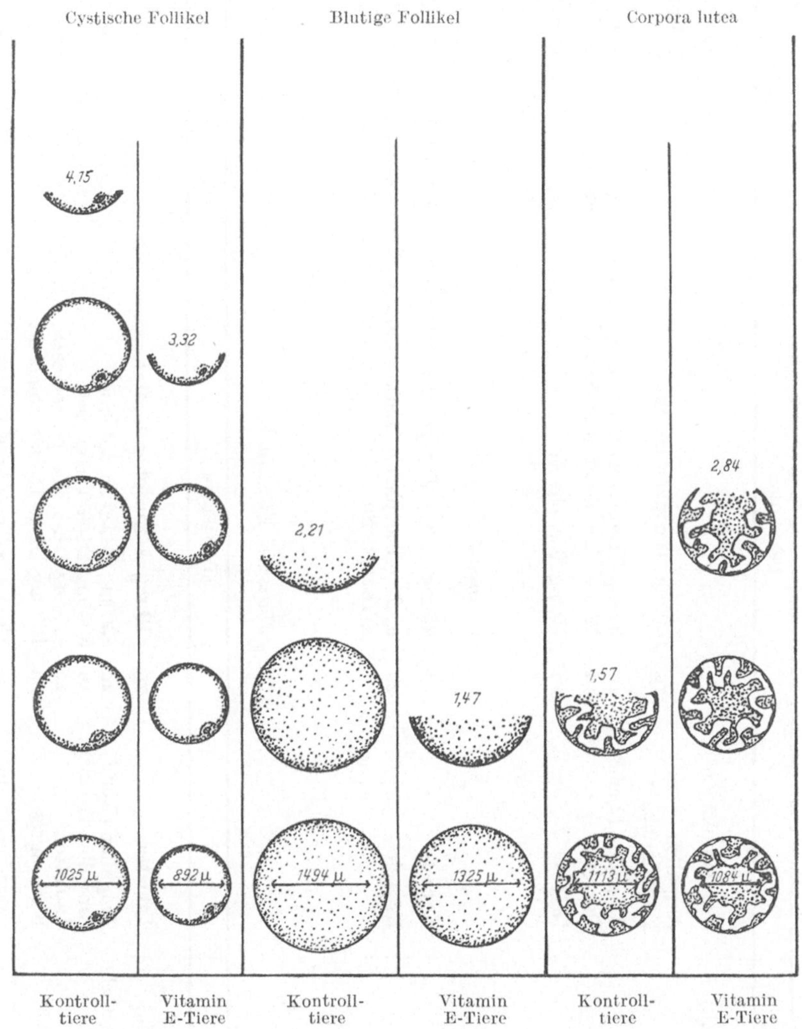

Abb. 2. Durchschnittliche Zahl der cystischen und blutigen Follikel, sowie der Corpora lutea mit Maximaldurchmesser bei Kontroll- und Vitamin E-Tieren (nach v. MASSENBACH u. STADTMÜLLER[219]).

Schwimmtest oder in der Lauftrommel an der Ratte festgestellt. Umgekehrt konnte nachgewiesen werden, daß Tiere, die sich im E-Mangelzustand befinden, eine Herabsetzung der muskulären Arbeitsleistung zeigen (v. KOKAS u.v. GORKA[233]).

Nach den im Tierexperiment gemachten Beobachtungen an Vitamin E-Mangelratten, die charakteristische Degenerationen an den Muskelfasern erkennen lassen, war eigentlich zu erwarten, daß das Vitamin E auch ein Heilmittel bei den

Vitamin E-Präparate.

I. Natürliches Vitamin E (Konzentrat aus Getreidekeimen, Weizenkeimöl).

Präparat	Hersteller	Deklaration		Handelsformen
Davitamon E	Organon (Holl.)	Kapseln (0,5 cm³)		60 u. 125 Kapseln
E-Viterbin	Knoll	Ampullen (1 cm³) Kapseln 0,25 g	}zu 100 mg Tocopherolacetat	5 Amp. 10 u. 100 Kapseln
Tocopharm	Pharmasan	Ampullen (2 cm³) Dragées	zu 30 mg Tocopherol (hauptsächl. α-Tocopherol) zu 10 mg Tocopherol (hauptsächl. α-Tocopherol)	5 Amp. f. i.m. Inj. 20 Drag.
Vitemonta	Promonta	.Dragées	zu 10 mg Tocopherol	42 u. 420 Drag.
		Amerikanische Präparate		
Tocopherex	Squibb	Kapseln	zu 25 mg α, β, γ-Tocopherolacetat-Gemisch (18,5 mgα)	100 u. 1000 Kapseln
Tofaxin	Winthrop	Kapseln	zu α, β, γ-Tocopherol-Gemisch entspr. 30 u. 100 mg α-Tocopherol	50, 100 u. 500 Kapseln

II. Synthetisches Vitamin E.

Präparat	Hersteller	Deklaration		Handelsformen
Davitamon E	Organon (Holl.)	Tabletten	zu 10 mg α-Tocopherolacetat	20 u. 50 Tabl.
Ephynal	Hoffmann-La Roche	Ampullen (1 cm³) Ampullen (1 cm³) Tabletten Kaudragées	zu 30 mg DL-α-Tocopherol zu 300 mg DL-α-Tocopherol zu 10 mg DL-α-Tocopherolacetat zu 100 mg DL-α-Tocopherolacetat	6 u. 50 Amp. f. i.m. Inj. 3 u. 25 Amp. f. i.m. Inj. 20, 100 u. 500 Tabl. 20 u. 100 Kaudrag.
Evion	Merck	Ampullen (1 cm³) Dragées Forte-Dragées	zu 30 mg α-Tocopherolacetat zu 10 mg α-Tocopherolacetat zu 50 mg α-Tocopherolacetat	5 u. 25 Amp. f. i.m. Inj. 20 u. 200 Drag. 20 u. 200 Drag.

Präparat	Hersteller	Deklaration		Handelsformen
		Amerikanische Präparate		
Tocesol	Walker	Kapseln	zu 100 mg DL-α-Tocopherolacetat	100 u. 1000 Kapseln
Tocophrin	Barry	Ampullenfl. (10 cm³)	zu 200 mg/cm³ DL-α-Tocopherolacetat	für i.m. Inj.
Tofaxin	Winthrop	Ampullen (1 cm³)	zu 200 mg DL-α-Tocopherolacetat	5 Amp. u. Ampfl. 5 cm³

III. Kombinationen mit Vitamin E.

Präparat	Hersteller	Deklaration		Handelsformen
Vitamin E + D				
Viderol	Parke, Davis (Engl)	Kapseln	zu 50000 E Vitamin D, 50 mg Vitamin E, 150 mg Leberextrakt (Arthritis-Therapie)	100 Kapseln
Vitamin E + Sexual-hormone				
Vitaviron	Istituto farmaco-terapico italiano (Roma)	Ampullen (1 cm³)	zu 100 mg α-Tocopherolacetat, 25 mg Testosteronpropionat (Fertilitäts- u. Cyclusstörungen)	3 Amp.
Vit-E-Proge-stérone	Labor. Fournier (Paris)	Ampullen (1 cm³)	zu 5 mg α-Tocopherol, 10 mg Progesteron	3 Amp. f. i.m. Inj.

Muskeldystrophien und den *neuromuskulären Erkrankungen* sein würde. Besonders die juvenile Form der Dystrophia musculorum progressiva wurde mit Vitamin E behandelt. Zuerst wurde Vitamin E-Therapie bei Muskeldystrophie des Menschen von BICKNELL[234] versucht, zunächst mit recht günstigem Ergebnis. Von 18 behandelten Patienten reagierten 12 relativ gut, wobei allerdings kein reines Vitamin E verwandt wurde, sondern E-haltiges Weizenkeimöl. Diese zunächst ermutigenden Ergebnisse konnten später nicht bestätigt werden. Von etwa 30 Untersuchern wurden 137 Fälle von Muskeldystrophien mit Vitamin E in Dosen von 30—250 mg, z. T. über mehrere Monate systematisch behandelt. Nur 15 Kranke zeigten eine mehr oder weniger deutliche Besserung der Symptome, während 122 Kranke praktisch unbeeinflußt blieben (BANG u. Mitarb.[235], DOYLE[236], FLEISCHMANN[237], HARRIS[238], HOTTINGER[239], MINOT[240], SCHWARZ[241], MARCEL[242], HAFNER u. Mitarb.[243], ALLUÉ HORNA[244], HAWKE[245], POHL u. BAETHKE[246], RILLO[247], VIETS u. Mitarb.[248], BEIGLBÖCK[249], HILDEN[250]).

Diese Beobachtungen erstrecken sich außer auf die progressive Muskeldystrophie auch auf die *spinale Form* (DE YONG[251], GUTIERREZ-MAHONEY DE[252], WORSTER-DROUGHT u. SCHAFAR[253]), die *amyotrophische Lateralsklerose* (WECHSLER[254], WEINBERG u. KNOLL[255], ATZERT[256], DONZALLAZ u. MONNIER[257], ZECH u. TELFORD[258], FURTADO u. CARVALHO[259], EATON u. Mitarb.[260] u. a.), die *Myasthenia gravis*, die *Myotonia* und auf die Symptome bei *postencephalitischen Paresen*. Wahrscheinlich sind die Mißerfolge dadurch bedingt, daß Vitamin E nicht auf die vom Ektoderm stammende Nervensubstanz wirkt und die Muskelschädigungen bei den Myopathien primär durch Nervendegenerationen ausgelöst werden, deren trophische Funktionen geschädigt sind. Trotzdem wird mangels einer wirksamen Therapie Vitamin E in hohen Dosen oft in Kombination mit essentiellen Aminosäuren (Cholin, Methionin, Inosit) sowie mit Adenosintriphosphorsäure verabreicht.

Vitamin E hat auch bei reinen *Nervenerkrankungen* versagt (COUPERUS[261], KIRSTEIN[262]). Hingegen ist Vitamin E nach SCHMID[263] bei gewissen *vegetativen Störungen*, die sich in abnormer Ermüdbarkeit, Schlafstörungen, nervöser Übererregbarkeit, Erschöpfungszuständen äußern, in Tagesdosen von etwa 50 mg α-Tocopherolacetat von günstiger Wirkung. Diese soll über das hypophysär-diencephale System erfolgen.

Bei *Chorea* (Sydenham) sind nach einem Bericht von DOWD[264] günstige Erfolge mit Vitamin E zu erreichen, die Patienten schlafen besser, die choreatischen Bewegungen werden seltener und weniger heftig. Die Wirkung soll auf Besserung der Durchblutung im extrapyramidalen System beruhen. Die Patienten erhalten je nach Schwere der Symptome täglich zwischen 90 und 225 mg α-Tocopherol über mehrere Wochen. Hingegen waren nach dem gleichen Autor (DOWD) die Behandlungserfolge bei *multipler Sklerose* mit Vitamin E sehr gering, selbst nach langer Behandlung mit hohen Dosen. Manchmal schienen gewisse Besserungen beobachtet worden zu sein, immer wieder kam es aber zu Rückfällen trotz monatelanger Behandlung. Mit sehr großen Dosen sollen sich gewisse Besserungen namentlich des Allgemeinbefindens in einzelnen Fällen gezeigt haben (WECHSLER[265], BICKNELL[266], DAVISON[267], GRINKER u. BURY[268]).

Dosierung für die Therapie.

Als Tagesbedarf von Vitamin E werden nach tierexperimentellen Untersuchungen für den Säugling 5 mg, für den Erwachsenen 10—25 mg Vitamin E angenommen. Bei *habituellem Abort* und in den *ersten Monaten der Schwangerschaft* sollen täglich 10—30—50 mg DL-α-Tocopherol verabreicht werden, bei *drohendem Abort* und *Placentarlösung* wieder größere Dosen (50—100 mg per os bzw. 30—60 mg intramuskulär) möglichst mit gleichzeitiger Verabreichung von Corpus luteum-Hormon. Noch größer soll die Dosis bei *klimakterischen Beschwerden* gewählt werden, d. h. bis 150 mg und mehr über Wochen und Monate. Bei *Amenorrhoe* genügen 50 mg täglich während 2 Wochen bis zum Wiedererscheinen der Menses.

Frühgeburten und Säuglinge erhalten täglich 5—10 mg oral bzw. 15—30 mg zweimal wöchentlich i.m.

Bei den übrigen genannten Indikationen werden über längere Zeit 200—300 mg, bei Thrombangiitis für die *Stoßtherapie* bis zu 600 mg täglich verordnet.

Literatur.

[1] MATILL, H. A., u. R. E. CONKLIN: J. of Biol. Chem. **44**, 137 (1920). — [2] EVANS, H. M., u. K. S. BISHOP: J. metabol. Res. **1**, 319, 335 (1922). — [3] SURE, B.: J. of Biol. Chem. **58**, 681, 693 (1923/24). — [4] EVANS, H. M., u. G. P. BURR: Mem. Univ. Calif. **8**, 24 (1927); J. of Biol. Chem. **77**, 231 (1928). — [5] EVANS, H. M., u. H. S. OLCOTT: J. of Biol. Chem. **107**, 471 (1934). — [6] CARD, L. E.: Poultry Sci. **8**, 328 (1929). — [7] CARD, L. E., H. MITCHELL u. T. S. HAMILTON: Poultry Sci. **9** (1930), Proc. 22nd Annual Meeting. — [8] ADAMSTONE, F. B.: J. Morph. a. Physiol. **52**, 47 (1931); Science (Lancaster, Pa.) **80**, 450 (1934). — [9] ADAMSTONE F. B., u. L. E. CARD: J. Morph. a. Physiol. **56**, 339 (1934). — [10] VOGT-MOELLER, P.: Lancet **2**, 182 (1931); Acta obstetr. scand. (Stockh.) **13**, 219 (1933); Klin. Wschr. **2**, 1883 (1936). — [11] BAY, F.: Vet. J. **87**, 165 (1931); Münch. tierärztl. Wschr. **1931**, I, 637. — [12] VOGT-MOELLER, P.: Lancet **2**, 182 (1939). — [13] VOGT-MOELLER, P.: Ugeskr. Laeg. (dän.) **99**, 625 (1937). — [14] EINARSON, L., u. A. RINGSTED: Effect of Chronic Vitamin E Deficiency on the Nervous System and the Skeletal Musculature in Adult Rats. Copenhagen-London 1938. — [15] EVANS, H. M., u. O. BURR: J. of Biol. Chem. **76**, 273 (1928). — [16] RINGSTED, A.: Biochem. J. **29**, 788 (1935). — [17] LIPSCHÜTZ, M. D.: Rev. Neur. (tschech.) **65**, 221 (1936). — [18] DRUMMOND, J. C., u. A. A. HOOVER: Biochem. J. **31**, 1852 (1937). — [19] DRUMMOND, J. C., E. SINGER u. R. J. McWALTER: Biochem. J. **29**, 456 (1935). — [20] EVANS, H. M., O. H. EMERSON u. G. A. EMERSON: J. of Biol. Chem. **113**, 319 (1936). — [21] FERNHOLZ, E.: J. Amer. Chem. Soc. **60**, 700 (1938). — [22] KARRER, P., u. O. ISLER: Amer. Patent No. 2. 411. 967 v. 31. 3. 38. — [23] KARRER, P., H. FRITZSCHE, B. H. RINGIER u. H. SALOMON: Helvet. chim. Acta **21**, 520, 820 (1938). — [24] BERGEL, F., A. M. COPPING, A. JACOB, A. R. TODD u. T. S. WORK: J. Chem. Soc. Lond. **1938**, 1382. — BERGEL, F., A. JACOB, A. R. TODD u. T. S. WORK: J. Chem. Soc. Lond. **1938**, 1375. — BERGEL, F., A. R. TODD u. T. S. WORK: J. Chem. Soc. Lond. **1938**, 253. — [25] STERN, M. H., C. D. ROBESON, L. WEISLER u. J. G. BAXTER: 110th Meeting Amer. Chem. Soc. **1946**, 36 B; J. Amer. Chem. Soc. **69**, 869 (1947). — [26] BACHARACH, A. L.: Biochem. J. **32**, 2017 (1938). — [27] BACHARACH, A. L., u. E. ALLCHORNE: Biochem. J. **32**, 1298 (1938). — [28] BACHARACH, A. L., E. ALLCHORNE u. H. E. GLYNN: Biochem. J. **31**, 2287 (1937). — [29] EMERSON, G. A., u. H. M. EVANS: J. Nutrit. **27**, 469 (1944). — [30] EMMERIE, A.: Rec. Trav. chim. Pays-Bas et Belg. (Amsterd.) **65**, 489 (1946). — [31] EMMERIE, A., u. C. ENGEL: Nature (Lond.) **142**, 873 (1938); Rec. Trav. chim. Pays-Bas et Belg. (Amsterd.) **57**, 1351 (1938). — [32] KOFLER, M.: Helvet. chim. Acta **25**, 1469 (1942); **26**, 2166 (1943); **28**, 26 (1945); **30**, 1053 (1947). — [33] FURTER, M., u. R. E. MEYER: Helvet. chim. Acta **22**, 240 (1939). — [34] KOFLER, M.: Helvet. chim. Acta **26**, 2166 (1943). — [35] GLAVIND, J., H. HESLET u. J. PRANGE: Internat. Vitaminforsch. **13**, 266 (1943). — [36] QUAIFE, M. L., u. P. L. HARRIS: Industr. Engin. Chem. **18**, 707 (1946). — [37] KARRER, P., R. ESCHER, H. FRITZSCHE, H. KELLER, B. H. RINGIER u. H. SALOMON: Helvet. chim. Acta **21**, 939 (1938). — [38] KARRER, P., u. H. KELLER: Helvet. chim. Acta **21**, 1161 (1938); **22**, 253, 617 (1939). — [39] CUTHBERTSON, W. F. J., R.R. RIDGEWAY u. J. C. DRUMMOND: Biochem. J. **34**, 34 (1940). — [40] MOORE, T., u. K. R. RAJAGOPAL: Biochem. J. **34**, 335 (1940). — [41] SMITH, L. J., J. M. KOLTHOFF u. L. J. SPILLANE: J. Amer. Chem. Soc. **64**, 646 (1942). — [42] MASON, K. E.: J. Nutrit. **23**, 71 (1942). — [43] BARNUM, G. L.: J. Nutrit. **9**, 621 (1935). — [44] CHIPPAULT, J. R. u., W. O. LUNDBERG: Arch. of Biochem. a. Biophysics **12**, 317 (1947). — [44a] ENGEL, C.: Z. Vitamin-, Hormon- u. Fermentforsch. **12**, 220 (1942). — [45] EMMERIE, A., u. C. ENGEL: Z. Vitamin-, Hormon- u. Fermentforsch. **13**, 58 (1943). — [46] LECOQ, R.: C. r. Soc. Biol. (Paris) **138**, 836 (1944). — [47] QUAIFE, M. L., u. MEI YU DJU: J. of Biol. Chem. **180**, 263 (1949). — [48] KAUNITZ, H., u. A. M. PAPPENHEIMER: Amer. J. Physiol. **138**, 328 (1943). — [49] KAUNITZ, H., u. S. SCHOGOLEFF: Proc. Soc. exper. Biol. a. med. **55**, 222 (1944). — [50] ENGEL, CH.: Biologische Onderzoekingen over Vitamin E. Proefschrift Utrecht 1941. — [51] ABDERHALDEN, R.: Schweiz. med. Wschr. **46**, 328 (1946). —

[52] GAEHTGENS, G. bei H. ALBERS: Kolloide, Elektrolyte und Hormone. Leipzig: Georg Thieme 1943. — [53] DEMOLE, V., u. P. KNAPP: Ophthalmologica (Basel) **101**, 65 (1941). — [54] DEMOLE, V., u. H. PFALTZ: Rev. méd. Suisse rom. **60**, 464 (1940). — [55] VERZÁR, F.: Schweiz. med. Wschr. **1939**, 738. — [56] HOTTINGER, A.: Ann. paediatr. (Basel) **156**, 129 (1941); Z. Vitamin-, Hormon- u. Fermentforsch. **11**, 30 (1941). — [56a] BORMANN, P., u. H. A. HEINSEN: Dtsch. Arch. klin. Med. **193**, 157 (1948). — [57] MARTIN, G. J.: Exper. Med. a. Surg. **4**, 326 (1946). — [58] BRENTANO, C.: Arch. exper. Path. u. Pharmakol. **155**, 21 (1930). — [59] BLOCH, H., u. A. HOTTINGER: Z. Vitamin-, Hormon- u. Fermentforsch. **13**, 9 (1943). — [60] MARKEES, S.: Z. Vitamin-, Hormon- u. Fermentforsch. **22**, 335 (1950). — [61] TORDA, C., u. H. G. WOLFF: Proc. Soc. Exper. Biol. a. Med. **58**, 163 (1945). — [62] MONNIER, M.: Z. Vitamin-, Hormon- u. Fermentforsch. **11**, 235 (1941). — [63] ZIESCHE, H.: Med. Klin. **43**, 101 (1948). — [64] MILHORAT, A. T., u. W. E. BARTELS: Science (Lancaster, Pa.) **101**, 93, 2617 (1945). — [65] FRIEDEMANN, J., u. H. A. MATILL: Amer. J. Physiol. **131**, 595 (1940/41). — HOUCHIN, O. B., u. H. A. MATILL: J. of Biol. Chem. **146**, 301 (1942). — [66] MARKEES, S.: Helvet. med. Acta **15**, 528 (1948). — [67] CATALDI, G. M., u. F. VOLPE: Clin. med. ital. **73**, 319 (1942). — [68] VOGELSANG, A.: J. Clin. Endocrin. **8**, 883 (1948); J. Amer. Med. Assoc. **139**, 754 (1949). — [69] GUEST, G. M.: Intern. Conference on Vitamin E, Section of Biology of the New York Academy of Sci. 15/16, IV (1949). — [70] JOSLIN, E. P.: J. Amer. Med. Assoc. **140**, 581 (1949). — [71] MARKEES, S.: Helvet. med. acta, Series A, **16**, Fasc. 3/4, 386 (1949). — [72] WESTERSCHULTE, C. J.: Diss. Göttingen 1948. — [73] HEINSEN, A. H.: Dtsch. Z. Verdgs. usw. Krkh. **9**, 28 (1949). — [74] MARKEES, S.: Z. Vitamin-, Hormon- u. Fermentforsch. **22**, 335 (1950). — [75] ZIERLER, K. L., D. GROB u. J. L. LILIENTHAL: Amer. J. Physiol. **153**, 127 (1948). — [76] AMES, S. R.: J. of Biol. Chem. **169**, 503 (1947). — [77] MILLER, W. H., u. A. M. DESSERT: Ann. New York Acad. Sci. **52**, ant. 3 (1949). — [78] MARKEES, S.: Z. Vitamin-, Hormon- u. Fermentforsch. **22**, 335 (1950). — [79] ABDERHALDEN, R.: Z. Vitamin-, Hormon- u. Fermentforsch. **16**, 309, 319 (1945). — [80] BRAGDEN, J. H., u. H. D. LEVINE: Amer. J. Path. **25**, 265 (1949). — [81] GRATZ, A. J., u. O. B. HOUCHIN: Anat. Rec. **99**, 578 (1947). — [82] BAER, S., W. J. HEINE u. D. B. GELFOND: Amer. J. Med. Sci. **215**, 542 (1948). — [83] DAM, H.: Proc. Soc. Exper. Biol. a. Med. **55**, 55 (1944). — [83a] HOVE, E. L.: Proc. Soc. Exper. Biol. a. Med. **63**, 508 (1946). — [84] MÜLLER, G., u. H. MISLIN: Z. Vitamin-, Hormon- u. Fermentforsch. **16**, 169 (1945). — [84a] VOGT-MOELLER, P.: Vitamine u. Hormone **3**, 8 (1942). — [85] KOKAS, E., u. B. GORKA: Arch. f. Physiol. **246**, 158 (1942). — [86] SCHWARZ, K.: Z. physiol. Chem. **281**, 109 (1944). — [87] HIMSWORTH, H. P., u. D. LINDAN: Nature (Lond.) **163**, 30 (1949). — [88] WEISSBERGER, L. H., u. P.L. HARRIS: J. of Biol. Chem. **151**, 543 (1943). — [89] CORNIER, M.: Bull. Soc. Chim. biol. (Paris) **30**, 921 (1948). — [90] MEUNIER, P., A. VINET, u. J. JOUANNETEAU: Bull. Soc. Chim. biol. (Paris) **29**, 507 (1947). — [91] DAM, H., u. K. E. MASON: Federat. Proc. **4**, 153 (1945). — [92] VERZÁR, F.: Z. Vitamin-, Hormon- u. Fermentforsch. **9**, 242 (1939). — [93] MARTIN, A. J. P., u. T. MOORE: Chem. a. Ind. **55**, 236 (1936). — [94] DEMOLE, V., u. H. PFALTZ: Rev. méd. Suisse rom. **60**, 464 (1940). — [95] DEMOLE, V., u. F. VERZÁR: Verh. Schweiz. Physiol. Bern 1939. — [96] EMERSON, G. A., u. H. M. EVANS: J. Nutrit. **18**, 501 (1939). — [96a] DE FARIA, J. L.: J. Amer. Med. Assoc. **131**, 626 (1946). — [97] ZAGAMI, V., u. M. SINDONI: Rec. di Patol. esperim. **1934**, 12. — [98] MASON, K. E.: Yale J. Biol. a. Med. **14**, 605 (1942). — [99] DAM, H.: J. Nutrit. **27**, 193 (1944). — DAM, H., u. J. GLAVIND: Skand. Arch. Physiol. **82**, 299 (1939). — [100] ADAMSTONE, F. B.: J. of Morph. **52**, 47 (1931). — [101] INGELMANN-SUNDBERG, A.: Acta endocrinol. (Copenh.) **2**, 335 (1949). — [102] DEUTSCH, L., u. N. GILLAG: Z. Vitamin-, Hormon- u. Fermentforsch. **13**, 55 (1943). — [103] STÄHLER, F.: Klin. Wschr. **1941**, I, 356. — STÄHLER, F., u. W. KAISER: Arch. Gynäk. **171**, 118 (1941). — STÄHLER, F., u. B. PEHL: Arch. Gynäk. **171**, 135 (1941). — [104] SPOTO, P.: Z. Vitamin-, Hormon- u. Fermentforsch. **10**, 235 (1940). — [105] KNEIP, P.: Zbl. Gynäk. **67**, 1187 (1943). — [106] STÄHLER, F., G. RABE u. W. HOPP: Arch. Gynäk. **174**, 236 (1942). — [107] MONNIER, M.: Z. Vitamin-, Hormon- u. Fermentforsch. **11**, 235 (1941). — [108] BARRIE, M. M. O.: Biochem. J. (Brit.) **32**, 1467, 1474, 2134 (1938). — [109] MASON, K.E.: Amer. J. Anat. **52**, 153 (1933). — [110] NELSON, W. O.: Anat. Rec. **56**, 241 (1933). — [111] MENSCHIK, J.: J. exper. Physiol. **34**, 97 (1948). — [112] EVANS, H. M., u. G. O. BURR: J. of Biol. Chem. **76**, 273 (1928). — [113] RUPPEL, W.: Arch. exper. Path. u. Pharmakol. **206**, 584 (1949). — [114] ANITSCHKOW, N.: Beitr. path. Anat. **55**, 373 (1913). — [115] EINARSON, L., u. A. RINGSTED: „Effect of chronic Vitamin E-deficiency on the nervous system and the skeletal musculature in adult rats" Levin und Munksgaard, Copenhagen 1938. — [116] EVANS, H. M., G. A. EMERSON u. J. R. TELFORD: Proc. Soc. Exper. Biol. a. Med. (Am.) **38**, 623 (1938). — [117] DEMOLE, V., u. F. VERZÁR: Verh. Schweiz. Physiol.tagung. Bern 1939. — [118] MARTIN, A.J.P., u. T. MOORE: Chem. a. Ind. **55**, 236 (1936). — [119] DEMOLE, V., u. H. PFALTZ: Rev. méd. Suisse rom. **60**, 464 (1940). — [120] MONNIER, M.: Z. Vitamin-, Hormon- u. Fermentforsch. **11**, 235 (1941). — [121] PAPPENHEIMER, A. M.: „On certain aspects of vitamins E-deficiency", Amer. lecture series No. 17, Springfield (Ill.). Ch. C. Thomas, 1948. — [122] TELFORD, J. R.: Anat. Rec. **81**, 171 (1941). — [123] WOLF, A., u. A. M. PAPPENHEIMER: J. of Exper. Med. **54**, 399 (1931). — [124] RUPPEL, W.: Arch. exper. Path. u. Pharmakol. **206**, 584 (1949). — [125] AMES,

S. R.: J. of Biol. Chem. (Am.) 169, 503 (1947). — [126] HOUCHIN, O. B.: J. of Biol. Chem. (Am.) 146, 313 (1942). — [127] GOVIER, M. W., u. N. S. JETTER: Science (Lancaster, Pa.) 107, 146 (1948). — [128] HICKMAN, K. C. D., u. P. L. HARRIS: Adv. Enzymol. 6, 469 (1946). — [129] KAUNITZ, H., A. SLANETZ u. R. E. JOHNSON: Proc. Soc. Exper. Biol. a. Med. 66, 334 (1947). — [130] STEINBERG, C. L.: Med. Clin. N. Amer. 30, 221 (1946). — [131] POPPER, H., A. DUBIN, F. STEIGMANN u. F. P. HESSER: J. Labor. a. Clin. Med. 34, 648 (1949). — [132] EMMERIE, A., u. C. ENGEL: Rec. Trav. chim. Pays-Bas (Amsterd.) 58, 895 (1939). — [132a] HARRIS, PH.: Nature (Lond.) 165, 572 (1950). — [133] AEGERTER, E., u. J. H. LONG: Amer. J. Med. Sci. 218, 324 (1948). — [134] YARDUMIAN, K., u. J. KLEINERMAN: Arch. Int. Med. 1949, 1. — [135] KLEMPERER, P., A. D. POLLACK u. G. BAEHR: J. Amer. Med. Assoc. 119, 331 (1942). — [139] STOCKMAN, R.: Rheumatismus und Arthritis. W. Green a. Son: Edinburgh 1920. — [140] BALFOUR, W.: Observations with cases illustrative of a new simple and expeditious made of curing gout. Edinburgh 1816. — [141] GLOWERS, W. R.: Brit. Med. J. 1904, I, 117. — [142] KLINGE, F.: Der Rheumatismus. Erg. Path. 27, 1 (1933). — [143] YAWGER, N. S.: Chronic „Rheumatic" Myositis. Lancet II, 292 (1909). — [144] FRORIEP, F.: Die rheumatische Schwiele. Weimar 1843. — [145] HENNEBERG, B.: Anat. H. 14, 1900. — [146] GORDON, R. G.: Brit. Med. J. II, 1243 (1936). — [147] BURGESS, J. F., u. J. E. PRITCHARD: Arch. f. Dermat. 57, 605 (1948). — [148] STEINBERG, C. L.: J. Bone Surg. A. 24, 411 (1942); Amer. J. Med. Sci. 201, 347 (1941); Ann. Int. Med. 19, 136 (1943). — [149] COPEMAN, W. S. C.: Brit. Med. J. II, 191 (1949). — [150] HEINSEN, H. A.: Dtsch. med. Wschr. 1948, 410. — [151] WESTERSCHULTE, C. J.: Diss. Göttingen 1948. — [152] MASON, E., u. L. J. FILER: J. Amer. Chem. Soc. 24, 240 (1947). — [153] GUERRA, F.: Science (Lancaster, Pa.) 103, 686 (1946). — [154] MEYER, K., u. C. RAGAN: Mod. Conc. Card. Dis. 17, 1 (1948). — [155] MILLER, W. H., u. A. M. DESSERT: Internat. Conference on Vit. E, New York, April 15, 1949. — [156] KLEMPERER, P., A. D. POLLACK u. G. BAEHR: Arch. exper. Path. u. Pharmakol. 32, 569 (1941). — [157] DUFF, G. L.: Canad. Med. Assoc. J. 58, 317 (1948). — [158] EPPSTEIN, S. H., u. S. MORGULIS: Proc. Soc. Exper. Biol. a. Med. 45, 715 (1940). — [159] CRIEP, L. H., u. L. D. MAYER: J. Allergy 20, 1949 (1943). — [160] DAM, H.: J. Nutrit. 27, 193 (1944). — DAM, H., u. J. GLAVIND: Skand. Arch. Physiol. 82, 299 (1939). — [162] GYÖRGY, P., u. S. C. ROSE: Science (Lancaster, Pa.) 108, 716 (1948). — [163] ZIERLER, K. L., D. GROB u. J. L. LILIENTHAL: Amer. J. Physiol. 153, 127 (1948). — [164] OCHSNER, A., u. M. E. DE BAKEY: J. Internat. Chir. 9, 312 (1949). — OCHSNER, A.: Discuss. III ann. meet. Soc. vasc. surg. Atlantic City. Surgery (St. Louis) 26, 969 (1949). — [165] REIFFERSCHEID, M., u. P. MATIS: Med. Welt, 20, 1168 (1951). — [166] JÜRGENS, R. bei S. MARKEES: Z. Vitamin-, Hormon- u. Fermentforsch. 22, 335 (1950). — [167] WOLF, A., u. A. M. PAPPENHEIMER: J. of Exper. Med. 54, 399 (1931). — [168] SHUTE, E. V., A. G. VOGELSANG, F. R. SKELTON u. W. E. SHUTE: Surg. etc. 86, 1 (1948). — [169] HEINSEN, A., u. H. SCHEFFLER: Med. Klinik 56, 909 (1951). — [170] PENNOCK, L. L.: Ann. New York Acad. Sci. 52, 413 (1949). — [171] REIFFERSCHEID, M., u. P. MATIS: Med. Welt 20, 1168 (1951). — [172] BOYD, A. M., u. A. H. RATCLIFFE: Lancet 257, 132 (1949). — [172a] BOYD, A. M., A. H. RATCLIFFE, R. P. JEPSON u. G. W. H. JAMES: J. Bone Surg. 31, 325 (1949). — [173] HEINSEN, H. A., u. H. SCHEFFLER: Med. Klinik 46, 909 (1951). — [173a] RATCLIFFE, A. H.: Lancet II, 1128 (1949). — [174] SHUTE, W. E.: Brit. Med. J. 1949, 951. — [175] TRAVELL, J., H. R. SEYMOUR, H. BAKST, H. B. ZACHARY, A. L. BOBB: Ann. New York Acad. Sci. 52, 345 (1949). — [176] BAER, S., W. J. HEINE, D. B. GELFAND: Ann. New York Acad. Sci. 52, 412 (1949). — [177] SIEDENTOPF, H., u. A. KONEGER: Med. Klin. 44, 1060 (1949). — [178] BURGESS, J. F., u. J. E. PRITCHARD: Arch. of Derm. 57, 605 (1948); Canad. Med. Assoc. J. 59, 242 (1948). — [179] STRITZLER, C.: Ann. New York Acad. Sci. 52, 368 (1949). — [180] WONG CHIA, J. L.: Thèse, Universidad Nacional Mayor de San Marcos, Lima (Pérou) 1949. — [181] STEINBERG, C. L.: Med. Clin. N. Amer. 30, 221 (1946). — [182] HANFSTAENGL, E.: Med. Klin. 46, 373 (1951). — [183] THOMSON, G. R.: Brit. Med. J. 1382, 1949. — [183a] BURGESS, J. F., u. J. E. PRITCHARD: Arch of. Dermat. 57, 953 (1948). — [184] SCARDINO, P. L., u. W. W. SCOTT: Southern Med. J. 41, 173 (1948); Ann. New York Acad. Sci. 52, 390 (1949). — [185] KATZGALATZI, T.: Acta med. orient. (Jerus.) 8, 193 (1949). — [186] GERLOCZY, F.: Experientia (Basel) 1949, 252. — [187] OWENS, W. D., u. E. U. OWENS: Amer. J. Ophthalm. 32, 1631 (1949). — [187a] REESE, A. B., u. F. BLODI: Amer. J. Ophthalm. 34, No. 1, 1 (1951). — [187b] HOLM, E.: Ugeskr. Laeg. 112, No. 34, 1186 (1950). — [188] SCHMIDT, G. W.: Arch. Kinderheilk. 138, 178 (1950). — [189] HOTTINGER, A.: Z. Vitamin-, Hormon- u. Fermentforsch. 11, 310 (1941). — Annal. pediatr. (Basel) 156, 129 (1941); Schweiz. Rdsch. Med. No. 50, 752 (1941). — [190] SAPUTO, H.: 17. ital. Kongr. Pädiatrie v. 21. 4. 1940. — [191] MINKOWSKI, A.: Arch. franç. Pédiatr. 6, 276 (1949). — [192] GOLDBACH, H.: Österr. Z. Stomatol. 1946, 379. — [193] LOOS, ST.: Österr. Z. Stomatol. 1948, 120. — [194] GOLDBACH, H., u. F. KAINDL: Österr. Z. Stomatol. 1948, 150. — [195] LEOPOLD, E.: Dtsch. Zahnärztl. Z. 6, H. 14, 1 (1951). — [196] LIEB, H., u. H. MATHIS: Österr. Z. Stomatol. 47, 358 (1950). — [197] HARRIS, P. L., E. L. HOVE, M. MELOTT u. K. C. D. HICKMAN: Proc. Soc. Exper. Biol. a. Med. 64, 273 (1947). — [198] JENSEN, J. L.: Science (Lancaster, Pa.) 103, 586 (1946). — [199] CUERVO, C., u. R. VILLARINO: Arch. med. exp. (Madrid) 11, 343 (1948). — [200] CATALDI, G. M., u. F. VOLPE: Clin. med. ital. 73, 319 (1942). — [201] BUTTURINI,

A.: Giorn. Clin. med. **26**, 90 (1945). — [202] Guest, G. M.: Ann. New York Acad. Sci. **52**, 63 (1949). — [203] Joslin, E. P.: J. Amer. Med. Assoc. **140**, 581 (1949). — [203a] Hartmann F., R. Hertel, G. Schulze u. H. Wellmer: Arch. exper. Path. u. Pharmakol. **214**, 152 (1952). — [204] Nürnberger, E. L. zit. b. R.Abderhalden: Schweiz. med. Wschr. **1946**, 328. — [204a] Jones, G.E.S.,u. E. Delfs: J. Amer. Med. Assoc. **146**,1212 (1951). — [205] Ephemerides: (Quoted Merle; Thèse, Toulouse 1899) Des curienz de la nature, Dezember II, S .71 obs. 116, 1687. — [206] La Peyronie: Mém. Acad. Chir. **1**, 425 (1743); **2**, 318 (1745). — [207] May, J.: Actas dermosifilogr. **31**, 67 (1939); Rev. Urol. (Mexico) **11**, 466 (1939); Arqu. Dermat. e Sifil. S. Paulo **28**, 528 (1944). — [208] Abderhalden, R.: Schweiz. med. Wschr. **46**, 196 (1946). — [209] Kofler, M.: Helvet. chim. Acta **26**, 2166 (1943). — [210] Couperus, J.: Z. Vitamin-, Hormon- u. Fermentforsch. **13**, 93 (1943). — [211] Engel, Ch.: Diss. Utrecht 1944. — [212] d'Oliveijra, E. J.: Diss. Amsterdam 1942. — [213] Abderhalden, R.: Biochem. Z. **318**, 47 (1948); Klin. Wschr. **1948**, 340; Schweiz. med. Wschr. **1945**, 281; Schweiz. med. Wschr. **1946**, 196; Z. Vitamin-, Hormon- u. Fermentforsch. **16**, 309 und 319 (1945). — [214] Neuweiler, W.: Z. Vitamin-, Hormon- u. Fermentforsch. **21**, 83 (1949). — [215] Käser, O.: Schweiz. med. Wschr. **1948**, 535. — [216] Stähler, F., E. Hebestreit, K. Fladung: Arch. Gynäk. **170**, 142 (1940). — [217] Stähler, F., u. W. Hopp: Klin. Wschr. **21**, 58 (1942). — [218] Bach, E., u. H. Winkler: Arch. Gynäk. **172**, 97 (1941). — [219] v. Massenbach, W., u. A. Stadtmüller: Zbl. ges. Gynäk. **74**, 25 (1952). — [220] Lipschütz, A., R. Iglesias, I. Bruzzone Humerez u. I. M. Penaranda: Endocrinology (Springfield, Ill.) **42**, 201 (1948). — [221] Heinsen, H. A., u. W. v. Massenbach: Klin. Wschr. **1949**, 126. — [221a] Stähler, F.: Ther. Gegenw. **1941**, 433. — [222] Christy, C. J.: Amer. J. Obstetr. **50**, 84 (1945). — [223] Hain, A. M., u. J. G. B. Sym: Brit. Med. J. **1943**/II, 8. — [224] McLaren, H. C.: Brit. Med. J. **1949**/II. 1378. — [225] Whitacre, F. E., u. B. Barrera: J. Amer. Med. Assoc. **124**, 399 (1944). — [226] Ferguson, H. E.: Med. Monthly (Virg.) **75**, 447 (1948). — [227] Strub, W., A. Kern, W. Dalder, W. Frei: Jahresvers. d. G. S. T. 1942. — [228] Gysler, M.: Schweiz. Arch. Tierheilk. **86**, 336 (1944). — [229] Flückiger, G.: Schweiz. Arch. Tierheilk. **87**, 181 (1945). — [230] Zürcher, W.: Diss. Bern 1946. — [231] Farris, E. J.: J. of Urol. **58**, 85 (1947); Ann. New York Acad. Sci. **52**, 409 (1949). — [232] Markees, S.: Helvet. med. Acta **15**, 528 (1948). — [233] v. Kokas, E., u. B. v. Gorka: Pflügers Arch. **246**, 158 (1942). — [234] Bicknell, F.: Lancet **1940**/I, 10. — [235] Bang, J., L. Einarson, M. Fog u. A. Ringsted: Nord. Med. **10**, 1201 (1941). — [236] Doyle, A. M., u. H. H. Merritt: Arch. of Neurol. **45**, 672 (1941). — [237] Fleischmann, W.: Proc. Soc. Exper. Biol. a. Med. **46**, 94 (1941). — [238] Harris, M. M.: Amer. J. Med. Sci. **202**, 258 (1941). — [239] Hottinger, A.: Z. Vitamin-, Hormon- u. Fermentforsch. **11**, 310 (1941). — [240] Minot, A., u. K. Dodd: Amer. J. Dis. Childr. **62**, 423 (1941). — [241] Schwarz, G. A., G. D. Gammon u. R. L. Masland: Arch. of Neurol. **46**, 752 (1941). — [242] Marcel, M.-P.: Schweiz. med. Wschr. **1944**, 481. — [243] Hafner, P. G., R. Anderson, H. Davis u. E. G. Chuinard: Northwest. Med. **45**,256 (1946).—[244] Allué Horna, A.: Rev. españ. Pediatr. **3**, 648 (1947).— [245] Hawke, W. A.: Canad. Med. Assoc. J. **47**, 153 (1942). — [246] Pohl, J. F., u. D. Baethke: Amer. J. Dis. Childr. **64**, 455 (1942). — [247] Rillo, G., u. D. Brage: Semana méd. **1942**, 572. — [248] Viets, H. R., E. H. Trowbridge jr. u. R. F. Gundersen: Amer. J. Med. Sci. **203**, 558 (1942). — [249] Beiglböck, W., u. A. Bertschinger: Wien. Arch. inn. Med. **37**, 102 (1943).—[250] Hilden, T.: Ugeskr. Laeg. **1943**, 335.—[251] de Yong, A.: Arch. of Neurol. **46**, 1068 (1941). — [252] Gutierrez-Mahoney de, E.: South. Med. J., **34**, 389 (1941). — [253] Worster-Drought, C., u. J. Shafar: Lancet **1941**/II, 209. — [254] Wechsler, J. S.: Amer. J. Med. **200**, 765 (1940). — Wechsler, J. S., G. G. Mayer u. H. Sobotka: Proc. Soc. Exper. Biol. a. Med. **47**, 152 (1941). — [255] Weinberg, M. K., u. A. F. Knoll: Med. Rec. **152**, 447 (1940). — [256] Atzert, R.: Wien. med. Wschr. **1941**, 842. — [257] Donzallaz, S. C. E., u. M. Monnier: Rev. méd. Suisse rom. **1941**, 668. — [258] Zech, V. L., u. J. R. Telford: Arch. of Neurol. **50**, 190 (1943). — [259] Furtado, D., u. O. Carvalho: Rec. chim. españ. **10**, 384 (1943).— [260] Eaton, L. M., H. W. Woltman u. H. R. Butt: Proc. Staff Meet. Mayo Clin. **16**, 523 (1941). — [261] Couperus, J.: Diss. Utrecht 1942. — [262] Kirstein, L.: Nord. Med. **14**, 144 (1942). — [263] Schmid, S.: Klin. Med. (Wien) **5**, 549 (1950). — [264] Dowd, G. C.: Ann. New York Acad. Sci. **52**, 419 (1949). — [265] Wechsler, J. S.: J. Amer. Med. Assoc. **114**, 11 (1940). — [266] Bicknell, F.: Lancet, 6. Jan. 1940. — [267] Davison, C.: Amer. J. Path. **19**, 5 (1943).— [268] Grinker, R. R., u. L. Bury: Neurology 4th Ed. 1949. — [269] Hagerman, G.: Acta dermato-vener. (Stockh.) **31**, 225 (1951). —

Die B-Vitamine.

Von

A. Vannotti - Lausanne.

Mit 11 Abbildungen.

Einleitung.

Die Gruppe der B-Vitamine nimmt eine Sonderstellung in der Vitaminreihe ein, da wir es hier nicht mit einer einzigen Substanz zu tun haben, sondern mit chemisch verschiedenen Stoffen, die aber gemeinsame Eigenschaften haben, welche folgendermaßen zusammengefaßt werden können (Ansbacher):

1. Wasserlöslichkeit.
2. Natürliche Konstituenten von Hefe, Mikroorganismen, Leber, Cerealien.
3. Wachstumsfördernde Faktoren für Bakterien, Hefe und Pilze.
4. Coenzyme oder Aktivatoren von enzymatischen Vorgängen und als solche in kleinen Mengen schon sehr aktiv.
5. Substanzen, deren Fehlen bestimmte Mangelerscheinungen im Tierversuche und oft auch am Menschen verursachen können.

Die hauptsächlichste klinische Bedeutung dieser Vitamine beruht darauf, daß diese Stoffe als Coenzyme oder Aktivatoren in den enzymatischen Vorgängen der Zelle tätig sind. Ein Vitaminmangel kann also zu schweren Störungen in der Regulation des Zellchemismus führen. Da die Vitamine ferner noch vom Organismus verarbeitet werden müssen, um in die entsprechenden Enzyme übergeführt zu werden, so können klinische Mangelerscheinungen auch bei normaler Vitaminzufuhr auftreten, wenn die Synthese der entsprechenden Fermente aus den B-Vitaminen durch bestimmte Organschädigung gehemmt ist. Schließlich kann der Organismus gewisse Mengen derselben aus der Darmflora erhalten, ohne direkt auf ihre Zufuhr durch die Nahrung angewiesen zu sein, da die meisten B-Vitamine durch Bakterien gebildet werden können.

Wir kennen heute eine ganze Reihe von B-Vitaminen, deren Fehlen meistens Mangelerscheinungen am Menschen verursacht. Es sind aber in der B-Vitamingruppe Stoffe isoliert worden, deren Mangel nur im Tierversuch deutlich wahrnehmbare Symptome auslöst. Wir werden hier deshalb nur die Vitamine behandeln, die für den Menschen in Betracht kommen.

Erscheinungen infolge Vitamin B_1-Mangels.

Die B_1-Avitaminose spielt in der Geschichte der Vitaminlehre eine besonders große Rolle, da bekanntlich die Untersuchungen vom holländischen Arzt Eijkmann und von Vordermann den Ausgangspunkt der heutigen Kenntnisse über Ernährungsmangelerscheinungen bildeten. Es ist interessant, daß eine Statistik Vordermanns, gesammelt in den javanischen Gefängnissen zwischen 1895 und 1896, den Beweis erbrachte, daß der für die Entstehung der Beri-Beri-Krankheit verantwortliche Faktor mit Wahrscheinlichkeit in der Nahrung und vor allem im Reis zu suchen sei.

Dieser Autor zeigte, daß bei den mit weißem, poliertem Reis ernährten Gefangenen, die Beri-Beri-Krankheit in einer Frequenz von 1 auf 39 Personen auftrat, während bei den mit unpoliertem, mit dem Silberhäutchen versehenem Reis ernährten Gefangenen die Krankheit viel seltener zu sehen war und zwar bei 1 auf 10725 Personen. Eijkmann beobachtete bei

Hühnern, die mit den Speiseresten aus einer Anstalt gefüttert worden waren, in der die
Krankheit am Menschen häufig war, ein der menschlichen Beri-Beri ähnliches Krankheitsbild.
Der gleiche Autor zeigte in Verfolgung dieser Beobachtungen, daß bei Hühnern Beri-Beri-
Erscheinungen verschwinden konnten, wenn dem polierten Reiskorn noch die Silberhäutchen
von Reiskleie zugeführt worden waren. Er kam deshalb zum Schluß, daß in der feinen Hülle
des Reiskornes ein Stoff enthalten sein muß, der den Ausbruch der Krankheit verhindert.
Die grundlegenden Feststellungen Eijkmanns brachten somit die Bestätigung einer schon
1884 vom japanischen Arzt Takaki gemachten Beobachtung, daß die Ersetzung der vorwiegend aus Reis bestehenden Ernährung in der japanischen Marine durch Fleisch und
Gemüse das Auftreten von Beri-Beri unterdrückte.

Die B_1-Avitaminose in Tierversuchen.

Die klassische Schilderung der Hühner-Beri-Beri verdanken wir Eijkmann.
Wir geben hier einen Auszug aus seinen Beobachtungen. Das Huhn zeigt zuerst
einen etwas unsicheren Gang, besonders wenn es sich auf der Hühnerstange
bewegt. Die Kraft der Zehen ist verringert; die Bewegungsstörungen nehmen
dann rasch an Intensität zu und breiten sich auf die Muskulatur der unteren
Extremitäten aus. Die Tiere halten die Beine gespreizt und gebeugt in den Knien.
Das Laufen wird beschwerlich, das Huhn fällt oft um und bleibt schließlich liegen,
wobei auch die Flügelmuskulatur von der Parese befallen ist. Einige Tage später
schreiten die Lähmungen rasch weiter. Der Kopf kann nicht mehr aufrecht gehalten werden. Die Nahrungsaufnahme ist sehr erschwert, obgleich die Schluck-
bewegungen noch vorhanden sind. Schließlich treten Lähmungen der Atmungs-
muskulatur mit zunehmender Dyspnoe, Verlangsamung der Atmung und Cyanose
des Kammes auf. Der Nacken ist nach hinten gekrümmt, der Schnabel geöffnet.
Das Tier wird immer mehr apathisch und soporös und stirbt in kurzer Zeit.

Bei der experimentellen Beri-Beri, die am Vogel auslösbar ist (und zwar außer
am Huhn noch an der Taube, Ente, Gans und am Sperling), können verschiedene
Krankheitsformen beobachtet werden, mit verschiedenartigen nervösen und
intestinalen Symptomen. Das Krankheitsbild erscheint bei der Taube 20—30 Tage
nach Beginn der B_1-freien Diät (polierter Reis, weißes Brot, Stärke, Zucker).
Die Tiere fangen an, an Appetitmangel, Schwäche, Müdigkeit, Gleichgültigkeit
und Apathie zu leiden. Durchfälle können oft erscheinen und die Gewichtsabnahme der Tiere beschleunigen. Dann treten mit einer Körpertemperatur-
abnahme die Lähmungserscheinungen auf. Bei der *paralytischen Form* treten die
schlaffen Lähmungen der Beine und der Flügel auf, wie sie Eijkmann beschrieb.
Bei der *spastischen Form* sieht man, daß das Laufen mühsam und ungenau wird,
wobei die Ermüdungserscheinungen stark zunehmen. Die Tiere liegen auf der
Seite oder halten sich noch mit den Flügeln und weisen oft Muskelkrämpfe auf,
in denen der Kopf stark nach hinten gehalten wird. Beim Berühren der Tiere erfolgen
mehrfach hintereinander Zuckungen und Umdrehungen. Schließlich treten die
Atemmuskulaturbeschwerden und der rasche Tod auf.

Wenn das Vitamin B_1 einem solchen Tier im Lähmungszustand eingespritzt
wird, können die neuritischen Erscheinungen zurücktreten und zwar oft in sehr
kurzer Zeit (einige Stunden), die Tiere erholen sich aber nicht vollständig, die
Gewichtsabnahme kann oft nicht damit kompensiert werden. Diese und andere
Erscheinungen, die durch die Anwendung von Vitamin B_1 vom Krankheitsbilde
der Beri-Beri nicht völlig verschwinden, zeigen, daß sehr wahrscheinlich noch
andere Vitaminmangelzustände vorliegen, die nicht direkt mit der B_1-Avitaminose
zu identifizieren sind.

Die B_1-Avitaminose der Ratte wird im Laboratorium seltener erzeugt. Die Tiere zeigen
allmählich Appetitlosigkeit, Gewichtsabnahme, Verdauungsstörungen, worunter Durchfall,
Darmatonie und vor allem völlige Achlorhydrie. Die Bewegungen werden unsicher, unkoordi-
niert; es entstehen Muskelschwäche und Muskelkrämpfe. Verlangsamung von Puls und Atmung

sind häufige Begleiterscheinungen. Der Exitus tritt oft in kurzer Zeit ein. Pathologisch-anatomisch findet man ähnliche Veränderungen wie bei der Taubenavitaminose und der menschlichen Beri-Beri. Wiederum kann man durch Zufuhr vom Vitamin B_1 feststellen, daß nicht alle Symptome der Krankheit geheilt werden. Die Körpergewichtsabnahme, die Muskelschwäche und wahrscheinlich auch die Achlorhydrie sind vermutlich anderer Genese. Konkomittierender Mangel anderer Vitamine oder wichtiger Nahrungsstoffe mögen auch hier eine Rolle spielen.

Die Störungen der Darmfunktion sind besonders ausgesprochen bei der Taube. Man sieht eine große Magen-Darmatonie, besonders ausgeprägt im Dünndarm mit Spiegelbildung. Der Dickdarm zeigt dagegen ein normales Verhalten. Alle diese röntgenologisch festgestellten Veränderungen (MOURIQUAND und Mitarbeiter) verschwinden rasch nach Vitamin B_1-Zufuhr.

Dieselben Autoren haben sich oft mit der Chronaxie bei der Tauben-Beri-Beri befaßt. Sie stellen eine deutliche Chronaxieabnahme fest, die schon während der 6. Avitaminose-Woche bemerkbar wird, während die neuritischen Symptome erst einige Wochen später manifest werden. Die Chronaxiewerte erhöhen sich sehr rasch nach der B_1-Verabreichung. Solche Chronaxiestörungen wären von Veränderungen des Zentralnervensystems abhängig (CHAUCHARD und MAZONE).

Zirkulationsstörungen sind bei der B_1-Avitaminose am Hunde beobachtet worden (DE SOLDATI). Die Symptome sind: Tachykardie, Blutdrucksenkung, Störungen im EKG (Erhöhung der P-Zacke, Senkung der T-Zacke und von ST, Verlängerung der QT-Strecke). Es sei hier erwähnt, daß die spontane B_1-Avitaminose beim Hunde sehr selten ist (CHARTON). Schließlich sei auf die während der B_1-Avitaminose zu beobachtende Mikrocytose im Blutbilde (JÜRGENS und STUDER) hingewiesen.

Eine interessante Studie von SELEZENEVA berichtet über Veränderungen im autonomen Nervensystem bei der B_1-Avitaminose der Ratte. Am isolierten Darm avitaminotischer Ratten ist sowohl die Adrenalin- als auch die Acetylcholinwirkung deutlich abgeschwächt. Diese Reaktion ist wahrscheinlich auf das Vorliegen größerer Mengen von Adrenalinoxydase und Cholinesterase bei der Ratten-Beri-Beri zurückzuführen.

Die menschliche Beri-Beri-Krankheit.

Die menschliche Beri-Beri ist wie die experimentelle und tierische B_1-Avitaminose durch schwere neuritische Erscheinungen, generalisierte Ödeme und Herzbeschwerden charakterisiert. Besonders befallen sind die Völker, die sich ausschließlich oder vorwiegend von Reis ernähren, vor allem also die Bevölkerung des Fernen Ostens (Indien, Indonesien, Philippinen, Japan), und zwar stand die Krankheit mit dem Ausbreiten des europäischen Einflusses in diesen Ländern und vor allem mit der Einführung der maschinellen Befreiung des Reises von der Hülle, die dem Reis die Vitamin B_1-reiche Reiskleie entzieht, in Zusammenhang.

Die Eingeborenen, die die Vorbereitung des Reises mit primitiven Mitteln vornahmen, hatten relativ wenig unter einer schweren B_1-Avitaminose zu leiden, da sie keinen polierten Reis hatten.

Die Beri-Beri-Krankheit des Erwachsenen.

Die Symptomatologie der Beri-Beri-Krankheit kann eine mannigfache sein. Man unterscheidet für den Erwachsenen gewöhnlich 3 Formen.

1. Die trockene Beri-Beri-Form.

Die Patienten leiden allmählich unter Gefühllosigkeit, Brennen, Hyper- und Parästhesien in den Extremitäten, vor allem in den unteren Körperteilen und im

Rücken, gefolgt von Müdigkeit, Muskelschwäche und zuerst Sehnenreflexzunahme, dann aber Abnahme, Druckempfindlichkeit und Krämpfen in den Waden. Die Muskelatrophie betrifft oft zuerst die Hände und Vorderarme und nimmt dann rasch unter starker Körpergewichtsabnahme zu. Die Lähmungen befallen beide Extremitäten und können dann bei längerem Bestehen zu Kontrakturen und Deformierungen vor allem der Hände und der Füße führen. Das häufigste Bild der Beri-Beri-Neuritis ist das einer ascendierenden, symmetrischen peripheren Neuritis. Entstehung von Decubitus ist häufig.

2. Die hydropische Beri-Beri-Form.

Neben den neuritischen Symptomen, die oft bei dieser Form im Hintergrund bleiben, zeigen die Patienten eine starke Neigung zu Ödemen, besonders der unteren Extremitäten und zu Ergüssen in allen Körperhöhlen (Pleura, Perikard, Abdomen, Gelenkergüsse, Hirnödeme usw.). Die Abmagerung und Muskelatrophie sind in diesem Falle ebenfalls ausgesprochen. Der plötzliche Tod (Perikarderguß) ist nicht selten und zwar oft unter dem Bild des Lungenödems. Manchmal ist diese Form von Hungerödemen schwer zu unterscheiden, vor allem weil oft eine Unterernährung bei der Ursache der Beri-Beri eine Rolle spielt. Manchmal sind beide Krankheitsbilder im gleichen Individuum vergesellschaftet.

3. Die akute perniziöse Form. (Beri-Beri fulminans.)

Sie ist durch die akut auftretenden kardiovaskulären Störungen charakterisiert. Die Krankheit beginnt plötzlich ohne bedeutende Prodromalerscheinungen mit Herzangst, präcordialen Schmerzen. Tachykardie, Magendarmstörungen mit Erbrechen und Durchfall kommen oft dazu. Die akute Herzerweiterung betrifft vor allem den rechten aber auch den linken Ventrikel. Der Exitus kann in wenigen Tagen oder Wochen unter dem Bilde der zunehmenden Herzinsuffizienz und Anurie auftreten. Bei der kardialen Form ist der Blutdruck niedrig, der Venendruck relativ hoch (Spies und Butt).

Die Beri-Beri-Krankheit im Säuglingsalter.

Auch hier ist die Symptomatologie verschieden und kann das Bild der Herzinsuffizienz, der Neuritis und der Meningitis aufweisen.

Es erkranken fast ausschließlich Brustkinder, besonders im Alter von 2 bis 3 Monaten. Der Säugling wird apathisch, schläfrig, verweigert die Nahrung und schreit oft überhaupt nicht mehr. Man spricht auch von einer aphonischen Form. Erbrechen, Verstopfung oder Durchfall sind nicht selten. Die kardiale Form ist die häufigste. Oft zeigt das Kind ein geschwollenes und gedunsenes Gesicht und Ödeme in den unteren Extremitäten. Mit zunehmenden Herzbeschwerden tritt Oligurie auf, das Herz ist besonders nach rechts erweitert. Der Tod tritt dann unter dem Bild des Lungenödems ein.

Die pseudomeningitische Form zeigt gewöhnlich die typischen Erscheinungen (gespannte Fontanelle, Nackensteifheit, Opisthotonus). Der Säugling ist unruhig, soporös. Die Lumbalpunktion ergibt einen erhöhten Liquordruck, wobei der Gehalt an Eiweiß, Zucker und Chloriden normal ist (Stransky). Dieser Autor ist der Ansicht, daß bei der Säuglings-Beri-Beri nicht nur eine B_1-Avitaminose, sondern auch sekundäre Intoxikationserscheinungen vorliegen müssen. Beim B_1-Mangel der Mutter ist die Milch nicht nur vitaminarm, sie enthält noch toxische Kohlenhydratabbauprodukte (besonders Brenztraubensäure), die Nebenerscheinungen beim Kinde auslösen können. Es sind in der Tat nicht selten, bei diesen Säuglingen Symptome von Acidose und Ernährungstoxikose zu beobachten.

Die Wernickesche Encephalopathie bei Beri-Beri.

Die mit Ataxie, Augenmuskellähmungen und Verwirrtheitszuständen einhergehende Krankheit wurde erst vor kurzem als eine B_1-avitaminotische Erscheinung erkannt und stellt eine besondere, seltene Form der Beri-Beri-Krankheit dar. Die von DE WARDENER und LENNOX erwähnten Fälle wiesen Appetitlosigkeit, Apathie, Erbrechen, Nystagmus, Schlaflosigkeit auf. In den späteren Stadien kommt es zu okulomotorischen Krämpfen, Sopor und Exitus.

Die EKG-Veränderungen bei der Beri-Beri sind mannigfacher Natur. Oft tritt nur eine sinusale Tachykardie auf, manchmal aber sieht man bei schweren Herzstörungen Veränderungen der T-Zacke. Sie kann diphasisch, sogar negativ werden. Die ST-Strecke sinkt oft unter die isoelektrische Linie. Überleitungsstörungen sind selten (DOXIADES).

Pathologisch-anatomische Befunde bei der Beri-Beri.

Das Nervensystem zeigt makroskopisch besonders das Bild des Hirn- und Rückenmarködems. Die histologische Untersuchung am Zentralnervensystem ergibt Schwellung und Degeneration in den Ganglienzellen sowohl der Medulla als auch der Ponsgegend. Schwellung und Chromatolyse wurden in den Vorderhornzellen sowie in den Hinterstrangbahnen festgestellt. Häufig wurden Schädigungen am peripheren Nervensystem in Form von Schwellung und Degeneration der Nervenbahnen beobachtet. Dies ist häufiger und stärker in den distalen als in den proximalen Teilen der Nerven. DE WARDENER und LENNOX beschrieben ferner bei schweren cerebralen Erscheinungen Blutungen in den Corpora mammillaria.

Das Herz von Beri-Beri-Kranken ist gewöhnlich deutlich vergrößert. Das Gewicht solcher Herzen ist größer als das Durchschnittsgewicht. Vor allem scheint das rechte Herz befallen zu sein, wobei Trabekel- und Papillarmuskeln besonders betroffen sind. Die Herzklappen weisen keine Veränderung auf. WENCKEBACH, der wichtige Feststellungen am tropischen Beri-Beri-Herz machte, beschreibt eine starke Verquellung und Auflösung der Myokardfasern, die für das Beri-Beri-Herz typisch sind. Interstitielles Ödem, degenerative Verfettung, Capillarblutungen und sogar mäßige entzündliche Infiltrate können zum Vorschein kommen. Andere Autoren haben neben der Sarkolyse WENCKEBACHs noch Myokardfibrose und eine Art seröse Entzündung des Herzmuskels beschrieben.

Bei der experimentellen Beri-Beri der Ratte haben SORIBA, PORTO und DE SOLDATI die Entwicklung des Beri-Beri-Herzens verfolgen können. Zuerst erscheint eine Atrophie einiger Muskelgruppen mit hyaliner Entartung, dann treten diffuse ödematöse Erscheinungen und Sarkolyse mit Faserquellung und Vacuolenbildung auf. Diese Feststellungen sind allerdings zum Teil vom Eiweißgehalt der Nahrung abhängig, so daß wahrscheinlich neben der B_1-Avitaminose noch ein Proteinmangel in der Genese der schweren Beri-Beri-Herzschädigung berücksichtigt werden muß.

Die von der Nervendegeneration befallenen Muskeln weisen oft schwere Atrophieerscheinungen auf. Die Ödeme und die Ergüsse sind nicht selten von Zeichen seröser Entzündung in den Geweben und vor allem im subkutanen Bindegewebe begleitet.

Ein in letzter Zeit der B_1-Avitaminose zugeschriebenes Krankheitsbild ist dasjenige der Pachymeningitis haemorrhagica interna. Diese nicht so seltene Erscheinung wird nun auf eine primäre Capillarwucherung in der inneren Capillarschicht der Dura zurückgeführt. Die Ätiologie dieser Krankheit ist noch unklar. Es scheint daß Trauma, chronischer Alkoholismus, chronische Hirnerkrankungen und Infektionskrankheiten eine Rolle spielen. Neuerdings wird aber von verschiedenen seriösen Forschern die Meinung geäußert, daß die Pachymeningitis haemorrhagica interna unter anderem die Folge einer B_1-Avitaminose sein kann. Diese Auffassung findet durch die schöne experimentelle Arbeit von Vallotton bei der B_1-Avitaminose der Ratte eine kräftige Unterstützung.

Die B_1-Hypovitaminose.

Unter dieser Bezeichnung möchten wir die verschiedenen Krankheitsbilder zusammenfassen, die mit einem gewissen partiellen oder vorübergehenden Mangel an Vitamin B_1 zustandekommen und die nicht die Schwere der Beri-Beri-Krankheit aufweisen. Da die Erscheinungen gewöhnlich leichter Natur sind und mit anderen krankhaften Symptomen einhergehen, werden die B_1-hypovitaminotischen Zustände oft verkannt oder erst richtig interpretiert, wenn das Vitamin B_1 mit Erfolg therapeutisch verabreicht worden ist.

Ursachen der B_1-Hypovitaminose.

Die Ursachen des B_1-Mangels können mannigfacher Natur sein. Zuerst muß an eine unzweckmäßige Ernährung gedacht werden, wobei wir hier noch rasch daran erinnern, daß das Aneurin außer in der Bierhefe noch in höherer Konzentration in der Reiskleie sowie in den Reis-, Weizen-, Mais-, Roggenkeimen, im Weizenkorn, in der Leber, im Eigelb und im Vollkornbrot enthalten ist. Geringe Aneurinmengen sind in Gemüse, Obst, Weißmehl, Weißbrot, Milch und Milchprodukten vorhanden.

Zu einseitige Diät (besonders reich an Weißmehl, Mehlspeisen und poliertem Reis), verabreicht bei chronischen Magen-Darm- oder Stoffwechselkrankheiten, bei Abmagerungskur oder alimentärer Idiosynkrasie, kann auf die Länge hypovitaminotische Erscheinungen hervorrufen. Die B_1-Hypovitaminose kann in diesen Fällen noch um so mehr zum Vorschein kommen, als bei zu reicher Kohlenhydratzufuhr der Organismus einen größeren Bedarf an Aneurin zur Bildung der für den Kohlenhydratstoffwechsel unentbehrlichen Carboxylase aufweist. Dies kann vielleicht auch beim übertriebenen Alkoholgenuß der Fall sein.

Weitere B_1-Hypovitaminoseerscheinungen können, wie übrigens bei der Mehrzahl der anderen Vitamine, bei schweren chronischen Störungen der Darmresorption auftreten. Chronische, langdauernde Enteritis, Enterocolitis, Magenanacidität, Sprue usw. stellen oft die Hauptursache eines gewissen, manchmal sogar schweren Aneurinmangels dar.

Da das Vitamin B_1, um biologisch aktiv zu sein, noch phosphoryliert werden muß und die Phosphorylierung hauptsächlich in der Leber zustande kommt, sehen wir, daß Leberstörungen oft B_1-hypovitaminotischen Symptomen folgen (Lebercirrhose, chronische Hepatitis, Leberverfettung usw.).

Der Diabetes ist oft von einer B_1-Hypovitaminose begleitet. Hier spielen neben der schweren Störung des Kohlenhydratstoffwechsels, mit dem die Carboxylase und somit das Aneurin so eng verbunden ist, noch Leberschädigungen eine Rolle. Ähnliche Erscheinungen sehen wir auch beim chronischen Alkoholismus.

Schließlich müssen wir noch die B_1-Hypovitaminose in der Schwangerschaft erwähnen, die zum Teil auf die häufigen Magen-Darmstörungen (Erbrechen), zum Teil aber auf den erhöhten Bedarf des Aneurin von seiten des Organismus zurückzuführen ist. Ähnliche Verhältnisse beobachtet man auch während der Lactationsperiode. (Die in der Schwangerschaft oft auftretenden Wadenkrämpfe würden nach Catton auf einem B_1-Vitaminmangel beruhen.)

Gesteigerter Vitamin B_1-Verbrauch im Körper wird schließlich bei der Hyperthyreose (gesteigerter Kohlenhydratstoffwechsel) und bei den chronischen febrilen Zuständen sowie bei schwerer, langdauernder Körperanstrengung (Sport und schwere muskuläre Arbeit) beobachtet. Eine regelmäßige B_1-Hypovitaminose wurde bei der Thyreotoxikose von WILLIAMS und Mitarbeitern gesehen.

Klinisch ist ein solcher Aneurinmangel oft schwer feststellbar. Am besten ist die Diagnose durch die Bestimmung der Aneurinausscheidung im Urin zu stellen. Um eventuelle Hypovitaminosen zu entdecken, begnügen wir uns nicht damit, die regelmäßige Ausscheidung zu kontrollieren (da eine niedrige Aneurinausscheidung eventuell von vorübergehender Verminderung von Vitaminzufuhr oder Erhöhung des Vitaminbedarfs abhängig ist), sondern wir prüfen auch die Ausscheidung während der Aneurinbelastung. Bei der Hypovitaminose besteht eine deutliche Verspätung der Vitaminausscheidung.

Der tägliche Bedarf von Aneurin wird auf 1—2 mg geschätzt, die Ausscheidung im Urin wird auf 50 γ, die Ausscheidung im Stuhl auf 180—200 γ pro Tag berechnet. Gehalt im Urin unter diesen Werten weist auf ein Vitamindefizit hin.

COWGILL hat ferner versucht, den Bedarf des B_1-Vitamin im Zusammenhang mit der Kohlenhydrat- und Eiweißzufuhr in der Nahrung zu studieren. Die von ihm angegebene und später von SPIES modifizierte Formel für den Aneurinbedarf des Organismus lautet:

$$\frac{\text{Vitamin } B_1 \text{ in } \gamma}{\text{Calorienwerte von Kohlenhydraten und Eiweiß der Nahrung}} = 0{,}3 \, .$$

Werte unter 0,3 bedeuten ungenügende Vitaminzufuhr.

Eine weitere Methode um eine B_1-Hypovitaminose indirekt aufzudecken ist, den Brenztraubensäurespiegel im Blute zu bestimmen. Bekanntlich steigen die Werte dieser Säure im Blute, wenn Aneurinmangel vorliegt. Dies ist verständlich, wenn man bedenkt, daß die mit dem Vitamin B_1 so eng verknüpfte Carboxylase den Abbau der Brenztraubensäure im Körper katalysiert.

Symptomatologie der B_1-Hypovitaminose.

Es ist begreiflich, daß Mangel an Aneurin ein der Beri-Beri ähnliches Krankheitsbild auslösen kann. Man beobachtet gewöhnlich folgende Erscheinungen:

Allgemeine Symptome. Ermüdung, Verminderung des Konzentrationsvermögens, Mangel an Ausdauer, Appetitmangel, Verminderung der muskulären Kraft und der energetischen Leistungen, Muskelhypotonie, Gedächtnisschwäche und Depression, Gewichtsabnahme, Verdauungsstörungen, Blutdrucksenkung, Pulslabilität und Neigung zu Kollapserscheinungen.

Neuritische Erscheinungen sind nicht selten bei der B_1-Hypovitaminose. Allerdings müssen wir feststellen, daß unter den heute so oft mit Aneurin behandelten Polyneuritiden nur selten eine deutliche Besserung zu konstatieren ist. Dies ist darauf zurückzuführen, daß nur die rein hypovitaminotischen Nervenstörungen prompt auf die Vitamintherapie reagieren. Die übrigen, auf rheumatisch-infektiöser Basis oder auf Wurzelkompression beruhenden Neuritiden sprechen nicht auf die Vitamintherapie an.

Die hypovitaminotischen Neuritiden sind vor allem diejenigen, die im Laufe chronischer Darmstörungen (Durchfälle) infolge schwerer chronischer Leberschädigung oder bei chronischem Alkoholismus, bei Diabetes, Sprue oder Schwangerschaft zu beobachten sind. Fraglich ist noch die Beziehung der B_1-Wirkung auf die funikuläre Myelitis bei der perniziösen Anämie.

Im Hungerzustand können die neuritischen Beschwerden sowie die Ermüdungserscheinungen auf Aneurinverabreichung rasch zurückgehen. Schließlich sei auf die günstige Wirkung des Vitamin B_1 bei der Bekämpfung der Röntgenkrankheit hingewiesen, wobei oft die durch die X-Strahlen ausgelöste Ermüdung zum Teil behoben werden kann.

Erscheinungen infolge Vitamin B_2-Mangels.

Das Vitamin B_2 oder Lactoflavin bzw. Riboflavin gehört zu den wasserlöslichen Vitaminen, seine Löslichkeit in Wasser ist allerdings gering. Die biologische Bedeutung dieses Vitamin beruht auf der Tatsache, daß das Lactoflavin als Phosphorsäureester und mit einem Eiweißträger die gelben Fermente bildet und als solche dem Dehydrasensystem bei der biologischen Oxydation angehört.

Die experimentelle B_2-Avitaminose.

Das Lactoflavin ist ein unentbehrlicher Ernährungsfaktor nicht nur für den Menschen, sondern auch für die Ratte, die Maus, das Huhn, den Hund und das Schwein.

Bei der Ratte kommt es zu Wachstumsstillstand, Ermüdungserscheinungen und Hauterscheinungen in Form einer Dermatitis. Katarakt wurde ebenfalls beobachtet. Besonders interessant sind die embryonalen Entwicklungsstörungen, die von amerikanischen und neuerdings auch von französischen Autoren gesehen wurden, wenn während der Schwangerschaft eine B_2-Avitaminose künstlich erzeugt wird. Man beobachtet dann eine Verkürzung und Verklumpung der Extremitäten, Syndactylie und Gaumenspalten (GIROUD und BOISSELOT).

Schließlich beschrieben ENDICOTT und Mitarbeiter ausgesprochene Veränderungen des Blutbildes bei der Ratte unter Lactoflavinmangel. Eine Leukopenie (manchmal mit leichter Anämie) und hypoplastisches Knochenmark werden dabei mit Regelmäßigkeit festgestellt.

Beim Hund treten Magen-Darmerscheinungen hervor(Erbrechen und Durchfall) sowie allgemeine Ermüdungserscheinungen, Kollaps, Blutdrucksenkung, Koma, Untertemperatur. Ferner zeigt der Hund im Gegensatz zur Ratte nervöse Störungen, Neuritiden und Nervendegenerationserscheinungen. Auch beim Huhn wurden nervöse Erscheinungen in Form von Nervenentartungen gesehen.

Bei chronaximetrischen Untersuchungen bei der B_2-Avitaminose sieht man das Auftreten encephalischer Reizzustände (CAUCHARD und RAFFY).

Der Kohlenhydratstoffwechsel steht im engen Zusammenhang mit der Lactoflavinwirkung. So zeigt die B_2-avitaminotische Ratte bei Sauerstoffmangel eine niedrigere Glykogenanreicherung in der Leber als die normale Ratte. Dies offenbart sich auch in einem niedrigeren Blutzuckerspiegel und beweist, daß Lactoflavin für die durch Sauerstoffmangel ausgelöste Glykogenie unentbehrlich ist (WICKSON und MORGAN).

B_2-Mangelerscheinungen beim Menschen.

Allgemeines.

Die B_2-Avitaminose und Hypovitaminose weisen klinisch nicht ein so ausgesprochenes Krankheitsbild wie die B_1-Avitaminose auf, und man ist daher oft der Meinung, daß solche Lactoflavinmangelzustände selten sind, vor allem weil das Vitamin B_2 in der Natur und in der Nahrung besonders stark verbreitet ist. In der Tat findet man größere Lactoflavinmengen in Milch, Eiern, Fleisch (vor allem in der Leber und in der Niere) und in geringer Menge im Gemüse. Es wäre somit denkbar, daß B_2-Avitaminosen, wenn eine ganz einseitige Ernährungsweise vorliegt, zum Vorschein kommen.

Unsere persönliche Erfahrung lehrt, daß Lactoflavinmangelzustände viel häufiger sind, als man denkt. Wenn auch das Vitamin B_2 in der Natur stark verbreitet ist und die Darmwand relativ leicht passiert, so können trotzdem Mangelerscheinungen auftreten, weil der Stoff, um biologisch aktiv zu sein einer

Phosphorylierung und der *Kuppelung* mit einem *spezifischen Eiweißträger* benötigt. Die Phosphorylierung geschieht im allgemeinen schon in der Darmwand, sie kann auch in der Leberzelle stattfinden. Auch bei starker parenteraler Lactoflavinbelastung wird ein Teil des zugeführten Vitamin, wie DE PREUX zeigen konnte, in der Leber in phosphorylierter Form deponiert. Bei Leberstörung ist die Phosphorylierung vermindert. Es ist nicht ausgeschlossen, daß eine solche Phosphorsäureveresterung im Organismus unter anderen mit der regulierenden Tätigkeit der Nebennierenrinde (VERZÁR) in Zusammenhang steht. Die Leber spielt auch die Rolle des Ablagerungsorgans. Die

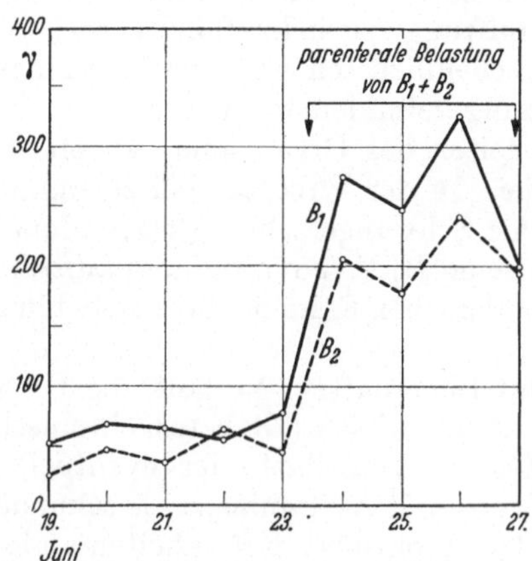

Abb. 1. Ausscheidungskurve von Vitamin B₁ und B₂ im Urin vor und nach parenteraler Zufuhr von Thiamin und Lactoflavin beim normalen Individuum.

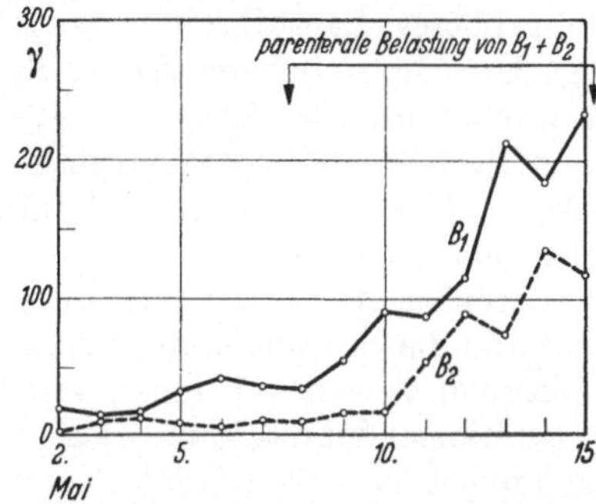

Abb. 2. Ausscheidungskurve von Vitamin B₁ und B₂ im Urin vor und nach parenteraler Zufuhr von Thiamin und Lactoflavin in einem Falle schwerer B-Hypovitaminose (Sprue).

Niere als Hauptausscheidungsorgan ist ebenfalls reich an Lactoflavin. Die Muskeln und vor allem das Herz enthalten größere Mengen dieses Vitamin. Die normale Ausscheidung im Urin schwankt von 750—1200 γ pro Tag.

Auch hier, wie beim B₁-Vitamin, kann man bei der Bestimmung der täglichen Lactoflavinausscheidung gewisse Rückschlüsse auf den Vitaminbedarf des Organismus ziehen. B₂-Mangel kann erst mit Deutlichkeit nach parenteraler Lactoflavinbelastung bewiesen werden. In diesem Falle steigt die Vitaminausscheidung nur langsam an, in schweren Fällen erst 2—3 Tage nach Beginn der Belastung.

Das ausgeschiedene Lactoflavin ist größtenteils in freier Form. Eine Phosphorylierung des Vitamin kann schließlich im Darmlumen unter Einwirkung der Darmflora entstehen. Der Tagesbedarf von Lactoflavin wird auf 3 mg geschätzt.

Es ist noch hinzuzufügen, daß das Lactoflavin unter Sonneneinwirkung zum Teil zerstört werden kann.

Ursachen des menschlichen B₂-Mangels.

Wir treffen hier ähnliche Verhältnisse, wie wir sie bei der B₁-Avitaminose gesehen haben. Eine ungenügende Lactoflavinzufuhr durch die Nahrung ist selten. Beim Brustkind ist dieser Zustand eher häufig, wenn die Mutter einen B₂-Mangel aufweist, der von verschiedener Ursache sein kann, und wenn durch künstliche Ernährung (Mehlnahrung) die Milchmenge reduziert ist.

Viel wichtigere Ursachen der B₂-Avitaminose sind in den chronischen Verdauungsstörungen zu suchen, und zwar durch mangelhafte Resorption des Vitamin aus der Nahrung und durch die Phosphorylierungsinsuffizienz der Darmschleimhaut. Eine chronische Entzündung oder eine Atrophie der Dünndarmschleimhaut kann zu schweren Störungen der Lactoflavinresorption und -Verwertung führen. (Chronische Enteritis, Enterocolitis, Sprue.)

*32

Die Leberstörung hemmt die Phosphorylierung des Lactoflavin und seine Ablagerung in der Leber. So sehen wir bei subakuter und chronischer Hepatitis und bei der Lebercirrhose das Auftreten von B_2-Mangelerscheinungen, auch wenn die Nahrung an Lactoflavin reich ist. Ähnliche Verhältnisse sind bei chronischer Leberstauung infolge Herzinsuffizienz anzutreffen.

Schließlich haben wir Symptome der B_2-Avitaminose bei chronischer Urämie feststellen können. Hier haben wir uns zu fragen, ob die Störung auf eine Unfähigkeit der Niere, das Vitamin zu retinieren, oder auf eine sekundäre Störung der Phosphorylierung infolge Harnstoffvergiftung zurückzuführen sei. Wir denken, daß die zweite Hypothese am wahrscheinlichsten ist. Die Vitaminausscheidung bei Fällen von Urämie ist eher gering gefunden worden.

Ein größerer Lactoflavinverbrauch von seiten des Organismus ist oft eine wichtige Ursache avitaminotischer Symptome. In der Pubertät bei zu raschem Körperwachstum, vor allem aber während der Schwangerschaft (letzte Monate) und besonders in der Lactationsperiode kann eine B_2-Hypovitaminose auftreten. Diese letzte Ursache ist relativ häufig besonders bei Frauen, die rasch hintereinander gebären.

Die chronischen Infektionskrankheiten mit fieberhaftem Verlauf, die Hyperthyreose und die Störungen des Kohlenhydratstoffwechsels (Diabetes, chronischer Alkoholismus) zeigen oft einen erhöhten Lactoflavinbedarf, der eventuell zu einem B_2-Mangel führen kann. Da die B_2-Hypo- und Avitaminose als sekundäre Erscheinungen im Verlaufe interkurrenter oder chronischer Krankheiten anderer Genese auftreten, werden sie oft verkannt. Ihre Symptome werden deshalb oft als Symptome der auslösenden Erkrankung betrachtet.

Schließlich sei noch auf einige seltenere Ursachen der B_2-Hypovitaminose hingewiesen. Eine vermehrte Lactoflavinausscheidung wurde manchmal infolge Zufuhr größerer Dosen anderer Vitamine der B-Gruppe beobachtet. 1939 haben wir mit Delachaux und Antognini gezeigt, daß eine Belastung mit Vitamin B_1 eine Vermehrung der Lactoflavinausscheidung auslösen kann. Umgekehrt läßt sich auch feststellen, daß größere Dosen Lactoflavin eine deutliche Aneurinmobilisierung verursachen können (s. S. 528). Ähnliche Verhältnisse werden auch zwischen Lactoflavin und Nicotinsäure konstatiert (Malaguzzi-Valeri und Conese). Protrahierte Vitaminverabreichung würde somit eine Verarmung der Lactoflavindepots des Organismus durch vermehrte Ausscheidung auslösen.

Die Lactoflavinproduktion durch die Darmflora ist geringgradig und deckt selbstverständlich nicht den Vitaminbedarf des Organismus. Es ist somit fraglich ob die langdauernde Verabreichung von darmdesinfizierenden Mitteln und besonders von Sulfonamiden (Sulfaguanidin), die die Darmbakterienbildung stark hemmen, einen gewissen Einfluß auf die Vitaminbildung und besonders auf diejenige des phosphorylierten Lactoflavins ausüben kann.

Endlich möchten wir auf die Beobachtungen Bassis hinweisen, der häufig B_2-hypovitaminotische Erscheinungen an Patienten mit hereditären und konstitutionellen Entwicklungsstörungen gesehen hatte. Dieser Autor ist der Auffassung, daß solche Individuen (Astheniker mit Unterentwicklung und endokrinen Störungen, Abkömmlinge von Alkoholikern, Mongoloide sowie Zwillinge und Personen mit angeborenen Mißbildungen) leicht B_2-hypovitaminotische Erscheinungen aufweisen, auch wenn die Nahrung reich an Lactoflavin ist. Es würde sich deshalb um konstitutionell bedingte Störungen der Vitaminverwertung zur Atmungsfermentbildung handeln. Bassi spricht deshalb von einer „Dysgenovitaminose".

Wir sehen, daß die Ursachen eines Lactoflavinmangels demjenigen der B_1- und der übrigen B-Hypovitaminosen ähnlich sind. Es ist deshalb nicht erstaunlich, daß die B_2-Avitaminose oft mit Symptomen anderer B-Avitaminosen kombiniert ist.

Klinische Symptome der B₂-Hypovitaminose und Avitaminose.

Es ist von Interesse, hier über die von SEBRELL und BUTLER sowie von LANG gemachten Experimente am gesunden Menschen, die wochenlang unter lacto-flavinfreie Kost gesetzt wurden, zu berichten. Die ersten Erscheinungen sind während der 3. und 4. Versuchswoche aufgetreten (Ermüdung, Schlappheit, Appetit-mangel). Dann treten Mundschleimhautstörungen auf in Form von Trockenheit, Empfindlichkeit, später Mundwinkelrhagaden mit benachbarter entzündlicher und schmerzhafter Reaktion, starke Hautabschilferung mit erythematöser Verände-rung an der Nasolabialfalte. Diese Hautentzündung kann sich auf den Nasen-flügel und auf die Augenlider ausbreiten. Schwere Hautveränderungen wie sie bei der Pellagra beobachtet werden, sind dagegen bei der B₂-Avitaminose nicht zu finden. Die beschriebenen Störungen treten dann rasch zurück, 1—3 Wochen nach Zufuhr von Lactoflavin. Die Beobachtungen, die wir mit LANG gemacht haben, haben die ersten Versuche der amerikanischen Autoren bestätigt. Dazu konnten wir folgende Feststellungen machen: Um die 3. Versuchswoche, im Moment, in dem der Patient unter Appetitlosigkeit leidet, tritt eine deutliche Magenhypoacidität auf, die in der 4.—6. Woche von Darmstörungen gefolgt wird. Neigung zu Durchfall, Blähungen, Gewichtsabnahme, Durstgefühl. Im Stuhlgang sind größere Mengen Fette (Neutralfett und Fettsäuren) gefunden worden. Gleichzeitig beobachtet man das Auftreten einer leichten hyperchromen makro-cytären Anämie (6.—8. Woche). Die Resistenzkraft des Organismus wird geringer. Der Patient leidet an einer febrilen Rhinitis und Tracheobronchitis, und im Urin werden erhöhte Koproporphyrinwerte gefunden, die dann auch nach Abklingen des Fiebers weiter bestehen. Die Schleimhaut- und Hauterscheinungen werden immer ausgesprochener, es tritt Zungen- und Augenbrennen und leichtes Licht-sehen auf. Alle diese Symptome gehen bei Lactoflavinverabreichung rasch zurück.

Ähnliche Symptome werden auch bei der klinisch feststellbaren B₂-Avitami. nose oder Hypovitaminose festgestellt.

Die Prodromal- und Allgemeinerscheinungen des B₂-Mangels sind oft uncharak-teristisch, treten schleichend auf und können lange Zeit undiagnostiziert bleiben. Während Wochen und oft Monaten klagen die Patienten über starke Ermüdung, Schlappheit, Konzentrationsunfähigkeit, Appetitlosigkeit und Gewichtsabnahme. Die Magen-Darmbeschwerden stehen im allgemeinen im Vordergrund, und zwar mit langsamer Verdauung, dyspeptischen Beschwerden, Blähungen, unregel-mäßiger Darmfunktion, Zungenbrennen und schmerzhafter Schleimhautschwellung in den Mundwinkeln. Zusammen mit den Müdigkeitserscheinungen treten oft diffuse Gliederschmerzen, Parästhesien, Gefühl des Einschlafens der Extremitäten, Schmerzen in den Nieren und der Rückengegend, manchmal auch Kopfschmerzen, Schwindelgefühl, Gedächtnisschwäche, Schläfrigkeit auf. Ein Symptom, das uns aufgefallen ist, ist das Brennen der Augen ohne eigentliche manifeste Conjuncti-vitiserscheinungen, sowie eine starke Müdigkeit in der Augengegend, so daß die Patienten geneigt sind, die Augen zu schließen und über Lichtsehen, sowie über Abnahme der Sehkraft zu klagen.

Alle diese Symptome können manchmal lange bestehen, ohne daß die für die Alactoflavinose charakteristischen Erscheinungen überhaupt zum Vorschein kommen. In diesem Falle ist die Diagnosestellung praktisch unmöglich, wenn nicht exakte Urinausscheidungsversuche mit Lactoflavinbelastung unternommen werden. Man muß allerdings an Vitaminmangel denken, wenn das klinische Bild der Erkrankung mit den schon oben erwähnten Ursachen des B₂-Mangels (chro-nische Magen-Darmerkrankungen, Leberleiden usw.) einhergeht. Wir sehen ferner oft, daß, wenn die typischen Lokalsymptome der Alactoflavinose schon verschwunden sind, die Allgemeinerscheinungen weiter bestehen oder überhaupt nicht durch die Vitaminzufuhr behoben werden können. Man muß sich deshalb fragen, ob tatsächlich die erwähnten krankhaften Erscheinungen als spezifische Allgemeinerscheinungen der B_2-Avitaminose zu bezeichnen sind, um so mehr, als ähnliche Symptome auch bei anderen B-Avitaminosen zu beobachten sind. Dies ist also ein Zeichen dafür, daß die Läsionen des B-Mangels sich auf sehr ausgedehnte Gewebe und Organsysteme ausbreiten, die ihre tiefgreifenden Wurzeln in den Störungen der Regulationsmechanismen des Zellchemismus haben.

Allgemein gesagt: man muß an die Möglichkeit eines B_2-Mangels denken, wenn die oben erwähnten Allgemeinsymptome mit pathogenetischen Ursachen einer solchen Avitaminose verbunden sind.

Spezifische Lokalsymptome der B_2-Avitaminose.

Schleimhauterscheinungen. Im allgemeinen sind die Schleimhäute beim B_2-Mangel am häufigsten und relativ frühzeitig betroffen. Alle Schleimhäute können dabei darunter leiden. Das charakteristische Symptom der Alactoflavinose ist die Atrophie der Zungenschleimhaut und das Auftreten von Mundwinkelrhagaden (Cheilosis oder Cheilitis). Die Zunge sieht glatt, glänzend aus, die Zungenränder und die Zungenspitze sind am meisten befallen. Die Papillen verschwinden beinahe, und die Schleimhaut ist mehr und mehr vascularisiert, so daß die Zungenfarbe intensiver rot und oft dunkelrot, manchmal sogar weinrot erscheint (Magentarot).

In dieser Hinsicht ist noch zu erwähnen, daß, da die Biermersche Anämie in ihrer Pathogenese gewissermaßen mit den B-Vitaminen verknüpft ist, nicht ausgeschlossen ist, daß die Huntersche Glossitis in ihrer Entstehung enge Beziehungen mit einer Insuffizienz des B-Vitaminkomplexes aufweist. Die Hypothese Bassis, daß die Huntersche Glossitis zum Teil eine alactoflavinotische Erscheinung ist, darf insofern in Betracht gezogen werden, als die Zufuhr von Lactoflavin und von den übrigen B-Vitaminen die Biermersche Glossitis bessern, nie aber heilen kann.

Bei der perniziösen Anämie hat die atrophische glatte Zunge durch den Blutmangel und die Bilirubinerhöhung eine mehr rotgelbliche Farbe, bei der Alactoflavinose mit starker Anämie mehr eine typisch blasse und schließlich bei den Fällen ohne Anämie und mit besonders kongestionierter Schleimhaut eine typische dunkelrote Farbe. Dabei kann die Zunge mit ihrer Schleimhautatrophie eine gewisse schmerzhafte Schwellung aufweisen. Oft stehen die Schmerzen im Vordergrund, obgleich die Atrophie nicht sehr ausgesprochen ist, manchmal gesellt sich eine Geschmacksstörung dazu. Blutungen sind selten, Rhagaden an der Zunge dagegen häufiger. Dieselben können infolge schlechter Gewebsresistenz in kleine oberflächliche torpide Zungengeschwüre ausarten.

Die Cheilosis ist das häufigste und charakteristische Zeichen des B_2-Mangels. Die Schleimhaut am Mundwinkel schwillt an, die Rötung geht in die benachbarten Hautteile der Mundfalten über und im Mundwinkel tritt dann eine stark schmerzhafte, mehr oder weniger tiefe Rhagade auf. Hie und da geht die Hautentzündung von der Mundfalte auf die Nasolabialfalte über. Die Haut ist dann gerötet, die Hautfollikel sind geschwollen, starke Hautschilferung mit ekzematöser Reaktion kann manchmal beobachtet werden. Oft bildet sich auf den Mundwinkelrhagaden und auf der benachbarten Hautentzündung ein seröser, gelbbräunlich gefärbter Schorf. Die beschriebenen Haut- und Schleimhautveränderungen treten symmetrisch auf, besitzen keine Blutungsbereitschaft und sind eher die Folge einer einfachen oberflächlichen Maceration der am meisten funktionell belasteten Gewebe.

Die Schleimhaut des ganzen Mund-Magen-Darmtractus kann in manchen schweren Fällen auch eine mehr oder weniger ausgesprochene Atrophie mit

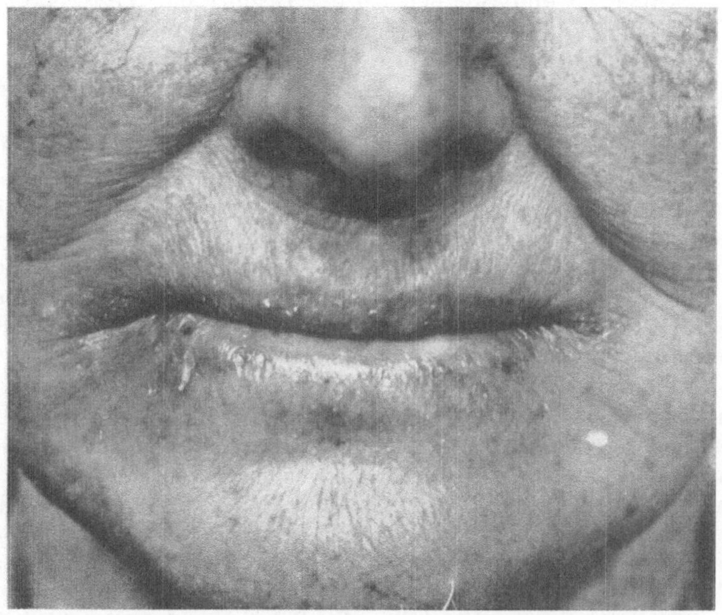

Abb. 3. Typische Cheilosis bei B₂ Hypoavitaminose.

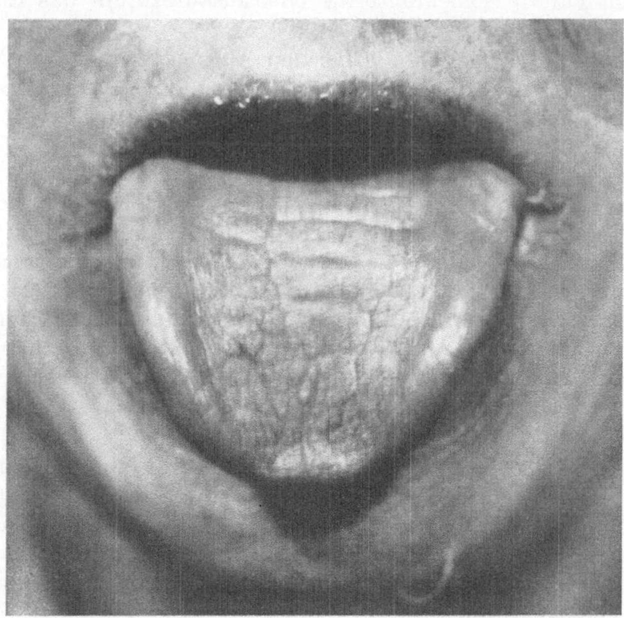

Abb. 4. Cheilosis und Atrophie der Zungenschleimhaut bei B₂ Hypoavitaminose.

schmerzhafter Entzündungsreaktion aufweisen. Manche Patienten leiden unter chronischer Oesophagitis. Bei der Oesophagoskopie sieht man eine eher blasse und vor allem trockene Schleimhaut ohne Neigung zur Blutung aber mit diffuser oder begrenzter Atrophie. In diesen Fällen klagen die Patienten über Schluckbeschwerden, langsamen Durchgang der Speisen durch den Oesophagus und vor allem über Schmerzen und Brennen bei der Deglutition. Feste oder zu warme Speisen verursachen die stärksten Beschwerden. Manchmal haben die Patienten den Eindruck eines Krampfes am Halse oder in der Kardialgegend. Die röntgenologische Untersuchung zeigt aber keinen Spasmus. Diese Erscheinungen werden von den Autoren, die sie beschrieben haben, mit dem Namen *Plummer-Vinson-Syndrom* bezeichnet. Wir möchten hier betonen, daß diese Dysphagie auch bei Eisenmangel auftreten kann.

Wir haben weiter feststellen können, daß die Oesophagusschleimhautatrophie oft in eine Schleimhautatrophie des Magens übergeht. Das gastroskopische Bild der alactoflavinotischen Magenschleimhaut ist nach unserer Erfahrung gewöhnlich nicht von demjenigen der achlorhydrischen Eisenmangelgastritis zu unterscheiden. Die Mucosa hat im allgemeinen ihren Glanz verloren, sieht blaß und durchsichtig aus und weist nur selten Neigung zur Blutung auf.

Bei allen diesen Patienten, sowie in den meisten Fällen von B_2-Mangel, zeigt die Magenausheberung einwandfrei eine ausgesprochene *Hypacidität*. Wir haben oft völlige Achlorhydrie feststellen können. Im allgemeinen aber ist dieser Salzsäuremangel nicht histaminresistent. Wir möchten hier auf die bei uns von BOCKSBERGER beobachtete Beeinflussung der Salzsäuresekretion bei B_2-Mangel unter Lactoflavinbehandlung hinweisen. In einem Falle wurde durch langdauernde Lactoflavinzufuhr die Magenanacidität aufgehoben (nach ungefähr 3 Wochen Vitamintherapie). Die Salzsäuresekretion hielt dann so lange an, als die Vitaminkur fortgesetzt wurde. Beim Einstellen der Behandlung aber trat wieder Anacidität auf, die wiederum durch die Lactoflavinbehandlung günstig beeinflußbar war. In diesem Falle beschleunigte die Nicotinsäurezufuhr das Erscheinen von HCl im Magensaft.

Wir sehen somit, daß, genau wie bei den Allgemeinsymptomen des Vitaminmangels, auch bei den Lokalsymptomen oft nicht eine strenge Spezifizität herrscht; solche Erscheinungen sind in der Tat an den Mangel verschiedener Vitamine oder verschiedener Stoffe gebunden, die enge Beziehungen mit dem Zellchemismus haben.

So sehen wir, daß, wie beim *Plummer-Vinson-Syndrom*, auch bei der Achlorhydrie der Entstehungsmechanismus nicht exklusiv mit dem Vitaminmangel, sondern auch mit dem Eisenmangel verbunden ist. In der Tat kennen wir, seit den Untersuchungen HEILMEYERs die atrophische, achlorhydrische Gastritis bei schweren Eisenmangelzuständen. Wir stehen vor klinischen Symptomen, die eine polyvalente Pathogenese aufweisen (wie wir später besprechen werden), die aber in funktioneller Hinsicht mit einer Störung der Regulationsmechanismen des Zellchemismus in Zusammenhang stehen.

Ein weiteres Zeichen der Schleimhautfunktionsstörung bei der B_2-Avitaminose ist unserer Meinung nach in der schlechten Darmresorption zu suchen. Wir haben nämlich oft beobachtet, daß bei der Alactoflavinose Darmstörungen vorliegen, und zwar nicht nur als primäre Ursache des Vitaminmangels, sondern auch als Folge einer schlechten Schleimhautfunktion, ausgelöst durch B_2-Avitaminose. Die Stuhluntersuchung zeigt oft eine deutliche Störung der Kohlenhydrat- und vor allem der Fettresorption.

Das Vorliegen von Fettsäuren im Stuhl weist in diesen Fällen auf eine Störung der chemischen Verwertung des Fetts von seiten der Darmmucosa hin. In dieser Hinsicht müssen wir auf die wichtige Funktion der Phosphorylierung bei der Fettresorption aufmerksam machen, die wahrscheinlich eng mit der Tätigkeit der

B-Vitamine und vor allem des Lactoflavins verknüpft ist. Eine massive Lactoflavin-, sowie Nicotinsäurebehandlung kann in manchen Fällen, wie wir zeigen konnten, die Steatorrhoe stark herabsetzen. Es ist verständlich, daß diese Fettgehaltzunahme des Stuhles nur in den Fällen schlechter Schleimhauttätigkeit bei B_2-Mangel zu beobachten ist. Dies kann auch zum Teil bei den Fällen von Sprue leichteren Grades der Fall sein.

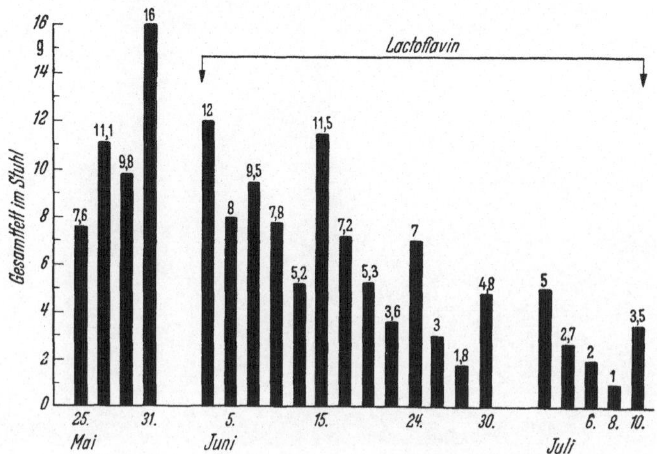

Abb. 5. Fettausscheidung im Stuhl vor und nach Lactoflavinbehandlung.

Neben den Schleimhautstörungen des Verdauungstractus können wir manchmal, jedoch selten, auch Zeichen anderer Schleimhautatrophien antreffen. Wir sahen zum Beispiel Fälle chronischer Tracheobronchitis, charakterisiert durch Trockenheit und Atrophie der Schleimhaut der Luftwege, die gegen jede Bronchitisbehandlung resistent waren, die aber auf 2—3 Wochen Vitaminzufuhr günstig reagierten.

Besser bekannt und beobachtet worden sind die Fälle schwerer Atrophie und Trockenheit der Vaginalschleimhaut, begleitet von Pruritus, lokaler Entzündung und Schmerzhaftigkeit, die aber nach einer intensiven Vitaminbehandlung gebessert wurden.

Neben den Hautstörungen an der Nasolabialfalte kann man schließlich beim Lactoflavinmangel noch weitere Hautveränderungen beobachten. Es handelt sich um leicht erythematöse Störungen mit leichtem Jucken, Trockenheit und Abschilferung der Haut, die sich im Gesicht, meistens an den Wangen, oft in Schmetterlingsfigur, oder an den Händen und schließlich in der Perinealgegend (mit Jucken am Anus und Vulva) lokalisieren. In manchen seltenen Fällen findet man Nagelbrüchigkeit.

Augensymptome: Wir haben schon erwähnt, daß bei den Prodromalerscheinungen oft Augenbeschwerden auftreten. Diese Symptome können sich im Laufe der Hypovitaminose verstärken und den Charakter einer schweren trockenen Keratitis aufweisen. 1933 hat SJÖGREN ein Krankheitsbild beschrieben, das SJÖGRENsche *Syndrom*, das folgende Eigenschaften besitzt:

1. Trockene Keratoconjunctivitis mit starker Verminderung der Tränensekretion durch Atrophie der Tränendrüsen. Diese Augenerkrankung ist charakterisiert durch starkes Jucken und Brennen der Augen, mit Gefühl von Fremdkörper im Conjunctivalsack und mit Lichtsehen.

2. Trockene Stomatitis mit Fehlen oder starker Herabsetzung der Speichelsekretion und Atrophie der Speicheldrüsen. Gleichzeitig findet man eine Atrophie der Zungen- und Mundschleimhaut, Rhagaden der Mundwinkel.

3. Trockene Rhinopharingotracheitis und Dysphagie von *Plummer-Vinson*, Hypo-Achlorhydrie im Magensaft.

4. Entzündliche Gelenkserscheinungen mit subfebriler Körpertemperatur, erhöhte Blutsenkung, Hyperproteinämie, Anämie.

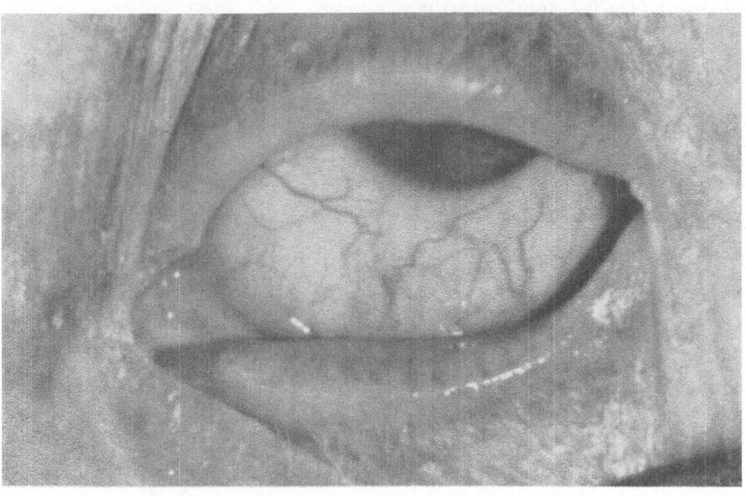

Abb. 6. Conjunctivitis sicca in einem Falle von Sjögren-Syndrom.

Wie wir sehen, kommen neben den Augenerscheinungen Schleimhautatrophien vor, die mit denjenigen der B-Avitaminose identisch sind.

FRANCESCHETTI hat als erster die Hypothese aufgestellt, daß das Sjögren-*Syndrom* eine B_2-Avitaminose sei; wir haben durch exakte Vitaminausscheidungsversuche nach Vitaminbelastung den Beweis erbracht, daß diese trockene Keratoconjunctivitis tatsächlich mit einem Mangel der B-Vitamine, und vor allem des Lactoflavin, sowie mit einer Hemmung der biologischen Verwertung dieser Vitamine einhergeht. Ob dieser Vitaminmangel die Ursache oder die sekundäre Begleiterscheinung eines anderen pathogenetischen Vorganges ist, bleibt heute noch unbewiesen.

Die Keratoconjunctivitis lokalisiert sich meistens in den unteren Augenteilen; sie ist durch eine Rötung der conjunctiva mit starken Gefäßanschwellung charakterisiert.

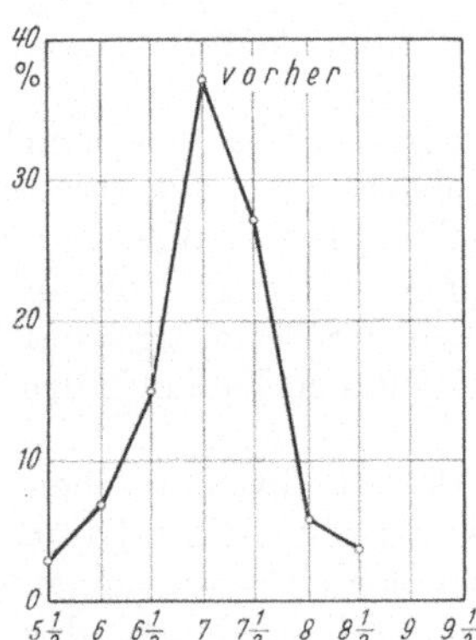

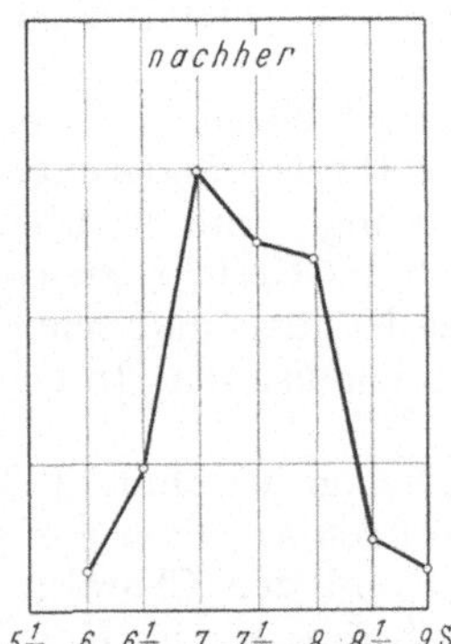

Abb. 7.
Price-Jones-Kurven vor und 7 Wochen nach Beginn eines experimentellen Lactoflavinmangels am Menschen.

Bluterscheinungen: Das Blutbild ist bei der B_2-Avitaminose oft verändert. Wir haben schon die Resultate des Selbstversuches LANGs erwähnt. Bei der reinen experimentellen B_2-Avitaminose entwickelt sich langsam eine leichte Anämie von hyperchromem und makrocytärem Charakter.

In der Folge war uns möglich, oft bei schweren B_2-Hypovitaminosen solche hyperchrome makrocytäre Anämien zu beobachten. Niemals haben wir aber dabei BIERMERsche Blutbilder gesehen. Das Sternalmark wurde ebenfalls untersucht, nie wurden Megaloblasten festgestellt. Wenn man also zuerst wegen der schweren Zungenschleimhautatrophie und Magenachlorhydrie an die Möglichkeit einer engen pathogenetischen Verknüpfung zwischen BIERMERscher Anämie und B_2-Avitaminose hätte denken können, haben die genaueren Untersuchungen ermöglicht, festzustellen, daß die B_2-Avitaminose nur eine makrocytäre hyperchrome Anämie auslösen kann, die keine direkte Verwandtschaft mit der Perniciosa aufweist. Das Blutbild der Alactoflavinose ist eher mit demjenigen der Pellagra zu vergleichen. Vom pathogenetischen Standpunkt aus kann die Anämie des B_2-Mangels nicht mit den verschiedenen megalo- und makrocytären Mangelanämien, wie der tropischen megalocytären Anämie, der experimentellen megalocytären Anämie der Affen nach WILLS oder mit der megalocytären Anämie des Schweines nach WINTROBE und nach MILLER und RHOADES, verglichen werden.

Alle diese Mangelanämien heilen nicht nach Zufuhr von Vitaminen der B-Gruppe in reiner Form, aber nach Behandlung mit Hefeextrakten (WILLS-Faktor). Man muß sich deshalb fragen, ob die bei der B_2-Avitaminose festgestellte hyperchrome Anämie die direkte Folge eines Lactoflavinmangels ist oder vielmehr eine komplexe Genese hat sowohl infolge Mangels verschiedener Vitamine der B-Gruppe als auch anderer Begleitstoffe. Bei lactoflavinfrei ernährten Ratten haben ENDICOTT, KORNBERG und OTT eine Leukopenie, Granulocytose und Anämie festgestellt.

<h3 style="text-align:center">Symptome bei Kindern.</h3>

Die B_2-Avitaminose bei den Kindern ist nicht sehr verschieden von derjenigen des Erwachsenen. Die Kinder weisen im allgemeinen einen schlechten Ernährungszustand auf. Die Körperentwicklung scheint auch leicht gehemmt zu sein. Sie sehen schwächlich, wenig lebhaft aus. Man beobachtet vor allem diese Fälle bei den kinderreichen Familien in der armen Bevölkerung, so daß man annehmen muß, daß wir es hier mit einer mangelhaften Lactoflavinzufuhr zu tun haben. Es sei hier bemerkt, daß der Lactoflavingehalt der Frauenmilch oft unter 30% der Norm sinken kann, wenn die Frau unter ungenügender und schlechter Ernährung leidet oder eine schwere Infektionskrankheit durchgemacht hat.

Schwere Entwicklungsstörungen wurden am Menschen bis jetzt nie beobachtet, es ist aber von gewissem Interesse hier auf die Untersuchungen amerikanischer und französischer Autoren hinzuweisen, die bei der B_2-avitaminotischen Ratte schwere Skeletanomalien bei den neugeborenen Tiere feststellten (Verkürzung der distalen Teile der Extremitäten, Syndactylie, Gaumenspalten).

Nervöse Störungen sind schließlich auch bei der Alactoflavinose beschrieben worden, sie sind aber nicht sehr ausgesprochen und sind wahrscheinlich die Folge eines begleitenden Mangels anderer B-Vitamine. Bei der experimentellen B_2-Avitaminose im Tierversuche sind oft Chronaxieveränderungen festgestellt worden.

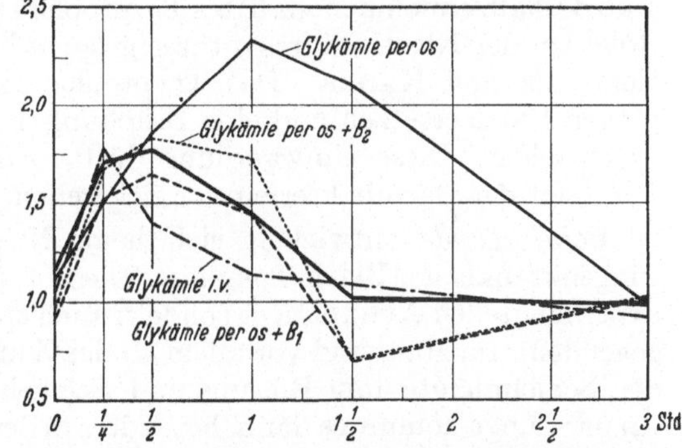

Abb. 8. Blutzuckerkurven nach peroraler Zuckerbelastung mit und ohne Vitamin B_1 und B_2-Zusatz, verglichen mit einer Blutzuckerkurve ohne Vitaminzusatz beim infektiösen Ikterus. (Die dick gestrichene Kurve ist die eines normalen Individuums.) (Nach KELLER).

Kohlenhydratstoffwechselstörungen.

Zum Schlusse seien noch einige Beobachtungen auf dem Gebiete des Zuckerstoffwechsels erwähnt, die wir bei der B_2-Hypovitaminose gemacht haben.

Bei peroraler Glucosebelastung bleibt in diesen Fällen die Blutzuckerkurve flach, sie wird aber rasch normal, wenn die Patienten mit Lactoflavin behandelt werden. Ausgehend von diesen Beobachtungen hat Keller die günstige Wirkung des Lactoflavins auf die Zuckerresorptionskurve beim infektiösen Ikterus feststellen können.

Erscheinungen infolge Nicotinsäure-Mangels.

Wie das Lactoflavin, gehört auch das Nicotinsäureamid (Vitamin PP) zu den Komponenten wichtiger Zellfermente. Gebunden an Phosphorsäure, Ribose und Adenin bildet das Vitamin die Codehydrasen I und II (Co-Zymase). Die Nicotinsäure wird ferner als Wuchsstoff verschiedener Bakterien betrachtet. Es ist daher verständlich, daß ein Nicotinsäuremangel klinisch manifest werden und tiefgreifende Störungen im allgemeinen Stoffwechsel auslösen kann. Die Haupterscheinungen dieser Avitaminose bilden das typische Krankheitsbild der Pellagra; man spricht deshalb auch von Antipellagra-Vitamin.

Die experimentelle Nicotinsäure-Avitaminose.

Bei der Ratte beobachtet man oft Wachstumsstillstand und vor allem eine Hautentzündung, besonders sichtbar an den Ohren, an der Nase und in der Maulgegend. Diese Erscheinungen sind allerdings nicht spezifisch für den Nicotinsäuremangel; es ist wahrscheinlich, daß noch andere B-Faktoren (B_6 vor allem) für dieses Krankheitsbild verantwortlich zu machen sind. Eine Wachstumshemmung beobachtet man auch bei Küken (Briggs). Interessant ist ferner die Feststellungen dieses Autors sowie von Rosen und Mitarbeitern, daß, wenn Tryptophan zu der Nicotinsäurenahrung hinzugefügt wird, die Nicotinsäureausscheidung bei Küken und Ratten deutlich zunimmt und die Mangelerscheinungen zurückgehen. Man muß deshalb annehmen, daß das Tryptophan in diesen Tierversuchen eine wichtige Rolle bei der Nicotinsäuresynthese gespielt hat. Zu ähnlichen Schlüssen kommen Ellinger und Kader. Das Tryptophan kann das Nicotinsäureamid bei der jungen Ratte ersetzen und eine Erhöhung der Ausscheidung der Vitaminderivate verursachen. Diese Umwandlung dürfte zum großen Teil im Darm, durch die Tätigkeit der Darmbakterien vor sich gehen.

Beim Hunde entwickelt sich beim Nicotinsäuremangel die sog. Schwarzzungenkrankheit (Black-Tongue). Diese zeigt sich nicht nur im Verlaufe der experimentellen Avitaminose sondern auch spontan und vor allem in den Pellagragegenden. Im Maul und vor allem an der Zunge beobachtet man eine Entzündung der Schleimhäute mit Rötung und Schwellung, manchmal sogar Ulcerationen. An der Zunge kommt es dann, besonders in den zentralen Teilen, zu einer schwarzen Pigmentation. Auch die Schleimhaut der Speiseröhre kann an diesem Krankheitsbild beteiligt sein. Verdauungsstörungen, Durchfälle mit starker Gewichtsabnahme, treten auf. Anämie und Nervenstörungen zentraler und peripherer Natur können sich noch dazu gesellen, so daß wir dann auch beim Hunde das typische Bild der Pellagra haben. Es ist allerdings interessant zu beobachten, daß, wenn die abnorme Pigmentierung der Zunge rasch zurückgeht und der Zustand des Tieres sich nach Zugabe von Nicotinsäureamid schnell bessert, andere Krankheitssymptome aber oft nicht verschwinden, oder erst verschwinden, wenn andere Vitamine der B-Gruppe und vor allem Lactoflavin und evtl. Aneurin und Adermin hinzugefügt werden. Wir müssen daher annehmen, daß wir es hier neben der Hauptavitaminose noch mit sekundären polyavitaminotischen Erscheinungen zu tun haben.

Die Nicotinsäure-Avitaminose und Hypovitaminose beim Menschen.
Klinische Erscheinungen der Pellagra.

Der Name Pellagra wurde vom italienischen Arzt FRAPPOLI 1771 gegeben und bedeutet Pelle-agra = rauhe Haut. Dieser Autor erkannte schon damals das einheitliche Krankheitsbild, das übrigens schon einige Jahre früher in Spanien unter dem Namen von „mal de la rosa" beschrieben worden war. Die Ursache dieser Krankheit blieb lange unbekannt. Die Tatsache, daß die Erkrankung endemisch ohne Zeichen einer Kontagiosität in einigen Ländern vorkommt, wo sich die Bevölkerung hauptsächlich mit Mais ernährt, hat die Theorie auftauchen lassen, daß die Pellagra durch eine Art Vergiftung durch Pilze und unvollkommene Reifung von Mais entstünde. Erst in den letzten Jahren hat man die wahre Natur dieser Krankheit entdeckt: von FINCK als Vitaminmangelerscheinung bezeichnet, wurde die Pellagra durch die erfolgreiche Behandlung mit Nicotinsäureamid 1938—1939, vor allem durch SPIES in Amerika und FRONTALI in Italien, als eine Nicotinsäure-Avitaminose erwiesen.

Die Krankheit ist mit der intensiven Maiskultur indirekt verbunden. So stößt man auf die Pellagra hauptsächlich in Spanien, Norditalien, Rumänien, Südfrankreich, Ungarn, Bessarabien, in den Vereinigten Staaten von Amerika, vor allem bei der Negerbevölkerung. Wir selber haben einige klassische Fälle im Mittelorient beobachtet. Die Krankheit wurde schon lange Zeit vor der Entdeckung der heilenden Wirkung der Nicotinsäure mit Verbesserung der Ernährung erfolgreich bekämpft. In gewissen Staaten sind schon Ende des letzten Jahrhunderts Versuche unternommen worden, den einseitigen Maisgenuß einzuschränken.

Die Krankheit befällt jung und alt, Frauen und Männer ohne großen Unterschied. Die arme Bevölkerung ist viel stärker betroffen als die wohlhabende. Wichtig ist ferner die Tatsache, daß die Erkrankung besonders im Frühling und Sommer zum Vorschein kommt. Diese Tatsache hatte die frühere Theorie der Luft-, Sonnen- und Wasserursache der Pellagra auftauchen lassen.

Prädisponierende Ursachen.

SPIES und BUTT unterscheiden mit Recht verschiedene Faktorengruppen, die mit der Krankheit eng verknüpft sind:

1. *Endemische Pellagra:* auftretend als Avitaminose durch eine mangelhafte und unzureichende Ernährung. Es handelt sich um eine an Kohlenhydraten zu reiche Kost mit zu geringem Eiweiß-, Salz- und Vitamin-Gehalt. Diese endemische Pellagra ist die klassische Krankheit der armen Bevölkerung in den obenerwähnten landwirtschaftlichen Gegenden.

2. *Die sekundäre Pellagra:* Auftretend bei Patienten, die nicht unter einer ungenügenden Vitaminzufuhr oder einer unzweckmäßigen Ernährung gelitten haben, sondern bei denen die Darmresorption durch primäre Magendarmstörungen (chronische Enterocolitis, Sprue usw.) gestört ist.

3. *Alkoholische Pellagra oder Pseudopellagra:* Auftretend bei Individuen, die an den Folgen eines zu starken Alkoholgenusses leiden. Bei diesen Fällen, wo die Ernährung durch Appetitverlust zu einseitig (überwiegen von Kohlenhydraten)

und vitaminarm wird, können Pellagrasymptome auftreten. Hier gesellen sich aber, unserer Meinung nach, die Leberstörungen (Cirrhose) dazu, welche die Benützung des Vitamins für die Synthese der Zellfermente hemmen.

4. *Pellagra durch zu große Ausnützung und Bedürfnisse des Organismus an Nicotinsäure:* Diese Fälle sind selten, treten vor allem während der Schwangerschaft, Lactationsperiode, Hyperthyreose, bei Infektionszuständen, und großen langdauernden muskulären Leistungen auf.

Symptomatologie.

Prodromalsymptome können lange Zeit vor den typischen Krankheitssymptomen auftreten und bestehen in leichten Fällen weiter, ohne überhaupt zum vollen Bild der Pellagra überzugehen. Es handelt sich dann um latente hypovitaminotische Symptome, die zu keiner definitiven Diagnose führen und die verschiedenartig interpretiert werden können. Müdigkeit, Schlaffheit, allgemeines Krankheitsgefühl, allgemeine nervöse und psychische Störungen, Gedächtnisschwäche, Depression, Schlaflosigkeit, Glieder- und Kopfschmerzen. Diese Symptome sind übrigens dieselben, wie wir ihnen bei der B_2-Avitaminose schon begegnet sind. Die Magenbeschwerden beginnen schleichend mit Appetitlosigkeit, verlangsamter Verdauung, Magenbrennen, Durchfällen manchmal abwechselnd mit Verstopfung, Abmagerung.

Typische Pellagrasymptome. Hauterscheinungen beginnen mit einer Rötung erythematösen Charakters, die nicht an derselben Stelle lokalisiert ist, sondern flüchtiger Art ist. Bestimmte Körperteile sind bevorzugt, so der Handrücken, die Finger und besonders die Hautteile zwischen den Fingern und am Handgelenk, Ellenbogen, Vorderarm, Knie und Füße, ferner am Gesicht und am Nacken. Schließlich kann sich die Hautveränderung unter der Brust und in der Perinealgegend lokalisieren.

Solche Hautläsionen sind meistens symmetrisch, scharf begrenzt; manchmal zeigen sie eine ausgesprochene Schwellung. Später verfärbt sich die Haut; sie wird braun-rot, pigmentiert, wobei dann Bläschen oder auch größere Blasen auftreten können, die beim Aufplatzen in oberflächliche torpide Ulcerationen übergehen. In dieser Phase findet man eine starke Desquamation; die Neubildung der Haut ist von einer starken Vascularisierung der unteren Epidermisschichten begleitet. Später tritt Verhornung auf, so daß die Haut spröde, rissig, rauh und verdickt aussieht. Dabei nimmt dann die Haut eine dunkelbraune Farbe an. Zwischen den durch Risse abgegrenzten Hautflächen sieht man dann die neue dünne, wenig pigmentierte Haut. Die Heilung dieser Dermatitis tritt langsam unter Abschilferung der verdickten Hautstellen ein. Die Hautoberfläche ist zuerst noch unregelmäßig, zeigt oft noch Reste der früheren Läsionen und Pigmentierungen.

Besonders ausgesprochene Hautverdickung wird am Handrücken und Handgelenk, sowie an den Knöcheln und am Nacken beobachtet. An den Nasolabialfalten kann die Hyperkeratose besonders ausgesprochen sein. Die Hauptlokalisierung beschränkt sich meistens auf die unbedeckten und der Sonnenbelichtung besonders exponierten Körperteile. Das Auftreten im Frühling und Sommer spricht ebenfalls für die Bedeutung der Sonnenbestrahlung bei dem Zustandekommen der Hauterkrankung.

Schleimhautveränderungen sind oft Frühsymptome der Pellagra. Es handelt sich um eine Stomatitis und Glossitis mit Schwellung und intensiver Rötung der Schleimhaut. An den Lippen treten oft schmerzhafte Risse mit Verhornung auf, an der Zunge kann manchmal eine dunkle Pigmentierung, manchmal eine torpide

Ulceration auftreten; dabei beobachtet man wie bei anderen B-Avitaminosen eine Schleimhautatrophie. Auch an der Vagina kann es zu ähnlichen Schleimhautveränderungen kommen.

Magen-Darmsymptome sind sehr oft vorhanden und können schon vor den Hautveränderungen auftreten. Sie sind meistens die Folge der Schleimhautläsionen des Verdauungstractus. Sie beginnen im allgemeinen mit den Erscheinungen am Munde, wobei meistens starker Speichelfluß beobachtet wird, die Zunge ist intensiv rot gefärbt und die Papillen sind geschwollen.

Magenbeschwerden, dumpfe Schmerzen und Brennen sind nicht selten Begleitsymptome. Durchfälle treten oft auf, sind aber manchmal von Perioden starker Verstopfung unterbrochen. In dieser Zeit beobachtet man starke Abmagerung und Kräfteverfall. Die Magenausheberung zeigt zuerst normale Aciditätsverhältnisse, später aber eine Anacidität, die eventuell histaminrefraktär sein kann.

Veränderungen des Nervensystems. Die Läsionen können im zentralen und peripheren Nervensystem auftreten. So kann man in schweren Fällen Augenstörungen (retrobulbäre Neuritis), pallidostriäre (Zuckungen, choreaähnliche Bewegungen) und corticale Symptome beobachten. Die Pyramidensymptome geben Anlaß zu spastischen Paresen und können von extrapyramidalen Erscheinungen begleitet sein. Die peripheren Symptome sind durch polyneuritische Zeichen charakterisiert.

Alle diese Zeichen sind durch degenerative Veränderungen des Nervensystems ausgelöst. Daneben aber beobachtet man oft schwere Geistesstörungen (*Pellagra-Psychose*). Sie werden durch starke Müdigkeit, Gedächtnisstörung ausgelöst. Manchmal zeigen die Patienten Zustände starker Verirrung und Halluzinationen, tiefer Depression oder schwere Angstzustände. In leichteren Fällen beschränken sich die avitaminotischen Zeichen auf leichte Neurosen oder auf neurasthenische Erscheinungen, selten beobachtet man epileptoide Anfälle.

Weitere Begleiterscheinungen der Pellagra.

Die genaue Untersuchung des Urins Pellagrakranker weist interessante Veränderungen auf, die den Pigmentstoffwechsel betreffen.

Zuerst beobachtet man oft eine deutliche erhöhte Porphyrinausscheidung (Koproporphyrin), die dadurch zu erklären ist, daß die Leber durch die schweren Stoffwechselstörungen der Pellagra in Mitleidenschaft gezogen wird; andererseits müssen wir noch die Tatsache berücksichtigen, daß das Antipellagravitamin als Co-Enzym eng mit anderen wichtigen Atmungsfermenten verbunden ist. Unter diesen letzten findet man Eisen-Porphyrinkomplexe. Es wäre nicht ausgeschlossen, daß eine Störung des Atmungsfermentsystems auch eine Veränderung des Eisen-Porphyrinsystems und somit der Häminsynthese mit sich bringen könnte. Diese Hypothese würde eine Bestätigung finden in der Beobachtung, die wir bei der Porphyrie und schweren Porphyrinurie gemacht haben und die uns gezeigt hat, daß eine Belastung mit Nicotinsäureamid in solchen Fällen manchmal mit einer Abnahme der pathologischen Porphyrinausscheidung einhergeht.

HUNTER hat ferner eine starke Erhöhung des Urorosein im Urin Pellagrakranker, MYERS und FINE diejenige von Indican beobachtet und BECK und ELLINGER und SPIES haben eine spezielle Färbungsreaktion im Urin beschrieben (die B. E. S.-Reaktion), die wahrscheinlich mit verschiedenen Harnpigmenten und vor allem mit Urorosein in Verbindung ist. Diese Reaktion ist allerdings nicht für die Pellagra spezifisch.

Im Zusammenhang mit der erhöhten Porphyrinausscheidung bei der Pellegra muß man sich fragen, ob die Hauterscheinungen, wenigstens zum Teil, nicht mit einer Photosensibilisierung der Haut durch die Porphyrine im Zusammenhang stehen.

Es ist zu betonen, daß die Pellagra in ihrem vollen klinischen Bild nicht streng als Nicotinsäure-Avitaminose betrachtet werden muß. Wir stehen wieder vor einer *Polyavitaminose*. Einige nervöse Symptome (Polyneuritis) können mit einem Aneurinmangel, manche Schleimhauterscheinungen mit einer Alactoflavinose und die Hauterscheinungen schließlich mit B_6-Mangel erklärt werden.

Auch eine *Anämie* kann bei der Pellagra beobachtet werden, und zwar sowohl in leichter hypochromer, manchmal aber in hyperchromer Form. Die Erkrankung ist in jedem Alter und bei beiden Geschlechtern möglich. Im allgemeinen beobachtet man das stärkste Erscheinen der Pellagra im Alter zwischen 30 bis 40 Jahren. Am häufigsten tritt die Pellagra zwischen Mai und Juni auf.

Pellagroide Symptome.

Neben diesem klassischen Syndrom der Pellagra existieren noch ähnliche, weniger ausgeprägte Krankheitsbilder, die doch gewisse symptomatische und pathogenetische Beziehungen zu dieser Avitaminose aufweisen. Es sind vor allem die schon erwähnte Alkohol-Pellagra und die sekundäre Pellagra, die infolge Alkoholismus oder primärer Magen-Darmschädigung voll oder nur in larvierter Form auftauchen.

In gewissen Gegenden, wo die Ernährung zu einseitig ist, können besonders im Frühling und Sommer leichte Haut- und Schleimhautstörungen auftreten, die an die Pellagragenese erinnern. Wir haben in gewissen abgelegenen Tälern und in Bergdörfern der Schweiz, wo sich die Bevölkerung im Winter fast ausschließlich mit Kartoffeln oder Kastanien ernährt, solche typische Hauterscheinungen am Gesicht, Handrücken und Nacken, mit Schwellung, Rötung, Abschilferung und Verdickung der Haut, Schleimhautatrophie der Zunge und des Mundes beobachtet, die sehr an die leichten Fälle der Pellagra erinnern. In der Tat haben Untersuchungen der Vitamin B-Ausscheidung gezeigt, daß bei diesen Leuten am Ende des Winters oft eine deutliche Verminderung von Nicotinsäure und von Lactoflavin im Harn vorliegt. Es ist schließlich nicht zu vergessen, daß beim *Plummer-Vinson-* und beim *Sjörgren-Syndrom* die Nicotinsäure-Ausscheidung manchmal auch verringert ist und die Nicotinsäurezufuhr hier therapeutisch wirksam sein kann.

Neben dem chronischen Alkoholismus mit der starken Kohlenhydratzufuhr, der Schädigung der Magendarmschleimhaut und der Leberstörung, gibt es andere Krankheiten, die sekundär zu B- und speziell Nicotinsäure-Hypovitaminose führen; so z. B. der Diabetes (Giraud und Cazal), die chronische Dysenterie (Marnou, Blanc und Signier), die Sprue und die Addisonsche Krankheit (De Langen). Bei dieser letzteren muß man sich fragen, ob die pellagroiden Symptome nicht mit der Unmöglichkeit des Organismus, die zugeführten Vitamine zu phosphorylieren, in Zusammenhang stehen; Verzár hat auf die katalytische Tätigkeit der Nebennierenrinde beim Phosphorylierungsprozeß hingewiesen. Die Hautstörungen dieser Krankheit wären mit denjenigen der Magen-Darmschleimhaut, die wir beim Addison (Achlorhydrie, Schleimhautatrophie, Mundwinkelrhagaden, Steatorrhoe, usw.) beobachtet haben, vergesellschaftet.

Unterernährung oder zu einseitige Ernährungsweise können auch Symptome hervorrufen, die nicht unbedingt zum Pellagrasyndrom gehören. Eine „Stomatitis aphtosa" ist in einem Arbeiterlager bei Rössing beobachtet worden; bei 100 solcher Patienten wurden 55 von dieser Erscheinung durch Nicotinsäureamid geheilt.

Doxiadès hat bei der Hungerepidemie 1941/42 in Griechenland auch pellagroide Symptome beobachtet. Die „schwarze Zunge“ wurde dabei von diesem Autor nie gefunden, auch nie bei seinen typischen Fällen von Pellagra.

Das Krankheitsbild der „Schwarzen Zunge“ kann auch ohne sichere avitaminotische Ursachen und ohne manifeste Leberschädigung auftreten. In manchen Fällen mit unklarer Genese, und vor allem im Laufe entzündlich-infektiöser Krankheiten oder interkurrenter Magen-Darmstörungen leichteren Grades kann eine typische schwarze Pigmentierung der Zunge auftreten, die prompt auf eine Nicotinsäurebehandlung reagiert. Man muß daher diese idiopatische Form der Black Tongue auch in der Gruppe der Pellagroide einreihen.

Neulich haben Tronchetti und Fiaschi die histologische Struktur der Zungenschleimhaut bei mehreren Fällen von Zungenatrophie verschiedener Genese untersucht und dabei konstatiert, daß im Gegensatz zur Glossitis der akuten Infektionen, die Zunge beim Vitaminmangelsyndrom und bei den Eisenmangelzuständen hauptsächlich dystrophische Veränderungen aufweist.

Ob die Acrodynie auch eine pellagroide Erscheinung ist, wie van Schoonhoven es annimmt, bleibt heute noch fraglich.

Schließlich sei noch auf die Lichtdermatosen hingewiesen, die manchmal auf eine Vitamin B- und vor allem auf Nicotinsäure-Behandlung günstig reagieren können. Man hat oft, um den photosensibilisierenden Effekt zu erklären, an die pathologische Porphyrinbildung gedacht, wie dies bei der kongenitalen Porphyrie der Fall ist. Diese Hypothese wurde dann verstärkt durch den Befund einer erhöhten Porphyrinausscheidung bei der Pellagra. Diese Annahme ist allerdings nicht haltbar, weil systematische Untersuchung solcher Hautpatienten, die wir und andere Autoren ausgeführt haben, einwandfrei erwiesen haben, daß sie nur selten einen pathologischen Porphyrinstoffwechsel zeigen. Bei der Pellagra und bei pellagroiden Zuständen ist die erhöhte Porphyrinausscheidung häufig, aber nicht regelmäßig. Die ausgeschiedenen Porphyrinmengen sind nicht von der Intensität der Hautläsion abhängig. Man muß deshalb die Hypothese der phototoxischen Porphyrinwirkung als Ursache der Hautveränderungen der Pellagra fallen lassen.

Es sei hier noch erwähnt, daß die Nicotinsäure ebenfalls eine günstige therapeutische Wirkung bei der chronischen Gastroenteritis und bei den chronischen dyspeptischen Beschwerden nach Magenresektion haben kann. Hier sind vor allem Besserungen des Allgemeinzustandes, Kräftezunahme, Verschwinden der Kopfschmerzen, der Durchfälle und der peripheren Kreislaufstörungen zu beobachten. Wir wollen schließlich nur kurz die therapeutische Wirkung der Nicotinsäure auf den peripheren Kreislauf erwähnen (Vasodilatation), die heute so große Anwendung bei der Acrocyanose und Acromegalie, beim Morbus Reynaud, beim intermittierenden Hinken, bei der peripheren Kreislaufinsuffizienz nach Arteriosklerose oder Bürgerscher Krankheit sowie in manchen Fällen von Coronarinsuffizienz findet.

Die übrigen, klinisch noch nicht genau definierten

Avitaminosen der B-Gruppe.

Verschiedene Stoffe, die eine große biologische Bedeutung, vor allem im Gebiete des Zellchemismus und als Wachstumsfaktoren haben, gehören noch zur Gruppe der B-Vitamine. Wahrscheinlich werden in den kommenden Jahren noch weitere Vitamine dieser Gruppe beschrieben. Es ist deshalb notwendig, daß wir noch kurz über die am wichtigsten erscheinenden Mangelzustände, die zu diesen Stoffen gehören, orientieren.

Die Vitamine B_3, B_4 und B_5 werden hier nicht berücksichtigt. Solche Avitaminosen wurden nur im Tierexperiment bei der Taube (Wachstumshemmung

B_3 und B_5) und bei Küken und Ratten (nervöse Erscheinungen B_4) beobachtet. Aus ähnlichen Gründen verzichten wir von den Vitaminen B_{10} und B_{11} zu sprechen, die lediglich wachstumsfördernde Stoffe für Küken sind (Briggs und Mitarbeiter).

Symptome des Vitamin-B_6-Mangels.

Das Vitamin B_6 oder Adermin (Pyridoxin) ist chemisch mit der Nicotinsäure verwandt. Als Pyridoxal und Pyridoxamin ist das Vitamin B_6 das Co-Ferment der Decarboxylasen und Transaminasen der Aminosäuren. Diese biochemische Tätigkeit verleiht dem Vitamin B_6 eine besonders wichtige Rolle im Wachstumsvorgang von Bakterien und Hefe sowie in der normalen Tätigkeit von Leber, Haut und Nervensystem.

Bei der tierexperimentellen B_6-Avitaminose beobachtet man hauptsächlich folgende Symptome:

Bei der Ratte: Entstehung einer pellagraähnlichen Dermatitis mit Haarausfall, Entzündung, Schwellung, Rötung und vor allem Desquamation der Haut. Manchmal entstehen dabei Nekrosen mit Hautulcerationen oder ekzemähnliche Reaktionen oder starker Seborrhoe. Diese Erscheinungen treten vor allem an den Pfoten, mit nekrotischem Abfall der Finger, und in der Augen- und Maulgegend sowie an den Ohren auf. Bei wachsenden Tieren beobachtet man einen Gewichtsstillstand und sogar eine Gewichtsabnahme.

Bei der Maus findet Morris Gewichtsabnahme. Miller und Baumann haben nervöse Erscheinungen in Form einer Lähmung der hinteren Pfoten beschrieben. Diese Autoren haben aber keine Hauterscheinungen bei ihren Versuchstieren festgestellt. Man kann sich denken, daß die von anderen Untersuchern beobachtete Dermatitis die Folge eines anderen Vitaminmangels sein kann.

Beim Hunde würde der Vitamin-B_6-Mangel nach Döllken nervöse konvulsiv-epileptische Erscheinungen und eine mikrocytäre, hypochrome Anämie verursachen.

Die Zeichen eines Aderminmangels sind beim Menschen kaum bekannt und sehr unsicher. Wir haben im allgemeinen eine indirekte Antwort auf diese Frage, indem man manchmal das Verschwinden eines Symptoms bei therapeutischer Darreichung dieses Vitamins beobachtet, ohne mit Sicherheit sagen zu können, daß wir es tatsächlich mit einem avitaminotischen Geschehnis zu tun haben. Trotzdem sind folgende Beobachtungen von Interesse.

Flexner hat beim postencephalitischen Parkinsonismus eine schlechte Pyridoxinausnützung nach Belastung feststellen können und Beau, Emerson und Spies eine verminderte Ausscheidung beim Parkinson. Aus der Schule von Spies wird ferner berichtet, daß ein Syndrom von starker Müdigkeit, nervöser Erregbarkeit, Schlaflosigkeit, Bauchschmerzen und Unsicherheit beim Gehen rapid nach Pyridoxinverabreichung verschwand, während dieses Syndrom gegen die Gaben der übrigen Vitamine refraktär war.

Kost hat anhand von Schriftproben feststellen können, daß bei der Chorea minor sowohl die Intensität wie auch die Zahl der Spontanzuckungen nach Aderminzufuhr rasch abnimmt. Dabei beobachtet er eine Besserung der Koordination und der Hypotonie sowie eine rasch eintretende Beruhigung der Patienten und vor allem das Verschwinden der großen Ermüdbarkeit.

Weiter berichtet die Glanzmann-Klinik über die günstigen Resultate einer systematischen Kur mit Adermin bei der infantilen diffusen Hirnsklerose, wobei die Muskelstarre und die Unruhe des Kranken unter Zufuhr des Vitamins deutlich an Intensität abnehmen.

Es scheint heute sicher zu sein, daß einige Symptome der Pellagra einem Aderminmangel zugeschrieben werden sollten und daß eine Nicotinsäureinsuffizienz sehr oft von derjenigen des Pyridoxin begleitet ist.

Das Vitamin B_6 scheint ferner auf das erythropoetische System zu wirken. Wir haben schon die mikrocytäre hypochrome Anämie der experimentellen Hundeavitaminose erwähnt. Nach Döllken würde das Adermin die Regeneration der roten Blutkörperchen fördern. Nach Cantor und Scott übt das Vitamin B_6 eine günstige Wirkung auf die Leukopenie bei der Knochenmarkshemmung aus, die durch Thiouracil- und Sulfonamid-Intoxikation verursacht wurde.

Symptome des Pantothensäuremangels.

Die Pantothensäure ist praktisch in allen pflanzlichen und tierischen Geweben vorhanden und verdankt ihren Namen der Ausbreitung in jeder lebenden Zelle, so daß WILLIAMS, der sie 1939 isolierte, ihr die Benennung Pantothensäure gab. Diese Säure übt eine wachstumssteigernde Tätigkeit auf die Zellen aus (Bakterien, Hefe) und ist unentbehrlich für die normale Entwicklung der Ratte und der Küken.

Bei der Ratte verursacht der Pantothensäuremangel eine Rhinitis mit exsudativem und hämorrhagischem Charakter und eine starke fettige Degeneration des Leberparenchyms mit etwaiger Zellwucherung (ENGEL u. a.). Die Schleimhäute der Luftwege mit hämorrhagischer Bronchitis und Bronchopneumonie und des Verdauungstractus können ebenfalls entzündlich-degenerative Zeichen aufweisen (JÜRGENS und PFALTZ). Ferner wurden Blutungen und Lipoidverarmung der Nebenniere festgestellt (DAFT und Mitarbeiter, MILLS und Mitarbeiter, usw.). Die hämorrhagische Diathese beim Pantothensäuremangel ist durch die Feststellung PFALTZ' durch eine Verkürzung der Gerinnungszeit und eine Blutplättchenzunahme bei Vitaminzusatz indirekt bestätigt. Gleichzeitig sieht man oft im Tierversuch einen Wachstumsstillstand; bei der Maus Veränderung der Haare in Form von Haarausfall (Alopecie) (NERRIS und HAUSCHILDT), Haarentfärbung (Achromotrichie) und Auftreten struppiger Haare (MORRIS, SCHWARZ, GYÖRGY und POLING u. a.).

Beim Huhn sieht man analoge Veränderungen und vor allem eine typische Dermatitis mit Farbveränderung der Federn, Wachstumsstörungen und degenerative Erscheinungen des Nervensystems.

Ein interessanter Vergleich zwischen den Symptomen des Pantothensäuremangels und der Hyperthyreose wurde vor einigen Jahren von ABELIN gemacht, der bei der Ratte gewisse gegensätzliche Beziehungen zwischen der in den Zellen sehr verbreiteten Pantothensäure und dem die Gewebe beeinflussenden Thyroxin gefunden hat.

Solche gemeinsame Begleiterscheinungen eines Pantothensäuremangels und einer Hyperthyreose wären nach diesem Autor: erhöhte Puls- und Atemfrequenz, Magen-Darmstörungen, Meteorismus, Schädigung der Leber und der Nebenniere, Achromotrichie und Haarausfall, Depigmentierung der Vogelfedern, erhöhte Porphyrinausscheidung, Rhinitis und Entzündung der Respirationsorgane, Wachstumshemmung. Durch tägliche Zufuhr von 50—100 mg Pantothensäure per os gelingt es nach ABELIN bei weißen Ratten die Wirkung größererMengen von Schilddrüsenhormon abzuschwächen. Dieser Autor spricht daher von einer antithyreotoxischen Wirkung der Pantothensäure.

Hyperthyreose-ähnliche Symptome sind besonders auffallend beim Pantothensäuremangel beim Hunde; Gewichtsverlust mit Tachykardie und Durchfällen, Fellveränderungen und Anämie makrocytären Charakters gesellen sich dazu.

GLANZMANN hat auch schon 1943 auf die Beziehung Pantothensäure-Schilddrüse hingewiesen und auf die Schutzwirkung dieses Vitamins bei der Thyreotoxikose. Eine weitere synergische Tätigkeit der Pantothensäure mit dem Schilddrüsenhormon wird von GLANZMANN und MEIER bei der Beobachtung des Haarwuchses von drei Fällen von Hypothyreose im Kindesalter beschrieben. GLANZMANN hat tierexperimentell gezeigt, daß die Pantothensäure die Leber bei der schweren Thyreotoxikose gegen einen zu starken Glykogenschwund und eine Atrophie schützt.

SPIES und Mitarbeiter haben beobachtet, daß bei Patienten mit multiplen Mangelsymptomen an B-Vitaminen oft eine deutliche Erniedrigung des Pantothensäurespiegels im Blute und seiner Ausscheidung im Urin zu finden ist.

Bei pellagroiden Störungen haben SPIES und Mitarbeiter oft auch eine Abnahme der Pantothensäureausscheidung gefunden. Die funktionellen Beziehungen dieses Vitamins zu den übrigen Faktoren der B-Gruppe sind somit erklärt und werden durch die Feststellung SNELLs einer Erhöhung des Pantothensäurespiegels nach Injektion von 0,2 mg Lactoflavin bewiesen.

Die Symptome der Pantothensäure-Hypovitaminose und Avitaminose beim Menschen sind wenig bekannt. Es scheint aber sicher zu sein, daß Haarentfärbung sowie Schleimhautstörungen und die Akroparesthäsie manchmal mit einer solchen Hypovitaminose in Zusammenhang gebracht werden können.

Gopalan und Peraits haben im spanischen Bürgerkrieg (1936—1939) ein parästhetisches-kausalgisches Syndrom (Madrider Symptomenkomplex) beschrieben, das keine ätiologische Beziehung mit einer B_1-Avitaminose hatte, aber das auf Pantothensäure gut ansprach. Es handelte sich hauptsächlich um Sensibilitätsstörungen, die bei der unterernährten Bevölkerung auftraten.

Aus dem Gesagten geht hervor, daß Pantothensäure eine sehr verbreitete Substanz von wichtiger biologischer Bedeutung ist, die eine schützende Funktion auf das Leberparenchym, die Schleimhäute und vor allem auf diejenigen der Luftwege, auf die behaarte Haut und auf gewisse metabolische durch die Schilddrüse gesteuerte Vorgänge ausübt. Die Mangelerscheinungen der Pantothensäure sind oft eng mit denjenigen der anderen Vitamine der B-Gruppe verknüpft.

Es sei schließlich erwähnt, daß der Pantothensäuremangel ein tiefes Eingreifen auf den Gesamtstoffwechsel des Organismus und seine Widerstandskraft gegenüber der Infektion ausüben kann. Es sei hier nur die Feststellung von Woolley einer Abnahme vom Inositgehalt in den Geweben bei der an Pantothensäuremangel leidenden Maus erwähnt.

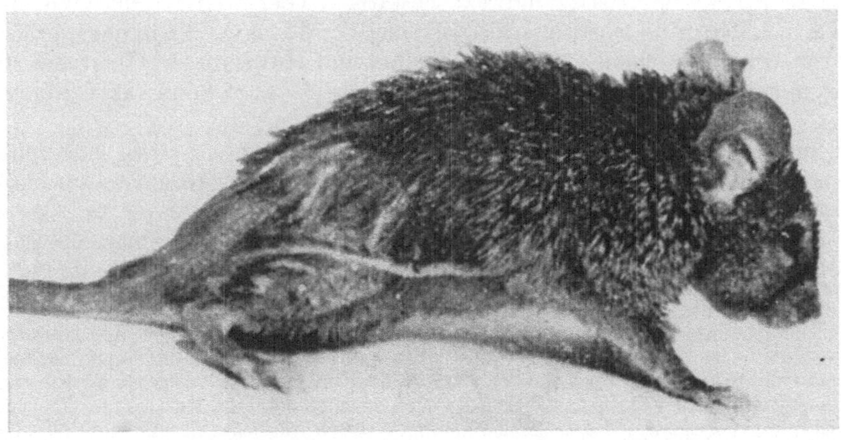

Abb. 9. Pantothensäuremangel bei der Maus; nach H. P. Morris (Vitamin Requirements of the mouse-Vitamins and hormons. Bd. V. S. 175, Academic Press Publ. New York 1947.)

Erscheinungen des Adenylsäuremangels.

Adenosin und Adenylsäurederivate sind in der Natur sehr verbreitet. Diese Substanzen sind vor allem in den Zellkernen der pflanzlichen und tierischen Reihe, nach Caspersson vor allem in den Chromosomen, vorhanden und sind von besonderer Bedeutung bei verschiedenen Vorgängen wie bei der Zellteilung, im embryonalen Wachstum und bei der Muskelkontraktion. Das Adenin mit Pentose und Phosphorsäure verbunden bildet Adenylsäure und Adenosintriphosphorsäure, die in der Muskulatur, im Myokard und in der Hefe gefunden werden. Die Codehydrasen I und II sind ebenfalls Adeninnucleotide. Somit spielt die Adenylsäure eine Rolle bei der Bildung wichtiger Zellatmungsfermente und ist eng mit anderen Vitaminen der B-Gruppe, nämlich mit dem Lactoflavin und mit der Nicotinsäure verbunden.

Man kann sich fragen, ob der Vorschlag von Euler und Schlenk, das Adenosin als Vitamin (Vitamin B_8) zu betrachten, am Platze ist, da festgestellt worden ist, daß es vom Organismus synthetisiert wird. Es sei hier kurz erwähnt, daß die bei der B_1-Avitaminose beobachtete Bradykardie nach Birch und Mapson die Folge einer Adenylsäureanhäufung im Myokard ist. Bei der Pellagra können verschiedene Symptome mit der Zufuhr von Adenylsäure prompt beseitigt werden. Nach SPIES würden das Zungenbrennen und die Zungengeschwüre unter der Vitamin-B_8-Zufuhr rascher heilen als unter Nicotinsäurebehandlung. Auch gewisse Neuritiden und die allgemeine Schwäche bei der B-Hypovitaminose können oft mit einer Adenylsäurebehandlung rasch ausheilen.

Die Adenylsäure und ihre Derivate werden in der Behandlung ausgiebig verwendet, vor allem als Kreislaufmittel (injizierbare Muskelextrakte) und als stimulierende Mittel der Leukopoese (Adenosinnucleotide).

Erscheinungen des Biotin-Mangels (Vitamin H).

Das Vorliegen eines für das Leben von Mikroorganismen unentbehrlichen Stoffes wurde schon am Anfang dieses Jahrhunderts angenommen. Später wurde festgestellt, daß diese von WILDIERS, 1901, als Bios benannte Substanz aus verschiedenen Komponenten besteht. EASCOTT, 1927, identifizierte das Bios I als Mesoinosit (siehe später). KÖGL und Mitarbeiter, 1936, identifizierten das Bios II mit dem Biotin, das die entsprechende Wirkung des von McDAY und DELLEY, 1928, beschriebenen Vitamins H und des von ALLISON, 1933, beschriebenen Co-Enzyms R aufweist.

Es ist außer Zweifel, daß das Biotin beim normalen Wachstum von Bakterien und von Hefe eine wichtige Rolle spielt, aber auch bei den Laboratoriumstieren hat man mit einer gewissen Regelmäßigkeit Erscheinungen bei Biotinmangel feststellen können. Diese Störungen weisen sehr wahrscheinlich auf die enzymatische Tätigkeit dieses Vitamin beim komplexen Vorgang der CO_2- und H-Übertragung im Zellmechanismus hin. Es ist daher verständlich, daß das Biotin eng mit anderen Co-Enzymen des Zellchemismus (B_1, B_2, Nicotinsäure) in funktioneller Hinsicht verbunden ist.

Es sei hier erwähnt, daß die bei den Warmblütern beobachteten Mangelerscheinungen im allgemeinen nicht durch eine an Biotin arme Diät, sondern durch den Zusatz einer das Biotin neutralisierenden Substanz (Avidin) zur Diät, die im Eiweiß vorhanden ist, hervorgerufen wird.

Beim Huhn stellt man im allgemeinen um die dritte Versuchswoche Hautveränderungen an den Pfoten (rauhe, verdickte Haut), fest, die dann zu hämorrhagischen Desquamationen mit Krustenbildung führen. Die Zunge wird trocken und nekrotisch, die Nekrose breitet sich in der Mandibulargegend um die Augen herum aus.

Bei der Ratte befallen die Hautveränderungen zuerst die Augengegend, dann aber tritt eine pruriginöse und ekzemähnliche Dermatitis mit Seborrhoe und Alopecie auf. Wachstumshemmung und Nervenstörungen können hinzutreten. Solche nervöse Veränderungen beobachtet man auch beim Hunde, bei dem in schweren Fällen ausgedehnte Paresen und zentrale Störungen auftreten.

Schließlich kann man beim Biotinmangel der Affen Haut- und Zellveränderungen (Achromotrichie) feststellen. Eine ausgedehnte Literatur über diese Beobachtungen findet man in der zusammenfassenden Arbeit von BOURQUIN.

Beim Menschen sind Biotinmangelerscheinungen selten. SPIES und Mitarbeiter haben niedrige Biotinwerte im Blut sowie niedrige Biotinausscheidung im Urin bei Patienten, die mit einer Vitamin B-armen Diät ernährt waren, festgestellt. Beim Menschenversuch haben SYDENSTRICKER und Mitarbeiter folgende Symptome beobachtet:

In der vierten Versuchswoche Erscheinen eines leichten seborrhoischen Ekzems, mehrere Wochen später Atrophie der Zungenpapillen, Hauttrockenheit.

Dabei treten als Allgemeinsymptome Müdigkeit, Muskelschmerzen, Hyperästhesien, Parasthäsien, Appetitlosigkeit, Brechreiz, schwere psychische Störungen, Angstgefühl und Depression auf.

Die Hauptquellen des Biotins sind: Hefe, Melasse, Leber, Nieren, Hirn, Eigelb. Der Tagesbedarf des Biotins wird zu 0,01 mg berechnet.

Erscheinungen des Mangels an p-Aminobenzoesäure (Vitamin H').

Solche Erscheinungen sind am Menschen nicht bekannt. Wie für das Adenosin ist es noch fraglich, ob die in der Biochemie schon lang bekannte p-Aminobenzoesäure Vitamincharakter aufweist. Versuche über Bakterienwachstum haben gezeigt, daß die p-Aminobenzoesäure ein für die Vermehrung bestimmter Bakterien sowie von Hefe unentbehrlicher Stoff ist. In dieser Beziehung ist hier nur kurz zu erwähnen, daß diese Säure eine inhibitorische Wirkung auf die Sulfonamide (Woods) ausübt. In diesem Zusammenhang sei noch gesagt, daß ausgehend von diesen Feststellungen, die darauf beruhen, daß die Sulfanilsäure von der p-Aminobenzoesäure durch Ersatz der COOH-Gruppe durch eine SO_3H-Gruppe abzuleiten ist, man versucht hat, diese Sulfogruppe an Stelle der COOH-Gruppe in verschiedene Vitamine einzuführen. Man hat damit in manchen Fällen antagonistische Wirkungen für die entsprechenden Vitamine erzielt. So wirkt z. B. die Sulfopantothensäure als Antivitamin der Panthothensäure und die Pyridin-3-sulfosäure als Antivitamin der Nicotinsäure.

Im Tierversuche bei der Ratte hat György zeigen können, daß die durch Vitamin-B-Mangel erzielte Achromotrichie bei Zufuhr von p-Aminobenzoesäure verschwindet. Diese Wirkung der p-Aminobenzoesäure wurde dann auch bei Mäusen, die eine Entfärbung der Haare durch Hydrochinon aufwiesen, bestätigt (Martin und Ansbacher). Diese Aktivität der p-Aminobenzoesäure könnte entweder eine direkte sein, oder, wie einige Autoren denken, eine indirekte, indem diese Säure auf die Darmflora und auf die bakterielle Synthese von Folsäure und sogar Biotin, die eine sichere Aktivität gegen die Achromotrichie aufweist, günstig wirken würde.

Ansbacher hat bei Küken festgestellt, daß der Zusatz von p-Aminobenzoesäure zu einer Vitamin K-armen Diät die durch Hypoprothrombinämie bedingte hämorrhagische Diathese beschleunigt. Auch bei Küken scheint diese Säure das Wachstum der Darmflora zu vermehren und damit indirekt auf die Produktion der durch die Darmbakterien gebildeten Vitamine zu wirken. Es scheint ferner, daß p-Aminobenzoesäure die Milchproduktion weißer Ratten günstig beeinflußt.

Klinische Untersuchungen über die Wirkung der p-Aminobenzoesäure und vor allem über die Achromotrichie des Menschen gaben ungleichmäßige Resultate. Einige Autoren verneinen eine günstige Wirkung dieser Säure, andere dagegen und besonders Sieve scheinen durch p-Aminobenzoesäure oft eine Dunklung der Haare erzielt zu haben (82% der Fälle auf 460 Patienten nach Sieve). Die Behandlung muß längere Zeit (einige Monate) dauern.

Die p-Aminobenzoesäure unterhält interessante funktionelle Beziehungen zu den Hormonen und mit verschiedenen enzymatischen Systemen. Diese Säure würde auf enzymatischem Wege gewisse endokrine Drüsen beeinflussen. Sie scheint das Schilddrüsenhormon zu hemmen und den normalen Organismus gegen die Thyroxinwirkung zu schützen (Martin). Anderseits kann sie eine Hypertrophie der Schilddrüse mit Hyperthyreoseerscheinungen auslösen (Martin und Mitarbeiter). Sie verursacht ferner eine leichte Hyperglykämie und eine Entleerung der Glykogendepots der Leber. Es sei hier noch erwähnt, daß die p-Aminobenzoesäure nach Field ein unentbehrlicher Metabolit ist, der mit den enzymatischen Vorgängen des Bakterienwachstums verbunden ist. Sie scheint ein Aktivator der Phenolase zu sein.

Zum Schluß möchten wir noch über einige eigene Beobachtungen, die die Rolle der p-Aminobenzoesäure am Menschen betreffen, berichten (Vannotti und

Kalbermatten). Die Ausscheidung dieser Säure im Harn ist beim normalen Individuum sehr gering und die Antwort auf eine Belastung per os geschieht sehr prompt und zwar sowohl als freie p-Aminobenzoesäure als auch zum Teil in ihrer acetylierten Form. Bei solchen Belastungsversuchen hatten wir die Gelegenheit zu beobachten, daß es Fälle gibt, wo der Organismus eine gewisse Retention der Säure aufweist, wie wenn ein Mangel an dieser Substanz vorliegen würde. Unter diesen Fällen haben wir feststellen können, daß die Mehrzahl zur Gruppe der Eisenmangelanämien und vor allem der essentiellen hypochromen Anämie gehört. Der schwere Eisenmangel im menschlichen Körper ist also im allgemeinen von einem entsprechenden p-Aminobenzoesäuremangel begleitet. Die Vorbehandlung eisenarmer Individuen mit der p-Aminobenzoesäure hat einen gewissen Einfluß auf die Serumeisenkurve nach Eisenbelastung. Diese Beobachtungen scheinen zu zeigen, daß die p-Aminobenzoesäure eine tiefgreifende Wirkung im intermediären Eisenstoffwechsel hat, und finden eine Bestätigung in den Feststellungen von Perosa und Tarantini, daß durch Zusatz von p-Aminobenzoesäure der Eisengehalt der Gewebe und der Erythrocyten deutlich zunimmt.

Wie wir sehen werden, beteiligt sich die p-Aminobenzoesäure an der Bildung der Folsäure (antianämisches Vitamin). Es ist sogar fraglich, ob die wesentliche biologische Rolle dieses Vitamins nicht im Zusammenhang mit der Folsäure zu betrachten ist.

Cholin, Cholinderivate und Methylierungsfaktor.

Das Cholin ist ein in der Natur sehr verbreiteter Stoff und spielt in der Biologie, besonders als Bestandteil der Phospholipoide, eine wichtige Rolle. Das Cholin ist nämlich für den Phosphatid- und Fettstoffwechsel in der Leber notwendig; es regt die Phosphatidbildung an. Als solches aber kann das Cholin nicht als Vitamin betrachtet werden. Seit den Feststellungen von Du Vigneaud (1939) nämlich einer Wachstumshemmung bei der Ratte bei Methioninmangel der Nahrung und der Behebung dieses Symptomes bei Zusatz von Homocystein + Cholin hat man die Natur der Cholinfunktion erkannt. Homocystein ist eine Aminosäure, die sich vom Methionin durch das Fehlen der Methylgruppe unterscheidet. Das Cholin würde dann die fehlende Methylgruppe liefern. Es ist somit erwiesen, daß nicht das Cholin, sondern seine *Methylgruppe* die Vitaminfunktion aufweist, da der Organismus die Methylgruppe nur in beschränktem Umfange bilden kann. Neben dem Cholin können andere Stoffe diese Methylgruppe abgeben; es sind vor allem Methionin, Coffein, Trigonellin und andere Betaine. Diese Stoffe sind also als *Methylträger* und *Methyldonatoren* zu betrachten, so daß in der amerikanischen Literatur mit Recht von „labile methyl factors" gesprochen wird.

Das Cholin wird unter der Wirkung der Phosphatasen in Phosphatide eingebaut. Bei Cholinmangel bei der Ratte beobachtet man eine schwere Leberverfettung infolge Fettsäureanhäufung, da die Phosphatidbildung nicht mehr zustande kommt. Wichtiger sind die Erscheinungen des Cholin-Methioninmangels auf dem Gebiet der Methylierungshemmung.

Neben der Leberverfettung beobachtet man eine deutliche Wachstumshemmung sowie Störungen im Bereiche des neurovegetativen Systems (Beziehung des Cholins zu dem Acetylcholin) und der endokrinen Drüsen. Sehr wichtig sind auch die Störungen im Bereiche des Kreislaufsystems, die wieder sowohl auf der lipotropen Wirkung des Cholin als auch auf der Störung der Acetylcholinfunktion beruhen.

Beim schweren, chronischen Cholinmangel beobachtet man eine typische hämorrhagische Glomerulonephritis und eine Beschleunigung der Sklerosierungsprozesse mit Neigung zur cirrhotischen Degeneration. Nach der Leberverfettung folgt bei der Ratte eine Lebercirrhose. Bei den jungen Ratten können solche Störungen in akuter Form, in kürzester Zeit auftreten.

Beim Menschen sind Symptome des Mangels an den Methylierungsfaktoren selten. Bei Neugeborenen und Brustkindern können chronische, manchmal aber akute Erscheinungen auftreten und zwar in Form schwerer Lebersteathose, mit Senkung des Cholesterin- und Phosphatasespiegels des Blutes sowie Abnahme des Hämoglobin und der Blutproteine. Beim Erwachsenen sind Mangelerscheinungen nicht bekannt. Es wäre aber nicht ausgeschlossen, daß in manchen fettigen Degenerationen und cirrhotischen Prozessen, sowie im Alter Cholin- und Methylfaktormangel eine Rolle spielen.

Es sei schließlich noch auf die funktionelle Beziehung des Cholin zum Vitamin B_1 und auf die Verstärkung und Beschleunigung der Cholinmangelerscheinungen (Leberverfettung bei der Ratte) bei gleichzeitigem Vitamin B_1-Zusatz hingewiesen.

Die antianämischen Vitamine.

Das große Problem der Genese der perniciösen und der pseudoperniciösen Anämie hat in der letzten Zeit eine weitgehende, wenn nicht eine definitive Klärung gefunden. Die Entdeckung (1926) von Minot und Murphy der antiperniciösen Wirkung der Leber stellte die Frage der Mangelgenese dieser Anämiegruppe. Lange Zeit aber wurde das antianämische Prinzip als das Produkt einer hormonalen Funktion der Leber betrachtet, besonders nach den grundlegenden Versuchen von Castle. Bekanntlich hat Castle festgestellt, daß das antianämische Prinzip durch die encymatische Wirkung eines endogenen Faktors der Magenschleimhaut auf den exogenen Nahrungsfaktor zustande kommt. Dieser exogene Faktor ist im Fleisch, in der Leber, in den Eiern und in der Hefe enthalten.

Lange Zeit hat man die Vermutung gehabt, daß zu diesen exogenen Faktoren auch die verschiedenen Vitamine der Gruppe B zu rechnen wären, um so mehr, als bei verschiedenen B-Avitaminosen makrocytäre, hyperchrome Anämien zu beobachten sind. Wir erinnern an solche perniciosaähnliche Anämien besonders bei der Pellagra und bei der Alactoflavinose. Wir weisen hier noch auf unsere eigenen Versuche hin, wonach die Patienten mit hyperchromer Anämie bei solchen Vitaminmangelzuständen einen normalen Gehalt an „intrinsic-factor" im Magensaft aufweisen. Diese Feststellung spricht daher für die Annahme, daß es sich hier um das Fehlen eines exogenen Faktors handelt. Es sei hier noch an die megalocytäre Tropenanämie von Wills und an diejenige des Schweins nach Wintrobe und Mitarbeiter, Miller und Rhoades erwähnt, die durch Hefezufuhr, aber nicht durch reine B-Vitamine geheilt werden (Wills-Faktor).

Gegen die B-Vitamingenese der Perniciosa (der bis dahin bekannten B-Vitamine) sprachen ferner die Versuche von Spies und Mitarbeiter, die keine Heilung und keine Reticulocytenkrise nach systematischer Verabreichung von Vitamin B_1, Vitamin B_2, Vitamin B_6, Pantothensäure, Nicotinsäure, Inosit, p-Aminobenzoesäure, Cholin, Pyridoxal und Pyridoxamin bei Perniciosa-Patienten feststellen konnten.

Eine neue grundlegende Feststellung zur Mangelgenese der perniciösen Anämie wurde 1945 von Spies und Mitarbeitern erbracht, die die Antiperniciosawirkung eines Nahrungsfaktors, der Folsäure, beschrieben.

Die Folsäure (Vitamin B_c).

Die Folsäure wurde 1941 von Mitchell, Snell und Williams aus den Spinatblättern isoliert; dabei wurde festgestellt, daß dieser Stoff eine wachstumsfördernde

Wirkung auf den Streptococcus lactis R und auf den Lactobacillus casei hatte. Ein Jahr vorher hatten SNELL und PETERSON aus der Hefe und der Leber einen Stoff extrahiert (durch Adsorption an Norit A), der „norite eluate factor" genannt wurde und der für das Wachstum des Lactobacillus casei notwendig war. Aber 1939 hatten HOGAN und PARROT ein Vitamin B_c beschrieben, dessen Fehlen eine Wachstumshemmung und eine makrocytäre Anämie beim Huhn verursacht. PFIFFNER hat schließlich zeigen können, daß das Vitamin B_c eine Wachstumswirkung auf den Lactobacillus casei ausübt, so daß man heute annimmt, daß alle diese Faktoren ähnliche oder gleiche Struktur haben und daß die Folsäure, das Vitamin B_c und der Lactobacillus-casei-Faktor die gleiche Substanz sind.

ANGIER und Mitarbeiter haben schließlich die Konstitutionsformel der Folsäure festgestellt. Es handelt sich um eine aus einem Pteridin, p-Aminobenzoesäure und Glutaminsäure bestehende Substanz.

Klinisch hat sich die Folsäure in ausgezeichneter und oft in verblüffender Weise bei der Behandlung hyperchromer perniciosaähnlicher Anämien, sowie bei der Biermerschen Anämie und den Darmsymptomen der Sprue bewährt. DARBY und JONES haben 1945 über 3 Fälle von Sprue berichtet, bei denen die Folsäure die Steatorrhoe, die Abmagerung, die Anämie und die Glossitis in kurzer Zeit behob. SPIES und Mitarbeiter konnten diese Feststellungen bestätigen und die Anwendungsgebiete dieses Vitamins erweitern, und zwar für die Behandlung makrocytärer und megalocytärer Anämien. Seitdem sind die klinischen Beobachtungen über die Folsäurewirkung zahlreich geworden. Die Antwort der perniciösen Anämie auf Folsäure ist im allgemeinen ähnlich derjenigen, die wir bei der Leberextrakttherapie beobachten. Die Retikulocytenkrise setzt am 3.—4. Tage der Behandlung ein, erreicht höhere Werte und ist von einem Anstieg des Hämoglobin und vor allem der Erythrocyten begleitet. Gleichzeitig treten die Megalocyten und Makrocyten zurück, wobei der Bilirubinspiegel im Blute und die Serumeisenwerte abnehmen.

Kleine Mengen von Folsäure sind in Leberextrakten gefunden worden, allerdings ist die Konzentration dieses Stoffes zu gering, um eine therapeutische Wirkung zu erzeugen (normale Dosis pro Tag per os 15 mg), so daß SPIES mit Recht zum Schluß kommt, daß Folsäure nicht dem antianämischen Prinzip gleichzustellen ist. Das Vitamin B_c ist auch nicht mit dem „extrinsic-factor" zu verwechseln, da es auch dort noch wirksam ist, wo der Magensaft keinen intrinsicfactor enthält, und da es auch bei parenteraler Verabreichung wirksam ist.

Bei Verabreichung von Folsäure an normale Individuen ist die Ausscheidung dieses Stoffes im Urin ausgiebig, bei der Perniciosa dagegen beobachtet man eine deutliche Retention im Körper. Es ist ferner interessant festzustellen, daß die Folsäureausscheidung bei Perniciosa-Patienten während der Leberextrakttherapie vermehrt ist. Diese Tatsache kann verschieden gedeutet werden. SPIES nimmt an, daß in der Leber mehrere antianämische Stoffe vorhanden sind, die bei gegenseitiger funktioneller Beziehung auf die hämopoetische Funktion zusammenwirken können. Die Folsäure wäre eines der verschiedenen Elemente dieses Enzymsystems, dem die Knochenmarksregulation obliegt und kann daher zu einem antianämischen Faktor werden. JUKES behauptet, daß bei der BIERMERschen Anämie eine Störung im Mechanismus der Befreiung der Folsäure aus ihrem Komplexe vorliegt und daß die Leberextrakte diesen Prozeß des Freiwerdens der Folsäure vollbringen.

Folsäuremangel im Tierversuch führt sowohl bei der Ratte und der Maus als auch bei Kücken und Meerschweinchen zu Wachstumshemmung und zu Störungen der Hämopoese. Wie wir schon gesehen haben, hat die Folsäure eine Wirkung auf das Bakterienwachstum. Dies ist der Fall besonders bei Lactobacillus

casei und bei Streptococcus lactis R. Bei anderen Bakterien bleibt diese Vitaminwirkung aus und zwar vor allem, weil solche Bakterien selbst Folsäure produzieren können. Es sei hier nur auf die Beobachtung von Muller und Miller hingewiesen, die festgestellt haben, daß die Folsäure nicht nur auf das Wachstum
des Tetanusbacillus, sondern auch auf die Toxinproduktion wirkt.

Nicht nur für Mikroorganismen ist die Folsäure notwendig, sondern auch für
das Wachstum der Kücken und für die Makaka-Affen ist dieses Vitamin unentbehrlich. Johnson, Hamilton und Mitchell haben tatsächlich nachweisen können, daß die Zufuhr dieses Stoffes die durch eine synthetische Nahrung ernährten
Tiere gegen Mangelerscheinungen schützt. Auch bei der Ratte kann man nach
Ausschaltung der Folsäure Wachstumsstörungen und Veränderungen des Blutbildes beobachten (Welch und Wright). Diese Feststellungen sind aber erst
möglich, wenn die Synthese der Folsäure bei den Darmbakterien durch Sulfonamid-
zugaben gehemmt ist.

Beim Menschen ist Folsäuremangel selten, vor allem weil die Darmflora stets
kleine Mengen dieses Stoffes liefert und weil er in der Natur ziemlich verbreitet
ist. Mangelerscheinungen beim Menschen treten erst auf, wenn die Darmresorption stark gestört ist. Dies ist bei der Sprue und bei der kindlichen Cöliakie besonders der Fall. Bei normalen Individuen führt die kurz- und langdauernde Zufuhr von Folsäure zu keinem nennenswerten Symptom und zu keinen Veränderungen des Blutbildes (Watson und Mitarbeiter). Dagegen kann man in manchen
Fällen von Leukopenie, vor allem derjenigen nach mäßiger Röntgenbestrahlung,
eine Normalisierung des Blutbildes nach Folsäurebehandlung beobachten.

Es ist überflüssig, hier die Symptomatologie der Biermerschen Anämie und
der Sprue zu erwähnen, vor allem weil diese beiden Krankheiten nicht als Folsäureavitaminose zu werten sind. Wir müssen lediglich betonen, daß das Vitamin
B_c einen günstigen, oft frappanten Einfluß auf den Verlauf der erwähnten Krankheiten hat, wobei weitere Mangelerscheinungen noch zu beobachten sind, wie eine
Polyavitaminose der Gruppe B (Zungen- und Schleimhautatrophien) und eine
D-Hypovitaminose bei der Sprue.

Es sei noch bemerkt, daß trotz der am 5.—8. Tage erfolgten Reticulocytenkrise und der Besserung des Blutbildes die Achlorhydrie weiter bestehen bleibt.
Ferner sieht man nicht selten typische Fälle von Biermerschen Anämien und von
Sprue, die auf Folsäure refraktär sind. In manchen Fällen sind die Rückfälle
nach der Remission auf Folsäurebehandlung häufig und treten in kurzer Zeit
wieder auf. Schließlich sei noch auf die Gewöhnung der Patienten an die Folsäurebehandlung hingewiesen. Nach der durch Folsäure erfolgreich bekämpften dritten
oder vierten Remission, kann man allmählich eine Abschwächung der therapeutischen Wirksamkeit des Vitamin beobachten, und der Patient kann gegen das
Medikament völlig refraktär werden. Wir konnten solche Beobachtungen sowohl
bei schweren Spruefällen als auch bei der Biermerschen Anämie machen, vor
allem wenn eine Dauerbehandlung mit größeren Dosen monatelang durchgeführt
wurde. Ähnliche Beobachtungen wurden auch von Ludin beschrieben.

Gute therapeutische Erfolge werden bei der makrocytären und megalocytären
Anämie der Schwangerschaft und der Pellagra sowie bei der Sprue und anderen
Formen von Steatorrhöe beobachtet.

Endlich seien noch die Fälle makrocytärer Anämie mit Leukopenie erwähnt,
die sich nach einer langdauernden Sulfonamidbehandlung beim Menschen entwickeln. Diese Erscheinungen verschwinden rasch nach Folsäurezufuhr.

Einige Autoren haben schließlich über die günstige Wirkung der Folsäure auf
die nervösen Erscheinungen der Biermerschen Anämie berichtet. Wir können
diese Ansicht nicht teilen. Die nervösen Symptome können in gewissen Fällen

zurücktreten, wenn diese früh erkannt und behandelt werden. Die seit lang bestehenden nervösen Störungen der Perniciosa dagegen verschwinden im allgemeinen nicht nach einer langdauernden Folsäurebehandlung, auch nicht wenn sie mit B_1-Zufuhr unterstützt wird, man kann sogar eine Verschlimmerung der nervösen Symptome im Verlauf der Folsäurebehandlung beobachten.

Die Folsäure bleibt also klinisch ein sehr wichtiges therapeutisches Element bei den oben beschriebenen Krankheitsbildern, vermag aber in der Behandlung der perniciösen Anämie nicht die Lebertherapie zu ersetzen.

Wie die Leberextrakte ist die Folsäure bei den aplastischen Anämien unwirksam oder wenig wirksam. Dieser Stoff ist deshalb nicht imstande, die normale Bildung von roten Blutkörperchen, sondern nur den Reifungsmechanismus derselben, wenn dieser pathologisch gestört ist, zu fördern.

Interessant ist ferner zu wissen, daß auch der wichtige Bestandteil der Folsäure, die Glutaminsäure und einige ihrer Derivate eine gewisse Wirkung auf die Blutbildung aufweisen. Die Pteroyldiglutaminsäure hat z. B. eine solche Wirkung und wird im Urin als Folsäure ausgeschieden. SCHOLZ, WILLIAMS, ELLIS und SPIES kommen bei der Untersuchung dieser Derivate zum Schlusse, daß die Folsäure als Enzymteil in einem biochemischen System wirke, welches das Knochenmark erregen kann.

Schließlich seien noch die Beobachtungen von MAMIE und RIVIER über die funktionellen Beziehungen der Folsäure mit anderen B-Vitaminen bei der BIERMERschen Anämie erwähnt. Bei vergleichenden Ausscheidungsbestimmungen von Aneurin und Lactoflavin im Urin nach Belastung mit Vitamin B_1 und B_2 vor und während Folsäurebehandlung haben diese Autoren in unserem Institut feststellen können, daß die Lactoflavinausscheidung nach Vitaminbelastung während der Folsäurebehandlung um das 2—5fache höher steigt als vor der Folsäurebehandlung. Diese Tatsache ist schwer zu deuten, würde aber dafür sprechen, daß bei der BIERMERschen Anämie die Folsäure integrierend auf den intermediären Vitamin-B-Stoffwechsel wirkt, wobei das Lactoflavin freigelassen und das Aneurin retiniert wird.

Diese Feststellungen haben unseres Erachtens eine gewisse praktische Bedeutung. In der Feststellung einer allmählich sich einstellenden Unwirksamkeit der Folsäure bei der Perniciosabehandlung muß man sich fragen, ob eine langdauernde Verabreichung von Folsäure nicht zu einer Verarmung des Organismus an gewissen Vitaminen der B-Gruppe führen könnte, die sich dann ungünstig auf den gesamten Mechanismus der Perniciosa äußern würde. Ähnliche Beobachtungen haben wir bei der Serumeisenbestimmung während einer langdauernden Folsäurebehandlung gemacht. Normalerweise sinkt der Serumeisenspiegel nach der Reticulocytenkrise und erreicht in kurzer Zeit sehr niedrige Werte, um dann im Laufe mehrerer Wochen allmählich wieder auf normale Höhe zu steigen. Protrahierte Folsäurekuren zeigen nach unserer Erfahrung ein Tiefbleiben des Eisenspiegels im Serum. Dies wirkt sich auf die Länge ungünstig auf den Hämoglobingehalt des Blutes aus.

Bei diesen Fällen von rasch erfolgenden Rezidiven oder von Refraktärwerden der Patienten auf die Folsäurebehandlung führt eine Leberextrakttherapie im allgemeinen zum raschen Verschwinden der Perniciosasymptome. Diese Tatsache spricht wiederum für die Annahme, daß der Wirkungsmechanismus der Folsäure und des antiperniciösen Prinzips des Leberextraktes ein verschiedener ist.

Das Vitamin B_{12}.

Einige Jahre nach den ersten Veröffentlichungen über klinische Anwendung von Folsäure, wurde 1948 von einigen amerikanischen Autoren, RICKES und

Mitarbeiter, Lester-Smith, Berk und Mitarbeiter, über die Isolierung des Antiperniciosafaktors der Leberextrakte in Kristallform berichtet. Smith hat außerdem zeigen können, daß der gereinigte kristallisierte Antiperniciosafaktor ein Kobalt-Phosphor-Komplex ist, der 1 Atom Kobalt auf 3 Atome Phosphor enthält. Neben Eisen und Kupfer kommt dem Kobalt als Spurenelement eine unerwartete biologische Bedeutung zu.

Die ersten klinischen Versuche und Beobachtungen führen alle zu der Feststellung, daß die Wirkung des Vitamin B_{12} mit derjenigen der Leberextrakte in der Behandlung der Perniciosa und der makro-megalocytären Anämien praktisch identisch ist. Das Vitamin B_{12} scheint ferner auch eine gewisse Aktivität bei der Sprue auszuüben.

Nach Spies und Mitarbeitern tritt oft zwischen dem 3. und 5. Tag der Behandlung eine Besserung der Allgemeinsymptome ein. Mit der Reticulocytenkrise beobachtet man eine rasche Normalisierung des Blutbildes und eine deutliche Zunahme des Appetits, der Kräfte und des Gewichtes. Das Zungenbrennen verschwindet allmählich nach dem 5. Tag. Auch die neurologischen Symptome können sich bisweilen bessern und sogar verschwinden, wenn dieselben nicht seit zu langer Zeit bestehen. Die Besserung der neurologischen Zeichen der Perniciosa wird im allgemeinen nach der zweiten Behandlungswoche beobachtet. Auch bei der Sprue ist die Besserung oft auffallend. Blutbild, Steatorrhöe, Allgemeinbefinden können in kurzer Zeit günstig beeinflußt werden.

Die Dosen sind individuell verschieden. Die tägliche Verabreichung von 4—5 γ kann in manchen Fällen schon genügend sein, während bei anderen Patienten 10, 50 γ und mehr notwendig sind, um eine deutliche Reaktion hervorzurufen. Es ist deshalb notwendig je nach dem Falle die entsprechende therapeutische Dosis zu studieren, sie schwankt im allgemeinen zwischen einem Minimum von 10γ und einem Maximum von 100 γ.

Bis jetzt wurde kein Anhaltspunkt für die Synthese des Vitamin B_{12} in den Geweben von Wirbeltieren gefunden. Hefe ist reich an Folsäure, aber arm an B_{12}. Dagegen sind verschiedene Mikroorganismen fähig, diese komplizierte Synthese auszuführen. So konnten Rickes und Mitarbeiter aus Kulturen von Streptomyces griseus kristallinisches B_{12} isolieren. Später wurde das Vitamin in Kulturen von Mycobacterium smegmatis, Bacillus subtilis und verschiedener Streptomyces gefunden.

Interessant ist zu notieren, daß in den Faeces von Perniciosapatienten das Vitamin vorhanden ist; es wird sehr wahrscheinlich von der Darmflora gebildet.

Neueste Arbeiten speziell der amerikanischen Literatur befassen sich mit den Beziehungen des Vitamin B_{12} zu den Castleschen Anämiefaktoren.

Dosen von 5—10 γ Vitamin B_{12} per os haben keine Wirkung, wenn nicht gleichzeitig der „intrinsic factor" zugefügt wird (Berk und Mitarbeiter). Diese Beobachtung würde deshalb die Auffassung verstärken, daß die Ursache der Perniciosa in der Abwesenheit des „extrinsic factor" in der Magendarmschleimhaut zu sichen wäre, die die Absorption des Vitamin B_{12} und der ihm nahe liegenden Stoffe aus dem Darmtractus verunmöglicht.

Jukes und Stockstad kommen deshalb zum Schlusse, daß die perniciöse Anämie ein Gewebsmangel an Vitamin B_{12} ist, verursacht durch eine degenerative Störung im Umsatzmechanismus dieses Vitamins.

Wichtiger noch scheinen schließlich die biochemischen Arbeiten, die die funktionellen Wechselbeziehungen zwischen Vitamin B_{12} und Folsäure in verschiedenen Fermentsystemen erläutern. In der Tat, sowohl das Vitamin B_{12} als auch die Folsäure spielen eine wichtige katalytische Rolle in der Bildung des Thymidins, wichtiger Bestandteil der Nucleinsäure, und ebenso auch im Methylierungssystem, das wir schon bei der Besprechung des Methylierungsfaktors erwähnt haben. Diese Beziehungen im intermediären Stoffwechsel können zum Teil die ähnliche therapeutische Wirkung beider Vitamine erklären und zeigen anderseits die komplizierte Tätigkeit dieser Stoffe nicht nur bei der Regulation des Knochenmarkes, sondern auch bei den multiplen biochemischen enzymatischen Vorgängen in den übrigen Geweben.

Klinische Allgemeinbetrachtung über die Erscheinungen bei B-Vitamin-Mangel.

In den vorhergehenden Kapiteln haben wir versucht, die Symptome der verschiedenen B-Hypovitaminosen und Avitaminosen darzustellen. Wir mußten aber oft zugeben, daß wir es selten mit der Mangelerscheinung eines einzelnen B-Vitamin zu tun haben. Das klinische Bild der einzelnen B-Hypovitaminosen ist oft schwer zu umfassen, da die funktionellen Beziehungen zwischen den verschiedenen B-Vitaminen so eng verknüpft sind, daß der Mangel eines Vitamin mit demjenigen eines anderen einhergeht. Reine B-Avitaminosen sind in den zivilisierten Ländern heute selten. Die Beri-Beri und Pellagra neigen immer mehr zum Verschwinden. Wir müssen dagegen unsere Aufmerksamkeit auf diejenigen klinischen Zustände konzentrieren, die durch larvierte, oft mit den gewöhnlichen klinischen Untersuchungsmethoden schwer zu erfassenden Mangelerscheinungen einhergehen, die unter der allgemeinen Bezeichnung der B-Hypovitaminosen zusammengefaßt werden. Es handelt sich meistens um Allgemeinsymptome, die andere interkurrente Erkrankungen begleiten und die oft als Vitaminmangelerscheinungen nicht leicht zu erkennen sind. Die pathogenetischen Mechanismen dieser klinisch schwer zu erfassenden B-Hypovitaminosen sind mannigfach. Wir möchten hier zusammenfassend einige der wichtigsten Ursachen dieser B-Hypovitaminosen erwähnen:

A. Ursachen der B-Hypovitaminose:

1. Mangel an vitaminhaltiger Nahrung.

Wir haben schon erwähnt, daß es im allgemeinen eher selten ist, unter normalen Verhältnissen alimentär bedingte B-Hypovitaminosen zu finden. Wir müssen hier allerdings gewisse Einschränkungen machen. Unsere Beobachtungen, zusammen mit GLANZMANN und UEHLINGER haben beim Studium der Ernährungsverhältnisse in der Schweiz gezeigt, daß in gewissen Gebirgsgegenden, wo die Landwirtschaft durch Höhe, Bodenbeschaffenheit und klimatisch ungünstige Verhältnisse mangelhaft entwickelt ist, gerade die B-Hypovitaminose gar nicht so selten und häufiger als die C-Hypovitaminose zu finden ist. Die Ursache dieser mangelhaften Ernährung beruht auf einer zu einseitigen Nahrungszufuhr besonders in den Wintermonaten. In verschiedenen Gebirgsbezirken haben wir z. B. feststellen können, daß sich die Bevölkerung im Winter vorwiegend mit Kartoffeln, Mais oder Kastanien ernährt. Milch und Milchprodukte werden verkauft und von den Einheimischen kaum benützt, während Fleisch selten gegessen wird. So sieht man besonders im Frühjahr das Auftreten klassischer B-hypovitaminotischer Symptome mit Hauterscheinungen (wobei die Sonne und die Lichtreverberation durch den Schnee auch eine Rolle spielen), Mundwinkelrhagaden, pellagroide Hauterscheinungen an den Wangen, Nacken und Handrücken, Auftreten struppiger Haare, Magen-Darmbeschwerden, Muskelschwäche, Anämie usw. Bei manchen Kranken können bei zu einseitiger Diät B-Hypovitaminosen auftreten.

Es ist hier schließlich noch zu bemerken, daß eine quantitativ eingeschränkte Nahrung selten zu schweren B-hypovitaminotischen Symptomen führt. Wir hatten oft Gelegenheit, Insassen von Konzentrationslagern zu untersuchen und waren erstaunt festzustellen, daß schwer unterernährte Individuen nur selten die typischen B-Mangelerscheinungen aufwiesen. Diese Tatsache ist wohl dadurch zu erklären, daß die Inaktivität dieser Personen entsprechend einer sehr geringen Calorienzufuhr eine „vita minima" ausgelöst hatte, wobei die Tätigkeit der aus B-Vitaminen bestehenden Zellfermente stark reduziert war. Belastungsversuche mit B-Vitaminen zeigten, daß die Patienten unter einem schweren Vitaminmangel litten, ohne aber klinisch die Zeichen dieser Karenz zu offenbaren. Die Symptome der B-Hypovitaminose dagegen kamen oft zum Vorschein, wenn die Patienten zu rasch zu einem normalen Leben und zu einer normalen Nahrung übergingen. Im Augenblick, wo die Gewebe energetisch beansprucht wurden, kam dann der Vitamin- bzw. der Fermentmangel zum Vorschein (man könnte von einer *klinisch nicht manifesten Hypovitaminose* sprechen). Eine weitere Ursache der Hypovitaminosen bei mangelhafter Nahrungszufuhr ist schließlich bei der Pellagra beobachtet worden, wo die Bildung der Nicotinsäure eng mit der Eiweißzufuhr und speziell mit dem Gehalt an Aminosäuren (Tryptophan, Tyrosin usw.) verknüpft ist. So könnte ein Mangel an Aminosäuren die Bildung von Nicotinsäure beeinflussen.

2. Mangelhafte Resorption von B-Vitaminen aus dem Verdauungskanal.

Es ist klar, daß dort, wo die Darmresorption stark geschädigt ist, eine Hypovitaminose entstehen kann, auch wenn die Vitamine der B-Gruppe wasserlöslich sind. Dies ist der Fall bei zu rascher Darmpassage, wie z. B. bei chronischer Enteritis, Enterocolitis, nervösen Durchfällen, Sprue, Cöliakie usw.

Die chronische Entzündung des Magen-Darmkanals kann zu beträchtlichen Störungen der B-Vitaminresorption führen, wie dies folgende Aneurin- und Lactoflavinausscheidungskurven nach peroraler Vitaminbelastung bei einem Fall chronischer Enterocolitis veranschaulichen.

Eine mangelhafte Magenverdauung kann ebenfalls zu solchen Resorptionsstörungen von Vitaminen führen. Dies ist der Fall bei der Magenachlorhydrie. Für das Vitamin B_1 haben Field und Mitarbeiter und andere Autoren dies experimentell nachweisen können. Wir selber haben verschiedene Beobachtungen über Resorptionsstörungen von Vitamin B_1 und B_2 bei Achlorhydrie machen können. In diesem Zusammenhang ist noch interessant zu bemerken, daß, wie wir es schon gesehen haben, der Salzsäuremangel

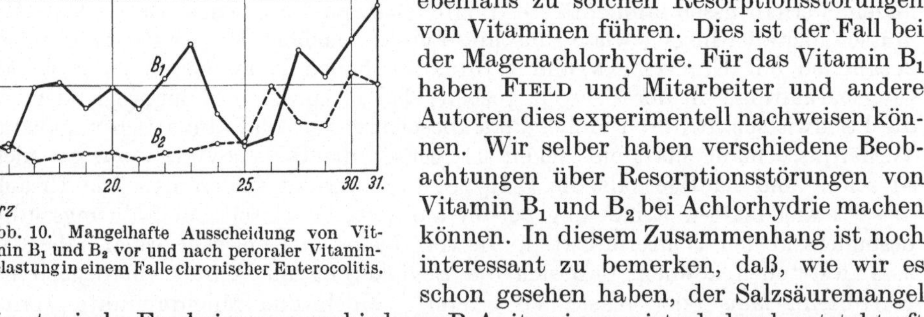

Abb. 10. Mangelhafte Ausscheidung von Vitamin B_1 und B_2 vor und nach peroraler Vitaminbelastung in einem Falle chronischer Enterocolitis.

eine typische Erscheinung verschiedener B-Avitaminosen ist; dadurch entsteht oft ein circulus vitiosus, indem die Hypochlorhydrie oder Achlorhydrie die Hypovitaminose verursacht hat, und dieselbe die Achlorhydrie unterstützt und weiter unterhält. Es sei hier noch auf die Arbeit Bocksbergers in unserem Institut hingewiesen, der die Beeinflussung der parenteralen Zufuhr von B-Vitaminen (besonders B_1, B_2 und Nicotinsäure) auf die Hypochlorhydrie und Achlorhydrie studiert hat.

Bei Magenresektion und bei Gastroenterostomie haben wir ebenfalls in einigen Fällen typische Mangelerscheinungen von B-Vitaminen gesehen.

Ein weiteres Erscheinen von hypovitaminotischen Symptomen im Verlauf von Magen-Darmleiden kann durch die langdauernde Behandlung des Verdauungskanals ausgelöst werden. Die monatelang dauernde Verabreichung von Pulvern in größeren Mengen, wie Wismuth, Tierkohle, Kaolin, Bolus usw. führt manchmal zu Adsorption der wasserlöslichen Vitamine, die deshalb nicht resorbiert werden. Oft ist der Resorptionsmechanismus dieser Stoffe durch die Schleimhautbedeckung durch das Medikament erschwert. Die durch die Behandlung resultierende Hypoacidität könnte auch bei der Verdauung der Nahrung wiederum ungünstig wirken.

Schließlich sei auf die schon erwähnte Schädigung der Darmflora durch langdauernde Behandlung mit darmdesinfizierenden Mitteln und Antibioticis hingewiesen (Sulfoguanidin, Aureomycin usw.). Die Bekämpfung und die Beseitigung der Darmflora führt zur Hemmung der Synthese gewisser B-Vitamine von seiten der Darmbakterien, was zu sekundären Hypovitaminosen führen kann. Der chronische Gebrauch von Paraffinöl scheint die Resorption der wasserlöslichen Vitamine nicht stark zu schädigen, wie dies bei den fettlöslichen Vitaminen der Fall ist.

In bezug auf die mangelhafte Resorption der B-Vitamine durch die Darmschleimhaut ist noch zu erwähnen, daß die Mehrzahl dieser Stoffe an Phosphorylierungsprozessen beteiligt und nach VERZÁR zum Teil mit der Resorption von Kohlenhydraten und Fetten funktionell verbunden ist. Störungen solcher Phosphorylierungsprozesse auf der Höhe der Darmschleimhaut können natürlich ebenfalls ein Hindernis für die Resorption dieser Vitamine bilden.

3. Störungen der biologischen Verwertung der B-Vitamine im Körper.

Die Vitamine der B-Gruppe verdanken ihre biologische Bedeutung der Tatsache, daß sie meistens Bestandteile wichtiger Fermente sind. Um die encymatische Tätigkeit zu erreichen, müssen diese Vitamine vom Organismus selbst oder von den Darmbakterien bearbeitet werden. Für die Vitamine B_1, B_2 und Nicotinsäure muß z. B. eine Phosphorylierung vorangegangen sein. Diese chemische Umwandlung der Vitamine geschieht besonders in gewissen Organen, vor allem in der Leber, evtl. im Reticulum. Störungen dieser Vorgänge oder dieser Organe können die Bildung der entsprechenden Fermente hemmen. In diesem Fall kann der Organismus eine normale Vitaminaufnahme aufweisen, zeigt aber, da die entsprechenden Fermente fehlen, die klinischen Symptome einer Hypovitaminose oder Avitaminose. Dies ist vor allem der Fall bei Leberschädigungen, wie bei schweren langdauernden Hepatitiden und besonders bei der Lebercirrhose. Es ist aber nicht ausgeschlossen, daß auch bei der Nebennierenrindeninsuffizienz in Zusammenhang mit einer mangelhaften Phosphorylierung solche Störungen auftreten können. Die B-Hypovitaminose bei der alkoholischen Lebercirrhose ist besonders bekannt.

Es ist ferner nicht ausgeschlossen, daß neben der durch obengenannte Schädigungen bestimmter Organe oder Organsysteme bedingten Insuffizienz dieser Umwandlungsvorgänge, auch konstitutionelle Momente damit verbunden sind. Zu dieser Gruppe würden gewisse Fälle schwerer konstitutionellen Asthenie, und die von BASSI beschriebenen Hypovitaminosen bei Mongoloiden, Unterentwickelten, kongenitalen Störungen, bei denen er die Bezeichnung einer Dysgenovitaminose geprägt hat, gehören.

4. Vermehrter Verbrauch oder vermehrte Ausscheidung von Vitaminen.

Mangelerscheinungen werden natürlich auch auftreten, wenn der Organismus einen vermehrten Bedarf an Vitaminen aufweist wie im Kindesalter, in der Pubertät, bei der Schwangerschaft, während der Lactationsperiode, bei langdauernden fieberhaften Zuständen und bei der Hyperthyreose. Alle diese Momente können nicht nur bei der Entwicklung, sondern auch beim Hervortreten latent gebliebener Hypovitaminosen oder bei der Verschlimmerung schon bestehender Mangelerscheinungen eine Rolle spielen. Vermehrter Verbrauch bestimmter Vitamine kann schließlich bei unzweckmäßiger Nahrungsaufnahme (übermäßige Kohlenhydratzufuhr kann unter Umständen einen vermehrten Verbrauch von Vitamin B_1 mit sich bringen) auftreten.

Die vermehrte Ausscheidung von Vitaminen hat Jolliffe bei der Polyurie des Diabetes insipidus beobachtet.

5. Hypovitaminosen durch Vitaminantagonismus und Antivitaminwirkung.

. Dies kommt selten vor. Beim Zustandekommen von Hypovitaminosen muß man aber an die Möglichkeit der Beseitigung oder der Ausscheidung eines Vitamins durch das Vorliegen bestimmter Stoffe oder anderer Vitamine denken.

In dieser Beziehung sei auf die bei uns von Antognini und Delachaux beschriebene Vermehrung der Lactoflavinausscheidung bei Thiaminbelastung und umgekehrt hingewiesen. Diese Feststellung hat dazu geführt, daß praktisch die Verabreichung des gesamten B-Komplexes am Krankenbette derjenigen eines einzigen B-Vitamins vorgezogen wird.

Experimentell hat man den Antagonismus bei der Entstehung der Fettleber zwischen Vitamin B_1 und Biotin einerseits und Cholin-Inosit anderseits festgestellt.

Die *Antivitamine* der Gruppe B sind zahlreich. Für das Vitamin B_1 hat man die Thiaminase gefunden, die eine fermentative Spaltung des Vitamin verursacht. Für andere B-Vitamine existieren Substanzen mit ähnlicher Strukturformel, die eine Substitution des entsprechenden Vitamin verursachen können. Es geschieht in diesem Falle eine Verdrängung des Vitamins durch das Antivitamin. Besonders bekannt ist die Verdrängung der p-Aminobenzoesäure durch Sulfonamide (Woods) und diejenige der Folsäure durch Pteroylglutaminsäurederivate. Eine weitere Antivitaminwirkung, wie wir schon früher gesehen haben, besteht zwischen Biotin und einer Substanz des Hühnereiweißes (Avidin), wobei im Verdauungstraktus ein unresorbierbarer Komplex Vitamin-Avidin entsteht, der die Resorption des Vitamin hemmt.

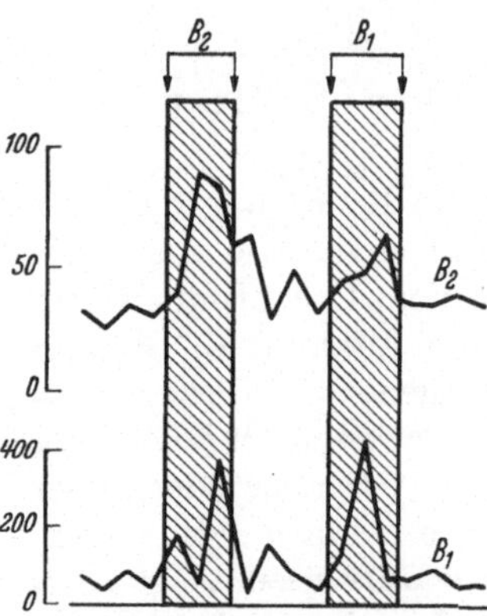

Abb. 11. Ausscheidungskurven von Vitamin B_1 und B_2 nach Belastung von Thiamin und von Lactoflavin.

Der Nicotinsäuregehalt des Organismus kann von der Menge gewisser in der Nahrung enthaltener Aminosäuren abhängig sein. Wir haben in der Tat schon erwähnt, daß möglicherweise das Tryptophan ein Bildungsstoff des Vitamin ist, so daß der Gehalt der Nahrung an dieser Aminosäure indirekt die Bildung der Nicotinsäure beeinflussen kann. Gewisse Autoren behaupten ferner, daß Tyrosin und Phenylalanin sowie Glykokoll den Nicotinsäurebedarf des Organismus steigern können.

Diese wenigen Beispiele zeigen zur Genüge, daß unter bestimmten Bedingungen gewisse gegen B-Vitamine antagonistisch wirkende Mechanismen im menschlichen Organismus vorliegen, die eine normale Vitaminversorgung stören können.

B. Klinische Symptome der B-Hypovitaminosen.

Wir haben in den vorangehenden Kapiteln versucht, die für jeden Vitaminmangel charakteristischen Symptome zu schildern. Wenn wir zusammenfassend die klinischen Erscheinungen der B-Hypovitaminose und Avitaminose kritisch betrachten, so sehen wir, daß eine Avitaminose sich oft mit Mangelerscheinungen von einem oder von mehreren Vitaminen der B-Gruppe vergesellschaftet und daß die Symptome oft gewisse Ähnlichkeiten und gewisse Charakteristika aufweisen, die alle der gesamten Gruppe der B-Vitamine gemein sind. Es ist in der Tat auffallend, daß in fast allen B-Hypovitaminosen und Avitaminosen gewisse Organsysteme elektiv befallen sind. So sehen wir in den verschiedenen Krankheitsbildern folgende Symptomgruppe:

a) Haut- und Schleimhauterscheinungen;
b) Störungen des Verdauungssystems;
c) Schädigungen des Nervensystems;
d) Anämien;
e) Allgemein- und Kreislaufsymptome.

a) Haut- und Schleimhauterscheinungen.

Die stärksten Schädigungen der Haut sind bei der Pellagra zu beobachten, wobei die Haut starke erythematöse bullöse Erscheinungen mit Pigmentierung, Atrophie, Nekrose und Vernarbung aufweisen kann.

Aber auch bei den übrigen B-Hypovitaminosen und Avitaminosen kann man nicht selten Hautveränderungen in Form von Erythemen, Ekzemen (und besonders seborrhoische Ekzemen), Hautjucken, Hyperkeratose, Pigmentierungen usw. sehen. Die Hautveränderungen beim B-Vitaminmangel lokalisieren sich meistens um den Mund, an der Nasolabialfalte und an den Nasenöffnungen, am Kinn sowie an den unbedeckten Körperstellen.

Die Schleimhäute sind auch sehr oft und in charakteristischer Weise betroffen: Mundwinkelrhagaden (Cheilosis), Schleimhautatrophie der Zunge, der Mundhöhle und des Ösophagus, manchmal sogar des Magens. In selteneren Fällen kann man auch Schleimhautatrophie der Nase, Trachea und der Vagina beobachten. Die Speichel- und Tränendrüsen werden manchmal auch atrophisch. Es resultiert daraus eine sehr lästige Trockenheit der Schleimhäute, die zu Reizerscheinungen und Entzündungen führt. Die Zunge nimmt manchmal eine intensiv rote Farbe an. Schließlich seien noch die Nagelveränderungen erwähnt. Brüchigkeit und unregelmäßiges Wachstum in Form von Poikiloonkie.

Es ist klar, daß diese Hautsymptome nicht in allen Fällen des B-Vitaminmangels zu erscheinen brauchen, daß sie bei gewissen Avitaminosen besonders ausgesprochen sein können (vor allem B_2, Nicotinsäure, B_6), sie können aber auch in weniger ausgesprochener Weise beim Mangel der übrigen B-Vitamine auftreten.

b) Störungen des Verdauungstractus.

Diese Störungen stehen in unmittelbarem Zusammenhang mit den Schleimhautveränderungen (Atrophie), die wir schon oben erwähnt haben.

Häufig beobachtet man eine Magenhypacidität oder Anacidität mit den darauffolgenden dyspeptischen Beschwerden, Appetitlosigkeit, Zungenbrennen, Schluckbeschwerden, Dysphagie usw. Darmbeschwerden wurden ebenfalls häufig beobachtet. Durchfälle sind oft in der Anamnese solcher Kranken zu finden. Man muß jedoch diejenigen, die die Hypovitaminose verursachen, von denjenigen, die durch den Vitaminmangel ausgelöst sind, unterscheiden. Oft entwickelt sich dabei ein gewisser Circulus vitiosus, indem die interkurrenten Durchfälle zur Hypovitaminose führen, die dann die Darmstörung weiter unterstützt.

Auch Verstopfung wird manchmal beobachtet, dieselbe kann nach vorangegangener Vitaminbehandlung wieder verschwinden. Die qualitative Stuhluntersuchung zeigt oft deutliche Resorptionsstörungen; vor allem findet man unverdaute Kohlenhydratreste und Fett. Steatorrhoe ist eine häufige Begleiterscheinung der B_2- und Nicotinsäure-Avitaminose, dabei findet man im Stuhl sowohl Neutralfett als auch Fettsäuren. Auch hier kann die Steatorrhoe nicht nur Folge, sondern auch Ursache des B-Vitaminmangels sein. Blähungen, Darmkrämpfe, Völlegefühl und Schmerzen sind oft gesehen worden. Es sei hier ferner auf die verblüffenden Resultate bei der Behandlung der Sprue mit Folsäure und mit dem Vitamin B_{12} hingewiesen. Diese Tatsache zeigt wiederum die Bedeutung der B-Vitamine für die Darmresorption der Fette.

Die Leber kann auch bei der B-Hypovitaminose in Mitleidenschaft gezogen werden. Es wird dabei eine vergrößerte Leber festgestellt, und oft ist es schwierig, zu entscheiden, ob die Leberschädigung primär oder sekundär zum Krankheitsbild gehört. Wir haben in der Tat schon früher gesehen, wie die Lebercirrhose und die chronische Hepatitis zur B-Avitaminose führen können.

c) Schädigungen des Nervensystems.

Allgemeine nervöse Erscheinungen wie Abgeschlagenheit, Reizbarkeit, Schlaflosigkeit, Müdigkeitsgefühl usw. sind nicht selten zu beobachten, Erregungszustände dagegen kaum zu sehen.

Die Beziehungen des Vitamins B_1 zum Nervensystem sind zur Genüge bekannt. Aber auch wenn wir nur selten die schweren Beri-Beri-Neuritiden zu sehen bekommen, so finden wir oft klinische Symptome einer diffusen Schädigung des Nervensystems unter dem B-Vitaminmangel. Am häufigsten werden Parästhesien gesehen, die manchmal von circumscripten Kreislaufstörungen, Schmerzhaftigkeit der Nervenstränge, Sensibilitätsstörungen, Druckempfindlichkeit der Muskulatur, Störungen der Reflexe, häufig mit Hyporeflexie, seltener mit Hyperreflexie gefolgt sind.

Eine Abnahme des Sehvermögens wird ebenfalls beobachtet, dazu ist noch die Nyctalopie zu erwähnen, die in seltenen schweren Fällen als Ausdruck einer Mischavitaminose zum Vorschein kommen kann. Mainzer beschrieb auch Heiserkeit infolge einer hypovitaminotischen Rekurrensparese. Neuralgische Beschwerden treten bei der B_2-Avitaminose auf.

d) Anämien.

Die B-Hypovitaminosen und Avitaminosen können oft das klinische Bild der Anämie aufweisen. Allerdings beobachtet man dabei sowohl hypochrome als auch hyperchrome Anämien, was auf verschiedenen pathogenetischen Faktoren beruht. Bei der Hypochlorhydrie und Achlorhydrie des Magens, die so oft bei diesen Vitaminmangelzuständen beobachtet werden, ist die Eisenresorption meistens gehemmt. Dies hat seine Ursache in der Tatsache, daß die Umwandlung des Nahrungseisens in die ionisierte Form durch das Fehlen der Salzsäure des Magens gehemmt ist. Es folgt daraus auf die Länge ein Eisenmangel im Organismus, der sich dann in Form einer hypochromen Anämie bemerkbar macht. Es sei noch hier erwähnt, daß die essentielle hypochrome Anämie manchmal typische Zeichen von B-Hypovitaminose aufweisen kann, und dies vor allem, weil die Magenachlorhydrie dieser Krankheit die Vitaminresorption hemmt.

Anders verhalten sich diejenigen Mangelzustände, die zum klinischen Bilde der perniciösen oder der perniciosaartigen Anämie führen.

Die avitaminotische Genese dieser Anämien ist noch nicht völlig geklärt. Neben der Theorie des primären Vitaminmangels könnte man sich noch vorstellen, daß die Magenschleimhautschädigung dabei so schwer ist, daß die Bildung des antiperniciösen Prinzips überhaupt nicht mehr möglich ist. Ferner kann man annehmen, daß durch die schwere Resorptionsstörung, die die B-Avitaminose durch Schädigung der Darmschleimhaut mit sich bringt, das antiperniciöse Prinzip oder das Antiperniciosavitamin (B_{12}) nicht mehr resorbiert werden können. Man würde damit eine ähnliche Erklärung finden, wie bei der pseudoperniciösen Anämie der Sprue.

Schließlich ist noch an die Möglichkeit einer Hemmung der Folsäuresynthese durch Schädigung der Darmflora zu denken. Es ist möglich, daß alle drei Mechanismen dabei eine gewisse Rolle spielen. Ferner sei noch auf die makrocytäre hyperchrome Anämie der B_2- und Nicotinsäure-Hypovitaminose hingewiesen. Die Pathogenese dieser Formen ist unklar, kann aber mit der enzymatischen Tätigkeit dieser Vitamine in Zusammenhang gebracht werden.

e) Allgemeine und Kreislaufsymptome.

Allgemeinsymptome des B-Vitaminmangels fassen sich für gewöhnlich unter folgendem Krankheitsbild zusammen:

Große Müdigkeit, Schlappheit, vermehrte Ermüdungsbereitschaft. Leichte Abnahme der psychischen Fähigkeiten. Aufregung, nervöse Zustände, Angstgefühl, Appetitlosigkeit, Gewichtsabnahme.

Die Kreislauferscheinungen können hie und da von Bedeutung sein. Wir wollen hier nicht auf die Beschreibung des Beri-Beri-Herzens zurückkommen, möchten aber bemerken, daß leichte Schädigungen des Myokards bei der B-Avitaminose schon oft beschrieben worden sind. Es sei hier nur kurz auf die schöne zusammenfassende Arbeit von MAINZER hingewiesen. Leichte Störungen des EKG und besonders der ST-Strecke und der T-Zacke sind nicht nur beim Beri-Beri-Herz, sondern auch bei anderen B-Hypovitaminosen beobachtet worden. Die subjektiven Herzbeschwerden sind meistens Herzklopfen, rasch auftretende und langdauernde Tachykardie nach der Anstrengung, nervöse Herzbeschwerden.

Manchmal und bei schweren Fällen kommt es zu Herzmuskelschwäche mit Kreislaufinsuffizienz. Es handelt sich hier meistens (die Beri-Beri-Krankheit ausgenommen) um Fälle, die schon eine organische Schädigung des Myokards aus anderen Ursachen (entzündlich oder arteriosklerotisch) aufweisen und die durch den Vitaminmangel funktionell noch mehr gestört werden. Die therapeutische Darreichung der B-Vitamine kann dabei von gewissem Nutzen sein.

Es sei ferner noch an andere Nebenerscheinungen der B-Hypovitaminose und Avitaminose erinnert, die die *Sexualorgane* betreffen. Es sind nicht selten in der Anamnese solcher Patienten eine männliche Impotenz und bei der Frau Menstruationsstörungen sowohl in Form reduzierter und protrahierter Menstruation, als auch in Form einer Menorrhagie und einer vermehrten und verlängerten Blutung vermerkt worden. Manchmal werden diese Störungen nicht mit einer Hormon-, wohl aber mit einer Vitaminbehandlung behoben.

Beziehungen zwischen dem klinischen Bilde der B-Hypovitaminose und demjenigen der Eisenmangelkrankheit.

Wenn wir kurz das Geschilderte zusammenfassen, ist zu sehen, daß wir beim Vitamin-B-Mangel Haut-, Schleimhautsymptome, Anämie, Verdauungsstörungen, allgemeine Symptome und Kreislaufstörungen, die wir mitunter auch bei den Eisenmangelzuständen antreffen, beobachten können.

Heilmeyer, Vannotti und Delachaux und andere Autoren haben auf gewisse klinische Allgemeinerscheinungen, die die chronische Eisenmangelanämie und vor allem die essentielle hypochrome Anämie begleiten, hingewiesen. Die Hauptsymptome sind: allgemeine Müdigkeit, Schlappheit, Konzentrationsmangel, Appetitlosigkeit, oft Kurzatmigkeit und manchmal leichte Herzschwäche, Schleimhautatrophie besonders ausgeprägt in der Zunge (Papillenschwund, Zungenbrennen, Zungenrisse) und an den Lippen in Form von Mundwinkelrhagaden, Cheilosis, Reizung der Haut in der Mundgegend, Ekzem der Nasolabialfalten usw. Manchmal befällt die Schleimhautatrophie auch den Ösophagus, in seltenen Fällen sogar die Luftröhre und die Vagina (eigene Beobachtungen). Bei der Magenausheberung beobachtet man regelmäßig eine Achlorhydrie als Ausdruck einer Magenschleimhautatrophie und oft eine mangelhafte Darmresorption. Diese Störungen des Magen-Darmtractus verursachen mannigfache dyspeptische Beschwerden. Typisch sind ferner neben der Anämie noch die Schädigungen der Nägel in Form von abnormer Brüchigkeit, mangelhaften und unregelmäßigen Wachstums usw.

Wenn wir also das obengeschilderte Krankheitsbild mit demjenigen der B-Hypovitaminose vergleichen, so sehen wir, daß gewisse, manchmal sogar große Analogien bestehen zwischen den Symptomen des B-Vitaminmangels und denjenigen der Hyposiderose. Diese Analogie kann nicht als Ausdruck eines Zufalls gewertet werden. Man könnte sich nämlich dann fragen, ob die Magen-Darmstörungen (Achlorhydrie), die bei beiden Krankheitsbildern vorliegen, die Resorptionshemmung der B-Vitamine bzw. des Eisens auslösen könnten. Es ist in der Tat möglich, daß sowohl bei der Eisenmangelanämie hypovitaminotische Symptome, als auch bei der B-Hypovitaminose Eisenresorptionsstörungen vorliegen. In manchen typischen Fällen aber haben wir feststellen können, daß das klinische Krankheitsbild sich nur auf die Eisen- oder nur auf die Vitaminbehandlung günstig geändert hat, so daß oft eine scharf getrennte Ätiologie vorliegt.

Immerhin ist man oft versucht zu denken, daß die Ähnlichkeit der Symptome auf bestimmten gemeinsamen funktionellen Beziehungen zwischen der B-Vitamingruppe und dem Eisen beruht. Dies um so mehr, als die Biochemie uns gelehrt hat, daß bei der Regulation des Zellstoffwechsels das Eisen als Katalysator in engem Zusammenhang mit den Enzymen steht, die B-Vitamine als Cofermente enthalten. Beim Atmungsfermentsystem sehen wir in der Tat neben den Dehydrasen das Cytochromsystem, die Cytochromoxydase und die Katalase, die Eisen enthalten und die mit den Vitamin B enthaltenden Dehydrasen funktionell eng verbunden sind.

Eine Störung dieses Regulationsmechanismus vermag zu gewissen klinischen Symptomen führen, die ähnlich sein können, wenn die Schädigung auf der Höhe der Aktivierung und des Transportes des Wasserstoffs (Dehydrasensystem) oder auf der Höhe der Sauerstoffaktivierung (Eisenkatalyse) liegt. Es wäre damit verständlich, daß das klinische Bild des B-Vitaminmangels demjenigen der Eisenmangelanämie nahe steht. Dazu gesellen sich natürlich noch die für jedes Vitamin und für das Eisen spezifischen Mangelerscheinungen, so daß schließlich auch klinisch das Überwiegen einer bestimmten Symptomatologie, die für die eine oder die andere Avitaminose oder für die Hyposiderose spricht, vorliegt. Manchmal aber kommen zu einer primären Avitaminose weitere B-Vitamin- und sogar Eisenmangelzustände, so daß die primäre Ätiologie des Leidens schwer zu eruieren ist. In diesen Fällen gemischter Genese der Mangelerscheinungen können uns Vitaminausscheidungskurven vor und nach Vitaminbelastung, sowie die Bestimmung des Serumeisenspiegels Auskunft über den pathologischen Vorgang der beobachteten Symptome geben.

Alle diese Betrachtungen, sowie die Tatsache, daß oft beim Bilde der Hypovitaminose überhaupt keine mangelhafte Vitaminzufuhr, sondern lediglich eine Störung der Vitaminverwertung bei der Synthese des entsprechenden Fermentes vorliegt, haben uns dazu gebracht, im speziellen Falle der B-Hypovitaminose, in klinischer Hinsicht von einem *„Syndrom der Insuffizienz der Biokatalysatoren"* zu sprechen, das neben dem genau definierten Bild der verschiedenen B-Hypo- und Avitaminosen besteht und das als Ausdruck einer übergeordneten Regulationsstörung des Zellchemismus gelten muß.

Diese Behauptung scheint eine Bestätigung in der neulich von uns festgestellten Besserung der Symptome der Insuffizienz der Zellkatalysatoren nach therapeutischer Zufuhr von Cocarboxylase zu finden. In Fällen, wo die langdauernde gewöhnliche B-Vitamintherapie erfolglos geblieben war, konnten wir mit der intravenösen Verabreichung von Cocarboxylase (phosphoryliertem Aneurin) schlagartig auftretende Besserungen erreichen. Die Schleimhauterscheinungen gehen zurück, der erhöhte Brenztraubensäurespiegel sinkt und das Bild der Polyavitaminose B kann vorübergehend verschwinden, wie wenn die Phosphorylierungsprozesse durch die Cocarboxylase angeregt wären. Es ist aber hinzuzufügen, daß die Wirkung zeitlich beschränkt ist. Nach einiger Zeit treten im allgemeinen die Erscheinungen wieder auf. Es handelt sich lediglich um eine Ersatztherapie, die deshalb in gewissen regelmäßigen Abständen wiederholt werden muß.

Praktische Durchführung der Vitamin B-Therapie.

Vitamin B_1.

Aneurinbedarf: Für den Erwachsenen etwa 1—2 mg täglich; in der Schwangerschaft und bei der Stillperiode etwa 3—6 mg täglich; im Kindesalter je nach dem Alter und der Ernährungslage: 0,5—2 mg.

Spezifische Therapie: Bei der Beri-Beri und bei den besprochenen Formen der B_1-Hypovitaminose und Avitaminosen.

Unspezifische Therapie: Bei Polyneuritis und bei Nervenkrankheiten, vor allem bei der alkoholischen Polyneuritis zusammen mit einer alkoholfreien Diät-Behandlung der Gastritis und des Leberschadens. Vitamin B_1 in größeren Dosen (2—10 mg täglich während längerer Zeit).

Bei der infektiösen Polyneuritis ist die Wirkung weniger ausgesprochen und die Indikation nicht so strikt wie bei der toxischen Nervenschädigung. Allerdings werden auch hier gute Resultate festgestellt, und zwar vor allem bei der Diphtheriepolyneuritis und bei chronischen Infektneuritiden und beim Ischias.

Neuralgien reagieren im allgemeinen nicht auf Vitamin B_1.

Bei den übrigen Störungen des Nervensystems kann Aneurin versucht werden, jedoch ist die Wirkung meistens fraglich. Bei der multiplen Sklerose wird oft von einer günstigen Wirkung des Vitamin gesprochen.

Auf psychische Störungen hat im allgemeinen Aneurin keinen Einfluß.

Bei Herzkrankheiten: Neben der Behandlung des Beri-Beri-Herzens kann das Aneurin praktisch bei toxisch-degenerativen Herzschädigungen mit Erfolg angewandt werden. Vor allem sind es degenerative und Alkoholschädigungen des Myokards, manchmal auch die arteriosklerotische Myokardose, die gut auf die Vitaminbehandlung reagieren können. Die Resultate sind allerdings oft schwer zu beurteilen, da die Vitaminkur im allgemeinen gemeinsam mit der gewöhnlichen Herztherapie verabreicht wird.

Bei Stoffwechselkrankheiten: Das Aneurin, eng mit dem Kohlenhydratstoffwechsel verbunden (Carboxylase), soll in allen Fällen von Leberschädigung und von Störungen des Kohlenhydratstoffwechsels (Diabetes) verabreicht werden.

In dieser Hinsicht sei noch hier auf die von Markees erzielten guten Resultate der Cocarboxylasebehandlung beim Coma diabeticum hingewiesen. Die Zufuhr von phosphoryliertem Aneurin kann in vielen Fällen zu einer deutlichen Besserung der schweren diabetischen Acidose führen.

Vitamin B₂.

Lactoflavinbedarf: 2—3 mg täglich durchschnittlich. Derselbe ist in der Pubertät, in der Schwangerschaft und vor allem in der Lactationsperiode erhöht.

Spezifische Therapie: Bei allen oben beschriebenen Formen der Alactoflavinose, vor allem bei Schleimhautatrophie und damit abhängigen Symptomen (Magen-Darmstörungen), Augensymptomen usw.

Unspezifische Therapie: Bei allen Schleimhautatrophien und Entzündungen, auch wenn sie nicht auf einem Vitaminmangel beruhen.

Bei Fällen von Stomatitis, Glossitis, Magenachylie, Steatorrhoe kann die B_2-Behandlung vom Nutzen sein. Da oft die Darmresorption durch die Schleimhaut-schädigung gestört ist, ist vor allem eine parenterale B_2-Verabreichung, wenn möglich zusammen mit den übrigen Vitaminen der B-Gruppe empfehlenswert. (Die Lactoflavindosis bei Mangelerscheinungen schwankt zwischen 10—15 mg täglich). Größere Dosen müssen bei Beginn der Behandlung verabreicht werden und können nach der ersten Woche auf die Hälfte oder noch weiter reduziert werden.

Wir möchten noch auf die günstige therapeutische Wirkung des Lactoflavin bei der Porphyrie (akute idiopathische Form) hinweisen. Wir haben schon 1937 die Bedeutung einer intensiven B_2-Behandlung in jedem akuten Porphyrieanfall unterstrichen. Diese Tatsache wurde auch von anderen Autoren bestätigt. Heute stellt die Lactoflavinbehandlung, vergesellschaftet mit B_1- und Nicotinsäure-Zufuhr, die beste Therapie der Porphyrie dar, besonders wenn sie während und nach den Anfällen regelmäßig fortgesetzt wird. Man hat den Eindruck, daß diese damit seltener und weniger heftig werden und daß die durchschnittliche Ausscheidung von Porphyrinen unter dieser Vitaminbehandlung abnimmt.

Es sei ferner auf die Augenerscheinungen in Form einer trockenen Conjuncti-vitis mit starker Vascularisation der Binde- und Hornhaut hingewiesen. Bei jeder chronischen Conjunctivitis und Keratitis, die auf die lokale Behandlung nicht anspricht, soll man einen Versuch mit der Lactoflavinbehandlung, ver-gesellschaftet mit dem Vitamin A, unternehmen.

Schließlich sei noch die günstige Wirkung des Lactoflavin bei den Leber-krankheiten erwähnt. Hier soll vor allem das Vitamin B_2 mit den übrigen Vit-aminen der B-Gruppe vergesellschaftet werden. Das Zusammenwirken des gesamten B-Komplexes in therapeutischer Hinsicht muß besonders vor Augen gehalten werden in der Behandlung der nicht spezifischen Vitaminmangel-symptome, da es oft schwer ist, die genaue Ätiologie der Hypovitaminose am Krankenbett zu eruieren.

Nicotinsäure.

Nicotinsäurebedarf: Beim Erwachsenen 10 mg täglich. Besonders nicotin-säurehaltig sind innere Organe (Leber und Niere), Hefe und Getreidekeime. Neben der Nicotinsäure-Behandlung bei Mangelerscheinungen wird heute die Nicotin-säure als gefäßerweiterndes Mittel therapeutisch verwendet.

Spezifische Therapie: Bei der Pellagra und pellagroiden Zuständen werden Dosen von 0,5—1,0 g pro Tag während 8—14 Tagen verabreicht. Bei Magen-darmstörungen wird die parenterale Behandlung vorgezogen, wobei die Besserung im allgemeinen sehr rasch eintritt. Auch hier wird oft der gesamte B-Komplex therapeutisch vom Nutzen sein. Präventive Behandlung kann erfolgreich mit Dosen von 0,2—0,4 g pro Tag durchgeführt werden.

Unspezifische Behandlung: Mit Analogie auf die günstige Wirkung der Nicotinsäure auf die Hauterscheinungen der Pellagra werden verschiedene Hautaffektionen und vor allem die Dermatosen bei Leberschädigung sowie bei Lichtüberempfindlichkeit mit Nicotinsäure behandelt. Auch bei den Schleimhautatrophien, den chronischen Darmleiden, den Glossitiden mit Aphtenbildung wird dieses Vitamin oft therapeutisch verwendet. Auffallend gut reagiert die Porphyrinurie und die akute Porphyrie auf große Dosen von Nicotinsäure (0,2—0,5 g täglich).

Die Nicotinsäurebehandlung bei nicht avitaminotischen Zuständen findet ihre Hauptanwendung in der Therapie der peripheren Kreislaufstörungen, vor allem bei der Acrocyanose, bei Erfrierungen, bei arteriosklerotischen peripheren Kreislaufstörungen, wie intermittierendem Hinken, bei arteritischen Gefäßveränderungen, diabetischer Gangrän, arteriellen Embolien, arteriosklerotischen Hirnerweicherungen usw. In allen diesen Fällen kann man mit der intravenösen Nicotinsäurebehandlung, unterstützt mit peroralen Vitamingaben, oft auffallend günstige Resultate erzielen.

Vitamin B_6.

Das Adermin wird wie die übrigen B-Vitamine besonders von Hefe, inneren Organen und Getreidekeimen geliefert. Auch in den frischen Gemüsen und im Eigelb ist das Vitamin B_6 enthalten. Das Adermin wird durch langes Erhitzen teilweise zerstört. Der tägliche Bedarf scheint ungefähr zwischen 0,2—0,1 mg zu liegen.

Therapeutische Indikationen: Die Tatsache, daß bei aderminfreier Diät bei den Ratten pellagraähnliche Symptome erscheinen, hat dazu geführt, daß bei verschiedenen Hauterscheinungen und vor allem bei denjenigen der B-Avitaminose (Mundwinkelrhagaden, ekzematösen Erscheinungen der Lippen, Schleimhautatrophie usw.), aber auch bei chronischen seborrhoischen Ekzemen, Lupus erythematodes usw., Adermin gebraucht wird.

Das Vitamin B_6 soll auch regelmäßig in Verbindung mit der Nicotinsäure bei der Behandlung der Pellagra und der Pellagroiden verwendet werden. Auch die neuritischen Erscheinungen dieser Krankheit erweisen oft eine Besserung nach Aderminzufuhr.

Analogien mit den Nerven- und Muskelschädigungen bei der künstlichen B_6-Avitaminose haben dazu geführt, dieses Vitamin bei schweren degenerativen Nerven- und Muskelschädigungen zu verwenden.

Es wird eine Aderminbehandlung bei der infantilen diffusen Hirnsklerose (GLANZMANN), bei den Myopathien und bei der Myasthenie, bei der multiplen Sklerose und bei allen Nervenleiden degenerativer Genese empfohlen, obgleich die Resultate dieser Therapie noch sehr fraglich sind.

Neuerlich wird noch das Vitamin B_6 bei der Röntgenkrankheit als sehr wirksames Mittel empfohlen.

Die verabreichten Dosen von Adermin schwanken gewöhnlich zwischen 50—100 mg täglich.

Pantothensäure.

Der tägliche Bedarf beträgt schätzungsweise 10—50 mg. Pantothensäurereich sind die inneren Organe, das Fleisch, die grünen Gemüse, das Eigelb und die Hefe. Eine spezifische Behandlung mit diesem Vitamin am Menschen ist heute noch bestritten.

Pantothensäure soll gemeinsam mit allen anderen B-Vitaminen, beim Gesamtbild der B-Avitaminose und vor allem bei der Pellagra und bei der Alactoflavinose verabreicht werden. Auch bei chronischen, toxisch-infektiösen Leberschädigungen kann Pantothensäure als Leberschutztherapie verwendet werden. Bei der Alopecie kann eine langdauernd systematisch geführte Pantothensäuretherapie manchmal von Erfolg sein. Dieses Vitamin scheint ferner einen Schutz gegen das Grauwerden der Haare auszuüben.

Die therapeutische Dosierung der Pantothensäure schwankt zwischen 10—100 mg täglich parenteral, peroral und sogar lokal verabreicht.

Biotin.

Der tägliche Bedarf und die klinischen Indikationen einer Biotinbehandlung sind heute unklar. Es scheint, daß das Biotin eine gewisse Schutzwirkung auf das Leberparenchym ausübt, ferner wird dieses Vitamin bei gewissen Hautaffektionen besonders bei der Seborrhoe und beim seborrhoischen Ekzem verwendet.

Folsäure.

Der tägliche Bedarf an Folsäure soll beim Menschen 0,1—0,2 mg betragen. Folsäure wird besonders in Leber und Gemüse gefunden.

Therapeutische Anwendung: Die perniciöse Anämie reagiert oft gut auf die Folsäurebehandlung, obgleich man im allgemeinen den Leberextrakten und dem Vitamin B_{12} den Vorzug geben soll. Die Hauptindikation der Folsäuretherapie bleibt die Sprue. Hier hat man oft verblüffende Resultate mit diesem Stoff verzeichnen können; vor allem wenn noch dazu die übrigen B-Vitamine hinzugefügt werden. Die makrocytären hyperchromen Anämien bilden ebenfalls eine gute Indikation zur Folsäurebehandlung. Die nervösen Erscheinungen der perniciösen Anämie werden gewöhnlich mit diesem Vitamin nicht beeinflußt.

Die tägliche Behandlungsdosis liegt zwischen 20—50 mg täglich, sowohl per os, besser aber und vor allem bei der Sprue parenteral verabreicht.

In ganz hartnäckigen Fällen kann man auch Dosen von 100—200 mg täglich verschreiben; die Dauer der Behandlung muß mindesten 20 Tage betragen.

Vitamin B_{12}.

Die klassische Indikation dieser Vitamintherapie ist die perniciöse und alle perniciösiformen Anämien. Hier ersetzt das Vitamin B_{12} vorteilhaft die Leberextrakte.

Die minimale effektive Dosis des Vitamins B_{12} ist praktisch 1 γ täglich. In nicht komplizierten Fällen von perniciöser Anämie wird das Vitamin intramuskulär in Dosen von 10—15 γ ein oder zwei Mal wöchentlich verordnet, bis die totale Remission zustande gekommen ist. In schweren Fällen kann man bis zu 30 γ gehen. Bei der Sprue sind im allgemeinen Dosen von 20—30 γ zu empfehlen, manchmal sogar jeden zweiten Tag verordnet. Die Behandlung muß mindestens ein bis zwei Monate dauern. Um eine perniciöse Anämie kompensiert zu halten, genügen oft 10 γ pro Woche.

Die übrigen B-Vitamine haben heute noch keine wesentliche therapeutische Anwendung gefunden.

Klinik und Therapie
der Vitamin C-Mangelkrankheiten.

Von

WILHELM H. FÄHNDRICH-Baden-Baden.

Vorbemerkungen.

Bevor wir die Darstellung der Vitamin C-Mangelerkrankungen (C-Avitaminose und C-Hypovitaminose) beginnen, erscheint es uns wichtig, Daten zur Geschichte des Skorbutes, dieser von altersher bekannten Krankheit, die wir heute als klassische Vitamin-C-Mangel-Krankheit kennen, anzuführen. Wir werden später darzulegen haben, wie weit ein Überblick über die Erfahrung der Völker und Zeiten zur Kritik unserer modernen, weitgehend auf Hypothesen und Laboratoriumsteste sich stützenden Auffassung über die präskorbutischen Zustände, die sog. C-Hypovitaminosen, notwendig und nützlich ist.

Vorweg muß aus dem Studium der älteren Literatur (HIRSCH, IMMERMANN, LINDT, LITTEN u. a.) festgestellt werden, daß der Skorbut immer eine seltene Erkrankung gewesen ist und daß er stets nur unter besonderen äußeren Verhältnissen wie Hungersnot, Kriegen, Belagerungen und Bedingungen, wie sie die Seefahrt in früheren Zeiten mit sich brachte, auftrat „...... est et morbus castrensis qui vexat obsessos et inclusos" (OLAUS MAGNUS).

Daß aber der Skorbut, wenn der unausweichliche Zwang zu einseitiger Ernährung für längere Zeit gegeben war, auch in früheren Zeiten in Erscheinung trat, darf man trotz des Fehlens näherer Nachrichten aus dem Altertum und frühen Mittelalter wohl annehmen. HIRSCH weist unseres Erachtens mit Recht darauf hin, daß aus dem unzweideutigen Bilde JOINVILLES von der Krankheit, die im Heere LUDWIGS IX. auf seinem Kreuzzuge im Jahre 1250 gewütet hat, geschlossen werden kann, daß der Skorbut weit früher vorgekommen ist, als ihn die Ärzte als spezifische Krankheitsform erkannt und beschrieben haben: „Nous vint la maladie de l'Ost, qui était telle que la chair de nos jambes séchait et était tavelée de noir et de terre et à nous qui avions telle maladie venait chair pourrie aux gencives, et nul s'échappait. Le signe de la mort était tel, que là, où le nez saignait, il fallait mourir".

Erst in den Schriften des 15. und 16. Jahrhunderts, also aus einer Zeit, in der die Schifffahrt durch weite Reisen in ferne Länder einen großen Aufschwung nahm, liegen eingehende Schilderungen über den Skorbut vor. Schon aus der Mitte des 15. Jahrhunderts finden wir Berichte, nach denen Expeditionen in ferne Gegenden beeinträchtigt wurden oder fehlschlugen, weil unter der Schiffsmannschaft der Skorbut ausbrach. Die bekannteste dieser Nachrichten ist die, nach der VASCO DA GAMA im Jahre 1498 an der Ostküste Afrikas ein so bösartiges Auftreten des Skorbuts erlebte, daß er innerhalb kurzer Zeit 100 Mann seiner 160 Mann betragenden Besatzung durch den Tod verlor.

Die ersten Nachrichten über das Vorherrschen des Skorbuts zu Lande stammen aus dem Anfang des 16. Jahrhunderts, aus den nördlichen Küstenländern Deutschlands, Skandinaviens und den Küstenprovinzen der Niederlande. Aus diesen Berichten geht hervor, daß die Krankheit stets nur unter besonderen Bedingungen wie Hungersnot, Kriegen, Belagerungen auftrat, und es bleibt fraglich, ob die Krankheit wirklich sehr verbreitet war: FOREST spricht von ihr als von einem „morbus rarus". Auffällig ist — wenn man die Schilderungen aus dem 17. und besonders dem 18. Jahrhundert liest — die angeblich ungeheure Ausbreitung des Skorbuts in diesen Jahrhunderten, die so weit ging, daß fast alle anderen Erkrankungen in ihrem Vorkommen von dem Skorbut in den Schatten gestellt wurden. Es möchte so scheinen, als ob während dieser ganzen Zeit Europa unter dem Zeichen des Skorbuts gestanden hätte. Geht man diesen Dingen auf den Grund, so kann man, wie HIRSCH feststellt, leicht finden, daß eigentlich das Umgekehrte der Fall war. Die Hauptschuld, daß der Skorbut das Alpha und Omega der ärztlichen Routine, das „asylum ignorantiae" der „Practicorum" (BALDINGER) wurde, ist dem üblen Machwerk „de morbo scorbuto liber" des EUGALENUS zuzuschreiben. Obwohl EUGALENUS die Krankheit wahrscheinlich nie wirklich gesehen und das Wesentliche aus Büchern früherer Autoren, die den Skorbut zum Teil recht klar und gut beschrieben hatten (WIERUS, RONSSEUS, ECHTHIUS, BRUNNERUS u. a.) schlecht abgeschrieben und mit fälschenden und verwirrenden Zusätzen versehen hat, wurde sein Buch für mehr als ein

Jahrhundert zum Kanon für die Lehre vom Skorbut. Von vielen Scribenten wurden alle möglichen Krankheiten unter Bezugnahme auf das Buch des Eugalenus für Skorbut erklärt und so eine ungeheure Verwirrung angestiftet. Einer großen Reihe ärztlicher Schriften ist deutlich anzusehen, daß ihre Verfasser niemals Gelegenheit hatten, einen Fall von Skorbut zu beobachten.

Nachdem sich aber einmal die scholastische Spekulation der über die Krankheit bekannt gewordenen Tatsachen bemächtigt hatte, wurde der Skorbut auf Grund des Eugalenusschen Werkes auch in den folgenden Jahrhunderten als „radix et causa omnium morborum" (Bontekoe) angesehen und als die „vorherrschende chronische Volkskrankheit des Nordens, als die Fundamental-Dyskrasie" (Ilmoni) bezeichnet. Wesentlich zu der Lehre von der beherrschenden Bedeutung des Skorbuts trug die Tatsache bei, daß die Krankheit selten und daher nur wenigen Ärzten aus eigener Anschauung bekannt war. Nur wenigen kritischen Beobachtern gelang es, sich von diesem „Skorbutschwindel" freizuhalten, und erst Hoffmann, Sydenham, Kramer, Willis, Lind u. a. weisen auf das seltene Vorkommen des Skorbuts hin unter Betonung, daß die Krankheit denen am wenigsten bekannt sei, die sie am häufigsten im Munde führen. „Licet non dubitem quin Scorbutus in his plagis Borealibus revera inveniatur, tamen eum morbum non tam frequentem, quam fert vulgi opinio, occurrere persuasum mihi habeo" (Sydenham).

Hirsch glaubt, daß wir nicht berechtigt sind, aus den Angaben der Ärzte des 16. und 17. Jahrhunderts auf die allgemeine Verbreitung des Skorbuts zu schließen und hebt hervor, daß in jener Zeit, die an epidemiologischen Beschreibungen bekanntlich überreich ist, auffallend wenig Berichte über Skorbutepidemien auf uns gekommen sind. Von den bis zum Erscheinen der Hirschschen Arbeit im Jahre 1876 bekannt gewordenen 114 Skorbutepidemien sind 40 in belagerten Festungen, 33 in Gefängnissen, Kasernen, Kranken-, Findel- und Armenhäusern vorgekommen, und nur 41 haben eine etwas größere oder allgemeinere Verbreitung gefunden. 31 dieser Epidemien haben auf russischem Boden geherrscht.

In neuerer Zeit wird der Skorbut bei weitem noch seltener angetroffen. Rußland machte hiervon allerdings eine Ausnahme. Im Jahre 1907 wurden hier 74000 Skorbutfälle (5,3 Erkrankungsfälle auf 10000 Einwohner) und im Jahre 1908 44832 Erkrankungsfälle, (2,9 Fälle auf 10000 Einwohner) gezählt. Rechnet man die Zahlen aber unter Berücksichtigung regionaler Verteilung um, so zeigt sich, daß in den unwirtlichen Küstengebieten Sibiriens 137,9 bzw. 104,8 Kranke auf 10000 Einwohner kamen, während die Verhältniszahlen in den südlichen Gouvernements nur 0,6 zu 10000 betrugen (zit. nach Sallè und Rosenberg).

In Europa sind Häufungen von Skorbut bei der Belagerung von Paris bzw. unter französischen Kriegsgefangenen in Ingolstadt im Jahre 1870/71 beobachtet worden. 1916 sollen in Mesopotamien 11000 Engländer, im abessinischen Kriege 1936 30000 Menschen, im südamerikanischen Gran Chaco-Krieg 2000 Menschen an Skorbut erkrankt sein. Ein großes Material neuerer Zeit aus Deutschland beschreibt Johannes Müller, der in den Jahren 1904—1911 unter 73657 Kranken in Nürnberg 76 Skorbutkranke beobachten konnte, von denen 95% Männer und unter diesen nur $^1/_5$ verheiratete Männer waren. Auch für diese Kranken trafen besonders abwegige Ernährungsbedingungen (Kaffee- und Brotkost) in langen Zeiträumen zu, wie sie ähnlich für die Fälle, die von Umber, Altenburger und Schröder, Tobler, Erich Müller, Kalk und Brühl beschrieben wurden, gelten.

Skorbuterkrankungen in Deutschland wie im übrigen westlichen Europa gehören zu den größten Seltenheiten. Rietschel macht darauf aufmerksam, daß auch der Skorbut der Kinder, die Möller-Barlowsche Erkrankung „etwas ganz Außergewöhnliches" geworden ist. Und so haben wohl heute die meisten Ärzte keinen Fall dieser Erkrankung zu Gesicht bekommen. Kalk betont z. B., daß er in Berlin in der Zeit der größten Arbeitslosigkeit unter der armen Bevölkerung in 5 Jahren nur einen Fall von Skorbut gesehen hat, obwohl er seine besondere Aufmerksamkeit auf das Vorkommen dieser Krankheit richtete.

Die Bewertung sog. sporadischer bzw. atypischer Skorbutfälle, die immer wieder beschrieben werden, verdient erhebliche Zurückhaltung; denn die Differentialdiagnose zwischen dem Skorbut und anderen vasculär bedingten Blutungsübeln, sowie den Vitamin K-Mangelhämorrhagien und den thrombopenischen Purpuraformen oder symptomatischen Thrombopenien gibt sicher nicht selten zu Verwechslungen Anlaß. Selbst während des letzten Krieges und in den Nachkriegsjahren ist der Skorbut nur sporadisch aufgetreten.

Interessant ist, daß schon die frühesten Schilderungen des Skorbuts gleichzeitig die Kenntnis über seine erstaunlich schnelle Beeinflussung durch frisches Obst und frische Kräuter vermittelten. In der Schilderung der „Zweyten Reise des James Cartier nach Neufoundland, durch den großen Meerbusen auf dem Fluß Canada, im Jahre 1535" lesen wir bei der eindrucksvollen Darstellung eines schweren Skorbutsverlaufs, daß ein gewisser Domagaia, „dessen Knie von Skorbut so dicke wie der Kopf eines Kindes von zwey Jahren, dessen Flechsen zusammengezogen waren, der (zudem) verdorbene Zähne und faules und stinkendes Zahnfleisch gehabt hatte", binnen zehn Tagen frisch und gesund wurde, nachdem er den Saft von den Nadeln eines Tannenbaumes zu sich genommen hatte. Der kurative Wert der Tannennadeln — aber nicht nur der Nadeln, sondern auch der Zapfen, ja selbst der grünen Rinde — als Infuse und vor allen Dingen auch in Form von Tannenbier (spruce beer) hat sich später, besonders in den Kriegen der Schweden und Russen gezeigt, so daß die gemeine Tanne später pinus antiscorbutica genannt wurde.

In der klassischen Monographie von Dr. JAKOB LIND „Abhandlung vom Scharbock" aus dem Jahre 1775 finden wir Angaben nicht nur über die Höhe der angewandten Obstmengen, sondern auch über die Schnelligkeit, mit der die Kranken von dem Skorbut genasen. Nach 14 tägiger Zukost von einer Pomeranze und drei Äpfeln hatten sich alle Skorbutkranken erholt. Der gelehrte Freund des Dr. LIND, Herr MURRAY, berichtet: „Als wir auf der dänischen Insel St. Thomas ankamen, wo wenig oder gar keine anderen Erfrischungen als Limonen zu haben waren, wurden in weniger als 12 Tagen hundert und zwanzig Personen, die in all den verschiedenen Perioden dieser Krankheit stunden ... bloß durch den Gebrauch dieser Früchte wieder hergestellet".

IMMERMANN (1876) erwähnt, daß bei der britischen Marine der geklärte und ausgepreßte Citronensaft der besseren Haltbarkeit wegen mit Branntwein im Verhältnis 10:1 versetzt und als sog. lemon juice prophylaktisch gegen Skorbut ausgegeben würde. Jeder Matrose erhalte nach Ablauf der ersten 14 Tage einer jeden längeren Seefahrt täglich 30 g dieses Präparates nebst 45 g Zucker als antiskorbutische Ration. HARRIS berichtet, daß seit Einführung dieser Verordnung im Jahre 1804 die Jahresmorbidität bei der englischen Flotte von 1500 Fällen auf einen Fall herabsank. BIERICH, der in den Jahren 1916 und 1917 insgesamt 1343 Fälle von Skorbut beobachtet hatte, schreibt, daß die Darreichung frischer Gemüse von „oft zauberhafter Wirkung" war. Eine Heilung war bei leichten Fällen oft schon in wenigen (etwa acht) Tagen zu verzeichnen, bei mittelschweren Fällen in 2—4 Wochen. MORAWITZ sah 1898 eine recht große Zahl schwererer und leichterer Skorbuterkrankungen in Rußland. Er erwähnt, daß „die Erkrankung fast von Tag zu Tag schwindet, ohne daß irgendeine andere Behandlung erforderlich wäre", wenn man in der Lage ist, den Kranken frisches Obst und Gemüse zuzuführen. UMBER bezeichnet die Schnelligkeit der Therapie des Skorbuts in wenigen Tagen als ein Wunder, und TOBLER spricht bei der Heilung von skorbutkranken Kindern von einer überraschend schnellen Wirkung der Obst- und Gemüsezufuhr.

HIRSCHBERGER berichtet 1947 über 1500 an Skorbut erkrankte Kriegsgefangene: „Trotz des Überflusses an Citronen und frischen Gemüsen kam nichts davon in das Kriegsgefangenenhospital ... Da wurden endlich am 21., 22. und 23. Mai je 200—250 g Zwiebeln pro Kopf und Tag an jeden Hospitalinsassen ausgegeben und sofort gierig mitsamt dem Grünzeug verschlungen. Damit war die Gewalt des Skorbuts schlagartig gebrochen. Es gab dann später am 29., 30. und 31. Mai und an 4 Tagen gegen Mitte und Ende Juni als einzige Vitamin C-Träger nochmals die gleiche Menge Zwiebeln. Sie waren sehr erwünscht, doch hatten wir Ärzte den Eindruck, daß bereits die Zwiebeln der ersten drei Tage genügten, um alle Skorbutfälle zum Abheilen zu bringen. In keinem Falle traten nach der ersten Zwiebelgabe mehr neue Blutungen auf. Sämtliche Krankheitserscheinungen bildeten sich zurück. Die Todesziffer des Hospitals sank beträchtlich. Die Hautblutungen und tiefere Blutergüsse wurden binnen kurzer Zeit resorbiert".

Wir sehen aus diesen Beispielen, die sich zahlreich erweitern ließen, daß selbst der schwere Skorbut in wenigen Tagen bei Zufuhr des antiskorbutischen Mittels eine schlagartige Wendung zur Besserung und endgültigen Genesung nimmt. Wichtig ist noch, daß die Heilung unabhängig von den äußeren Lebensbedingungen, insbesondere auch von der allgemeinen Ernährungslage und den Witterungseinflüssen erfolgt.

Die ersten Überlegungen mit dem Ziele der Reingewinnung des antiskorbutischen Stoffes stammen aus dem Jahre 1912, in dem FUNK die Hypothese aufstellte, es müsse sich bei dem antiskorbutischen Wirkstoff um ein Vitamin handeln. Nachdem HOLST und FRÖLICH den experimentellen Nachweis geliefert hatten, daß der Skorbut unter Entzug von Grünfutter aus der gewöhnlichen Kost beim Meerschweinchen hervorgerufen werden kann, gelang es ZILVA zwischen 1924 und 1929, ein Konzentrat aus Citronensaft zu gewinnen, von welchem 1—2 mg täglich als Skorbutschutz bei Meerschweinchen ausreichten. 1928 schließlich isolierte SZENT GYÖRGYI bei Zellatmungsversuchen eine organische Säure (Hexuronsäure), die sich 1932 als identisch mit dem antiskorbutischen Prinzip des Citronensaftes erwies (WAUGH, KING, TILLMANNS, SZENT GYÖRGYI und SWIRBELY). Die Strukturformel wurde 1933 von HAWORTH, HIRST, KARRER, und MICHEELS aufgestellt. REICHSTEIN gelang es ein Jahr später, die Ascorbinsäure synthetisch darzustellen; unabhängig davon kam Haworth zu dem gleichen Ergebnis. Die Bezeichnung „Ascorbinsäure" wurde auf Vorschlag von Haworth und Szent Györgyi 1933 eingeführt.

Nachdem erkannt war, daß das Meerschweinchen unter einer „Skorbutkost", d. h. also einer Nahrung, welcher der antiskorbutische Wirkstoff fehlt, im Wesentlichen die gleichen Symptome wie der Mensch beim Skorbut zeigt, waren im Experiment leicht die Substanzen nachzuweisen, welche die Krankheitssymptome bekämpften. Hierbei fand man — wie schon aus der Heilung des menschlichen Skorbuts bekannt —, daß nicht nur geringe Mengen von frischem Obst, Gemüse und dergleichen zur Skorbutheilung genügten, sondern auch, daß die gleichen Nahrungsstoffe, wenn sie gelagert, getrocknet oder sonst wie konserviert waren, eine verminderte oder gar keine Wirkung hatten. Bald ergab auch die Analyse der Nahrung in rohem und präpariertem Zustande, daß das Vitamin C nur in einer begrenzten Gruppe von Lebensmitteln vorhanden ist. Während die höher differenzierten Pflanzen und die meisten Tiere Vitamin C zu synthetisieren vermögen, sind einige Lebewesen wie der Mensch, der Affe, das Meerschweinchen und das Reh dazu nicht in der Lage und deshalb auf eine exogene Zufuhr angewiesen.

Der Vitamin C-Bedarf des erwachsenen Menschen wird nach offiziellen Empfehlungen folgendermaßen beurteilt: Der Völkerbund nannte 1938 als täglichen Bedarf 30 mg, der amerikanische Forschungsrat 1943 75 mg. Das Vitamin-Subkomitee des englischen Medizinischen Forschungsrates errechnete 1948, daß eine tägliche Einnahme von 10 mg für den Skorbutschutz ausreiche. Eine Verdreifachung dieses Wertes als Bedarfsdeckung sei aber zur Gewähr einer ausreichenden Sicherheit zweckmäßig.

Der Skorbut.

Prodrome.

Der Skorbutkranke klagt gleichförmig über Mattigkeit, Schwindelanfälle und Herzklopfen. Je nach Ausdehnung der Blutungen kommen Klagen über geschwollenes und blutendes Zahnfleisch, blutunterlaufene Schwellungen an den Extremitäten, meist an den Unter- und Oberschenkeln, Bewegungsbehinderung durch Steifwerden der befallenen Gelenke und Angaben über Haut- und Gewebsblutungen hinzu.

Eine genaue Trennung zwischen dem Beginn der objektiven Symptome und dem der subjektiven Beschwerden läßt sich meist nicht vornehmen. Die von mir beobachteten Kranken glaubten, einen gleichzeitigen Beginn oder nur eine kürzere Spanne (1—2 Wochen) zwischen ihren Beschwerden und den objektiven Symptomen angeben zu müssen. Diese Angabe über die kurze Dauer der initialen Periode erscheint uns beachtenswert im Hinblick auf den sich über lange Zeiträume erstreckenden Symptomenkomplex des sog. präskorbutischen oder hypovitaminotischen Zustandes, der bekanntlich nie oder nur in extrem seltenen Fällen zum Skorbut führt.

Auch Bierich fand an seinem großen Krankengut, daß der Beginn der subjektiven Beschwerden nur um etwa 3—4 Wochen über das Auftreten der objektiven Symptome zurückreiche. Immermann betont, daß die Dauer der initialen Periode ungemein variiere, und daß sie unter Umständen selbst „eine sehr lange Zeit, d. h. eine ganze Reihe von Wochen betragen kann." Häufiger treten nach Immermann aber schon innerhalb kürzerer Zeit (1—2 Wochen) prägnantere Krankheitssymptome auf. Nach Litten kann das Prodromalstadium „zwischen mehreren Tagen, gewöhnlich 8—14 und — in Ausnahmefällen — vielen Wochen variieren." Auch bei den älteren Autoren finden wir den Hinweis, daß sich nach den ersten Kennzeichen des „Scharbocks", für die Lind „eine schläfrige und faule Disposition und eine bleiche und gelbliche, später dunklere und bläulichere Gesichtsfarbe", sowie Schwäche und Steifigkeit der Knie, Mattigkeit und Atemlosigkeit angibt, „bald" die objektiven Symptome einstellen. Christoph Ludwig Hoffmann schreibt in seiner Abhandlung über den Scharbock (1782): „Das erste, worüber sich diese Kranken beklagten oder die Vorbothen ihrer Krankheit bestanden in einer ungewöhnlichen Müdigkeit, Schwere der Glieder und hierbey hatten sie ihre gesunde Gesichtsfarbe verloren. Wenn die ungewöhnliche Müdigkeit, Schwere der Gliedmassen und kränkliche Gesichtsfarbe einige wenige Tage angehalten hatte, geschwoll das Zahnfleisch, stieg bey denen, welche gesundes Zahnfleisch hatten, anfangs in die Höhe ..."

Während die genannten Autoren ein, wenn auch im allgemeinen nur kurzes, Prodromalstadium des Skorbuts mit subjektiven Beschwerden bzw. objektiven Symptomen annehmen, finden französische und russische Autoren (zit. nach Salle und Rosenberg), daß eine Beeinträchtigung des Allgemeinbefindens zu Beginn der Erkrankung vermißt wird. Salle und Rosenberg selbst geben an, daß bei ihren von der Truppe eingelieferten Fällen nur ganz vereinzelt (in 3 Fällen von 74 Kranken) Allgemeinerscheinungen leichteren Grades dem Auftreten von Blutungen vorangingen. Auch Tobler unterstreicht, daß im Anfangsstadium des Skorbuts Allgemeinsymptome fast vollständig fehlen.

Symptomatik.

Die hämorrhagische Diathese beim Skorbut, die auf der Unfähigkeit der Endothelzellen zur Produktion der notwendigen intercellulären Kittsubstanz beruht, wirkt sich vorzugsweise an solchen Körperstellen aus, die funktionell am stärksten belastet bzw. in Anspruch genommen sind und, worauf Immermann, Aschoff und Koch besonders hingewiesen haben, an Stellen, die eine vermehrte Hyperämie aufweisen. Das Krankheitsbild und der Krankheitsverlauf können sich entsprechend vielseitig gestalten, und es ist zu erwarten, daß es beim untätigen Menschen, z. B. in Gefängnissen, zu anderen Erscheinungen kommt als bei Soldaten, die durch Märsche und körperliche Anstrengungen stark belastet sind. So standen bei Kranken, die ich beobachten konnte und die längere Märsche hinter sich hatten, die Beschwerden und Behinderung in der Muskulatur der Unter- und Oberschenkel und in den Kniegelenken eindeutig im Vordergrund. 43 dieser 91 Kranken hatten ausgedehnte Tiefenblutungen der Muskulatur. Von diesen Blutungen war das lockere Gewebe in der Kniekehle und in der Umgebung der Achillessehnen besonders betroffen, auch waren die Beuger der unteren Extremitäten deutlich bevorzugt. Die Blutungen waren durchweg so ausgedehnt, daß eine eindrucksvolle Entlastungsstellung eines oder beider Unterschenkel mit Beugung im Kniegelenk beobachtet wurde. Meist lagen die Kranken mit gebeugten Knien, die Streckung war behindert und unmöglich, ein Versuch dazu löste starke Schmerzen aus. Während die Haut kurz nach dem Auftreten solcher Blutungen noch eine normale Farbe zeigte, wurde der Farbton später allmählich gelblich-grünlich, und je nach dem verschiedenen Alter der Blutungen entstand ein außerordentlich buntes Farbbild.

Später ließ sich auch die Haut nicht mehr wie im Beginn in Falten abheben, sie wurde straffer, die Konsistenz des darunter liegenden Gewebes, die anfänglich weich war, wurde fester, so daß die Waden schließlich bretthart waren und das ganze Gewebe von Achillessehne bis über die Kniekehle hinaus eine harte Masse mit verwischten Gelenkkonturen darstellte, über die sich eine vielfarbige, glänzende und leicht ödematöse Haut spannte. Die Druckempfindlichkeit in diesem Stadium war erheblich, und den Patienten war ein Aufstehen nur unter starken Schmerzen möglich. Sie zeigten hierbei eine Gangstörung, bei der sie auf Zehenspitzen mit nach innen rotierten Füßen und eingedrückten Knien, manchmal mit nach vorn überliegendem Oberkörper unter Zuhilfenahme eines Stockes sich fortzubewegen versuchten.

ASCHOFF und KOCH wiesen in ihrer Monographie aus dem letzten Kriege darauf hin, daß man die genaue Durchforschung der Extremitätenmuskulatur auf frische und alte Blutungen nicht unterlassen darf, wenn man die Diagnose auf einen Skorbut stellen will. Sie fanden nur 5% der Blutungen an den oberen Gliedmaßen und nur 20% am Brustkorb. Der Hauptsitz der Blutungen sind die am stärksten belasteten Beuger und die Stellen, wo Muskelbäuche sich stärker aneinander vorbeischieben oder Zerrungen ausüben. Im wesentlichen handelt es sich bei diesen Blutungen um Fazienblutungen. ASCHOFF und KOCH beschreiben Infarcierungen des Gewebes, die ganze Muskelbäuche überziehen, und die bis zu 1 cm dicke, dunkelrote Schichten geronnenen Blutes bilden. Blutungen in das Fettgewebe, in die Nerven- und Gefäßscheide, bei denen z. B. der ganze Ischiadicus von seiner Austrittstelle bis zur Kniekehle in eine bis mehrere Millimeter dicke Blutschicht eingehüllt ist, Blutungen in die Muskulatur, ferner sub- und periostale sowie Gelenkblutungen vervollständigen das pathologisch-anatomische Bild des Skorbuts am Stützgewebe des Körpers.

Die tiefen Bindegewebsblutungen und die reinen Muskelhämorrhagien, die sich klinisch oft nicht voneinander trennen lassen, traten sowohl allmählich als auch nach Belastung oder Anstrengung nicht selten ganz plötzlich auf, so daß wir Patienten beobachten konnten, die in wenigen Stunden aus unbehinderter, aufrechter Gangart in die vorher beschriebene kniegebeugte, offensichtlich sehr schmerzhafte Stellung gezwungen wurden. Nicht selten sahen wir auch das spontane Auftreten von Blutungen bei geringem mechanischem Reiz, z. B. an Druckstellen von Rücken, Gesäß und Waden beim liegenden Patienten oder an entsprechenden Druckstellen beim sitzenden Patienten. Daß das Auftreten von Muskelblutungen aber in hohem Grade abhängig ist von der Intensität der Muskelbewegungen, zeigte der Umstand, daß kräftige Individuen häufig die schwersten und ausgedehntesten Muskelblutungen aufwiesen. Das Moment funktioneller Inanspruchnahme bei Entstehen der Blutungen wird von allen Autoren betont. So hat z. B. CEYKA angegeben, daß bei Arbeitern, die den rechten Arm gebrauchen, die Blutungen hier lokalisiert sind und SALLE und ROSENBERG weisen darauf hin, daß bei ihren türkischen Patienten wegen ihres Hocksitzes der Schneidermuskel besonders beteiligt war.

Auch die oberflächlichen subcutanen Blutungen sind meist an der Beugseite der Extremitäten ebenfalls mit Bevorzugung der unteren lokalisiert. Sie können als flecken- (Ekchymosen) oder streifenförmige (Vibices) Blutungen alle Größen und Formen annehmen. Sie sind nicht selten über handtellergroß; man sieht im Verlaufe alle Farbschattierungen, und für lange Zeit bleibt eine Pigmentation der Haut zurück, die auf die durchgemachte Erkrankung hinweist.

Neben diesen umfangreichen Blutungen in das Hautgewebe und unter die Epidermis sehen wir als weiteres hervorstechendes Symptom des skorbutischen Krankheitsbildes circumscripte Blutungen. Es sind das meist kleine hanfkorn- bis linsengroße petechiale Hautblutungen (Purpura scorbutica). Die Haut sieht in vielen Fällen wie mit Blut bespritzt aus. Man findet diese Blutungen bevorzugt an den Streckseiten, und zwar an den unteren Gliedmaßen regelmäßig am stärksten. Aber auch die Unterarme sind häufig befallen, und ebenfalls ist in geringerem Maße die Gegend unterhalb des Nabels und über dem Manubrium sterni beteiligt. Das Gesicht, der behaarte Kopf sowie die Hand- und Fußteller bleiben völlig frei.

DEBUSMANN, der den Skorbut nach diesem Kriege in Königsberg zusammen mit BÖTTNER und KUNZ beobachtete, beschreibt eine ungewöhnliche Lokalisation der Blutungen in Form kleinster prä- und infraauriculärer Blutungen. Er betont, daß diese Petechien sehr häufig als erstes Zeichen eines beginnenden Skorbuts zu werten seien. Es ist aber zu unterstreichen, daß keiner der früheren Autoren (und auch wir selbst nicht) derartige Befunde beobachten konnte.

Die Mehrzahl dieser Blutungen sitzt an den Haarbälgen. Haarfreie, wenig oder schwach behaarte Stellen sind deutlich geringer befallen. Diese Blutungen sind meist scharf abgegrenzt und führen zu einem deutlichen Hervortreten der Haarbälge, so daß die Haut ein reibeisenähnliches Aussehen erhält (Lichen scorbuticus, Acne scorbutica). Seltener sieht man zackige, unscharf begrenzte, auch größere Flecke.

Oft sind die Petechien das einzige pathologische Symptom des Skorbuts an der Haut, vereinzelt sahen wir auch kleine, mit sanguinolenter Flüssigkeit gefüllte Bläschen, die sog. Herpes scorbutica. In einigen wenigen Fällen wurden auch skorbutische Geschwüre (Rupia scorbutica) beobachtet. Wir glauben aber mit SALLE und ROSENBERG, daß es sich hier um Sekundärinfektionen handelt und haben deswegen auch bei der Beschreibung unseres Krankengutes diese Geschwüre als einfache Schmutzgeschwüre bezeichnet. In vielen Fällen ist die Haut trocken, spröde und rauh. Durch feine Abschilferung der Epidermis sieht sie wie mit Mehl bestäubt aus.

Während ASCHOFF und KOCH, BIERICH, MORAWITZ, STEPP, IMMERMANN, SALLE und ROSENBERG u. a. besonders darauf hinweisen, daß Zahnfleischveränderungen beim Skorbutkranken öfters fehlen können, haben wir bei unseren Kranken in allen Fällen eine skorbutische Gingivitis festgestellt. Die Gradunterschiede waren allerdings teilweise erheblich. Von der leichten Wulstung des den Zahnhals umgebenden Teiles des Zahnfleisches und der Interdentalpapillen besonders an der Vorderfläche der Schneidezähne mit Auflockerung und blauroter Verfärbung, die spontan weniger, aber bei leisestem Druck bluten, bis zu den bläulich-roten und tiefblau-schwarzen, kleinfinger- bis daumendicken schwammigen Wülsten, besonders an der Innenseite der Ober- und Unterkiefermolaren fanden sich alle Übergänge. In schweren Fällen wucherte die Gingivitis stark; sie füllte alle freien Räume aus, überragte bisweilen die Zahnkronen, so daß in den roten bis dunkelblauen Zahnfleischwucherungen die Zähne wie eingesunken erschienen. Beim Übergreifen des Prozesses auf das Periost des Oberkiefers beobachteten wir Wülste und Leisten von derartigen Ausmaßen, daß in manchen Fällen nur noch ein schmaler Saum normal erscheinender Schleimhaut des harten Gaumens zu sehen war. In vielen Fällen trat das Bluten schon durch den Druck der Lippen, Wangen und Zunge beim Sprechen und Öffnen des Mundes auf. Die übrige Mundschleimhaut beteiligte sich nicht an diesen Veränderungen.

Wir möchten hier die schon von TOBLER, ASCHOFF und KOCH, SALLE und ROSENBERG, STEPP und VOIT betonte Tatsache ausdrücklich unterstreichen, daß die lehrbuchmäßigen Darstellungen, die den ulcerativen Charakter der skorbutischen Zahnfleischveränderungen hervorheben, nicht den Tatsachen entsprechen. Wenn auch in vielen Fällen die Lockerung der Zähne teilweise erheblich war, so kam es in keinem der Fälle mit gesundem Gebiß zu Verlust von Zähnen. Wir sahen zwar auch bei unseren Kranken hochgradige Schwellungen des Zahnfleisches und Lockerungen der Zähne, aber auch nach längerem Bestehen entwickelten sich in diesen Fällen niemals geschwürige Prozesse. Selbst große durch Biß oder sonstige Reize entstandene Blutblasen führten nicht zu Ulcerationen.

STEPP betont, daß ulceröse Bilder nur dann auftreten, wenn gleichzeitig die Zähne „durch eine Paradentose, die unter dem Bilde einer Alveolarpyorrhoe verläuft, mehr oder weniger stark erkrankt sind". Daß diese Gelegenheit zur Sekundärinfektion eine von dem vorher geschilderten unkomplizierten Verlauf unterschiedliche Entwicklung herbeiführen kann, sahen auch wir bei den Kranken, die cariöse Zähne hatten. Hier fanden sich in der Umgebung dieser Zähne am Rande des Zahnfleisches und an den Papillen zahlreiche mehr oder weniger ausgedehnte Erosionsdefekte mit schmutzig-grauen Belägen. Ein starker Foetor ex ore war dabei vorhanden, und eine schnell fortschreitende Ulcerierung legte die Zahnwurzeln frei, so daß auf diese Weise des öfteren Zähne verloren gingen. Wir konnten damit die Befunde früherer Beobachter bestätigen, daß der Zustand des Gebisses (Caries, Zahnstein) für die Entwicklung destruktiver Veränderungen am Zahnfleisch von ausschlaggebender Bedeutung ist. ASCHOFF und KOCH betonen z. B. ausdrücklich, daß die ulcerierenden Zahnfleischveränderungen und die schweren Stomatitiden als sekundäre Erscheinungen aufzufassen sind, und daß als typisch skorbutische Zeichen nur die Zahnfleischveränderungen in Gestalt von Blutungen unter der Schleimhaut, von Pigmentablagerungen daselbst und reaktiven Wucherungen des submukösen bzw. periostalen Gewebes anzusprechen sind. Bemerkenswert ist auch, daß nach Ausfallen des cariösen Zahnes oder nach Extraktion desselben die Ulcerationen schnell abheilen, so daß es, wie schon gesagt, in keinem Falle zu tiefergreifendem ausgedehnterem Zerfall des Zahnfleisches kam. In diesen komplizierter verlaufenden Fällen beobachteten wir auch nicht selten Drüsenschwellungen am Unterkieferwinkel und Hals, die wir in dem anderen Teil unserer Fälle vollkommen vermißten.

Nach einer schnell einsetzenden Besserung auf die durchgeführte Therapie hin klang in allen Fällen die Schwellung des Zahnfleisches wieder ab, so daß es meistens zu einer Restitutio ad integrum kam. Nur in einigen wenigen Fällen blieb ein wulstförmig verdicktes hartes induriertes Zahnfleisch zurück, aber auch in diesen Fällen war die Lockerung der Zähne bis zum Schluß vollkommen verschwunden. Diese Hyperplasie, die schon IMMERMANN beschreibt, kann zeitlebens bestehen bleiben. Sie ist durch eine Bindegewebsneubildung in dem zuvor hämorrhagisch infiltrierten Zahnfleisch bedingt. Eine später auftretende Retraktion des Zahnfleisches mit lang hervortretenden Zähnen, wie wir sie bei der Paradentose finden, habe ich bei den Kranken mit gesunden Gebissen nicht beobachtet. Bei ihnen ist die Restitutio ad integrum die Regel.

Es war schon früher gesagt worden, daß die Blutungen bei der Gingivitis scorbutica im allgemeinen aus einer hochgradig geschwollenen cyanotischen Schleimhaut erfolgten bzw. daß die skorbutischen Blutungen erst auftraten, nachdem die Hyperplasie der Papillen, die sich rasch entwickelte, deutlich geworden war. Die Zähne sehen durch die Papillenschwellung der Gingiva beim Skorbut „kurz" aus im Gegensatz zu den „langen Zähnen", wie wir sie bei der Gingivitis necrotica und ulcerosa der Paradentose sehen, bei der die Gingiva durch den Gewebsschwund verkürzt ist und so die Zahnhälse frei liegen. Von der Paradentose unterscheidet sich die Gingivitis scorbutica ferner durch die schnelle Besserung auf die Ascorbinsäuretherapie hin. Ganz abgesehen davon, daß die Gingivitis häufig nicht das erste Zeichen des Skorbuts ist und nicht nur anfänglich, sondern auch im Verlaufe des Skorbuts oft vermißt wird, bietet sie durch ihre Symptomatik, den Verlauf, das Ansprechen auf die Therapie sowie durch die Heilung und den lokalen Krankheitsausgang so weitgehende Unterschiede gegenüber der Paradentose, daß sich eine Gleichstellung dieser beiden Krankheitsbilder unbedingt verbietet.

Temperatursteigerungen ohne Komplikationen konnten wir bei unseren Kranken nur vereinzelt beobachten. Bei diesen wenigen Kranken senkte sich zudem das Fieber entweder vor Einleitung der Vitamin C-Therapie oder war das Fieber durch neu aufgetretene große Blutergüsse bzw. deren Resorption bedingt. In den übrigen Fällen fehlten entweder Temperatursteigerungen oder aber war das

Fieber eindeutig auf Nebenerkrankungen zurückzuführen. Die alte Anschauung, „daß die Körpertemperatur durch das skorbutische Allgemeinleiden an sich nicht in besonderer Weise beeinflußt, mindestens nicht zu fieberhafter Höhe aufgetrieben zu werden scheint" (LITTEN), besteht nach unseren Beobachtungen zu Recht.

Schon LIND betonte, „was die Fieber anbelangt, so ist es in der Tat zweifelhaft, ob es manche gibt, die bloß und wirklich skorbutisch sind", und SAMSON VON HIMMELSTIERN, der eine große Zahl von sehr schwer Skorbutkranken beschreibt, bemerkt: „Sehr merkwürdig ist es, daß unsere Skorbutischen bey all ihren Schmerzen und Klagen kein Fieber hatten … bis ganz zuletzt". Auch die späteren Autoren sind zumeist der Auffassung, daß das bei Skorbut gefundene Fieber auf entzündliche oder sonstige Veränderungen örtlicher Natur (geschwürige Zahnfleischveränderungen, große Haut- oder Muskelblutungen usw.) zurückzuführen ist, Veränderungen, die auch bei Nichtskorbutischen Fieber bedingt haben würden (IMMERMANN, LITTEN, ARNETH, MORAWITZ, TOBLER, BIERICH u. v. a.). Die Beobachtungen von SALLE und ROSENBERG, daß das skorbutische Fieber mit Einsetzen der diätetischen Behandlung fällt — sie wurden an die alimentären Fieber bei Ernährungsstörungen erinnert — und die Angabe in dem Buch von STEPP, KÜHNAU und SCHRÖDER, daß es bei Anwendung großer Mengen reinen Vitamin C zu einer kritischen Abfieberung komme, während sonst ein lytischer Abfall die Regel für das Verhalten des Fiebers bei Skorbut sei, vermochten wir nicht zu bestätigen, wie wir überhaupt für die Auffassung, daß das Fieber bei Skorbut als „eine Dysergie mit besonderer Labilität der Wärmezentren aufzufassen sei" (STEPP), keine Stütze finden konnten. Es fiel uns im Gegenteil auf, daß eine nicht geringe Zahl von Kranken mit Komplikationen, die an sich Temperaturerhöhungen bedingt haben würden, ohne Fieber blieb, bzw. daß die Begleitkrankheiten oft nur verhältnismäßig niedrige Temperatursteigerungen verursachten. Wenn es sich auch in solchen Fällen um sehr geschwächte Individuen handelte, so spricht doch dieser Umstand zusammen mit der Beobachtung, daß Schwerskorbutkranke ohne Komplikationen ebenfalls ohne Fieber blieben, gegen eine besondere Labilität der Wärmeregulierung.

Auffallend ist, daß der allgemeine Ernährungszustand eines Skorbutkranken oft recht gut ist, und daß auch die schweren Fälle durchaus nicht ein besonders niedriges Gewicht aufweisen. So betonen SALLE und ROSENBERG ausdrücklich, daß der Skorbut mit Unterernährung nichts zu tun hat, und TUCHLER erwähnt, daß die größere Zahl der von ihm beobachteten Skorbutkranken auch in der 3.—4. Krankheitswoche im besten Ernährungszustande waren. ASCHOFF und KOCH schreiben ebenfalls, daß schwerster Skorbut mit ausgezeichneter Entwicklung des Fettgewebes verbunden sein kann, und HIRSCH weist darauf hin, daß die Ernährung, die zum Skorbut führe, nur als qualitativ mangelhaft anzusehen sei und häufig quantitativ wenig oder gar nichts zu wünschen übrig lasse.

Die Beobachtung BIERICHs und anderer über die auffallende Niedrigkeit des Blutdruckes konnten wir weitgehend bestätigen. Wir fanden einen systolischen Blutdruck von 95—85 RR in 25 Fällen, von 84—75 RR in 42 Fällen, von 74 bis 60 RR in 10 Fällen. Der diastolische Druck lag in 73 Fällen unter 60 mm Hg. Während sich der Blutdruck mit zunehmender Besserung des Allgemeinzustandes bei allen Patienten auf normale Werte hob, blieben als Zeichen vasomotorischer Störungen bei den meisten Patienten Hände und Füße noch lange Zeit dunkel, livide und kalt, und noch monatelang blieb auf Fingerdruck bei dieser teils hochgradigen Cyanose ein weißer Fleck in blauer Umgebung nach sonst guter Besserung bestehen. Entsprechend dem niedrigen Blutdruck klagten die Kranken, wie schon erwähnt, über leichte Ermüdbarkeit und häufiges Schwindelgefühl. Diese Zustände fanden sich unabhängig von einer Anämie. Sie können den Berichten aus der Literatur nach ohne das Hinzutreten besonderer anatomischer Läsionen von sehr bedenklichem Charakter werden. Es wird des öfteren beschrieben (LIND, IMMERMANN), daß Patienten unter den Erscheinungen der Synkope zugrunde gegangen sind, wenn sie gezwungen waren, sich plötzlich aufzurichten oder stärkere Bewegungen vorzunehmen.

Die Prägnanz der aufgeführten Symptome des Skorbuts, die ein ungemein charakteristisches Bild der Krankheit entwerfen läßt, vermißt man bei der

Schilderung der übrigen Symptome. Die von anderen Autoren beschriebenen Blutungen aus Nase, Magen, Darm, Blase, Luftwegen, sowie Blutergüsse in seröse Höhlen (Perikard und Pleura) haben wir nicht beobachten können. Auch Knorpel-, Knochen- und Gelenkblutungen, die bei Jugendlichen des öfteren vorkommen sollen, häufig aber nur durch die Obduktion festgestellt werden können, haben wir beim Lebenden in keinem Falle mit Sicherheit nachgewiesen. Auffallend waren lediglich die oft geklagten Brustschmerzen, die trotz sorgfältiger Untersuchungen, einschließlich Röntgenuntersuchungen, keinen positiven ursächlichen Befund erkennen ließen. Ob es sich hier um die von vielen Autoren (BIERICH, TOBLER, SALLE, STEPP u. a.) beschriebenen Blutungen an der Knorpel-Knochengrenze der Rippen handelte, konnte nicht eindeutig festgestellt werden. Die von diesen Autoren beschriebenen Thoraxdeformitäten mit Auseinanderweichen des unteren Teiles des Brustkorbes — die Bevorzugung der unteren Rippen ist nach ASCHOFF und KOCH mit der längeren Dauer des Wachstums in diesen in Zusammenhang zu bringen — waren unter unserem Krankengut nicht zu beobachten. Hingegen war eine Druckempfindlichkeit der Rippenknorpelgegend bei einigen Patienten deutlich festzustellen.

Im Urinsediment fanden wir nur in einzelnen Fällen pathologische Formelemente in geringer Menge (Erythrocyten und Cylinder). Die von anderen Autoren erhobene Feststellung, daß eine Anämie kein obligates Symptom des Skorbuts ist, und daß selbst beim Auftreten größerer Blutungen keine unmittelbaren Beziehungen zum Blutbild zu finden sind, ging auch aus unserem Krankengut hervor. Beachtenswert ist lediglich, daß die in manchen Fällen gefundene sekundäre Anämie in ihrem Verlauf nicht von der Medikation der Ascorbinsäure allein abhängig zu sein schien. In zahlreichen Fällen hatte man eher den Eindruck, daß eine vorhandene Anämie vom Gewicht, von Infektionen und weitgehend vom Allgemeinzustand überhaupt abhängig war. Mit der Besserung des allgemeinen Kräftezustandes, der, wie später noch auszuführen sein wird, im wesentlichen durch die Ernährung zu beeinflussen war, besserten sich auch diese Anämien.

Eine Beschleunigung der Blutsenkung, von der UMBER und SECKEL erstmalig beim Skorbut berichten, war auch in unserem Krankengut in allen Fällen, ebenfalls in denen ohne Komplikationen, mittel- bis hochgradig vorhanden.

Ätiologie.

Wir hatten schon früher auf die dominierende Rolle des Vitamin C für die Ätiologie des Skorbuts hingewiesen. Darüber hinaus zeigten wir, daß die quantitative Ernährungslage keinen ausschlaggebenden Einfluß auf die Entstehung des Skorbuts auszuüben scheint. Wir konnten ebenfalls die Unbeeinfußbarkeit einer einmal manifest gewordenen hämorrhagischen Diathese durch eine calorisch hochwertige Nahrung bzw. durch den Eiweißanteil der Ernährung feststellen. Die Nahrung der von mir beobachteten Kranken hatte einen Calorienwert von 3600 bei einem Eiweißgehalt (biologisch hochwertiges Eiweiß) von 100 Gramm und enthielt, von den Vitaminzulagen abgesehen, einwandfrei keine an die Nahrung gebundenen Mengen von Vitamin C, so daß — wie wir später noch zeigen werden — die zahlreichen an Gesunden gemachten Beobachtungen eines geänderten Ascorbinsäurebedürfnisses in Abhängigkeit von der zugeführten Calorienmenge und der Nahrungszusammensetzung für die Heilung der kompletten Avitaminose allem Anschein nach nicht gelten.

Ähnliche Feststellungen von SALLE und ROSENBERG ergaben, daß bei reichlicher aus Reis, Maisbrei, Fleisch, Butter und Brot bestehender Ernährung ohne Obst- und Gemüsezulagen die charakteristischen Skorbutsymptome auch bei klinischer Behandlung weiter zunahmen. BIERICH gibt an, daß seine Kranken unter besonders günstigen Ernährungsbedingungen gestanden hätten. Die Ernährung sei sehr reichlich gewesen, pro Tag nach grober Schätzung etwa 4000—5000 kcal einer meist sehr schmackhaft zubereiteten Kost. Von LIND werden als Rationen für die Mannschaften der Königlichen Flotte angegeben: „täglich 1 Pfund Zweyback, der auf die Art, wie er gebacken ist, eine feste und kräftigere Nahrung ist als 2 Pfund ordentlich gebackenes Brot zu Lande, ... ferner 1¹/₂ Pfund Weizenmehl die Woche über mit einer gewissen Quantität Speck, Rosinen oder Korinthen ..., wöchentlich 2 Pfund eingesalzenes Rind- und ebensoviel Schweinefleisch ..., dazu Hafergrütze, gekochte Erbsen, Butter, Käse, süßes Öl, Stockfisch, eingesalzene Fische, Wein, Branntwein, Rum oder Arrac". LIND kam deswegen schon zu der Auffassung, daß die Quantität der Nahrung keinen Einfluß auf die Entstehung und den Verlauf des Skorbuts hat. In neuerer Zeit hat DER-GATSCHEV bei experimentellen Skorbutuntersuchungen an 352 Meerschweinchen gefunden, daß ein großer Prozentsatz der Versuchstiere während der Entwicklung des Skorbuts an Gewicht zunimmt.

TOBLER, dessen skorbutkranke Kinder zu einem Teil auf der Sonnenstation einer Kinderklinik lagen, in der die Nahrung in calorischer Beziehung in Ordnung war, findet ebenfalls, daß die Nahrungsmengen keinen Einfluß auf die Entstehung und den Verlauf des Skorbuts auszuüben vermögen. Die Wendung zum Besseren, d. h. die Heilung seiner Skorbutkranken erreichte er lediglich durch Zulage von Äpfeln, Citronen und Kiefernadelaufgüssen, während er am Ernährungsplan selbst nichts änderte, also keine calorischen Werte zulegte bzw. Verschiebungen im Eiweiß, Fett oder Kohlenhydratgehalt vornahm. Auch die Einseitigkeit der Ernährung kann aus diesem Grunde nach TOBLERs Auffassung keine Rolle spielen. Auch wir beobachteten bei einer durch die Zeitverhältnisse bedingten äußerst monotonen Kost keinerlei Einfluß durch den Caloriengehalt oder durch den Eiweißwert der Nahrung auf die Entwicklung des Skorbuts. Aus der Genese der MÖLLER-BARLOWschen Krankheit wissen wir ebenfalls, daß der Säugling die im Autoklaven erhitzte Milch mit all ihren Nährstoffen zugeführt bekommt, also ebenfalls keinen quantitativen Nahrungshunger erleidet, sondern lediglich einem qualitativen Nahrungshunger ausgesetzt ist. Dieser Umstand scheint ebenso wie die von uns angeführten eigenen und fremden Beobachtungen für die reine C-Mangel-Ätiologie des Skorbuts zu sprechen. Diese Auffassung fand weiter eine Stütze darin, daß mit der Zufuhr der l-Ascorbinsäure schlagartig jede Verschlimmerung des skorbutischen Krankheitsbildes aufhörte und die schnell fortschreitende Heilung ohne jeden Rückfall eingeleitet wurde. Wir möchten daher glauben, daß auch der von KALK und BRÜHL geschilderte Fall bei wirklich Vitamin C-freier Ernährung sich weiter verschlechtert hätte. Die Beobachtungen von KALK und BRÜHL erklären sich wohl so, daß entweder der Kranke nicht lange genug bei seiner Vitamin C-Mangelernährung gehalten wurde, oder daß eben die Diät nur, wie die Autoren schreiben, „praktisch" Vitamin C-frei war.

Auf die vielen anderen für die Ätiologie des Skorbuts beschuldigten Ursachen (Klima, Witterung, Bodenverhältnisse, hygienische Mißstände, Kälte usw.) möchten wir hier nicht eingehen. Keiner dieser Umstände kann für sich in Anspruch nehmen, einen ausschlaggebenden Einfluß in der Pathogenese des Skorbuts zu besitzen. Sicher spielen konstitutionelle und dispositionelle Faktoren in der Ätiologie des Skorbuts eine zusätzliche wichtige Rolle. Wissen wir doch sogar vom Meerschweinchen, welches bekanntlich besonders leicht bei Vitamin C-Mangelernährung an Skorbut erkrankt, daß es auch hier einzelne Tiere gibt, die sich durch eine erhebliche Widerstandskraft gegen Vitamin C-arme Ernährung auszeichnen. MOURIQUAND berichtet z. B. über Tiere, die erst gegen den 80., manchmal um den 120.—150. Tag und mitunter auch niemals an Skorbuterscheinungen erkrankten. Daß die Faktoren, die zu einem schnelleren Verbrauch an Vitamin C führen sollen (Infektionen, körperliche Belastung usw.) nicht einen ausschlaggebenden Einfluß in der Ätiologie des Skorbuts haben, war schon früher besprochen.

Die Untersuchungen von Grab und Lang über die Bedeutung der Vitamine für die Kälteresistenz zeigen, daß — wie die Vitamine A und B — auch das Vitamin C für die Anpassung des Stoffwechsels an die vermehrte Anforderung bei Kälte notwendig ist. Bei skorbutischen Meerschweinchen mit einer Vitamin C-freien Ernährung war die Kälteresistenz erheblich vermindert gegen über Tieren, die ihren Normalbedarf an Vitamin C bei skorbutogener Kost mit 3 mg Ascorbinsäure pro Tag erhielten. Tiere, die das Zehnfache dieses Normalbedarfs an Ascorbinsäure bekamen, wiesen keine weitere Steigerung der Kälteresistenz auf. Die Bedeutung des Vitamin C in bezug auf die Kälteresistenz entsprach also völlig der der anderen Vitamine.

Wir möchten in diesem Zusammenhang die Aufmerksamkeit auf die oft erhobene Beobachtung lenken, daß es im allgemeinen nur dann zu Massenerkrankungen kommt, wenn alle Menschen gleichmäßig denselben quantitativen Nahrungsmangelerscheinungen ausgesetzt sind. Auffallenderweise kam es (Salle und Rosenberg, Korbsch u. a.) bei Truppenteilen, die unter gleichen körperlichen Anstrengungen, Strapazen und dabei gleichen Ernährungsbedingungen standen, nicht zu Massenerkrankungen. So stammten z. B. 1917 aus dem Krankengut von Salle und Rosenberg 94 Kranke aus 39 Truppenteilen und 1918 48 Kranke aus 19 Formationen. Wir sehen also, daß bei gleichen Strapazen und gleicher — wahrscheinlich aber nur quantitativ gleicher — Ernährung immer nur Bruchteile der davon Betroffenen erkranken. Wir möchten annehmen, daß neben konstitutionellen und dispositionellen Faktoren, die sich in der verschiedenen Anpassungsfähigkeit an Mangelerscheinungen äußern, als Erklärung auch der Umstand herangezogen werden könnte, daß ein Teil der Betroffenen jeweils sich die geringen für die Verhütung eines Skorbuts notwendigen Mengen ascorbinsäurehaltiger Substanz zu beschaffen in der Lage war. Hier liegt für den einzelnen die Möglichkeit, den sonst für alle gleichgeltenden Belastungen auszuweichen. Die von Holst und Frölich berichtete Beobachtung, daß in einem russischen Gefängnis mit 1400 politischen Sträflingen nur 20 nach und nach an Skorbut erkrankten und diese ausnahmslos diejenigen waren, die die zur Nahrung gehörige Kohlsuppe nicht aßen, spricht in dem oben erwähnten Sinne.

Wir vermögen daher dem neuerdings von Stepp, Kühnau und Schröder gemachten Hinweis auf die komplexe Genese und die Uneinheitlichkeit des Skorbuts nicht zu folgen. Diese Behauptung widerspricht, worauf auch Heilmeyer hinweist, nicht nur den tierexperimentellen Studien, sondern auch der von diesen Autoren selbst vertretenen therapeutischen Feststellung, daß „alle Skorbutkranken durch Ascorbinsäure in kurzer Zeit geheilt werden". Uns erscheint die dominierende Rolle der l-Ascorbinsäure in der Pathogenese des Skorbuts so eindeutig — und wie wir noch zeigen werden — durch unsere Untersuchungen erneut bestätigt, daß an ihrer ausschlaggebenden Wichtigkeit kein Zweifel herrschen kann.

Therapie.

Schon bei der Betrachtung über die Geschichte des Skorbuts hatten wir auf die erstaunlich schnelle Beeinflussung des Skorbuts hingewiesen, so daß von einem „geradezu zauberhaften Umschwung im Befinden der Kranken" (Müller) nach der Zufuhr geringer Mengen von Obst in wenigen Tagen durchweg berichtet wird. Auch die von mir beobachteten Kranken gaben an, daß ihnen „mit dem Tage", an dem die Ascorbinsäurezufuhr begann, augenblicklich besser wurde. Objektiv trat die Heilung so schnell und frappant ein, daß im Verlauf von nicht selten nur 4—12 Tagen ausgedehnte und eindrucksvolle Veränderungen, insbesondere auch des Zahnfleisches, weitgehend zurückgingen, ohne daß irgendeine zusätzliche Behandlung außer der allgemeinen klinischen Pflege geübt worden wäre. Ebenfalls verschwanden die schweren Bewegungsbehinderungen durch die tiefen

Blutergüsse vollkommen und erstaunlich schnell. Die Besserung hielt gleichmäßig an und war unabhängig von dem Verlauf der Komplikationen, so daß auch bei Skorbutkranken mit schweren Komplikationen (Tuberkulose, Malaria, Pneumonie, Gonorrhoe, Lues usw.) die skorbutischen Veränderungen im Heilungsverlauf sich nicht anders verhielten als in den unkomplizierten Fällen.

Während des ganzen Verlaufes bestand bei den Kranken keine erhöhte Anfälligkeit gegenüber Erkältungsinfekten. Der Heilungsverlauf von eitrigen Wunden und Verletzungen und nach operativen Eingriffen war normal.

Die von mir beobachteten Kranken wurden entweder mit synthetischer l-Ascorbinsäure behandelt und zwar in peroraler und intravenöser Anwendung, oder es wurde ihnen natürliche Ascorbinsäure (Citronensaft) per os gegeben. Die Mengen, die bei den einzelnen Kranken vom Beginn der Behandlung an unabänderlich blieben, betrugen bei einer skorbutogenen Grundkost von 3600 Calorien mit 100 g biologisch-hochwertigem Eiweiß entweder 10 mg, 30 mg oder 60 mg Ascorbinsäure täglich. Wir müssen betonen, daß die Kranken, die nur 10 mg Ascorbinsäure erhielten, nicht nur keinen anderen Heilverlauf des Skorbuts aufwiesen als die mit höheren Dosen bedachten Kranken, sondern daß sie sich in bezug auf den weiteren Heilverlauf ihrer oft zahlreich vorhandenen Komplikationen ebenfalls nicht anders verhielten als die Kranken, die 30 bzw. 60 mg Vitamin C zugeführt bekommen hatten.

Selbstverständlich wurden die Skorbutkranken gleichmäßig nach leichten, mittleren und schweren Fällen auf die einzelnen Gruppen verteilt, so daß in gleicher Weise auch schwer, mittelschwer und leicht Erkrankte mit kleinen, mittleren und höheren Dosen behandelt wurden. In diesem Zusammenhange sei noch einmal betont, daß die meisten Kranken außer ihrem Skorbut noch an anderen Erkrankungen litten und daß insbesondere die Tuberkulose in nahezu der Hälfte der Fälle ausgedehnt verbreitet war.

Einen Unterschied in der therapeutischen Wirkung der natürlichen und der synthetischen Ascorbinsäure konnten wir nicht beobachten, und für die Auffassung, daß die synthetische l-Ascorbinsäure gar nicht das C-Vitamin, sondern nur das Provitamin (LUND und TRIER), oder für die Meinung, daß die synthetische Ascorbinsäure nur ein Vitaminoid (ALTER) sei, welches in Chemie und Struktur dem Vitamin C gleichartig, aber in seinen biologischen Eigenschaften nicht gleichwertig sei, konnten wir keine Bestätigung finden. Auch ist aus unseren Untersuchungen keine Stütze für die WACHOLDERsche Theorie der notwendigen Zufuhr von Rohkostanteilen mit einem möglichst hohen Gehalt an Vitamin C-Oxydasen zur Entfaltung der Wirksamkeit der l-Ascorbinsäure zu entnehmen. Eine Überlegenheit des natürlichen Vitamin C — d. h. des Vitamins, welches in seinen Verbänden belassen wird — dem synthetischen gegenüber, geht aus unseren Untersuchungen nicht hervor. Die klinischen Beobachtungen ergaben eindeutig einen *gleichen Wirkungsgrad*. Die auf Grund zahlreicher Auswertungen von Meerschweinchenversuchen von SCHEUNERT und RESCHKE aufgestellte Behauptung, daß die reine synthetische Ascorbinsäure die gleiche antiskorbutische Wirkung hat wie das natürliche Vitamin C des Citronensaftes, wird durch unsere Untersuchungen klar bestätigt.

Ebenso konnten wir keinen Unterschied in der therapeutischen Wirkung zwischen der enteralen und parenteralen Anwendung von Vitamin C bzw. der l-Ascorbinsäure finden. Die besonders von STEPP und SCHRÖDER unterstrichene Bedeutung des Zustandes des Magendarmkanales für die Entstehung von Avitaminosen und Hypovitaminosen zeigte sich in unseren Untersuchungen nicht. Bekanntlich hatte STEPP darauf hingewiesen, daß bei ausreichender exogener Versorgung des Organismus mit Vitamin C durch pathologische Zustände im Verdauungstractus die Aufspaltung und Resorption so weit gestört werden kann, daß eine sekundäre Avitaminose bzw. Hypovitaminose resultiert. Unsere Patienten waren zu einem großen Teil mit Verdauungsstörungen aller Art, insbesondere ruhrartigen Durchfällen behaftet. Trotzdem haben wir in keinem Falle ein Versagen der enteral durchgeführten Vitamintherapie beobachtet.

Wir hatten unsere Kranken nach den 3 Kardinalsymptomen des Skorbuts: 1. den Blutergüssen im Bereich der Stützgewebe, 2. der Gingivitis, 3. der Purpura scorbutica, geordnet. Zu den schweren Fällen wurden diejenigen gerechnet, die alle 3 Symptome in ausgeprägter Form zeigten, als mittelschwer wurden die Kranken bezeichnet, die auch alle diese 3 Symptome, aber nicht in hochgradiger Form, aufwiesen. In die Gruppe der leichteren Fälle wurden die Kranken eingeordnet, bei denen eines der 3 Symptome fehlte oder abgeschwächt bzw. nur angedeutet vorhanden war. Bei dieser Ordnung ergaben sich 43 schwere, 22 mittlere und 26 leichtere Fälle.

Ich hatte schon erwähnt, daß die meisten Kranken durch ein den Skorbut komplizierendes Leiden zusätzlich geschädigt waren. Rechnet man dazu, daß es sich durchweg um Menschen handelte, die durch Hunger, Strapazen und seelische Bedrückung verelendet waren, so ist es umso erstaunlicher, daß die Heilung des Skorbuts in allen Fällen mit Mengen, die unter dem „Normalbedarf" des gesunden Menschen blieben, gelang. Beachtlich ist diese Heilung umso mehr, als die Begleitumstände (Tuberkulose und andere Komplikationen) nach bisheriger Auffassung eine erhöhte Ascorbinsäurezufuhr auch ohne das Vorhandensein der skorbutischen Grundkrankheit gefordert hätten.

Todesfälle an Skorbut: Daß Todesfälle an Skorbut, die in früheren Zeiten häufiger waren, heute selten geworden sind, ist bekannt. STEPP und VOIT führen den verhältnismäßig leichten Verlauf des Skorbuts der Neuzeit auf die jetzt früher einsetzende richtige Behandlung zurück. Auch nehmen sie an, daß in früheren Statistiken eine Reihe von Fällen enthalten ist, die letzten Endes nicht am Skorbut selbst, sondern an einer interkurrenten Infektion zugrunde gingen. Aus dem großen Krankengut von SALLE und ROSENBERG von 461 Fällen starb keiner an Skorbut. Die Letalität ihrer aus Gruppen mit unterschiedlichen Erkrankungs- und Allgemeinzuständen zusammengesetzten Kranken lag zwischen 3,6—9%. ASCHOFF und KOCH beschreiben zwei, und STEPP erwähnt einen Fall von unkompliziertem Skorbut, bei denen die Todesursache sich anatomisch nicht feststellen ließ. Bei den in unserem Krankenhause Verstorbenen wurde von pathologischen Anatomen als primäre Todesursache bei keinem der Skorbut, sondern stets eine komplizierende Krankheit gefunden. Die Obduktionsbefunde zeigten, daß in allen Fällen der Skorbut abgeheilt war.

Heilung eines Skorbuts: Die Heilung eines Skorbuts ist klinisch mit der Beseitigung der hämorrhagischen Diathese, die sofort nach der Ascorbinsäurezufuhr erfolgt, eingeleitet. Ihr Abschluß ist nicht genau festzulegen. Die endgültige Resorption großer Blutergüsse kann manchmal wochen- bis monatelang dauern, die pigmentierten Reste der Purpura, Ekchymosen usw. bleiben bis zu Jahresfrist bestehen, Indurationen und Sklerosen sind unter Umständen jahrelang oder ständig nachzuweisen. Am sinnfälligsten läßt sich die Heilung noch am Zahnfleischbefund verfolgen, wo mit dem Verschwinden der skorbutischen Gingivitis und Periostitis und dem Wiederfestwerden gelockerter Zähne gute Kriterien zur Beobachtung der fortschreitenden Besserung gegeben sind. Immerhin läßt sich allgemein die Zeit bis zur abgeschlossenen Heilung und damit auch die Menge der bis zur Heilung benötigten Ascorbinsäure nicht genau begrenzen. Der gewissenhafte Arzt wird die einmal eingeleitete Vitamin C-Therapie für lange Zeit fortführen. So setzten auch wir bei unseren Kranken die einmal begonnene Vitamin C-Therapie nach erfolgter Heilung in den beschriebenen Dosen noch für die Dauer eines Vierteljahres fort. Daß aber wahrscheinlich auch die vorübergehende bzw. verzettelte Zufuhr von Vitamin C zur Beseitigung des Krankheitsbildes genügt, zeigt die eingangs erwähnte Mitteilung von HIRSCHBERGER aus dem Jahre 1947.

Beobachtungen über den Vitamin C-Gehalt im Blutserum.

GRAB führte im Institut von K. LANG (damals Berlin) bei unseren Skorbutkranken Vitamin C-Bestimmungen im Blutserum durch. Noch nach 10 Wochen betrug der Serum-Vitamin C-Spiegel trotz Abheilung des Skorbuts in allen Fällen und weitgehender allgemeiner Besserung der Kranken in 48 Fällen 0,0 mg-%, in 23 Fällen 0,1 mg-%, in 10 Fällen 0,3 mg-% und in 3 Fällen 0,4 mg-%. Bei keinem der Untersuchten wurde ein gleichmäßiger Anstieg des Serum-Vitamin C-Spiegels erreicht.

Die Forderung RIETSCHELS, daß bei einem echten Skorbut der Vitamin C-Spiegel im Blut gleich 0 sein müsse, wird durch unsere Untersuchungen bestätigt. Auch besteht seine Ansicht, daß überhaupt keine Skorbutgefahr bestehe, solange noch ein sicherer Vitamin C-Spiegel im Serum vorhanden sei, nach unseren Beobachtungen zu Recht. Ein großer Teil unserer Kranken hatte während und nach der Heilung des Skorbuts, von Streuungen abgesehen, kein Vitamin C im Serum. Zahlreiche Patienten konnten auch später alle Komplikationen nach Beseitigung ihres Skorbuts bei ständig fehlendem Vitamin C im Blutserum ausheilen.

Bekanntlich hatte VAN EEKELEN die in ähnlicher Weise auch von STEPP, KÜHNAU und SCHRÖDER übernommene Forderung aufgestellt, daß bei einer optimalen Versorgung mit Vitamin C der Ascorbinsäuregehalt des Blutes größer als 12 mg pro Liter sein solle. Ein Wert von 8 mg pro Liter wird von ihnen für „noch ausreichend" angesehen. Niedrigere Werte als 4 mg pro Liter seien als schlecht zu bezeichnen, und bei Werten unter 2 mg könnten klinische Erscheinungen von Skorbut auftreten. MOURIQUAND, GOUNELLE und andere sehen einen Gehalt von 8—10 mg pro Liter als ausreichend an. Nach MOURIQUAND soll der durchschnittliche Gehalt, „der aber zu gering ist", zwischen 5 und 7 mg pro Liter liegen. NEUWEILER sieht bei einem Blutwert unter 0,6 mg-% den Menschen als schweren Grades hypovitaminotisch an.

In neuerer Zeit ist von mehreren Autoren gefunden worden, daß fehlende und niedrige Ascorbinsäurewerte oft bei Menschen nachgewiesen werden, die sich völliger Arbeitsfähigkeit bei subjektiver Gesundheit erfreuen, und bei denen objektiv nicht der geringste Krankheitsbefund zu erheben ist. Insbesondere haben sehr sorgfältige Untersuchungen von DIFS, auf deren Bedeutung RIETSCHEL hingewiesen hat, ergeben, daß bei einer Gruppe schwedischer gesunder und voll leistungsfähiger Fabrikarbeiter verschiedenen Alters der Durchschnittswert des Serum-Vitamin C-Spiegels zwischen 0,01 und 0,49 mg-% lag. In 66% der Fälle war kein höherer Wert als 0,11 mg-% zu finden. DIFS fand ferner bei einer Gruppe von Hilfspflegerinnen mit reichlicher Vitaminzufuhr das ganze Jahr hindurch Durchschnittswerte von 0,25—1,15 mg-% und bei einer Gruppe hochbejahrter Pensionäre mit relativ Vitamin C-armer Kost einen Blutspiegel von 0,05—0,21 mg-%. Auch bei diesen beiden letzteren Gruppen waren keinerlei objektive Krankheitssymptome festzustellen und das subjektive Befinden völlig in Ordnung.

GRAB hat in zahlreichen Untersuchungen an Teilnehmern von Gemeinschaftsverpflegung unter anderen auch an Soldaten meist nur Spuren, häufig auch gar kein Vitamin C im Serum und Plasma gefunden, obwohl die Probanden sich völliger Gesundheit erfreuten und ohne Störung ihren Beschäftigungen nachgingen. Diese Beobachtungen wurden über mehrere Jahre kontrolliert und bestätigt.

DAGULF bezeichnet einen niedrigen Vitamin C-Blutspiegel für die skandinavische Bevölkerung als Normalzustand, und zahlreiche weitere Autoren bestätigen, daß man — mit Einschränkungen — aus der Höhe des Blut-Vitamin C-Spiegels nur gewisse Rückschlüsse auf die Vitaminversorgung des Untersuchten ziehen kann, daß aber keine klaren Beziehungen zwischen der Höhe der

Blutascorbinsäure und einer Gesundheitsstörung bzw. Gesundheitsgefährdung bestehen (Hausberger, Borne, Bryan, Fox, Tothunter, Ottsen und Mitarbeiter, Yu u. a.)

Die willkürliche Festlegung von Grenzen die die Gebiete „volle Gesundheit", „gefährdete Gesundheit" usw. mit Hilfe der Bestimmung der Blutascorbinsäure umreißen wollen, ist unseres Erachtens nicht statthaft. Wenn z. B. Wendt für einen Blut-Vitamin C-Spiegel von 0,25 mg-% feststellt, daß diese Menschen höchst skorbutgefährdet sind, „falls besondere körperliche den Vitamin C-Verbrauch steigernde Anforderungen gestellt würden oder auch nur eine kleine Grippeepidemie ausbrechen sollte", so ist eine derartige Schlußfolgerung *völlig unhaltbar*. Unter den Bedingungen seiner Probanden leben heute Millionen von Menschen monate- und jahrelang, ohne daß es zu skorbutischen Störungen bei ihnen kommt.

Aus der Beobachtung des Serum-Ascorbinsäurespiegels bei unseren Untersuchungen können wir feststellen, daß als Ausdruck schlechtester Vitamin C-Versorgung bei allen Kranken im Beginn ein Ascorbinsäurespiegel im Serum von 0,0 vorlag und daß der Skorbut sich in seiner Heilung völlig unabhängig von der Höhe des Serumascorbinsäurespiegels verhielt.

Beobachtungen über die Vitamin C-Versorgung und eine Infektionsgefährdung.

Bierich, der als Leiter einer zentralen Skorbutstation vom Russischen Roten Kreuz ein großes Krankengut nach einheitlichen Gesichtspunkten (Fragebogen) untersucht hat, kommt zu der Feststellung, daß andere Erkrankungen — Tuberkulose, Lues, Rachitis, Alkoholismus, Polyarthritis und Malaria — keinen prädisponierenden Einfluß auf die schließliche Erkrankung an Skorbut zu haben scheinen. Lediglich früher durchgemachte Dysenterie oder Typhus abdominalis scheinen seiner Ansicht nach die Prädisposition zu erhöhen bzw. den Verlauf des Skorbuts schwerer zu gestalten.

Lind beobachtete, daß „gemeiniglich diejenigen, die sich von anderen Krankheiten oder einem vorhergehenden Anfall von Unpäßlichkeit ... wieder erholen ..., die ersten sind, die an Skorbut erkranken. So wurden im May 1746, da verschiedene inflammatorische Krankheiten, insonderheit Lungenentzündungsfieber herrschten, alle diejenigen, die sich wieder davon erholten, höchstskorbutisch".

Auch Immermann findet, „daß das Leiden mit besonderer Vorliebe solche Individuen zu befallen pflegt, die bereits anderweitig pathisch affiziert sind oder noch unter den Nachwirkungen kürzlich überstandener Krankheiten sich befanden". Voraussetzung ist aber nach ihm, daß diejenigen determinierenden Ursachen, unter welchen Skorbut überhaupt zu entstehen pflegt, gegeben sind. Vor allem sollen Personen mit Wechselfieber, Ruhr oder Syphilis oder solche, die Blutverluste oder Verletzungen erlitten haben, ungewöhnlich leicht an Skorbut erkranken. Immer sei die skorbutische Komplikation von ungünstigem Einfluß auf die Grundkrankheit. Salle und Rosenberg betonen die außerordentliche Häufigkeit einer komplizierenden Tuberkulose, die bei ihren türkischen Patienten 22% und bei den Austauschgefangenen 9% der Fälle ausmachte.

Die Auffassung, daß das gemeinsame Auftreten gewisser Krankheiten mit Skorbut entweder als Komplikation des Skorbuts zu diesen Krankheiten oder als sekundäre Affektion dieser Krankheiten zum Skorbut genetische Zusammenhänge solcher Ereignisse erkennen lasse, scheint der modernen Vitaminlehre Recht zu geben, die die Vitamine A und C als sog. antiinfektiöse Vitamine bezeichnet (Harris, v. Euler). Man sieht als erwiesen an, daß eine dauernde Vitaminunterbilanz in der Nahrung zu einer Herabsetzung der natürlichen Immunität gegenüber Infektionserregern und deren Giften führt (Jusatz). Die geringe Widerstandsfähigkeit gegenüber Infektionen soll auf das Erlöschen der keimfeindlichen Kraft des Blutes und auf die durch den Vitaminmangel bedingte herabgesetzte Fähigkeit zur Bildung spezifischer Antikörper gegen artfremdes Eiweiß zurückzuführen sein. Ein Circulus vitiosus kann durch den gesteigerten Verbrauch von Vitamin C durch das Fieber und durch den erhöhten Bedarf an Vitamin C bei den Immunisierungsvorgängen entstehen (BÜSING, DÖTZER, JUSATZ, SCHRÖDER, STEPP).

Gerade aber in neuester Zeit mehren sich die Stimmen, die diese Zusammenhänge kategorisch leugnen: So stellt DAGULF fest, daß trotz wahrscheinlich sehr niedriger Vitamin C-Bilanz, mit der ein großer Teil nicht nur der schwedischen, sondern überhaupt der skandinavischen Bevölkerung als Normalzustand lebe, die Mortalität und Morbidität an akuten und chronischen Infektionskrankheiten seit Jahrzehnten einen ständigen Rückgang aufweise. ALWALL weist darauf hin, daß die Häufigkeit der Erkältungskrankheiten während der Herbstmonate mit ausreichender Vitaminzufuhr zunehme und im Spätwinter und Frühjahr, wenn der Vitamingehalt der Nahrung unzureichend sei, schnell abfalle, wie er überhaupt nachweist, daß die Häufigkeit von Infektionskrankheiten nicht mit dem Vitamin C-Minimum in der Ernährung zusammenfällt. Er lehnt den Vitaminmangel als auslösendes Moment ab. DAHLBERG findet, daß ein niedriger Vitamin C-Bestand keine Nachteile gegenüber Infektionskrankheiten zu veranlassen scheint, und daß Ascorbinsäuregaben als Vorbeugung gegen Infektionskrankheiten sich bei schwedischen Soldaten nicht bewährt haben.

TONUTTI kommt bei seinen Untersuchungen zu dem Ergebnis, „daß die Bedeutung des „Betriebsstoffes" Vitamin C für den cellulären Abwehrapparat keinesfalls überschätzt werden darf, sondern, daß die Ascorbinsäure eben nur mit einen von vielen anderen Arbeitsstoffen des Abwehrapparates darstellt."

Fox und Mitarbeiter, die 2 Gruppen von je 950 Bantunegern in einer durch größere Skorbuthäufigkeit bekannten Goldmine beobachteten, gaben in einer Versuchszeit von 7 Monaten der 1. Gruppe nur das Gemeinschaftsessen mit niedrigem Ascorbinsäuregehalt, der 2. Gruppe zusätzlich 40 mg Ascorbinsäure in Form von Orangensaft. In beiden Versuchsgruppen waren Gesundheitszustand und Leistungszustand der Arbeiter sehr gut. Bei den nur der Gemeinschaftsverpflegung unterworfenen Negern traten 12 Skorbutfälle auf, in der zusätzlich mit Vitamin C versorgten Gruppe wurde 1 Skorbut festgestellt. Eine unterschiedliche Widerstandskraft gegenüber infektiösen Erkrankungen konnte nicht nachgewiesen werden.

SCHEUNERT, der mit WAGNER und LIEBERT in einem 8 Monate dauernden Großversuch an 1066 Personen festgestellt hat, daß eine Vitamin C-Zulage von 20—50 mg täglich keinen Einfluß auf laufende Erkrankungen ausübte — die mit Vitamin C-Zulage von 20 und 50 mg täglich bedachten Gruppen hatten keine geringere, sondern sogar noch eine wesentlich höhere Erkrankungsziffer aufzuweisen als die Kontrollgruppe — kommt zu dem Schluß, daß es einen für alle Fälle gültigen Bedarf nicht gibt. Er schlägt als optimale Versorgung gesunder Erwachsener die durchschnittliche Tagesdosis von 125 mg Ascorbinsäure vor, da bei dem gleichen Versuch beobachtet worden war, daß bei Gruppen mit Vitamin C-Zulagen von 100 und 300 mg eine Senkung der Zahl der Erkrankungen zu verzeichnen war. Mit der 100 mg-Zulage war aber bereits das Optimum der Wirkung erreicht.

TOBLER gab 100 Säuglingen mit insgesamt 7064 Pflegetagen nicht mehr als 10—15 mg Vitamin C und Säuglingen mit 6504 Pflegetagen täglich über 20 mg Vitamin C. Die „vitaminarm" ernährten Kinder zeigten in 20,2% der Fälle Fiebertage und 43mal Infektionen der oberen Luftwege. Die „vitaminreicher" ernährten Kinder wiesen in 31,2% der Fälle Fiebertage auf und zeigten 67mal Infektionen. Er betont, daß keine klinischen Tatsachen für die Berechtigung sprächen, von einem antiinfektiösen Vitamin zu sprechen. Noch zahlreiche andere Autoren heben hervor, daß die Zusammenhänge zwischen Vitaminmangel und Infektionserkrankungen zum mindesten noch unklar sind bzw. daß erst die Zukunft die endgültige Entscheidung über die prophylaktische und therapeutische Brauchbarkeit der Vitamine gegenüber den Infektionskrankheiten zu bringen hat (HERTEL und ARNOLD, HJÄRNE, KÜNDIGER und SALUS, PARVIS, SABIN, SALASSA, STEPP, KÜHNAU und SCHRÖDER, YOUMANS u. a.).

Man hatte bekanntlich eine Zeitlang gehofft, daß im Hinblick auf das bei Tuberkulösen stets festgestellte Vitamin C-Defizit eine Absättigung des Körpers mit Vitamin C einen günstigen Einfluß auf die Tuberkulose ausüben werde. Leider haben sich die Hoffnungen, die Heilungsbedingungen für die Tuberkulosekranken durch die Ascorbinsäure zu verbessern, nicht erfüllt. DAGULF, der in sehr sorgfältigen und umfangreichen Untersuchungen diesem Problem nachgegangen ist, kommt zu folgendem Schluß: „Wäre die C-Hypovitaminose in gleichem Maße ein klinisches Zustandsbild, als sie ein Laboratoriumsprodukt ist, so hätten wir allen Anlaß, nach ihrer Eliminierung, durch kompensatorische Ascorbinsäurezufuhr einen klinischen Effekt zu erwarten. Dies war aber bei der tuberkulösen Klientel, welche im Küstensanatorium Apelviken einer solchen Behandlung unterworfen wurde, nicht der Fall". Auch ALEXANDER, der dem Vitamin C eine regulierende Wirkung durch seinen allgemein tonisierenden Einfluß zuspricht, stellt fest, daß ein Erfolg der künstlichen Vitamin C-Zufuhr auf den Verlauf der Lungentuberkulose nicht beobachtet werden konnte. In gleicher Weise äußern sich in neuerer Zeit weitere Autoren, von denen einige zudem feststellten, daß auch bei der Hämoptoe die Ascorbinsäure ohne Wirkung ist.

Wir fanden bei 74 unserer Kranken nachstehende Komplikationen (Einzel-Komplikation und Mehrfach-Komplikation):

Tuberkulose	39mal	Eiternde Zahnfistel	2mal
Durchfälle mit Ödemen	14mal	Phlegmone	2mal
Verwundungen	13mal	Hydrocele	1mal
Ödemkrankheit bzw. Kachexie	9mal	Unspez. Nebenhodenentzündung	1mal
Erfrierungen	9mal	Gonorrhoe mit Nebenhoden-	
Malaria während bzw. kurz vor		entzündung	1mal
Eintritt in die Beobachtung	7mal	Lues	1mal
Ausgedehnte Schmutzgeschwüre	5mal	Kalter Absceß	1mal
Pneumonie	4mal	Hepatitis epidemica	1mal
Chron. bzw. schwere Bronchitis	4mal	Kieferhöhlenentzündung	1mal
Fleckfieber kurz vor Eintritt in die		Otitis media	1mal
Beobachtung	3mal	Endocarditis	1mal
Osteomyelitis	3mal	Lymphadenitis	1mal

Auch bei diesen, durch schwere organische Erkrankungen komplizierten Skorbutfällen beobachteten wir, wie schon früher gesagt, den gleichen Heilverlauf des Skorbuts auf die anfänglich verabfolgten niedrigen C-Vitaminmengen hin wie bei den Skorbutkranken, die keine Komplikationen aufwiesen. Um jede mögliche Schädigung auszuschließen, haben wir in einzelnen schweren Komplikationsfällen, namentlich bei den Tuberkulosekranken, solche Kranken mit sehr hohen Dosen, d. h. 500 mg Ascorbinsäure täglich, wochen- und monatelang behandelt. Aber auch durch diese zusätzliche Therapie konnte kein Einfluß auf den Verlauf der Komplikationen, insbesondere der Tuberkulose festgestellt werden. Umgekehrt sahen wir zahlreiche Kranke mit Komplikationen, die trotz niedriger Vitaminzusätze bzw. sogar bei einer Vitaminmangelkost einen normalen Heilverlauf ihrer Komplikationen, auch der tuberkulösen Erkrankung, bis zur völligen Ausheilung zeigten.

An dieser Stelle muß erwähnt werden, daß insbesondere die Krankenhausernährung notorisch arm an Vitamin C ist. Die meisten Verpflegungen, und insbesondere die Diätverpflegungen enthalten nicht mehr als 10 bis höchstens 15 mg Vitamin C täglich. BICKNELL schreibt deshalb, daß bei der Bedarfserrechnung der Ernährung chirurgischer Patienten oder solcher mit Infektionskrankheiten die Menge von Vitamin C, die durch die gewöhnliche Krankenkost zugeteilt wird, vernachlässigt werden kann. Das Rockefeller-Institut for Medical Research hat bei der Prüfung der viruciden Wirkung des Vitamin C festgestellt, daß die Entwicklung des Influenzavirus A gehemmt wird, wenn die Ascorbinsäure in großen Dosen zugeführt wird, aber die verwendeten Lösungen mußten mindestens eine 0,05 molare Konzentration aufweisen, d. h. 880 mg-% Vitamin C enthalten! Abgesehen davon, daß die Übertragung derartiger in vitro gewonnener

Beobachtungen auf den lebenden Organismus nicht angängig ist, zeigen derartige Untersuchungen, daß in diesem Falle die Ascorbinsäure nicht mehr als ein natürlicher Schutzstoff anzusehen ist, sondern daß man sie dann als Pharmakon werten müßte.

C-Hypovitaminose.

SZENT GYÖRGYI bezeichnet den Skorbut als ein „prämortelles Syndrom, das den finalen Zusammenbruch der Maschine ankündet". Nach seiner und STEPPs Definition ist dagegen Gesundheit „derjenige Zustand, in welchem der Körper allen äußeren schädlichen Einflüssen den größten Widerstand entgegensetzen kann, in welchem er die höchste Leistungsfähigkeit bei Belastung zeigt und in welchem schließlich keine seiner Leistungen weiter gesteigert werden kann" (STEPP). Zwischen diesen beiden Extremen soll das breite Gebiet der Hypovitaminosen liegen, auf dem sich nach SZENT GYÖRGYI keinerlei Zeichen eines manifesten Vitaminmangels zu zeigen brauchen. Mit SZENT GYÖRGYI und STEPP nehmen zahlreiche Forscher an, daß dann notwendigerweise krankhafte Zustände auftreten müssen, wenn den Organismus im Zustand dieser „Hypovitaminose" irgendein krankmachendes Agens trifft bzw. wenn sich weitere disponierende Faktoren ihm zugesellen.

Die Beurteilung des physiologischen Bedarfs an Vitamin C allein nach der für die Erfüllung der antiskorbutischen Aufgaben des Vitamin C notwendigen Menge wird daher abgelehnt. „Das klinisch diagnostische Schwergewicht liegt heute nicht mehr in dem wohlbekannten klassischen Bild des Skorbuts, sondern in den präskorbutischen Formen, in den Hypovitaminosen" (STEPP, KÜHNAU, SCHRÖDER). Eine reichliche Vitamin C-Zufuhr soll eine höhere Arbeitsbereitschaft des Organismus schaffen und Stoffwechselprozesse in einem ungeahnten Ausmaße erleichtern.

Man kam zu der Definition eines relativen Vitamin C-Mangels, nachdem man beobachtet hatte, daß im Überschuß verabreichte Vitamin C-Mengen den Organismus mit der Harnausscheidung unzerstört verließen. Wurde aber bei reichlicher Zufuhr die Ascorbinsäure im Körper zurückbehalten und setzte erst nach einiger Zeit die Ausscheidung des „Überschusses" ein, so deutete man diese Beobachtung dahin, daß ein „Defizit" des Körpers vorhanden gewesen sei.

Lassen wir hier STEPP sprechen: „Man hat diese Feststellungen so gedeutet, daß bei ungenügender Zufuhr ein Defizit des Organismus sich entwickelt, zu dessen Beseitigung die später etwa im Überschuß zugeführten Mengen ganz oder teilweise zurückgehalten werden, bis der Organismus abgesättigt ist; wie man des weiteren sehr bald feststellte, können die verschiedensten Verhältnisse des normalen Lebens (ungewöhnliche körperliche Anstrengungen, der Zustand der Gravidität, der Lactation usw.), aber auch krankhafte Zustände (Infektionen, Intoxikationen, Stoffwechselstörungen) den Bedarf gewaltig hinaufsetzen, so daß bei einer unter den gewöhnlichen Verhältnissen ausreichenden Zufuhr eine Verarmung des Organismus an dem lebenswichtigen Stoff zustande kommt. Bei der Verfolgung dieser so wichtigen Beziehungen kam man zu der auch in rein praktischer Hinsicht so bedeutsamen Feststellung, daß es durch Vitaminmangel bedingte krankhafte Zustände gibt, bei denen alarmierende Erscheinungen, insbesondere die klassischen Symptome des absoluten Mangels zunächst völlig fehlen. Wenn, wie hier schon kurz ausgeführt werden konnte, die Spanne zwischen der Minimalmenge, unterhalb deren die charakteristischen Mangelsymptome auftreten, und dem Optimum groß ist, so leuchtet ohne weiteres ein, daß Zustände von relativem Mangel, wenn diese Bezeichnung im Gegensatz zu dem Begriff des absoluten Mangels erlaubt sein mag, viel häufiger sein müssen als diejenigen, die auf gänzlichem Mangel beruhen. Diese kommen zwar hin und wieder auch bei uns in Mitteleuropa und in Deutschland vor, aber sie sind selten".

Wir hatten schon früher beschrieben, daß der Skorbut ganz offensichtlich immer eine sehr seltene Erkrankung gewesen ist und daß er nur dann, wenn der unausweichliche Zwang zu einseitiger Ernährung für längere Zeit gegeben war, in Erscheinung trat. Diese Beobachtung ist von erheblichem Gewicht und wird

u. E. bei der Diskussion des Themas Hypovitaminose nicht genügend gewürdigt. Erinnern wir uns an das, was über das verhältnismäßig seltene Vorkommen des Vitamin C in einer eng begrenzten Gruppe von Lebensmitteln und über seine hohe Empfindlichkeit bekannt ist, so muß angenommen werden, daß genau wie in der Gegenwart so auch schon seit Jahrhunderten die Menschheit überwiegend „hypovitaminotisch" gewesen ist. Denn früher genau wie heute hat es das wechselnde Schicksal der Menschheit mit sich gebracht, daß oft Bedingungen extrem schlechter Vitaminversorgung gegeben waren, ja wahrscheinlich waren in früheren Zeiten, in denen allgemein der Fleisch- und Brotverzehr gegenüber dem Gemüse- und Obstkonsum überwog, die Bedingung für das Auftreten der Vitamin C-Mangelkrankheiten ungleich günstiger als heute. Hirsch erwähnt, daß u. a. Katharina v. Aragonien, Gemahlin Heinrichs VIII. von England, ihren Gärtner nach den Niederlanden senden mußte, „um ihr einen Salat zu holen" und betont, daß die Gemüsekultur während des 16. Jahrhunderts in den nördlichen Ländern Europas sich noch in einem „Zustand der Kindheit" befand.

Ein weiterer Umstand, der uns bei unseren Untersuchungen auffiel und der bisher nicht hervorgehoben wurde, sei in diesem Zusammenhange erwähnt. Bekanntlich decken sich die Störungen des Allgemeinbefindens beim Skorbut, die von dem Klassiker der deutschen Skorbutbeschreibung Immermann als Skorbutkachexie bezeichnet werden, sehr weitgehend mit denen, die das Symptomenbild der sog. Hypovitaminose umreißen. Immermann zählt zu ihnen: „eine große Müdigkeit und Abgeschlagenheit, Oppressionsgefühle mit Herzklopfen, Verminderung des Kräftegefühls und der körperlichen Leistungsfähigkeit, Schlafbedürfnis, verändertes psychisches Verhalten, schmerzhafte Sensationen in den willkürlichen Muskeln, Empfindlichkeit gegen niedrige Temperaturen, einen gestörten bzw. verminderten Gesamternährungszustand, mangelhafte und herabgesetzte Herzaktion". Diese initialen Symptome, die gewissermaßen das Prodromalstadium des Skorbuts umreißen, leiten nun, das wird immer wieder betont, *schnell* zum manifesten Skorbut über (Bierich, Immermann, Litten, Lind, Hoffmann, Salle, Tobler, Fähndrich). Diese Angaben über die kurze Dauer der initialen Periode des Skorbuts mit ihren dem sog. Hypovitaminosezustand völlig gleichenden Symptomen scheinen uns beachtenswert im Hinblick auf den sich über lange Zeiträume erstreckenden Symptomenkomplex eben dieser sog. Hypovitaminose, die bekanntlich nie oder nur in extrem seltenen Fällen zum Skorbut führt. Billigerweise müßte man, auch wenn man die Hypovitaminose als subakute Verlaufsform von der akuten des Skorbuts abgrenzen will, verlangen, daß sie in einen begrenzten Zeitraum oder überhaupt in einen manifesten Skorbut einmündet, nachdem wir gesehen haben, daß das Prodromalstadium des Skorbuts kurz ist oder allenfalls „eine Reihe von Wochen" dauert. Wir sehen aber selten oder nie Menschen, die angeblich so zahlreich an einer Hypovitaminose leiden, wirklich skorbutisch werden. Damit verlieren u. E. die „uncharakteristischen" (Öhnell) Symptome, die einen Vitamin-C-Mangel anzeigen sollen, an diagnostischem Wert.

An der eindrucksvollen Tatsache, daß im Verhältnis zu der ungeheuren und wahrscheinlich durch Jahrhunderte bestehenden Ausbreitung der „Hypovitaminose" der Skorbut in der Geschichte der menschlichen Leiden und Krankheiten nur eine verhältnismäßig so geringe Bedeutung hat gewinnen können, kann man nicht vorbeigehen, wenn man heute bei der Festlegung des Vitamin C-Bedürfnisses den Begriff des völligen Skorbutschutzes verläßt und unter Ablehnung klarer Beobachtungen und klinischer Erfahrungen, die ebenfalls dahin gehen, daß dem Vitamin C-Mangel eine viel zu große Bedeutung beigemessen wird (Rietschel), den sog. Sättigungsbegriff als Definition des Vitaminbedürfnisses aufstellt. Hierbei versteht man unter Sättigung „denjenigen physiologischen Zustand, bei welchem Ascorbinsäure in geringem Überschuß vorliegt und durch den Harn ausgeschieden wird" (RUDOLPH). Eine mangelhafte Sättigung bedeutet nach HARRIS und RAY das Vorliegen einer Mangelkrankheit. Vier Sättigungsgrade werden hierbei unterschieden:

1. eine sehr niedrige Stufe, die zu tödlich verlaufenden Skorbuterkrankungen führen kann,

2. eine nur teilweise Sättigung, bei welcher schwere Erkrankungen nicht mehr auftreten, dagegen noch die sog. präskorbutischen Erscheinungen beobachtet werden,

3. ein Zustand der Sättigung, bei welchem keine präskorbutischen Erscheinungen festgestellt werden können, dagegen eine volle Leistungsfähigkeit des Körpers nicht vorliegt,

4. ein Sättigungsgrad, welcher der „vollen Gesundheit" entspricht (nach RUDOLPH).

Eine solche Einteilung läßt die ständigen, schon unter physiologischen, erst recht unter pathologischen Bedingungen vorhandenen Schwankungen des Vitaminhaushaltes außer acht. Sie verliert dadurch und durch die Willkür, mit der hier Krankheits- und Gesundheitsbegriffe voneinander abgegrenzt werden, an Wert. Ganz abgesehen davon, muß aber mit aller Betonung unterstrichen werden, *daß der Beweis dafür, daß die Sättigung physiologisch ist, noch aussteht und daß selbst der Nachweis, daß die Sättigung für den Körper einen Vorteil bedeutet, noch nicht erbracht ist.*

Die Erkennung der Hypovitaminosen ist normalerweise schwierig, weil die klinischen Kriterien, die sie erkennen lassen sollen, so „allgemeiner" (RECKNAGEL) und „uncharakteristischer" (ÖHNELL) Natur sind, daß sie der Spekulation Tür und Tor öffnen. Deshalb hat man in zunehmendem Maße versucht, durch Laboratoriumsmethoden die verschwommene Symptomatik des hypovitaminotischen Krankheitsbildes zu objektivieren. Aber auch hier mußte man die Grenze zwischen Gesundheit und Mangelkrankheit willkürlich festlegen, und dementsprechend variieren die Ansichten darüber, wie groß z. B. das Sättigungsdefizit sein darf, zum Teil nicht unerheblich. JETZLER, KAPP und IPPEN schreiben zur Begründung der von ihnen festgelegten Definition u. a.: „Diese Normierung mag eigenmächtig erscheinen. Im Gebiet des Vitamin C-Stoffwechsels aber, wo die ganze Beurteilung auf Hypothesen beruht, ist solche Willkür erlaubt". So sind denn auch diese Methoden in zunehmendem Maße Gegenstand der Kritik geworden. RIETSCHEL hat bereits auf das Buch des Schweden HANS DIFS hingewiesen, welches die Fragen: „Was ist die C-Hypovitaminose, kann man sie diagnostizieren?" zu beantworten sucht. Diese ausgezeichnete „klinisch und methodisch und in ihren Schlußfolgerungen durchaus vorsichtige Arbeit" (RIETSCHEL) eines Forschers, der a priori geneigt ist, eine C-Hypovitaminose anzunehmen, verdient auch unseres Erachtens eine besondere Bedeutung.

In einer neueren Arbeit wendet sich auch HARRIS gegen die ungerechtfertigte Annahme mancher Autoren, daß die Untersuchungen über die Absättigung auf der Voraussetzung basieren, der Sättigungszustand sei physiologisch wünschenswert, und daß es ihr einziges Ziel sei, einen Zustand klinischer Mangelkrankheit aufzudecken. Zweck der Untersuchung über die Vitamin C-Sättigung ist nach HARRIS, sagen zu können, ob die Vitamin C-Zufuhr über oder unter einem angenommenen Standardwerte gewesen sei, gegebenenfalls wie weit sie darunter lag.

FROMMEL und BECK haben in Untersuchungen über Beziehungen zwischen Medikamenten-Wirkung und Vitamin C-Mangel festgestellt, daß sich bei Meerschweinchen eine C-Hypovitaminose des Gewebes mit einer Hypervitaminose des Blutes überschneidet, und daß deshalb klinische Blut- und Urinbestimmungen Zufallsbefunde sein müssen (zumindest in den Fällen, in denen Medikamente genommen wurden).

An dieser Stelle sei über den weiteren Fortgang unserer Beobachtungen bei den vorher erwähnten Skorbutkranken berichtet. Nachdem der Skorbut in allen Fällen zur Abheilung gekommen war, und nachdem der Kräfte-, Ernährungs- und Gesundheitszustand unserer Patienten sich normalisiert hatte und auch in Bezug auf die komplizierenden Erkrankungen sich weiter besserte, gaben wir den Kranken — neu in verschiedene Gruppen eingeteilt — bei Fortführung der Vitamin C-freien Grundkost von 3600 Calorien mit 100 g biologisch hochwertigem Eiweiß folgende Vitaminmengen:

Gruppe 1 erhielt zu der Vitamin C-freien Kost keine Vitamin C-Zulage.

Gruppe 2 erhielt zu der Vitamin C-freien Kost täglich 10 mg l-Ascorbinsäure peroral.

Gruppe 3 erhielt zu der Vitamin C-freien Kost täglich 250 g rohe Möhren bzw. Brei von rohen Möhren mit einem Durchschnittsgehalt zwischen 5,6 und 13,1 mg Vitamin C.

Gruppe 4 erhielt zu der Vitamin C-freien Kost täglich eine i. v. Injektion von 120 mg l-Ascorbinsäure.

Gruppe 5 erhielt zu der Vitamin C-freien Grundkost täglich 500 g Rohkost mit einem Durchschnittsgehalt von etwa 200 mg Vitamin C.

Wir konnten dabei beobachten, daß die einmal erzielte Heilung des Skorbuts in einem solchen Ausmaß gefestigt war, daß in keiner Gruppe ein Rückfall des Skorbuts festzustellen war. Mit strengen Maßstäben gemessen, war kein Unterschied im Verhalten der nach Abheilung des Skorbuts mit hohen oder niedrigen oder gar keinen l-Ascorbinsäure-Mengen behandelten Kranken zu verzeichnen. In Bezug auf das Allgemeinbefinden, die Gewichtsabnahme, die Anfälligkeit, die Leistungsfähigkeit, das Wohlbefinden, die Beschwerdefreiheit usw. verhielten sich alle Kranken völlig gleich. Ja, wie aus den einzelnen Protokollen zu sehen ist, wurden die günstigsten Umstände nach dieser Richtung bei den mit niedrigen Vitamin C-Zulagen und bei den mit einer kompletten Vitamin C-Mangelkost ernährten Kranken gefunden. Gewiß ist das Letztere ein Zufall, ein Zufall aber, der, erweitert durch die übrigen Beobachtungsergebnisse, zumindest gegen die unbedingte Notwendigkeit hoher Vitamin C-Mengen für die Erhaltung der Abwehrkraft und der Aufbaubereitschaft des Körpers spricht.

Unsere Beobachtungen gehen weit über die bisher bekannten qualitativen Vitamin-Hungerversuche (VAN EEKELEN, RIETSCHEL und MENSCHNING, RIETSCHEL und SCHIECK, CRANDON und LUND) hinaus. Sie erscheinen uns bedeutungsvoll, weil

1. es sich um ehemals Skorbutkranke handelte, bei denen sich eine 9 Monate dauernde relative Vitamin C-Mangelperiode unmittelbar an die mit niedrigen Ascorbinsäuredosen erzielte Heilung des Skorbuts anschloß,

2. in einer größeren Gruppe von 20 Männern die komplette C-Vitamin-Mangelernährung über die lange Dauer von 283 Tagen bzw. in einem Fall 325 Tagen im Anschluß an die mit niedrigen Vitamin C-Dosen erzielte Heilung des Skorbuts durchgeführt wurde,

3. es sich um Kranke handelte, die in den meisten Fällen mit vielen Komplikationen schwerer und schwerster Art behaftet und nach erheblichen Strapazen und Hunger zum Teil hochgradig verelendet waren.

Unsere Untersuchungen legen uns die Frage vor, ob nicht nach allen klinischen und praktischen Erfahrungen der im Wesentlichen auf Laboratoriumsbefunde bzw. Tierversuche gestützte Hypovitaminosebegriff zu Unrecht zu bestehen scheint. Denn, so fragen wir uns, wo, wenn nicht am äußersten „linken" Flügel, in unmittelbarer Nähe „des prämortellen Syndroms Skorbut" standen denn unsere Kranken auf dieser Ebene (SZENT GYÖRGYI) zwischen optimaler Gesundheit und kompletter Avitaminose? Waren sie doch mit so geringen C-Vitamindosen von ihrem Skorbut geheilt worden, daß sie ständig in der äußersten Gefahrenzone bleiben mußten, um so mehr, als ihr Vitamin C-Verbrauch durch Krankheiten, Fieber, Komplikationen aller Art und schließlich durch schwere Arbeit ständig erhöht blieb. Trotz aller dieser gravierenden Umstände aber blühten diese verelendeten Kranken buchstäblich auf und wurden zu gesunden, kräftigen, leistungsfähigen, arbeitsfreudigen, sich völlig gesund fühlenden Männern.

Und weiter fragen wir uns, was soll es denn mit der Gefährdung des größten Teiles der Menschheit auf sich haben, wenn bei unseren besonders gefährdeten Kranken aber auch alles gegen einen hypovitaminotischen Zustand sprach, des größten Teiles der Menschheit, der sich — gemessen an belastenden Umständen im Vergleich zu unseren Kranken — zum mindesten in der „Mitte", wenn nicht zumeist auf dem „rechten" Flügel der Ebene zwischen Krankheit und Gesundheit befinden muß?

Im Idealzustand nicht weiter zu steigernder Gesundheit im Sinne der Definition von SZENT GYÖRGYI und STEPP lebt — darüber kann kein Zweifel bestehen — nur ein Bruchteil der Menschheit. RUDOLPH und andere haben an Hand von Berechnungen des Vitamin C-Gehaltes der täglichen Nahrung gezeigt, daß die Bedarfsforderung von 50 mg l-Ascorbinsäure pro die, die als „physiologischer Bedarf" erhoben wird (STEPP und SCHRÖDER), für die Ernährung der meisten Menschen nicht erfüllt ist, sondern erheblich niedriger liegt. WILDER stellt z. B. für Amerika fest, daß 75% der Bevölkerung mit einem Einkommen unter 1500 Dollar eine mit Vitaminen, hochwertigem Eiweiß und Mineralsalzen ungenügende Kost zu sich nehmen. Gerade dieser Bevölkerungsteil umfaßt aber zwei Drittel aller Familien in USA. ORR gibt an, daß 50% der englischen Bevölkerung nicht genügend Vitamin C zu sich nehmen. VETTER und WINTER haben für eine „sehr gut verpflegte" Kompanie schweizerischer Soldaten eine Tagesvitaminmenge von 17 mg oder unter Berücksichtigung des „Zurüstverlustes" von wenig über 15 mg Vitamin C errechnet.

KRAMER kommt für die deutsche Soldatenkost unter besonderer Berücksichtigung der Kartoffel als hauptsächlichsten Vitaminspender für breiteste Volksschichten zu ähnlichen Ergebnissen.

Wenn nun schon die Mindestforderung an Vitamin C, die vor einer Hypovitaminose bewahren soll, in der Friedenszeit für die meisten Menschen als unerreichbar bezeichnet werden muß (RIETSCHEL), so gilt das erst recht für die Ernährung in Notzeiten. Wir müssen bedenken, daß einerseits das Vitamin C nur in einer eng begrenzten Gruppe von Lebensmitteln gefunden wird, daß die Zufuhr von Obst und wirklich frischem Gemüse für die Menge der in den Städten lebenden Menschen sehr eingeschränkt und für viele zu einem seltenen Genuß geworden ist und daß andererseits die große Empfindlichkeit des Vitamin C es mit sich bringt, daß nur ein Bruchteil aus den zur Verfügung stehenden Vitamin C-haltigen Nahrungs- und Genußmitteln zur Nutzung gelangt. Im Zeitalter der Groß- und Feldküchenverpflegung, der Versorgung auf engem Raum zusammengeballter Menschengruppen mit weitem Antransport und langer Vorratslagerung der Lebensmittel sind die Verluste, die durch die große Oxydationsempfindlichkeit des Vitamin C bedingt sind, und die bereits vom Augenblick der Ernte an durch Mobilisation der in den Zellen vorhandenen Oxydasen und kupferhaltigen Verbindungen beginnen (SCHEUNERT), besonders erheblich. Diese Verluste steigern sich bei der Verarbeitung der Nahrung in der Küche durch die Einwirkung der beim Kochen verwendeten Metalle, durch Lichteinwirkung (Milch!), durch Wässern, Erhitzen, Aufbewahren und Warmhalten noch wesentlich (Dienst, Scheunert und Reschke, Steigerwald).

Rechnet man dann noch hinzu, daß der Vitaminbedarf des Menschen im Einzelfall in noch kaum übersehbarer Weise von der Zusammensetzung der Grundnahrung, also von dem Verhältnis zwischen Fett, Kohlenhydraten, Eiweiß, Calorien, Mineralien und anderen Vitaminen, von konstitutionellen Momenten, die sich in einer Prädisposition zu und in einer mehr oder weniger vorhandenen Anpassungsfähigkeit an Mangelzuständen äußern können, von körperlicher Arbeitsleistung, von „der augenblicklichen Lage des vegetativ innersekretorischen Systems" (Stepp und Schröder) und von unter pathologischen Verhältnissen sprunghaft ansteigendem erhöhten Bedarf abhängig ist, so hat — mit überwiegender Wahrscheinlichkeit — ein ausgeglichener Vitaminhaushalt im Sinne der für die optimale Gesundheit geforderten Sättigung des Körpers praktisch Seltenheitswert.

Es heißt u. E. eine wirklichkeitsfremde Ernährungs- bzw. Vitaminberechnung treiben, wenn man aus Speisezusammenstellungen, die der tatsächlich möglichen Versorgungslage für die heute oft auf eine Großküchenverpflegung ohne besondere Frischgemüse- und Obstversorgung angewiesenen Menschen nicht entsprechen, Rückschlüsse auf die Vitaminversorgung der Bevölkerung zieht. Dagegen zwingt uns die in den letzten 10 Jahren gemachte Erfahrung, daß wir trotz einer völlig anders gearteten Ernährung, als sie den meisten Kostberechnungen zugrunde liegt, doch gesund und leistungsfähig blieben und keinerlei Anzeichen von Skorbut oder präskorbutischen Erscheinungen sahen, zu einer Korrektur unserer bisherigen Auffassung über die Höhe des physiologischen Bedarfs an Vitamin C.

Wir wiesen schon bei der Besprechung unserer Ergebnisse darauf hin, daß zahlreiche Kranke ihren Skorbut mit einem Blutascorbinsäurespiegel von Null zur Ausheilung brachten. Der weitere Verlauf im Stadium der verschiedenartig gestalteten Vitaminmangelkost des 2. Beobachtungsabschnittes und des kompletten C-Vitamin-Hungers zeigte, daß die Kranken den Aufbau ihres Kräfte- und Gesundheitszustandes unabhängig von einem Anstieg der Vitamin C-Kurve im Serum durchführten und zudem frei von Rückfällen ihres Skorbutes oder von neu auftretenden präskorbutischen Symptomen blieben. Hierbei ist das bei den meisten Patienten über viele Monate, ja in zahlreichen Fällen über ein Jahr bestehende Fehlen der Plasmaascorbinsäure eindrucksvoll und besonders beachtenswert.

Wenn wir uns hier der früher angeführten Ergebnisse von Grab, Difs, Fox und anderen Forschern erinnern, die bei gesunden und leistungsfähigen Menschen, an die hohe Anforderungen gestellt werden, ebenfalls negative oder niedrige Blutascorbinsäurebefunde erhoben, so müssen wir schließen, daß auch aus laufend wiederholten Blutascorbinsäurebestimmungen nicht mehr als Rückschlüsse auf die aktuelle Vitaminversorgung des Probanden gezogen werden können. Eine Beziehung zu einem Krankheits- oder Gefährdungsbegriff läßt sich hieraus nicht entnehmen. Wir wissen, daß ein hoher Blutascorbinsäurespiegel sehr bald wieder auf niedrige Werte absinkt, wenn eine Einschränkung der Vitaminzufuhr bzw. ein erhöhter Verbrauch an Vitamin C gegeben war. Wir wissen aber nicht, wann innerhalb dieser niedrigen bzw. Nullwerte der Blutascorbinsäure Störungs- oder Gefahrenmomente für die Gesundheit auftreten.

Unsere Untersuchungen zeigen, daß ein schwer Skorbutkranker bei ständigem Serum-Vitamin-C-Nullspiegel in der Lage ist, nicht nur seinen Skorbut und komplizierende Erkrankungen abzuheilen, sondern auch sich selbst aus elendem Gesundheitszustand völlig zu erholen und maximal leistungsfähig zu werden. Sie beweisen damit u. E., daß der Vitamin C-Gehalt des Blutes zwar ein gutes

Maß für die gegebene Menge Ascorbinsäure ist, daß er aber keine Anhaltspunkte für den sogenannten Bedarf bietet. Klassifikationen, die mehr ergeben wollen, als daß bei Vitamin C-armer Kost der Blutspiegel immer tief, bei Vitamin C-reicher Kost meistens hoch liegt, sind nicht haltbar. Hierbei ist außerdem zu berücksichtigen, daß der Serum Vitamin-C-Spiegel beim Einzelnen trotz gleicher Ernährung erhebliche Spontanschwankungen sowie individuelle Unterschiede aufweist.

Die Bewertung eines niedrigen oder selbst eines Leerwertes der Ascorbinsäure im Blutserum im Sinn einer Mangelkrankheit ohne sonstige Symptomatik halten wir deshalb für nicht angängig. Wir glauben auch nicht, daß die Bestimmung der Ascorbinsäure im Gesamtblut, Plasma oder in Blutformelementen (BUTLER und CUSHMAN, KNETHER, HEINEMANN, SOSSAI, STEPHENS) einen grundlegenden Fortschritt bringen wird. Denn wenn auch LUND und CRANDON über ihren Vitamin-Hungerversuch berichten, daß der Vitamin C-Spiegel des Serums nach 42 Tagen und der der weißen Blutkörperchen erst nach 122 Tagen auf 0 absank, so ist kaum mehr als ein methodischer Fortschritt erzielt worden, bevor nicht auch dieser Leerwert in eine sichere Beziehung zu einem objektiv nachgewiesenen Mangelzustand gebracht werden kann.

Bei Belastungsproben, die wir bei einzelnen unserer Kranken am Ende der Untersuchungen durchführten, und bei denen wir täglich 300 mg Ascorbinsäure per os gaben, und mit Dichlorphenolindophenol titrierten, fanden wir folgende Sättigungsdefizite:

Fall 1: 4200 mg Ascorbinsäure	Fall 48: 3000 mg Ascorbinsäure
Fall 5: 600 mg Ascorbinsäure	Fall 50: 3300 mg Ascorbinsäure
Fall 7: 2400 mg Ascorbinsäure	Fall 53: 600 mg Ascorbinsäure
Fall 8: 3300 mg Ascorbinsäure	Fall 55: 3000 mg Ascorbinsäure
Fall 9: 3300 mg Ascorbinsäure	Fall 58: 3300 mg Ascorbinsäure
Fall 11: 3600 mg Ascorbinsäure	Fall 59: 3300 mg Ascorbinsäure
Fall 13: 3300 mg Ascorbinsäure	Fall 85: 3600 mg Ascorbinsäure
Fall 18: 3300 mg Ascorbinsäure	Fall 89: 3300 mg Ascorbinsäure
Fall 27: 3300 mg Ascorbinsäure	Fall 95: 3300 mg Ascorbinsäure
Fall 28: 5100 mg Ascorbinsäure	Fall 98: 3900 mg Ascorbinsäure

Wir wissen, daß bei einer Vitamin C-freien Ernährung ungeachtet einer voraufgegangenen Sättigung sehr bald wieder ein starkes Defizit auftritt. LEMMEL gab z. B. 110 Kindern 6 Monate lang täglich 100 mg Ascorbinsäure. Eine nach 4 Monaten (!) erreichte Sättigung verschwand so schnell, daß nach 14 vitaminlosen Tagen das Vitamindefizit bei denen, die mehrere Monate gesättigt waren, genau so groß war wie bei denen, die erst wenige Tage gesättigt waren. Unter unseren Patienten war beispielsweise der Kranke Fall 53, der bereits am 3. Tage einen steilen Anstieg im Vitamin C-Gehalt des Harnes aufwies, vor seiner Vitaminmangelkost monatelang nur mit täglich etwa 10 mg Ascorbinsäure, der Kranke Fall 28, der erst am 17. Tage einen Anstieg des Vitamin C-Gehaltes des Harnes aufwies, dagegen monatelang mit etwa 200 mg Ascorbinsäure täglich vor der Vitaminmangelkost behandelt worden.
Wie nicht anders zu erwarten war, hatten alle Untersuchten ein verhältnismäßig großes Defizit, aber auch hier wieder zeigten sich individuelle Verschiedenheiten erheblichen Grades. Im Durchschnitt sahen wir unter unseren Kranken mit ihren schon mehrfach betonten besonderen Bedingungen Defizitwerte, die wir in gleicher Höhe bei gesunden Menschen ohne eine derartig langdauernde Vitaminmangelernährung finden. DEMOLE z. B. fand bei der aktiven Schweizer Truppe in 57% ein ausgesprochenes Defizit von mehr als 4 g Ascorbinsäure und in 32% ein Defizit zwischen 1,2 und 2,4 g. Nur 11% von 94 Mann verhielten sich „normal".

Genau so wenig wie ein niedriger Vitamingehalt des Serums eine Hypovitaminose beweisen kann, kann auch die Bewertung eines rechnerisch ermittelten „Defizits" nicht zur Erkennung oder Abgrenzung einer Vitaminmangelstörung benutzt werden. Es ist wiederum so, daß ein Sättigungsdefizit bei vitaminarmer Ernährung relativ schnell entsteht, daß aber eine weitere Differenzierung, die nun etwa aus der Höhe des Defizits eine Beziehung zum Beginn oder Bestehen einer Gesundheitsgefährdung oder Mangelstörung erkennen ließe, nicht möglich ist.

Es sei hier noch erwähnt, daß wir auch zahlreiche Versuche unternommen haben, durch Messungen der Capillarresistenz die Vitaminmangelkrankheit in ihrem Verlauf zu verfolgen.

Wir haben sowohl die Staudruckmethode, die im wesentlichen ein quantitativ ausgestalteter RUMPEL-LEEDE-Versuch ist, wie auch die Saugmethode angewandt. Von den Staudruck-methoden verwendeten wir anfänglich das Verfahren nach GÖTHLIN. Dieser bedient sich einer Stauungszeit von 15 min und dreier verschiedener Staudruckwerte: 35, 50 und 65 mm Hg. Die Anzahl der Blutungen wird auf einer kreisrunden Fläche von 6 cm Durchmesser im Zentrum der Armbeuge gezählt. Die Festigkeit der Capillaren wird nach einer Einteilung in 4 verschiedene Gruppen beurteilt:

Gruppe 1: Petechien erst bei 65 mm Hg oder auch dann nicht.

Gruppe 2: Petechien bei 50 mm Hg, aber nicht mehr als 6 an der Zahl.

Gruppe 3: Petechien bei 50 mm Hg, mehr als 6, aber keine bei 35 mm Hg.

Gruppe 4: Petechien schon bei 35 mm Hg.

Nach GÖTHLIN spricht ein Ausfall wie in Gruppe 4 für eine hochgradige Herabsetzung der Festigkeit der Hautcapillaren und ein Ausfall wie nach Gruppe 3 für eine sichere, aber nicht hochgradige Verringerung der Festigkeit der Hautcapillaren. Nach dieser Methode 6 Monate nach der Skorbutheilung gemessen —, gehörten von unseren Untersuchten

in die Gruppe 1 = 49 Mann   in die Gruppe 3 = 8 Mann
in die Gruppe 2 = 5 Mann   in die Gruppe 4 = 10 Mann.

DIFS hat diese umständliche und sehr zeitraubende GÖTHLINsche Methode auf Grund vielfältiger Erfahrungen abgeändert. Er läßt 5 min lang einen rasch und gleichmäßig anstei-genden Druck von 70 mm Hg einwirken und liest ebenfalls in einer kreisrunden Fläche von 6 cm die Zahl der Petechien ab. Eine mehrmalige Kontrollablesung, die letzte wenigstens 10 min nach der Druckbehandlung, ist erforderlich. Wir haben unsere Kranken mit dieser Methode zweimalig 7 Monate nach Beginn der Skorbutbehandlung untersucht. Die von DIFS als Norm angegebene Petechienzahl zwischen 0 und 10 wurde von unseren Kranken nur in 3 Fällen überschritten.

Die dritte angewandte Untersuchungsmethodik war die von BORBELY angegebene Saug-methode. Mit ihr ist der kritische Grenzwert der Capillarresistenz dann erreicht, wenn unter den zentralen Teilen einer Saugglocke, die einen Durchmesser von 2 cm hat, in der Oberarm-gegend, in der Höhe der Herzbasis gemessen, bei einem Sog von 18—22 cm Hg und in der Supraclaviculargegend bei einem Sog von 12—16 cm Hg 1—2 Petechien zu sehen sind. Die BORBELYsche Methode, die in Deutschland von FRANKE mehrfach beschrieben und angewandt wurde, ergibt gegenüber den mit der Staudruckmethode gewonnenen Werten konstantere Ergebnisse. Sie hat außerdem den großen Vorzug, daß sie wegen der kleinen Saugfläche häufiger angewandt werden kann. Interessanterweise erhielten wir auch mit dieser Methode zahlreiche Resultate, die *nicht für eine herabgesetzte, sondern für eine erheblich gesteigerte Capillarresistenz sprachen*. In 34 Fällen war ein Sog von über 30 cm Hg erforderlich, um Petechien in Erschei-nung treten zu lassen. Hierbei mußte die Einwirkungsdauer des Sogs, die normalerweise eine Minute beträgt, in 14 Fällen auf 3 min und in weiteren 7 Fällen auf 5 min erhöht werden.

Untersuchungsverfahren, die zu derartigen Ergebnissen führen, haben keinen allgemein-gültigen diagnostischen Wert. Hinzu kommt, daß abgesehen von fehlender Übereinstimmung zwischen den einzelnen Untersuchungsverfahren nicht selten an verschiedenen Tagen auch mit der gleichen Methode wechselnde Befunde erhoben werden konnten, so daß wir die Einwände früherer Untersucher in bezug auf Spontanvariationen, die den Wert dieser Unter-suchungsverfahren erheblich beeinträchtigen, bestätigen müssen. Im übrigen konnten auch die Ergebnisse der Untersuchungen mit der DIFSschen Modifikation der GÖTHLINschen Methodik und die der v. BORBELYschen Methodik nicht in eine Beziehung zur Ernährung und damit Vitaminversorgung der Untersuchten gebracht werden.

Der Auffassung DIFS, daß alle diagnostischen uns zur Erfassung der Hypo-vitaminosen zur Verfügung stehenden Methoden mehr oder weniger große Mängel aufweisen, schließen wir uns an. Es ist unseres Erachtens nicht angängig, als Produkt derartig unzulänglicher Laboratoriumsuntersuchungen ein Krankheits-bild aufzustellen, für welches die praktische und klinische Erfahrung bisher keine klare Symptomatik hat erstellen können.

Werfen wir noch einen Blick auf die Frage, wohin die mit diesen Laborato-riumsuntersuchungen gewonnenen Resultate führen, wenn sie in die Praxis umgesetzt würden. Wir wissen, daß von einem Blutascorbinsäurespiegel von 1,0 mg-% an die Ausscheidung der Ascorbinsäure im Harn beginnt (FALKE). Aus diesem Grunde wird von vielen Untersuchten der Blutascorbinsäurewert von 1 mg-% als Charakteristikum eines mit C-Vitamin gesättigten Organismus angesehen. Um ihn zu erhalten, ist aber bei völlig normalem und nicht durch

Arbeit und andere Belastungen beeinflußtem Gesundheitszustand nach RALLI und Mitarbeiter eine Zufuhr von 100 mg Ascorbinsäure täglich notwendig. Bei einer Zufuhr von 50 mg C-Vitamin beträgt nach den gleichen Autoren der Blutascorbinsäurewert nur 0,4 mg-%. LUDDEN fordert ebenfalls eine Zufuhr von 75—100 mg Vitamin C täglich. Pro kg Körpergewicht errechnet GIROUD 1 mg, MOURIQUAND 1 mg, BELSER und Mitarbeiter 1—1,6 mg, TOTHUNTER 1,6—1,7 mg, BRYAN 1,7—1,9 mg als täglichen Bedarf, um einen Plasmaascorbinsäurewert von 1 mg-% zu sichern. Nach LUDDEN, FLEXNER und WRIGHT sind zur Aufrechterhaltung des C Vitamin-Gleichgewichts bei gesunden Menschen 75—100 mg, bei Kranken mit einer Gastritis oder einem Ulcus 100 mg und bei Kranken mit totaler Magenresektion 200 mg täglich erforderlich.

Stellt man die Urteile über den Vitamin C-Tagesbedarf zusammen, so zeigt sich, daß etwa von 1935 an dieser Tagesbedarf wesentlich höher als vorher beurteilt wird. Dieser Zeitpunkt fällt mit der Einführung der Belastungsteste und zugleich aber auch mit der durch die industrielle Produktion ermöglichten unbeschränkten Zufuhr synthetischer Ascorbinsäure zusammen. Bis 1949 existierten rund 100 Angaben über die in der täglichen Nahrung enthaltenen Vitamin C-Mengen. (Wissenschaftlicher Dienst „Roche".) Diese ergeben, daß seit vielen hundert Jahren die üblichen Ernährungsarten in der ganzen Welt in keinem einzigen Fall die z. B. von SCHEUNERT geforderten „optimale" Vitamin C-Tagesmenge von 125 mg enthalten. In der Mehrzahl der Fälle bewegt sich die zugeführte Vitamin C-Menge selbst unter den in neuester Zeit geforderten niedrigeren Tageswerten von 30 mg. Man müßte also, um optimal mit Vitamin C versorgt zu werden, den üblichen Nahrungsmengen noch Zulagen zufügen, d. h., der Mensch würde mit seiner „vollen Gesundheit" abhängig von der industriellen Produktion sein.

Wir hatten schon darauf aufmerksam gemacht, daß die Zufuhr einer Menge von 50 mg Ascorbinsäure mit der täglichen Nahrung für die meisten Menschen unmöglich ist. Forderungen, wie sie als Ergebnis von Belastungsuntersuchungen gestellt werden, und wie sie im Vorstehenden erwähnt wurden, sind völlig utopisch, und es ist abwegig, einen Bedarf als physiologisch zu bezeichnen, der erwiesenermaßen für die Menschheit seit Jahrhunderten nicht erfüllt werden kann.

Allgemein ist die anfänglich überschwengliche Begeisterung, die in der Vitamin C-Therapie ein Universalheilmittel zu sehen glaubte und die manchen Arzt in autistischem Denken bei der Beurteilung seiner Ergebnisse kritiklos machte, einer ruhigen und zurückhaltenderen Beurteilung gewichen. Man sieht ein, daß die Ascorbinsäure, die nach ihrer Synthese in großer Menge und in einfacher Anwendungsform zur Verfügung stand, sicher zu Unrecht über ihre ursprünglich antiskorbutische Wirkung hinaus in diesem unübersehbaren und nicht kritisch abwägenden Ausmaß als Heilstoff in Anspruch genommen wurde. Auffassungen wie „schaden kann ja eine Zufuhr überhaupt nicht, sie stiftet aber zweifellos großen Nutzen, ob diese Wirkung nur eine spezifische Vitaminwirkung oder eine unspezifisch chemisch-biologische ist, tut dabei für die Praxis nichts zur Sache" (BEIGLBÖCK), müssen zum mindesten noch in bezug auf den behaupteten großen Nutzeffekt erwiesen werden, abgesehen davon, daß sie die große Gefahr unkritischer Einstellung des Arztes zu seinem therapeutischen Rüstzeug in sich bergen und daher nicht zu billigen sind. Auch STEPP schreibt neuerdings unter Hinweis darauf, daß die Vitamintherapie „ein höchst komplexes Problem" ist: „Ich würde es deshalb für sehr gewagt halten, wenn man heute schon glauben wollte, auf diesem Gebiete etwas Abschließendes sagen zu können".

Gewiß kennen wir die wichtige Rolle, die die Ascorbinsäure mit ihrem besonders hohen vegetativen Redoxpotential im Ablauf von Oxydations- bzw.

Dehydrierungsprozessen spielt und registrieren ihre Fähigkeit als Aktivator eiweiß-spaltender Fermente (Papain, Kathepsin, Arginase) und zur Steigerung der Aktivität verschiedener körpereigener Stoffe, wie z. B. des Adrenalin, des Cholin und des Cortin. Ebenfalls wissen wir, daß das Vitamin C durch Aktivierung des Thrombin die Blutgerinnung verbessert, daß es die Zerstörung des Adrenalin verzögert, und daß es Beziehungen zum Melaninstoffwechsel hat. *Wir nehmen aber auch an, daß die Ascorbinsäure in diesem nicht antiskorbutischen Wirkungs-bereich, den sie ihrer biologischen Aktivität und ihrer chemischen Natur verdankt, durch andere chemisch ähnlich wirkende Substanzen (Gluthathion, Cystein, Adrenalin) ersetzbar ist*, so daß wir damit rechnen dürfen, daß die Mengen Ascorbinsäure, die über den Bedarf für die spezifischen lebensnotwendigen Aufbauprozesse hinausgehen, gegebenenfalls entbehrt werden können bzw. daß das Vitamin C für unspezifische Funktionen nur dann herangezogen wird, wenn es im Körper in genügend großer Menge vorhanden ist (Holtz und Koech, Beiglböck und Benda u. a.).

Ob durch diese Hypothese oder durch die Theorie Rietschels, der im C-Vitamin einen im Stoffwechselgetriebe tätigen Katalysator sieht, der nicht völlig abgebaut, sondern nach der Oxydation wieder in die aktive Form der Ascorbin-säure rückreduziert werden kann, oder durch die Umsatztheorie der Vitamin C-Wirkung im Organismus von Wacholder erklärt wird, daß tatsächlich der Mensch mit geringen Vitamin C-Mengen über lange Zeit ohne nachweisbare Gesundheitsschäden auskommt, müssen wir dahingestellt sein lassen. So leicht die Synthese und Analyse des Vitamin C im Laboratorium und in den Fabriken geworden ist, so groß sind die Schwierigkeiten, wenn wir den lebenden Organismus einschalten und den Vitaminstoffwechsel im menschlichen Körper beurteilen wollen. Obwohl in einer kaum mehr übersehbaren Literatur mehr oder weniger wertvolle Untersuchungsergebnisse zur Physiologie, Biologie, Pharmakologie und Chemie der Vitamine veröffentlicht wurden und laufend weitere Resultate erarbeitet werden, müssen wir eingestehen, daß trotz großer Errungenschaften und wichtiger Erkenntnisse auf die meisten Fragen erst die Zukunft eine Antwort geben muß.

E. Abderhalden schreibt im Jahre 1948: „Begeben wir uns nun zum Problem der Bedeutung des Vitamins C für die gesamte Organismuswelt und insbesondere für uns. Kaum war es entdeckt, in seiner Struktur aufgeklärt und sein überaus starkes Reduktionsvermögen erkannt, so verbreitete sich rasch ein großer Optimismus in Hinsicht auf die Erfassung des Wesens seiner Wirkung im Zellstoffwechsel. Es schien alles so einfach zu liegen! Ein ganz großartiges Redoxsystem! Es galt nur, es in anderes Geschehen im Zellhaushalt einzuordnen! Wenn wir jetzt die gewaltige Zahl der vorliegenden Einzelforschungen überblicken, die dem Vitamin C gewidmet worden sind, dann erfaßt uns Enttäuschung, ja man muß zum Ausdruck bringen, daß man über kein anderes Vitamin so viele Einzelergebnisse anzuführen in der Lage ist und dennoch außerstande ist, eine auf Tatsachen gestützte, einheitliche Darstellung seiner Leistungen im Zellgeschehen zu geben!"

Gerade aber weil wir mit unseren theoretischen Kenntnissen hier noch ziemlich im Anfang stehen, scheinen uns sowohl die Ergebnisse unserer curativen wie auch unserer prophylaktischen Untersuchungen nicht nur für die Krankheitslehre vom Skorbut, sondern auch für die Vitamin C-Mangelkrankheiten schlechthin von Bedeutung zu sein. Wir können an Hand unserer Untersuchungen und allge-meiner Überlegungen nicht umhin, Zweifel und Bedenken zu äußern, ob die Klinik berechtigt ist, die nach so vielen Richtungen unklaren Ergebnisse der Vitaminforschung dahin zu verwenden, ein Krankheitsbild voller Problematik, wie es die Hypovitaminose gegenwärtig noch ist, aufzustellen, und aus ihm so weitgehende Rückschlüsse auf die Gesundheit und Krankheitsbereitschaft des Menschen zu ziehen, wie es heute bereits geschieht.

Die Auffassung, daß die sog. C-Hypovitaminose, die heute als weitverbreitet geschildert wird, etwas ganz anderes darstellt als das Krankheitsbild des Skorbuts bzw. daß der ganze Begriff der chronischen C-Hypovitaminose als unbewiesen und unklar abzulehnen ist, hat als erster und lange Zeit als einziger RIETSCHEL vertreten. Seine Auffassung wird durch die Ergebnisse unserer Untersuchungen, die in schroffem Widerspruch zu denen der Hypovitaminoselehre stehen, weitgehend unterstützt. Trotzdem möchten wir (wie auch RIETSCHEL) nicht zu denjenigen gehören, die die Bedeutung der Vitaminlehre schlechthin leugnen. Wenn wir auch glauben, daß der Mensch lange Zeit mit wenig Vitamin C leben kann, nicht nur ohne daß Mangelerscheinungen auftreten, sondern auch ohne daß hierdurch eine Gefährdung seiner Gesundheit oder eine Herabsetzung seiner Leistungsfähigkeit eintritt — wir halten es wie RIETSCHEL für wahrscheinlich, daß beim Menschen eine enorme Anpassung an einen Vitamin C-Mangel eingesetzt hat, weil eben der Mensch oft in die Lage kam, sich Vitamin C-arm ernähren zu müssen — so wollen wir uns davor hüten, in ein anderes Extrem zu fallen und einer Minderversorgung mit Vitaminen das Wort zu reden. Die ausschlaggebende Rolle des Vitamin C in der Pathogenese des Skorbuts konnten wir doch in unseren Untersuchungen eindrucksvoll beobachten.

Vom volkshygienischen Standpunkt aus erscheinen uns die Bestrebungen zur Beschaffung von frischen Nahrungsmitteln (Kleingartenbau usw.) sowie die Bestrebungen zur Erhaltung der Vitaminmengen, die in unseren Nahrungsmitteln vorhanden sind, durch Aufklärung des Volkes über die rationelle Zubereitung von Speisen und Zusammensetzung der Mahlzeiten vorzüglich unterstützenswert. Eine richtig geordnete Nahrung in vernünftiger Zubereitung, die unmittelbar zum Verzehr kommt, ist nicht nur erstrebenswert, sondern auch notwendig. Auf diesem Gebiete kann ohne jede Frage durch Verbesserung der Lebensbedingungen des Menschen, der Transportlage und der küchentechnischen Belange noch außerordentlich viel erreicht werden. Wir sind durch die modernen Lebensverhältnisse nicht mehr in der Lage, zu einer Ernährung mit „ungemischter Speise" zurückzukehren, um so mehr müssen wir darauf achten, daß die Nahrung „so natürlich wie möglich" (KOLLATH) beschaffen bleibt, und daß die lebenswichtigen natürlichen Wirkstoffe in ihr gepflegt und erhalten werden.

Eine Gefahr für den Menschen aus einer vorübergehend niedrigen oder mangelhaften Vitaminversorgung heraus wird aber im natürlichen Ablauf der Dinge nicht entstehen können, da normalerweise jeder Mensch mit dem Wechsel der Jahreszeiten auch nach monatelanger Vitaminverarmung doch wieder zu einer vermehrten Vitaminzufuhr gelangt. Darüber hinaus aber glauben wir aus unseren Untersuchungen entnehmen zu können, daß der Organismus wie in vielen anderen Stoffwechselprozessen so auch im Vitamin C-Haushalt von sich aus offensichtlich so viel Regulationsmöglichkeiten hat, daß sie dem Menschen erlauben, auch unter nicht immer optimalen Versorgungsbedingungen uneingeschränkt leistungsfähig und gesund zu bleiben.

Literatur.

Monographien.

ABDERHALDEN, E., u. G. MOURIQUAND: Vitamine und Vitamintherapie. Bern 1948.
BICKNELL, FRANKLIN, u. PRESCOTT: The Vitamins in Medicine. NewYork 1948.
DIFS, H.: Acta med. scand. (Stockh.) Suppl. **1940.**
FÄHNDRICH, W. H.: Skorbut u. Hypovitaminosen. Veröff. Heeressan.wes. **1944,** H. 117. —
FUNK: Die Vitamine. Wiesbaden 1914.
HARRIS: Vitamins in theory and practice. Cambridge 1938. — HEILMEYER: Handbuch der inneren Medizin. 1. Auflage, Bd. 2, S. 838. Berlin-Göttingen-Heidelberg: Springer-Verlag 1951. — HIMMELSTIERN, SAMSON v.: Beobachtungen über den Skorbut. Moskau 1844. —

HIRSCH, A.: Handbuch der historisch-geographischen Pathologie. Bd. 1. Erlangen 1860.— HOFFMANN, CHR. L.: Vom Scharbock. Münster 1782.
IMMERMANN: Handbuch der speziellen Pathologie und Therapie v. ZIEMSSEN. S. 535. Leipzig 1876.
LIND, J.: Abhandlung vom Scharbock. Riga und Leipzig 1775. — LITTEN, M.: Spezielle Pathologie und Therapie. Bd. 8 (Nothnagel). 1901.
RECKNAGEL, K.: Was der praktische Arzt über Vitamine wissen soll. 2. Aufl. Leipzig 1942. — RUDOLPH, W.: Vitamin C und Ernährung. Stuttgart 1939.
SALLE u. ROSENBERG: Über Skorbut. Erg. inn. Med. 39, 19, 31 (1920). — SCHEUNERT: Vitamine. Handbuch der Lebensmittelchemie. Erg.-Bd. 9. — STEPP, W.: Ernährungslehre. Berlin 1939. — STEPP, KÜHNAU u. SCHRÖDER: Die Vitamine. Stuttgart 1941.

Einzelarbeiten.

ALEXANDER, H.: Dtsch. Tbk.bl. 14, 125 (1940). — ALTENBURGER, E. u. H.: Münch. med. Wschr. 1941, 525. — ALTER: Münch. med. Wschr. 1941, 779. — ALWALL, N.: Acta med. scand. (Stockh.) 1941, 295. — ARNETH: Dtsch. med. Wschr. 1918, 509. — ASCHOFF u. KOCH: Veröff. Kriegs- u. Konstitpath. 1919.
BALDINGER: Zit. nach HIRSCH, Historisch-geographische Pathologie. Erlangen 1860. — BARAC, G.: Rev. méd. Liège 1947, 640. — BAUMANN, T., u. RAPPOLD: Z. Vitaminforschg. 6 (1937). — BEIGLBÖCK, W.: Wien. klin. Wschr. 1940, 745. — BEIGLBÖCK u. BENDA: Klin. Wschr. 1941, 875. — BELSER u. Mitarb.: J. Nutrit. 17, 513 (1939). — BIERICH, R.: Dtsch. Arch. klin. Med. 130, 151 (1919). — BLACK, J.: Brit. Med. J. 1946, 122. — BÖTTNER u. KUNZ: Nach DEBUSMANN, Ärztl. Wschr. 1949, 49. — BORBELY, V.: Münch. med. Wschr. 1930, 886. — BORNE, G. v. d.: Nederl. Tijdschr. Geneesk. 1939, 5265. — BRANSCHEID, F.: Z. inn. Med. 2, 733 (1947); 3, 369 (1948). — BRUNNER, H.: Schweiz. med. Wschr. 71, 715 (1941). — BRYAN, A. u. Mitarb.: Amer. J. Med. Sci. 202, 77 (1941). — BUESING, K. H.: Klin. Wschr. 1942, 97, 121. — BUTLER, ALLAN u. CUSHMAN: J. Clin. Invest. 19, 459 (1940).
CARTIER: Zit. nach LIND. — CEYKA, B.: Zit. nach SALLE u. ROSENBERG, in Erg. inn. Med. 19, 31 (1921). — CHEVILLARD, L., u. HAMON: C. r. Soc. Biol. (Paris) 137, 286 (1943); zit. nach Wiss. Dienst La Roche. 1944, 1062. — CRANDON, I., H. LUND u. DILL: New England J. Med. 223, 353 (1940).
DAGULF, H.: Klin. Wschr. 1939, 669. — DAHLBERG, G.: Acta med. scand. (Stockh.) 1942, 1616; 1944, 540. — DEBUSMANN u. Mitarb.: Ärztl. Wschr. 1949, 49. — DEMOLE, M.: Z. Vitaminforschg. 11, 121 (1941). — DERGATSCHEV, I. S.: Wopr. Pitanija 8, 4, 24 (1939). — DESCHWANDEN, I. v.: Schweiz. med. Wschr. 1942, 1420. — DIENST, C.: Med. Welt. 1942, 61.— DOETZER, W., u. SCHULER: Klin. Wschr. 1942, 405.
EBEL, MAUNER u. SCHMIDT: Nach TONUTTI, Z. mikrosk.-anat. Forschg. 48, 1 (1940). — EEKELEN, VAN EMMERIE u. WOLFF: Z. Vitaminforschg. 6, 2 (1937). — EULER, H. v.: Gesundheitsführung 6, 155 (1942).
FALKE: Klin. Wschr. 1939, 842. — FARMER, F., u. F. ABT: Kongreßzbl. inn. Med. 111, 594 (1942). — FOREST: Zit. nach HIRSCH, Historisch-geographische Pathologie, Erlangen 1860. — FOX u. Mitarb.: Brit. Med. J. 1940, 143. — FRANKE, H.: Wien. klin. Wschr. 1941, 588. — FROMMEL, ED., u. BECK: Documentation méd. 23, 1 (1948). — FROMMEL, ED., FAVRE u. ARON: Helvet. physiol. Acta 5, 1 (1947).
GANDER: Zit. nach STEPP, KÜHNAU und SCHRÖDER, Die Vitamine. 5. Aufl., S. 189. Stuttgart 1941. — GANDER u. NIEDERBERGER: Münch. med. Wschr. 1936, 1386. — GIROUD, A., u. A. R. RATSIMAMAMNGA: Presse méd. 1940, 449. — GÖTHLIN: Acta med. scand. (Stockh.) Suppl. 53, 22 (1933). — GOLDSMITH: Arch. int. Med. 67, 590 (1941). — GOUNELLE: Zit. nach MOURIQUAND, Vitamine und Vitamintherapie. Bern 1948. — GRAB, W.: Klin. Wschr. 1949, 430. — GRAB, W., BOBER u. KIENTOPF: Arch. Hyg. 126, 239, (1941). — GRAB, W., u. LANG: Klin. Wschr. 1946, 4, 40. — GUENTHER: Ärztl. Wschr. 1949, 100.
HARNISCH: Med. Klin. 1946, 139. — HARRIS u. RAY: Biochem. J. 27, 2011 (1933). — HAUSBERGER u. Mitarb.: Klin. Wschr. 1939, 1119.— HAWORTH, HIRST u. Mitarb.: Zit. nach DIFS, Acta med. scand. (Stockh.) Suppl. 1940. — HEINEMANN: J. Clin. Invest. 20, 39, 467 (1941). — HERTEL u. ARNOLD: Dtsch. Z. Verdauungskrkh. 1, 258 (1939). — HIRSCHBERGER: Dtsch. med. Wschr. 1950, 10, 75. — HJÄRNE, U.: Acta Sec. Med. Upsaliensis (Uppsala Läk. för Förh.) 47, 223 (1942). — HOLST, A., u. TH. FRÖHLICH: Zit. nach ABDERHALDEN und MOURIQUAND, Vitamine und Vitamintherapie. Bern 1948. — HOLTZ u. KOECH: Klin. Wschr. 1942, 169.
JETZLER, KAPP u. IPPEN: Z. klin. Med. 133, 692 (1938). — JUSATZ, H. J.: Med. Welt. 1942, 417.
KALK, H., u. W. BRÜHL: Dtsch. med. Wschr. 1942, 209. — KARRER u. MICHEELS: Zit. nach BOMSKOV, Methodik der Vitaminforschung. Leipzig 1935. — KNETHER: Proc. Soc. Exper Biol. a. Med. 47, 487 (1941). — KOLLATH, W.: Ernährung 7, 7 (1942). — KORPSCH:

Dtsch. med. Wschr. **1919**, 185. — Kramer, M.: J. Amer. Dietet. Assoc. **21**, 348 (1945). — Kündiger u. Salus: Arch. Kinderheilk. **116**, 125 (1935).

Lemmel, G.: Dtsch. Arch. klin. Med. **183**, 277 (1938). — Ludden, Flexner u. Wright: Amer. J. Digest. Dis. 8, 249, (1941). — Lund u. Grandon: J. Amer. Med. Assoc. **116**, 663 (1941). — Lund u. Lieck: Klin. Wschr. **1939**, 18, 79. — Lund u. Trier: Klin. Wschr. **1939**, 79.

Moers, H. u. G. Schlienz: Dtsch. Arch. klin. Med. **196**, 221 (1949). — Morawitz: Münch. med. Wschr. **1918**, 339. — Mouriquand, G.: C. r. Acad. Sci. **208**, 310 (1939). — Mueller, E.: Berl. klin. Wschr. **1918**, 43. — Mueller, H.: Z. inn. Med. **1947**, 231. — Mueller, Jos.: Münch. med. Wschr. **1911**, 1894. — Murray: Zit. nach Hirsch, Historisch-geographische Pathologie. Erlangen 1860.

Neuweiler, W.: Klin. Wschr. **1939**, 769. — Neuweiler u. Heimann: Schweiz. med. Wschr. **1949**, 50, 1214. — Niedermeier, S.: Ärztl. Forschg. **1949**, 149.

Öhnell: Arch. Verdauungskrkh. **1932**, 281. — Olaus Magnus: Zit. nach Hirsch, Historisch-geographische Pathologie. Erlangen 1860. — Ottsen u. Mitarb.: Nord. Med. **1939**, 3650.

Parvis, D.: Med. sper. Arch. ital. **1941**, 293. — Prunty u. Vass: Lancet **1944**, 180.

Ralli u. Mitarb.: Proc. Soc. Exper. Biol. a. Med. **40**, 604, (1939). — Ratschow, M.: Med. Klin. **1946**, 41, 492. — Reichstein: Helvet. chim. Acta **17**, 311 (1934). — Richter, R.: Balneologe **9**, 405 (1939). — Rietschel, H.: Dtsch. med. Wschr. **1940**, 1177, 1205. — Rietschel, H., u. J. Mensching: Klin. Wschr. **1939**, 273. — Rietschel, H., u. H. Schieck: Klin. Wschr. **1939**, 1285.

Sabin, Albert B.: J. of Exper. Med. **69**, 507 (1939). — Sallassa, M. R.: Giorn. batteriol, **26**, 548, 563 (1941). — Scheunert: Veröff. Berl. Akad. ärztl. Fortbildg. **6**, 31 (1940). — Scheunert u. Reschke: Vitamine, Hormone **1**, 195 (1941). — Schroeder, H.: Münch. med. Wschr. **1939**, 133. — Seckel: Dtsch. med. Wschr. **1927**, 790. — Sossai, A.: Boll. Soc. ital. Biol. sper. **16**, 738 (1941). — Steigerwaldt, F.: Ther. Gegenw. **82**, 397 (1941). — Stephens, J.: of Biol. Chem. **115**, 651 (1936). — Stepp u. Schroeder: Dtsch. med. Wschr. **1941**, 179, 208. — Stepp u. Voit: Neue dtsch. Klin. **10**, 1 (1932). — Svirbely: Zit. nach Bomskov, Methodik der Vitaminforschung. Leipzig 1935. — Sydenham, Hoffmann, Kramer u. Villis: Zit. nach Hirsch, Historisch-geographische Pathologie. Erlangen 1860. — Szent-Györgyi: Schweiz. med. Wschr. **1940**, 596.

Teerbrüggen, A.: Verh. Ges. Verdauungs- u. Stoffwechselkrkh. 14. Tgg. 1938. — Thedering: Dtsch. med. Wschr. (**1949**) 921. — Tillmans: Zit. nach Bomskov, Methodik der Vitaminforschung. Leipzig 1935. — Tobler, W.: Z. Kinderheilk. **18**, 63 (1918). Schweiz. med. Wschr. **1939**, 677. — Tonutti: Z. mikrosk.-anat. Forschg. **48**, 1 (1940). — Tothunter u. Mitarb.: J. Nutrit. **19**, 263 (1940). — Trier u. Pedersen: Acta med. scand. (Stockh.) Suppl. **1941**, 418. — Tuechler: Med. Klin. **1918**, 112.

Umber: Med. Klin. **1922**, 851.

Veith, A. v.: **35**, 1309 (1949). — Vetter u. Winter: Z. Vitaminforschg. **7**, 2, 173 (1938).

Wacholder, K.: Klin. Wschr. **1947**, 806; **1942**, 893. — Wahren: Klin. Wschr. **1937**, 1496. — Waugh u. King: J. of Biol. Chem. **97**, 325 (1933). — Wendt, H.: Münch. med. Wschr. **1940**, 490. — Wilder: Amer. J. Digest. Dis. 8, 243 (1941).

Youmans, J. B.: Ann. int. Med. **13**, 980 (1939). — Yu u. a.: China med. J. **56**, 334 (1939). — Zilva: Zit. nach Bomskov, Methodik der Vitaminforschung. Leipzig 1935. — Zimmermann: Klin. Wschr. **1938**, 1728. — Zlocisti: Med. Klin. **1917**, 12, 661.

Rachitis, Tetanie, Osteomalacie.

Von

A. Nitschke-Tübingen.

Mit 4 Abbildungen.

Seit der berühmt gewordenen Beschreibung der „englischen Krankheit" (de rachitide sive morbo puerili tractatus) durch Glisson im Jahre 1650 wurde das klinische Bild nur noch in verhältnismäßig wenigen Zügen vervollständigt. In der Behandlung dagegen führte ein von zufälligen Beobachtungen unsicher ausgehender Weg erst viel später zu Einblicken in die pathogenetischen Zusammenhänge und nach intensiven Bemühungen zur klaren Kennzeichnung und

Darstellung der antirachitischen Vitamine. Der 1824 ausdrücklich von Schütte empfohlene Lebertran fand nur so langsam die allgemeine Anerkennung, daß er noch 1920 von namhaften Klinikern abgelehnt wurde. Auch der auf gründliche Erfahrungen sich stützende Hinweis von Palm (1890), daß in der Sonnenstrahlung der antirachitische Faktor zu suchen sei, blieb unbeachtet. Erst die Entdeckung (Huldschinsky 1919) der zuverlässigen Heilwirkung der Strahlen der Quarzquecksilberlampe gab zugleich der Forschung eine Richtung, die sich als äußerst fruchtbar erwies. Sie traf auf den etwa zur gleichen Zeit unternommenen Versuch Mellanbys, die Rachitis als Avitaminose zu deuten. Seine Gedanken hätten nicht so rasch bestätigt und weitergeführt werden können, wenn sich nicht zugleich die Möglichkeit geboten hätte, sie im Tierexperiment zu überprüfen (experimentelle Ratten-Rachitis McCollum und Sherman, Pappenheimer 1921). Dabei ließ sich das antirachitische Vitamin (Vitamin D) von den anderen Vitaminen, insbesondere vom Vitamin A durch seine Eigenschaften abgrenzen (McCollum 1922). Die Verfolgung der Tatsache schließlich, daß sehr verschiedenartige Nahrungsmittel durch Ultraviolett-Bestrahlung antirachitische Wirksamkeit gewinnen können (Hess, Steenbock 1925), führte Windaus und Hess in einer bewunderungswürdigen Gemeinschaftsarbeit zur Identifizierung des Vitamins (1926). Neben dem zuerst dargestellten bestrahlten Ergosterin (Vitamin D_2), einem Pflanzenabkömmling, fand sich im Lebertran (Brockmann) im menschlichen und in vielen tierischen Organismen ein anderes Vitamin, ein Cholesterinabkömmling, das als Vitamin D_3 bezeichnet und praktisch wichtig wurde (Windaus und Schenk).

Zugleich ergaben diese Untersuchungen, daß die zu unserer Ernährung gebrauchten Nahrungsmittel einschließlich der Muttermilch sehr wenig wirksames Vitamin D enthalten; Gemüse und Obst wie Frauenmilch z. B. nur Spuren, Kuhmilch 0,2 bis 0,4 γ-%. Der minimale tägliche Bedarf für den gesunden Säugling liegt aber nach gut übereinstimmenden biologischen Bestimmungen für das Vitamin D_2 bei ungefähr 15 γ, für das Vitamin D_3 etwa halb so hoch (Hess, Houet u. a.), für den fieberhaft Kranken meist noch wesentlich höher. Der Säugling kann also ebensowenig wie das ältere Kind und der Erwachsene die zur Gesunderhaltung benötigten Vitaminbeträge der Nahrung entnehmen. Er schafft sie sich im Zusammenwirken zweier Vorgänge, eines endogenen: der Bildung des Provitamin (7-Dehydrocholesterin) im Körper und eines exogenen: der Aktivierung dieser Vorstufe durch die *ultraviolette Sonnenstrahlung*. Der endogene Vorgang scheint gleichmäßig und kaum störbar zu sein.

Vielleicht steht aber doch das sehr frühzeitige gehäufte Auftreten von Tetanie und Rachitis (in der 3. und 4. Lebenswoche), das auch bei Brustkindern in den schweren Hungerjahren nach dem Krieg von uns und anderen als etwas Neues beobachtet wurde, hiermit im Zusammenhang: die völlig unzureichende Ernährung der nicht avitaminotischen Mutter liefert nicht mehr die Grundstoffe zur Synthese des Provitamin für den wachsenden Organismus.

Der exogene Vorgang dagegen ist äußerst variabel und gibt damit den Anlaß zu pathologischen Abläufen. Diesen Schwankungen liegt in unseren geographischen Breiten eine alljährliche regelmäßig sich wiederholende Zu- und Abnahme der ultravioletten Strahlungsenergie der Sonne als wesentliche Bedingung zu Grunde. Diese kann durch kulturelle Einflüsse im weiteren Sinn, deren genauere Kennzeichnung noch erfolgen soll, in ihrer Auswirkung verstärkt oder verringert werden.

Die Registrierung derjenigen ultravioletten Strahlenanteile des Sonnenlichtes (Dornostrahlung, zwischen 296 und 302 m μ), die allein die Aktivierung des Provitamin bewirken können, ergibt eine Kurve, in der in typischer Weise die Strahlungsintensität wechselt. Nach einem Höchststand im Juni bis Juli fällt sie zum Oktober hin rasch ab, bleibt während des Winters fast auf 0 und beginnt im April wieder auf den Sommergipfel hin anzusteigen. Die absolute Höhe dieser Kurve wird selbstverständlich in den einzelnen Jahren je nach der Sonnenscheindauer schwanken. Regenreichen und trüben Sommern folgt eine besondere D-Verarmung während des Winters. Diese Verhältnisse gelten für die geographische Lage zwischen dem 40. und 60. Breitengrad. Während der Wintermonate wird die Strahlung so gering, daß im Tiefland selbst im direkten Sonnenlicht eine genügende Aktivierung nicht erfolgen kann (vgl. dazu die umfangreichen Tierversuche von TISDALL und BROWN). In den näher zum Äquator liegenden Ländern reicht dagegen das kurzwellige Licht an sich zur Verhütung einer Avitaminose stets aus.

Der Mangel an aktivierendem Sonnenlicht kann durch vielerlei äußere, vor allem kulturbedingte Umstände noch erheblich verstärkt werden. Die Entwicklung der Großstädte mit ihren dunklen Wohnungen, der Dunstschicht, die das ultraviolette Licht absorbiert, die Verwendung der für Dornostrahlen undurchlässigen Glasfenster müssen die Entstehung der Rachitis äußerst begünstigen. Verstärkend wirkt sich auch die übermäßige Inanspruchnahme der Mutter, insbesondere selbständige berufliche Tätigkeit aus. Außergewöhnliche ungünstige Lebensbedingungen, wie sie z. B. in Indien als religiöse Forderung im Purdah-System eingehalten wurden, können in sonst rachitisfreien Ländern schwere Erkrankungen bewirken (HUTCHINSON).

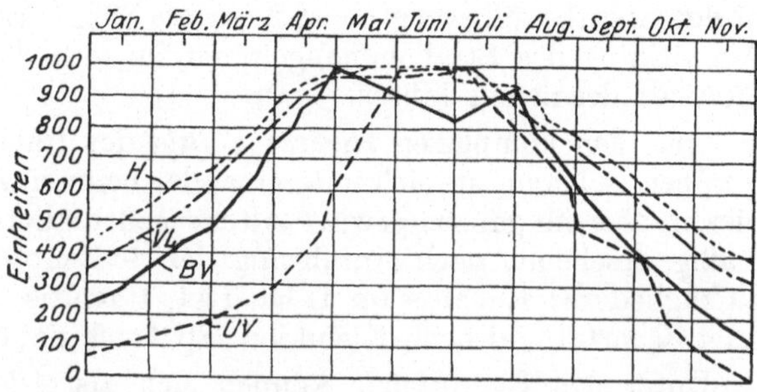

Abb. 1. Jahreszeitliche Schwankungen des Sonnenspektrums: *H* Wärme, *VL* sichtbares Licht, *BV* blauviolette, *UV* ultraviolette Strahlen. (Zit. nach A. F. HESS.)

Neben solchen, in der einzelnen Familie vielfach wechselnden Faktoren, die sich zusätzlich zur jahreszeitlichen Schwankung strahlenmindernd auswirken, kommt der *Art der Ernährung* unabhängig vom Vitamingehalt selbst noch ein deutlich faßbarer, durch die ärztliche Erfahrung immer wieder bestätigter Einfluß zu. Brustmilchkinder erkranken unter sonst vergleichbaren Lebensbedingungen seltener und im allgemeinen weniger schwer als künstlich ernährte. Der Unterschied ist aber nur ein relativer, die Zahl der gestillten Kinder, die in einer Großstadtberatung von deutlicher florider Rachitis befallen sein können, ist nicht gering, und gar nicht so sehr selten überrascht der Befund durch seine Schwere. Nur ganz ausnahmsweise und darin sehr deutlich von den Beobachtungen bei künstlich Ernährten abgehoben, lassen sich bei ihnen Zeichen einer begleitenden Tetanie nachweisen. Schwere und schwerste Ausbildungen der Rachitis finden sich zweifellos viel häufiger bei den Kuhmilch-Ernährten, im allgemeinen um so ausgeprägter, je unzweckmäßiger die künstliche Nahrung zubereitet war. Milchüberfütterung, insbesondere vereint mit Zucker- und Beikostmangel scheint die Manifestierung und ungünstige Entwicklung der Mangelerscheinungen sehr zu fördern. — Dabei ist vorläuf g gar nicht zu entscheiden, worauf diese klinisch sicher feststehende und bedeutungsvolle Tatsache eigentlich zurückzuführen ist. Vielleicht ist sie nur ein Ausdruck dafür, daß die künstliche Ernährung gegenüber der natürlichen nur mit einem größeren Aufwand auch an Vitaminen bewältigt werden kann. Vielleicht enthält die arteigene Milch noch antirachitisch wirkende Stoffe, die nicht mit Vitamin D identisch sind (vgl. dazu Beobachtungen von NITSCHKE an jungen saugenden Ratten, deren Mütter schilddrüsenexstirpiert waren).

Von der großen jahreszeitlichen Periodik der Dornostrahlung und der davon abhängigen ungenügenden D-Vitamin-Aktivierung während des Winterhalbjahres müssen alle Organismen unserer geographischen Breite: Mensch und Tier betroffen werden. Von manifesten Avitaminosen werden aber fast nur die Säuglinge und (schon viel seltener) die Kinder des 2. Lebensjahres befallen. Grundsätzlich möglich ist zwar die Rachitis in jeder Altersstufe, auch beim Erwachsenen (Osteomalacie), aber sie wird doch im Gegensatz zum frühen Alter zu einer sehr seltenen Erkrankung. Der ältere Mensch vermag sich offenbar den natürlichen Schwankungen mit Hilfe ausgleichender Regulationsvorgänge weitgehend anzupassen[1]. Beim Säugling dagegen versagen die Regulationen früh und vollständig, so daß die überwiegende Zahl der Säuglinge, bei denen wir keine besonderen Maßnahmen durchführen, während der dunklen Monate an Rachitis erkrankt, in der Stadtbevölkerung meist mehr als 80%! Entsprechend der Latenz bis zur Auswirkung des Strahlenmangels häufen sich die Erkrankungen in den ersten Monaten des neuen Jahres.

Aus dem komplexen *klinischen Bild* der Rachitis lassen sich 4 Symptomengruppen isolieren, die sich untereinander beim einzelnen Kranken vielfach kombinieren, aber im ganzen gewisse Alterseigentümlichkeiten zeigen, so daß es zweckmäßig erscheint, nach Anführung der 4 Symptomengruppen in Altersgruppen aufzugliedern: Rachitis im 1. Quartal; Rachitis im 2. und 3. Quartal; Rachitis im 4. Quartal und beim Kleinkind; Spätrachitis; Osteomalacie des Erwachsenen.

Unter den Symptomen können sich als *Allgemeinerscheinung* eine gewisse reizbare und unlustvolle Verstimmbarkeit, Bewegungsarmut, allgemeine Schmerzempfindlichkeit — der Mutter als allgemeine Veränderung des Wesens auffallend — einstellen. Gelegentlich aber schildern die Mütter ihre deutlich rachitischen Kinder auch als heiter und ruhig. Auffallender ist die Neigung zu profusen, sauren Schweißausbrüchen aus blasser, kühler Haut, bevorzugt am Hinterhaupt. Um den gleichzeitigen Juckreiz zu mildern, scheuern sich die Kranken und brechen sich die Haare durch Hin- und Herreiben an der feuchten Unterlage ab. Die Rachitis ist klinisch nicht an einen besonderen körperlichen Zustand gebunden. Sie kann bei eutrophen Säuglingen vorhanden sein, bevorzugt aber besonders im späteren Säuglingsalter aufgeschwemmte, pastöse, übergewichtige Kinder. Seltener zeigen auch Dystrophe die Zeichen der Avitaminose, besonders schwer die dann meist sehr elenden Kleinkinder im 2. oder 3. Lebensjahr. — Bei längerem Bestand der Rachitis wird eine allgemeine *Muskelschlaffheit* deutlich, die sich oft schon im Anblick darstellt:. der Rücken des sitzenden Kindes wird schlaff — kyphotisch gehalten, die Schultern hängen, die Ärmchen werden wenig, langsam und müde bewegt; der Bauch wölbt sich kugelartig heraus, beim Pressen zeigt sich eine oft beträchtliche Diastase der Mm. recti abdominis. Kleinkinder nehmen nicht selten durch Unterschlagen der Beine den sog. Türkensitz ein. Auch bei der Prüfung der passiven Beweglichkeit der Extremitäten ist die Erschlaffung der Muskeln und Bänder deutlich fühlbar. Im Zusammentreffen mit der rachitischen Knochenstörung hat diese muskuläre Leistungsschwäche zur Folge, daß sich die statische Entwicklung bei allen deutlich rachitischen Säuglingen stets auffallend verzögert.

Eine dritte Gruppe von Symptomen, die zu den zuletzt Geschilderten in einem gewissen Gegensatz stehen, kann man als *Zeichen einer nervösen Überregbarkeit* beschreiben. Sie gehören dem Formenkreis der die Rachitis begleitenden Tetanie an. Sie verraten sich im Ausdruck einer gewissen gespannten, überwachen Unruhe. Das Kind weint auffallend viel, es schreckt beim Berühren des

---

[1] *Anmerkung:* Welcher Art sie sein könnten, soll im Abschnitt über die Pathogenese der Erkrankung noch genauer verfolgt werden.

Bettes auf und bleibt oft während vieler Tage in diesem angstvollen, unheildrohenden Zustand, bis der erste eklamptische (tetanische) Anfall eine vorübergehende Entspannung bringt. Bei manchen jungen Säuglingen, vor allem bei

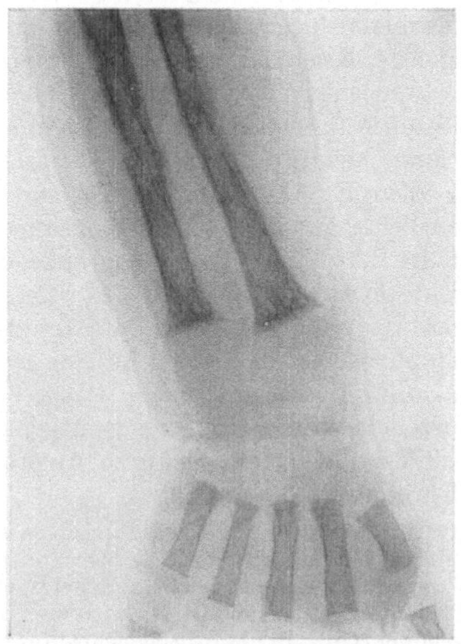

Abb. 2.

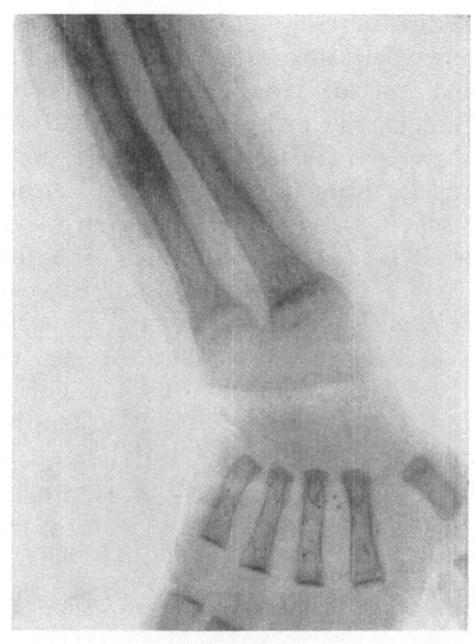

Abb. 3.

Frühgeburten, leitet sich die rachitische Störung mit diesen explosiven Erscheinungen ein. Aber auch sonst ist der tetanische Anfall mit seinen Vorboten nicht selten das erste Zeichen, das auf die schon voll entwickelte Avitaminose aufmerksam macht.

Die letzte Gruppe von Krankheitszeichen betrifft das *Knochensystem*. Die Erscheinungen sind dort so auffallend, daß sie im allgemeinen den klinischen Eindruck und auch das Vorstellungsbild der Rachitis bestimmen. Charakteristische Veränderungen am Knochensystem sind in der Tat immer vorhanden. Sie beruhen auf einer unzureichenden Verkalkung des neu zu bildenden Knochens. Bei längerem Bestand wird daneben eine zunehmende Entkalkung vorher normalen Knochens deutlich, die den Knochen abnorm biegbar und brüchig macht (osteomalacische Vorgänge). Abknickungen und Frakturen (am häufigsten an den Unterarmen) entstehen meist ohne merkbare Verletzung, sind nicht oder wenig schmerzhaft und werden infolgedessen oft nur im Röntgenbild zufällig entdeckt. Von beiden Prozessen ist das gesamte Knochensystem

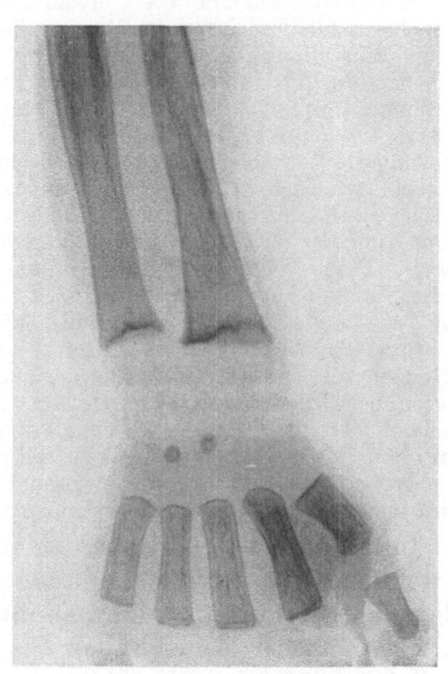

Abb. 4.
Abb. 2—4. Unter Vitamin D-Einwirkung abheilende Knochenrachitis. (Aus Rominger, im Lehrbuch der Kinderheilkunde, Springer-Verlag.)

betroffen. In der Intensität des Befallenseins unterscheiden sich die einzelnen Teile des Skelets jedoch deutlich: die schweren Veränderungen finden sich an den rasch wachsenden Teilen des Knochensystems, was mit den dort hohen Anforderungen an die Verkalkungsleistung zusammenhängen dürfte. Die zweite bei allen Varianten des klinischen Bildes immer in ungünstiger Richtung, also entkalkend wirkende Bedingung ist die Inanspruchnahme des Knochens durch Zug und noch mehr seine Belastung durch Druck. Die Erweichungen der Knochen werden im allgemeinen erst an den Folgen, den Verbiegungen, klinisch sichtbar, nur am Schädel kann sie der tastende Finger deutlich und frühzeitig fühlen und in ihrem Umfang abgrenzen. Die ungenügende Kalkeinlagerung bewirkt auch eine typische, kugelartig sich vorwölbende Verdickung an allen Epiphysenfugen. Da sie bei raschem Längenwachstum sich wesentlich deutlicher ausprägt als bei langsamem, erscheint sie beim kranken Säugling zuerst an der Knorpelknochengrenze der Rippen (rachitischer Rosenkranz) und besteht dort als sicheres diagnostisches Zeichen während der ganzen Dauer der Erkrankung, deutlich beim Betasten und Besichtigen nachweisbar. An den übrigen Epiphysen ist der klinische Nachweis meist nicht so leicht und eindeutig möglich, obwohl die *röntgenologischen Veränderungen* auch dort unverkennbar festzustellen sind. Um die Röntgenabbildungen leichter verständlich zu machen, sind zunächst einige kurze Angaben über das anatomische Bild der rachitischen Epiphysen notwendig.

Die jugendliche Epiphyse ist knorpelig angelegt. Ihre spätere Verknöcherung erfolgt von einem Knochenkern aus, der in einem für jede Epiphyse charakteristischen Lebensalter angelegt wird und sich langsam vergrößert. Die Verkalkung dieses Knochenkerns kann bei Rachitis erheblich verzögert einsetzen. Zum Gelenkschaft hin ordnet sich der Knorpel mit wenigen, parallel gerichteten Zellgruppen säulenartig an (Säulenknorpel). In die Zwischensubstanz der äußersten, diaphysenwärts gelegenen Zellen werden die Kalksalze in einer schmalen, intensiv verkalkten Scheibe eingelagert (provisorische Verkalkungszone). Sie ist die Vorbedingung dafür, daß vom Mark her die Umwandlung in Knochen erfolgen kann. Der dann neugebildete Knochen schließt sich unmittelbar an die Verkalkungszone an. Im Röntgenbild ist bei der üblichen Einstellung die provisorische Verkalkungszone als schmaler, dunkler Schattenstreifen sichtbar, der die dunkle Knochenstruktur des Schaftes zum Gelenkende hin begrenzt. Die knorplige Epiphyse selbst wird nicht dargestellt, nur der in ihr zentral liegende Knochenkern, falls er schon entwickelt ist.—Bei der Rachitis unterbleibt als die alles Weitere bestimmende Störung die Verkalkung der provisorischen Verkalkungszone ganz oder teilweise. Der Säulenknorpel wuchert in die Länge, gewissermaßen ins Leere, die Säulen werden unregelmäßig, die Begrenzung unscharf, abgestoßene Zellinseln liegen isoliert nach der Diaphyse hin. Vom Knochen her wird in großen Mengen ein kaum verkalktes osteoides, weiches Gewebe gebildet. Beide Wucherungen zusammen geben die Grundlage für die fühlbaren Epiphysenauftreibungen. Im Röntgenbild fehlt also die scharfe Linie der provisorischen Verkalkung, das Schaftende erscheint wie zurück gerückt, besonders deutlich, wenn der Epiphysenkern sichtbar ist. An Stelle der klaren Begrenzung verliert es sich mit unbestimmten, zarten Schatten zur Epiphyse hin. Die Gesamtform zeigt manchmal einen nach der Mitte zu konkaven Schattenverlauf (Becherform). Bei der Ausheilung setzt die Verkalkung in der ursprünglichen provisorischen Verkalkungszone ein. Sie wird dabei in deutlichem Abstand vom Schaft als intensiv verkalkter, jetzt noch breiter und unregelmäßiger Streifen sichtbar. Die grobe, nun nachfolgende Verknöcherung des dazwischen liegenden osteoiden Gewebes wird im Lauf von Monaten in die normale Struktur des Knochens einbezogen.

In der frühesten Gruppe der von Rachitis betroffenen Säuglinge soll die Erkrankung der Neugeborenen kurz mitbehandelt werden, obwohl sie selbst wieder Eigenheiten aufweist. Man hat ihre Existenz lange nicht bemerkt, obwohl nach Klarstellung der ätiologischen Beziehungen sie sich mit Wahrscheinlichkeit einstellen mußte, wenn die Lebensbedingungen der schwangeren Mutter ungünstig waren. Maxwell berichtet über das klinische und anatomische Bild rachitischer, von osteomalacischen Chinesinnen geborener Kinder. Das schwere Bild führt zu dystrophen Zuständen mit Wachstumsstillstand und ähnelt mehr der Osteomalacie, ist oft mit Tetanie kombiniert. Es sind aus Japan daneben auch Formen mitgeteilt, die der typischen Rachitis histologisch entsprechen. Auch diese

Erkrankungen zeigen die gleiche jahreszeitliche Häufung wie die Rachitis (SHIOMI und KATO). Unter den Symptomen wird auf angeborene Craniotabes hingewiesen. Es gibt also entgegen unserer bisherigen Auffassung offenbar auch echte angeborene rachitische Kuppenerweichungen. Die bisher noch vereinzelten Beobachtungen in Europa werden mit der Kenntnis des Bildes vermutlich bald an Zahl steigen. Erkrankungen gegen Ende des 1. Monats sind auch bei uns beobachtet. Sie häufen sich im 2. und 3. Monat. Meist treffen sie eutrophe Säuglinge, setzen nicht selten mit dem eklamptisch-tetanischen Anfall ein (z. B. bei Frühgeburten). Die Craniotabes ist kaum entwickelt, der Rosenkranz eben fühlbar, die Zeichen, außer denen der Tetanie, also noch sehr gering.

Bei der zweiten Gruppe werden Craniotabes und Rosenkranz oft sehr deutlich. Die Craniotabes, im ganzen Hinterhaupt lokalisiert, zeigt ihre Druckabhängigkeit deutlich. Sie lokalisiert sich bald mehr rechts, bald mehr links, je nachdem welche Kopfhaltung bei der Rückenlage bevorzugt wird. Die erweichten Gebiete platten ab, die ganze Schädelform, einschließlich des Gesichtsschädels, verschiebt sich. Diese Deformierungen bleiben nur selten erhalten. Sie gleichen sich wie die Mehrzahl der nicht ganz schweren Gestaltänderungen auch sonst langsam nach Abheilen der Rachitis wieder aus. Die angeborenen Gestaltungsfaktoren erweisen sich als die überlegenen. Gegen Ende dieser Periode zeigt sich nicht· selten eine fixierte Kyphose der unteren Brust- und der anschließenden Lendenwirbelsäule als Folge anhaltender Rückenlage in einem sich durchbiegenden Bettchen. Es ist wohl zweckmäßig, zugleich mit dem Beginn der Behandlung, die Wirbelsäule in eine geeignete lordotische Lage zu bringen.

In dieser späteren Zeit, in der die Craniotabes trotz florider Rachitis in der Regel fehlt, beginnen auch die weiteren Veränderungen am Thorax sich auszubilden. Die Rippen erweichen im ganzen, sie biegen unter der Einwirkung des Atemzuges seitlich, am meisten im Bereich der widerstandslosen Knorpel-Knochengrenze ein, so daß eine bis etwa zum unteren Sternumrand reichende vordere und seitliche Einziehung entsteht, die das Brustbein nach vorne drängt (Hühnerbrust). Der darunterliegende große, muskelschlaffe Bauch drängt und biegt die untere Thoraxapertur nach außen, so daß — noch verstärkt durch den Zwerchfellzug — eine Furche kreisförmig den Thorax umläuft (HARRISON). Die so verursachte Einengung der atmenden Lunge zusammen mit der gleichzeitig ausgesprochen zur Entwicklung kommenden Muskelhypotonie begünstigt nach alter klinischer Erfahrung das Auftreten schwer verlaufender Bronchopneumonien.

Im weiteren zeitlichen Verlauf wird die Verzögerung der gesamten statischen Entwicklung deutlich. Lernt dann der Säugling endlich, längere Stunden am Tag zu sitzen, verbiegt sich die obere Wirbelsäule kyphotisch. Beim rutschenden, sich mit den Händen abstoßenden Kleinkind biegen sich die Unterarmknochen nahe an der Handwurzel oft sehr erheblich seitlich nach innen. Ähnliche Verbiegungen zeigen die belasteten Unterschenkel beim stehenden Kind; auch Becken, Hüften (Coxa vara) und Kniegelenke geben dem lastenden Druck und Zug nach. Neben der Dystrophie, der Muskelerschlaffung, dem dicken Bauch, neben vielfachen Knochenverbiegungen und Epiphysenauftreibungen zeigen diese älteren, schweren Rachitiker einen eigenartig quadratischen, großen Kopf mit noch weit offener Fontanelle, weichen Fontanellenrändern, mit vorstehenden Stirnhöckern (Osteophytenwucherungen) und meist deutliche Kiefer- und Zahnanomalien. Der Oberkiefer biegt sich bogenförmig vor und knickt nach hinten in der Gegend des Eckzahns leicht nach außen. Der Unterkiefer verkürzt sich sagittal, so daß eine Bißanomalie mit mangelndem Zahnschluß die Folge ist. Die Milchzähne brechen verspätet, oft in unregelmäßiger Reihenfolge durch. Schmelzhypoplasien an ihnen und an den bleibenden Zähnen sind häufig unter der Einwirkung des Vitaminmangels zu beobachten. Schwere Caries führt zu sehr frühzeitiger Zerstörung des Gebisses. — Die eigentliche *Spätrachitis* bei jungen Menschen in der beginnenden Pubertät führt vor allem zu Klagen über Schwäche, Müdigkeit, Leistungsunfähigkeit allgemeiner Art und im besonderen über Schmerzen im Bein, am meisten in den Knien. Epiphysenanschwellungen geringen Grades, auch an den Rippen, werden allmählich deutlich, auffallende Fußdeformitäten, O- und X-Knie, Coxa vara am Oberschenkelkopf mit der entsprechenden Gangstörung sind die führenden Zeichen. Die Epiphysenveränderungen sind bei dem geringen Wachstum röntgenologisch oft nicht deutlich. Im ganzen ähnelt der sich ausbildende Zustand mit dem Überwiegen diffus entkalkender Vorgänge schon ausgesprochen dem Bild der Erwachsenen-*Osteomalacie*. Zu ihrer klinischen Ausgestaltung muß der D-Vitaminmangel Monate, bei bei den meisten Kranken jahrelang fortwirken. Er führt zunächst zu Klagen über unklar lokalisierte Schmerzen vor allem in der Lenden- und Kreuzbeingegend, später zu Schmerzen und Erschwerungen beim Gehen. Der Gang wird mühsam, schleppend und schleifend in kleinen Schritten bei vornübergeneigtem Körper (Entengang). Der Druckschmerz bei seitlicher Kompression des Thorax kann als Frühzeichen gegeben sein. Ihm folgen Thoraxverbiegungen wie bei der Rachitis. Langsam stellen sich Knochendeformierungen je nach der Art der Belastung ein, häufig am Becken (plattes Becken mit Verkürzung der Conjugata vera), oft auch hochgradige Kyphosen und Kyphoskoliosen. Zusammentreffend mit der immer zunehmenden, auch nachts anhaltenden Schmerzhaftigkeit und einer zu Leistungsbeschränkung führenden Muskelhypotonie wie bei schwerer Rachitis werden die sehr leidenden Patienten schließlich fast bewegungsunfähig. Diese Bilder sind in Europa selten geworden, aber in manchen Gegenden Indiens und Chinas häufig, mit einer deutlichen Bevorzugung des weiblichen Geschlechts. Auch die Osteomalacie kombiniert sich häufig mit Tetanie, die bei der Manifestierung in eklamptischen Anfällen und Karpopedalspasmen sich zu äußern pflegt, während Krämpfe im Bereich der Atemmuskulatur fast niemals beobachtet werden. Dagegen sind Krampfzustände in der glatten Muskulatur (Ösophago-Gastrospasmen, Blasenspasmen) beobachtet, die als Manifestierung der Tetanie gedeutet werden.

Über seltene Formen schwerer, langdauernder Rachitis am Knochen bei chronischer Nephritis (renale Rachitis), chronischen Leberstörungen und Cystinkrankheit soll hier nicht berichtet werden, weil diese Störungen nicht vom D-Vitaminbestand abhängen und also auch durch D-Vitamin unbeeinflußbar verlaufen.

Im Blutchemismus werden die gleichen Befunde wie bei Rachitis, Tetanie erhoben: Die Werte für anorganisches Phosphat liegen z. T. tief unter dem normalen Erwachsenenwert von 3 mg-%. Die Kombination mit latenter und manifester Tetanie mit der zugehörigen Erniedrigung der Calciumwerte wird sehr häufig beobachtet.

In allen Altersgruppen und in jedem Stadium der floriden Rachitis kann zur ausschließlichen rachitischen Störung *Tetanie* hinzutreten. Sie ist in der gleichen Weise D-vitaminabhängig wie die Rachitis selbst. Ihre Erscheinungen entsprechen völlig denen der parathyreopriven Tetanie. Der Ausbruch der Erkrankung bereitet sich in einem *latenten Stadium* vor, das sich in dem schon beschriebenen unruhvollen, gespannten Verhalten der Kinder ausdrücken kann. Bei der genauen Untersuchung, die immer zugleich eine floride Rachitis findet, läßt sich der klinische Eindruck der Übererregbarkeit des Nervensystems mit einfachen Methoden bestätigen: Die Beklopfung peripherer, motorischer Nervenstämme (Facialis, Peronaeus, Ulnaris) wird mit einer kurzdauernden Kontraktion der Muskeln im Versorgungsgebiet des Nerven beantwortet, falls die Muskeln entspannt gehalten sind (nicht auf direkter Fortleitung des Reizes zum Muskel, sondern auf einem Reflexvorgang beruhend). Die Phänomene haben bei rachitischen Säuglingen einen hohen, diagnostischen Wert (für Kleinkinder gilt dies nicht mehr). Beweisend für Tetanie ist die Ausbildung eines Pfötchenkrampfes (s. u.) bei Umschnürung des Oberarmes bis zur Blutleere (TROUSSEAUsches Phänomen). Die Übererregbarkeit läßt sich auch bei der Feststellung des Schwellenwertes für den galvanischen Strom deutlich machen. Die Schwelle sinkt in sämtlichen Ableitungen, besonders charakteristisch ist der Abfall des Kathodenöffnungswertes unter 5 mA (genaueres Verfahren: Die Prüfung der Chronaxie nach LAPIQUE). Die allen tetanischen Phänomenen vorgeordnete Erniedrigung der Calciumwerte im Serum (unter 8 mg-%) findet sich auch regelmäßig im Latenzstadium. Die *Manifestierung* kann ganz unvermittelt, ohne jeden faßbaren Anlaß einsetzen. Sehr oft aber sind es fieberhafte Infekte, denen der Ausbruch der Konvulsionen folgt. Die Anfälle können in ganz verschiedenen Muskelgebieten lokalisiert sein. Teils sind sie weitgehend für Tetanie charakteristisch, teils sind es Krampfabläufe, die auch von anderen Erkrankungen in der gleichen Art ausgelöst werden. Zu dieser zweiten Gruppe gehört der häufigste Krampftyp der Tetanie, der eklamptische Anfall. Als Anfall unterscheidet er sich nicht von einem epileptischen oder Fieberkrampf usw. Das Kind verfällt plötzlich in einen tonisch-klonischen Krampf leichter oder schwerer Art, gelegentlich nur halbseitig, meist kurzdauernd. Es sind alle Varianten vom Einzelanfall bis zum Status eklampticus zu beobachten. So sehr auch der Anfall die Angehörigen in Unruhe und Angst versetzt, die Gefahr eines ungünstigen Ausgangs ist gering, falls die Tetanie erkannt wird. Die Diagnose kann dann mit großer Wahrscheinlichkeit gestellt werden, wenn gleichzeitig die Zeichen der floriden Rachitis zu finden sind und sich nach Abklingen des Anfalls die Übererregbarkeitsphänomene nachweisen lassen. Dabei ist zu beachten, daß diese Phänomene unmittelbar nach dem Anfall vorübergehend verschwinden. — Typisch für die Tetanie, zugleich weit gefährlicher als die Eklampsie, ist der Stimmritzenkrampf (Laryngospasmus). Zuerst fällt am Patienten beim Weinen und Schreien ein sehr hochklingendes, kurzdauerndes Einziehen am Ende der Inspiration auf, das das Kind gar nicht beeinträchtigt. Plötzlich aber, z. B. beim Aufschrecken in der Nacht verschließt sich nach einem kurzen Laut die Glottis ganz, das Kind macht einige vergebliche Atemversuche, wird sehr unruhig und ängstlich, erst rot, dann cyanotisch blaß und sinkt schließlich schlaff zusammen. Der Anfall kann so in kürzester Zeit tödlich enden. Glücklicherweise setzt die Atmung auch nach solch schwerem Anfall meist wieder ein. Da die Stimmritzenkrämpfe sich aber ständig wiederholen können, oft mehrmals in der Stunde, ist schnellste Beseitigung dringend notwendig (symptomatische Kalkbehandlung, s. u.).

Schon wesentlich seltener, meist bei älteren Säuglingen und Kleinkindern, finden sich die eigenartigen, Stunden und Tage fortdauernden Karpal- oder Karpo-Pedalspasmen: die Hand, oft auch der ganze Arm, wird krampfhaft steif gehalten, die Finger sind im Grundgelenk gebeugt, in den übrigen Gelenken straff ausgestreckt, der Daumen unter die Handfläche eingeschlagen. (Die gleiche Stellung wird beim positiven Ausfall des Trousseau-Phänomens eingenommen.) Die Fußstellung ist dem analog. Bei langdauerndem Bestand bilden sich an Hand- und Fußrücken ödematöse Schwellungen aus. Diese Dauerkrämpfe sind für den Kranken unangenehm und schmerzhaft, aber nicht gefährlich. — Dagegen bedeuten die seltenen akuten Spasmen der Atemmuskulatur eine besonders schwere Gefährdung. Man findet das Kind angstvoll, cyanotisch und dyspnoisch im Bett, der Thorax ist gebläht, starr, die Atemexkursionen ganz gering, das Exspirium kurz und keuchend (Spasmus der Bronchialmuskulatur ?), das Bewußtsein klar. Auch hier ist sofortige Kalktherapie — unter Umständen intravenös — dringlich. — Immer wieder sterben tetanische Säuglinge ganz plötzlich aus scheinbarem Wohlbefinden. Wir wissen nicht sicher warum; wir können nur vermuten, daß ein Anfall von Herztetanie das Leben beendet hat. — Im ganzen also offenbart sich am Tetaniekranken das Unheimliche und Unberechenbare eindringlich, das im Grunde jeder Krankheit verborgen liegt.

Zur Tetanie gehört, wie schon erwähnt wurde, eine Erniedrigung der Calciumwerte im Serum. Die Normwerte (nüchtern) schwanken nur wenig um 9,0—9,5 mg-%, sie liegen zwischen 8,5 und 10,0 mg-%. Senkungen unter 8 mg-% sind sicher pathologisch. Nach unseren sehr umfangreichen Erfahrungen finden sich bei der infantilen Tetanie im Nüchternserum stets gesenkte Werte. Nur bei der Früheklampsie liegen sie manchmal an der unteren Grenze der Norm (bis 8,2 mg-%). Im ganzen schwanken sie zwischen 4,0 und 8,0 mg-%. Bei der latenten Tetanie sind im Durchschnitt etwas höhere Werte zu beobachten als bei der manifesten. (In der Zusammenfassung einer mehrjährigen, umfangreichen, eigenen Untersuchungsreihe durch HENNIG z. B. Mittelwert für latente Tetanie 6,9 mg-%, für manifeste Tetanie 6,4 mg-%).

Wir wissen, daß die Rachitis jahrelang fortbestehen kann, wenn nicht ausreichend Vitamin D zugeführt wird. Gibt es Unterlagen, die etwas über die *Dauer* unbehandelter Tetanie auszusagen erlauben ? Bei manchem älteren Tetanikern mit eklamptischen Anfällen berichten die Angehörigen, daß diese Allgemeinkrämpfe (falsch gedeutet) schon seit einigen Wochen in unregelmäßigen Zwischenräumen eingetreten waren. Der erste Anfall kann nach eigenen Erfahrungen bis zu 8 Wochen zurückliegen. Bei einer eigenen, auch blutchemisch fortlaufend kontrollierten Untersuchungsreihe an tetanischen Säuglingen, die Vitamin D in unwirksamer Form erhalten hatten, blieb bei einigen Patienten die Tetanie während der ganzen Beobachtungszeit (5 Wochen) unverändert. Bei anderen schwanden klinisch und blutchemisch die tetanischen Zeichen nach 3—4 Wochen bei weiterhin unbeeinflußt florider Rachitis (NITSCHKE). Die Tetanie kann also die fortdauernde rachitische Grundstörung unbestimmt lange (mindestens 8 Wochen) begleiten, sie kann auch nach einigen Wochen ohne erkennbare Ursache abheilen. Wahrscheinlich ist sie also dem Verlauf der Rachitis manchmal dauernd, häufiger wohl nur für eine gewisse Wegstrecke mitgegeben. — Fragt man überhaupt nach der Häufigkeit des Zusammentreffens von Rachitis mit Tetanie, so ergibt sich die bemerkenswerte Beobachtung, daß die Tetaniehäufigkeit offenbar erheblich angestiegen ist. Noch in den Mitteilungen von 1920—1925 (z. B. MORO) war die Rachitis nur relativ selten mit Tetanie kombiniert, sie überwog zahlenmäßig weit. Bei unseren eigenen Beobachtungen in Berlin (1933—1937, HENNIG) waren unter 140 unbehandelten Rachitikern 82% zugleich tetanisch. Auch in der jahreszeitlichen Verteilung der Erkrankungen bestand kein Unterschied. (Auch in den MOROschen Untersuchungen dürften die Gipfelpunkte der Erkrankungskurven zusammenfallen).

Mir scheint, allein aus den hier angeführten Tatsachen, (die sich noch durch wesentliche, weitere ergänzen ließen) die zeigen, 1. daß Tetanie schon beim Neugeborenen und wenige Wochen alten Säugling auftritt, 2. daß Tetanie bei über 80% aller unbehandelten Rachitiker gefunden wurde, 3. daß Tetanie wochenlang bestehen, daß sie unter Umständen sich spontan zurückbilden kann bei unverändert fortbestehender florider Rachitis, unbezweifelbar hervorzugehen, daß die Tetanie nicht im zwingenden Zusammenhang mit der Ausheilung der Rachitis auftritt (FREUDENBERG, ROMINGER), sondern als Begleiterkrankung der floriden Rachitis anzusehen ist. Man sollte die Theorie der „Heilkrisis" (ROMINGER) und alle auf sie bezogenen Deutungen des krankhaften Geschehens endlich fallen lassen.

Die zur Heilung führende Vitaminbehandlung der Tetanie wird ebenso durchgeführt wie bei der Rachitis (s. u.). Außerdem aber erfordert sie eine rasch wirkende *symptomatische Behandlung* mit Kalksalzen, um die drohenden Gefahren zu unterdrücken, bis der Vitamin D-Erfolg eingetreten ist. Bei Anwendung der einmaligen hohen Vitamindosis muß sie etwa 8, sonst etwa 14 Tage fortgesetzt werden. Die anorganischen Kalksalze sind zuverlässiger und schneller wirksam. Zweckmäßig verordnet man Calcium chloratum 20% 5—6 Teelöffel (= 5—6 g). Wir bevorzugen wegen der gleichzeitig sedativen Wirkung das Calcium bromatum 20% 4mal 1 g. Bei manifesten Formen ist es zweckmäßig, mit einer höheren Anfangsdosis zu beginnen (2 g im Verlauf einer Stunde). Bei lebensbedrohlichen Stimmritzen- oder Atemkrämpfen ist sofortige Hilfe durch intravenöse Injektion von 5% Calcium chloratum (5—10 cm³) oder Tecesal angebracht (langsam spritzen!).

Da die Therapie rasch und zuverlässig wirkt, sind diätetische Maßnahmen außer der Richtigstellung der Ernährung nicht mehr erforderlich. Der früher dringend empfohlene, vorübergehende Entzug von Kuhmilch wäre nur noch für die akut gefährlichen Verlaufsformen in Erwägung zu ziehen (für etwa 3 Tage).

Die Frage nach der *Pathogenese* der Rachitis schließt zugleich die Frage nach der Wirkungsweise des Vitamin D in sich ein. Sie kann hier nicht erschöpfend, sie soll nur in einigen wesentlich erscheinenden Fragerichtungen dargestellt werden. Am längsten bekannt (SCHABAD) ist die schon nach dem klinischen Bild zu vermutende Tatsache, daß im Bilanzversuch der Ansatz der Knochenmineralien Calcium und Phosphor gegenüber dem Gesunden vermindert ist, daß sogar negative Bilanzen gelegentlich vorkommen, also Verlust aus den körpereigenen Beständen. Diese Mehrausscheidung erfolgt im wesentlichen durch den Kot. Aber schon die nachfolgende Frage, ob diese Bilanzstörung hauptsächlich durch unvollständige Resorption oder durch vermehrte Ausscheidung in den Dickdarm bedingt wird, ist trotz aller Bemühung noch nicht zu entscheiden, wenn auch die Argumente gegen eine Resorptionsstörung die gewichtigeren scheinen (z. B. negative Bilanzen). Eine bedeutende Anregung ging von der Feststellung aus, daß als regelmäßiger Befund eine Erniedrigung des anorganischen Phosphat im Serum gefunden wird (HOWLAND und KRAMER). (Normalwerte für Säugling und Kleinkind 4—6 mg-%. Bei Rachitis Werte unter 4 mg-%, die bis auf 1,5 mg-% absinken können. Normalwerte für den Erwachsenen etwa 3 mg-%.) Daß diese Erniedrigung ein zentrales Phänomen in der Genese der rachitischen Knochenstörung sein muß, ist aus folgender Beobachtung SHIPLEYs zu entnehmen: Dünne überlebende Knorpel-Knochenscheiben von rachitischen Ratten verkalken in der normalen Weise, wenn sie in nicht rachitisches Serum eingelegt werden, in rachitischem nicht. Wird aber das rachitische durch Zusatz von Phosphat in dieser Hinsicht normalisiert, so kann der Knochen wie in Normalserum verkalken. Das bedeutet also, daß der rachitische Knorpel selbst die Fähigkeit zur Verkalkung besitzt, daß sie aber nicht zustande kommt, weil unzureichend anorganisches Phosphat im Serum vorhanden ist. — Für die Genese dieser Hypophosphatämie lassen sich bisher einige Hinweise geben. Der im Jahresrhythmus wechselnde Vitamin D-Bestand führt auch beim Gesunden zu einer deutlichen Jahresschwankung in der Höhe des anorganischen Phosphats. Die tiefsten Werte liegen (im Mittel einer untersuchten Gruppe) in den Monaten Februar und März (WILLIAMS). Auch die regelmäßige Wachstumsverlangsamung des Menschen während der Wintermonate ist wie NYLIN nachwies durch das Absinken der Dornostrahlung bedingt. An diesem Jahresrhythmus nehmen aber auch die Schilddrüsen (und Nebenschilddrüsen) teil. Bei einer Reihe daraufhin untersuchter Tiere ist die Schilddrüse im Sommer morphologisch betrachtet in geringer Funktion (flaches Epithel, Kolloid- und Jodreichtum), im Winter in intensiver Tätigkeit (hohes Epithel, Kolloid- und Jodarmut). Daß diese großen Schwankungen wahrscheinlich vom D-Vitaminbestand des betreffenden Organismus abhängen (s.a. DE RUDDER, Grundriß einer Meteorobiologie des Menschen), zeigen Beobachtungen an der hell- und dunkellebenden Ratte (BERGFELD). Helltiere zeigen ebenso wie Tiere, die mit Höhensonne bestrahlt sind, ruhende Schilddrüsen, Dunkeltiere hochaktive Drüsen. Der Grundumsatz ist trotz dieser großen morphologischen Differenz bei beiden Tiergruppen normal! Es ließ sich zeigen, daß diese Unterschiede auf der D-Vitaminaktivierung beruhen: Zugabe sehr kleiner Dosen von Vitamin D an Dunkeltiere erzeugt ruhende Drüsen (NITSCHKE). Grundsätzlich das gleiche Verhalten zeigen offenbar die Nebenschilddrüsen. Sie vergrößern sich regelmäßig mit abnehmendem D-Vitamingehalt des Organismus. Im Zusammenhang mit der Tätigkeitssteigerung der Schilddrüse kann in dieser Gewichtszunahme eine erhöhte Funktion mit Wahrscheinlichkeit vermutet werden. Daß damit eine Schwankung im Calciumstoffwechsel zusammenhängen könnte, erscheint durchaus möglich. Aber mindestens im gleichen Maß gilt dies für die Schilddrüse. Auf den elektiven Einfluß ihres Hormons auf den Phosphorstoffwechsel hat in ausführlichen Arbeiten AUB hingewiesen. Von den seitdem aufgefundenen vielfachen Beziehungen (NITSCHKE) seien erwähnt: die umfangreichen Beobachtungen von KUNDE und CARLSON an jungen, schilddrüsenexstirpierten Kaninchen. Bei ihnen entwickelte sich eine D-vitaminresistente Rachitis (an kleinem Material durch THOENES nicht bestätigt). Ferner: Rachitisentstehung bei jungen saugenden Ratten nach Thyreoidektomie der Mutter (NITSCHKE), und eine weitgehend von der Umsatzwirkung unabhängige Erhöhung des Serumphosphatgehaltes bei Kindern nach Thyroxininjektion (HEYMANN). Demnach scheint die Schilddrüse der Entwicklung der rachitischen Störung entgegenzuwirken.

Der Versuch, die tierische Rachitis durch Thyroxin zu beeinflussen, hat zu verschiedenen Ergebnissen geführt; günstige Wirkung sahen NITSCHKE, FRANZI; keine Wirkung THOENES; die Frage bedarf noch der endgültigen Klärung.

Die Beziehungen lassen sich noch nach einer anderen Richtung verfolgen. Bei der ausgeprägten D-Avitaminose ist der Stoffwechsel verlangsamt, der Grundumsatz gesenkt (Tierversuche z. B. SEEL). Auch beim rachitischen Säugling ist er erniedrigt (NITSCHKE und SCHNEIDER im Mittel 17,5%, LARINI und STANCATI, GHETTI).

Nach Untersuchungen von NITSCHKE an Igeln ist auch der Winterschlaf vom D-Vitaminbestand abhängig. Vitaminverfütterung im Herbst verhindert seinen Eintritt. Die vitaminabhängige, periodische Schwankung der Oxydationsintensität ist hier besonders deutlich.

Es läßt sich nach diesen Befunden die Auswirkung des jahreszeitlichen Wechsels in der Intensität der Dornostrahlung genauer präzisieren: Im Winter wirkt sich die D-Vitaminabnahme als Tendenz zur Stoffwechselverlangsamung aus. Im Bereich des Gesunden gleicht der Organismus diese fallende Tendenz durch erhöhte Schilddrüsentätigkeit aus (Grundumsatzversuche BERGFELDs). Wahrscheinlich wird auch die Nebenschilddrüsentätigkeit in den gleichen Regulationsvorgang mit einbezogen. Erst im pathologischen Gebiet der Avitaminose oder im Winterschlaf wird die Stoffwechselverlangsamung manifest. Diese Zusammenhänge geben die Deutung dafür, auf welche Weise die Organismen die natürlichen und unvermeidlich großen Schwankungen im D-Vitamingehalt auszugleichen vermögen. Aus ihnen wird auch die weite therapeutische Wirkungsbreite des D-Vitamins verständlich.

Diese Beobachtungen weisen darauf hin, daß die Vorräte an D-Vitamin, die der Organismus während des Sommers zurückhält, nicht sehr groß sein können, denn sonst wäre eine solche Regulationseinrichtung nicht notwendig und nicht so regelmäßig nachweisbar. Für die geringen Speichermöglichkeiten spricht auch die klinische Erfahrung, daß Säuglinge trotz D-Vitaminstößen nach einigen Monaten erneut rachitisch sein können und daß gelegentlich die im ersten Jahr ausgiebig behandelte Rachitis im 2. Winter rezidiviert. (Über tierexperimentelle Untersuchungen zu dieser Frage s. W. Heymann.)

Dunkellebende Tiere müssen über eine besondere Wirksamkeit dieser Ausgleichsfunktionen verfügen. Es wird dies der Grund sein, daß Ratten nur mit zusätzlichen diätetischen Hilfsmitteln rachitisch gemacht werden können im Gegensatz zu anderen helllebenden Tieren (Hunde, Kaninchen, Ferkel, Hühnchen u. a.). In welchen Funktionen diese Tendenz zur Stoffwechselverlangsamung im Organismus zu suchen sei, ist bisher nicht berührt. Es muß sich aber um ein aktives Prinzip handeln, gegen das die Schilddrüse und Nebenschilddrüse die Gegenregulation aufnimmt. Die Frage ist bisher allein durch zahlreiche Arbeiten von Nitschke und Mitarbeitern zu klären versucht worden. Da sie im wesentlichen noch nicht nachgeprüft sind, soll hier nur kurz Richtung und Ergebnis angeführt werden: Aus lymphatischem Gewebe wurden durch Extraktion 2 trennbare, spezifisch wirkende Substanzen gewonnen. Die erste bewirkt Senkung des anorganischen Phosphats im Serum, Grundumsatzerniedrigung, Veränderung der Calcium- und Phosphorbilanzen und der Phosphatasenwerte wie bei Rachitis und bei geeigneten Tieren Winterschlaf. Sie wird in Beziehung zur Rachitisentstehung gebracht. Die zweite führt zu einem tiefen Calciumabfall im Serum mit elektrischer Übererregbarkeit und unter Umständen tödlichen Krämpfen. Ein ebenso wirkender Stoff wird im Harn tetanischer Säuglinge ausgeschieden. Entfernung von Thymus oder Milz oder Halslymphknoten läßt die nachfolgende Parathyreoidektomie erscheinungslos ertragen (v. Spreter, Nitschke). Diese zweite Substanz wird in Beziehung zur Tetanieentstehung gebracht. Sehr hohe Vigantoldosen führen zu einer elektiven Zerstörung des lymphatischen Systems (Vara Lopez). Es ist deutlich, daß diese Befunde die oben geschilderten Veränderungen der Schilddrüsen- und Nebenschilddrüsentätigkeit tatsächlich als sinnvolle Regulationsvorgänge deutbar machen würden.

Über Fermentbesonderheiten an den Phosphatasen liegen eine große Zahl von Mitteilungen vor. Der Befund von Kay, daß die alkalische Serumphosphatase bei Rachitis erhöht sei, wurde allgemein bestätigt. Die Erhöhung beginnt sehr früh und fällt bei der Heilung nur langsam ab. Sehr ausführlich behandelte W. Heymann die Phosphatasenverteilung im rachitischen Organismus. Er fand u. a. bei jugendlichen, gesunden Ratten im oberen Dünndarm wesentlich höhere Werte als beim erwachsenen Tier und eine bedeutende Erniedrigung der Werte bei Rachitis. Daß dieses eigenartige Verhalten, zu dem noch Besonderheiten der Knochen- und der Nierenphosphatasen kommen, für den Phosphorstoffwechsel, vermutlich auch für die Phosphorresorption von Bedeutung ist, erscheint sehr wahrscheinlich. Jedoch ist trotz der Vielfalt der Untersuchungen eine klare Beurteilung noch nicht möglich.

Schon im Vorausgehenden wurde die Theorie, daß die *Tetanie* im Ausheilungsstadium der Rachitis auftrete, mit ausführlicher Begründung abgelehnt. Daß die beiden Störungen auf der gleichen Grundverfassung beruhen, zeigt sich auch darin, daß der Grundumsatz bei Tetanie ebenso erniedrigt ist wie bei der Rachitis (Nitschke und Schneider) und daß im Bilanzstoffwechsel der Tetanie sogar negative Phosphorbilanzen vorkommen können (Morris, Ford, Graham). Auch die letzte der mit dieser Theorie zusammenhängenden Vorstellungen, daß bei der Tetanie der „Phosphatstauung" eine bestimmende Bedeutung zukäme, läßt sich widerlegen. Mit Phosphatstauung sind dabei mehr oder weniger beträchtliche Erhöhungen der Phosphatwerte im Serum über die rachitische Grenzzahl von 4 mg-% gemeint. In unseren Beobachtungen zeigten eine solche Erhöhung bei latenter Tetanie 5 von 19 Kindern, bei manifester 34 von 79. Unter den gesenkten Werten waren eine große Zahl so niedrig (bis 1,5 mg-%), daß sie den niedrigst Beobachteten bei tetaniefreier Rachitis entsprechen. Da die Phosphaterhöhung bei mehr als der Hälfte der tetanischen Säuglinge nicht besteht, kann sie für die Entwicklung der Tetanie keinen bestimmenden Faktor darstellen. Es ist viel wahrscheinlicher, daß sie durch den infolge der Tetanie veränderten Muskelzustand bedingt wird. Die Vorstellung, daß die Hypocalcämie bei der Tetanie durch ein einfaches, physikalisches Ausfällungsphänomen infolge „Phosphatstauung" zu begreifen sei, ist also ebenfalls sicher unzutreffend. Über die eigene Auffassung, die in der Tetanie eine besondere, mit der Rachitis zusammengehende, hormonale Störung sieht, ist schon kurz berichtet.

Bei der *Behandlung* der D-Mangelzustände ist es zweckmäßig, die Heilbehandlung der bestehenden Erkrankung von den Verhütungsmaßnahmen zu trennen. Bei der eigentlichen Therapie soll die Wirkung sicher, rasch einsetzend und dauerhaft sein. Diesen Anforderungen wird genügt bei der Verwendung von ölig gelöstem Vitamin D in geeigneter Dosis und geeigneter Form. Das Vitamin steht als Vitamin D_2 in öliger Lösung zur Verfügung (10 cm³ enthalten 5 mg) oder als konzentriertes Vitamin (1 cm³ enthält 10 mg). In gleicher Dosierung wie D_2 kann auch D_3 angewandt werden. Die Höhe der Dosierung richtet sich bei Säuglingen weniger nach dem Alter als nach der Schwere der Erkrankung einerseits und danach andererseits, ob die Rachitis mit einer länger dauernden, fieberhaften Erkrankung verbunden ist oder nicht. Der Bedarf während solcher Infekte liegt wesentlich höher. Auch Tetanien z. B. können bei Komplikationen dieser Art unerwartet lange nach Beginn der Behandlung noch andauern. — Die Dosierung beträgt für

leichte und mittelschwere Rachitis, täglich fortlaufend 3 mal 10 Tropfen, Konzentrat 15 mg, einmalige Gabe;

schwere Rachitis und Rachitis mit Infekten, täglich fortlaufend 3 mal 20 bis 3 mal 30 Tropfen, Konzentrat 20—30 mg, einmalige Gabe.

Verwendung als	leichte und mittelschwere Rachitis	schwere Rachitis und Rachitis mit Infekten	
Tropfen	3 mal 10	3 mal 20 bis 3 mal 30	tgl. fortlaufend
Konzentrat	15 mg	20 — 30 mg	einmalige Gabe

Im ganzen beträgt die Dosierung bei Tropfenform 30—60 cm³ (15—30 mg). Beim Konzentrat ist nicht selten nach 6—8 Wochen eine zweite Dosis von 10 bis 15 mg notwendig. Die Heilwirkung bei Anwendung des Konzentrates setzt schneller und intensiver ein als bei der Tropfenform. Es hat sich deshalb fast allgemein die Konzentratform eingeführt. Die Eingabe muß mit dem Löffel mit Milch oder Brei angerührt erfolgen. Schwierigkeiten können bei Kindern gegeben sein, die leicht erbrechen oder — wie so oft in der Klinik — zu Durchfall neigen. Das Öl kann die Dyspepsie zweifellos in unerwünschter Weise beeinflussen. Zu bedenken ist auch, daß bei Fettresorptionsstörungen jeder Art mit einer unvollständigen Resorption zu rechnen ist. Infolgedessen sind wir nicht selten auf die parenterale Anwendung von Vitamin D angewiesen. Dabei zeigte sich, daß offenbar Unterschiede in der Zuverlässigkeit der Wirksamkeit zwischen Vitamin D_2 und D_3 bei intramuskulärer Anwendung bestehen (NITSCHKE). Vitamin D_3 war immer voll, Vitamin D_2 nur bei einigen Untersuchern voll, bei der Mehrzahl deutlich abgeschwächt in der Wirksamkeit. Die Unterschiede bei D_2 sind bei der leichten Feststellbarkeit der Wirkung — insbesondere bei klinischer Untersuchung — wohl einwandfrei, aber einstweilen nicht zu erklären. Auf jeden Fall scheint es empfehlenswert, bei der parenteralen Anwendung das Vitamin D_3 dem Vitamin D_2 vorzuziehen.

Die Prophylaxe kann in der grundsätzlich gleichen Weise durchgeführt werden wie die Therapie. Man wählt dann die Dosierung niedriger (Tropfenform 2 mal 5, Konzentrat 1 mal 10 mg). Sie soll genügend frühzeitig einsetzen. Schon im Wochenbett der Mutter kann die Prophylaxe angewandt werden (in Form des

Konzentrats, neuerdings Vitamin D_3 i. m., GERSTENBERGER). Meist wird es genügen, wenn der Vitamin D-Schutz in der 4. Woche beginnt (regelmäßig für die besonders rachitisgefährdeten Frühgeburten zu fordern). Sicherlich ist die kontinuierliche Gabe den natürlichen Bedingungen mehr angepaßt als die einmalige, hochkonzentrierte Dosierung, deren Wirkungsdauer auch verhältnismäßig kurz ist (s. oben). Eine solche Dauerdosierung in relativ niedrigem aber ausreichendem Gehalt kann auch durch Verwendung von ultraviolett-bestrahlter Milch erreicht werden. Das Verfahren ist nur im Großbetrieb sinnvoll, hat sich aber dort bewährt (z. B. in Frankfurt a. M., SCHEER). Ebenso möglich wäre es, die Milch durch Zusatz von Vitamin D auf einen bestimmten erwünschten Gehalt zu bringen, wenn zuvor das Vitamin in eine dauerhaft wasserlösliche Form gebracht ist. — Für den Säugling weniger als für das Kleinkind als Vitaminträger wertvoll ist der Lebertran. Man sollte nur sicher wirksame (standardisierte) Trane verwenden (1 bis 3 Teelöffel täglich). Er enthält neben Vitamin D_3 auch Vitamin A in großen Mengen. — Das alte Verfahren der Bestrahlung mit künstlicher Höhensonne (Quarzquecksilberlampe und ähnlichem) wirkt zuverlässig. Trotz der günstigen Allgemeinwirkungen ist es durch die billigeren und einfacheren Fütterungsmethoden weitgehend verdrängt worden. — In diese Schutzverfahren sollten alle, auch die gestillten Säuglinge während der dunklen Jahreszeit einbezogen werden. Da der winterliche Vitamin D-Mangel auch die späteren Lebensalter trifft, ist während dieser Monate bis in das Schulalter D-Vitaminzulage dringend anzuraten, zweckmäßig als Lebertran oder als Höhensonne. — Diese künstlichen Hilfsmittel sollen aber nur dort eingreifen, wo die natürlichen Möglichkeiten versagen. Ebenso wesentlich für die Rachitisverhütung bleibt also auch für uns: die Wahl einer geeigneten künstlichen Nahrung, wenn nicht gestillt werden kann, und die Schaffung günstiger hygienischer Lebensbedingungen, darunter die richtig geleitete Ausnutzung der Sonnenstrahlung während des Sommers. Kann hier genügend getan werden, dann erübrigt sich eine Vitaminprophylaxe während der Sommermonate. — Von dem oft bedenkenlosen Gebrauch des Konzentrats ohne eigentliche Indikation ist dringend abzuraten. Mehr als 2 oder 3 Gaben von 10 mg im 1. und 2. Lebensjahr sind nicht notwendig und sollten nicht überschritten werden.

Denn das Vitamin D ist auch dadurch von anderen Vitaminen unterschieden, daß es schwerste tödliche *Vergiftungen* — allerdings erst bei sehr hoher Dosiernng — bewirken kann. Es vermag also auch nach der anderen Richtung hin, die dem Organismus mitgegebenen Regulationen zu durchbrechen. Bei der tödlichen Vergiftung (KREITMAYR u. a.) die man als eine zunehmende, zur Kachexie führende Dystrophierung bezeichnen kann, finden sich je nach der Dauer des Krankheitszustandes ausgedehnte Kalkablagerungen bevorzugt an der Aorta und den großen Gefäßen, in der Magenschleimhaut und den Nieren. Im Blutserum entstehen dauernde beträchtliche Erhöhungen der Werte für Calcium und anorganisches Phosphat (Omnivoren reagieren bevorzugt mit Calcium-, Herbivoren mit Phosphatsteigerungen). Zugleich steigt der Grundumsatz an (NITSCHKE und SCHNEIDER u. a.). Dieses spiegelbildlich sich umkehrende Verhalten für Umsatz, Calcium und Phosphat im Serum weist eindrücklich darauf hin, daß bei der Vergiftung die gleichen, nun aber im umgekehrten Sinn sich erschöpfenden Regulationen beteiligt sind wie bei der Avitaminose. Trotz dieser Kalkablagerung in den inneren Organen werden die Kalk-Phosphorbilanzen ungünstig oder negativ. Die ausgeschiedenen großen Kalkmengen stammen aus dem Knochensystem, das selbst porotisch wird (HOTTINGER, TAYLOR und WELD). Es besteht hier eine bemerkenswerte Parallele zur Thyroxinüberdosierung (AUB u. a.). — Daß solche Vergiftungen auch beim Menschen vorkommen können, haben einige Erfahrungen bei der Vitamin D-Behandlung des Lupus gezeigt. Insbesonders gefährdet sind Kranke mit gestörter Nierenfunktion. Die Behandlung sollte also nie ohne fortlaufende Kontrolle des Blutes und der Nierenfunktion durchgeführt werden.

Von großer Bedeutung ist danach die Frage, ob die im Kindesalter übliche Anwendung von Konzentraten, insbesondere bei der Prophylaxe toxische Folgen haben kann oder nicht. Man wird dabei zweckmäßig unterscheiden zwischen (temporärer) Überdosierung und eigentlicher Vergiftung. Daß temporäre, wochenlang anhaltende Überdosierungen häufig vorkommen, halte ich für sicher, da man die oft festgestellten Steigerungen der Calcium- und beim Säugling häufiger der Phosphatwerte weit über die Norm als solche Überdosierung auffassen muß. Wenn man die kritiklose Häufung der Konzentratgaben einerseits bedenkt und die tief in die oxydativen Abläufe eingreifenden Wirkungen des Vitamins andererseits, dann bin ich, obwohl diesen Kindern äußerlich faßbare Krankheitszeichen fehlen, nicht so gewiß wie DE RUDDER, daß „wir das Vorkommen von Schäden durch den D-Faktor (bei Kindern) heute endgültig ablehnen können". Sieht man in pathologischen Verkalkungen schon zur Vergiftung gehörige Zeichen, dann zeigen die anatomischen Untersuchungen von BUFE an frühverstorbenen Säuglingen mit Meningomyelocele, daß leichte Verkalkungen in Niere und Leber schon nach 15 mg Vitamin D_2 vorhanden sein können. Gewiß sind diese Verkalkungen wieder rückbildungsfähig. Aber sie mahnen eindrücklich zusammen mit unseren sonstigen Kenntnissen zur Vorsicht.

Literatur.

AUB: Harvey Lecture **24, 151** (1928).

BERGFELD: Strahlenther. **39**, 245 (1931). — BUFE: Mschr. Kinderheilk. **89**, 194 (1941). FRANZI: Pediatria Riv. **46**, 1102 (1938). — FREUDENBERG: Jb. Kinderheilk. **96**, 5 (1921). GERSTENBERGER: Mschr. Kinderheilk. **97**, 127 (1949). — GHETTI: Clin. pediatr. **24**, 472 (1942).

HENNIG: Z. Kinderheilk. **61**, 379 (1939). — HESS: Acta paediatr. **16**, 467 (1933). — HEYMANN: Z. Kinderheilk. **51**, 673 (1931); — **55**, 512 (1933). — J. of biol. Chem. **118**, 371 (1937); — **122**, 257 (1937). — HOTTINGER: Z. Kinderheilk. **47**, 341 (1929). — HOUET: Ann. paediatr. (Basel) **172**, 28 (1949). — HOWLAND u. KRAMER: Amer. J. Dis. Childr. **22**, 105 (1921).

KAY: Brit. J. exper. Path. **89**, 159 (1930). — KREITMAIR: Münch. med. Wschr. **1928**, 637. KUNDE u. CARLSON: Amer. J. Physiol. **82**, 632 (1937).

LARINI u. STANCATI: Atti 13. congr. pediatr. ital. **1930**, 205.

MAXWELL: J. of Path. **33**, 327 (1930). — McCOLLUM: J. of biol. Chem. **45**, 333 (1921). — MELLANBY: Med. Res. Counc. **38**, (1919). — MORRIS, FORD u. GRAHAM: Acta paediatr. (Stockh.) **18**, 50 (1935). — MORO: Klin. Wschr. **1926**, 925.

NITSCHKE: Z. exper. Med. **65**, 637 (1929); **82**, 228 u. 236 (1932).—Klin. Wschr. **1933**, 404; **1933**, 1793. — Mschr. Kinderheilk. **62**, 33 (1934). — Z. Kinderheilk. **61**, 385 (1939). — Nova Acta Leopoldina N. F. **11, 456** (1942); **13, 505** (1943). — NITSCHKE u. SCHNEIDER: Z. Kinderheilk. **54**, 1 (1932). — NYLIN: Acta med. scand. Suppl.-Bd. **31**; Stockholm: P. A. Norstedt & Söner 1929, 207 S.

ROMINGER: Klin. Wschr. **1931**, 1342. — DE RUDDER: Grundriß einer Meteorobiologie des Menschen. 2. Aufl., S. 152. Berlin: Julius Springer 1938. — Erg. inn. Med. **60**, 308 (1941).

SCHABAD: Arch. Kinderheilk. **54**, 83 (1910). — SCHEER: Med. Welt **1942**, 1096. — SEEL: Arch. exper. Path. u. Pharmakol. **128, 102** (1928). — SHERMAN u. PAPPENHEIMER: J. of exper. Med. **34**, 189 (1921). — SHIOMI u. KATO: Orient. J. Dis. Infants **21**, 5 (1937). — SHIPLEY: Bull. Hopkins Hosp. **35**, 304 (1924). — v. SPRETER: Z. exper. Med. **96**, 95 (1935). — STEENBOCK: J. Amer. med. Assoc. **84**, 1093 (1925).

TAYLOR u. WELD: Brit. J. exper. Path. **13, 109** (1932).—THOENES: Jb. Kinderheilk. **145**, 177, (1935). — TISDALL u. BROWN: Amer. J. Dis. Childr. **42**, 1144 (1931).

VARA-LOPEZ: Klin. Wschr. **1930**, 1072.

WILLIAMS: Amer. J. Dis. Childr. **35**, 590 (1928). — WINDAUS u. HESS: Nachr. Ges. Wiss. Ges. Göttingen **1926**, 175. — WINDAUS u. SCHENK: Hoppe-Seylers Z. **241**, 100 (1936).

Das Vitamin K.

Von

F. KOLLER-Zürich.

Im Gegensatz zu den meisten anderen Vitaminen spielt dieses Vitamin in der Ernährung eine untergeordnete Rolle. Infolge der Fähigkeit gewisser Darmbakterien, das Vitamin K zu synthetisieren, ist der Mensch von der Zufuhr desselben von außen weitgehend unabhängig. Aus dem gleichen Grunde ist ein epidemisches Auftreten der K-Avitaminose — etwa in Analogie zum Skorbut oder zur Beri-Beri — nicht bekannt. Die Ernährung ist für die Entwicklung einer K-Avitaminose nur in ganz besonderen Fällen (z. B. beim Neugeborenen) von Bedeutung.

Chemie des Vitamin K:

Das Vitamin K kommt in der Natur in 2 verschiedenen, chemisch nahe verwandten Verbindungen vor, die als Vitamin K_1 und K_2 bezeichnet werden. Ersteres wurde aus grünen Blättern isoliert, letzteres aus Bakterienkulturen oder bakterienhaltigem Material.

Vitamin K_1

Vitamin K_2

Neben diesen, in der Natur vorkommenden Verbindungen zeigen eine Reihe synthetischer Naphthochinonderivate eine mehr oder weniger ausgesprochene Vitamin K-Wirkung. Von Interesse ist die Tatsache, daß die Phytolgruppe für die Vitamin K-Wirkung nicht notwendig ist. Es sind daher auch wasserlösliche Derivate (ohne Phytolgruppe) mit guter Wirkung synthetisiert worden (z. B. der Phosphorsäureester des Methylnaphthohydrochinons = Handelspräparat Synkavit).

Bei der Behebung der durch Dicumarol hervorgerufenen Gerinnungsstörung hat sich jedoch das natürliche Vitamin K den synthetischen Präparaten (z. B. Synkavit) deutlich überlegen gezeigt.

Physiologische Wirkung:

Das Vitamin K oder „Koagulationsvitamin" besitzt die Fähigkeit, gewisse Gerinnungsfaktoren nachhaltigst zu beeinflussen. Die Analyse derselben ging von Untersuchungen bei experimenteller K-Avitaminose aus. Es zeigte sich zunächst, daß das Blut dieser Tiere ungerinnbar wurde, und zwar infolge Mangel an Prothrombin.

37b

Neuere Untersuchungen haben gezeigt, daß dabei neben dem Prothrombin stets auch ein Accelerator der Prothrombinumwandlung, nämlich der Faktor VII, stark abnimmt, und zwar noch rascher und stärker als das eigentliche Prothrombin. Dementsprechend bewirkt Zufuhr von Vitamin K bei diesen Zuständen in erster Linie einen Anstieg des Faktor VII, erst in zweiter Linie auch einen solchen des Prothrombins. Dieser Effekt tritt rasch, d. h. in wenigen Stunden, ein. Lebensbedrohliche Blutungen, die durch das Fehlen der erwähnten Gerinnungsfaktoren bedingt sind, können dadurch in kurzer Zeit gestillt werden. (Bei *normaler* Gerinnungsfähigkeit des Blutes vermag das Vitamin K die Konzentration von Faktor VII und Prothrombin nicht oder jedenfalls nicht wesentlich zu steigern.)

Zur Feststellung einer K-Avitaminose eignet sich in der Klinik auch heute noch die einfache sog. „Prothrombin"-Bestimmungsmethode von QUICK. Sie unterscheidet allerdings nicht zwischen Prothrombin und Faktor VII und kann auch durch einen Mangel an Faktor V oder Fibrinogen beeinflußt werden. Für praktische Zwecke hat sie sich jedoch bewährt; wissenschaftliche Untersuchungen benötigen allerdings differenziertere Bestimmungsmethoden (vergl. KOLLER, LOELIGER und DUCKERT).

Vorkommen des Vitamin K:

Das Vitamin K ist vorwiegend im Pflanzenreich verbreitet. Sein Vorkommen zeigt eine auffallende Beziehung zum Chlorophyllgehalt gewisser Pflanzenteile. Grüne Blätter enthalten am meisten davon. DAM konnte zeigen, daß keimende Erbsen, die der Einwirkung des Sonnenlichtes ausgesetzt sind, ihren Gehalt an Vitamin K um ein Vielfaches steigern. Wachsen sie dagegen im Dunkeln auf, so nimmt der Vitamin K-Gehalt nur unwesentlich zu. Früchte, mit Ausnahme der Tomaten, sind schlechte Vitamin K-Quellen; Kartoffeln und Rüben sind praktisch frei davon.

Bakterien sind z. T. sehr reich an Vitamin K (Colibacillen produzieren besonders große Mengen). Das ist der Grund, weshalb die Faeces relativ viel Vitamin K enthalten. DAM stellte bei einem Mann, der 5 Tage lang eine praktisch Vitamin K-freie Diät eingenommen hatte, einen Vitamin K-Gehalt der Faeces von 2000 DAMschen Einheiten pro Gramm Stuhlfett fest! Hefe ist praktisch Vitamin K-frei.

Tierische Organe sind relativ arm an Vitamin K. Eine Ausnahme bildet die Schweineleber. Auffallenderweise ist bei andern Säugetieren die Leber kein Speicherorgan für dieses Vitamin. Besonders Vitamin K-arm ist sowohl Menschen- wie Kuhmilch (weniger als $^1/_3$ DAMsche Einheit pro Kubikzentimeter).

Erzeugung der experimentellen K-Avitaminose:

Die K-Avitaminose wurde von DAM bei jungen Hühnern hervorgerufen, die etwa 2 Wochen lang eine mit Äther extrahierte Nahrung erhalten hatten. Der kurze Dickdarm dieser Tiere ermöglicht eine nur geringgradige Bakterienentwicklung und macht dadurch die Küken und andere junge Vögel, wie Enten, Gänse usw. gegen fehlende Zufuhr des Vitamins von außen besonders empfindlich. Sehr viel resistenter verhalten sich in dieser Beziehung die Säugetiere und insbesondere die Nager. Es ist jedoch durch lange fortgesetzte Vitamin K-freie Diät auch bei diesen Tieren möglich, eine K-Avitaminose (z. T. nur mäßigen Grades) zu erzeugen.

Die K-Avitaminose beim Menschen:

Wie eingangs bereits erwähnt, gehört die *rein exogene K-Avitaminose* beim Menschen, wenn sie überhaupt vorkommt, zu den größten Seltenheiten. KARK und LOZNER haben über Fälle berichtet, bei denen als Folge (?) ungenügender Ernährung neben anderen Mangelsymptomen eine Hypoprothrombinämie mäßigen Grades sich entwickelte. WARNER, SPIES und OWEN konnten demgegenüber bei sehr schlecht ernährten Patienten in Alabama außer der bestehenden Pellagra

Grüne Blätter von	DAMsche Einheiten pro g Trockengewicht	Wurzeln und Knollen	DAMsche Einheiten pro g Trockengewicht
Luzerne (Alfalfa)	200—400	Runkelrübe	5
Weißkohl	400	Rüben	etwa 10
Spinat	550	Kartoffeln	10
Gras	200	**Niedere Pflanzen**	
Blumenkohl	400	Moose	etwa 50
Brennessel	400	Tang	130—170
Roßkastanie	800	Flechten	etwa 30
Fichtennadeln	200	Pilze (Champignon)	etwa 30
		Colibacillen	150—1600
Blüten von		Bacillus bifidus	300
Sonnenblumen	20	Streptococcus faecalis	300
Blumenkohl	70	Microbact. lactis	300
		Huhn: ganzes Tier	8
Früchte		Leber	8
reife Erdbeeren	15	Lunge	8
reife Hagebutten	40	Muskelmagen	15
grüne Tomaten	100	Nieren	2
rote Tomaten	50	rote Muskulatur	15
		weiße Muskulatur	4
Samen von		Milz	15
Sonnenblumen	10	rotes Knochenmark	12
Hanf	40	Pankreas	10
Sojabohnen	25	Erythrocyten	8
Erbsen	14	Blutplasma	20
Hafer	10	Bauchfettgewebe	0
Weizen	5	Schwein: Leber	100
Mais, gelb	5	Hund: Leber	67
Weizenkleie	10	Kabeljau: Leber	10
Weizenkeimling	5		

keine Anzeichen einer K-Avitaminose feststellen, es sei denn, die Durchfälle waren so stark, daß die Resorption des Vitamins aus dem Darm beeinträchtigt wurde.

Es scheint somit, daß bei normal funktionierenden Verdauungsorganen die Entwicklung einer K-Avitaminose beim Menschen kaum möglich ist. Dagegen sind bei *intestinalen Störungen* Symptome dieser Avitaminose nicht selten beobachtet worden, z. B. bei Sprue (vgl. FANCONI, KOLLER). Am häufigsten aber bildet sich ein Mangel an Vitamin K aus beim *Verschlußikterus*, d. h. bei Abwesenheit von Galle im Darm. Die Gallensäuren sind für die Resorption dieses fettlöslichen Vitamins unerläßlich. Bei den erwähnten Zuständen hat Zufuhr von Vitamin K durch die Nahrung (in Form grüner Gemüse) keinen Sinn, da es nicht resorbiert werden könnte. Dagegen vermag Verabreichung von Galle die Resorptionsstörung, wenn auch nur langsam, zu beheben; viel einfacher und wirksamer ist aber die enterale Gabe eines wasserlöslichen synthetischen Vitamin K-Präparates oder die parenterale Verabreichung eines (fett- oder wasserlöslichen) Reinpräparates.

Beim *Neugeborenen* ist die Ernährung noch am ehesten von Einfluß für Entstehung und Behebung einer K-Avitaminose. Dabei ist jedoch zu betonen, daß Hypoprothrombinämie und K-Avitaminose nicht identisch sind. Wenn auch die K-Avitaminose regelmäßig zu einer Hypoprothrombinämie (und einer Verminderung von Faktor VII) führt, so beweist das Vorliegen dieser besonderen Gerinnungsstörung noch durchaus nicht einen Vitamin K-Mangel. Bei schwereren Leberparenchymschädigungen sind Prothrombin und Faktor VII stets erniedrigt und lassen sich durch Vitamin K gar nicht oder nur ungenügend steigern. TOCANTINS, FANCONI u. a. nehmen an, daß die physiologische Hypoprothrombinämie des Neugeborenen (Prothrombin und Faktor VII-Konzentration ca. 25 % der

Norm des Erwashsenen) durch eine noch nicht genügend ausgebildete Leberzellfunktion bedingt ist. Damit steht die Tatsache im Einklang, daß der Neugeborene ungewöhnlich hohe Vitamin K-Dosen braucht, um den Prothrombinspiegel zu steigern. Auch beim Erwachsenen finden wir bei mittelschweren Leberzellschädigungen noch ein Ansprechen der Hypoprothrombinämie auf Vitamin K; es sind aber in diesem Falle viel höhere Dosen des Vitamins erforderlich als bei Resorptionsstörungen; bei besonders schweren hepatocellulären Läsionen ist eine Reaktion auf Vitamin K überhaupt nicht mehr nachzuweisen. Die Annahme einer noch unvollkommen entwickelten Leberzellfunktion beim Neugeborenen wird auch durch die Tatsache gestützt, daß bei Frühgeburten die Hypoprothrombinämie (bzw. der Mangel an Faktor VII) besonders stark ausgesprochen ist.

In den ersten 3—5 Tagen nach der Geburt sinken der Prothrombin- und Faktor VII-Spiegel noch weiter ab. Das Minimum wird meist gleichzeitig mit dem Gewichtsminimum erreicht. Spontanblutungen treten dementsprechend beim Neugeborenen am häufigsten etwa 3—5 Tage nach der Geburt auf. Die Zunahme der Gerinnungsstörung in den ersten Lebenstagen ist (z. T. wenigstens) auf die fehlende oder sehr geringe Vitamin K-Zufuhr in den ersten Lebenstagen zurückzuführen: die Milch ist äußerst Vitamin K-arm und die Darmflora ist noch sehr wenig entwickelt. Der deutlichste Einfluß der Ernährung auf die Behebung der Hypoprothrombinämie zeigt sich aber in der Periode *nach* dem Gewichtsminimum: bei brusternährten Kindern steigt der Prothrombin-(und Faktor VII-)-Spiegel sehr langsam an, während bei mit Kuhmilch Ernährten der Anstieg viel rascher (und anderseits der Abfall in den *ersten* Lebenstagen deutlich langsamer) vor sich geht. Dieser Unterschied ist wohl sicher darauf zurückzuführen, daß die beim kuhmilchernährten Säugling viel stärker sich entwickelnden Colïbakterien mehr Vitamin K synthetisieren als die Milchsäurebakterien, die im Stuhl des brusternährten Säuglings dominieren. Die besonders starke Entwicklung der Colibakterien bei Kuhmilchernährung hängt wahrscheinlich mit der schwereren Verdaulichkeit der Kuhmilchproteine, verglichen mit den Frauenmilchproteinen, und der dadurch bedingten längeren Verweildauer derselben im Darm zusammen. Das Vitamin K wird von den lebenden Mikroorganismen im Inneren des Bakterienleibes zurückbehalten und erst nach deren Absterben nach außen abgegeben. Unter den besonderen Verhältnissen des Neugeborenen ist somit die Ernährung, wenigstens indirekt, durch die Beeinflussung der Darmflora von Bedeutung für die Behebung der K-Mangelsymptome, d. h. des Mangels an Prothrombin und Faktor VII.

Neuerdings gelingt es, auch beim Erwachsenen den Darminhalt durch Verabreichung von Antibiotica zu sterilisieren, was für die Darmchirurgie einen großen Vorteil darstellt. Wenn diese Antibiotica lange genug gegeben werden, so kann sich dadurch eine K-Avitaminose entwickeln.

Pathogenetisch völlig verschieden ist die Hypoprothrombinämie, die sich bei Verabreichung großer Dosen von Salicyl, besonders auch p-Aminosalicylsäure, entwickelt. Hier handelt es sich nicht um eine Drosselung der Vitamin K-Synthese durch die Darmbakterien, sondern um eine Hemmung der Prothrombin- und Faktor VII-Synthese durch die Leberzelle, wie sie absichtlich durch Dicumarolverabreichung hervorgerufen wird.

Literatur.

Butt, H. R., a. A. M. Snell: Vitamin K. Philadelphia a. London: W. B. Saunders Co. 1941.
Dam, H.: Vitamin K, its Chemistry and Physiology, in Advances in Enzymology Vol. II. New York: Interscience Publishers, Inc. 1942.
Koller, F.: Das Vitamin K und seine klinische Bedeutung. Leipzig: Georg Thieme 1941.
Koller, F., A. Loeliger, F. Duckert & H. Hu-Wang: Über einen neuen Gerinnungsfaktor (Faktor VII) und seine klinische Bedeutung. Dtsch. med. Wschr. 77, 528 (1952).

Nachtrag

zum Beitrag: JÜRGENS, Klinische Symptomatologie und Therapie
der A-Avitaminose (s. S. 457).

Bestimmungsmethoden für Vitamin A-Präparate.

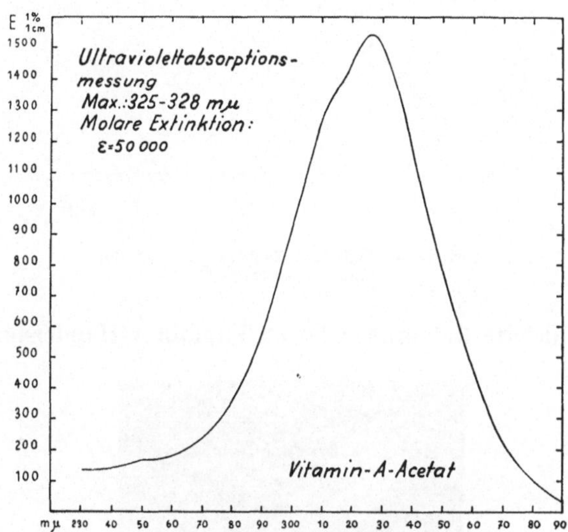

Abb. 9. Messung der Ultraviolett-Absorption.

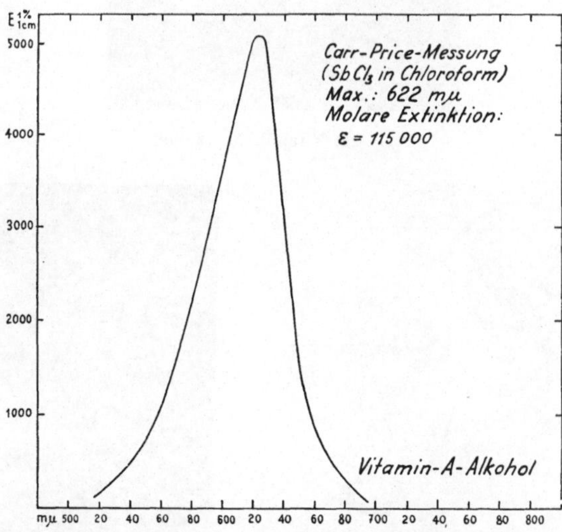

Abb. 10. Messung der Absorption nach CARR-PRICE.

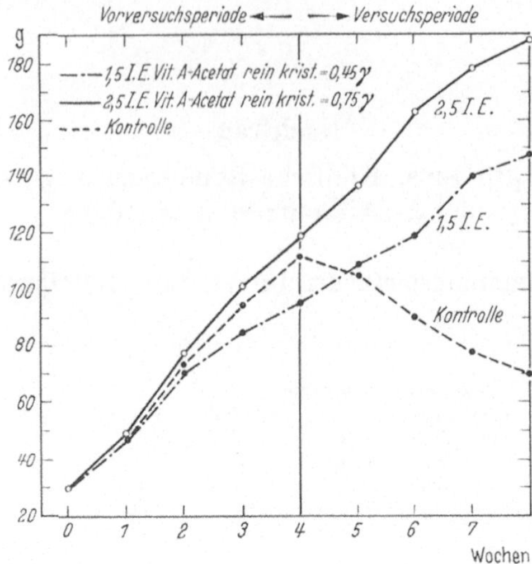

Abb. 11. Biologischer Wachstumstest an der
Vitamin A-Mangelratte.

Kristallisierte Reinpräparate von Vitamin A-Handelsformen.

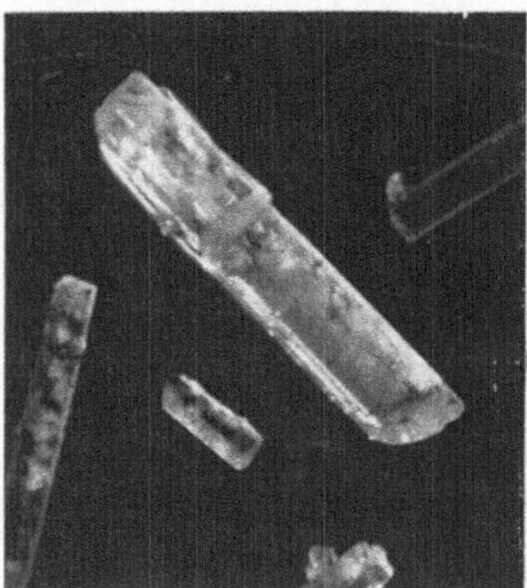

Abb. 12. Vitamin A-Alkohol.

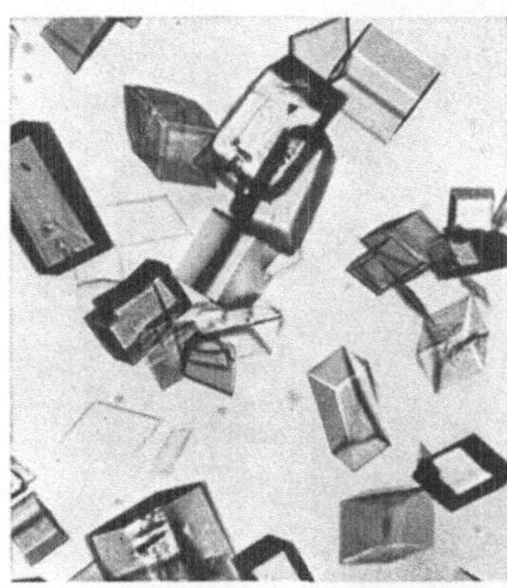

Abb. 13. Vitamin A-Acetat.

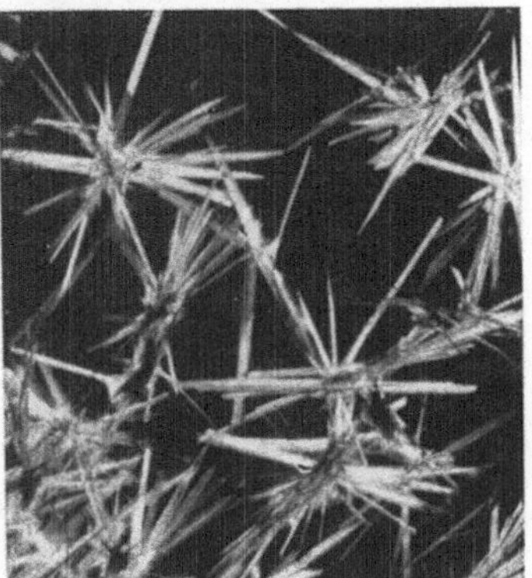

Abb. 14. Vitamin A-Palmitat.

Sachverzeichnis.

Kursive Zahlen bedeuten Spezialabschnitte.